Aprendendo Arritmias com o Holter

Guia Prático da Sociedade Brasileira de Arritmias Cardíacas – SOBRAC

Aprendendo Arritmias com o Holter

Guia Prático da Sociedade Brasileira de Arritmias Cardíacas – SOBRAC

Fatima Dumas Cintra
Thiago da Rocha Rodrigues
Cesar José Gruppi

SOBRAC
SOCIEDADE BRASILEIRA DE ARRITMIAS CARDÍACAS

Atheneu

EDITORA ATHENEU

São Paulo	—	*Rua Maria Paula, 123, 13º andar* *Conjuntos 133 e 134* *Tel.: (11) 2858-8750* *E-mail: atheneu@atheneu.com.br*
Rio de Janeiro	—	*Rua Bambina, 74* *Tel.: (21) 3094-1295* *E-mail: atheneu@atheneu.com.br*

CAPA: FK Estudio
PRODUÇÃO EDITORIAL: MKX Editorial

CIP-BRASIL. CATALOGAÇÃO NA PUBLICAÇÃO
SINDICATO NACIONAL DOS EDITORES DE LIVROS, RJ

A661

Aprendendo arritmias com o Holter : guia prático da SOBRAC / editores Fatima Dumas Cintra, Thiago da Rocha Rodrigues, Cesar José Gruppi. - 1. ed. - Rio de Janeiro : Atheneu, 2023.
24 cm.

Inclui bibliografia e índice
ISBN 978-65-5586-782-4

1. Cardiologia. 2. Arritmia - Diagnóstico. 3. Arritmia - Tratamento. I. Cintra, Fatima Dumas. II. Rodrigues, Thiago da Rocha. III. Gruppi, Cesar José.

CDD: 616.128
23-86000 CDU: 612.12-008.318

Meri Gleice Rodrigues de Souza - Bibliotecária - CRB-7/6439
06/09/2023 12/09/2023

Cintra FD, Rodrigues TR, Gruppi CJ.
Aprendendo Arritmias com o Holter – Guia Prático da Sociedade Brasileira de Arritmias Cardíacas – SOBRAC

Editores

Fatima Dumas Cintra

Professota Livre-Docente em Cardiologia pela Universidade Federal de São Paulo (Unifesp). Professora Adjunta da Disciplina de Clínica Médica da Unifesp. Presidente da Sociedade Brasileira de Arritmias Cardíacas (SOBRAC).

Thiago da Rocha Rodrigues

Cardiologista pelo Ministério da Educação e Cultura e pela Sociedade Brasileira de Cardiologia (MEC e SBC). Mestre em Medicina pelo Programa de Pós-Graduação em Clínica Médica da Faculdade de Medicina da Universidade Federal de Minas Gerais (UFMG). Proficiência em Arritmia Clínica pela Sociedade Brasileira de Arritmias Cardíacas (SOBRAC). Membro do Serviço de Arritmia e Eletrofisiologia do Hospital Felício Rocho, Belo Horizonte - MG. Coordenador de Métodos não Invasivos da Sociedade Brasileira de Arritmias Cardíacas (SOBRAC).

Cesar José Gruppi

Professor de Cardiologia do Hospital das Clínicas da Faculdade de Medicina da Universidade de São Paulo (HCFMUSP). Doutor em Cardiologia pela FMUSP. Título de Especialista em Cardiologia pela Sociedade Brasileira de Cardiologia (SBC). Proficiência em Arritmia Clínica pela Sociedade Brasileira de Arritmias Cardíacas (SOBRAC). Médico Chefe do Setor de Monitorização Ambulatorial do Instituto do Coração do HCFMUSP (InCor-HCFMUSP). Diretor do Centro de Diagnóstico Cardiológico e Central de Análise de Holter - São Paulo.

Acácio Fernandes Cardoso

Cardiologista com Título de Especialista em Cardiologia pela Sociedade Brasileira de Cardiologia (SBC). Eletrofisiologista com Certificado de Atuação em Eletrofisiologia Cardíaca Invasiva pela Sociedade Brasileira de Arritmias Cardíacas (SOBRAC). Doutor em Ciências pela Universidade de São Paulo (USP). Diretor do Serviço de Eletrocardiografia do Hospital das Clínicas da Faculdade de Medicina da USP (HCFMUSP).

Ana Luisa Calixto Rodrigues

Graduação em Medicina pela Universidade Federal de Minas Gerais (UFMG). Residência em Clínica Médica pelo Hospital Santa Casa de Belo Horizonte. Residência em Cardiologia pelo Hospital Felício Rocho, Belo Horizonte-MG. Título de Especialista em Cardiologia pela Sociedade Brasileira de Cardiologia. Especialização em Arritmia Clínica pelo Instituto do Coração do Hospital das Clínicas da Faculdade de Medicina da Universidade de São Paulo (InCor-HCFMUSP).

André Gustavo da Silva Rezende

Coordenador do Serviço de Eletrofisiologia Invasiva do Hospital Universitário PROCAPE da Universidade de Pernambuco (UPE) e do Hospital das Clínicas da Universidade Federal de Pernambuco (UFPE). Mestre em Ciências da Saúde pela UFPE.

Antonio Thomaz de Andrade

Residência Médica em Cardiologia pelo Instituto Dante Pazzanese de Cardiologia (IDPC). *Fellow* em Arritmologia Clínica pelo Instituto do Coração do Hospital das Clínicas da Faculdade de Medicina da Universidade de São Paulo (InCor-HCFMUSP). Título de Especialista em Cardiologia pela SBC e Título de Proficiência em Arritmologia Clínica pela SOBRAC. Médico do Ambulatório de Arritmias Cardíacas e Setor de Eletrocardiografia Ambulatorial de Messejana. Preceptor da Residência de Cardiologia do Hospital de Messejana.

Carla Almeida

Cardiologista pela Sociedade Brasileira de Cardiologia (SBC). Médica do Setor de Holter do DASA e Coordenadora Médica da Área de Eletrofisiologia Clínica e Invasiva do Hospital São Luiz – Unidade Jabaquara e Hospital da Criança – Rede D'Or.

Dalmo Antonio Ribeiro Moreira

Chefe da Seção de Eletrofisiologia e Arritmias Cardíacas do Instituto Dante Pazzanese de Cardiologia (IDPC). Doutor em Ciências pela Faculdade de Medicina da Universidade de São Paulo (FMUSP). Professor Pleno de Pós-Graduação do IDPC e USP. Médico do Setor de Métodos Gráficos (Eletrocardiografia Dinâmica) do Laboratório Fleury Medicina e Saúde.

Dário Celestino Sobral Filho

Professor Associado e Livre-Docente de Cardiologia da Faculdade de Ciências Médicas da Universidade de Pernambuco (FCM-UPE). Coordenador de Pós-Graduação e Pesquisa da FCM-UPE. Mestre em Medicina Interna pela Universidade Federal de Pernambuco (UFPE). Doutor em Cardiologia pela Universidade Federal do Rio Grande do Sul (UFRGS). *Fellow* do American College of Cardiology e da European Society of Cardiology. Título de Especialista em Arritmias pela Sociedade Brasileira de Arritmias Cardíacas (SOBRAC).

Eduardo Arrais Rocha

Professor do Mestrado em Ciências Cardiovasculares pela Universidade Federal do Ceará (UFC). Doutor em Cardiologia pela Universidade de São Paulo (USP). Especialista em Cardiologia pela Sociedade Brasileira de Cardiologia (SBC) e em Arritmia e Marca-passo pela Sociedade Brasileira de Cirurgia Cardiovascular (SBCCV).

Eduardo Augusto Q. A. Rocha

Estudante de Medicina da Faculdade de Medicina do Centro Universitário Unichristus – Fortaleza-CE.

Eduardo Rodrigues Bento Costa

Graduação pela Faculdade de Medicina de Botucatu da Universidade Estadual de São Paulo (FMB-UNESP). Residência Médica em Cardiologia pela FMB-UNESP. Especialista em Cardiologia pela Sociedade Brasileira de Cardiologia (SBC). Área de Atuação em Eletrofisiologia Clínica Invasiva pela Sociedade Brasileira de Arritmias Cardíacas (SOBRAC). Área de Atuação em Estimulação Cardíaca Eletrônica Implantável pelo Departamento de Estimulação Cardíaca da Sociedade Brasileira de Cirurgia Cardiovascular (DECA-SBCCV). Diretor Médico da CardioRitmo – Clínica de Arritmias Cardíacas, São José dos Campos-SP.

Guilherme Dagostin de Carvalho

Médico Assistente da Seção Médica de Eletrofisiologia e Estimulação Cardíaca Artificial do Instituto Dante Pazzanese de Cardiologia (IDPC). Mestre em Cardiologia pela Universidade de São Paulo/IDPC (USP-IDPC). Proficiência em Arritmia Clínica pela Sociedade Brasileira de Arritmias Cardíacas (SOBRAC). Especialização em Arritmia Clínica pelo Instituto do Coração do Hospital das Clínicas da Faculdade de Medicina da USP (InCor-HCFMUSP). Especialização em Métodos Gráficos pelo InCor-HCFMUSP. Título de Especialista em Cardiologia pela Sociedade Brasileira de Cardiologia (SBC). Cardiologista pelo IDPC.

Helena Nogueira Brasil

Cardiologista pela Sociedade Brasileira de Cardiologia (SBC). Proficiência em Arritmia Clínica pela Sociedade Brasileira de Arritmias Cardíacas (SOBRAC). Pós-Graduanda em Ciências Cardiovasculares pela Universidade Federal do Ceará (UFC).

Henrique Cesar de Almeida Maia

Mestrado e Doudorado em Cardiologia pela Fundação Cardiovascular São Francisco de Assis. Especialista em Eletrofisiologia pela Sociedade Brasileira de Arritmias Cardíacas (SOBRAC). Coordenador da Residência em Eletrofisiologia Clínica e Invasiva do Hospital de Base do Distrito Federal (HBDF).

Ieda Prata Costa

Especialista em Cardiologia pela Sociedade Brasileira de Cardiologia (SBC). Eletrofisiologista pela Sociedade Brasileira de Arritmias Cardíacas (SOBRAC). Mestre em Ciências Cardiovasculares pela Universidade Federal do Ceará (UFC).

José Luiz Briguet Cassiolato

Docente do Colégio da Sociedade Brasileira de Arritmias Cardíacas (SOBRAC). Diretor Médico da Cardio Dinâmica. Médico Responsável pelo Serviço de Holter do H9J São Paulo.

José Mário Baggio Jr.

Médico Especialista em Cardiologista pela Sociedade Brasileira de Cardiologia (SBC) e Especialista em Arritmias Cardíacas e Estimulação Cardíaca Artificial pela Sociedade Brasileira de Arritmias Cardíacas (SOBRAC).

Luciana Sacilotto

Doutora em Ciências pela Universidade de São Paulo (USP). Especialista em Arritmias pela Sociedade Brasileira de Arritmias Cardíacas (SOBRAC). Assistente do Instituto do Coração do Hospital das Clínicas da Faculdade de Medicina da Universidade de São Paulo (InCor-HCFMUSP).

Luís Gustavo Belo de Moraes

Mestre em Medicina – Área de Concentração em Cardiologia pela Universidade Federal de Rio de Janeiro (UFRJ). Especialista em Cardiologia pela Sociedade Brasileira de Cardiologia (SBC). Especialista em Estimulação Cardíaca Artificial pela Sociedade Brasileira de Arritmias Cardíacas e Associação Brasileira de Arritmia, Eletrofisiologia e Estimulação Cardíaca Artificial (SOBRAC/ABEC). Médico do Serviço de Cardiologia do Setor de Arritmia Cardíaca do Hospital Universitário Clementino Fraga Filho da UFRJ.

Maurício Pimentel

Doutor em Cardiologia pela Universidade Federal do Rio Grande do Sul (UFRGS). Médico do Serviço de Cardiologia do Hospital de Clínicas de Porto Alegre (HCPA).

Natália Quintella Sangiorgi Olivetti

Doutoranda em Cardiologia pela Universidade de São Paulo (USP). Residência em Cardiologia pelo Instituto do Coração do Hospital das Clínicas da Faculdade de Medicina da USP (InCor-HCFMUSP). Especialização em Arritmia Clínica pelo InCor-HCFMUSP. Residência de Clínica Médica pelo Hospital Universitário Pedro Ernesto da Universidade Estadual do Rio de Janeiro (HUPE/UERJ). Faculdade de Medicina na Universidade Federal Fluminense (UFF).

Olga Ferreira de Souza

Mestrado em Cardiologia pela Universidade Estadual do Rio de Janeiro (UERJ). Doutorado em Cardiologia pela Universidade Federal do Rio de Janeiro (UFRJ). Especialista em Cardiologia, Arritmia e Eletrofisiologia pela Sociedade Brasileira de Cardiologia e Sociedade Brasileira de Arritmias Cardíacas (SBC/SOBRAC). *Fellow* pela Sociedade Europeia de Cardiologia. Diretora Nacional da Cardiologia D'or – Rede D'or.

Paola Pretti Nunes Ferreira Falcochio

Médica Assistente no Instituto do Coração do Hospital das Clínicas da Faculdade de Medicina da Universidade de São Paulo (InCor-HCFMUSP). Orientadora das Atividades Teórico-Práticas do Mapeamento Ambulatorial do Eletrocardiograma (Holter e Looper).

Rogério Braga Andalaft

Pediatra pelo Instituto da Criança do Hospital das Clínicas da Universidade de São Paulo (ICr-HCFMUSP) e pela Sociedade Brasileira de Pediatria (SBP). Cardiologista Pediátrico pelo Instituto do Coração do HCFMUSP (InCor-HCFMUSP). Cardiologista pela SBC. Especialista em Eletrofisiologia Clínica e Invasiva pela Sociedade Brasileira de Arritmias Cardíacas (SOBRAC) e pelo Instituto Dante Pazzanese de Cardiologia (IDPC). Médico Assistente e Responsável pelo Ambulatório de Arritmias Cardíacas na Infância e nas Cardiopatias Congênitas do IDPC. Médico do Hospital Israelita Albert Einstein (HIAE). Médico Eletrofisiologista do Hospital São Luiz – Unidade Jabaquara e Hospital da Criança. Eletrofisiologista da Maternidade Promatre Paulista. Coordenador do GEP (Grupo de Eletrofisiologia Pediátrica).

Silvio Alves Barbosa

Docente do Colégio da Sociedade Brasileira de Arritmias Cardíacas (SOBRAC). Médico Assistente do Serviço de Holter do Instituto do Coração do Hospital das Clínicas da Faculdade de Medicina da Universidade de São Paulo (InCor-HCFMUSP).

Prefácio 1

O livro *Aprendendo Arritmias com o Holter: Guia Prático da SOBRAC* tem como público-alvo médicos, residentes, cardiologistas ou outros profissionais da área da Saúde com interesse no traçado eletrocardiográfico. O principal objetivo deste guia é orientar a interpretação do exame de forma rápida e prática, sempre buscando enfatizar as condições mais comuns da prática clínica.

A ideia original foi oferecer um material complementar ao consagrado curso de Holter da SOBRAC, que já completa nove anos de história com mais de 2 mil participantes. O curso foi se modificando desde o seu lançamento em 2014 e, em 2022, foi reestruturado em uma plataforma educacional chamada COLÉGIO SOBRAC, onde é possível ao participante assistir ou rever as aulas no momento da sua maior conveniência. A partir de conhecimentos básicos da eletrofisiologia e eletrocardiografia, são compartilhados traçados comuns, mas que podem ocasionar muitas dúvidas em sua interpretação.

São 24 capítulos com inúmeros traçados cuidadosamente selecionados por profissionais experientes da nossa Sociedade e aqui compartilhados de maneira didática e ilustrativa, com a pretensão de continuar o ensino da eletrocardiografia e aprimorar os conhecimentos nesta área que, embora tenha se beneficiado enormemente do desenvolvimento tecnológico, ainda precisa da visão médica para sua melhor interpretação.

Fatima Dumas Cintra

Presidente da Sociedade Brasileira
de Arritmia Cardíaca (SOBRAC)

Prefácio 2

Os editores deste livro e grande parte de seus colaboradores somos de uma geração de médicos educados antes da explosão da internet e das tecnologias digitais. Ao contrário dos médicos mais novos, nossas bibliotecas médicas são repletas de livros, alguns empoeirados e outros nem tanto. Fomos acostumados a debruçar-nos sobre tiras de ECG munidos de compassos, réguas, lápis e, principalmente, tempo. Com o auxílio do diagrama de Lewis, construíamos o raciocínio eletrofisiológico para a interpretação das arritmias cardíacas.

Hoje, com as facilidades digitais, falta-nos o compasso, a tira de ECG e o tempo. Analisamos os registros de ECG nas pequenas telas de nossos aparelhos celulares enquanto andamos pelos corredores do hospital, almoçamos ou, imprudentemente, aguardamos o sinal de trânsito fechar, quando o residente nos envia algum traçado em horário impróprio.

Este livro é um convite a todo médico, seja ele residente, clínico ou cardiologista, para que voltem a se debruçar sobre traçados de ECG, registrados a partir de gravações de Holter. Façam isso com os inúmeros e belos exemplos deste livro. Quando pertinente, elaborem seus próprios diagramas de Lewis e façam as suas próprias análises. Em seguida, confiram a sua interpretação com a do autor do capítulo.

Descansem um pouco os olhos das telas digitais e aproveitem o conteúdo teórico dos capítulos para atualizarem o conhecimento das arritmias cardíacas com nossos autores, todos membros da nossa Sociedade Brasileira de Arritmias Cardíacas (SOBRAC).

Boa leitura,

Thiago da Rocha Rodrigues

Prefácio 3

Como vocês irão observar durante a leitura, este livro foi resultado do trabalho de diversos colegas, todos especialistas em arritmias cardíacas e com vasta experiência na análise e laudo de Holter. Além disso, ele é produto da nossa experiência com o Curso de Holter da Sociedade Brasileira de Arritmias Cardíacas (SOBRAC) que, ao longo dos anos, foi evoluindo com o objetivo de transmitir aos colegas com interesse na área nosso conhecimento e experiência, sempre focados no aprendizado prático e com discussões detalhadas dos traçados de eletrocardiograma obtidos fundamentalmente em registros de Holter.

Procuramos fornecer informações teóricas para o entendimento e diagnóstico das arritmias cardíacas, informações sobre as ferramentas disponíveis nos sistemas de análise de Holter, discutir as dificuldades encontradas, apresentar critérios práticos para o diagnóstico das principais arritmias, discutir o comportamento da frequência cardíaca e das arritmias ventriculares, apresentar as principais funções e disfunções dos sistemas de estimulação cardíaca artificial. Não nos esquecemos de apresentar as metodologias emergentes e as principais ferramentas de avaliação de risco cardiovascular fornecidas pelo Holter, além de abordar as arritmias que ocorrem na idade infantil, na idade adulta, na cardiopatia chagásica e aquelas geneticamente determinadas, sem deixar de falar nas alterações da repolarização ventricular vistas durante uma gravação de Holter.

Espero que este livro traga conhecimento para os colegas que queiram iniciar o estudo das arritmias cardíacas e para aqueles já iniciados possa ser inspirador para novos avanços no seu conhecimento.

Um forte abraço e apreciem a leitura!

Cesar José Gruppi

Sumário

SEÇÃO 1

Introdução à Metodologia de Monitorização Ambulatorial da Eletrocardiografia

1

A Tecnologia do Holter, a Sistemática de sua Análise e a Exploração de seus Recursos

Dário Celestino Sobral Filho
Cesar José Gruppi
Thiago da Rocha Rodrigues

Introdução

A tecnologia de monitorização eletrocardiográfica prolongada chamada Holter recebeu este nome em homenagem ao seu desenvolvedor, Norman Jeffery Holter.[1] As pesquisas foram iniciadas na década de 1950, inicialmente com registros da atividade elétrica cerebral. No entanto, como não houve interesse pelo método entre os neurologistas, as pesquisas foram direcionadas para a cardiologia, coincidindo com o aumento da incidência das doenças cardiovasculares, que assumiram o papel de maior causa de mortalidade nos países desenvolvidos. Na década seguinte, com o lançamento comercial do sistema em 1963, surgiram os primeiros gravadores com duração de 24 horas e registros em apenas um canal. Foram utilizadas fitas magnéticas do tipo "rolo", que apresentavam a desvantagem de frequentemente se prenderem no sistema de rotação. Isso provocava distorções na velocidade que prejudicavam a medição da frequência cardíaca (FC) e, não raramente, paralisava o registro. Posteriormente, a utilização de fitas magnéticas do tipo cassete diminuiu, mas não evitou completamente esses problemas. Os avanços da microeletrônica e da informática nas décadas seguintes promoveram grande avanço na qualidade e precisão dos registros. Com a tecnologia digital e a utilização de minúsculos cartões de memória, houve grande redução no volume e peso dos gravadores, bem como aumento acentuado na capacidade de armazenamento de registros.[1] A evolução da internet foi fundamental para o desenvolvimento do método, permitindo a transmissão dos dados do exame a qualquer distância e em grande velocidade. Isso tornou o exame acessível aos pequenos centros urbanos, onde não existem centrais de análise com especialistas em arritmias cardíacas.

Recentemente, novas tecnologias foram incorporadas ao Holter, como dispositivos de gravação tipo "*patch*" aderidos ao corpo, *smartphones* para obtenção e transmissão de registros eletrocardiográficos, gravadores tipo loop para monitorizações mais prolongadas (1 a 4 semanas) e dispositivos implantáveis, que podem permanecer no corpo do paciente por até 36 meses. O armazenamento dos registros "nas nuvens", já usado em alguns sistemas, tornou a capacidade de memória praticamente inesgotável.[2] Portanto, esses novos dispositivos permitiram monitorizações mais prolongadas, que são úteis na investigação de sintomas mais esporádicos.

Essas transformações ao longo dos anos mudaram a elaboração do laudo, que precisou incorporar novas informações propiciadas pelo método que vão além da sua finalidade inicial de detectar arritmias e episódios de isquemia transitória (sintomática ou silenciosa). Assim, atualmente é possível avaliar o controle autonômico do coração por meio do estudo da Variabilidade de RR e da Turbulência da FC. A apneia obstrutiva do sono também pode ser detectada pela análise do comportamento da FC e do tacograma dos ciclos RR no sono utilizando-se software específico. Além dessas propriedades, a repolarização ventricular também pode ser avaliada com a medição automática do Intervalo QT. Os objetivos e potencialidades atuais das análises de Holter estão sumarizados na Tabela 1.1.[2]

Tabela 1.1. Objetivos e análises disponíveis no sistema de Holter.[2]

I	Correlação de sintomas com alterações eletrocardiográficas
II	Avaliação de isquemia miocárdica
III	Estratificação de risco de eventos cardíacos futuros Arritmias cardíacas, pré-excitação intermitente, análise de variabilidade de RR, turbulência espectral, isquemia miocárdica, micro e macroalternância de onda T, alterações de repolarização ventricular e intervalo QT.
IV	Avaliação terapêutica Resposta ao início e retirada de antiarrítmicos Resposta a ablação por cateter e cirurgias
V	Situações especiais Fibrilação atrial e síncopes
VI	Avaliação de marca-passos e outros dispositivos cardíacos eletrônicos implantáveis (DCEI)

Atualmente, a indústria de equipamentos médicos tem dirigido os seus esforços no sentido de propiciar gravadores cada vez menores e com maior capacidade de memória. Isso permite o armazenamento de monitorações mais prolongadas de até duas semanas. Esses gravadores mostraram-se tão efetivos quanto os sistemas de gravação tipo Loop, que são acionados pelo paciente na presença de sintomas. Os sistemas tipo loop, ao contrário do Holter, mantêm em sua memória apenas os trechos acionados pelo paciente e apagam automaticamente os períodos que não foram registrados. Estudo canadense mostrou resultados similares na comparação desses sistemas, embora com um custo financeiro mais elevado para o exame Holter.[3]

A importância da preparação adequada dos eletrodos

A Sociedade Brasileira de Arritmias Cardíacas (SOBRAC) publicou artigo com recomendações que destacam que a qualidade do laudo está diretamente relacionada aos cuidados técnicos que deverão propiciar registros eletrocardiográficos de boa qualidade e livre de artefatos que prejudicam a sua análise.[4] A pele do paciente deve ser bem preparada, com tricotomia adequada, escarificação com gaze e eliminação de oleosidade e ceratina com álcool. Os eletrodos deverão ser bem fixados com uma alça que amorteça os movimentos do paciente. O posicionamento correto dos eletrodos deve refletir as derivações pretendidas e assegurar boa amplitude de voltagem do QRS. A contagem de batimentos, eventos de arritmias, ectopias e da própria variabilidade de RR pelo software é baseada no reconhecimento dos complexos QRS a partir de seu ponto fiducial, que é o pico da onda R. Ondas T de grandes amplitudes devem ser evitadas para não gerar erros de análise por dupla contagem de complexos. Exames com excesso de artefatos geram perda de informações, erros de classificação de QRS e aumentam o tempo de análise. Em geral, recomenda-se que as gravações tenham menos do que 5% de artefatos.[4] Essas recomendações estão sumarizadas no Quadro 1.1.

Quadro 1.1. Requisitos para um exame de Holter de qualidade adequada[4]
A qualidade do laudo depende da técnica de registro adequada
Limpeza e tricotomia adequada da pele
Eletrodos de boa qualidade e descartáveis
Posicionamento adequado dos eletrodos
Registro em gravadores digitais
Mínimo de 18 horas de gravação incluindo vigília e sono
Mínimo de 3 canais
Máximo de 5% de artefatos

Parametrização da análise automática do Holter

O sistema de análise do Holter deve ser parametrizado, de modo que o software tenha parâmetros para a análise automática. Assim, por exemplo, usualmente define-se que as extrassístoles serão detectadas sempre que o sistema detectar uma redução do ciclo RR ≥ 20% com relação ao ciclo anterior. Se após este batimento precoce o QRS for igual ao anterior, o sistema classifica como extrassístole supraventricular. Se o QRS for diferente, ele classifica como ectopia ventricular. Extrassístoles supraventriculares com aberrância de condução usualmente são classificadas como ectopias ventriculares e deverão ser corrigidas pelo examinador. Essa prematuridade de 20% pode ser previamente alterada pelo médico analisador. Por exemplo, em pacientes jovens com arritmia sinusal, pode-se aumentar este parâmetro para 30 ou 40% para se evitar a classificação errônea de batimentos sinusais como extrassístoles supraventriculares (Figura 1.1).

Outro parâmetro que deve ser definido previamente são as pausas. Usualmente a pausa é definida pelo sistema como ausência de QRS por tempo ≥ 2,0 segundos. Esse parâmetro pode ser alterado para durações maiores ou menores de acordo com características específicas do paciente. Em portadores de marca-passo, a definição da pausa como maior do que 1,5 segundos aumenta a sensibilidade para falhas de captura ou inibições indevidas de estímulos. Em portadores de arritmias sinusais ou de bradicardia sinusal, o aumento do parâmetro para 2,5 s pode melhorar a especificidade do achado, embora possa reduzir a sensibilidade para pausas entre 2,0 e 2,5 s. É importante, no entanto, que o termo genérico "pausa" seja definido pelo analisador, que deve dar o diagnóstico específico da sua causa. Elas podem ser causadas, por exemplo, por paradas sinusais, bloqueios sinoatriais, extrassístoles atriais bloqueadas, bloqueios atrioventriculares, fibrilação atrial (FA) com bloqueio AV avançado etc.

As alterações do segmento ST usualmente são definidas pelo sistema como infra ou supradesnivelamentos ≥ 1,0 mm. O software mostra o gráfico contínuo do segmento ST. Quando este segmento se desvia além do que foi definido pela parametrização, ele é destacado no gráfico geralmente pela cor vermelha para chamar a atenção do examinador. Tiras de ECG desses momentos são separadas para análise e confirmação visual.

A análise das frequências cardíacas mínima, média e máxima, geralmente, é parametrizada para ser realizada a partir de medidas em blocos de 4 batimentos. Deste modo, nem sempre o registro do maior ciclo RR (medida instantânea entre 2 batimentos) coincide com o registro da FC mínima. Essa parametrização também pode ser mudada pelo analisador.

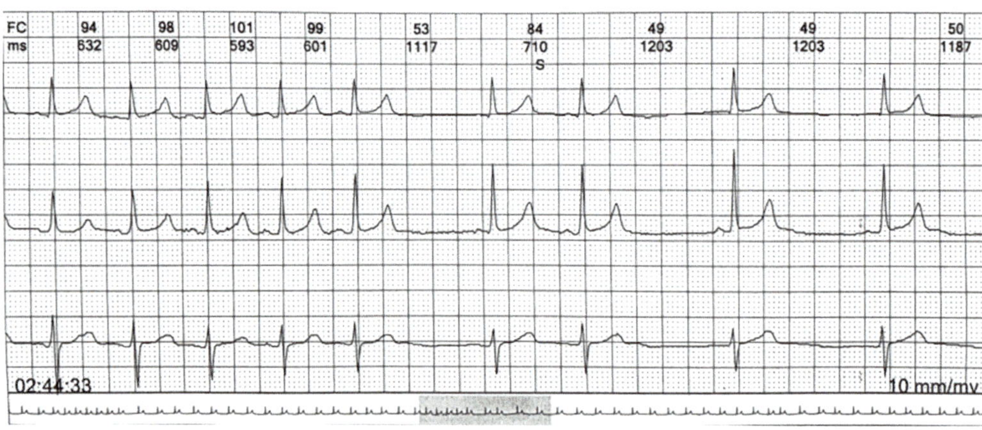

Figura 1.1. Traçado noturno de arritmia sinusal em criança de 8 anos de idade. O sistema classificou como ectopia supraventricular um batimento normal devido a precocidade do batimento > 20% com relação ao ciclo anterior. A legenda com a letra S em cima do traçado indica que o batimento normal foi considerado ectopia supraventricular. Este erro pode ser corrigido pela reclassificação individual de cada batimento ou pelo aumento da precocidade do ciclo RR na parametrização do exame. Fonte: Acervo dos autores.

A sistemática da análise

Ao se iniciar uma análise de Holter, é recomendável termos ciência de alguns dados clínicos do paciente, como idade, sexo, comorbidades principais, medicamentos em uso, presença de dispositivo cardíaco eletrônico implantável (DCEI) e o motivo do exame. Informações relativas ao DCEI ajudam muito a interpretação do exame. Deve ser informado, por exemplo, o tipo do dispositivo (marca-passo unicameral, bicameral, desfibrilador ou ressincronizador) e o modo de operação (DDD, DDDR, VVI, VVIR, AAI etc.). A estimulação bipolar dos marca-passos pode gerar espículas muito pequenas e difíceis de serem visualizadas. Alguns sistemas de Holter têm gravadores e softwares capazes de reconhecerem e marcarem a espícula da estimulação atrial e ventricular, o que auxilia a interpretação dos registros. A análise do diário deve ser realizada, para o conhecimento das atividades do paciente, horário do sono e sintomas apresentados. O paciente deverá acionar um botão de eventos para marcar registros de momentos especiais, como os sintomas que motivaram a indicação do exame. Em seguida, é muito útil a realização de uma inspeção geral dos gráficos de tendências de 24 horas (Figuras 1.2 a 1.4). Nesses gráficos, temos uma visão panorâmica do exame nas 24 horas no que diz respeito aos comportamentos da FC, segmento ST, intervalo QT, ectopias atriais e ventriculares, taquiarritmias, pausas, variabilidade de RR e tacogramas de ciclos RR. Esses gráficos, frequentemente, nos chamam a atenção para alterações súbitas de diversos parâmetros de análise que podem nos direcionar para diagnósticos específicos (Figura 1.5).

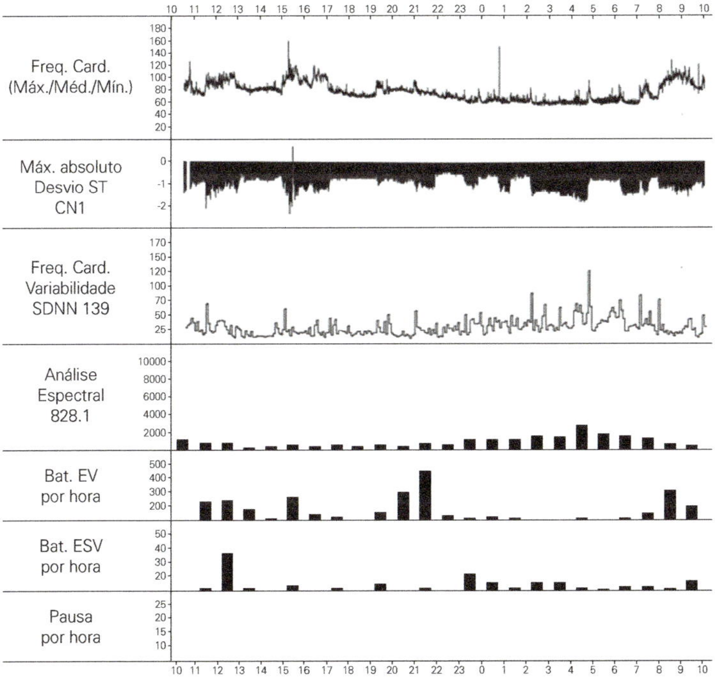

Figura 1.2. Gráficos de tendências de 24 horas da FC, segmento ST, variabilidade de RR nos domínios do tempo e da frequência, ectopias ventriculares, ectopias supraventriculares e pausas. Fonte: Acervo dos autores.

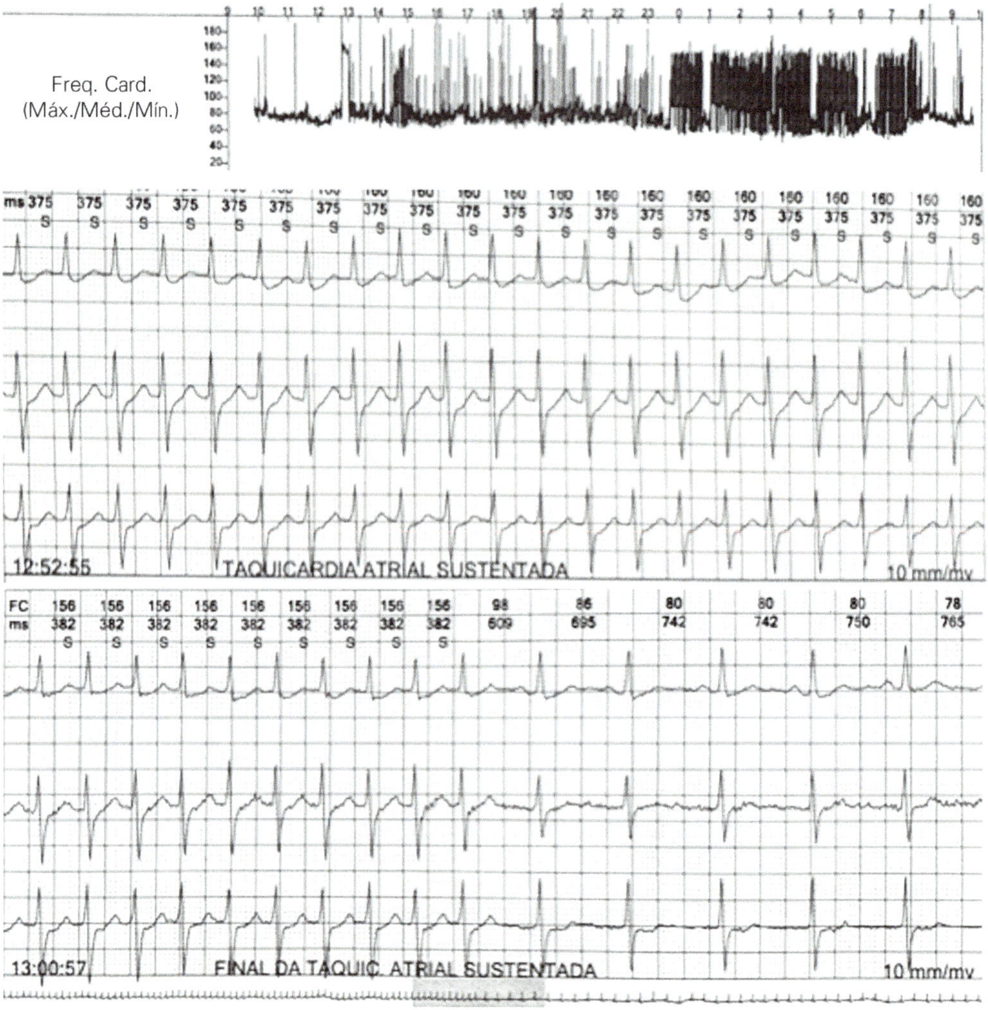

Figura 1.3. Gráfico da FC em paciente com taquicardia atrial frequente. Registros do meio e final de uma taquicardia atrial que ocorreu várias vezes nas 24 horas. O gráfico mostra inúmeras variações abruptas da FC, o que dá uma ideia do caracter quase incessante da arritmia ao longo das 24 horas. No registro eletrocardiográfico, a letra S representa a classificação supraventricular dos complexos QRS (determinada durante a edição das formas de QRS). A numeração superior representa a FC batimento a batimento. A numeração inferior representa o ciclo RR em ms. A FC instantânea é calculada dividindo-se 60.000 pelo ciclo RR em ms. Fonte: Acervo dos autores.

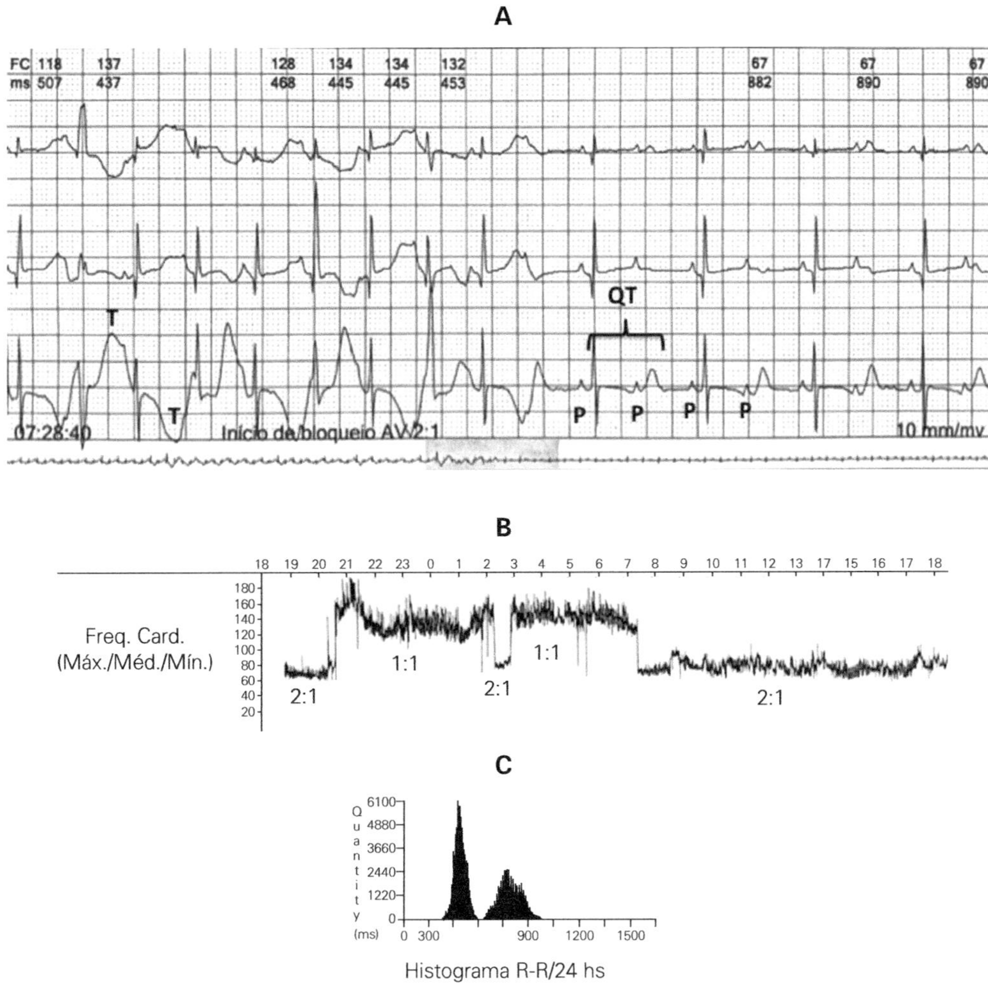

Figura 1.4. Gráfico de FC e histograma de RR em bebê recém nascido com bloqueio atrioventricular 2:1 (funcional) intermitente, devido a síndrome de QT longo congênito. O Holter foi realizado em uso de propranolol. A) Nota-se um QT exageradamente aumentado, alternância macroscópica de onda T (a letra T no traçado indica a inversão total de polaridade da onda T a cada batimento) e a transição da condução AV de 1:1 para 2:1. O bloqueio AV ocorre não por distúrbio da condução AV, mas porque a onda P incide sobre o segmento ST, ou seja, durante o período refratário absoluto do sistema de condução, que está extremamente aumentado. B) No gráfico da FC, temos uma ideia bastante precisa dos períodos e durações das conduções atrioventriculares 2:1 e 1:1. C) No histograma de RR observa-se 2 padrões distintos de variabilidade dos ciclos RR, o da esquerda correspondendo a condução 1:1 e o da direita a condução 2:1. Fonte: Acervo dos autores.

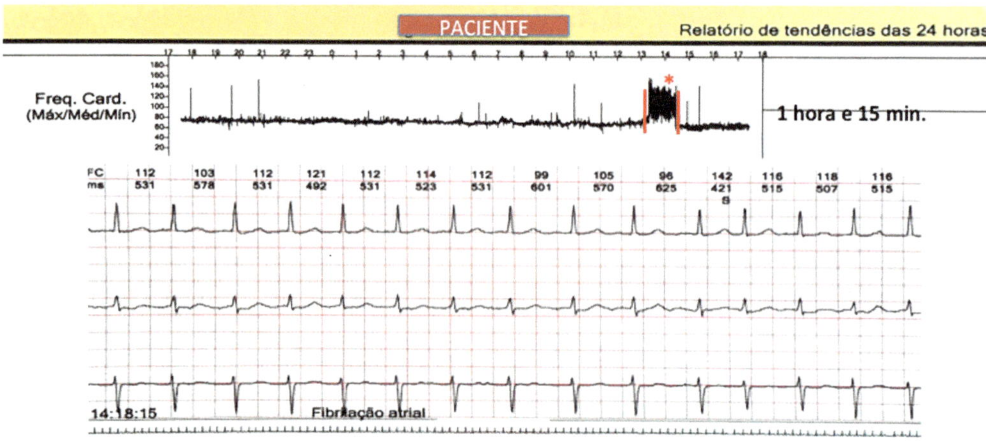

Figura 1.5. Gráfico de 24 horas da FC que mostra o momento exato do início e término da fibrilação atrial. O asterisco indica o momento da aquisição do registro abaixo. A duração da fibrilação atrial foi calculada em 1 hora e 15 minutos. Fonte: Acervo dos autores.

Uma das primeiras tarefas da análise é a edição adequada das formas de QRS (Figura 1.6) classificadas automaticamente pelo software (formas normais, supraventriculares, ventriculares e artefatos). A partir desta edição e correção das classificações inadequadas, o sistema poderá quantificar de maneira correta os eventos eletrocardiográficos ocorridos. É necessário que o médico analista esteja bem familiarizado com os princípios básicos da eletrocardiografia e atento às classificações errôneas feitas pelo sistema analisador. Erros cometidos nesta etapa resultarão em laudos com incorreções. A Figura 1.7 mostra um exemplo de classificação errônea da forma do QRS. Os complexos QRS pré-excitados (batimentos supraventriculares) foram classificados erroneamente como batimentos ventriculares (a legenda na parte superior do traçado mostra a letra V, indicando que o batimento foi classificado como ventricular). A Figura 1.8 mostra um batimento supraventricular com aberrância de condução (bloqueio de ramo direito) que foi erroneamente classificado como ventricular. Estes erros devem ser corrigidos pelo examinador na fase de edição das formas do QRS. O analisador deve conferir todas estas formas e reclassificá-las, se necessário, de acordo com a sua análise visual. Artefatos, por exemplo, são comumente classificados como ectopias ventriculares, o que também deve ser corrigido. Na maioria das vezes os erros de classificação são grosseiros e fáceis de ser detectados e corrigidos. Em algumas situações é necessário uma maior atenção e conhecimento do analista. No caso de dúvidas na análise eletrocardiográfica de 3 canais, os sistemas digitais atuais permitem a construção de registros de 12 derivações a partir de gravações com 10 eletrodos ou 5 eletrodos com derivações ortogonais (X, Y, Z). Estes registros podem ajudar a interpretação de traçados duvidosos. A remoção de artefatos é importante para se minimizar possíveis erros na quantificação de eventos. Artefatos que eventualmente sejam considerados batimentos normais superestimam, por exemplo, o cálculo da variabilidade de RR. Artefatos considerados batimentos ectópicos aumentam a contagem das extrassístoles.

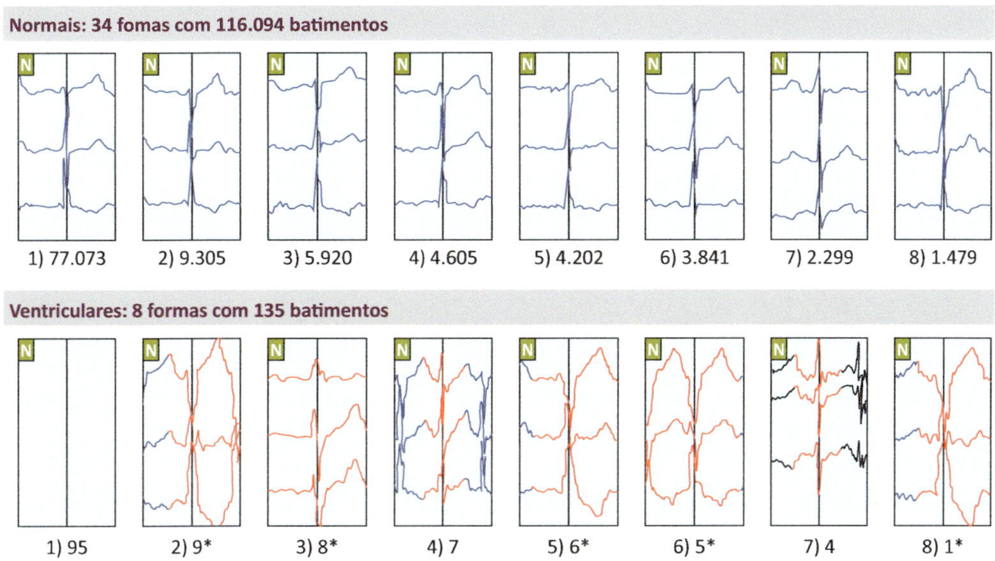

Figura 1.6. Classificação das formas de QRS pelo software do sistema de Holter. A figura mostra várias formas de QRS classificadas pelo software do sistema de análise. Em azul estão complexos QRS normais. Em vermelho estão complexos QRS considerados ectopias ventriculares. O médico analisador deverá acessar e conferir a adequação da classificação de todas elas. Neste caso, várias morfologias de ectopias ventriculares foram encontradas. Fonte: Acervo dos autores.

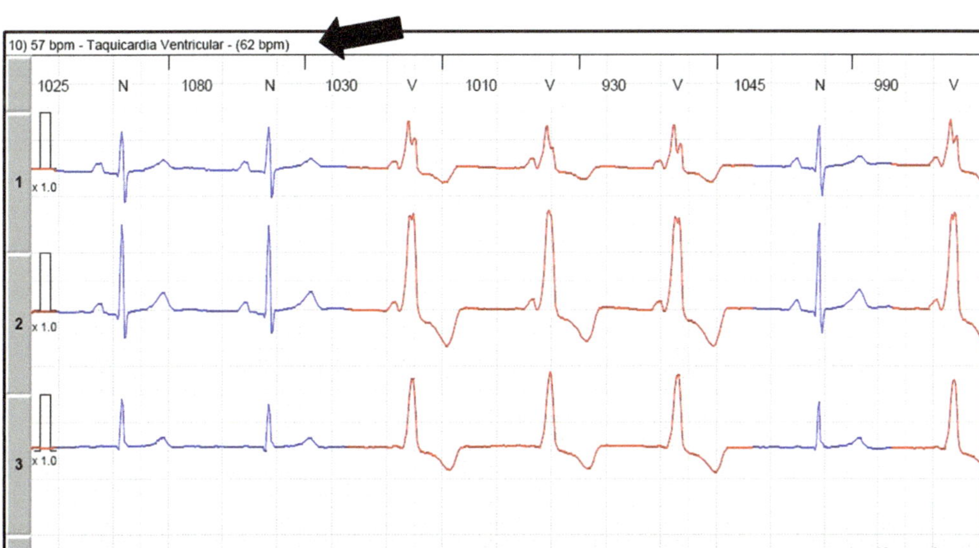

Figura 1.7. Batimentos com pré-excitação intermitente (WPW) classificados erroneamente como ventriculares pelo sistema analisador. Fonte: acervo dos autores.

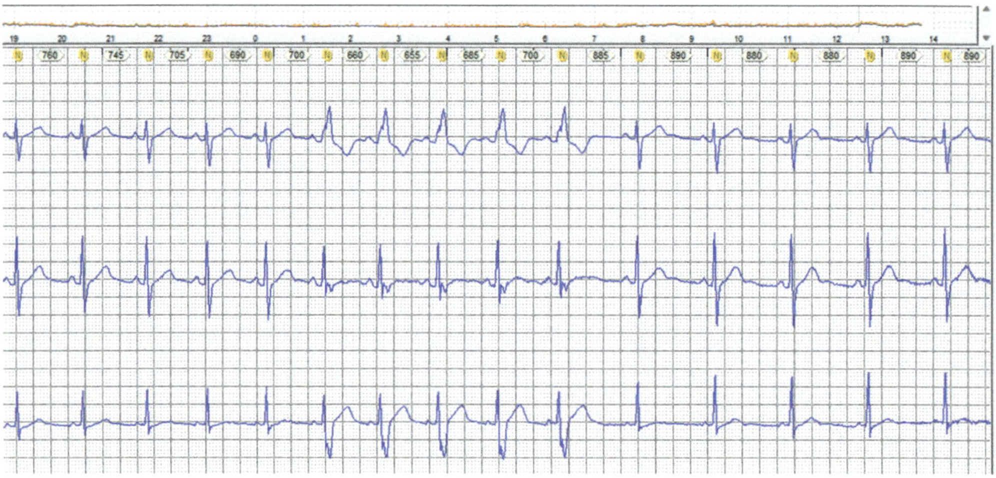

Figura 1.8. Batimentos inicialmente classificados pelo sistema analisador como ventriculares, mas foram reclassificados para sinusais com bloqueio de ramo direito pelo médico analista. Fonte: acervo dos autores.

Após a edição das formas de QRS, o sistema poderá concluir a quantificação correta de todas as alterações encontradas e fazer uma tabulação horária com um resumo abrangente delas (Figura 1.9). A análise desta tabulação permite ao analisador ter uma impressão geral do exame que inclui variações circadianas dos eventos encontrados.

A sistemática de análise deve seguir uma rotina geral de acordo com os princípios recomendados pela SOBRAC e que estão resumidos nos Quadros 1.2 e 1.3. Entretanto, a essas normas consideradas "obrigatórias", é possível ainda acrescentar algumas informações consideradas relevantes e que irão contribuir para uma melhor interpretação do exame. Com relação à descrição do ritmo de base (ou ritmo predominante), deve-se acrescentar, tanto no ritmo sinusal quanto nos ectópicos, se prevalece bradicardia ou taquicardia e se as menores frequências cardíacas registradas ocorreram durante o sono ou vigília. No relato das pausas sinusais e dos bloqueios atrioventriculares de 2° grau tipo Wenckebach, também é preciso informar se as pausas consideradas significativas ($\geq$ 2,0 s) ocorreram na vigília ou no sono. As bradicardias sinusais e bloqueios atrioventriculares de 1° grau e 2° grau Mobitz tipo I no sono são, em sua maioria, consideradas fisiológicas e sem importância clínica. Na descrição das taquiarritmias atriais é importante, sempre que possível, informar se são monomórficas ou polimórficas. Estas últimas indicam a possibilidade de uma evolução para FA e o diagnóstico diferencial entre essas duas arritmias pode ser difícil. Com relação aos distúrbios da condução atrioventricular, é preciso cuidado na distinção entre bloqueio atrioventricular total e dissociação atrioventricular, pois as condutas clínicas em cada uma delas é diferente. As arritmias ventriculares devem ser bem caracterizadas. Deve-se informar se são isoladas, pareadas ou em salvas, se ocorrem em ciclos de bi e trigeminismos, se são mo-

Hora	Total Bat.	Méd FC	Mín FC	Máx FC	SDNN	Análise Espectral	Absoluto ST CN 1		Absoluto ST CN 2		Absoluto ST CN 3		VE	Par VE	TV	ESV	ESV TPSV	Pausa > 2.0 sec	Bige.-ESV
9:50	759	84	76	90	61	1427.3	0	+0.3	0	+0.5	0	+0.1	1	0	0	36	5	0	0
10:00	4851	81	69	96	52	1107.3	0	-0.2	0	+0.2	0	0.0	8	0	0	181	19	0	0
11:00	4681	78	66	89	52	1384.4	0	+0.2	0	+0.4	0	+0.1	22	1	0	301	35	0	0
12:00	5682	93	64	94	82	1992.6	0	-1.0	0	-0.7	0	-0.8	12	0	0	157	22	0	0
13:00	5235	89	67	109	70	3392.7	0	-0.6	0	-0.2	0	-0.7	67	9	2	2997	152	0	1
14:00	5267	88	65	151	103	13499.3	0	0.0	0	+0.3	0	+0.1	37	6	1	1717	339	0	7
15:00	4928	82	64	122	86	5049.4	0	+0.1	0	+0.2	0	+0.2	63	7	0	806	130	0	3
16:00	5129	85	65	96	81	3773.4	0	0.0	0	+0.3	0	0.0	63	5	0	721	116	0	0
17:00	5042	84	67	95	78	5542.5	0	-0.1	0	+0.1	0	0.0	117	7	2	797	137	0	0
18:00	5230	87	65	92	97	5449.4	0	-0.1	0	+0.3	0	0.0	146	10	6	1433	238	0	1
19:00	5281	88	65	94	88	4993.1	0	0.0	0	+0.3	0	0.0	86	19	1	1435	238	0	1
20:00	5396	90	68	94	94	4957.4	0	0.0	0	+0.2	0	0.0	97	11	3	1463	240	0	2
21:00	5088	85	68	90	74	5487.0	0	0.0	0	+0.2	0	+0.1	91	8	6	938	151	0	0
22:00	5317	89	61	90	138	8396.5	0	0.0	0	+0.3	0	+0.1	75	7	0	2161	438	0	5
23:00	4800	80	60	127	105	5130.5	0	+0.1	0	+0.3	0	0.0	40	2	0	1238	240	0	2
0:00	5225	88	60	138	171	9446.9	0	0.0	0	+0.2	0	0.0	3	1	0	1796	375	0	1
1:00	5355	89	59	151	224	13779.1	0	0.0	0	+0.2	0	0.0	17	4	1	2351	409	0	2
2:00	5139	86	54	138	179	8256.7	0	0.0	0	+0.2	0	0.0	5	1	0	2530	523	0	7
3:00	5119	85	54	118	162	16278.8	0	0.0	0	+0.2	0	0.0	15	2	1	2273	438	0	4
4:00	4986	83	55	137	157	10405.8	0	0.0	0	+0.2	0	0.0	8	0	1	1923	365	0	3
5:00	4829	81	53	137	145	19105.2	0	0.0	0	+0.2	0	0.0	5	0	0	1789	317	0	19
6:00	4946	82	55	97	137	11223.2	0	0.0	0	+0.2	0	0.0	59	9	2	1536	282	0	1

Figura 1.9. Tabulação horária que inclui FC média, mínima e máxima, análise de variabilidade de RR nos domínios do tempo e da frequência, desvios de segmento ST nos 3 canais, extrassístoles ventriculares isoladas e em pares, taquicardias ventriculares, extrassístoles supraventriculares, taquicardias supraventriculares, bigeminismos e trigeminismos. Fonte: acervo dos autores.

nomórficas ou polimórficas, mais frequentes no sono ou na vigília ou se são relacionadas aos esforços. Com relação às taquicardias ventriculares, os sistemas de análise geralmente classificam como taquicardia qualquer sequência de 3 ou mais batimentos consecutivos com complexos QRS considerados ventriculares, mesmo que elas aconteçam com frequências < 100 bpm. Nesses casos, é necessário a reclassificação para ritmo idioventricular. As taquicardias ventriculares são diagnosticadas nestes casos se a FC for maior do que 100 bpm. Essa diferenciação tem significado clínico relevante. Também deve ser mencionado se os episódios de taquicardia ventricular são sustentados ou não sustentados, monomórficos ou polimórficos e se têm relação com esforço físico.

Quadro 1.2. Recomendações gerais para a emissão do laudo de Holter[4]
Determinar o ritmo cardíaco de base com a FC mínima, média e máxima
Determinar o número, a duração e a causa das pausas
Avaliar a relação das pausas com os períodos do sono e da vigília
Quantificar e qualificar as arritmias de origem atrial
Quantificar e qualificar as arritmias de origem ventricular
Avaliar a presença e o tipo de distúrbio da condução intraventricular
Avaliar a presença e o tipo de distúrbio da condução atrioventricular
Avaliar distúrbios da repolarização ventricular e duração do intervalo QT corrigido
Avaliar a análise da variabilidade de RR em pacientes em ritmo sinusal
Avaliar a correlação dos sintomas com os registros simultâneos de ECG
Avaliar a resposta do ritmo cardíaco com atividades físicas
Avaliar a influência das medicações com alterações eletrocardiográficas
Reportar a qualidade técnica da gravação

Quadro 1.3. Itens que devem ser impressos no laudo do exame.[4]
Folha de rosto com a estatística de todas as informações e o laudo
Página com a tabulação horária de todos os eventos
Gráficos da FC, segmento ST, variabilidade de RR, ectopias atriais e ventriculares, pausas e, dependendo do software, tacograma de RR.
Registrar o traçado de ECG do início e final do exame
Fornecer 2 ou 3 traçados de cada alteração eletrocardiográfica relatada no laudo
Fornecer os traçados com as FC mínima e máxima e do maior ciclo RR
Fornecer traçados condensados de arritmias prolongadas
Fornecer traçados com o início, meio e fim das taquiarritmias
Fornecer traçados realizados durante todos os sintomas relatados pelo paciente
O exame deve conter no mínimo 8 traçados de ECG

A avaliação da repolarização ventricular na pesquisa de isquemia silenciosa requer atenção especial com cuidados técnicos rigorosos que se iniciam na preparação do paciente. Deve ser realizado o registro inicial do exame com o paciente nas posições deitado, sentado e em pé. O médico que requisita o exame deve informar se a investigação de isquemia é o motivo principal da sua solicitação. A presença de fatores de risco para doença aterosclerótica coronariana deve ser informada, pois melhora a especificidade dos possíveis desníveis de segmento ST encontrados. Embora esses cuidados devam ser feitos rotineiramente, na prática eles são frequentemente negligenciados, prejudicando a sensibilidade e especificidade do exame.

O intervalo QT corrigido, a duração dos intervalos PR e QRS também devem ser informados nos laudos.

O laudo também deve mencionar os sintomas referidos no diário e sua correlação com possíveis alterações eletrocardiográficas encontradas. A pesquisa de arritmias coincidindo com os sintomas investigados é um dos principais motivos para a realização do Holter. Esse achado é pouco frequente e ocorre em apenas cerca de 15% dos exames. No entanto, essa baixa correlação não diminui a importância do exame pois o encontro de arritmias assintomáticas e a ocorrência de sintomas desacompanhados de arritmias são informações úteis na investigação clínica.

É preciso considerar também que, apesar do Holter-24 h ser considerado de boa reprodutibilidade, os registros por períodos mais prolongados (2-7 dias) frequentemente mostram resultados discrepantes, como na Figura 1.10, que mostra a estatística de arritmias ventriculares em 2 dias consecutivos com resultados muito diferentes.

A

4 - Resumo Estatístico

Totais:
Duração (h): 23:59
Nº Total de QRS's: 115.025
Ectópicos Ventriculares: 43 (<1%)
Ectópicos Supraventriculares: 7 (<1%)
Artefatos (%): 2

Arritmias Ventriculares:
43 Isoladas, das quais
0 em 0 episódios de Bigeminismo
0 Episódios em Pares
0 Taquicardias

Arritmias Supraventriculares:
7 Isoladas
0 Pareadas
0 Taquicardias

Freqüência Cardíaca:
Mín: 54 bpm às 07:27:05
Média: 81 bpm
Máx: 110 bpm às 05:39:07
F.C >= 120 bpm não evidenciada
F.C. <= 50 bpm não evidenciada

Pausas
0 Pausas (>= 2.0 s.)

Depressão do ST
C1: 0 episódios
C2: 0 episódios
C3: 0 episódios

Elevação do ST
C1: 0 episódios
C2: 0 episódios
C3: 0 episódios

B

4 - Resumo Estatístico

Totais:
Duração (h): 23:57
Nº Total de QRS's: 119.653
Ectópicos Ventriculares: 5.450 (5%)
Ectópicos Supraventriculares: 6 (<1%)
Artefatos (%): 2

Arritmias Ventriculares:
5.394 Isoladas, das quais
2.167 em 391 episódios de Bigeminismo
28 Episódios em Pares
0 Taquicardias

Arritmias Supraventriculares:
6 Isoladas
0 Pareadas
0 Taquicardias

Freqüência Cardíaca:
Mín: 62 bpm às 08:48:47
Média: 85 bpm
Máx: 124 bpm às 17:25:17
F.C >= 120 bpm durante 00:04:17
F.C. <= 50 bpm não evidenciada

Pausas
0 Pausas (>= 2.0 s.)

Depressão do ST
C1: 0 episódios
C2: 0 episódios
C3: 0 episódios

Elevação do ST
C1: 0 episódios
C2: 0 episódios
C3: 0 episódios

Figura 1.10. Folhas de rosto com o resumo estatístico de 24 horas em 2 dias consecutivos de gravação de Holter de 48 horas. A) Registrou-se apenas 43 extrassístoles ventriculares nas primeiras 24 horas. B) No 2º dia da gravação ocorreram 5384 extrassístoles ventriculares. Fonte: acervo dos autores.

As análises da variabilidade de RR, turbulência da FC e apneia do sono são mais utilizados em pesquisa clínica e pouco usadas na prática diária. No entanto, estas ferramentas podem ser utilizadas na análise do Holter, muitas vezes fornecendo informações prognósticas relevantes. Mesmo na era atual com o tratamento moderno das cardiopatias, as análises de variabilidade de RR e turbulência da FC têm valor na estratificação do risco de morte em paciente pós infarto e com insuficiência cardíaca.[2] Estes tópicos serão abordados com detalhes em outros capítulos deste livro.

Limitações dos sistemas de Holter

Como toda propedêutica, o Holter tem limitações que devem ser consideradas. Em primeiro lugar, embora a duração dos registros seja prolongada, ela pode não ser suficiente para detectar sintomas esporádicos. A análise é "a posteriori", sendo realizada alguns dias após o desenrolar dos eventos, o que pode gerar atrasos nos diagnósticos. É importante que o analisador esteja atento a possíveis achados de gravidade e risco que devem ser reportados imediatamente ao paciente e ao seu médico (Figura 1.11). As derivações eletrocardiográficas utilizadas não são exatamente iguais às derivações do ECG. Embora o analisador deva selecionar os traçados mais significativos para o laudo, há uma baixa taxa de amostragem dos registros, o que restringe informações que podem ser relevantes. A maioria dos sistemas não possuem capacidade de reconhecimento das ondas P e dependem apenas da análise do QRS. A metodologia é "passiva", ou seja, trata-se de uma observação eletrocardiográfica espontânea e prolongada, não utilizando intervenções específicas para a deflagração de eventos. Além do mais, por melhor que tenha sido o preparo da monitorização, artefatos sempre ocorrem e podem dificultar as análises.

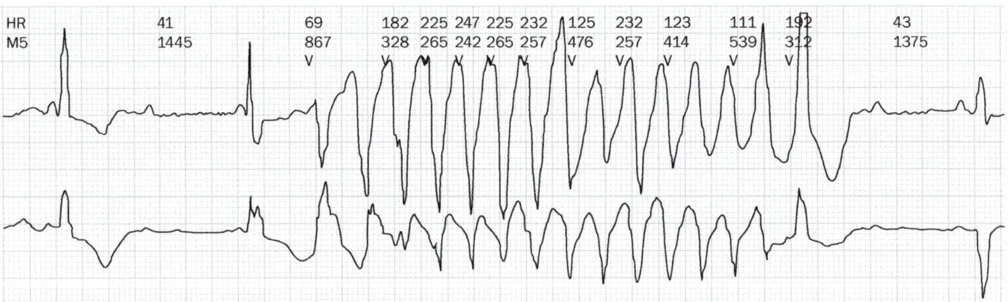

Figura 1.11. Exemplo de resultado que deve ser reportado imediatamente ao paciente e médico assistente, para se minimizar o risco da demora de entrega de exames com alterações graves. A paciente vinha sentindo tonturas e pré-síncopes. O registro mostra bloqueio AV avançado, QRS largo, QT aumentado e episódios de taquicardia ventricular polimórfica com torção de pontas (Torsades de Pointes). Fonte: acervo dos autores.

Conclusões

O bom exame de Holter requer uma gravação de boa qualidade e poucos artefatos, uma edição correta das formas de QRS, registros de todos os traçados significativos de ECG detectados, determinação correta das arritmias e outros eventos, correlação dos sintomas com traçados simultâneos de ECG e a utilização de todas as ferramentas de software disponíveis. O laudo deve ser sistematizado de maneira a conter todas estas informações. Cada um destes recursos terá abordagens específicas nos demais capítulos deste livro.

Referências bibliográficas

1. Harold L. Kennedy The Evolution of Ambulatory ECG Monitoring Progress in Cardiovascular Diseases 56, 2013 127-32. http://dx.doi.org/10.1016/j.pcad.2013.08.005.
2. 2017 ISHNE-HRS expert consensus statement on ambulatory ECG and external cardiac monitoring/telemetry. Steinberg JS, Varma N, Cygankiewicz I, Aziz P, Balsam P, et al. Heart Rhythm. 2017 Jul;14(7):e55-e96. doi: 10.1016/j.hrthm.2017.03.038.
3. Health Quality Ontario. Long-term continuous ambulatory ECG monitors and external cardiac loop recorders for cardiac arrhythmia: a health technology assessment. Ont Health Technol Assess Ser [Internet]. 2017 January;17(1):1-56. http://www.hqontario.ca/evidence-to-improvecare/journal-ontario-health-technology-assessment-series.
4. Recommendations of the Brazilian Society of Cardiac Arrhythmias for holter monitoring services. Lorga Filho A, Cintra FD, Lorga A, Grupi CJ, Pinho C, et al. J. Arq Bras Cardiol. 2013 Aug;101(2):101-5. doi: 10.5935/abc.20130164.

2

Artefatos em Eletrocardiografia Ambulatorial

José Luiz Briguet Cassiolato

Introdução

Definimos artefatos como qualquer registro ocorrido numa gravação de Holter diferente daquele produzido pelo coração. Assim, registros provocados por sistemas de estimulação também são considerados artefatos, além de todos os outros que, de alguma maneira, alteram ou modificam o registro básico do eletrocardiograma e são resultado de fatores não cardíacos.

Os artefatos podem simular várias alterações eletrocardiográficas, algumas delas parecidas com arritmias ou situações de risco para as quais devemos estar preparados, para evitarmos diagnósticos errados com prejuízo para os pacientes.

Os sistemas atuais digitalizados e realizados em equipamentos sem peças móveis diminuíram muito alguns tipos de artefatos, porém, ainda persistem várias fontes de modificações do sinal eletrocardiográfico para as quais deveremos ficar atentos.

Não basta reconhecer ritmos, pausas, bloqueios e ectopias. O médico, no seu trabalho de análise, precisa avaliar a qualidade do sinal do ECG por 24 horas, pelo menos, e identificar se o sinal detectado faz ou não parte do glossário das arritmias. Saber como se comporta o sinal do eletrocardiograma em variações posturais, respiratórias e atividade física também é importante.

E, principalmente artefatos, técnicos...

O cuidado no preparo transforma a avaliação de um exame de eletrocardiografia dinâmica em algo bem simples. A utilização de material adequado, manutenção e fixação de cabos e eletrodos e limpeza de pele adequada são fundamentais na qualidade do sinal a ser observado. A Figura 2.1 nos mostra um registro de 3 canais, de boa qualidade técnica. Isso facilita a interpretação correta de arritmias, tanto pelo algoritmo do sistema como pelo médico analista do exame. E essa observação do sinal nos permite aferir todas as quatro possibilidades do exame de Holter.

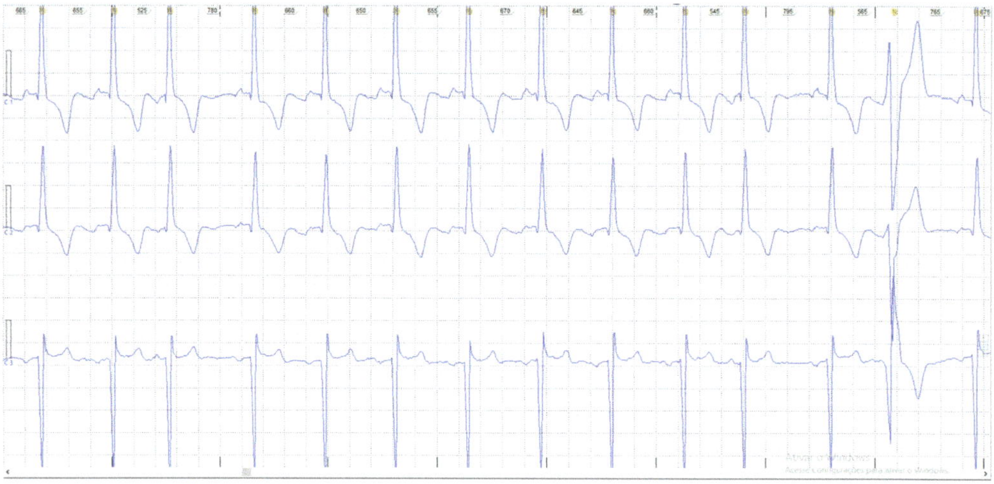

Figura 2.1. Sinal de boa qualidade em 3 canais, permitindo correta interpretação adequada automática do sistema computadorizado e do médico analista. Fonte: acervo do autor.

1. Com arritmias e com sintomas;
2. Com sintomas e sem arritmias;
3. Sem sintomas e com arritmias;
4. Sem sintomas e sem arritmias.

Ruídos no sinal interferem diretamente na qualidade e identificação automática de formas analisáveis. E ruídos, quando intensos, podem "saturar" o registro, limitando a capacidade do sistema em identificar aquela morfologia.

Principais causas e fontes de artefatos

I. Interface pele eletrodo
   - Preparo da pele
   - Eletrodo de má qualidade
   - Posicionamento inadequado dos eletrodos
   - Remoção dos eletrodos sem desligar o gravador

II. Equipamento de gravação
   - Fratura de cabos
   - Falha de cartão

III. Externos
   - Equipamentos de estimulação não cardíacos

- DBS (*Deep Brain Stimulation*)
- Heart mate

- Equipamentos Eletromagnéticos
  - Portas eletrônicas
  - Colchão magnético
  - Equipamentos mal aterrados
  - Equipamentos de suporte aos pacientes em UTI

IV. Dos pacientes
- Tremor essencial
- Tremor parkinsoniano

V. Técnica de análise
- Uso inadequado de filtros
- Configuração inadequada dos valores para análise automática
- Falha na rotina correta para análise.

Artefatos

Diferentemente do eletrocardiograma, no Holter temos 24 horas de exame para avaliar características de incidência e repetição dos achados eletrocardiográficos, que nos auxiliam na definição do achado eletrocardiográfico.

Assim, ao avaliarmos um traçado, não podemos nos esquecer do período de contexto do exame (correndo, dormindo, jantando, entre outros).

Entender e utilizar as ferramentas de edição, além de configurar o sistema de análise e entender como o sistema avalia o exame, ajuda na interpretação de arritmias demonstradas na análise automática.

Na Figura 2.2A, observamos uma falsa taquiarritmia ventricular. Ao avaliarmos o mesmo momento no contexto do exame na Figura 2.2B, notamos a interferência ocasionada pela retirada dos eletrodos do paciente, sem o desligamento do sistema de gravação.

Assim, uma correta instalação do exame é, efetivamente, o primeiro passo para um sinal adequado:

O acionamento do gravador no início do exame deve ser feito após instalação de eletrodo na pele do paciente, assim como desligamento antes da retirada dos cabos do tórax.

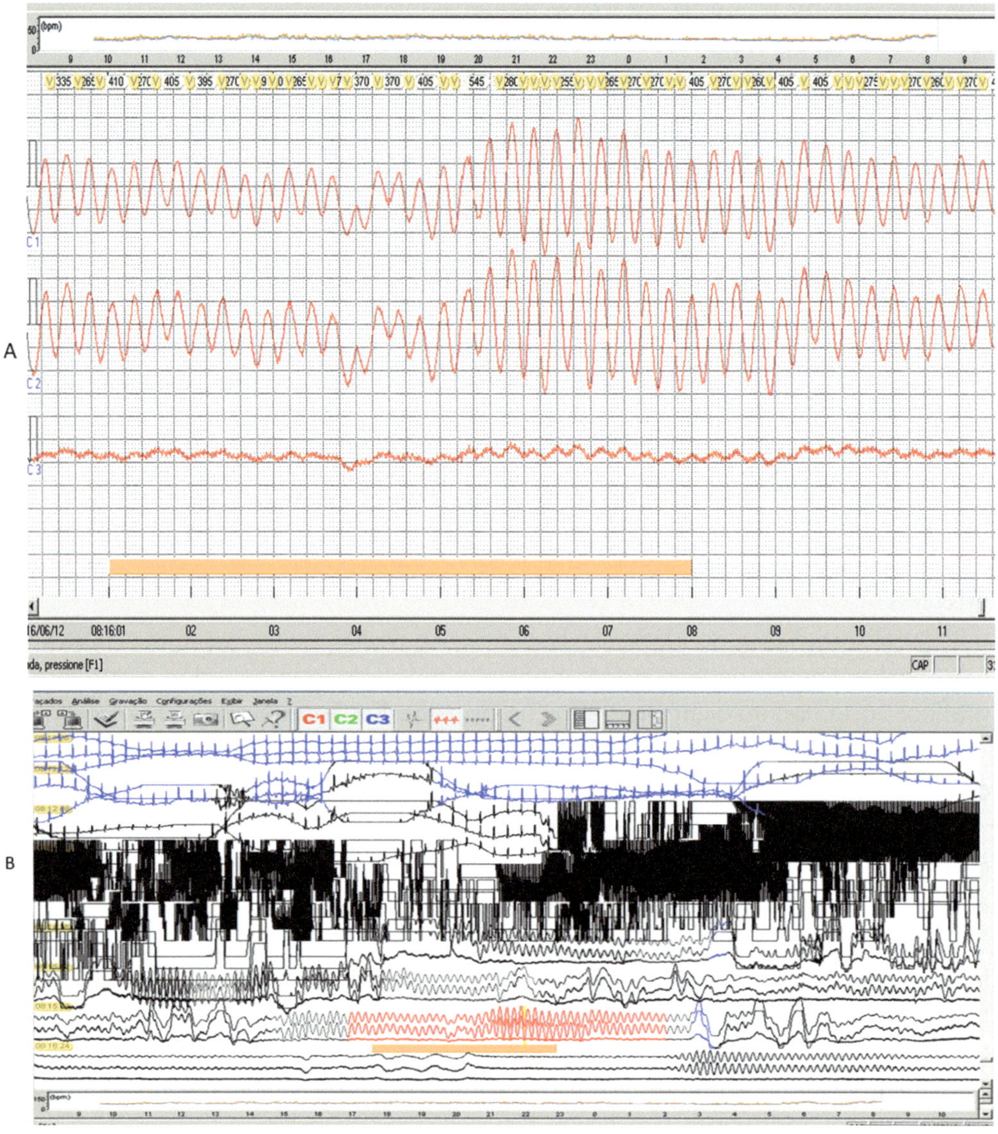

Figura 2.2. A: Falsa taquicardia ventricular; B: Retirado do contexto, a "falsa arritmia" gerada por artefato técnico. Fonte: acervo do autor.

Dificuldades técnicas: Holter × ECG 12 derivações

O registro dos canais do eletrocardiograma dinâmico (3 canais nas versões clássicas), permite avaliar por derivações bipolares o sinal do ECG. A Figura 2.3 nos mostra dois tipos de instalação de eletrodos no tórax de um paciente. Para o registro do sinal, a grande maioria dos sistemas usa quatro ou sete eletrodos instalados, sendo dois para cada canal (no de sete), e versões com menos eletrodos, mais cômodas para o paciente, porém com maior importância para cada eletrodo. Perdendo-se um eletrodo, podemos perder 2 canais.

Elas nos mostram, como resultado, derivações modificadas não padronizadas de V1 e V5.

A B

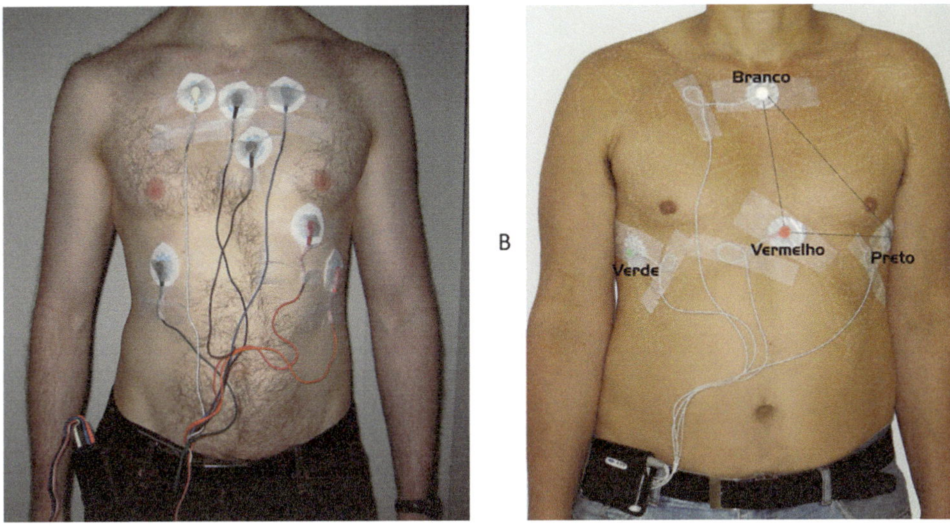

Figuras 2.3. Tipos de instalação. A: 7 eletrodos; B: 4 eletrodos.

Artefatos técnicos dependentes da instalação do exame

Dos mais frequentes observados no exame de eletrocardiografia dinâmica, são capazes de aumentar a quantidade de complexos analisáveis ou mesmo tornar longos períodos do exame sem condições para uma correta avaliação. Interferem diretamente na avaliação das ectopias e frequência cardíaca do paciente. As morfologias mais afetadas são os complexos normais, gerando falsas frequências cardíacas, ectopias e taquiarritmias, incluindo a fibrilação atrial. Assim, a edição de formas fica sendo importantíssima (Figura 2.4).

Essa situação, associada a movimentos corporais, má limpeza de pele e ruídos do ambiente, podem gerar falsas arritmias definidas como pseudoarritmias nas diretrizes de 2017, induzindo ou omitindo informações significativas nos laudos, não confirmadas por outros métodos.

Outro problema de instalação pode resultar em queda da amplitude do sinal durante o exame, impossibilitando a identificação dos complexos P-QRS-T pelo programa de analise durante as 24 h. Eletrodos com problemas de fixação, por exemplo, vão diminuindo a qualidade do sinal eletrocardiográfico durante o exame. Por vezes, esse problema acaba sendo tão intenso que torna complexos de arritmias impossíveis de serem registrados. Essa situação pode ocasionar pausas não reais em exames. A Figura 2.5 nos mostra um exemplo de pausa gerada por essa queda de amplitude.

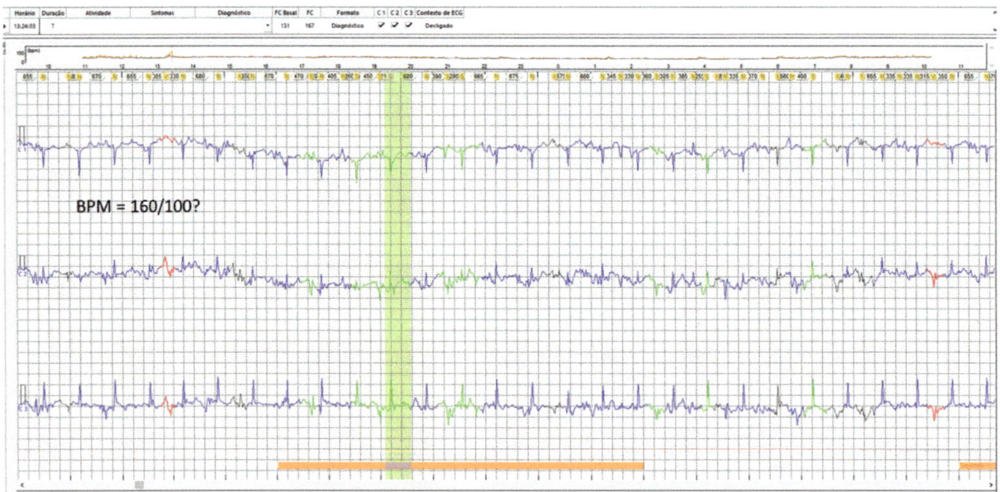

Figura 2.4. Falsa frequência cardíaca gerada por artefatos chamados de complexos normais (FC de 160 bpm). Há necessidade de edição de formas a fim de eliminar da análise dos artefatos como batimentos normais. A frequência cardíaca então será inferior (100). Fonte: acervo do autor.

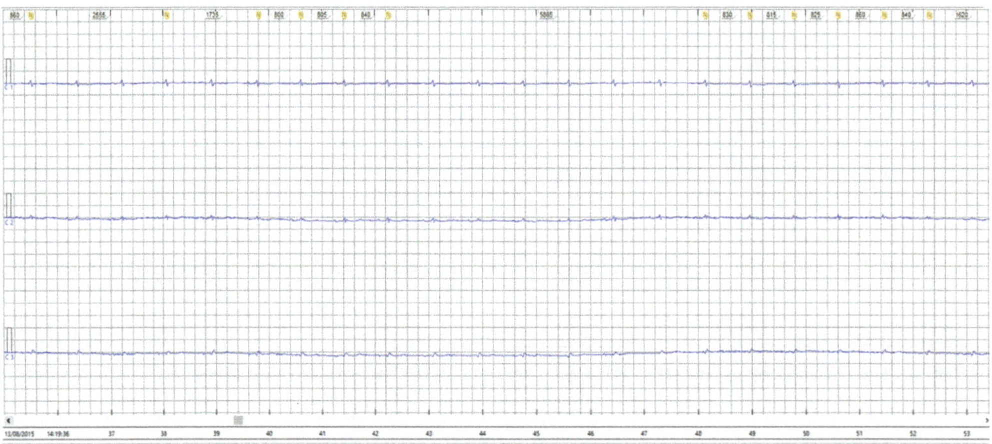

Figura 2.5. Falsa pausa por baixa amplitude de complexos. A falsa pausa de 5.885 ms foi relacionada à ausência de reconhecimento de complexos QRS, devido à baixa amplitude. Fonte: acervo do autor.

Artefatos técnicos dependentes dos sistemas de análise

Na identificação automática realizada pelos sistemas de análise, medidas das distancias de complexos editáveis são registradas, bastando as formas serem definidas como artefatos (X) isoladamente (Figura 2.6A).

Quando eliminadas na análise ("Deletadas"), se forem repetitivas (x-x), por exemplo (Figura 2.6B), podem tornar esse tipo de avaliação não possível (mensurações de pausas).

A

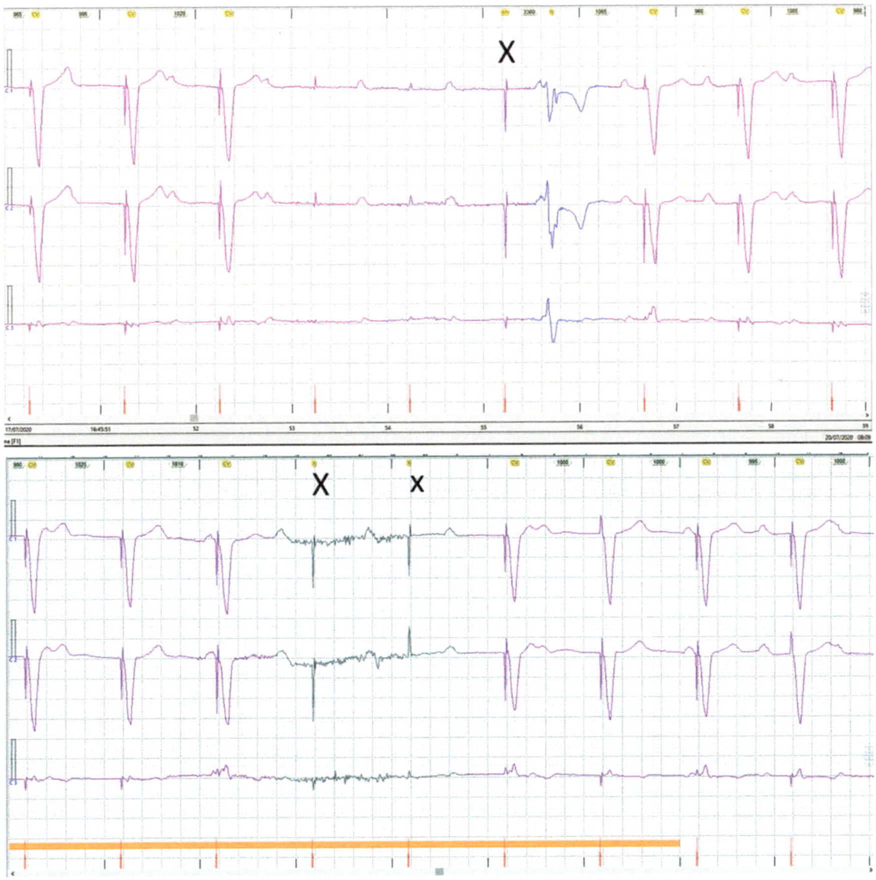

B

Figura 2.6. Artefatos e deletados. A: somente observamos um artefato técnico (x), o que permite a mensuração das distâncias de complexos QRS; B: observamos 2 artefatos técnicos (xx), fato que impede qualquer mensuração das distâncias entre QRS. Fonte: acervo do autor

Artefatos técnicos dependentes dos pacientes e componentes externos

O registro de períodos de tremor interfere na avaliação de linha de base do sinal eletrocardiográfico. Esse tipo de alteração pode levar a diagnósticos errôneos de fibrilação atrial por exemplo.

Vale a pena salientar que situações especificas podem interferir no sinal do ECG:

- Fisioterapia respiratória (travesseiro/colchão de fisioterapia, respiradores artificiais, em contato com os eletrodos);
- Tratamentos odontológicos (aparelhos motorizados de tratamento);

- Eletroterapia, eletromagnetismo (portas de banco, p.ex.);
- Aparelhos implantáveis terapêuticos (epilepsia, estimulantes neurológicos).

A Figura 2.7A nos mostra exemplo de acionamento motor de travesseiro para fisioterapia respiratória. Na Figura 2.7B, tremor muscular por febre simulando fibrilação atrial.

A

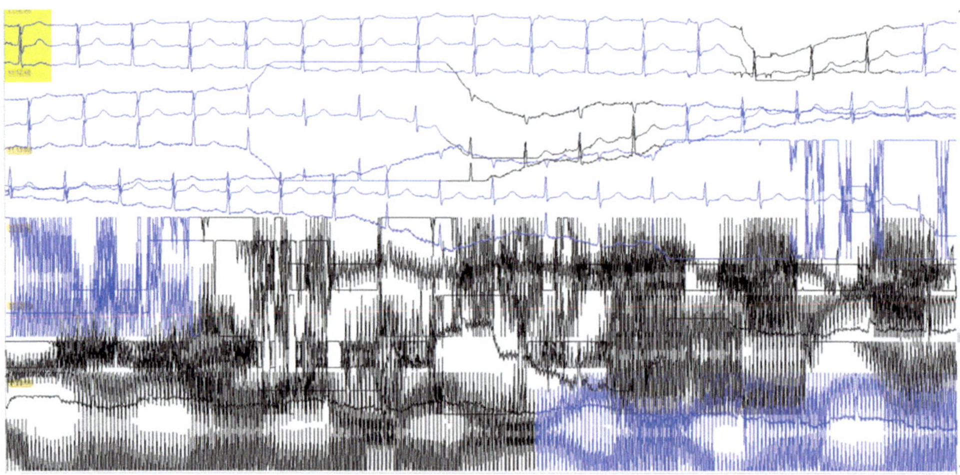

B

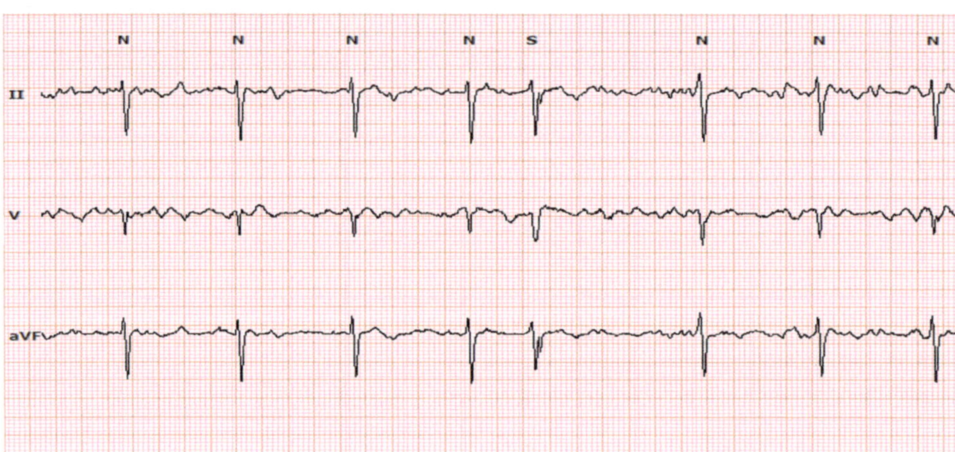

Figura 2.7. A: Utilização de travesseiro para fisioterapia respiratória ligado a corrente elétrica, originando artefato de grande magnitude, ao ser acionado; B: tremor muscular por febre, simulando fibrilação atrial. Fonte: acervo do autor

Artefatos técnicos referentes aos periféricos (gravador, cabos e cartões de memória)

a. Fixação

Eletrodos não fixados adequadamente podem registrar flutuações do sinal do eletrocardiograma. No caso de se "perder" um canal por qualquer motivo, temos que lembrar que a morfologia do sinal resultante apresentado em cada complexo analisável é uma somatória dos canais envolvidos no processo (Figura 2.8). Assim, podemos inclusive deformar o registro dos demais canais restantes, neste caso.

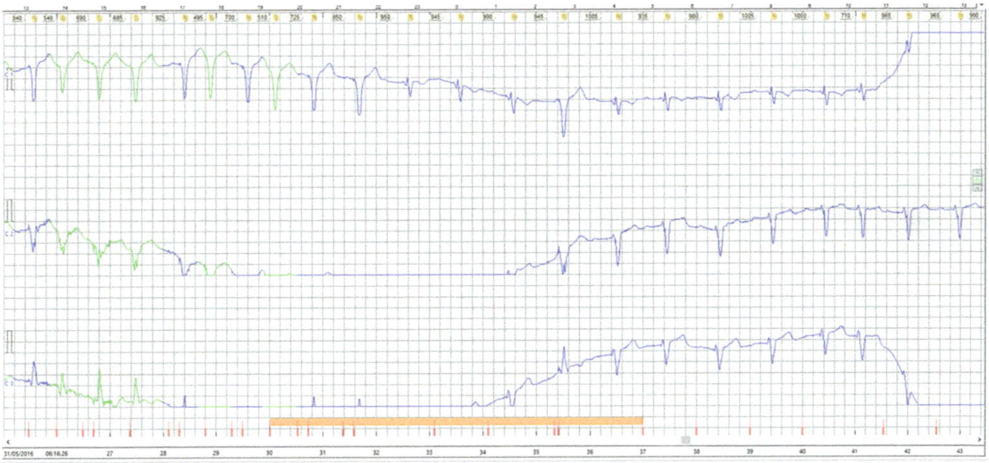

Figura 2.8. Mudança de morfologia. Notar que em canais 2 e 3 a linha de base fica praticamente isoelétrica. Essa ausência de sinal nos dois canais muda a morfologia em canal 1 do sinal eletrocardiográfico. Fonte: acervo do autor

b. Interrupção abrupta do sinal

Muitas vezes, observamos linhas isoelétricas indicando parada abrupta do sinal e posterior retorno do registro do ECG.

Causas possíveis:

- Curto-circuitos gerados por "fraturas de cabos" (manutenção inadequada);
- Sistema liga/desliga em mal funcionamento, ou movimentação de baterias por defeitos na caixa de sua proteção (Figura 2.9A);
- Erros de formatação de cartão memória, ocasionando falhas na captação e registro de sinal (Figura 2.9B).

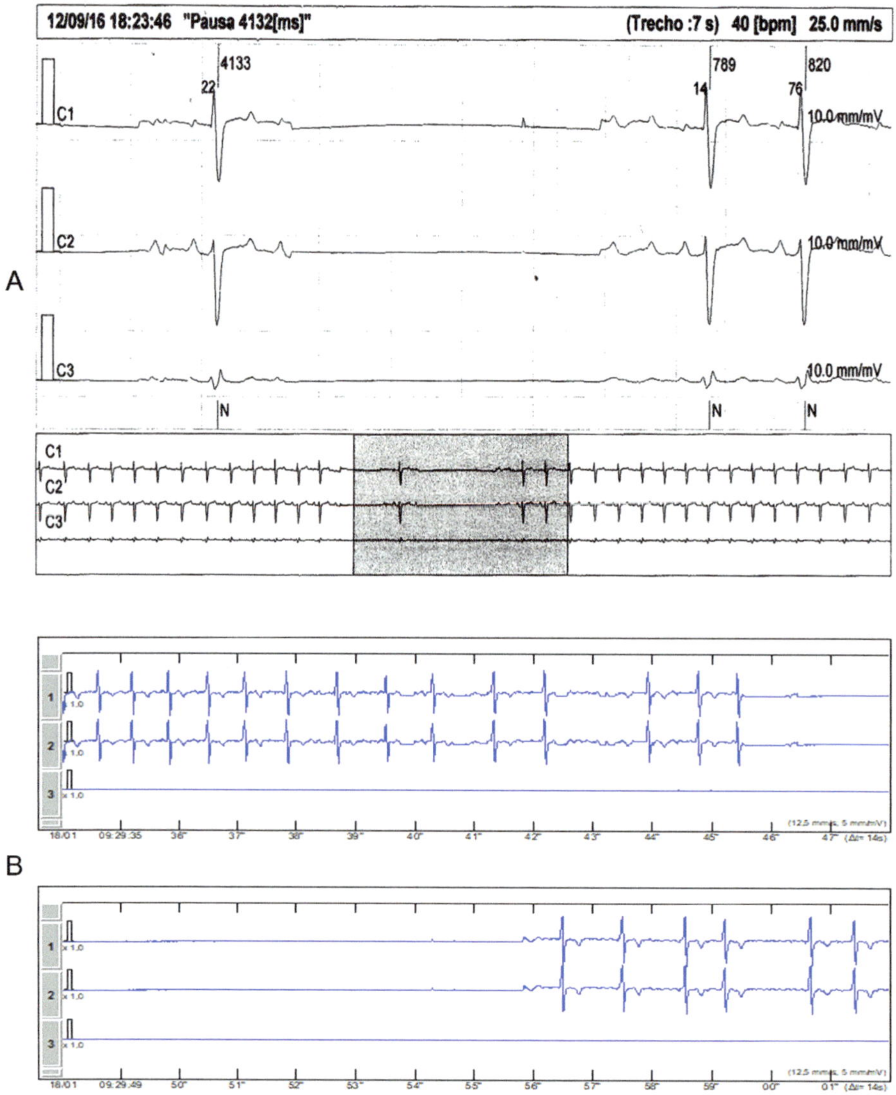

Figura 2.9. A: Linha isoelétrica. Notar que nos canais demonstrados, a linha isoelétrica praticamente indica nenhuma variação morfológica. Baseado nos complexos QRS anterior (N1) e posterior (N2) podemos definir a falsa pausa, pelo "serrilhado" subitamente modificado presente na linha de base (possíveis Ondas P e T). B: traçado continuo – erros de formatação de cartão memoria, ocasionando falhas na captação e registro de sinal. Observar a falsa pausa e mudança morfológica da linha de base, nos canais 1 e 2. Fonte: acervo do autor

Erros induzidos pela análise automática

Uma gama de comportamentos gerados pela análise automática pode induzir o médico analista a um falso diagnostico, com interferência direta no laudo final do exame.

Listamos, a seguir, os possíveis erros de interpretação:

- O mais comum, já citado anteriormente, são artefatos erroneamente denominados de formas viáveis (normal ou ventricular), alterando a análise de ectopias atriais principalmente;
- Fibrilação atrial em todo o exame não tem ectopia atrial;
- Aberrancia intraventricular (IV) pode ser alertada como complexo ventricular;
- A configuração de ectopias atriais pode, em caso de bigeminismo atrial, ser confundida com bloqueios AV de segundo grau e bloqueios AV 2:1 (Figura 2.10A);
- Bloqueios de ramo intermitente podem ser analisados como salvas de taquicardias ventriculares (Figura 2.10B);

A

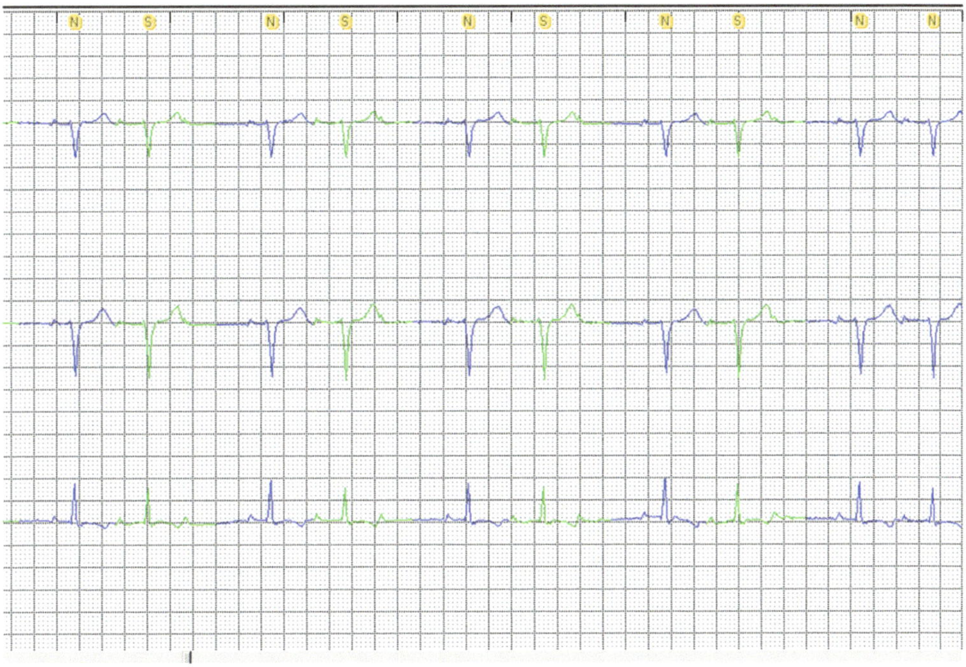

Figura 2.10. A: falsa extrassístole atrial. Na realidade, trata-se de um bloqueio AV 3:2; B: falsa taquicardia ventricular, que na realidade é um bloqueio de ramo intermitente. Fonte: acervo do autor. (continua)

B

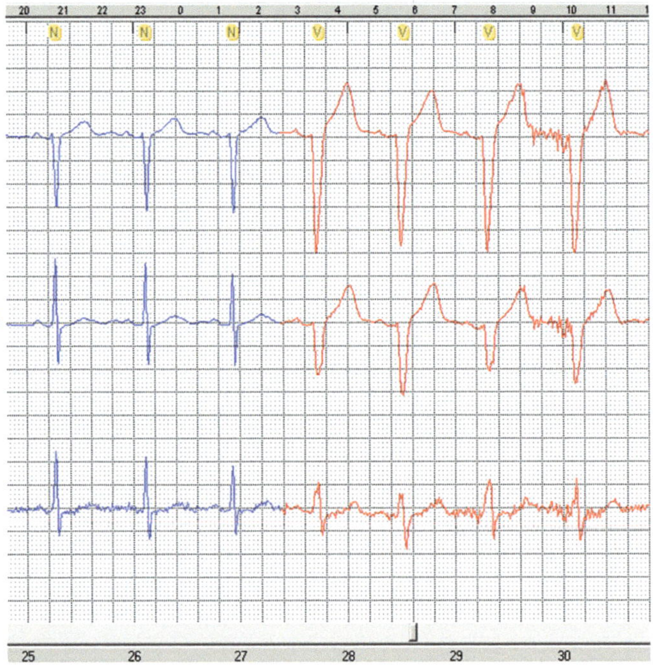

Figura 2.10. (Continuação)

- Pré-excitação atrioventricular com onda delta, podem ser alertados como salvas de complexos ventriculares;
- Estímulos por gerador (marca-passos) com comando ventricular também podem ser alertados como salvas ventriculares.

Os equipamentos de análise de Holter possuem filtros que podem ser ativados para supressão de de alguns tipos de artefatos, como as interferências de 50 e 60 ciclos. Mas cuidado, os filtros produzem modificações na amplitude e morfologia do sinal eletrocardiográfico, amortecendo as onda ou criando entalhes. Vejam o que ocorre na Figura 2.11A e 2.11B.

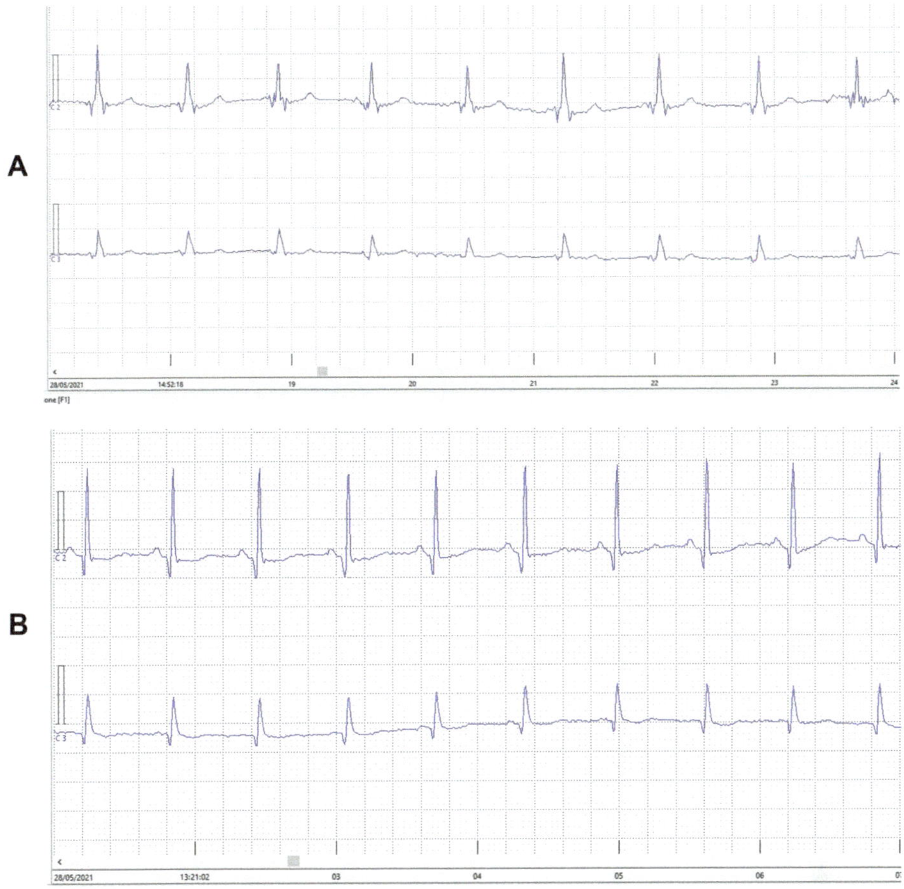

Figura 2.11. Em A, registro utilizando filtro de 60 Hz. Notar a diminuição das amplitudes da onda P e do QRS, com deformidade do QRS, comparado com B, do mesmo registro feito sem a utilização de filtro. Fonte: acervo do autor.

Considerações finais

A evolução dos sistemas de análise computadorizados tornou a emissão de laudos mais rápida e precisa. A nossa atenção aos traçados e aos contextos do exame devem ser redobradas, não permitindo que a presença de artefatos técnicos e a análise automática realizada por softwares específicos nos induzam a erros de diagnósticos.

Assim como qualquer segurança cibernética, devemos olhar e avaliar situações que, em conjunto com nossos conhecimentos, nos permitem diagnosticar adequadamente as arritmias existentes nas 24 horas de gravação realizadas.

Referências bibliográficas

1. CONSENSUS STATEMENT 2017 ISHNE-HRS expert consensus statement on ambulatory ECG and external cardiac monitoring/telemetry.
2. Ann Noninvasive Electrocardiol. 2017;22:e12447. wileyonlinelibrary.com/journal/anec | 1 of 40 https://doi.org/10.1111/anec.1244.

3

O Estado Atual das Novas Técnicas de Monitoração Eletrocardiográfica Prolongada

Cesar José Gruppi
Guilherme Dagostin de Carvalho

Introdução

Na era da medicina personalizada, onde o cuidado remoto e descentralizado foi impulsionado pela pandemia da Covid-19, os avanços na tecnologia e a demanda por monitoração e manuseio clínico dos pacientes à distância levaram à expansão do uso de dispositivos digitais na prática clínica cotidiana. Assim, a comunidade médica, especialmente os cardiologistas, devem se familiarizar com as ferramentas disponíveis no mercado e sua ampla variedade de aplicações.[1]

Estima-se que 20% da população dos Estados Unidos (EUA) atualmente possuam um dispositivo vestível e previsões inferem que o mercado global desse setor deverá crescer a uma taxa anual da ordem de 25%, movimentando cerca de 70 bilhões de dólares até 2025.[2] Esses são definidos como dispositivos não invasivos, alimentados usualmente por bateria ou outra fonte de energia, utilizados diretamente no corpo ou acoplados em vestimentas, que permitem o monitoramento individual e controle remoto por longos períodos de tempo. Podem assumir a forma de pulseiras, relógios, *patches* e sensores, por exemplo (Figura 3.1).[3]

Todavia, apesar dos benefícios proporcionados pelo emprego dessas tecnologias, estudos recentes demonstram que há disparidade na aplicação prática das ferramentas entre os profissionais de saúde e uma preocupação no que tange à sobrecarga de informação, por vezes imprecisa e não relevante, que pode impactar negativamente a utilização rotineira desses utensílios.[4]

Este capítulo tem por objetivo descrever os tipos de dispositivos vestíveis encontrados atualmente, seu mecanismo de funcionamento e parâmetros monitorados, bem como os cenários de aplicabilidade clínica e as evidências na literatura que o suportam. Adicionalmente, discutiremos tanto as principais limitações e desafios da implementação e disseminação das tecnologias digitais (incluindo a adesão dos pacientes e o engajamento dos mesmos no que tange a alfabetização digital em saúde), quanto as perspectivas futuras e o impacto que os sistemas de inteligência artificial trarão no desenvolvimento destas ferramentas.

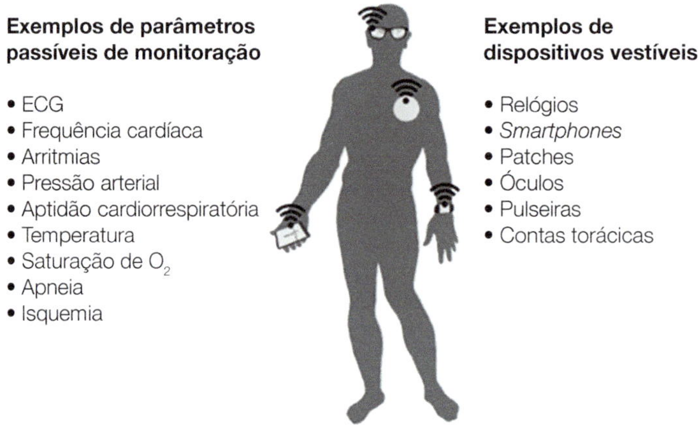

Figura 3.1. Exemplos de tipos de dispositivos vestíveis e de parâmetros registrados pelos mesmos. Fonte: Adaptada de Sana e cols.[1]

Dispositivos vestíveis: tipos, parâmetros de monitoração avaliados e mecanismos de funcionamento

Monitoração do ritmo cardíaco

Os dispositivos digitais para monitoração do ritmo cardíaco podem ser divididos em dois grupos principais a depender da tecnologia utilizada para o registro do mesmo, que pode ser baseada ou não em eletrocardiograma (ECG) (Figura 3.2).

Dentre aqueles que não empregam o ECG, a fotopletismografia (Figura 3.3) é o mecanismo mais comum, a qual é capaz de determinar a frequência cardíaca (FC) e detectar arritmias usando uma técnica óptica que analisa o pulso periférico. Uma fonte de luz e um sensor são capazes de reconhecer variações do volume sanguíneo na superfície da pele, identificando mudanças na intensidade do reflexo luminoso e, assim, gerando uma onda de pulso.[5]

A fotopletismografia é atualmente utilizada cotidianamente para medir a saturação de oxigênio e a FC. A relativa facilidade de seu emprego permitiu sua incorporação em dispositivos vestíveis – como cintas, pulseiras, anéis e fones de ouvido, por exemplo – visando analisar tanto a frequência quanto o ritmo cardíaco.[6,7] Essa última aplicação está atrelada a algoritmos automatizados, especialmente com a finalidade de detecção de fibrilação atrial (FA) com alta taxa de precisão desde que o paciente se encontre em posição sentada.[8] Contudo, no cenário ambulatorial, a acurácia do mecanismo foi significativamente menor quando comparada aos dispositivos baseados em ECG devido à presença de artefatos.[9] A disponibilidade de *smartphones* e aplicativos baseados em fotopletismografia amplia e facilita a possibilidade de diagnóstico de arritmias em larga escala, entretanto, ainda requer confirmação diagnóstica do médico assistente por meio do ECG.

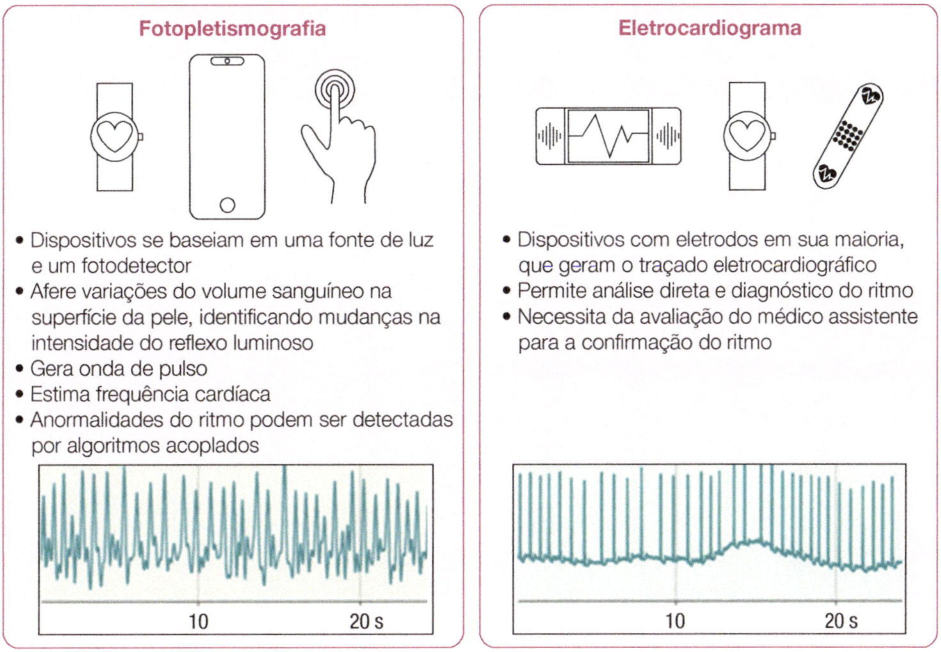

Figura 3.2. Características dos dispositivos vestíveis para monitoração ritmo cardíaco baseados em fotopletismografia e eletrocardiograma. Fonte: Adaptada de Svennberg e cols.[2]

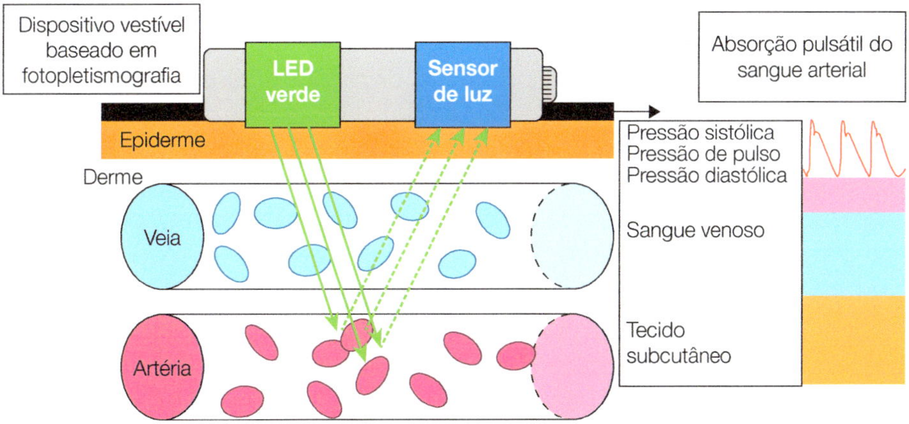

Figura 3.3. O mecanismo de fotopletismografia empregado em dispositivos vestíveis de punho. Fonte: Adaptada de Kumar e cols.[3]

Os dispositivos que empregam o ECG diferem entre si em uma série de fatores, dentre os quais podemos citar a aplicabilidade clínica, local de colocação, número de derivações, bateria (recarregável ou com necessidade de troca), armazenamento e transferência de dados (em nuvem, pareamento com outros acessórios ou via USB), maneira de captação e apresentação do traçado (contínua *versus* intermitente, em tempo real *versus* gravação, tela própria do dispositivo *versus* pareamento), bem como aprovação por órgãos regulatórios e validação em estudos clínicos (Figura 3.4).[10]

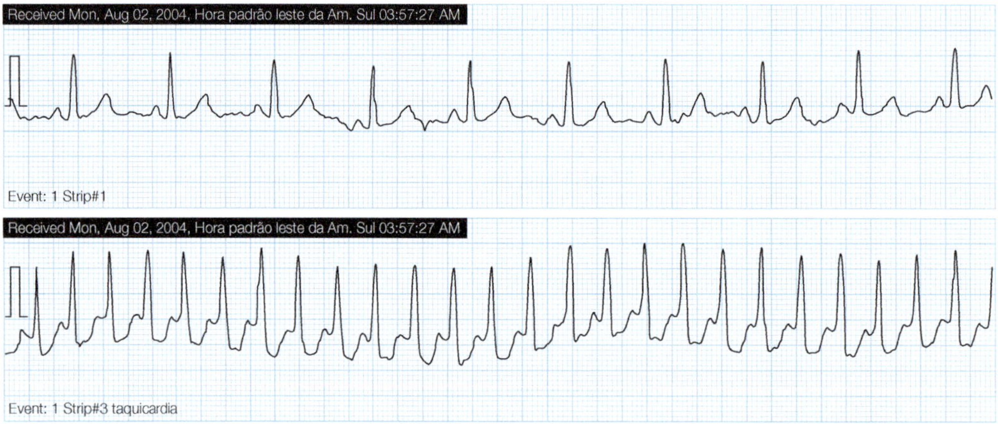

Figura 3.4. O método/dispositivo mais adequado para diagnóstico de alterações do ritmo depende, dentre outras variáveis, da periodicidade dos sintomas, tipo de monitoração (contínua *versus* intermitente), forma de aquisição (automática *versus* deflagrada pelo paciente) e duração do registro. Acima, observamos traçado da derivação V5, em monitor de eventos sintomáticos, de paciente com história de crises de palpitações de curta duração com frequência de uma a duas vezes por semana. Na tira superior, verificamos ritmo sinusal e FC de 72 bpm. Na inferior, taquicardia supraventricular regular com FC de 170 bpm, obtido após cinco dias de monitoração. A paciente já havia realizado quatro gravações de Holter. Fonte: acervo do próprio autor.

Os ECGs portáteis manuais constituem dispositivos usualmente de derivação única e fornecem traçados da derivação DI. O usuário pode registrar traçados de DII e DIII ao segurar a ferramenta com ambas as mãos e apoiá-la concomitantemente na perna esquerda. A precisão diagnóstica destes depende de seu algoritmo, da população de pacientes que utiliza o dispositivo, das configurações/condições sob as quais a gravação é realizada e da interpretação dos traçados pelo médico assistente.[11]

Os *patches* constituem uma opção validada para monitoramento do ritmo e detecção de arritmias pelo ECG, de fácil empregabilidade, dado serem autoadesivos, sem fios, resistentes à água, o que os torna bem tolerados e incrementam a adesão dos pacientes. Possuem alta precisão e maior acurácia diagnóstica do que o tradicional *Holter* de 24 horas, uma vez que permitem avaliação prolongada e, consequentemente, a detecção de arritmias clinicamente significativas.[12] Em populações de moderado a alto risco para desenvolvimento de FA, os *patches* apresentam rendimento comparável ao monitor externo em duas semanas e um mês de seguimento, tornando-se uma opção viável para detecção desta arritmia, mesmo quando a carga da mesma for inferior a 15%.[13] A principal limitação destes dispositivos constitui principalmente a vida útil da bateria relativamente curta, a durabilidade do adesivo e, em termos financeiros, falta de cobertura e/ou reembolso pelos sistemas de saúde.

Os *smartwatches* são dispositivos frequentemente utilizados pelo consumidor e que cada vez mais agregam tecnologias e ferramentas para avaliar o estado de saúde do indivíduo. Vários modelos disponíveis no mercado são capazes de registrar um traçado de uma derivação de ECG com 30 segundos de duração, uma vez que possuem eletrodos incorporados em sua estrutura. Os mesmos podem ser visualizados em tempo real na tela do relógio, armazenados em um aplicativo ou enviados diretamente para o médico assistente. Os *smartwatches* possuem algoritmos para detecção de FA e, recentemente, uma metanálise demonstrou que os mesmos são não inferiores às estratégias convencionais para rastreio de FA (ECG, *Holter* e *patches*).[14] Uma limitação a se considerar dos *smartwatches* é a necessidade da análise pelo médico para correto diagnóstico do ritmo, bem como seu tempo de uso limitado, uma vez que requerem carregamento. Todavia, versões mais recentes híbridas (digital-analógicas) apresentam vida útil de bateria prolongada.

A seguir, demonstramos um fluxograma de como escolher a ferramenta mais adequada para documentação de possíveis eventos arrítmicos de acordo com a periodicidade e duração dos sintomas apresentados pelo paciente, adequando às características de cada dispositivo de monitoramento eletrocardiográfico (Figura 3.5).

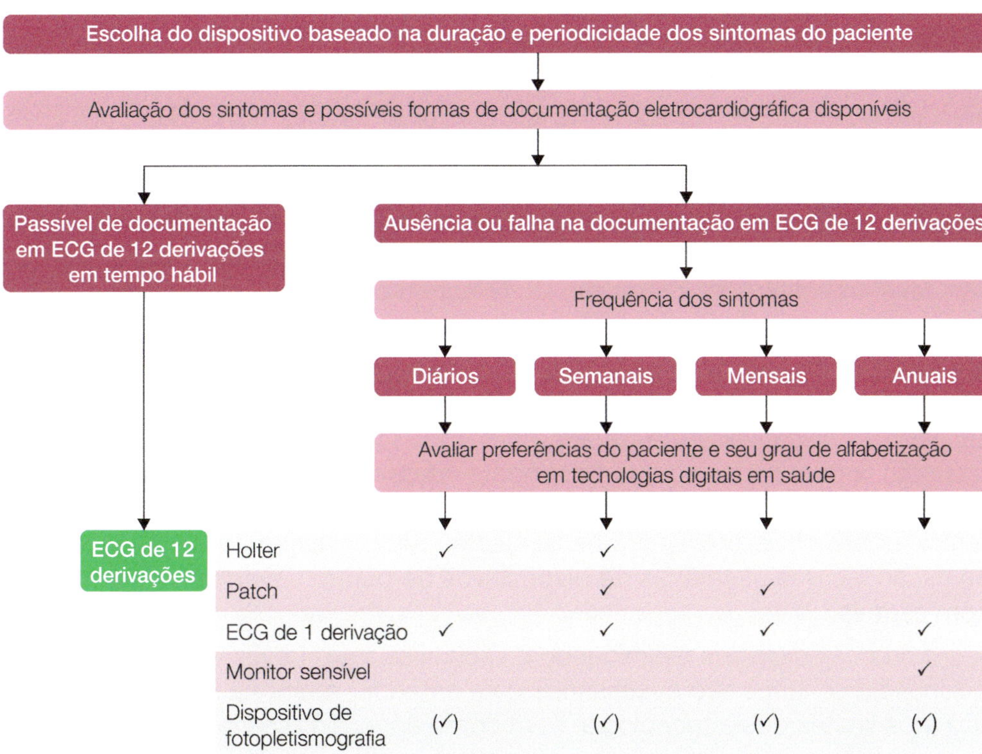

Figura 3.5. Fluxograma para escolha da ferramenta mais adequada de monitoramento eletrocardiográfico baseado na periodicidade e duração dos sintomas do paciente. Fonte: Adaptada de Svennberg e cols.[2]

Monitoração da frequência cardíaca

A mensuração da FC em repouso e durante o exercício pode ser utilizada para estimar o risco cardiovascular. Em indivíduos saudáveis, uma maior frequência em repouso se associa ao desenvolvimento de doença arterial coronária e mortalidade por todas as causas, bem como também é um preditor de desfechos adversos em portadores de IC.[15,16] Adicionalmente, um descenso lento da FC na fase de recuperação do teste ergométrico e a baixa variabilidade da mesma em monitoração por sistema *Holter* se relacionam a pior prognóstico tanto em indivíduos saudáveis quanto em pacientes com disfunção ventricular e após síndrome coronária.[17,18]

Dispositivos vestíveis disponíveis no mercado estimam a FC por meio fotopletismografia e ECG, ao calcular o intervalo de tempo batimento a batimento. Monitores de cinta torácica e *patches* são capazes de aferir de maneira precisa a FC, mas, para esta função, tendem a serem menos atraentes ao consumidor regular do que outras opções, como os *smartwatches*, por exemplo, devido ao seu volume, funções limitadas e inconveniência para o uso em longo prazo.

Dada a variabilidade na acurácia na medida da FC dos sensores de fotopletismografia, diversos estudos foram conduzidos para comparar diretamente seu desempenho. Um deles avaliou o *Apple Watch 3* (*Apple Inc*, EUA) com relação ao *Fitbit Charge 2* (*Fitbit Inc*, EUA) e demonstrou que ambos forneceram uma precisão aceitável do sensor (< 10% de erro) em várias atividades cotidianas, incluindo durante a realização de tarefas domésticas, de higiene pessoal, sentar, andar e correr. Ao longo de 24 horas, o *Apple Watch 3* teve uma diferença média de -1,80 batimentos por minuto (bpm) e uma concordância média de 95% em comparação ao ECG, considerado o padrão-ouro; o *Fitbit Charge 2*, por sua vez, teve uma diferença média de +3,47 bpm e concordância de 91%.[19]

A cinta peitoral teve o melhor desempenho durante todas as atividades avaliadas, tendo uma taxa concordância com o ECG de 99%; em contrapartida, apesar de substancialmente precisas, as aferições dos dispositivos de punho variaram significativamente de acordo com o tipo de atividade e até 5% das mesmas foram consideradas totalmente errôneas.[20] Assim, esses trabalhos destacam que os sensores de fotopletismografia para medida da FC das faixas torácicas são mais precisos, apesar destas serem eventualmente incômodas ao usuário, e que as leituras de dispositivos de punho devem ser interpretadas com cautela.[21]

Estudos adicionais examinando dispositivos mais novos e em diversas populações e cenários são necessários para entender melhor a aplicabilidade prática e os limites desta tecnologia, bem como aprimorar seu desempenho.

A imagem a seguir demonstra as tecnologias digitais presentes no mercado para a monitoração do ritmo e frequência cardíaca, seu modo de uso, bem como seu mecanismo de funcionamento (Figura 3.6).

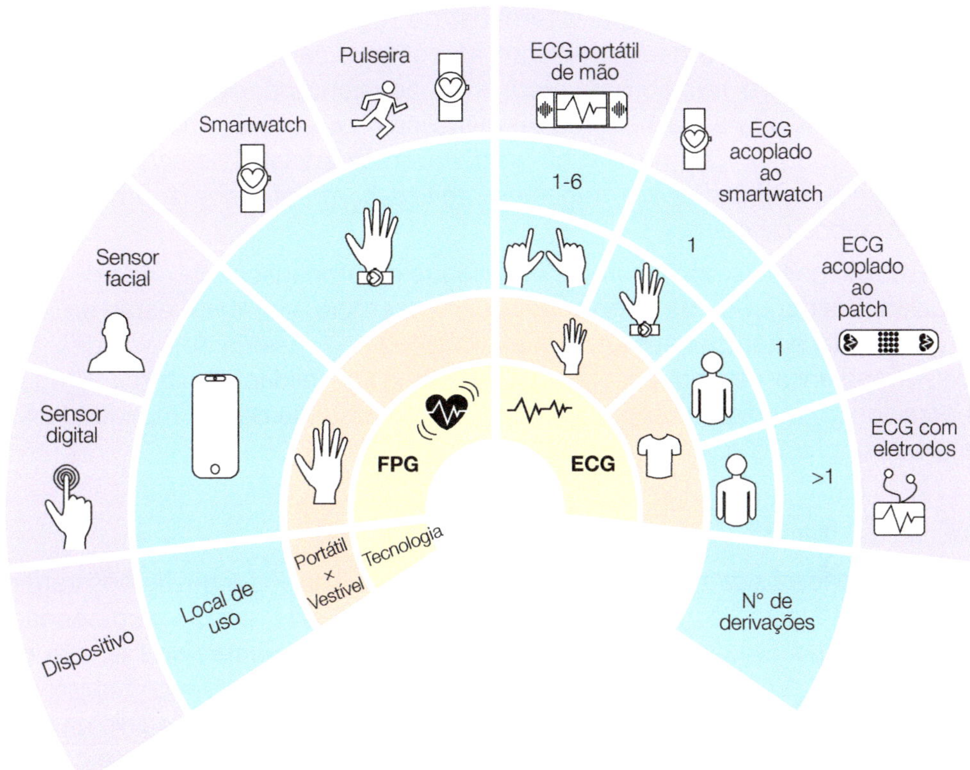

Figura 3.6. Ferramentas disponíveis no mercado para monitoração do ritmo e frequência cardíaca. Fonte: Adaptada de Svennberg e cols.[2] Legenda: FPG – Fotopletismografia.

Monitoração da pressão arterial

A hipertensão é uma das principais causas de morbimortalidade global. Incorporar a aferição precisa da pressão arterial (PA) em dispositivos vestíveis tem o potencial de melhorar o rastreio desta patologia bem como identificar elevações tensionais durante os períodos de sono e exercício, as quais estão associadas a pior prognóstico em longo prazo.[22]

Alguns dispositivos atuais conseguem medir a PA sem a necessidade de um manguito, facilitando a monitoração pressórica ao longo do dia. Estes lançam mão de uma tecnologia combinada entre fotopletismografia e ECG para estimar a PA ao calcular o tempo de trânsito da onda de pulso, isto é, o tempo que a onda de pulso leva para sair do coração até atingir uma determinada artéria na circulação periférica.[23]

Em um estudo observacional, o relógio de pulso *HeartGuide* (Omron©, Japão), foi comparado a um esfigmomanômetro convencional em ambiente de consultório e residencial. As medidas ambulatoriais foram tomadas duas vezes por cada dispositivo no membro não dominante com intervalos entre

30 e 60 segundos, de maneira alternada; no regime domiciliar, os pacientes foram submetidos a uma MAPA com aferições a cada 30 minutos e foram orientados a utilizar relógio para aferir a PA ao menos por dez vezes durante as 24 horas. A diferença nos valores sistólicos foi de 0,8 ± 12,8 mmHg no consultório e 3,2 ± 17,0 mmHg no ambiente residencial. Tais achados foram similares aos verificados em trabalhos prévios com esfigmomanômetros semiautomáticos de punho.[24]

Outros mecanismos – como a velocidade de propagação da onda de pulso associada a algoritmos de *deep learning*, por exemplo – também estão em fase de testes. No entanto, há importantes limitações na maioria dos estudos, tais quais a presença de pequenas amostras e falta de validação externa. Embora encorajador, o monitoramento da PA sem a necessidade de um manguito inflável ainda engatinha e requer maiores investigações.[25]

Sensores de atividade

A atividade física regular está inversamente associada a desfechos cardiovasculares adversos e mortalidade por todas as causas, sendo recomendada como parte das mudanças do estilo de vida para os pacientes de maneira geral.[26] Contudo, a avaliação dos níveis praticados é tradicionalmente subjetiva e limitada por diversos fatores, como a falta de detalhamento do exercício na coleta de dados da anamnese (tais como duração, intensidade, distância percorrida, dentre outros parâmetros) e viés de recordação, por exemplo.

Todavia, o autorrelato das atividades realizadas cotidianamente se tornará obsoleto à medida que as tecnologias digitais em saúde, como os dispositivos vestíveis e smartphones, podem avaliá-las com precisão por meio de vários sensores.

O acelerômetro triaxial é o método predominante de monitoramento nos produtos atualmente disponíveis no mercado, o qual afere a aceleração linear ao longo de três planos diferentes. Seu princípio de funcionamento se baseia na segunda lei de Newton, em que a deflexão de massa para a direção oposta ao movimento com certa quantidade de aceleração pode ser medida eletricamente. Os três tipos mais comuns de acelerômetros são os piezoresistivos, piezoelétricos e capacitivos diferenciais, sendo este último o mais frequentemente empregado em dispositivos vestíveis dada sua maior acurácia, baixo consumo de energia e resposta rápida ao movimento.[27]

Outros sensores de atividade frequentemente utilizados são os giroscópios (medem o movimento angular), os sistemas de posicionamento global (GPS) (utilizam um sistema de satélites que emitem sinais continuamente para identificar sua posição orbital e tempo com base em relógios atômicos extremamente precisos e estáveis) e os barômetros (empregam um diafragma montado em uma câmara de vácuo que é comprimido proporcionalmente à pressão exercida sobre o mesmo. A deformação do diafragma é convertida em sinais elétricos por meio de um sensor capacitivo ou piezoresistivo, permitindo, assim determinar mudanças na altimetria, contagem de passos/degraus e até mesmo quedas com base no princípio de que a pressão atmosférica diminui com o aumento da altitude).[2]

Sensores biomecânicos incorporados a peças de vestuário e/ou calçados, como balistocardiogramas, sismocardiogramas e sensores dielétricos, foram desenvolvidos visando aferir de maneira passiva e contínua variáveis como débito cardíaco e peso, bem como apontar acúmulo de fluidos pulmonares, o que poderia ser benéfico no manuseio clínico de condições como a insuficiência cardíaca (IC).[28] Outros sensores biomecânicos, como aqueles semelhantes a tatuagens, por exemplo, os quais se baseiam na dinâmica de fluidos, também são promissoras ferramentas para mensuração não invasiva de parâmetros hemodinâmicos. No entanto, todas essas tecnologias emergentes ainda requerem validação clínica.[29]

Existem também dispositivos que possuem sensores bioquímicos acoplados, que podem mensurar volume e concentração de eletrólitos e outras substâncias no plasma com o uso de transdutores eletroquímicos. No entanto, a precisão desses é influenciada pela temperatura da pele, presença de sudorese e/ou sujeira e até mesmo pela espessura dos pelos. Um exemplo validado destes sensores são os monitores contínuos e minimamente invasivos de glicemia. Contudo, sua incorporação em dispositivos vestíveis é complexa e funcionam, primordialmente, como um produto à parte.[30]

A Figura 3.7 sumariza os principais tipos de dispositivos vestíveis, suas ferramentas e mecanismo de funcionamento, bem como sua aplicabilidade na prática clínica.

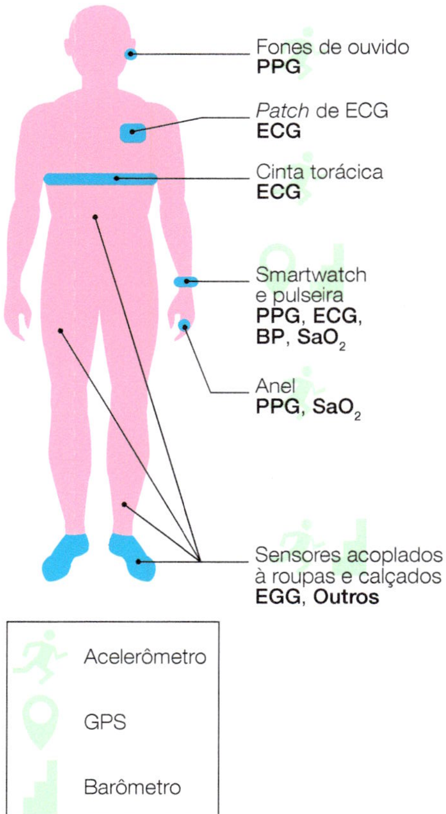

Sensores	Variáveis analisadas	Aplicações clínicas
Atividade		
Acelerômetro	Contagem de passos, velocidade, tempo de repouso e exercício	• Avaliação de risco cardiovascular em pacientes hígidos e portadores de cardiopatias
Barômetro	Contagem de degraus	• Intervenções em atividade física na prevenção primária e secundária de eventos
GPS	Distância Estimam gasto calórico	• Reabilitação cardiovascular • Manejo da atividade cardíaca
Biométricos		
Fotopletismografia	FC, variabilidade de FC, PA, saturação de O_2, débito cardíaco, volume sistólico, avaliação do ritmo cardíaco por meio de análise de onda de pulso, estágios do sono	• Avaliação de risco cardiovascular em pacientes hígidos e portadores de cardiopatias • Rastreio e manejo de hipertensão • Reabilitação cardiovascular • Rastreio e manejo de arritmias • Diagnóstico de síndrome coronária aguda • Diagnóstico de distúrbios eletrolíticos e alterações do intervalo QT • Titulação da dose de medicamentos como betabloqueadores, por exemplo • Manejo de insuficiência cardíaca
ECG	ECG de uma ou mais variações, contínuo ou sob demanda, detecção de arritmias, alterações do intervalo QT	
Oscilométricos	Pressão arterial	
Outros		
Sensores bioquímicos	Monitoramento contínuo e invasivo de níveis de glicemia e eletrolíticos Monitoramento não invasivo de eletrólitos e do estado de hifratação na saliva e suor	• Identificação de distúrbios eletrolíticos • Monitoramento contínuo de glicemia
Sensores biomecânicos	Avaliação de débito cardíaco, volume sistólico, acúmulo de fluidos pulmonares, peso	• Manejo de incuficiência cardíaca

Figura 3.7. Dispositivos vestíveis, seus mecanismos de funcionamento e aplicabilidade clínica. Fonte: Adaptada de Bayoumy e cols.[4]

Aplicações clínicas dos dispositivos vestíveis

Fibrilação atrial

A associação entre FA e eventos cerebrovasculares embólicos, desenvolvimento de IC e mortalidade estão bem estabelecidas na literatura.[2] Neste cenário, os dispositivos vestíveis podem ser uma ferramenta útil para diagnosticar indivíduos tanto sintomáticos quanto assintomáticos portadores desta arritmia, uma vez que oferecem monitoração contínua do ritmo, quer seja por ECG de derivação única – como no *patch Zio (iRhythmTechnologies Inc*, EUA), por exemplo –, ou mesmo por fotopletismografia acoplada ao ECG conforme demanda – tal qual no *Apple Watch (Apple Inc,* EUA) (Figura 3.8) –, em detrimento do uso dos volumosos e onerosos sistemas tradicionais de *Holter*.[21]

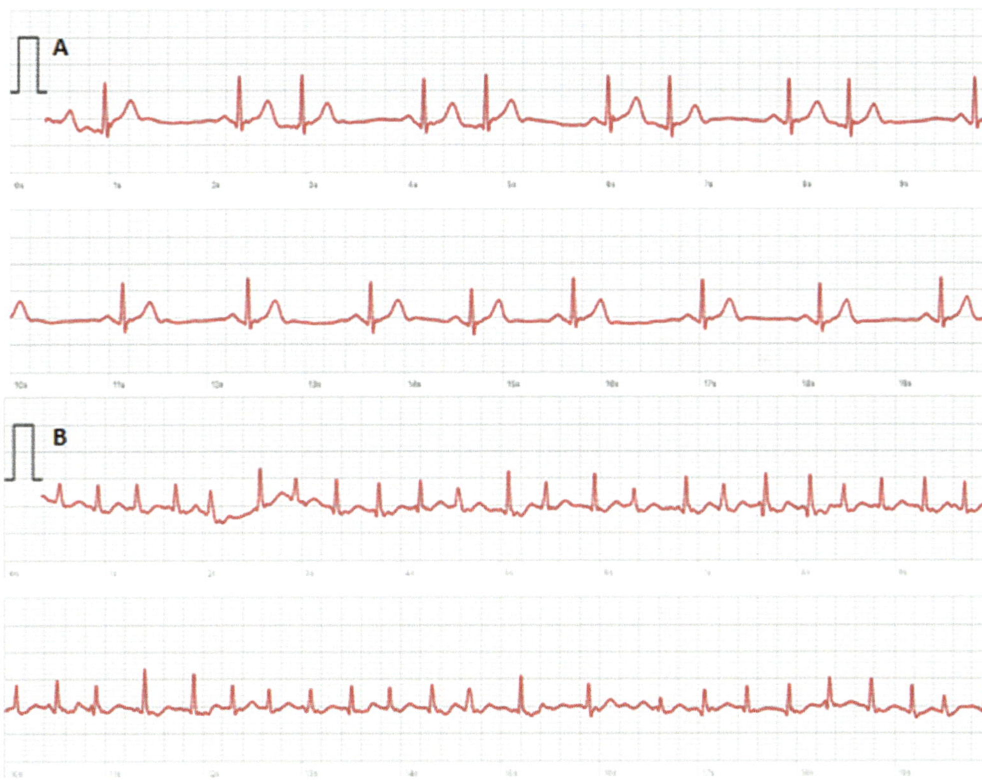

Figura 3.8. Paciente em acompanhamento ambulatorial por palpitações que limitavam as atividades habituais do paciente, especialmente aos esforços. ECG de 12 derivações e Holter iniciais não flagraram alterações significativas. Em (A), verificamos traçado de *smartwatch* com extrassístoles supraventriculares isoladas em ocasião que o paciente relatou "palpitações leves, com sensação de pulo no coração, sem ser aquela incapacitante". Em (B), observamos em tira de ECG do mesmo dispositivo vestível um episódio de fibrilação atrial paroxística em momento que paciente referiu "palpitação intensa, igual a que sinto durante o exercício". Fonte: acervo do próprio autor.

A aplicabilidade clínica destas ferramentas digitais no que tange ao diagnóstico e manuseio clínico da FA é proveniente, dentre outros, do estudo *mSToPS*,[31] um ensaio clínico, associado a uma coorte pareada, que tinha por objetivo avaliar o efeito da monitoração eletrocardiográfica com o *patch Zio (iRhythmTechnologies Inc*, EUA) em indivíduos considerados sob maior risco de desenvolver FA (idade > 75 anos; homens > 55 anos e mulheres > 65 anos com comorbidades). Os 2.659 pacientes incluídos no ensaio foram divididos em dois grupos, um que iniciou o uso do dispositivo vestível desde o início do seguimento e outro que passou a empregar o mesmo após quatro meses. Adicionalmente, o braço observacional foi constituído de 5.214 indivíduos, 1.738 dos quais utilizaram a ferramenta e os demais não foram monitorados continuamente. Verificou-se incremento significativo nos diagnósticos de FA tanto em quatro meses quanto após um ano de acompanhamento clínico naqueles indivíduos que utilizaram o *patch* por todo o período quando comparados aos demais participantes, bem como maior taxa de início de anticoagulação, adesão às consultas ambulatoriais, sem diferença no tocante a visitas ao departamento de emergência e internações hospitalares.

O *Apple Heart Study*[32] incluiu mais de 419 mil pacientes nos EUA seguidos por oito meses, com vistas a avaliar a capacidade de um dispositivo baseado em fotopletismografia para detectar FA em indivíduos sem história pregressa da doença. Uma vez que um tacograma inicial preenchesse critérios de irregularidade do ritmo, o algoritmo deflagrava novas verificações durante períodos de mínimo movimento do braço do paciente. Caso quatro escaneamentos subsequentes confirmassem a irregularidade, o paciente recebia a notificação no *Apple Watch* (*Apple Inc*, EUA) e no aplicativo do estudo, orientando a visita a um serviço de saúde. O valor preditivo positivo desta ferramenta para a detecção de FA foi de 84%.

Em estudo de prova de conceito envolvendo o emprego deste *smartwatch*, um algoritmo de rede neural com pré-treinamento heurístico mostrou excelente capacidade para predição de FA (estatística C = 0,97) quando comparado ao ECG de 12 derivações, considerado o padrão-ouro para o diagnóstico desta arritmia.[9]

Outro ensaio clínico, o *FitBit Heart Study*,[33] que englobou 455.699 pacientes, também teve por objetivo avaliar a capacidade de dispositivos vestíveis de punho desta linha de produtos em detectar FA por meio de um algoritmo baseado em um detector fotopletismográfico. Dentre os pacientes que apresentaram notificação de ritmo irregular detectado pelo tacograma e, posteriormente, foram submetidos à monitoração com *patch* de ECG por uma semana, observou-se um valor preditivo positivo de 98,2% para a detecção de FA, corroborando os achados dos estudos precedentes.

Frente às sólidas evidências publicadas na literatura, as diretrizes europeias sobre o tema incluíram um traçado de derivação única, compreendendo aqueles obtidos em dispositivos vestíveis, com duração ≥ 30 segundos demonstrando um ritmo sem a presença de ondas P discerníveis e intervalos RR irregulares como suficientes para o diagnóstico de FA clinicamente manifesta.[34]

Wasserlauf e cols[35] conduziram um recente estudo observacional multicêntrico que incluiu trinta pacientes com histórico de FA paroxística ou persistente e possuíam um monitor cardíaco inserível (MCI) ou dispositivo cardíaco eletrônico implantável (DCEI) com $< 5\%$ de estimulação ventricular, o qual teve como objetivo primário avaliar a acurácia do algoritmo de detecção de ritmo irregular do *Apple Watch* 6 (*Apple Inc*, EUA) para diagnosticar episódios de FA com duração ≥ 1 h durante um período de seguimento de seis meses. Neste ínterim, houve um total de 70 episódios de FA registrados nos MCI/DCEI, 35 dos quais ocorreram durante o uso do *smartwatch*. Destes, 21 foram detectados pelo algoritmo e também se registrou um falso positivo (sensibilidade = 60,0%, valor preditivo positivo = 95,5%). Assim, nesta população, verificou-se uma alta especificidade e valor preditivo positivo, contudo a sensibilidade foi modesta. O algoritmo mostrou-se útil para a triagem de FA como atualmente liberado pelos órgãos regulatórios, mas ajustes que proporcionem maior sensibilidade bem como incremento no tempo de uso do relógio são necessários para maior efetividade da ferramenta.

Além de úteis na detecção de FA, as ferramentas de tecnologias em saúde podem auxiliar no manejo de pacientes que serão submetidos à cardioversão e ablação por cateter. Alcançar o controle de frequência dos indivíduos que aguardam cardioversão eletiva pode ser um desafio. O gerenciamento destes pacientes via monitoramento remoto de frequência e ritmo por meio dispositivos digitais permite o ajuste remoto da posologia farmacológica e detecção de reversão espontânea para o ritmo sinusal.[36]

O *Holter* de 24 horas é frequentemente utilizado para monitorar o ritmo e avaliar recorrência de FA após ablação por cateter. Durante a pandemia de Covid-19, diversos centros obtiveram experiências sobre o emprego de dispositivos vestíveis neste cenário. Um estudo piloto unicêntrico verificou taxas de detecção de FA similares entre pacientes em uso de dispositivos vestíveis quando comparados ao cuidado padrão durante os primeiros três meses de seguimento após o procedimento, reduzindo a necessidade de monitoramento eletrocardiográfico tradicional adicional.[37]

Frente a estas evidências, observamos que o emprego das tecnologias digitais em saúde pode auxiliar sobremaneira o diagnóstico, o manuseio clínico e periprocedimento de cardioversão e ablação, a adesão medicamentosa no que tange aos fármacos de controle de ritmo e/ou frequência cardíaca bem como anticoagulantes, otimizando o tratamento dos pacientes, o qual tem potencial para reduzir a morbimortalidade desta que é a arritmia sustentada mais prevalente na prática clínica. A *European Heart Rhythm Association* sugere o seguinte algoritmo para escolher o método de triagem de FA mais apropriado empregando dispositivos vestíveis (Figura 3.9).

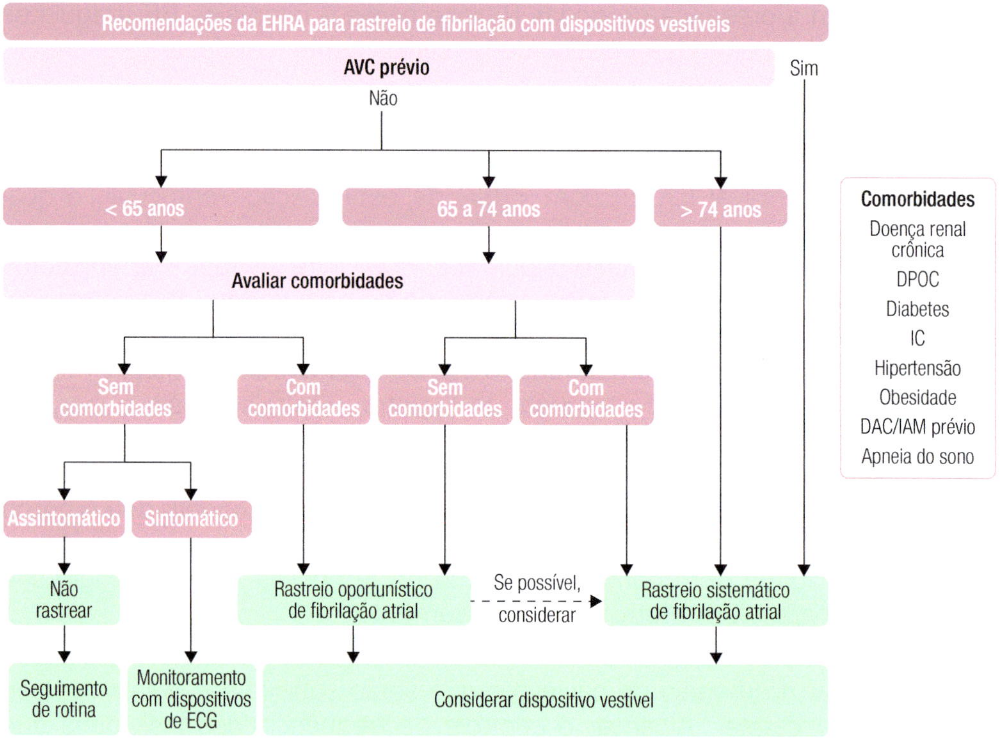

Figura 3.9. Fluxograma sugerido pela *European Heart Rhythm Association* para rastreio de fibrilação atrial utilizando dispositivos vestíveis. Fonte: Adaptada de Svennberg e cols.[2]

Hipertensão arterial sistêmica

Iniciar o rastreio de hipertensão arterial em adultos jovens é amplamente recomendado para prevenção da evolução do *continuum* cardiovascular e eventos maiores futuros. Dispositivos vestíveis oscilométricos ou sem manguito de punho são frequentemente utilizados pelos pacientes para a aferição da PA, uma vez que são mais confortáveis do que os de braço, podendo ser úteis para o automonitoramento dos níveis tensionais, bem como para titulação das doses dos medicamentos anti-hipertensivos.[38]

A medida contínua que o emprego destas ferramentas proporciona facilitará, especialmente, a aferição pressórica durante o sono e atividades físicas, onde o método oscilométrico não é prático e eventualmente não preciso.[29] No entanto, ainda não há evidências robustas na literatura sobre o tema e necessitam-se estudos dedicados ao uso desses dispositivos para diagnóstico e manuseio da hipertensão, bem como sobre o impacto clínico dos mesmos.

Insuficiência cardíaca

Em pacientes portadores de IC, os dispositivos vestíveis podem avaliar os níveis de atividade física, FC ao longo do dia, sua variabilidade, bem como a recuperação da mesma após o exercício, parâmetros que servem como estratificadores de risco.

Podemos citar, por exemplo, um estudo que empregou o teste de caminhada de 6 minutos monitorado por um contador de passos de maneira precisa, permitindo a realização deste teste que é capaz de estimar gravidade e mortalidade no cenário da IC de maneira simples e remota.[39] Um estudo observacional, que englobou amostra proveniente do ensaio *MADIT-CRT*, evidenciou que a análise da VFC em pacientes oligossintomáticos (classe funcional II), especialmente, pode ser benéfica na predição de resposta à terapia de ressincronização cardíaca e em discriminar indivíduos com benefício limitado com o emprego da mesma.[40]

Diversos estudos randomizados que avaliaram monitoramento remoto com ferramentas invasivas e não invasivas em portadores de IC demonstraram resultados conflitantes. O estudo *TIM-HF266* designou aleatoriamente 1571 pacientes com classe funcional II-III e uma fração de ejeção do ventrículo esquerdo (FEVE) ≤ 45% (ou > 45% em vigência de uso de diureticoterapia) para receberem os cuidados habituais mais controle remoto ou somente os cuidados rotineiros. A intervenção estruturada consistia em um sistema compreendendo um ECG de três canais (*PhysioMem PM 1000, GETEMED Medizin und Informationstechnik AG®*, Alemanha), um monitor de PA e oximetria, e uma balança. O grupo que utilizou a ferramenta apresentou uma redução de 30% no desfecho composto de dias de internação hospitalar por IC descompensada e mortalidade por todas as causas (HR 0,70, IC 95% 0,50–0,96) após 393 dias de seguimento.[41]

Embora tais achados sejam certamente promissores, outros trabalhos não mostraram resultados favoráveis. O estudo *TEN-HMS,* no qual se utilizaram dispositivos não invasivos vestíveis e não vestíveis (monitor de PA doméstico, balança e ECG de derivação única em pulseira) em pacientes com FEVE < 40% e internação recente por IC, não evidenciou redução nas taxas de hospitalização ou mortalidade geral quando comparados ao suporte telefônico por membros da equipe de enfermagem e aos cuidados habituais durante um acompanhamento médio de 240 dias.[42]

Os estudos sobre tecnologia digital em saúde no manuseio clínico da IC possuem consideráveis diferenças nos critérios de inclusão e desenho do estudo, bem como nos tipos de dispositivos remotos usados e variáveis analisadas, limitando assim sua reprodutibilidade e validação externa. Além disso, a maioria dos ensaios apresentava risco de viés devido à falta de cegamento. Trabalhos mais robustos, com protocolos padronizados que empreguem ferramentas já validadas e com técnicas que permitam maior adesão dos pacientes permitirão avaliar de maneira mais fidedigna o real valor dos dispositivos vestíveis no tratamento da IC.

Doença arterial coronária

Estratégias para a prevenção secundária em portadores de doença arterial coronária têm por objetivo evitar a recorrência de eventos e controlar os fatores de risco modificáveis. O estudo *MiCORE* envolveu 200 pacientes pós infarto agudo do miocárdio (IAM) em 4 centros dos EUA que receberam um programa de autogerenciamento do cuidado baseado em diretrizes que incluía um aplicativo móvel integrado ao *Apple Watch* (*Apple Inc*, EUA) e um monitor de PA via *Bluetooth®*. Verificou-se uma redução de 43% nas taxas de hospitalização em 30 dias entre os participantes que foram submetidos ao programa em comparação ao grupo controle pareado por escore de propensão. Além disso, uma análise de custo-efetividade concluiu que houve uma economia de cerca de seis mil dólares por paciente com a implementação desta Intervenção.[43]

Apesar de ainda não terem sido testados exclusivamente com esta finalidade no cenário da coronariopatia, os dispositivos vestíveis podem potencialmente ser utilizados para otimização do tratamento clínico e rastreio de arritmias atriais e ventriculares após eventos agudos, especialmente naqueles pacientes com disfunção ventricular.

Reabilitação cardiovascular

A terapia de reabilitação cardíaca é um pilar no tratamento das condições cardiovasculares ao fornecer um programa de exercícios estruturado associado ao manuseio clínico e medicamentoso otimizado guiado por diretrizes, visando a alcançar a prevenção secundária de eventos.

Programas de reabilitação à distância em tempo apoiados dados em tempo real fornecidos por dispositivos vestíveis podem revolucionar o cenário da reabilitação, aliviando custos associados e entraves dos atuais modelos baseados em centros presenciais, que levam a baixas taxas de adesão dos pacientes.

Uma metanálise que incluiu 23 estudos randomizados e um total de 2890 pacientes submetidos à reabilitação cardíaca após IAM, cirurgia de revascularização ou diagnóstico de IC, mostrou que um programa domiciliar foi tão eficaz quanto o convencional com relação à melhora de sintomas e qualidade de vida. No entanto, a maioria desses estudos não usava dispositivos vestíveis.[44]

Um ensaio randomizado de não inferioridade testou o REMOTE-CR – uma plataforma de reabilitação remota que emprega uma cinta torácica (*BioHarness 3, Zephyr Technology™*, EUA) — comparando-a a um programa convencional e evidenciou que o uso do dispositivo vestível se associou a maior tempo de prática de atividades físicas durante o período de 24 semanas de acompanhamento além de ser mais custo-efetivo.[45]

Adicionalmente, uma revisão sistemática de nove ensaios randomizados que englobaram pacientes com doença cardiovascular estabelecida demonstrou que monitores de atividade física vestíveis que possuíam sugestão e/ou prescrição de exercícios foram superiores a não utilização destas ferramentas no que tange à melhora do condicionamento físico e contagem de passos na fase de manutenção da terapia de reabilitação.[46]

Embora já disponíveis, programas de reabilitação remota que empregam ferramentas de tecnologia digital em saúde ainda carecem de evidências sólidas oriundas de estudos randomizados de alta qualidade para afirmar definitivamente sua eficácia e reprodutibilidade, para então extrapolarmos sua aplicabilidade em escala populacional e expandir o acesso a esta modalidade de intervenção baseada em evidências.

Arritmias ventriculares

O uso de dispositivos digitais para detecção de taquicardias ventriculares (TVersus) atualmente está muito aquém da aplicabilidade no cenário da FA. Isso se deve a dois fatores principais: as TVersus sustentadas podem não ser hemodinamicamente bem toleradas o que impede, por vezes, gravações de episódios que necessitem ser deflagradas pelo usuário; e os discriminadores de taquicardia necessitam de melhora substancial em termos de precisão diagnóstica.

O aumento repentino da frequência de pulso registrado por dispositivos vestíveis sugere a possibilidade de taquicardias paroxísticas, mas o mecanismo de fotopletismografia ainda não é capaz de discernir a origem das mesmas. Enquanto isso, a maioria dos dispositivos digitais que usam ECGs precisa ser ativada por meio de um processo que depende do comando do paciente, o que pode não ser possível em casos de TVersus hemodinamicamente instáveis, com exceção dos *patches*, que proporcionam gravação contínua.

A documentação de taquicardias de QRS largo em dispositivos vestíveis deve deflagrar a breve procura do cardiologista assistente para investigação de cardiopatia estrutural subjacente e avaliação adicional da arritmia de maneira não invasiva e invasiva, de acordo com o quadro clínico.

No futuro, os sistemas de aquisição e monitoramento de ECG acoplados a *smartphones* e dispositivos *Bluetooth*® com potencial para analisar a variabilidade batimento a batimento da morfologia dos complexos QRS auxiliarão na detecção de arritmias ventriculares malignas, bem como no diagnostico acurado de TV e na tomada de decisão terapêutica.[47] Atualmente, o monitoramento eletrocardiográfico convencional do ritmo ainda é a ferramenta sugerida para registrar episódios de taquiarritmias ventriculares.

No que diz respeito à profilaxia de morte súbita, apesar de não amplamente disponível, existe o desfibrilador cardíaco vestível. Este, por sua vez, consiste em um desfibrilador externo que demonstrou detectar e tratar com sucesso taquicardia e fibrilação ventriculares.[48] Portanto, pode ser recomendado para pacientes que possuem indicação de cardiodesfibrilador implantável (CDI), mas que temporariamente não são candidatos ao mesmo devido, por exemplo, à extração recente de um sistema infectado e subsequente tratamento antibiótico (Grau de Recomendação IIa, Nível de Evidência C).[49,50]

Outra questão ainda não elucidada é a proteção dos pacientes na fase inicial (primeiros 40 dias) após IAM. O estudo *VEST* recrutou 2302 pacientes com infarto recente e FEVE ≤ 35% e os randomizou de forma 2:1 para receber um desfibrilador vestível ou não em adição ao tratamento médico otimizado. No seguimento inicial de 90 dias, não houve diferença estatisticamente significativa no desfecho primário de morte arrítmica (1,6 *versus* 2,4%; RR 0,67; IC 95% 0,37–1,21; P=0,18).[51]

No entanto, com base nas evidências disponíveis, a *Task Force* não recomenda o uso rotineiro desta ferramenta na fase inicial pós-IAM. Todavia, pode ser considerado em pacientes selecionados, considerados de alto risco para morte súbita cardíaca (Grau de Recomendação IIb, Nível de Evidência B).[50]

Dados sobre o benefício do desfibrilador vestível para a prevenção de morte súbita em outras situações clínicas como, por exemplo, na miocardite aguda, são escassas e não há recomendação formal para a indicação do mesmo nas diretrizes vigentes.

Síncope

O monitoramento prolongado do ritmo por meio de dispositivos implantáveis ou vestíveis tem sido utilizado para a investigação diagnóstica de pacientes com histórico de síncope (Figura 3.10).

Um estudo randomizado multicêntrico comparou o uso de um ECG manual portátil (*AliveCor®*, *AliveCor Inc*, EUA) com a propedêutica usual em indivíduos que se apresentaram ao serviço de emergência com queixa de palpitações e/ou síncope e demonstrou maior taxa de documentação de arritmias sintomáticas no grupo que empregou a ferramenta digital.[52]

As quedas associadas a episódios de perda transitória de consciência levam a acidentes com consequências incapacitantes, especialmente para idosos frágeis. Aparelhos que contenham acelerômetros e giroscópios, tais quais os *smartwatches*, podem detectar quedas e, caso nenhuma resposta for obtida do usuário, desencadear a ativação de um serviço de emergência.

Aplicativos que combinam análise de monitoramento de FC, posicionamento via GPS, gravação em vídeo do ambiente em que o paciente se encontra e a capacidade de enviar alertas acionados pelos mesmos em caso de sintomas ou automaticamente em caso de quedas detectadas, podem se tornar uma ferramenta útil neste cenário. Entretanto, um recente estudo sugeriu que a sensibilidade das atuais tecnologias precisa ser melhorada e o desenvolvimento de mecanismos que permitam documentação retrospectiva do ritmo associada ao registro da PA após um evento clinicamente mal tolerado ou que gere instabilidade é necessário para que seu emprego se torne corriqueiro na prática médica.[53]

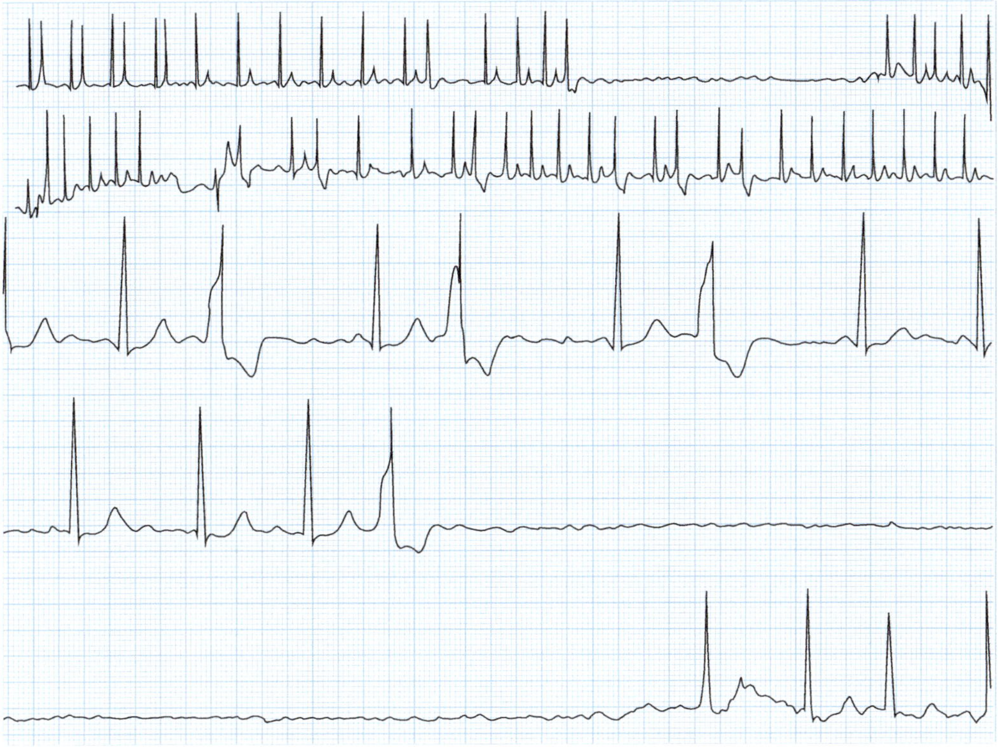

Figura 3.10. Paciente masculino, 76 anos, com episódios recorrentes de síncope desliga-liga, sendo uma delas com trauma cranioencefálico leve. Permanecia sem elucidação diagnóstica depois da avaliação com diversos exames complementares. Após 56 dias da colocação de um monitor de eventos, apresentou novo episódio de perda de consciência associado a bloqueio atrioventricular de alto grau e assistolia de 9 segundos. Fonte: acervo do próprio autor.

Síndromes e cardiopatias arritmogênicas

As doenças arritmogênicas hereditárias incluem distúrbios genéticos (síndromes elétricas primárias e cardiomiopatias) e apresentam um amplo espectro fenotípico. O benefício das tecnologias digitais nesses portadores destas patologias é a facilidade de uso, proporcionando aos médicos meios para realizar monitoramento prolongado do ECG durante as atividades diárias, mas também em clássicos cenários e/ou gatilhos reconhecidos de eventos, como exercícios/fase de recuperação, sono/despertar, febre e estresse emocional, por exemplo.

Além disso, os dispositivos digitais oferecem a possibilidade de identificar a arritmia durante um episódio sintomático, auxiliando no diagnóstico diferencial entre taquicardias ventriculares e supraventriculares, bem como na estratificação do risco de morte súbita em patologias específicas.

No entanto, estudos envolvendo dispositivos vestíveis neste grupo de pacientes são escassos e há necessidade de evidências mais robustas de sua implementação clínica.

Atletas

Os atletas foram os pioneiros em adotar ferramentas digitais para orientação, monitoramento e acompanhamento durante treinamento e competições. Além do registro da FC, a infinidade de monitores disponíveis no mercado é capaz de fornecer diversos outros parâmetros como variabilidade da frequência cardíaca, velocidade, aceleração, distância, posição corporal, temperatura, saturação periférica de O_2 e até mesmo estimar o VO_2, o qual é atualmente o padrão-ouro para estimar a capacidade funcional durante o esforço máximo.[54]

Além da aplicabilidade no quesito esportivo, os dispositivos vestíveis podem ser úteis para os atletas na detecção de arritmias por anormalidades verificadas em registro esporádico, seja pela indicação do uso de uma ferramenta durante investigação em indivíduos sintomáticos. Para estes, sugere-se a utilização de cintas torácicas com monitores baseados em ECG, uma vez que a fotopletismografia, especialmente em atividades de alta intensidade, apresenta menor sensibilidade devido a maiores taxas de artefatos (Figura 3.11).[55]

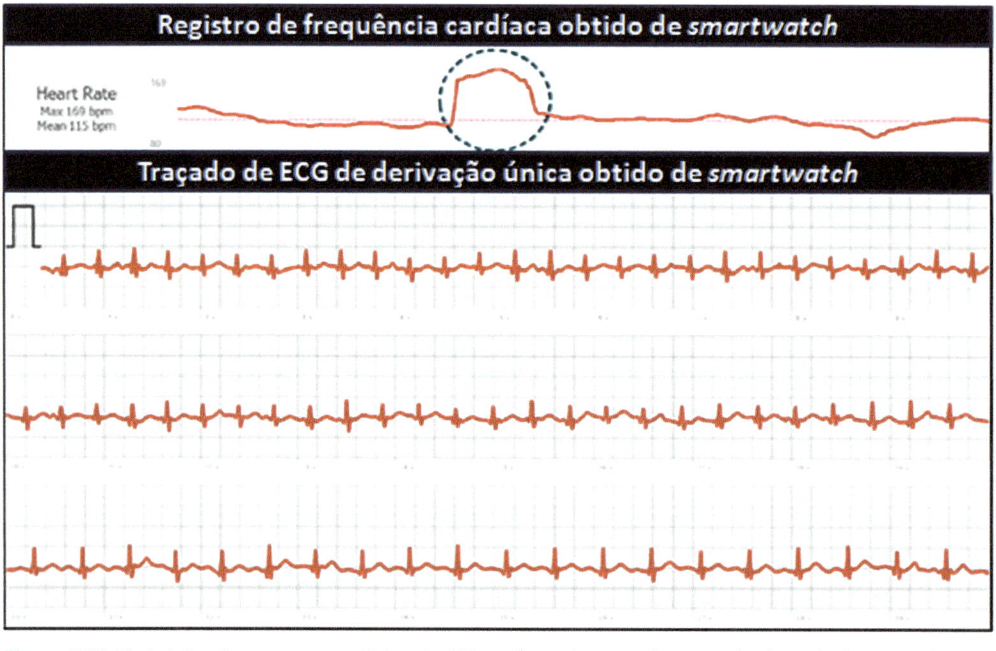

Figura 3.11. Episódio de aumento súbito da FC registrado por sistema de fotopletismografia em *smartwatch* (acima) e registro de taquiarritmia supraventricular em ECG de derivação única também detectado por relógio em atleta sintomático durante treinamento (abaixo). Fonte: Adaptado de Svennberg e cols.[2]

O emprego da inteligência artificial nas tecnologias digitais em saúde

O conceito de inteligência artificial (IA) se refere a sistemas computacionais que são capazes de executar tarefas e tomar decisões que usualmente requerem inteligência humana.[56] Enquanto algoritmos tradicionais resolvem tarefas seguindo instruções codificadas por humanos, o *machine learning* (ML) é um subconjunto de IA que permite aos mesmos se aprimorarem com base em experiência.[57] O *deep learning* (DL) é um tipo específico de ML que pode formular representações de recursos complexos, vinculando funções matemáticas simples em uma rede interconectada, chamada de rede neural,[58] as quais foram originalmente inspiradas na biologia cerebral humana, em que neurônios enviam e recebem sinais através das sinapses. "Neurônios" ou "nós" dentro de redes neurais artificiais contêm funções matemáticas não lineares que controlam quais sinais são enviados para camadas subsequentes do modelo, que são ajustadas durante o treinamento para aperfeiçoar o aprendizado visando um resultado de interesse (Figura 3.12).

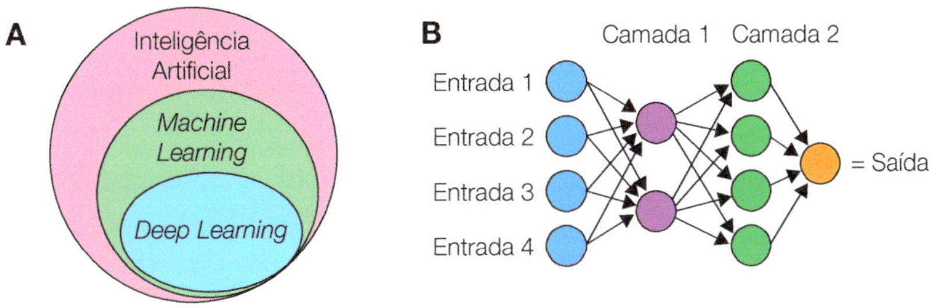

Figura 3.12. Representação esquemática dos sistemas de inteligência artificial e seus subconjuntos (*machine* e *deep learning*) (A). Arquitetura de uma rede neural de machine learning com duas camadas ocultas. Quando uma rede neural apresenta mais do que 3 camadas, podemos classificá-la como *deep learning* (B). Fonte: Adaptada de Javaid e cols.[5]

A cardiologia é uma especialidade médica que possui vasta literatura baseada em sólidas evidências e tem sido pioneira na adoção do ML. Diversos estudos demonstraram melhor desempenho desta tecnologia em comparação às ferramentas tradicionais para a estratificação de risco cardiovascular.[59]

Variáveis e parâmetros específicos dos pacientes coletados por meio de diversas fontes, incluindo dispositivos vestíveis, conferem a oportunidade de obtenção de dados longitudinais dos indivíduos, o que pode permitir detecção e manuseio precoces de patologias cardiovasculares utilizando sistemas de IA. Adicionalmente, os determinantes sociais da saúde, que estão entre os fatores mais significativos para reduzir a morbimortalidade das doenças cardiovasculares, também podem ser analisados por algoritmos de ML.

Dados coletados por dispositivos vestíveis podem fornecer novos *insights* sobre a detecção precoce de cardiopatias, descoberta de novos marcadores de risco e facilitar a prevenção nos diversos níveis de atenção a saúde, desde a primordial até a quaternária. Tais informações são passíveis de análise e interpretação por redes neurais e algoritmos de ML, os quais são extremamente acurados no que tange a analisar grandes quantidades de dados para detectar tendências e aumentar o valor preditivo de métricas em saúde cardiovascular e desenvolver ações diagnósticas e terapêuticas em nível individual e populacional.[60]

No cenário da FA, um ensaio clínico não randomizado avaliou prospectivamente 1003 pacientes com fatores de risco para eventos cerebrovasculares agudos e que se beneficiariam da terapia anticoagulante (CHA2DS2VASc ≥ 2 para homens e ≥ 3 para mulheres) sem diagnóstico prévio desta arritmia, e teve por objetivo primário a detecção da mesma durante um seguimento médio de 9,9 meses, por meio da utilização de um dispositivo vestível com monitoração contínua de ECG. Os pacientes foram divididos em subgrupos de alto risco e baixo risco para o desenvolvimento de FA pela análise do ECG basal por um algoritmo de IA. Estes pacientes foram comparados de maneira 1:1 a um grupo controle utilizando um escore de pareamento por propensão. Ao final do período de acompanhamento, verificou-se uma taxa significativamente maior de detecção de FA naqueles submetidos à intervenção quando comparados ao rastreio usual (HR 2,75, IC 95% 1,81-4,17, $p < 0{,}0001$), especialmente quando o algoritmo de IA os classificou como de alto risco para o desenvolvimento da mesma pela interpretação do ECG inicial (HR 2,85, IC 95% 1,83-4,42, $p < 0{,}0001$).[61]

Em um estudo retrospectivo, Jo e cols[62] testaram a capacidade de uma rede neural de *deep learning* em diagnosticar FA ao analisar ECGs provenientes de um extenso banco de exames. Após a interpretação de mais de 128 mil traçados (obtidos com uma, seis e doze derivações), evidenciou-se uma acurácia aferida pela curva operacional acima de 99%, um desempenho extremamente satisfatório e que abre portas para uma futura implementação de modelos de IA com objetivo de emitir diagnósticos em eletrocardiografia na prática clínica de maneira precisa.

Tendo em vista o exponencial crescimento de evidências neste campo, as tecnologias digitais em saúde, especialmente os dispositivos vestíveis, acopladas aos sistemas de IA, permitirão aos médicos monitorar diversas variáveis além da frequência cardíaca e ritmo, tais quais níveis de atividade física, pressão arterial, sono, glicemia, dentre outras e, baseados nestas informações, avaliar preditores de risco, estabelecer diagnósticos e guiar sua conduta.

Assim, estas inovações conduzirão a uma mudança em direção à expansão da medicina de precisão na área da cardiologia, lideradas pela aquisição de *big data*, IA e seus subconjuntos.

Adesão e engajamento dos pacientes às tecnologias digitais em saúde

A maioria dos ensaios clínicos disponíveis sobre as perspectivas dos pacientes com relação ao emprego dispositivos digitais são pequenos, de curta duração, usam desfechos autorrelatados e raramente levam em consideração potenciais danos financeiros e diretos ao indivíduo.[63]

Em um deles, o *Mobile Application in AF (mAFA) trial*, utilizou-se um aplicativo que englobou programas educacionais e de autocuidado para os pacientes, bem como ferramentas estruturadas de seguimento, comparados ao manuseio clínico usual. Evidenciou-se maior satisfação dos pacientes, adesão ao tratamento medicamentoso para a arritmia propriamente dita e à anticoagulação, além de melhor qualidade de vida no grupo que empregou a ferramenta digital, corroborando achados de trabalhos pregressos que demonstraram que o uso destes dispositivos auxilia no engajamento e adesão dos indivíduos aos tratamentos propostos.[64]

Como mencionado anteriormente, o envolvimento do paciente pode ser melhorado pela tecnologia digital em saúde. Em contrapartida, uma revisão sistemática que avaliou barreiras e facilitadores destas ferramentas, revelou que a aceitação foi extremamente variável e as taxas de abandono chegaram até a 44%. Problemas relacionados ao manuseio dos dispositivos e aplicativos foram os motivos de abandono mais apontados. Outras barreiras reportadas foram a gravidade da condição de saúde dos indivíduos, motivação pessoal, utilidade e valor percebidos, conveniência e acessibilidade das ferramentas digitais.[65]

Adicionalmente, outros empecilhos e efeitos adversos do uso das tecnologias em saúde devem ser considerados. Os pacientes podem optar por adquirir um dispositivo ainda não validado e aprovado que, por sua vez, não fornece informações confiáveis; o foco excessivo no automonitoramento pode aumentar os níveis de ansiedade; os indivíduos, apesar de possuírem as ferramentas, muitas vezes não querem ou não podem despender o tempo e cuidado necessários para o emprego adequado das mesmas.

Outro ponto crucial a ser considerado para garantir a inclusão, equidade e adesão dos pacientes é a alfabetização digital em saúde, definida como "a capacidade de buscar, encontrar, entender e avaliar informações de saúde de fontes eletrônicas e aplicar o conhecimento adquirido para abordar ou resolver um problema de saúde".[10] Variáveis como idade, escolaridade, status socioeconômico e de saúde podem afetar a capacidade de desenvolver esta habilidade.[66] Portanto, a avaliação pormenorizada das necessidades individuais do paciente sobre seu conhecimento e habilidades são pilares fundamentais para o engajamento e aderência dos mesmos às tecnologias digitais em saúde.

A seguir, demonstramos o fluxograma de avaliação e abordagem do paciente para promover sua adesão às ferramentas digitais em saúde proposto pelo guia prático da *European Heart Rhythm Association* sobre o tema (Figura 3.13).

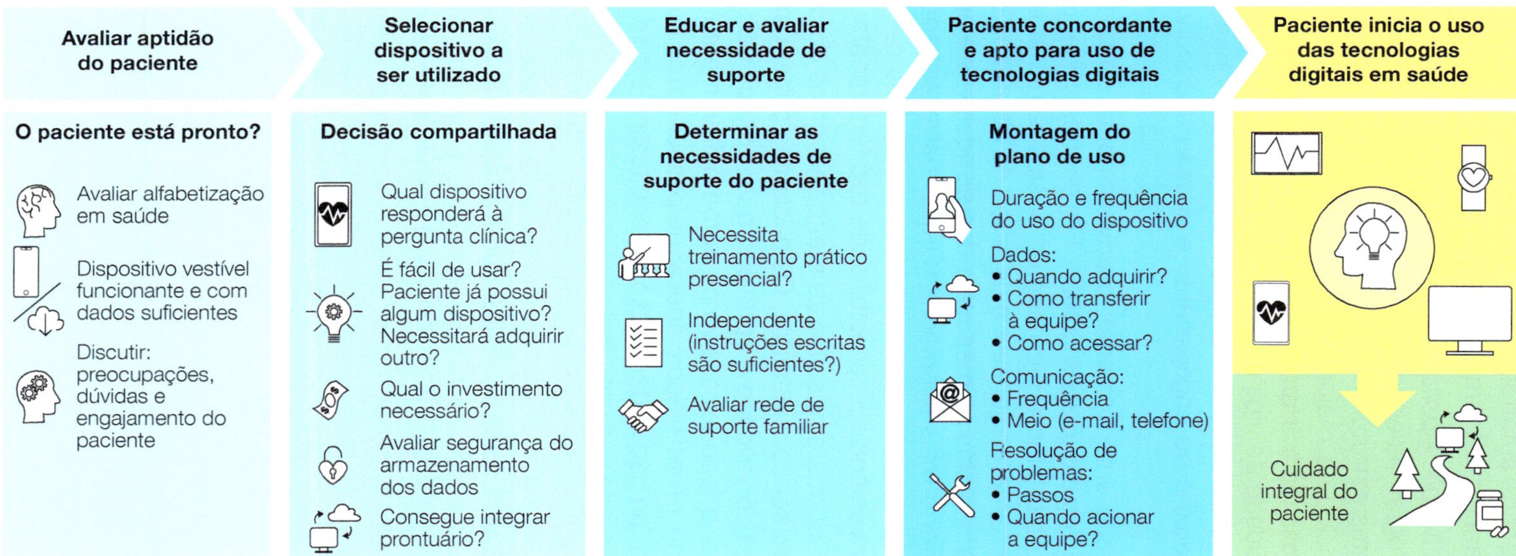

Figura 3.13. Fluxograma de avaliação da alfabetização em saúde para a adesão dos pacientes às tecnologias digitais. Fonte: Adaptada de Svennberg e cols.[2]

Desafios e perspectivas futuras

Atualmente, vários desafios ainda impedem a disseminação do uso de dispositivos vestíveis na prática clínica. Os consumidores, impressionados pela moda das novas tecnologias, muitas vezes sem comprovação científica adequada, podem pressionar pelo seu emprego clínico.

Diversos estudos de validação questionaram a precisão dos dados brutos registrados pelos sensores e sua interpretação pelos algoritmos dos *softwares*, os quais podem gerar danos aos pacientes.[67,68] Assim, tais informações devem ser interpretadas com cautela pelos médicos assistentes. A heterogeneidade na qualidade dos registros dos dispositivos vestíveis pode ser atribuída tanto à falta de consenso no desenvolvimento e *design* dos mesmos, quanto das políticas de supervisão regulatória.

Para solucionar as questões supracitadas, sugere-se o desenvolvimento de protocolos de avaliação abrangentes e minuciosos pelas sociedades médicas, de maneira similar ao desenvolvido por Coravos e cols,[69] bem como definir políticas regulatórias claras e unificadas para o emprego desses dispositivos, muitos dos quais contêm uma série de ferramentas, sensores e algoritmos em constante evolução.[2]

Discriminar critérios de uso apropriados para as tecnologias digitais em saúde é fundamental. Para isto, torna-se necessária a construção de um extenso e robusto corpo de evidências que inequivocamente demonstrem benefício em desfechos clínicos que se sobrepujem a possíveis prejuízos, o que requer a realização de estudos randomizados, minimizando os vieses e ruído nos resultados, evitando, assim, a disseminação de informação de má qualidade, a qual gera ansiedade para pacientes e médicos.

O custo dos dispositivos vestíveis varia substancialmente a depender do tipo, marca, modelo e aplicabilidade dos mesmos. Uma pesquisa realizada com 4272 adultos nos EUA reportou que o uso destas ferramentas é três vezes maior naqueles que ganham mais do que 75 mil dólares anuais quando comparados aos que recebem menos do que 30 mil.[2] Portanto, seu uso na prática clínica diária pode emergir como uma nova disparidade nos cuidados em saúde, com indivíduos incapazes de adquirir os mesmos e estarem sujeitos a tratamento abaixo do padrão. Com vistas a minorar este possível entrave, uma medida plausível é encorajar os fabricantes a considerar o desenvolvimento de dispositivos de baixo custo.

Existem preocupações também com relação à privacidade dos dados obtidos pelos dispositivos vestíveis, especialmente em uma era em que a coleta e análise de *big data* são buscadas por diversas partes interessadas. Embora a desidentificação seja uma possibilidade para proteger as informações dos usuários de violações indesejadas, os metadados associados aos mesmos podem ser teoricamente empregados para reidentificação. Outras ferramentas avançadas de segurança cibernética, como o *blockchain* – a qual cria um sistema para registro de dados de modo sequencial e inviolável, sem a possibilidade de edição ou deleção de informações já adicionadas –, devem ser consideradas, porque há constante movimentação de dados entre plataformas, facilitando um eventual vazamento dos mesmos.[70]

A abundância de informações geradas pelas tecnologias digitais em saúde demanda que haja um contrato bem estabelecido e transparente entre os usuários e a equipe assistente tanto no que tange aos meios e frequência de transmissão de dados por parte do paciente, bem como da revisão dos mesmos pelos médicos, além de um método de comunicação de fácil acesso para comunicação de urgências.[71]

O aumento substancial na quantidade de informações e gravações não solicitadas pela equipe de saúde pode incrementar sobremaneira a carga de trabalho, muitas vezes sem a garantia da contrapartida dos honorários, implicando por vezes, em questões legais e éticas.

Atualmente, uma tira de ECG de derivação única com 30 s de duração obtida por um dispositivo vestível é suficiente para o diagnóstico de FA.[34] Com os avanços tecnológicos e da precisão das ferramentas e algoritmos automatizados, poderemos, em breve, não necessitar da interpretação deste traçado pelo médico assistente para confirmação da veracidade da informação.

As tecnologias digitais em saúde, além do monitoramento de ritmo, possuem sensores capazes de aferir outros parâmetros como nível de atividade diária, sono, saturação de oxigênio, dentre outros, o que pode contribuir para a sobrecarga de dados. Assim como no monitoramento remoto de dispositivos cardíacos implantáveis, podem ser desenvolvidos algoritmos baseados em nuvem que integrem diferentes parâmetros diagnósticos, bem como estratifiquem e selecionem informações que sejam acuradas e úteis na prática clínica.[72]

Como perspectivas futuras, a inteligência artificial (IA) tem sido estudada na predição de risco de arritmias potencialmente ameaçadoras a vida, na identificação de pacientes com prolongamento intermitente do intervalo QT, na emissão de diagnósticos automatizados em eletrocardiografia e até mesmo para estimar a probabilidade de um indivíduo desenvolver FA analisando um ECG do mesmo em ritmo sinusal.[73-75] O emprego do *machine learning* e da nanotecnologia são promissores no campo das arritmias cardíacas, todavia seus resultados precisam ser devidamente validados em estudos populacionais com maior robustez e ser reprodutíveis em diferentes cenários para que sua aplicabilidade prática seja segura e eficaz.

O maior obstáculo a ser vencido para ampla utilização de novas tecnologias é o alto custo que continua sendo uma barreira para diversas nações em todo o mundo. Além disso, a alfabetização em saúde digital tanto de pacientes quanto dos profissionais de saúde será essencial para uma implementação bem-sucedida destas ferramentas, bem como a pactuação sobre aspectos legais com relação ao envio e transmissão de informações, segurança dos dados e contrato de trabalho. Parcerias entre as esferas política, industrial e a comunidade científica constituirão a chave para garantir acessibilidade, equidade e inclusão.

Referências bibliográficas

1. Han JK, Al-Khatib SM, Albert CM. Changes in the digital health landscape in cardiac electrophysiology: A pre-and peri-pandemic COVID-19 era survey. Cardiovasc Digit Health J. 2021 Feb;2(1):55–62.
2. Bayoumy K, Gaber M, Elshafeey A, Mhaimeed O, Dineen EH, Marvel FA, et al. Smart wearable devices in cardiovascular care: where we are and how to move forward. Nat Rev Cardiol. 2021 Aug;18(8):581–99.
3. Kumar S, Victoria-Castro AM, Melchinger H, O'Connor KD, Psotka M, Desai NR, et al. Wearables in Cardiovascular Disease. J of Cardiovasc Trans Res [Internet]. 2022 Sep 9 [cited 2023 Mar 12]; Available from: https://link.springer.com/10.1007/s12265-022-10314-0.
4. Manninger M, Zweiker D, Svennberg E, Chatzikyriakou S, Pavlovic N, Zaman JAB, et al. Current perspectives on wearable rhythm recordings for clinical decision-making: the wEHRAbles 2 survey. Europace. 2021 Jul 18;23(7):1106–13.
5. Elgendi M. On the analysis of fingertip photoplethysmogram signals. Curr Cardiol Rev. 2012 Feb;8(1):14–25.
6. Friberg L, Engdahl J, Frykman V, Svennberg E, Levin LÅ, Rosenqvist M. Population screening of 75- and 76-year-old men and women for silent atrial fibrillation (STROKESTOP). Europace. 2013 Jan;15(1):135–40.
7. Navalta JW, Montes J, Bodell NG, Salatto RW, Manning JW, DeBeliso M. Concurrent heart rate validity of wearable technology devices during trail running. PLoS One. 2020;15(8):e0238569.
8. Dörr M, Nohturfft V, Brasier N, Bosshard E, Djurdjevic A, Gross S, et al. The WATCH AF Trial: SmartWATCHes for Detection of Atrial Fibrillation. JACC Clin Electrophysiol. 2019 Feb;5(2):199–208.
9. Tison GH, Sanchez JM, Ballinger B, Singh A, Olgin JE, Pletcher MJ, et al. Passive Detection of Atrial Fibrillation Using a Commercially Available Smartwatch. JAMA Cardiol. 2018 May 1;3(5):409–16.
10. Svennberg E, Tjong F, Goette A, Akoum N, Di Biase L, Bordachar P, et al. How to use digital devices to detect and manage arrhythmias: an EHRA practical guide. EP Europace. 2022 Jul 15;24(6):979–1005.
11. Desteghe L, Raymaekers Z, Lutin M, Vijgen J, Dilling-Boer D, Koopman P, et al. Performance of handheld electrocardiogram devices to detect atrial fibrillation in a cardiology and geriatric ward setting. Europace. 2017 Jan;19(1):29–39.
12. Barrett PM, Komatireddy R, Haaser S, Topol S, Sheard J, Encinas J, et al. Comparison of 24-hour Holter monitoring with 14-day novel adhesive patch electrocardiographic monitoring. Am J Med. 2014 Jan;127(1):95.e11-17.
13. Turakhia MP, Hoang DD, Zimetbaum P, Miller JD, Froelicher VF, Kumar UN, et al. Diagnostic utility of a novel leadless arrhythmia monitoring device. Am J Cardiol. 2013 Aug 15;112(4):520–4.
14. Elbey MA, Young D, Kanuri SH, Akella K, Murtaza G, Garg J, et al. Diagnostic Utility of Smartwatch Technology for Atrial Fibrillation Detection - A Systematic Analysis. J Atr Fibrillation. 2021;13(6):20200446.
15. Zhang D, Wang W, Li F. Association between resting heart rate and coronary artery disease, stroke, sudden death and noncardiovascular diseases: a meta-analysis. CMAJ. 2016 Oct 18;188(15):E384–92.
16. Fox K, Ford I, Steg PG, Tendera M, Robertson M, Ferrari R, et al. Heart rate as a prognostic risk factor in patients with coronary artery disease and left-ventricular systolic dysfunction (BEAUTIFUL): a subgroup analysis of a randomised controlled trial. Lancet. 2008 Sep 6;372(9641):817–21.
17. Sydó N, Sydó T, Gonzalez Carta KA, Hussain N, Farooq S, Murphy JG, et al. Prognostic Performance of Heart Rate Recovery on an Exercise Test in a Primary Prevention Population. J Am Heart Assoc. 2018 Mar 26;7(7):e008143.
18. Singh N, Moneghetti KJ, Christle JW, Hadley D, Froelicher V, Plews D. Heart Rate Variability: An Old Metric with New Meaning in the Era of Using mHealth technologies for Health and Exercise Training Guidance. Part Two: Prognosis and Training. Arrhythm Electrophysiol Rev. 2018 Dec;7(4):247–55.
19. Nelson BW, Allen NB. Accuracy of Consumer Wearable Heart Rate Measurement During an Ecologically Valid 24-Hour Period: Intraindividual Validation Study. JMIR Mhealth Uhealth. 2019 Mar 11;7(3):e10828.
20. Etiwy M, Akhrass Z, Gillinov L, Alashi A, Wang R, Blackburn G, et al. Accuracy of wearable heart rate monitors in cardiac rehabilitation. Cardiovasc Diagn Ther. 2019 Jun;9(3):262–71.
21. Dagher L, Shi H, Zhao Y, Marrouche NF. Wearables in cardiology: Here to stay. Heart Rhythm. 2020 May;17(5 Pt B):889–95.
22. Whelton PK, Carey RM, Aronow WS, Casey DE, Collins KJ, Dennison Himmelfarb C, et al. 2017 ACC/AHA/AAPA/ABC/ACPM/AGS/APhA/ASH/ASPC/NMA/PCNA Guideline for the Prevention, Detection, Evaluation, and Management of High Blood Pressure in Adults: Executive Summary: A Report of the American College of Cardiology/American Heart Association Task Force on Clinical Practice Guidelines. Hypertension. 2018 Jun;71(6):1269–324.
23. Bard DM, Joseph JI, van Helmond N. Cuff-Less Methods for Blood Pressure Telemonitoring. Front Cardiovasc Med. 2019;6:40.
24. Kario K, Shimbo D, Tomitani N, Kanegae H, Schwartz JE, Williams B. The first study comparing a wearable watch-type blood pressure monitor with a conventional ambulatory blood pressure monitor on in-office and out-of-office settings. J Clin Hypertens (Greenwich). 2020 Feb;22(2):135–41.

25. McCombie DB, Reisner AT, Asada HH. Adaptive blood pressure estimation from wearable PPG sensors using peripheral artery pulse wave velocity measurements and multi-channel blind identification of local arterial dynamics. Conf Proc IEEE Eng Med Biol Soc. 2006;2006:3521–4.
26. Blond K, Brinkløv CF, Ried-Larsen M, Crippa A, Grøntved A. Association of high amounts of physical activity with mortality risk: a systematic review and meta-analysis. Br J Sports Med. 2020 Oct;54(20):1195–201.
27. Yang CC, Hsu YL. A review of accelerometry-based wearable motion detectors for physical activity monitoring. Sensors (Basel). 2010;10(8):7772–88.
28. Sana F, Isselbacher EM, Singh JP, Heist EK, Pathik B, Armoundas AA. Wearable Devices for Ambulatory Cardiac Monitoring: JACC State-of-the-Art Review. J Am Coll Cardiol. 2020 Apr 7;75(13):1582–92.
29. Digiglio P, Li R, Wang W, Pan T. Microflotronic Arterial Tonometry for Continuous Wearable Non-Invasive Hemodynamic Monitoring. Ann Biomed Eng. 2014 Nov;42(11):2278–88.
30. Bailey TS. Clinical Implications of Accuracy Measurements of Continuous Glucose Sensors. Diabetes Technol Ther. 2017 May;19(S2):S51–4.
31. Steinhubl SR, Waalen J, Edwards AM, Ariniello LM, Mehta RR, Ebner GS, et al. Effect of a Home-Based Wearable Continuous ECG Monitoring Patch on Detection of Undiagnosed Atrial Fibrillation: The mSToPS Randomized Clinical Trial. JAMA. 2018 Jul 10;320(2):146–55.
32. Perez MV, Mahaffey KW, Hedlin H, Rumsfeld JS, Garcia A, Ferris T, et al. Large-Scale Assessment of a Smartwatch to Identify Atrial Fibrillation. N Engl J Med. 2019 Nov 14;381(20):1909–17.
33. Lubitz SA, Faranesh AZ, Selvaggi C, Atlas SJ, McManus DD, Singer DE, et al. Detection of Atrial Fibrillation in a Large Population Using Wearable Devices: The Fitbit Heart Study. Circulation. 2022 Nov 8;146(19):1415–24.
34. Hindricks G, Potpara T, Dagres N, Arbelo E, Bax JJ, Blomström-Lundqvist C, et al. 2020 ESC Guidelines for the diagnosis and management of atrial fibrillation developed in collaboration with the European Association for Cardio-Thoracic Surgery (EACTS): The Task Force for the diagnosis and management of atrial fibrillation of the European Society of Cardiology (ESC) Developed with the special contribution of the European Heart Rhythm Association (EHRA) of the ESC. Eur Heart J. 2021 Feb 1;42(5):373–498.
35. Wasserlauf J, Vogel K, Whisler C, Benjamin E, Helm R, Steinhaus DA, et al. Accuracy of the Apple watch for detection of AF: A multicenter experience. J Cardiovasc Electrophysiol. 2023 Mar 21;
36. Hermans ANL, van der Velden RMJ, Gawalko M, Verhaert DVM, Desteghe L, Duncker D, et al. On-demand mobile health infrastructures to allow comprehensive remote atrial fibrillation and risk factor management through teleconsultation. Clin Cardiol. 2020 Nov;43(11):1232–9.
37. Lambert CT, Patel D, Bumgarner JM, Kanj M, Cantillon D, Saliba W, et al. Atrial fibrillation future clinic. Novel platform to integrate smart device electrocardiogram into clinical practice. Cardiovasc Digit Health J. 2021 Apr;2(2):92–100.
38. Kuwabara M, Harada K, Hishiki Y, Kario K. Validation of two watch-type wearable blood pressure monitors according to the ANSI/AAMI/ISO81060-2:2013 guidelines: Omron HEM-6410T-ZM and HEM-6410T-ZL. J Clin Hypertens (Greenwich). 2019 Jun;21(6):853–8.
39. Werhahn SM, Dathe H, Rottmann T, Franke T, Vahdat D, Hasenfuß G, et al. Designing meaningful outcome parameters using mobile technology: a new mobile application for telemonitoring of patients with heart failure. ESC Heart Fail. 2019 Jun;6(3):516–25.
40. Sherazi S, Kutyifa V, McNitt S, Aktas MK, Couderc JP, Peterson B, et al. Prognostic Significance of Heart Rate Variability Among Patients Treated With Cardiac Resynchronization Therapy. JACC: Clinical Electrophysiology. 2015 Mar;1(1–2):74–80.
41. Koehler F, Koehler K, Deckwart O, Prescher S, Wegscheider K, Kirwan BA, et al. Efficacy of telemedical interventional management in patients with heart failure (TIM-HF2): a randomised, controlled, parallel-group, unmasked trial. The Lancet. 2018 Sep;392(10152):1047–57.
42. Cleland JGF, Louis AA, Rigby AS, Janssens U, Balk AHMM. Noninvasive Home Telemonitoring for Patients With Heart Failure at High Risk of Recurrent Admission and Death. Journal of the American College of Cardiology. 2005 May;45(10):1654–64.
43. Marvel FA, Spaulding EM, Lee M, Yang W, Martin SS. Abstract 26: The Corrie Myocardial infarction, COmbined-device, Recovery Enhancement (MiCORE) Study: 30-Day Readmission Rates and Cost-Effectiveness of a Novel Digital Health Intervention for Acute Myocardial Infarction Patients. Circ: Cardiovascular Quality and Outcomes [Internet]. 2019 Apr [cited 2023 Feb 25];12(Suppl_1). Available from: https://www.ahajournals.org/doi/10.1161/hcq.12.suppl_1.26
44. Anderson L, Sharp GA, Norton RJ, Dalal H, Dean SG, Jolly K, et al. Home-based versus centre-based cardiac rehabilitation. Cochrane Database Syst Rev. 2017 Jun 30;6(6):CD007130.
45. Maddison R, Rawstorn JC, Stewart RAH, Benatar J, Whittaker R, Rolleston A, et al. Effects and costs of real-time cardiac telerehabilitation: randomised controlled non-inferiority trial. Heart. 2019 Jan;105(2):122–9.
46. Hannan AL, Harders MP, Hing W, Climstein M, Coombes JS, Furness J. Impact of wearable physical activity monitoring devices with exercise prescription or advice in the maintenance phase of cardiac rehabilitation: systematic review and meta-analysis. BMC Sports Sci Med Rehabil. 2019 Dec;11(1):14.

47. Sohn K, Dalvin SP, Merchant FM, Kulkarni K, Sana F, Abohashem S, et al. Utility of a Smartphone Based System (cvrPhone) to Predict Short-term Arrhythmia Susceptibility. Sci Rep. 2019 Oct 10;9(1):14497.
48. Masri A, Altibi AM, Erqou S, Zmaili MA, Saleh A, Al-Adham R, et al. Wearable Cardioverter-Defibrillator Therapy for the Prevention of Sudden Cardiac Death: A Systematic Review and Meta-Analysis. JACC Clin Electrophysiol. 2019 Feb;5(2):152–61.
49. Garcia R, Combes N, Defaye P, Narayanan K, Guedon-Moreau L, Boveda S, et al. Wearable cardioverter-defibrillator in patients with a transient risk of sudden cardiac death: the WEARIT-France cohort study. Europace. 2021 Jan 27;23(1):73–81.
50. Zeppenfeld K, Tfelt-Hansen J, de Riva M, Winkel BG, Behr ER, Blom NA, et al. 2022 ESC Guidelines for the management of patients with ventricular arrhythmias and the prevention of sudden cardiac death. European Heart Journal. 2022 Oct 21;43(40):3997–4126.
51. Olgin JE, Pletcher MJ, Vittinghoff E, Wranicz J, Malik R, Morin DP, et al. Wearable Cardioverter–Defibrillator after Myocardial Infarction. N Engl J Med. 2018 Sep 27;379(13):1205–15.
52. Reed MJ, Grubb NR, Lang CC, O'Brien R, Simpson K, Padarenga M, et al. Multi-centre Randomised Controlled Trial of a Smartphone-based Event Recorder Alongside Standard Care Versus Standard Care for Patients Presenting to the Emergency Department with Palpitations and Pre-syncope: The IPED (Investigation of Palpitations in the ED) study. EClinicalMedicine. 2019 Feb;8:37–46.
53. Abou L, Fliflet A, Hawari L, Presti P, Sosnoff JJ, Mahajan HP, et al. Sensitivity of Apple Watch fall detection feature among wheelchair users. Assist Technol. 2022 Sep 3;34(5):619–25.
54. Altini M, Casale P, Penders J, Ten Velde G, Plasqui G, Amft O. Cardiorespiratory fitness estimation using wearable sensors: Laboratory and free-living analysis of context-specific submaximal heart rates. J Appl Physiol (1985). 2016 May 1;120(9):1082–96.
55. Gajda R, Biernacka EK, Drygas W. Are heart rate monitors valuable tools for diagnosing arrhythmias in endurance athletes? Scand J Med Sci Sports. 2018 Feb;28(2):496–516.
56. Sung JJ, Stewart CL, Freedman B. Artificial intelligence in health care: preparing for the fifth Industrial Revolution. Medical Journal of Australia. 2020 Sep;213(6):253.
57. Scott IA, Cook D, Coiera EW, Richards B. Machine learning in clinical practice: prospects and pitfalls. Medical Journal of Australia. 2019 Sep;211(5):203.
58. LeCun Y, Bengio Y, Hinton G. Deep learning. Nature. 2015 May 28;521(7553):436–44.
59. Kakadiaris IA, Vrigkas M, Yen AA, Kuznetsova T, Budoff M, Naghavi M. Machine Learning Outperforms ACC/AHA CVD Risk Calculator in MESA. JAHA. 2018 Nov 20;7(22):e009476.
60. Javaid A, Zghyer F, Kim C, Spaulding EM, Isakadze N, Ding J, et al. Medicine 2032: The future of cardiovascular disease prevention with machine learning and digital health technology. American Journal of Preventive Cardiology. 2022 Dec;12:100379.
61. Noseworthy PA, Attia ZI, Behnken EM, Giblon RE, Bews KA, Liu S, et al. Artificial intelligence-guided screening for atrial fibrillation using electrocardiogram during sinus rhythm: a prospective non-randomised interventional trial. The Lancet. 2022 Oct;400(10359):1206–12.
62. Jo YY, Cho Y, Lee SY, Kwon J myoung, Kim KH, Jeon KH, et al. Explainable artificial intelligence to detect atrial fibrillation using electrocardiogram. International Journal of Cardiology. 2021 Apr;328:104–10.
63. Gandapur Y, Kianoush S, Kelli HM, Misra S, Urrea B, Blaha MJ, et al. The role of mHealth for improving medication adherence in patients with cardiovascular disease: a systematic review. Eur Heart J Qual Care Clin Outcomes. 2016 Oct 1;2(4):237–44.
64. Guo Y, Chen Y, Lane DA, Liu L, Wang Y, Lip GYH. Mobile Health Technology for Atrial Fibrillation Management Integrating Decision Support, Education, and Patient Involvement: mAF App Trial. Am J Med. 2017 Dec;130(12):1388-1396.e6.
65. Simblett S, Greer B, Matcham F, Curtis H, Polhemus A, Ferrão J, et al. Barriers to and Facilitators of Engagement With Remote Measurement Technology for Managing Health: Systematic Review and Content Analysis of Findings. J Med Internet Res. 2018 Jul 12;20(7):e10480.
66. Richtering SS, Hyun K, Neubeck L, Coorey G, Chalmers J, Usherwood T, et al. eHealth Literacy: Predictors in a Population With Moderate-to-High Cardiovascular Risk. JMIR Hum Factors. 2017 Jan 27;4(1):e4.
67. Shcherbina A, Mattsson CM, Waggott D, Salisbury H, Christle JW, Hastie T, et al. Accuracy in Wrist-Worn, Sensor-Based Measurements of Heart Rate and Energy Expenditure in a Diverse Cohort. J Pers Med. 2017 May 24;7(2):3.
68. Vetroversusky T, Siranec M, Marencakova J, Tufano JJ, Capek V, Bunc V, et al. Validity of six consumer-level activity monitors for measuring steps in patients with chronic heart failure. Parmenter B, editor. PLoS ONE. 2019 Sep 13;14(9):e0222569.
69. Coravos A, Doerr M, Goldsack J, Manta C, Shervey M, Woods B, et al. Modernizing and designing evaluation frameworks for connected sensor technologies in medicine. NPJ Digit Med. 2020;3:37.

70. Cohen IG, Mello MM. Big Data, Big Tech, and Protecting Patient Privacy. JAMA. 2019 Sep 24;322(12):1141–2.
71. Slotwiner DJ, Tarakji KG, Al-Khatib SM, Passman RS, Saxon LA, Peters NS, et al. Transparent sharing of digital health data: A call to action. Heart Rhythm. 2019 Sep;16(9):e95–106.
72. Burri H, da Costa A, Quesada A, Ricci RP, Favale S, Clementy N, et al. Risk stratification of cardiovascular and heart failure hospitalizations using integrated device diagnostics in patients with a cardiac resynchronization therapy defibrillator. Europace. 2018 May 1;20(5):e69–77.
73. Zhang Y, Han Y, Gao P, Mo Y, Hao S, Huang J, et al. Electronic Health Record-Based Prediction of 1-Year Risk of Incident Cardiac Dysrhythmia: Prospective Case-Finding Algorithm Development and Validation Study. JMIR Med Inform. 2021 Feb 17;9(2):e23606.
74. Attia ZI, Noseworthy PA, Lopez-Jimenez F, Asirvatham SJ, Deshmukh AJ, Gersh BJ, et al. An artificial intelligence-enabled ECG algorithm for the identification of patients with atrial fibrillation during sinus rhythm: a retrospective analysis of outcome prediction. Lancet. 2019 Sep 7;394(10201):861–7.
75. Bekker CL, Noordergraaf F, Teerenstra S, Pop G, van den Bemt BJF. Diagnostic accuracy of a single-lead portable ECG device for measuring QTc prolongation. Ann Noninvasive Electrocardiol. 2020 Jan;25(1):e12683.

4

Eletrofisiologia Básica para a Compreensão das Arritmias

Henrique Cesar de Almeida Maia

Introdução

Uma arritmia cardíaca pode ser definida como uma variação da frequência cardíaca normal e/ou do ritmo que não é fisiologicamente justificado. Após a introdução da eletrofisiologia cardíaca na prática clínica, no final da década de 80, houve marcante melhora na compreensão dos mecanismos eletrofisiológicos subjacentes ao desenvolvimento de uma variedade de arritmias cardíacas. Usualmente, o termo "mecanismos das arritmias cardíacas" refere-se aos mecanismos das taquiarritmias. Esses são geralmente divididos em duas categorias principais: distúrbios da formação de impulso (atividade focal) e distúrbios de condução (reentrada). Por outro lado, as bradiarritmias estão relacionadas à exacerbação de fenômenos fisiológicos ou a distúrbios da condução do tecido cardíaco. Classicamente, essas alterações não são consideradas mecanismos das arritmias, mas explicam a origem das bradiarritmias, bem como outros fenômenos relacionados às arritmias observadas no eletrocardiograma de superfície e no Holter de 24h.

Potencial de ação cardíaco e o automatismo cardíaco

O potencial de ação representa as variações elétricas que ocorrem na célula, ao longo do tempo, em decorrência de um estímulo. Esse processo é composto de duas fases: a despolarização (quando a célula sai do estado elétrico de repouso), seguida de uma repolarização (quando a célula retorna ao estado elétrico de repouso). O potencial de ação ocorre em todas as células cardíacas, mas as variações de voltagem e, como consequência, a aparência do gráfico do potencial de ação difere, dependendo do tipo de célula. Durante a despolarização e repolarização, os íons (sódio, potássio e cálcio) fluem para dentro e para fora da célula através da membrana celular.

A despolarização se propaga do nó sinusal para o miocárdio atrial, e, através do nó atrioventricular, para os ventrículos. A propagação do potencial de ação é possível, porque todas as células cardíacas são eletricamente interligadas por junções comunicantes. As junções comunicantes são canais proteicos que conectam as membranas celulares das células adjacentes, permitindo o fluxo de íons entre as células, e, com isso, a propagação do potencial de ação de uma célula para outra.

A densidade de junções comunicantes dentro da rede de Purkinje é muito alta, o que explica a rápida transmissão do impulso elétrico nessa área. As células do nó atrioventricular, por outro lado, possuem baixíssima densidade de junções comunicantes, o que explica a lenta condução do impulso através do nó atrioventricular. A transmissão do potencial de ação entre as células miocárdicas contráteis também é lenta, devido à escassez de junções comunicantes entre elas.

O potencial de ação nas células contráteis (potencial de ação de resposta rápida)

As células contráteis, ao contrário das células do nodo sinoatrial, apresentam um verdadeiro potencial de repouso (fase 4), que está em torno de – 90 mV. Essas células devem ser estimuladas para evocar um potencial de ação. Após a estimulação, os canais de sódio se abrem, o que causa um rápido influxo de sódio, despolarizando a célula. As células contráteis começam a se contrair alguns milissegundos após o início da despolarização e começam a relaxar alguns milissegundos após o término da repolarização. A duração do potencial de ação é de aproximadamente 0,20 segundos no miocárdio atrial e 0,3 segundos no miocárdio ventricular (Figura 4.1).

Esse tipo de potencial é encontrado nas células da rede de Purkinje, e nas células do miocárdio atrial e ventricular. As fases também são ilustradas na Figura 4.1.

- FASE 0 – Corresponde à despolarização da célula miocárdica. Esta fase começa quando o estímulo proveniente do nodo sinusal é transmitido célula-a-célula. Alguns canais de sódio se abrem e os íons Na+ se movem para dentro da célula. Isto deixa o interior da célula menos negativo (ou mais positivo). Ao atingir cerca de – 70 mV, todos os rápidos canais de sódio de abrem, e mais íons Na+ entram para o meio intracelular. Isto eleva ainda mais a polaridade da membrana, até atingir entre + 20 mV e + 30 mV. Então, os canais de sódio se fecham, e se mantêm fechados até a polaridade voltar para – 90 mV. Nesta fase, também ocorre a entrada de íons Ca++. No ECG, a fase 0 corresponde a onda R do complexo QRS.
- FASE 1 – Ocorre logo após o fechamento brusco dos canais rápidos de sódio. Os canais de potássio (K^+) se abrem transitoriamente e os íons K^+ se movem para fora da célula. Isto diminui o potencial de + 20 mV para 0 mV. No ECG, a

fase 1 e o começo da fase 2 coincidem com o ponto J, que marca o final do complexo QRS e o começo do segmento ST.

- FASE 2 – Ocorre um platô, isto é, o potencial elétrico se mantém em 0 mV. Isto se dá porque ocorrem, simultaneamente, dois fenômenos opostos: a entrada de íons de Ca^{++} e a saída de íons K^{+}. Esta sobrecarga de cálcio para o interior da célula também é responsável pelo mecanismo de contração da célula muscular. Durante toda fase 2 a célula permanece em estado de contração. Durante esta fase a célula permanece em período refratário absoluto, isto é, não pode ser despolarizada por estímulo externo. No ECG, a fase 2 corresponde ao segmento ST, que normalmente é isoelétrico.
- FASE 3 – É a fase de repolarização rápida. Durante esta fase, o potencial elétrico se torna cada vez mais negativo, até atingir – 90 mV. Isto ocorre porque os canais de cálcio se fecham (cessa a entrada de Ca^{++}) e se mantem a saída de potássio para o espaço extracelular. A fase 3 corresponde à onda T do ECG.
- FASE 4 – Corresponde à fase de repouso. Nesta fase, o potencial da membrana se mantém em torno de – 90 mV, até receber um novo estímulo externo. No ECG, a fase 4 corresponde ao segmento T-QRS e geralmente é isoelétrica.

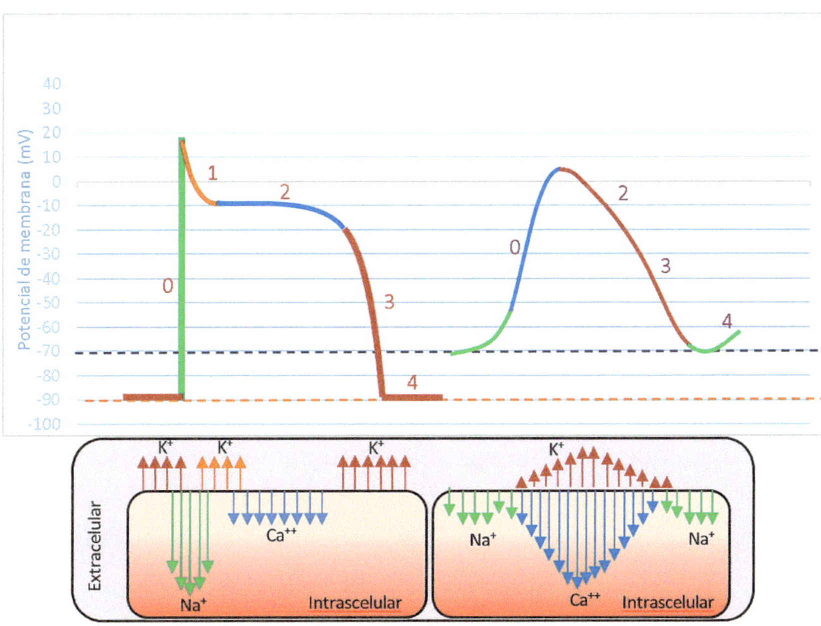

Figura 4.1. À esquerda, o potencial de ação nas células contráteis do miocárdio – potencial de ação de resposta rápida – e, a direita, no nó sinusal – potencial de ação de resposta lenta. A fase 4 das células do nó sinusal incrementa de forma autônoma e é chamada de "potencial marca-passo", pois é responsável pela despolarização repetitiva espontânea das células automáticas.

O potencial de ação nas células não contráteis (potencial de ação de resposta lenta)

Esse tipo de potencial é encontrado nas células do sistema de excito-condução principalmente no nó sinusal e nó atrioventricular. As fases também são ilustradas na Figura 4.1.

Os canais iônicos das células automáticas se diferem das células contráteis pela inexistência de canais rápidos de sódio, fazendo com que a fase 0 do potencial seja lenta e dependente, sobretudo, dos canais de cálcio, além da inexistência da fase 1 do potencial de ação.

Durante a fase 4 também existe fluxo de sódio para dentro da célula que aumenta gradativamente o potencial de repouso, até que esse atinja o potencial limiar gerando uma despolarização automática.

Assim, o potencial de ação de reposta lenta pode ser descrito como tendo:

- FASE 0 – Caracterizada pelo influxo de íons cálcio (gerando a porção ascendente lenta da curva)
- FASE 1 – Inexistente.
- FASE 2 e 3 – Caracterizada pelo efluxo de potássio (gerando a fase de repolarização).
- FASE 4 – Marcada pela entrada gradual de sódio, o que gera o aspecto inclinado da curva e dá a essas células seu caráter automático.

Períodos refratários absolutos e relativos durante o potencial de ação

Durante a maior parte do potencial de ação, a célula miocárdica é absolutamente refratária à estimulação, ou seja, um estímulo adicional não pode desencadear um novo potencial de ação, independentemente da intensidade do estímulo. O período refratário absoluto é seguido por um período refratário relativo, durante o qual uma estimulação supralimiar pode desencadear um novo potencial de ação. Os períodos refratários absolutos e relativos são exibidos na Figura 4.2.

Como visto na Figura 4.2, o período refratário relativo coincide com o ápice da onda T. Esta fase tem sido tradicionalmente descrita como vulnerável durante o ciclo cardíaco, porque a estimulação elétrica durante esta fase pode evocar outro potencial de ação que pode desencadear arritmias ventriculares potencialmente fatais. Isso ocorre ocasionalmente na prática clínica. Quando a despolarização ventricular é sobreposta à onda T, diz-se que ocorreu um fenômeno R-sobre-T. No entanto, deve-se notar que os fenômenos R-sobre-T são muito comuns, e o risco de fibrilação ventricular é insignificante, a menos que haja um substrato anatômico, ou elétrico, que predisponha o paciente à arritmia ventricular.

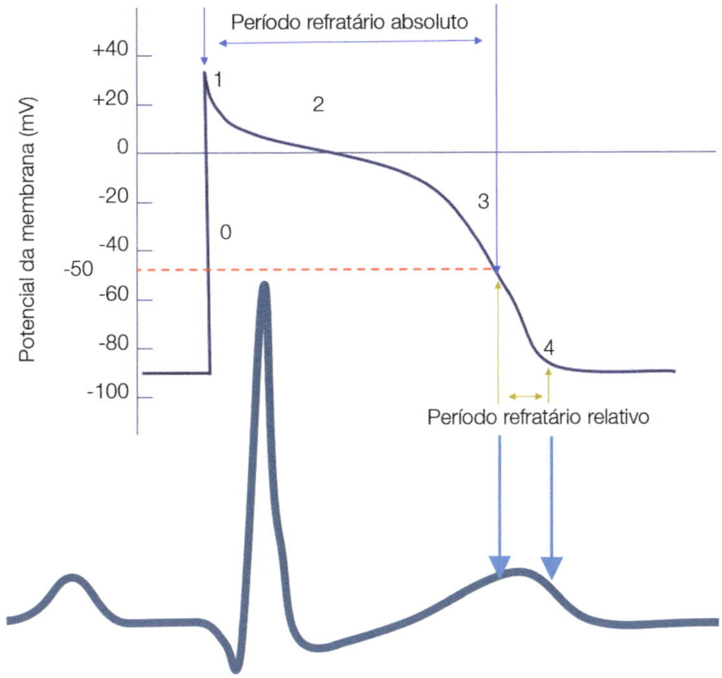

Figura 4.2. Períodos refratários absolutos e relativos durante o potencial de ação.

Mecanismos das taquiarritmias

Vários esquemas têm sido usados para classificar os mecanismos das arritmias cardíacas. Tradicionalmente, estes têm sido divididos em distúrbios da formação (atividade focal) e distúrbios de condução (reentrada) do impulso elétrico. Um esquema alternativo os dividiu naqueles que ocorrem nos níveis celular e tecidual. Uma classificação baseada na dinâmica, com foco nas interações do substrato do tecido desencadeador, dividiu os mecanismos arritmogênicos em ciclagem de cálcio instável, reserva de repolarização reduzida e reserva de repolarização excessiva.

De uma maneira mais objetiva podemos classificar os mecanismos das taquiarritmias em três grupos distintos:

- Automatismo (normal e anormal);
- Defeitos canaliculares que permitem a geração de novos potenciais de ação (pós-potenciais);
- Reentrada.

Como dito anteriormente, as bradiarritmias são secundárias à alteração de formação ou de condução do estímulo pelo tecido de excito-condução ou pelo músculo cardíaco, podendo essa alteração ter origem estrutural, neuro-humoral ou fisiológica.

Automatismo normal

Nas células cujo o potencial de ação é de resposta lenta, durante a fase 4 do potencial de ação, há um influxo constante de sódio para dentro da célula. Esse influxo faz que a fase 4 de repouso seja inclinada, e progressivamente saia de – 70 mV tornando-se mais positivo. Ao atingir cerca de – 40 mV (chamado de potencial limiar), a célula dispara um potencial de ação, de maneira espontânea, e isso ocorre de maneira cíclica, sem que haja a necessidade de qualquer estímulo externo. Esse fenômeno é o responsável pelo automatismo cardíaco.

A velocidade com que as células saem do potencial de repouso e atingem o potencial limiar (- 40 mV) determinam a velocidade de disparo da célula e, por consequência, a frequência cardíaca. E esse tempo é, em última análise, determinado por quão negativo está o potencial de repouso.

A Noradrenalina por exemplo, resulta em aumento dos níveis de sódio intracelular, fazendo com que o potencial de repouso se aproxime de - 50 mV. Com isso, menos tempo é necessário para que o influxo de sódio leve a célula até o potencial limiar (- 40 mV). A diminuição do tempo entre um potencial e outro, resulta em aumento da frequência cardíaca – nesse estado, a célula é chamada de hipopolarizada (Figura 4.3).

A acetilcolina, por outro lado, resulta em aumento dos níveis de potássio intracelular, fazendo com que o potencial de repouso se torne mais negativos. Com isso, mais tempo é necessário para que o influxo iônico leve a célula até o potencial limiar (- 40 mV). O aumento do tempo entre um potencial e outro, resulta em diminuição da frequência cardíaca – nesse estado a célula é chamada de hiperpolarizada (Figura 4.3).

Esse é o mecanismo pelo qual o sistema nervoso autônomo, ou mesmo desbalanços metabólicos como febre, quadros de choque, acidose e o hipertireoidismo levam à alteração da frequência da cardíaca.

Nas células com potencial de ação de resposta rápida também há influxo iônico para dentro da célula, durante a fase 4 do potencial de ação. Esse influxo faz que a fase 4 de repouso seja inclinada, e progressivamente saia de -90mV, tornando-se mais positivo até atingir – 60 mV (potencial limiar), gerando uma novo potencial de ação de maneira espontânea. No entanto a inclinação da fase 4 desse tipo de célula é bem menos marcante, dando a elas um certo automatismo, porém muito inferior ao das células com potencial de ação de resposta lenta.

Essa característica faz com que todas as células cardíacas tenham uma certa capacidade automática, funcionando como mecanismo de proteção, caso haja falha do automatismo sinusal, por exemplo. Esse é o mecanismo responsável pelo aparecimento dos ritmos de escape (Figura 4.4).

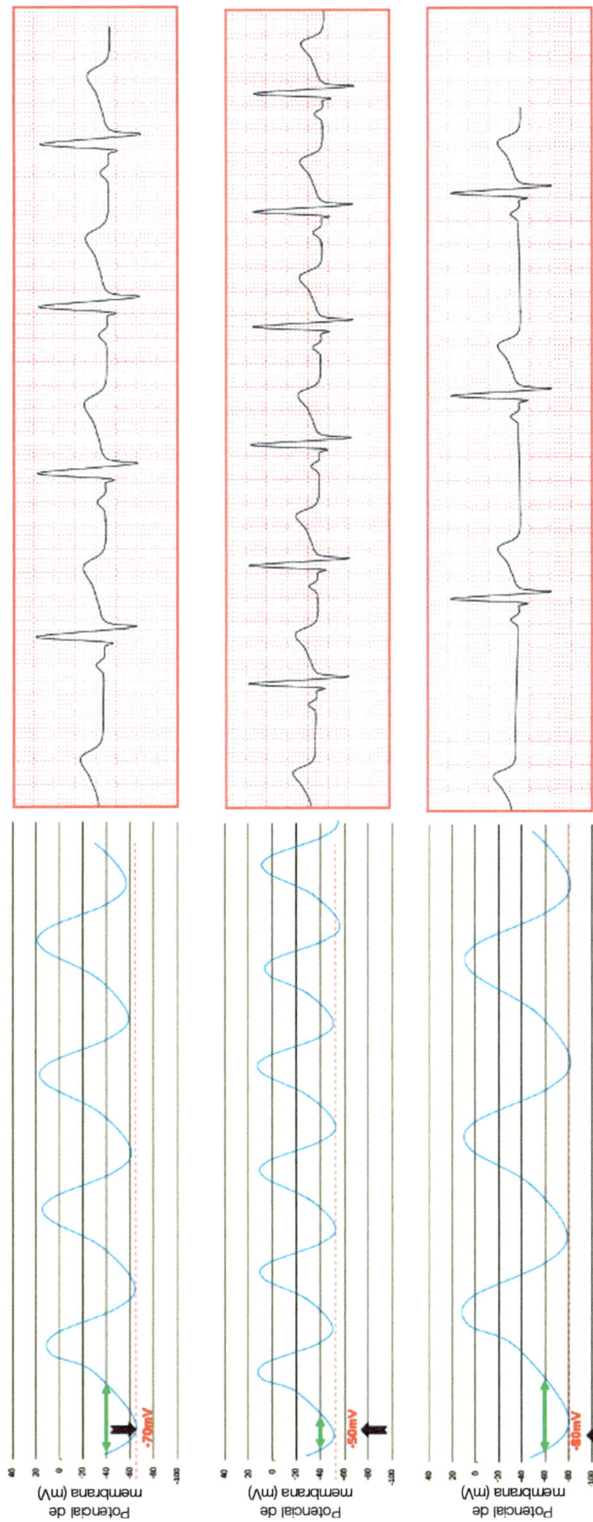

Figura 4.3. O estado de polarização normal da célula sinusal (potencial de repouso em torno de – 70 mV), de hipopolarização com o potencial de repouso a – 50 mV e de hiperpolarização, com potencial de repouso de – 70 mV, determinando as diferentes velocidades de ocorrência de um novo potencial de ação espontâneo e de frequência cardíaca.

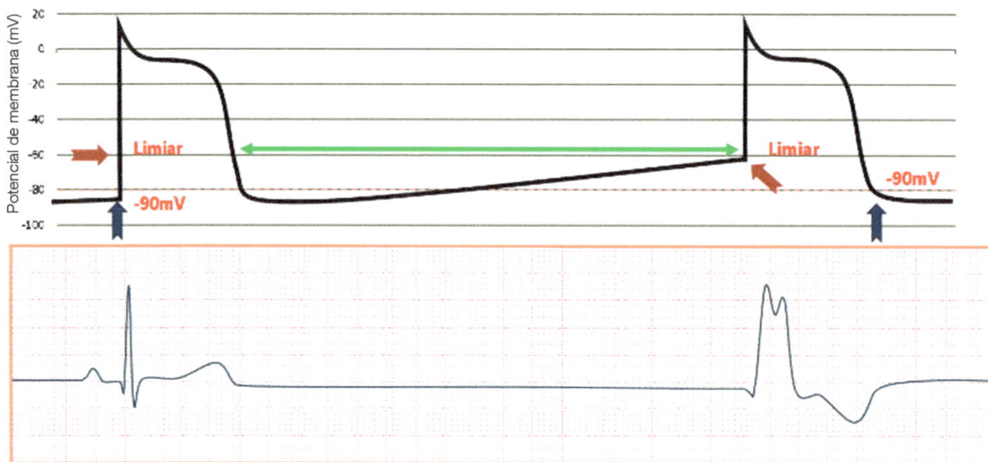

Figura 4.4. Resposta automática do músculo ventricular. Após o primeiro potencial de ação, a fase 4 se torna pulatinamente mais positiva até atingir o potencial limiar. Esse fenômeno é visivel no ECG de superfície pelo aparecimento dos ritmos de escape.

Automatismo anormal

As fibras de Purkinje têm propriedades automáticas normais em condições fisiológicas, determinando um ciclo de disparo cíclico de frequência muito inferior à do tecido de excito-condução (usualmente abaixo de 30 bpm). Porém, elas podem apresentar atividade elétrica espontânea anômala com frequências bem maiores, se o potencial diastólico se tornar menos negativo.

Em condições normais de automatismo, a atividade elétrica espontânea é suprimida pela ocorrência de um estímulo de maior frequência. Assim, um ritmo acelerado originado no sistema de Purkinje, devido ao automatismo normal exacerbado, vai ser suprimido pelo ritmo sinusal, se esse tiver uma frequência mais alta. Esse fenômeno (supressão sinusal de um ritmo acelerado) é o mecanismo por trás da dissociação isorrítmica.

No automatismo anormal essa supressão não ocorre, permanecendo o ritmo anormal, independentemente de outros ritmos de maior frequência, enquanto durar o estado de hiperautomatismo, como no caso das taquicardias atriais e ventriculares automáticas.

A parassístole é uma situação particular que surge devido à existência de uma ou mais células cardíacas com propriedade automática (normal ou não), que estão protegidas do ritmo básico por um bloqueio de entrada. O marca-passo dominante é incapaz de excitar esta área, devido ao bloqueio. Concomitantemente, existe um bloqueio de saída de caráter variável e intermitente, que impede o impulso originado nessa região de atingir a musculatura subjacente todas as vezes que ocorre depolarização.

Pós-potenciais

Os pós-potenciais cardíacos são mudanças elétricas na membrana das células cardíacas, durante o potencial de ação. Esses potenciais podem ser classificados de acordo com a fase em que ela ocorre: pós-potenciais precoces (fase 2 e fase 3) e pós-potenciais tardios (fase 4).

Pós-potenciais precoces ocorrem durante a fase 2 ou fase 3 do potencial de ação. Eles, geralmente, estão associados a durações prolongadas do potencial de ação, que ocorrem quando a corrente interna é maior em amplitude do que a corrente externa. Dois mecanismos foram propostos para os pós-potenciais que ocorrem durante a fase 2. Em ambos, o metabolismo do cálcio está envolvido, sendo em um pelo aumento do influxo de cálcio pelos canais de cálcio, e em outro, pela liberação espontânea de cálcio do retículo sarcoplasmático. Ambos os casos resultam em diminuição da polarização da membrana pela presença excessiva de íons de cálcio.

Esse efeito pode ser intermitente e dependente de mudanças lentas na corrente de sódio, o que potencialmente explica porque as arritmias não ocorrem o tempo todo.

Pós-potenciais tardios, ou fase 4, são semelhantes aos pós-potenciais precoces. Ambos ocorrem sob condições de sobrecarga de cálcio intracelular e envolvem liberação espontânea de cálcio do retículo sarcoplasmático. A diferença está no momento dessa liberação que ocorre durante a repolarização, no caso de pós-potenciais precoces, e na fase de repouso da membrana para pós-potenciais tardios (Figura 4.5).

Qualquer que seja o mecanismo subjacente, ou a fase em que ele ocorra, se a alteração no potencial de membrana provocada pelo pós-potencial for suficiente para atingir o potencial supraliminar, ele vai ativar as células cardíacas, gerando um novo potencial de ação - fenômeno conhecido como atividade deflagrada (Figura 4.6). O pós-potencial, na dependência de sua intensidade, pode se manifestar no ECG de superfície como alteração na morfologia da onda T, mais frequentemente, na ocorrência de ciclos longos, como nos pós-extrassistólicos.

Acredita-se que o pós-potencial precoce, e sua atividade deflagrada resultante, seja a base arritmogênica das síndromes de QT longo e da taquicardia ventricular polimórfica catecolaminérgica. Já o pós-potencial tardio está associado à intoxicação digitálica, à exposição adrenérgica e, aos distúrbios eletrolíticos como a hipocalemia e a hipercalcemia.

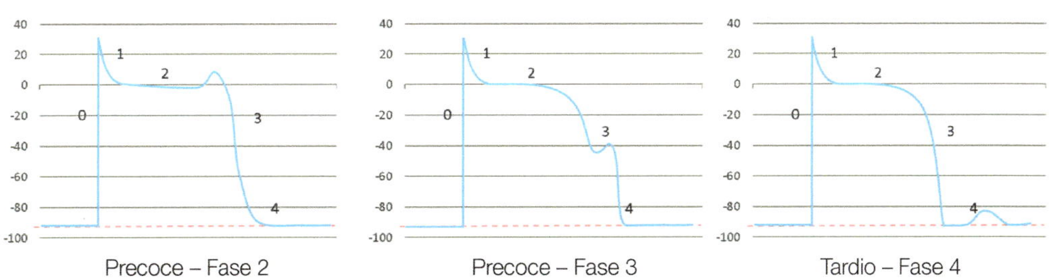

Figura 4.5. Fenômenos de pós-potencial: o pós-potencial precoce fase 2 e fase 3, e o pós-potencial tardio durante a fase 4 do potencial de ação.

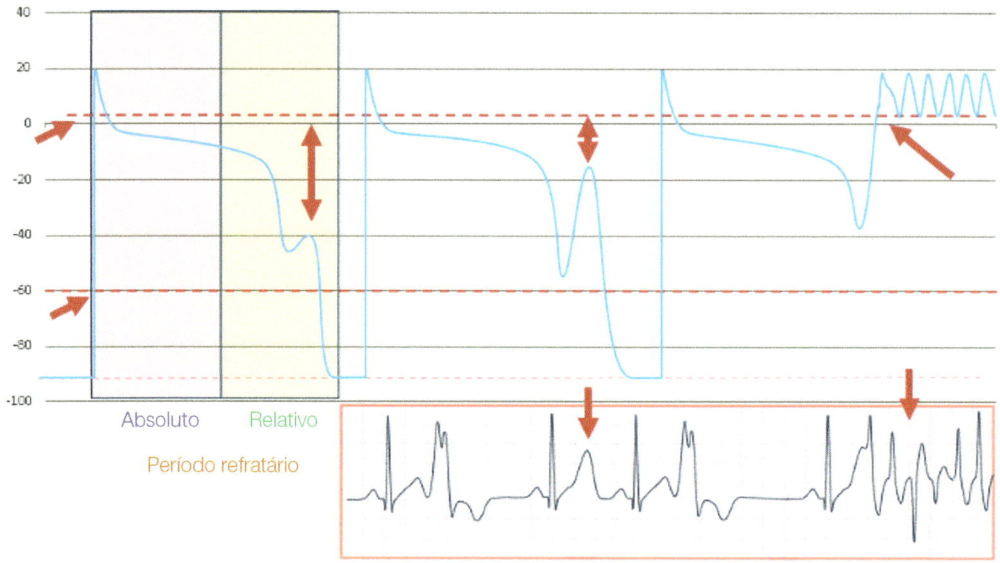

Figura 4.6. Pós-potencial precoce alterando morfologia da onda T do batimento pós-extrassistólico (A) e, em seguida, atingindo potencial limiar, deflagrando taquiarritmia ventricular (B).

Reentrada

Em condições fisiológicas, o impulso elétrico que ativa a musculatura miocárdica se extingue após despolarizar, sequencialmente, átrios e ventrículos. Isso se dá pela refratariedade do tecido cardíaco. Após a ativação elétrica, o tecido fica, durante um certo período, não responsivo a uma nova estimulação. Assim, a onda de ativação, à medida que se propaga, deixa atrás de si, tecido recentemente excitado e, portanto, refratário.

O conceito de reentrada admite que o impulso que se propaga não é conduzido homogeneamente por todo o tecido cardíaco, e não se extingue após completar a ativação. Ele persiste ativando áreas não ativadas anteriormente e, havendo condições propícias, ativa novamente os tecidos próximos, se estiverem fora do período refratário.

Isso só será possível se o impulso elétrico permanecer ativo por tempo suficiente em uma determinada área do músculo cardíaco, para que as fibras contiguas, que foram ativadas previamente, recuperem a sua excitabilidade, sendo, em seguida, novamente despolarizadas.

Para que ocorra o mecanismo de reentrada é necessário que haja:

1. Duas vias de condução – Essas duas vias precisam ser separadas funcional, ou anatomicamente, de modo que o estímulo passe pelas duas e a ativação de uma, não interfira na ativação da outra.
2. As velocidades de condução das duas vias devem ser diferentes – Uma das vias deve conduzir o estímulo tão lentamente (chamada via lenta), que permite que a outra via (via rápida) saia do período refratário.

3. As duas vias devem ser conectadas – A conexão entre as duas é necessária para que o estímulo, após percorrer uma das vias, retorne pela outra.
4. Bloqueio unidirecional – Chama-se de bloqueio unidirecional quando um determinado tecido permite que o estímulo elétrico passe em um sentido, mas não em outro. É necessário que haja o bloqueio em uma das vias (mais frequentemente a via rápida), de modo que a região de conexão entre as duas não seja ativada, permitindo que a onda de ativação retorne, promovendo a reentrada.

O modelo clássico da reentrada pode ser demostrado no caso da dupla via nodal, como apresentado na Figura 4.7.

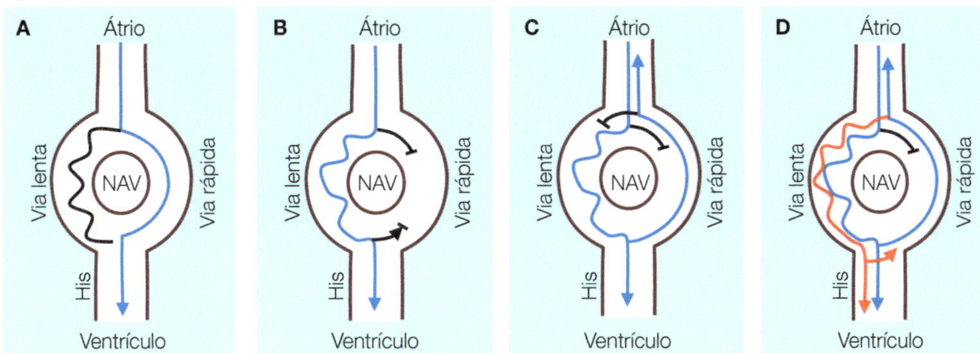

Figura 4.7. Modelo da reentrada na dupla via nodal. A- O estímulo chega à região do circuito de reentrada e atinge as duas vias simultaneamente (a via lenta e a via rápida). É bloqueado na região de conexão das duas vias, e passa diretamente para o ventrículo, não havendo reentrada. B- O estímulo não consegue descer por uma das vias (rápida) que apresenta um bloqueio unidirecional, de modo que o estímulo percorre o circuito somente pela via lenta. É bloqueado na região distal da via rápida, por essa se encontrar em período refratário, não havendo reentrada. C- Se, ao chegar na via rápida, a mesma estiver fora do período refratário, o estímulo consegue subir por ela. A ascensão pela via rápida permite que o estímulo percorra todo o circuito de reentrada, voltando a atingir a via lenta inicial. Se a velocidade de condução fosse normal, o estímulo se extinguiria, e não conseguiria descer novamente pela via lenta, que estaria no período refratário. D- Havendo condução lenta o suficiente, há tempo para a via lenta sair do período refratário e ser ativada, mais uma vez, pelo estímulo. Assim, o circuito pode se perpetuar, ativar o coração seguidas vezes, resultando em taquiarritmia.

Reentrada Fase 2

Essa é uma maneira de reentrada dependente da heterogeneidade da repolarização ventricular. Um desbalanço nos canais de sódio, caracterizado por aumento do efluxo e diminuição do influxo do íon, resulta em acentuação do entalhe do final da fase 1 do potencial de ação, que difere entre o endo e o epicárdio. Essa diferença resulta em gradiente de voltagem transmural, que se manifesta eletrocardiograficamente como alterações do segmento ST e da onda T.

Acredita-se que a reentrada fase 2 seja subjacente a muitas causas de arritmias ventriculares, como, por exemplo, aquelas que ocorrem na síndrome de

Brugada, a elevação do ponto J, elevação do ST e alterações da onda T, documentadas no batimento sinusal após as extrassístoles ventriculares, a síndrome do QT curto e a repolarização precoce (Figura 4.8).

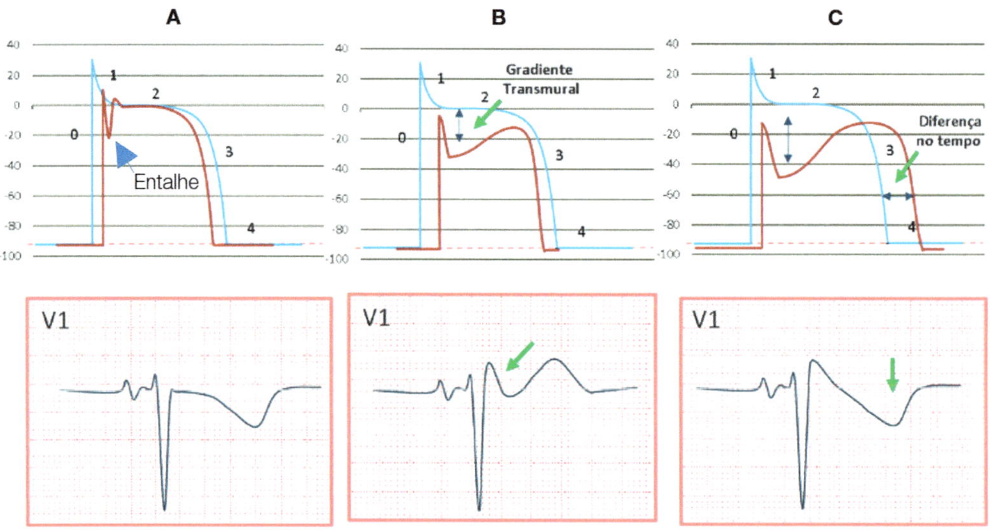

Figura 4.8. A teoria da repolarização da síndrome de Brugada. Uma mudança no equilíbrio de correntes de sódio entre o endo e o epicárdio ventricular, pode resultar em anormalidades de repolarização. Potencial de ação em azul: endocárdio e em vermelho: epicárdio. A - Indivíduo saudável. B - Síndrome de repolarização precoce. C - Síndrome de Brugada (*saddleback*).

Reentrada por reflexão

O modelo clássico de reentrada anatômica representado na Figura 4.7 é aplicável a casos específicos de taquiarritmias, como as supraventriculares que ocorrem dentro do nó AV, o *flutter* atrial, as mediadas por vias acessórias, e a taquicardia por reentrada ramo-a-ramo. No entanto, outros tipos de arritmias reentrantes requerem explicações um pouco diferentes para seus mecanismos. Por exemplo, as extrassístoles ventriculares com acoplamento fixo, são iniciadas em algum lugar na rede de fibras de Purkinje e podem ser explicadas pelo mecanismo de reflexão.

Na reflexão, o estímulo percorre o tecido em uma direção e resulta na ativação retrógrada do mesmo tecido, ou "reflexão" do estímulo. Para isso, é necessário que a região de reflexão tenha 3 componentes: uma região proximal e uma distal, com velocidades de condução normal do estímulo, e uma região central, entre as duas, sem capacidade de produzir potencial de ação, mas com capacidade de condução da corrente elétrica.

O estímulo percorre a região proximal e atinge a região central, não gerando potencial de ação nessa região, pois é inexcitável. Porém, ocorre passagem passiva da corrente elétrica via intracelular. Essa condução é lenta, e não depende da refratariedade celular por não gerar potencial de ação. Quando a corrente elétrica atinge valores limiares na região distal, um potencial de ação é iniciado nesse segmento, e se propaga para o músculo adjacente.

Quando o tempo de transmissão no sentido proximal-distal é suficientemente lento para permitir a recuperação da refratariedade na extremidade proximal, e, existindo transmissão do impulso na direção retrógrada pela região central, o mesmo é capaz de reativar o tecido proximal, gerando, assim, uma reentrada por reflexão (Figura 4.9).

A reflexão, portanto, resulta da transmissão do impulso para frente e para trás, através do mesmo segmento, com acoplamento fixo, não havendo necessidade de dissociação longitudinal, nem o movimento circular da reentrada clássica.

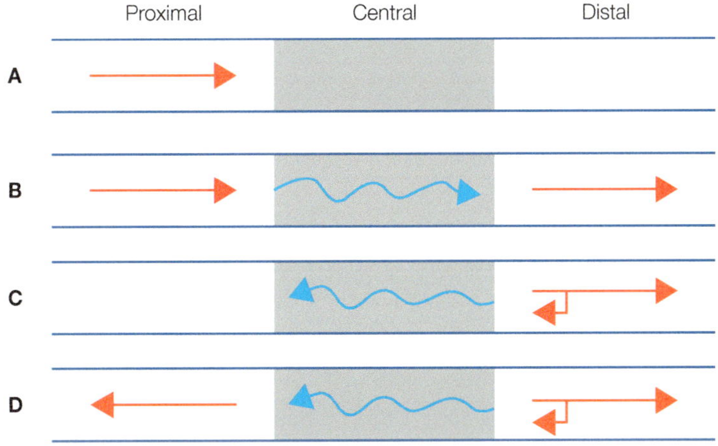

Figura 4.9. Reflexão. A estimulação do segmento proximal provoca um potencial de ação (A). Existe passagem com retardo da corrente elétrica pelo segmento médio, atingindo o segmento distal (B). O estímulo percorre retrogradamente o segmento médio (por condução passiva) (C). Quando o potencial de membrana atinge o limiar no segmento proximal, outro potencial de ação é gerado.

Mecanismos das bradiarritmias

As causas subjacentes às bradiarritmias não são consideradas, propriamente, mecanismos das arritmias. Isso porque estão relacionadas ao funcionamento fisiológico do tecido cardíaco, que se encontra deprimido por algum motivo e, mesmo em condições fisiológicas normais, algumas das características funcionais do tecido cardíaco explicam fenômenos relacionados às arritmias observados no ECG de superfície. Dito isso, podemos relacionar as causas das bradiarritmias em 3 grupos:

1. Diminuição da automaticidade;

2. Diminuição da velocidade de condução do estímulo;

3. Aberrância de condução;

4. Condução oculta.

Diminuição da automaticidade

A diminuição da automaticidade resulta em diminuição da velocidade de descarga do tecido automático. Esse mecanismo está relacionado principalmente ao nódulo sinusal resultando em bradicardia sinusal. O mecanismo por trás da diminuição da automaticidade pode ser tanto por degeneração celular (como no caso da doença de Lev-Lenegre) como por disautonomia (como no caso da doença de Chagas) (Figura 4.10). Nesse mecanismo também pode ser incluída a hipersensibilidade carotídea, que resulta em parada da função sinusal e/ou depressão da condução atrioventricular por estimulação vagal exacerbada.

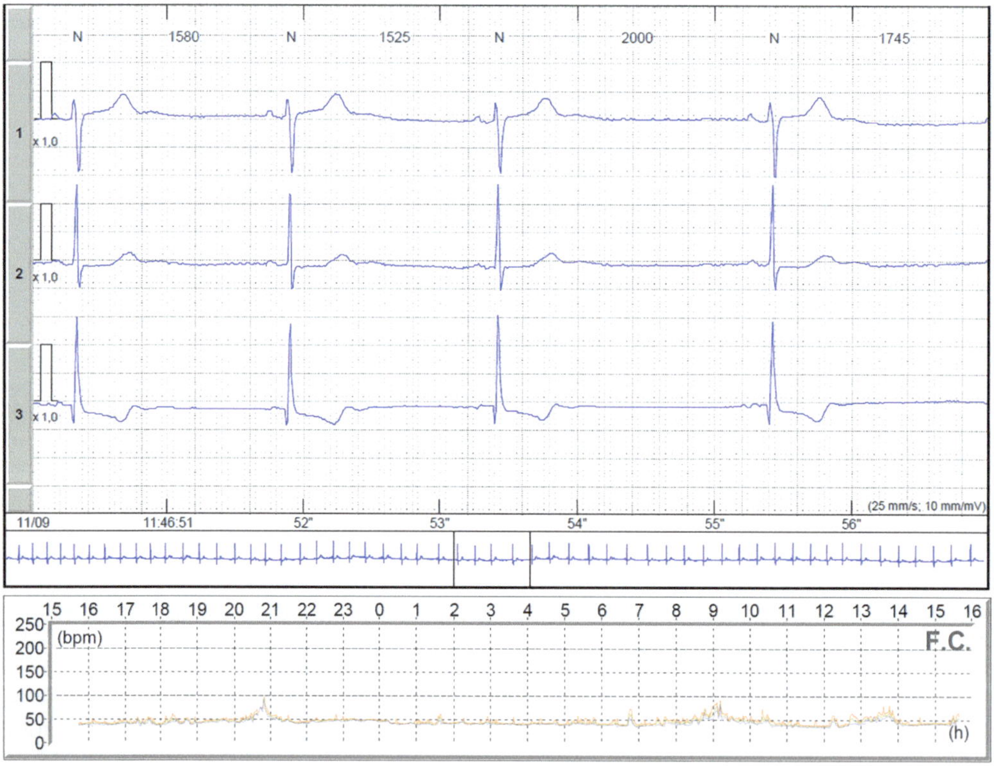

Figura 4.10. Bradicardia sinusal na doença de Lev-Lenegre. Em cima: bradicardia sinusal (FC 30 bpm). Embaixo, curva de frequência cardíaca no Holter, demostrando frequência cardíaca média de 55 bpm nas 24 horas. Fonte: acervo do autor.

Diminuição da velocidade de condução do estímulo

Embora o termo se refira à dificuldade em levar o estímulo a qualquer área do coração, classicamente é aplicado à diminuição da velocidade de condução a nível do tecido perissinusal, no nó atrioventricular e nos ramos do tronco de His.

Eles podem ser de primeiro grau (o estímulo passa lentamente), de terceiro grau (o estímulo é completamente bloqueado) e de segundo grau, que permite a passagem intermitente do estímulo. A manifestação eletrocardiográfica desses bloqueios é apresentada de maneira mais detalhada e discutida em outro capítulo desse livro.

Uma característica fisiológica, que envolve a maneira que a atividade elétrica é conduzida pelo tecido sinusal e perissinusal, após uma extrassístole supraventricular. Isso determina como a extrassístole se relaciona, em tempo, com os batimentos anterior e posterior à sua ocorrência.

Uma extrassístole supraventricular se relaciona com a atividade sinusal de 4 maneiras distintas:

- A ativação sinusal atinge o átrio próximo à região perissinusal e, nessa região, se choca com o átrio ativado pela extrassístole. Nesse caso, se diz ter ocorrido Colisão.
- A região perissinusal é ativada pela extrassístole, o nó sinusal se despolariza, e o choque entre as duas ondas ocorre no tecido perissinusal. Nesse caso, se diz ter ocorrido Interpolação.
- As regiões perissinusal e sinusal são ativadas pela extrassístole, e o ciclo sinusal é reiniciado após a ativação do tecido sinusal pela extrassístole. Nesse caso, se diz ter ocorrido *Reset*.
- As regiões perissinusal e sinusal são ativadas pela extrassístole, que reativa a região perissinusal pelo mecanismo de reentrada, dentro do nó sinusal, e ativa novamente o átrio. Nesse caso, se diz ter ocorrido reentrada.

O tempo que decorre entre a ativação sinusal antes e após a extrassístole, se difere em cada uma dessas 3 situações.

Quando há colisão, a atividade da extrassístole não interfere no ciclo sinusal, desse modo o intervalo entre o batimento sinusal precedente à extrassístole e o subsequente equivale a duas vezes o ciclo sinusal (Figura 4.11).

Quando há interpolação, a atividade da extrassístole ativa o tecido perissinusal. Isso diminui a velocidade de saída do estímulo sinusal subsequente. Essa diminuição faz com que o intervalo entre a extrassístole e o batimento sinusal seguinte seja um pouco maior que o ciclo sinusal precedente (Figura 4.12).

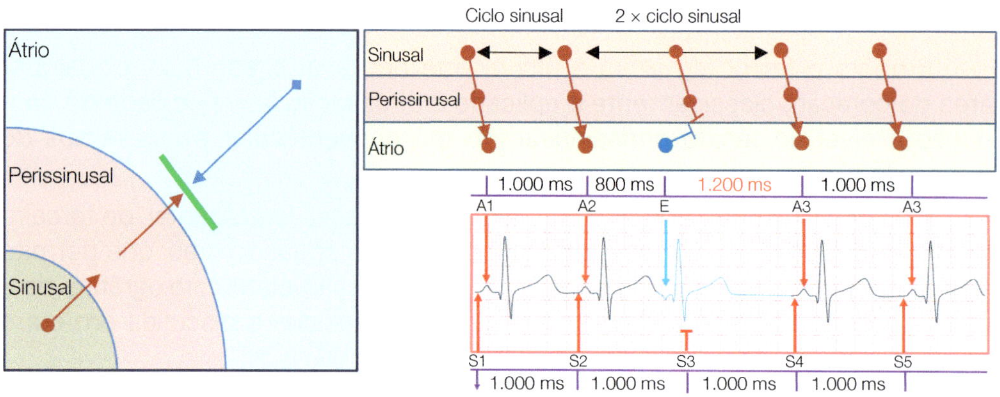

Figura 4.11. A Colisão. S: atividade sinusal; A: atividade atrial; E: extrassístole.

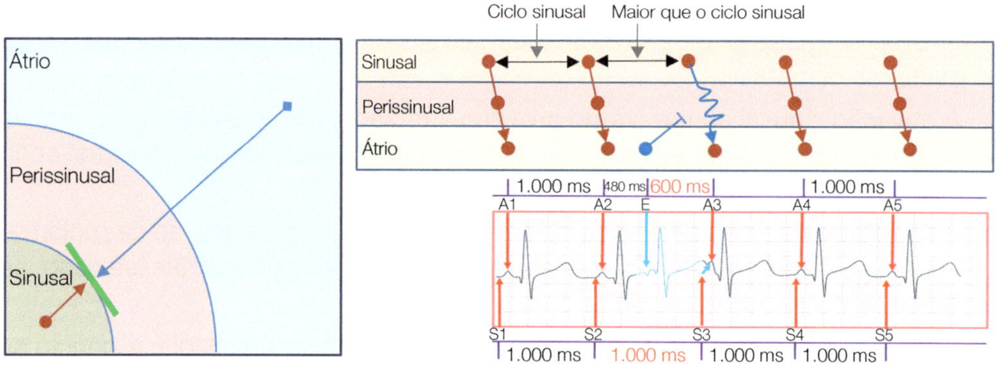

Figura 4.12. A Interpolação. S: atividade sinusal; A: atividade atrial; E: extrassístole.

Quando há *reset*, a atividade da extrassístole ativa o tecido sinusal e reinicia o ciclo sinusal. Assim, o intervalo entre a extrassístole e o batimento subsequente, é igual ao ciclo sinusal precedente (Figura 4.13).

Quando há reentrada, a atividade elétrica da extrassístole ativa o tecido perissinusal e sinusal. Ocorre reentrada dessa ativação dentro do nó sinusal, e reativação do tecido perissinusal e do átrio. Assim, o intervalo entre a extrassístole e o batimento subsequente é menor que o ciclo sinusal precedente (Figura 4.14).

De maneira análoga, a maneira com que ocorre a condução retrógrada no nó atrioventricular, determina a relação entre uma extrassístole ventricular e a ativação atrial subsequente. Uma extrassístole originária no ventrículo, após o início da ativação da musculatura ventricular, atinge o sistema de condução e o ativa retrogradamente, em direção ao nó atrioventricular. Essa ativação elétrica pode ou não, conduzir retrogradamente para o átrio.

Caso a ativação proveniente da extrassístole ventricular passe retrogradamente pelo nó atrioventricular, e despolarize o átrio, será possível observar uma onda P não sinusal, logo após a extrassístole. Caso contrário, a ativação atrial se dá pela ação do nó sinusal, e a onda P sinusal pode ocorrer logo após o QRS, ou dentro dele, alterando ou não sua morfologia (Figura 4.15).

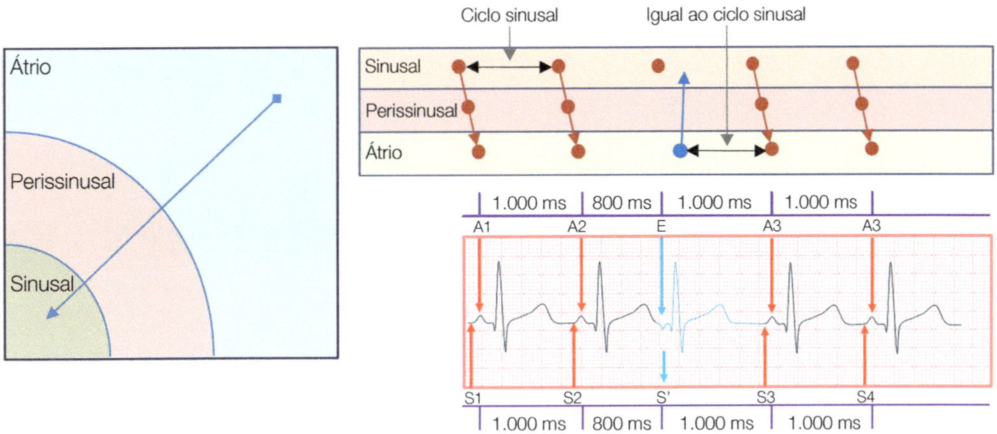

Figura 4.13. O Reset. S: atividade sinusal; A: atividade atrial; E: extrassístole.

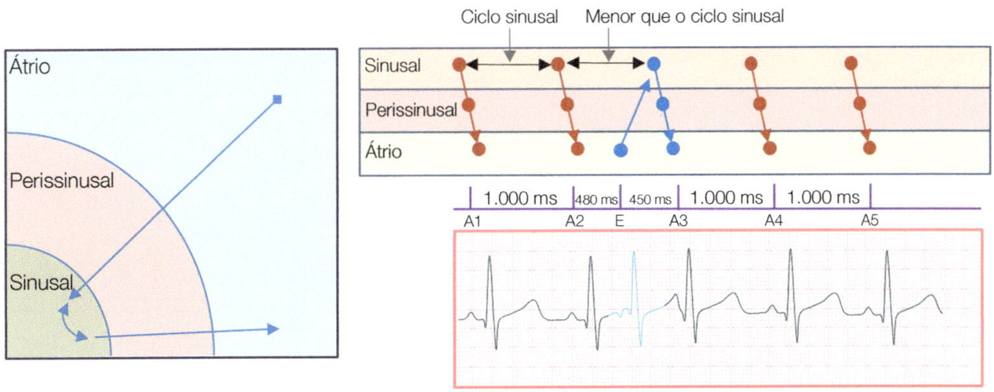

Figura 4.14. A Reentrada. S: atividade sinusal; A: atividade atrial; E: extrassístole.

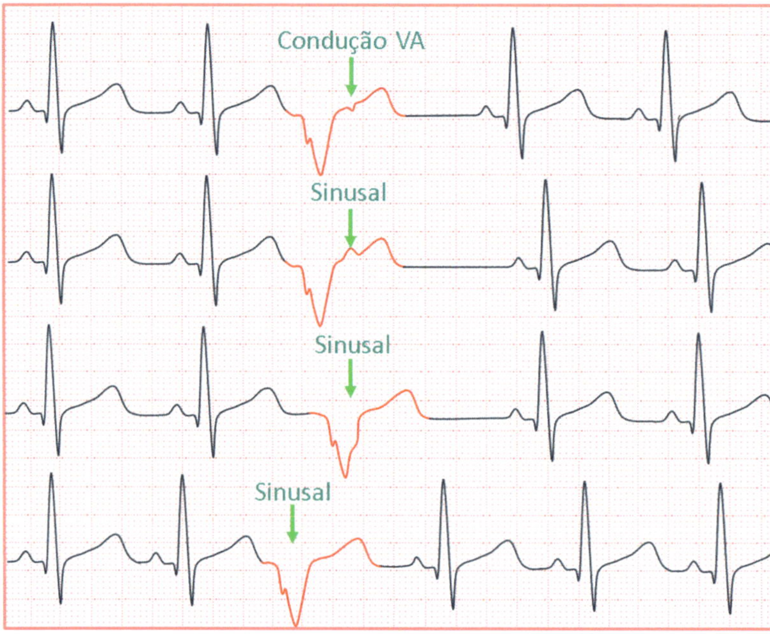

Figura 4.15. Ativação atrial após uma extrassístole ventricular.

Se a ativação ventricular proveniente da extrassístole for bloqueada no sistema de excito-condução, não atingindo o nó atrioventricular, a ativação sinusal ocorre normalmente, os átrios são ativados secundariamente pela ativação do nó sinusal, e atinge o nó atrioventricular. O eletrocardiograma de superfície vai mostrar uma extrassístole ventricular, seguida de uma onda P secundária à ativação sinusal normal, com o mesmo ciclo sinusal precedente à extrassístole. Nessa situação, pode ocorrer a despolarização de parte do septo interventricular pela ativação proveniente dos átrios – fenômeno denominado fusão (Figura 4.16).

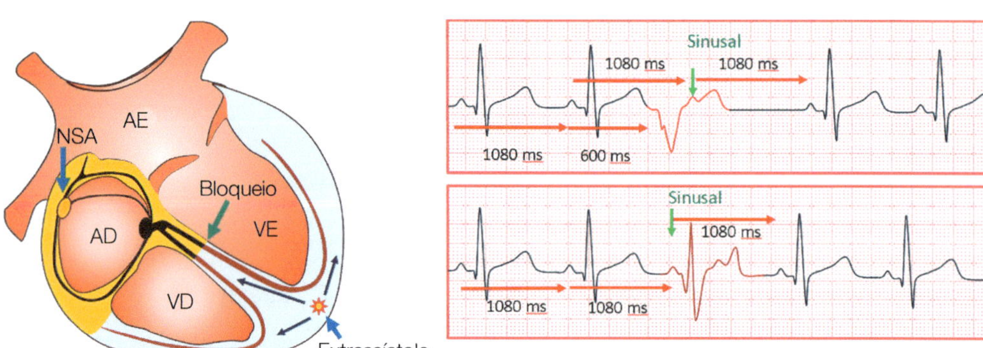

Figura 4.16. A extrassístole ventricular é bloqueada nos ramos, não atingindo o nó atrioventricular. A ativação sinusal ocorre normalmente. Em cima, a extrassístole ventricular, seguida de onda P secundária à ativação sinusal normal. Embaixo, o fenômeno de fusão.

Se a ativação ventricular proveniente da extrassístole for bloqueada no nó atrioventricular, a ativação sinusal ocorre normalmente, os átrios e o nó atrioventricular são ativados secundariamente pela ativação do nó sinusal. O eletrocardiograma de superfície vai mostrar uma extrassístole ventricular, seguida de uma onda P secundária à ativação sinusal normal. Porém, não é possível ocorrer mecanismo de fusão, pois a ativação proveniente dos átrios encontra o nó atrioventricular em período refratário. No entanto, se o batimento sinusal subsequente à extrassístole encontrar o nó atrioventricular em período refratário relativo, poderá conduzir o estímulo para o ventrículo com incremento do intervalo PR. Esse fenômeno é denominado condução oculta (Figura 4.17).

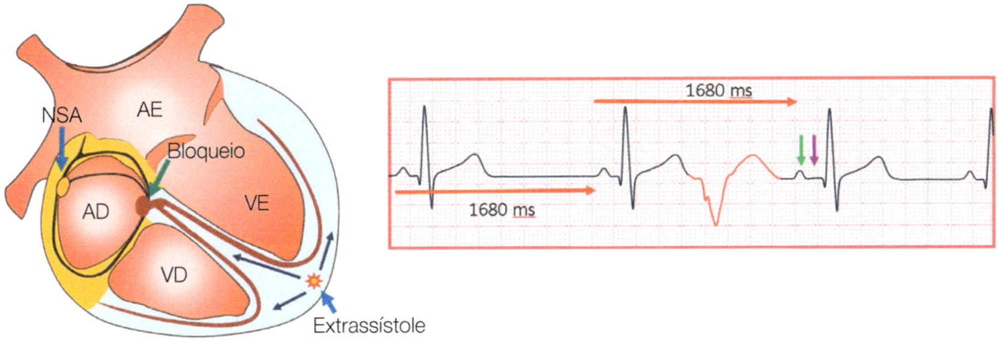

Figura 4.17. A extrassístole ventricular é bloqueada no nó atrioventricular. A atividade sinusal subsequente é conduzida com incremento do intervalo PR (Pseudo BAV de 1° grau). Fenômeno de condução oculta.

Se a ativação ventricular proveniente da extrassístole não for bloqueada no nó atrioventricular, a depolarização do átrio ocorrerá pela ativação retrógrada, sendo observado uma onda P não sinusal após a extrassístole ventricular. A maneira com que a ativação atrial retrógrada interfere no batimento sinusal subsequente, depende das características eletrofisiológicas do nó atrioventricular, podendo o intervalo PR seguinte ser normal, aumentado, ou mesmo ocorrer bloqueio da condução atrioventricular. Esse fenômeno (do mesmo modo que o descrito acima) não demonstra, necessariamente, disfunção da condução AV, mas somente a interferência no período refratário do nó atrioventricular pela extrassístole (Figura 4.18).

A extrassístole ventricular que ativar o átrio retrogradamente, vai interagir com a função sinusal da mesma maneira que uma extrassístole supraventricular o faria, gerando as mesmas condições de colisão, reset, interpolação ou reentrada. Essas condições podem ser determinadas comparando-se o intervalo entre os ciclos sinusal prévio à extrassístole, e o tempo entre o batimento sinusal precedente e subsequente à extrassístole, como visto na Figura 4.19.

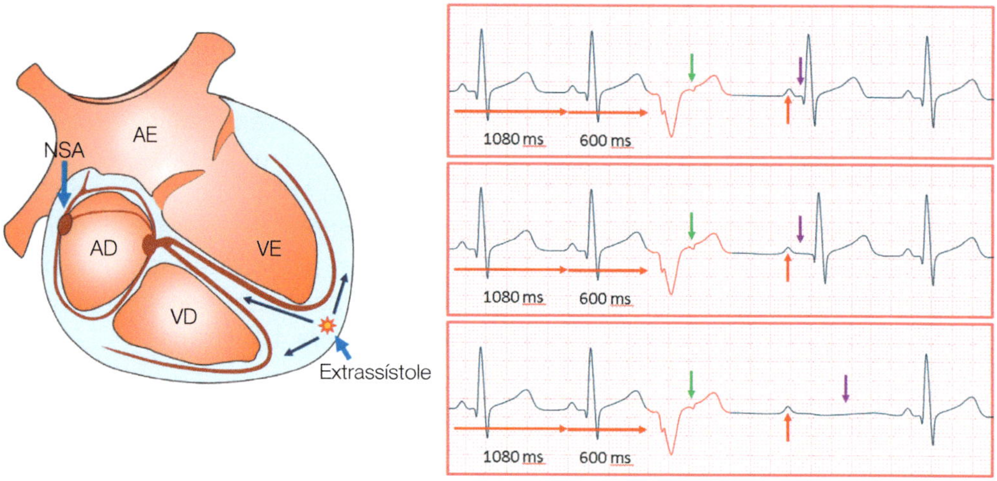

Figura 4.18. Interferência na condução atrioventricular após extrassístole ventricular com condução retrógrada para o átrio.

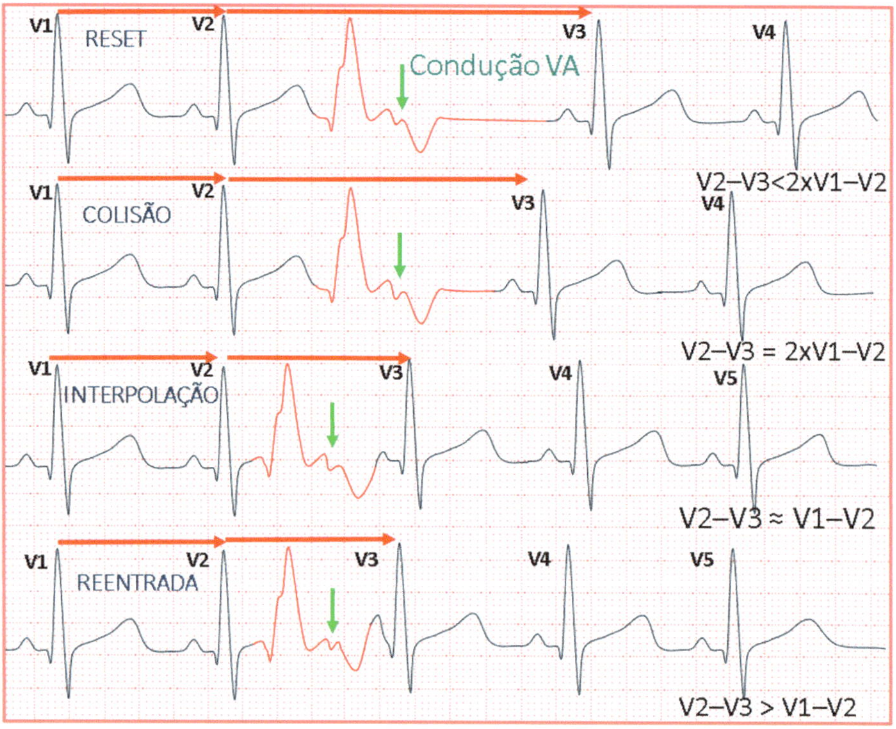

Figura 4.19. Interferência no ciclo sinusal após extrassístole ventricular com condução retrógrada para o átrio. As formas demonstram a relação entre o ciclo sinusal precedente à extrassístole (V1-V2), e o intervalo entre o batimento sinusal que precede (V2), e o que sucede (V3) a extrassístole, em cada uma das situações.

Aberrância de condução

Diz-se que há aberrância de condução, quando um estímulo supraventricular é conduzido de modo anormal para os ventrículos. Isso se dá em consequência do estímulo não se propagar por um dos ramos do feixe de His, por encontrá-lo em período refratário.

A forma mais comum de aberrância ocorre quando há um acoplamento curto entre dois estímulos (bloqueio fase 3). Nessa situação, o estímulo de acoplamento curto cai no período refratário de um dos ramos (em condições normais, mais frequentemente do ramo direito) e é conduzido com padrão de bloqueio de ramo.

A aberrância também está relacionada à diástole anterior, porque as diástoles mais longas são seguidas por potenciais de ação de maior duração. Como resultado, há mais chances de aberrância quando uma ativação ventricular de acoplamento curto é precedida de uma longa diástole, assim chamado de Fenômeno de Ashman (Figura 4.20). Esse fenômeno é mais frequente em situação de maior variabilidade da contração ventricular, como na fibrilação atrial.

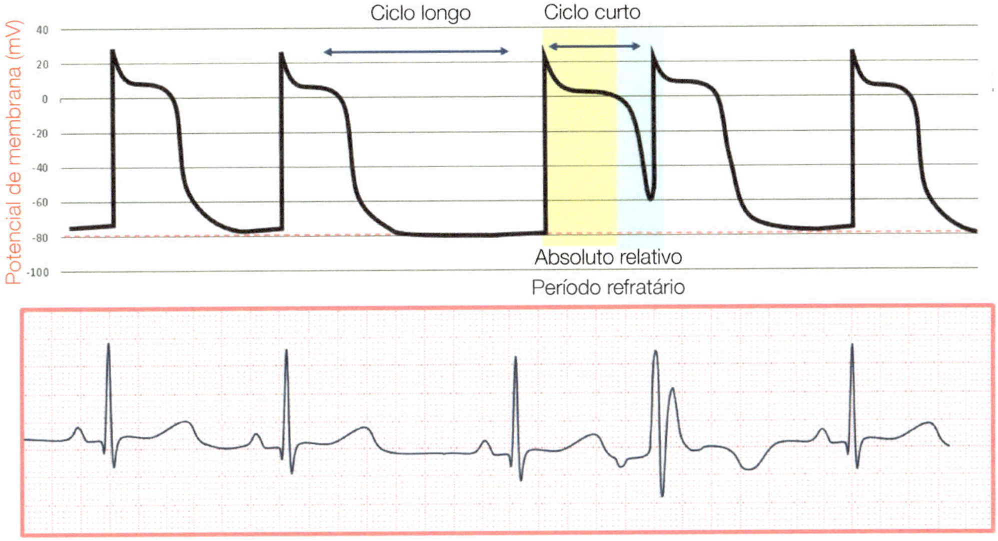

Figura 4.20. Fenômeno de Ashman. Como existe um ciclo longo antes do estímulo prematuro, o potencial de ação das células do ramo direito é de maior duração, e permanecem em período refratário por mais tempo. O estímulo prematuro cai no período refratário do ramo, sendo conduzido com aberrância.

Referências bibliográficas

1. Nerbonne JM, Guo W. Heterogeneous expression of voltage-gated potassium channels in the heart: roles in normal excitation and arrhythmias. J Cardiovasc Electrophysiol 2002;13:406-9.

2. Amos GJ, Wettwer E, Metzger F, et al. Differences between outward currents of human atrial and subepicardial ventricular myocytes. J Physiol 1996;491:31-50.
3. Baruscotti M, Bucchi A, Difrancesco D. Physiology and pharmacology of the cardiac pacemaker ("funny") current. Pharmacol Ther 2005;107:59-79.
4. Antzelevitch C, Burashnikov A. Overview of basic mechanisms of cardiac arrhythmia. Card Electrophysiol Clin 2011;3:23-45.
5. Anumonwo JM, Pandit SV. Ionic mechanisms of arrhythmogenesis. Trends Cardiovasc Med 2015;25:487-96.
6. Jalife J, Delmar M, Anumonwo J, et al. Basic mechanisms of cardiac arrhythmias. Basic cardiac electrophysiology for the clinician. 2nd edWiley-Blackwell; 2009.
7. Yeh YH, Burstein B, Qi XY, et al. Funny current downregulation and sinus node dysfunction associated with atrial tachyarrhythmia: a molecular basis for tachycardia-bradycardia syndrome. Circulation 2009;119:1576-85.
8. Maltsev VA, Lakatta EG. Normal heart rhythm is initiated and regulated by an intracellular calcium clock within pacemaker cells. Heart Lung Circ 2007;16:335-48.
9. Gussak I, Antzelevitch C, Hammill SC, et al. Cardiac repolarization: bridging basic and clinical science (contemporary cardiology). Totowa, New Jersey: Humama Press; 2003.
10. Jalife J, Antzelevitch C, Moe GK. The case for modulated parasystole. Pacing Clin Electrophysiol 1982;5:911-26.
11. Saoudi N, Castellanos A, Touboul P. Automodulation des para systolies ventriculaires: la courbe de phase reponse triphasique. Arch Mal Coeur 1989;82:201-6.
12. January CT, Chau V CT, Makielski JC. Triggered activity in the heart: cellular mechanisms of early after-depolarizations. EuruHeart J 1991;12:4-9.
13. Cranefield PF. Action potentials, afterpotentials, and arrhythmias. Circ Res 1977;41:415-23.
14. [January CT, Riddle JM. Early afterdepolarizations: mechanism of induction and block. A role for L-type Ca2þ current. CirCRes 1989;64:977-90.
15. Burashnikov A, Antzelevitch C. Late-phase 3 EAD. A unique mechanism contributing to initiation of atrial fibrillation. Pacing Clin Electrophysiol 2006;29:290-5.
16. Maruyama M, Lin SF, Xie Y, et al. Genesis of phase 3 early afterdepolarizatíons and triggered activity in acquired long-QT syndrome. Circ Arrhythm Electrophysiol 2011;4:103-11.
17. Janse MJ, Wit AL. Electrophysiological mechanisms of ventricular arrhythmias resulting from myocardial ischemia and infarction. Physiol Rev 1989;69:1049-169.
18. Allessie MA, Bonke FI, Schopman FJ. Circus movement in rabbit atrial muscle as a mechanism of tachycardia. Circ Res 1973;33:54-62.
19. Wit AL, Hoffman BF, Cranefield PF. Slow conduction and reentry in the ventricular conducting system. I. Return extrasystole in canine Purkinje fibers. Circ Res 1972;30:1-10.
20. Antzelevitch C, Jalife J, Moe GK. Characteristics of reflection as a mechanism of reentrant arrhythmias and its relationship to parasystole. Circulation 1980;61:182-91.
21. Tung L. Expanding on forty years of reflection. J Physiol 2011;589:2107-8.
22. Lukas A, Antzelevitch C. Reflected reentry, delayed conduction, and electrotonic inhibition in segmentally depressed atrial tissues. Can J Physiol Pharmacol 1989;67:757-64.
23. Rozanski GJ, Jalifé J, Moe GK. Reflected reentry in nonhomogeneous ventricular muscle as a mechanism of cardiac arrhythmias. Circulation 1984;69:163-73.
24. Shimizu W, Aiba T, Kamakura S. Mechanisms of disease: current understanding and future challenges in Brugada syndrome. Nat Clin Pr Cardiovasc Med 2005;2:408-14.
25. Lukas A, Antzelevitch C. Phase 2 reentry as a mechanism of initiation of circus movement reentry in canine epicardium exposed to simulated ischemia. Cardiovasc Res 1996;32:593-603.
26. Brugada P, Wellens HJ. Early afterdepolarizations: role in conduction block, "prolonged repolarization-dependent reexcitation," and tachyarrhythmias in the human heart. Pacing Clin Electrophysiol 1985;8:889-96.
27. Li ZY, Maldonado C, Zee-Cheng C, et al. Purkinje fibre-papillary muscle interaction in the genesis of triggered activity in a guinea pig model. Cardiovasc Res 1992;26:543-8.
28. Liu MB, de Lange E, Garfinkel A, et al. Delayed afterdepolarizatíons generate both triggers and a vulnerable substrate promoting reentry in cardiac tissue. Heart Rhythm 2015;12:2115-24.
29. Hafeez Y, Grossman SA. (9 August 2021). Sinus bradycardia. StatPearls, NCBI Bookshelf, US National Institutes of Health. PMID 29630253. Retrieved 16 January 2022.
30. Adams MG, Pelter MM (September 2003). "Ventricular escape rhythms". American Journal of Critical Care. 12 (5): 477–8. doi:10.4037/ajcc2003.12.5.477. PMID 14503433.
31. Ufberg JW, Clark JS (February 2006). Bradydysrhythmias and atrioventricular conduction blocks. Emerg. Med. Clin. North Am. 24 (1): 1-9, v. doi:10.1016/j.emc.2005.08.006. PMID 16308110.

SEÇÃO 2

Bradiarritmias

5

Disfunção do Nó Sinusal

Antonio Thomaz de Andrade

Introdução

O nó sinusal (NS) é uma estrutura subepicárdica que se localiza no topo do átrio direito próximo ao orifício da veia cava superior, podendo, em alguns casos, se estender até a veia cava inferior.[1] É caracterizado por um conjunto de células com maior capacidade de despolarização espontânea, fazendo com que, em condições fisiológicas, assuma o papel de marca-passo do coração. Essa capacidade de despolarização espontânea se dá graças a uma fase 4 do potencial de ação mais inclinada, gerada principalmente pela entrada de sódio e redução da atividade dos canais retificadores de potássio e é chamada de automaticidade ou automatismo cardíaco. Quanto maior a inclinação da fase 4, mais rapidamente as células do NS atingem o limiar de despolarização e mais rápida é a frequência cardíaca (FC).[2]

O NS é ricamente inervado e está sob constante influência do sistema nervoso autônomo. O estímulo simpático atua aumentando a inclinação da fase 4 e gerando um aumento da FC. Já o parassimpático atua diminuindo a inclinação da fase 4 e, consequentemente, diminuindo a FC. Outros fatores extrínsecos como drogas, temperatura, distúrbios eletrolíticos podem modificar a permeabilidade dos canais iônicos modificando a inclinação da curva (Figura 5.1).[3]

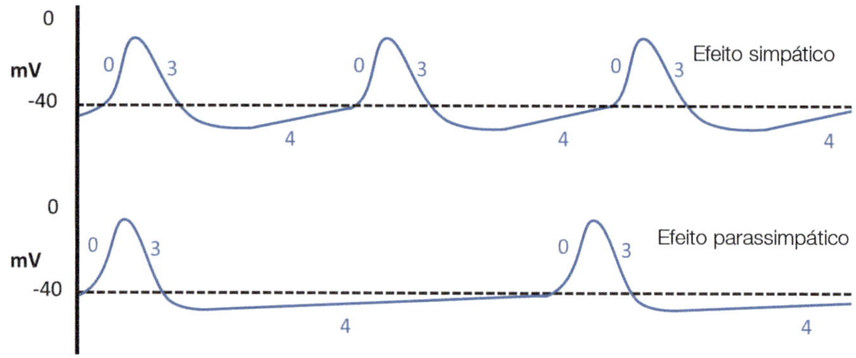

Figura 5.1. Potencial de ação na célula do nó sinusal: A frequência cardíaca (FC) é diretamente proporcional à inclinação da fase 4. O estímulo simpático atua aumentando a inclinação da curva e, consequentemente, a FC; o estímulo parassimpático reduz a inclinação da curva e, por consequência, a FC. Fonte: Acervo do autor.

A disfunção do nó sinusal (DNS) foi primeiramente descrita por Bernard Lown como um defeito na elaboração ou condução do impulso elétrico sinusal aos átrios.[4] Ao eletrocardiograma pode se manifestar por bradicardia sinusal, pausas, incapacidade de aumentar a FC quando exigido (incompetência cronotrópica), ritmos de substituição (atrial ectópcio, juncional) e alternância com taquiarritmias atriais.

Embora os termos disfunção e doença do nó sinusal sejam frequentemente usados como equivalentes, o termo doença do nó sinusal é mais bem aplicado àqueles pacientes que têm sintomas relacionados à bradicardia. Já o termo disfunção pode ser aplicado a pacientes assintomáticos.[5] Os sintomas mais frequentemente associados são síncope, pré-síncope, tontura, fadiga e intolerância ao esforço. A correlação entre a bradicardia e os sintomas nem sempre é uma tarefa fácil. Na população idosa, em que a DNS é mais prevalente, a sintomatologia pode ser inespecífica ou relacionada a outras comorbidades. Ao mesmo tempo, muitos pacientes sintomáticos são autolimitados, não têm boa percepção dos sintomas ou têm déficits cognitivos que lhes impede de expressá-los. Mas, eventualmente, referem melhora da qualidade de vida após correção da bradicardia com implante de marca-passo definitivo.

Etiologia

A etiologia da DNS pode ser dividida em dois grandes grupos: a etiologia intrínseca, originada no próprio nó sinusal, e a extrínseca, que ocorre secundária a processos externos como uso de fármacos ou ação do sistema nervoso autônomo.[6]

Intrínseca

As etiologias intrínsecas ou primárias geralmente estão associadas a um coração doente, macroscopicamente ou não, e são de caráter não reversível. A causa mais frequente é a degenerativa, relacionada ao envelhecimento, na qual o NS é total ou parcialmente preenchido por tecido fibroso.[7]

Esse processo pode ser agravado pela redução da perfusão sanguínea do NS que ocorre na doença coronariana. Na fase aguda do infarto do miocárdio, a disfunção pode ocorrer de maneira temporária, relacionada principalmente a modulação autonômica nos casos de oclusão aguda da coronária direita.[8]

No nosso meio, a cardiomiopatia chagásica permanece sendo causa importante de DNS, ocorrendo secundariamente a dano inflamatório tecidual e lesão do sistema nervoso autônomo local.[9]

Outras causas menos frequentes são as doenças infiltrativas, como amiloidose, hemocromatose, endocardiomiofibrose, doença reumática, miocardites crônicas ou agudas, pós-operatório de cirurgias cardíacas (com mais notoriedade nas cardiopatias congênitas) e causas genéticas, como as distrofias musculares e as mutações do SCN5A.[10]

Extrínseca

As etiologias extrínsecas ou secundárias costumam afetar corações estruturalmente normais e são potencialmente reversíveis. O uso de medicamentos é causa comum de bradicardia sinusal. Entre as drogas antiarrítmicas se destacam as do grupo II (betabloqueadores), III (amiodarona, sotalol) e IV (verapamil e diltiazem). Drogas do grupo I tem efeito mais variável, a quinidina e a disopiramida (Ia), por exemplo, apresentam efeito vagolítico que contrabalanceia uma possível ação depressora no NS podendo até resultar em aumento da FC. Fármacos não antiarrítmicos também podem eventualmente se correlacionar com a depressão da função sinusal. É o caso da clonidina, um fármaco anti-hipertensivo com propriedades simpaticolíticas, memantina, droga utilizado no tratamento de síndromes demenciais e timolol, colírio utilizado para o tratamento de glaucoma.[9]

A hiperatividade vagal pode ocorrer em atletas com hipercondicionamento físico e transitoriamente nas síndromes reflexas (vasovagal, situacional e hipersensibilidade do seio carotídeo). A depressão transitória também ocorre de maneira fisiológica durante o sono, mas pode ser exacerbada na presença de apneia obstrutiva do sono.

Distúrbios eletrolíticos (hipocalcemia, hipercalemia e hipocalemia), acidose metabólica, hipotermia e hipotireoidismo também são causas importantes de disfunção extrínseca e reversível do NS.

Caracterização do ritmo sinusal no Holter de 3 canais

O Holter com 3 canais utiliza geralmente derivações bipolares modificadas através de 4 a 7 eletrodos colocados sobre o tórax. Não existe padronização entre os vários fabricantes, o que gera uma limitação para a caracterização morfológica da onda P sinusal quando comparado ao ECG12D convencionais.[11]

No entanto, a maioria dos fabricantes utilizam derivações que apontam de cima para baixo e da esquerda para a direita, o que confere uma onda P predominantemente positiva ou neutra nos canais avaliados (Figura 5.2). Essa morfologia pode sofrer alterações transitórias relacionadas à postura/posição ou fixas relacionadas a sobrecargas importantes, bloqueios interatriais ou colocações não habituais dos eletrodos.

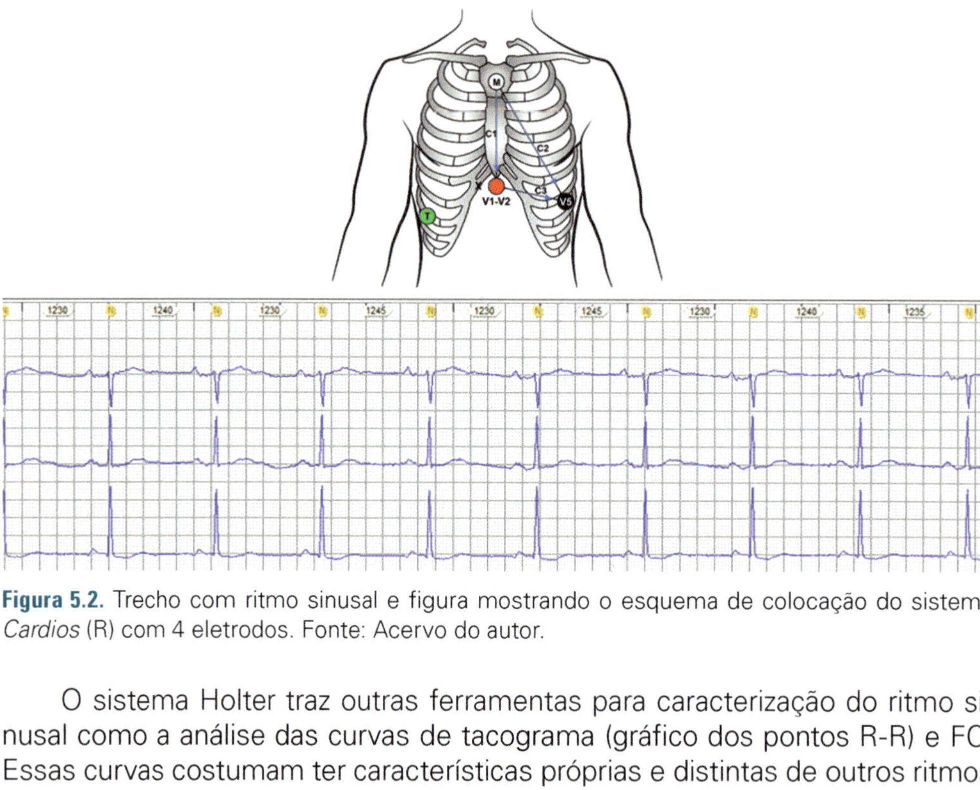

Figura 5.2. Trecho com ritmo sinusal e figura mostrando o esquema de colocação do sistema *Cardios* (R) com 4 eletrodos. Fonte: Acervo do autor.

O sistema Holter traz outras ferramentas para caracterização do ritmo sinusal como a análise das curvas de tacograma (gráfico dos pontos R-R) e FC. Essas curvas costumam ter características próprias e distintas de outros ritmos não sinusais, com respostas relacionadas ao ciclo circadiano e influência do sistema nervoso autônomo sob o ritmo sinusal.

Influência do sistema nervoso autônomo

A exacerbação do tônus vagal, de maneira reflexa ou predominantemente fixa, pode ser causa secundária de DNS ou contribuir para piorar a bradicardia nas formas primárias. A análise de parâmetros de variabilidade da frequência cardíaca (VFC) do Holter de 24 h pode sugerir qual o papel da influência autonômica na gênese da bradicardia.

Pacientes com tônus vagal exacerbado possuem maior VFC. É possível verificar isso de modo subjetivo na análise de curvas de FC e do tacograma ou de maneira mais objetiva, baseado em variáveis no domínio do tempo e da frequência. Quando há aumento do tônus vagal, as curvas que utilizam FC mínima, média e máxima por minuto são tipicamente mais separadas e o tacograma mostra intervalos R-R com amplitude de distribuição mais ampla. Pacientes com DNS primária podem se apresentar com baixa VFC, sugerindo pouca influência do sistema nervoso autônomo na geração da bradicardia (Figura 5.3). Em contraste, na DNS secundária a exacerbação do tônus vagal os índices estão sempre aumentados (Figura 5.4A).

Bradicardias secundárias ao aumento do tônus vagal costumam ter melhor prognóstico e ser menos sintomáticas. Para casos sintomáticos, algumas séries de caso sugerem que a cardioneuroablação pode ser uma alternativa ao implante do marca-passo definitivo. Esse procedimento é realizado por meio do estudo eletrofisiológico (EEF) e utiliza a radiofrequência para modular a ação das fibras eferentes parassimpáticas no sistema excito condutor cardíaco. Pode ser realizado em pacientes com síncope neurocardiogênica com importante componente cardioinibitório e em outras bradicardias sintomáticas à custa do tônus vagal e com boa resposta ao teste de atropina.[12,13] Na Figura 5.4A, mostramos o Holter de uma paciente do sexo feminino, 37 anos, com DNS sintomática e síncope reflexa, que realizou procedimento da cardioneuroablação. A Figura 5.4B mostra o resultado do Holter após 40 dias do procedimento com melhora da FC e queda dos parâmetros de VFC. Estudos randomizados, que explorem a evolução a longo prazo desses pacientes, são necessários para que essa terapia crie raízes na prática clínica.

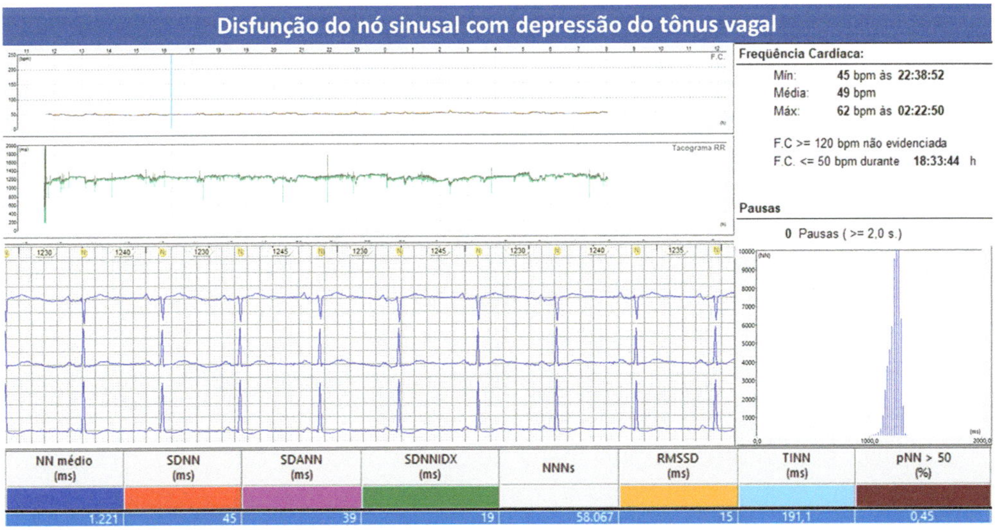

Figura 5.3. Exemplo de traçado de Holter de um paciente de 76 anos com DNS intrínseca e sintomática, com curvas de FC, tacograma e parâmetros de VFC no domínio do tempo mostrando depressão do tônus vagal. Fonte: Acervo do autor.

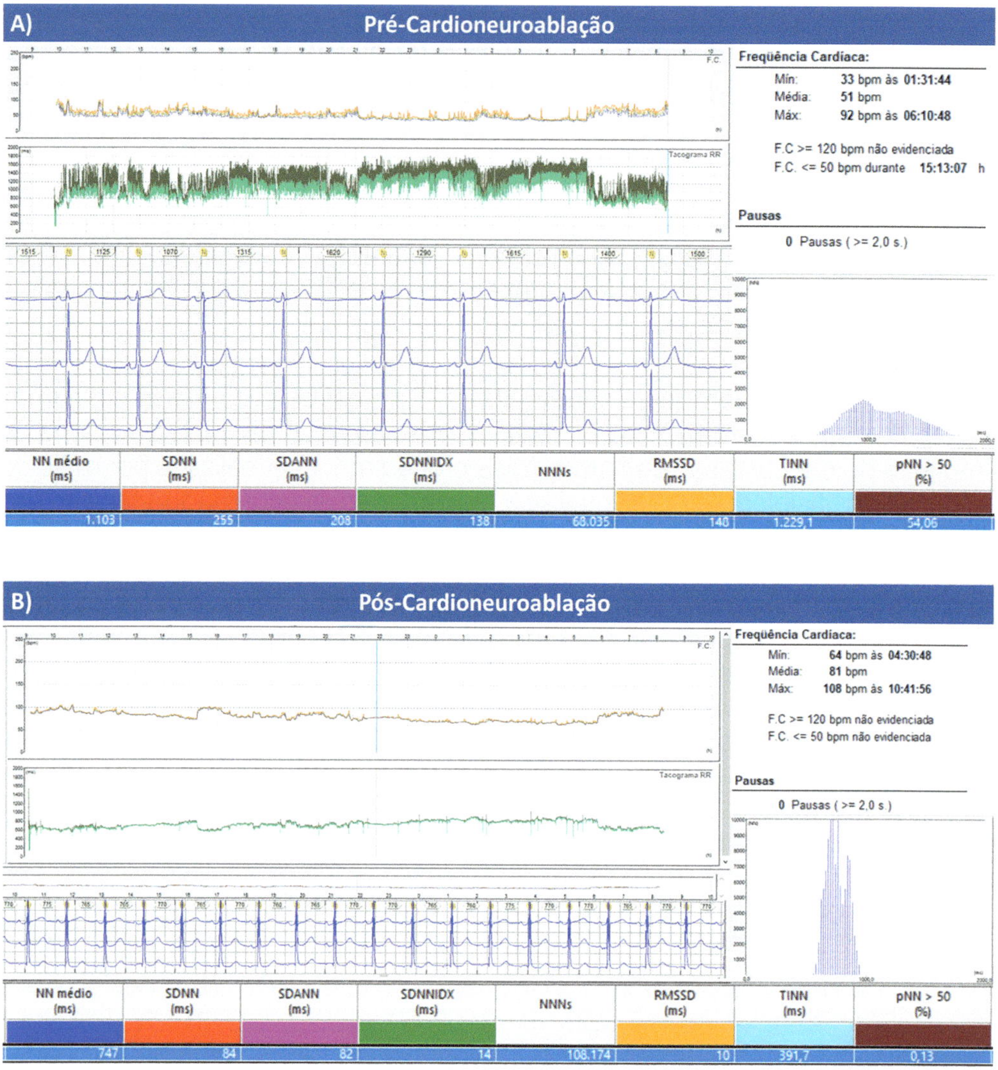

Figura 5.4. A) Traçado de Holter de paciente de 37 anos, sexo feminino, com DNS sintomática e síncope reflexa, associado a curvas de FC, tacograma e parâmetros de VFC no domínio do tempo. B) A mesma paciente após 40 dias pós-procedimento de cardioneuroablação, com importante aumento da FC e queda dos parâmetros de VFC. Fonte: Acervo do autor.

Apresentação eletrocardiográfica

A DNS possui uma gama variada de apresentações, que incluem bradicardia sinusal, pausas, incompetência cronotrópica, diversos ritmos de substituição e alternância com taquiarritmias atriais.

Bradicardia sinusal

Bradicardia sinusal é a manifestação eletrocardiográfica mais frequente de DNS. Embora no passado tenha-se usado como referência a FC menor que 60 bpm, a literatura atual tende a classificar como ritmo sinusal bradicárdico aquele cuja FC está abaixo de 50 bpm.[14]

O valor clínico de qualquer classificação, porém, é questionável. No Holter de 24h é comum encontrarmos frequências abaixo de 40 bpm durante o sono e isso não traduz uma situação patológica. Atletas jovens sem cardiopatia estrutural costumam apresentar FC de repouso abaixo de 50 bpm geralmente com boa evolução a longo prazo.[15]

Pausas/paradas sinusais

Pausas no Holter podem acontecer por aumento transitório do tônus vagal, ou de modo primário pela cessação da atividade sinusal ou bloqueio sinoatrial. A definição de pausa ou parada sinusal na literatura é variável. Pela diretriz brasileira de emissão de laudos eletrocardiográficos de 2022, define-se como pausa sinusal um aumento acima de 1.5 × o valor do ciclo P-P básico, ganhando importância clínica quando acima de 2,0 segundos.[14] Enquanto na diretriz da *American Heart Association* de avaliação e manejo de pacientes com bradicardia de 2018, pausa sinusal seria aquela ≥ 3,0 segundos e parada sinusal aquela em que a pausa é necessariamente relacionada a cessação temporária da atividade sinusal.[16]

A análise automática da maioria dos softwares de Holter costuma classificar como pausa valores de intervalo R-R ≥ 2,0 ou 2,5 segundos. Esse parâmetro pode ser alterado pelo analista quando for de valor mostrar pausas menores ou se restringir as maiores. Essa análise automática é baseada no ciclo R-R, não identifica onda P e não diferencia entre pausas sinusais, bloqueios atrioventriculares ou outras causas de aumento do ciclo R-R.

Bloqueios sinoatriais

Bloqueios sinotariais (BSA) são defeitos na condução do impulso sinusal para o tecido atrial. São uma causa rara de pausa no Holter e analogamente aos bloqueios atrioventriculares e podem ser divididos em:

1. Bloqueio sinoatrial de 1° grau;
2. Bloqueio sinoatrial de 2° grau tipo 1;
3. Bloqueio sinoatrial de 2° grau tipo 2;
4. Bloqueio sinoatrial de 3° grau.

Sendo que apenas os BSA de 2° grau podem ser identificados no ECG de superfície.[9]

Bloqueio sinoatrial de 1° grau

O bloqueio sinoatrial de 1° grau representa, na verdade, não um bloqueio, mas um prolongamento do intervalo sinoatrial (ISA), que ocorre entre a despolarização do nó sinusal e formação da onda P. Não pode ser mensurado ao ECG convencional, apenas por meio de manobras do EEF que são pouco realizadas na prática clínica. Na Figura 5.5, apresentamos uma representação esquemática da condução sinoatrial normal e BSA de 1° grau no diagrama de Lewis.

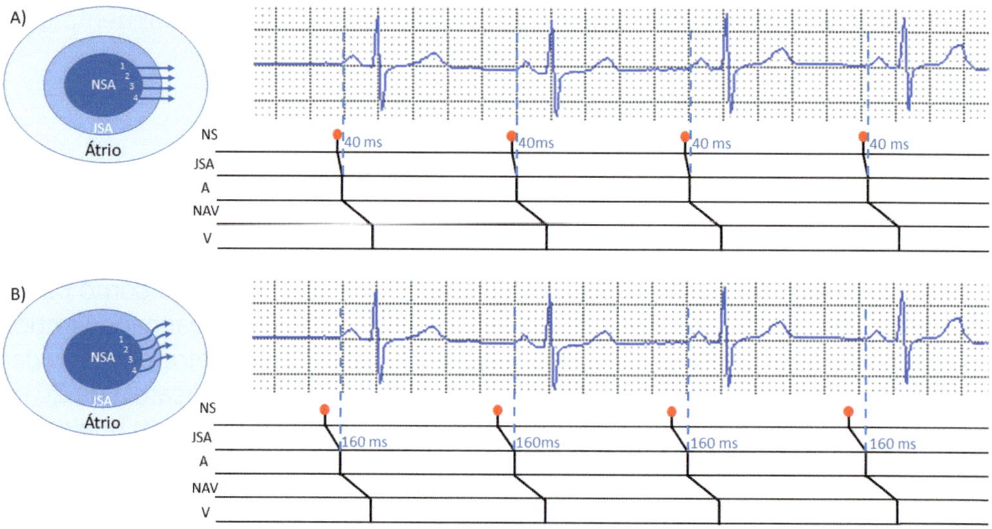

Figura 5.5. Ilustração esquemática de A) Intervalo Sinoatrial normal e B) Intervalo Sinoatrial prolongado, caracterizando BSA de 1° grau, com seus respectivos diagramas de Lewis. *As medições do ISA são meramente ilustrativas, não representando medições reais. Fonte: Acervo do autor.

Bloqueio sinoatrial de 2° grau tipo I

No BSA de 2° grau tipo 1 ocorre um aumento progressivo do ISA seguido por uma falha da condução do impulso, analogamente ao fenômeno de Wenckebach atrioventricular. Ele é caracterizado no ECG por ciclos P-P progressivamente mais curtos seguidos por pausas < 2 × o P-P básico e pode eventualmente ser confundido com arritmia sinusal.

Essas características ocorrem porque o ISA aumenta de maneira progressiva, mas esse incremento costuma ser progressivamente menor com relação ao anterior. Como o intervalo P-P é formado pelo tempo entre o disparo do nó sinusal + o incremento do ISA, ele também passa a ser progressivamente menor até a ocorrência de novo bloqueio. Já o bloqueio é formado por duas vezes o intervalo de disparo sinusal menos a diferença entre o último ISA antes do bloqueio e o próximo, portanto < 2 × o intervalo P-P (Figura 5.6).[17]

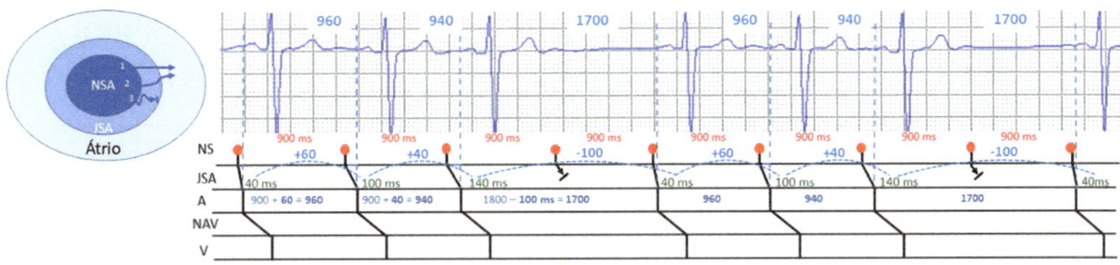

Figura 5.6. Ilustração esquemática de um bloqueio sinoatrial de 2° grau tipo 1 com diagrama de Lewis. Nesse exemplo, o tempo de disparo do NS é constante de 900 ms, porém o ISA aumenta progressivamente, de 40 para 100 ms e de 100 para 140 ms. O aumento é progressivo, mas os incrementos são cada vez menores (60 e 40 ms respectivamente), causando P-P progressivamente mais curto e pausa < 2 × P-P. *As medições do ISA são meramente ilustrativas, não representando medições reais. Fonte: Acervo do autor.

Bloqueio sinoatrial de 2° grau tipo II

Já no BSA de 2° grau tipo 2, a condução é do tipo tudo ou nada, ou seja, não há aumento progressivo do ISA e o bloqueio ocorre subitamente. Logo o intervalo P-P tem o mesmo valor do ciclo de disparo sinusal e a pausa vai ser aproximadamente duas vezes ou múltipla do intervalo P-P (bloqueios avançados) (Figuras 5.7 e 5.8).

Um bloqueio curioso que pode ser visto ao Holter é o BSA de 2° grau 2:1, que pode ser suspeitado quando ocorre súbita mudança do intervalo P-P para valores duas vezes menores ou maiores que o anterior como demonstrado no exemplo da Figura 5.9.

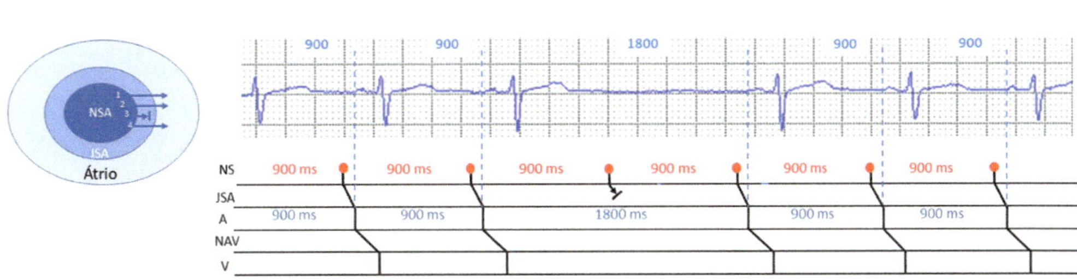

Figura 5.7. Ilustração esquemática de um bloqueio sinoatrial de 2° grau tipo 2 com diagrama de Lewis. Observa-se um ciclo P-P fixo de 900 ms e uma pausa de 1.800 ms (2× o P – P básico). Fonte: Acervo do autor.

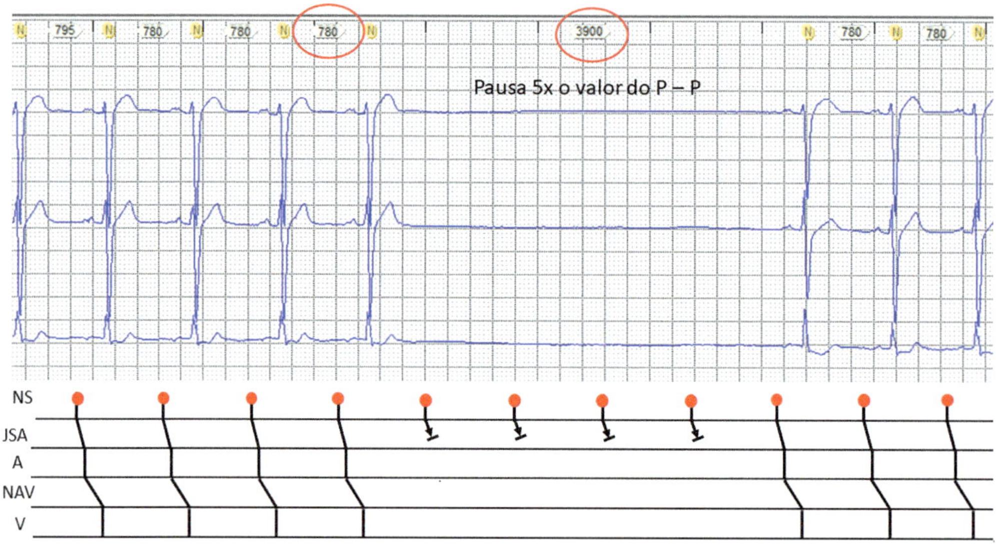

Figura 5.8. Exemplo de bloqueio sinoatrial de 2° grau avançado. Pausa 5× o intervalo P – P básico indicando um bloqueio 5:1. Fonte: Acervo do autor.

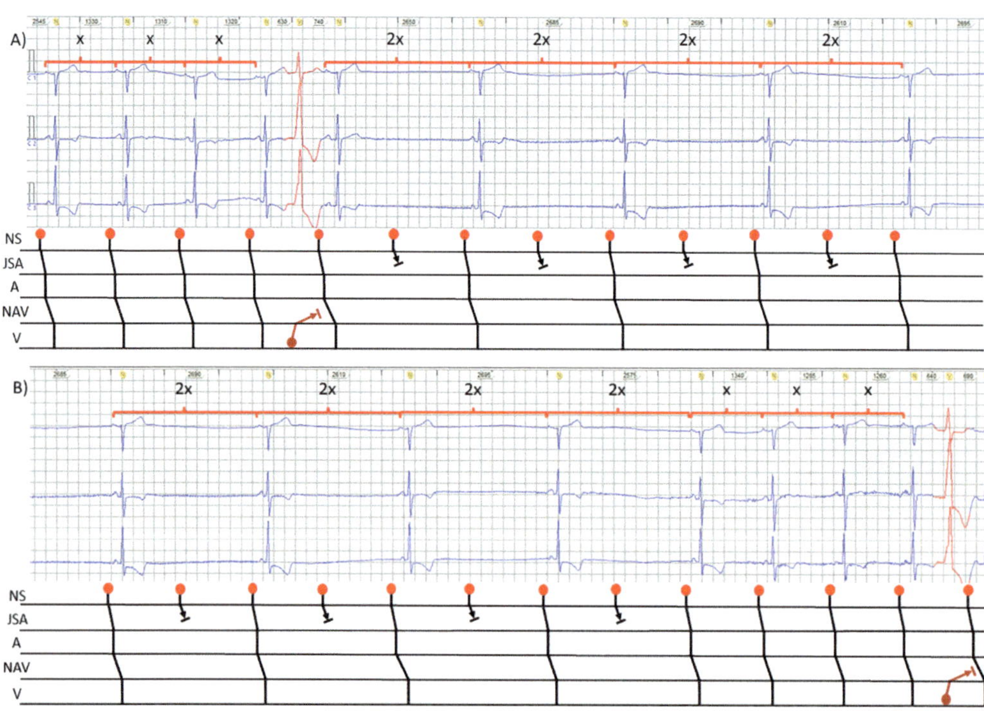

Figura 5.9. Exemplo de bloqueio sinoatrial de 2° grau tipo 2:1 com diagrama de Lewis. Em A, observamos mudança do ciclo P-P de 1.300 para 2.600 ms de maneira súbita. Em B, alguns batimentos depois, ocorre retorno do ciclo de 2.600 para 1.300 ms. Fonte: Acervo do autor.

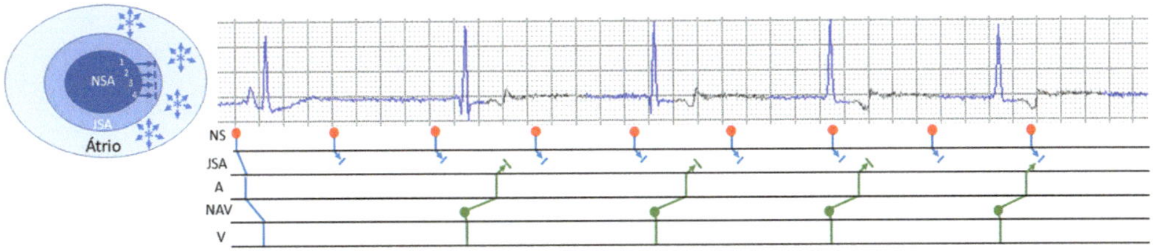

Figura 5.10. Ilustração esquemática de um exemplo de BSA de 3° grau ou total com diagrama de Lewis. Nesse esquema, o NS continua a se despolarizar, mas não penetra no tecido atrial. Ocorre, então, um ritmo de substituição, no caso juncional com despolarização atrial ocorrendo retrogradamente. Fonte: Acervo do autor.

Bloqueio sinoatrial de 3° grau ou total

O BSA de 3° grau ocorre quando o impulso sinusal não penetra no átrio e acaba sendo substituído por um ritmo de escape, normalmente atrial ectópico ou juncional. Não pode ser diferenciado no ECG convencional da parada sinusal, no qual ocorre supressão da atividade sinusal.

Extrassístoles atriais bloqueadas

Extrassístoles atriais bloqueadas são batimentos atriais ectópicos precoces que falham em conduzir o impulso elétrico para os ventrículos provocando pausas. Embora não sejam necessariamente parte do espectro de apresentações da DNS, as extrassístoles atriais bloqueadas são uma causa comum de pausa no Holter. Sendo um importante diagnóstico diferencial com pausas sinusais e eventualmente com bloqueios atrioventriculares a depender do momento do ciclo em que ocorram.

São frequentemente identificadas por meio de deformações da onda T imediatamente antes da pausa, em uma ou mais derivações. Podem ocorrer secundariamente a defeitos da condução atrioventricular, mas, na maioria das vezes, estão relacionadas a batimentos atriais mais precoces que pegam o sistema de condução ainda em período refratário. São frequentemente identificadas em pacientes com grande instabilidade elétrica atrial, alternando também com batimentos atriais conduzidos com aberrância (Figuras 5.11 e 5.12).

Uma recente publicação sugeriu que, em pacientes com acidente vascular cerebral criptogênico, as extrassístoles atriais bloqueadas no Holter foram forte preditor de ocorrência de fibrilação atrial (FA) paroxística durante o seguimento. Uma possível explicação seria a presença de intervalos de acoplamento mais curtos, fazendo com que a P ectópica caísse em fase mais vulnerável da repolarização atrial ou mesmo causando contrações atriais com válvulas atrioventriculares fechadas (Figura 5.13).[18]

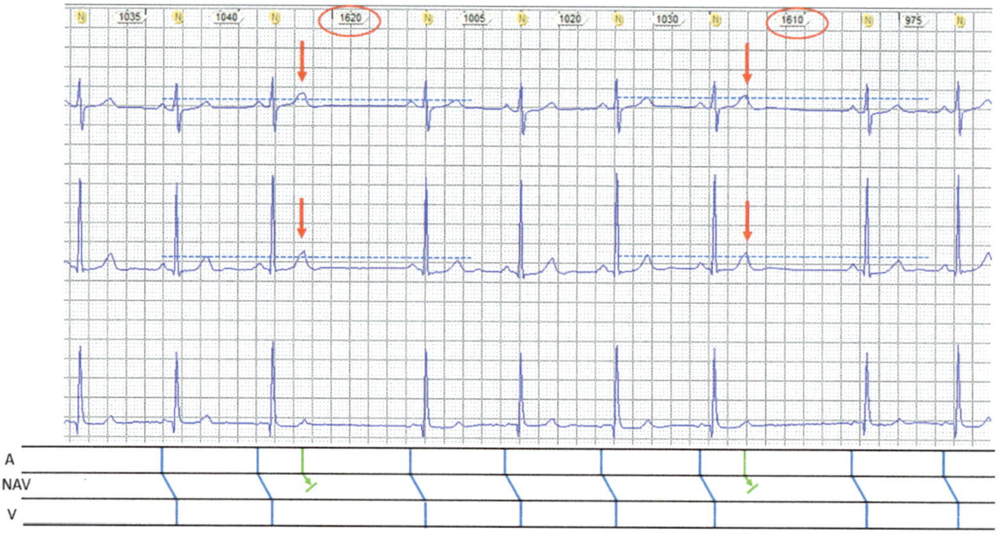

Figura 5.11. Exemplo de extrassístoles atriais bloqueadas causando pausas e diagrama de Lewis. Podemos notar uma deformação da onda T antecedendo a pausa nos canais 1 e 2 que ajudam a dar o diagnóstico. Fonte: Acervo do autor.

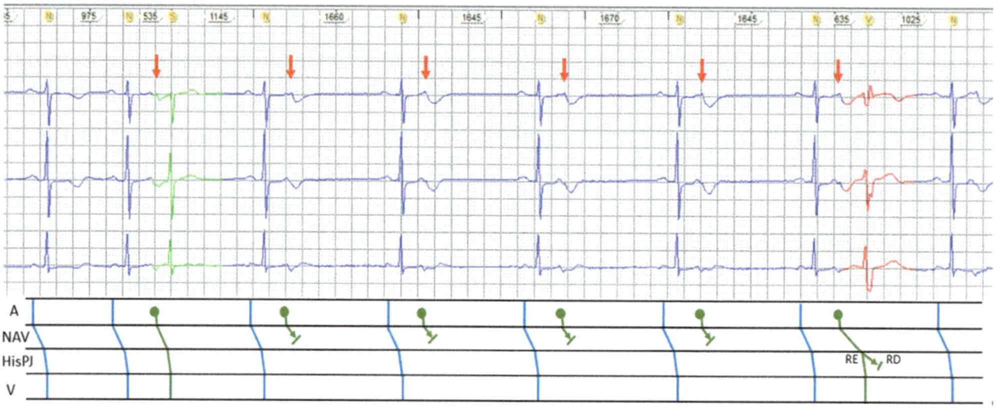

Figura 5.12. Exemplo de extrassístoles atriais bloqueadas bigeminadas causando período de bradicardia com diagrama de Lewis. Nota-se um batimento atrial conduzido antecedendo os eventos bloqueados, e um último batimento conduzido com aberrância de condução classificado erroneamente pela análise automática como ventricular. Fonte: Acervo do autor.

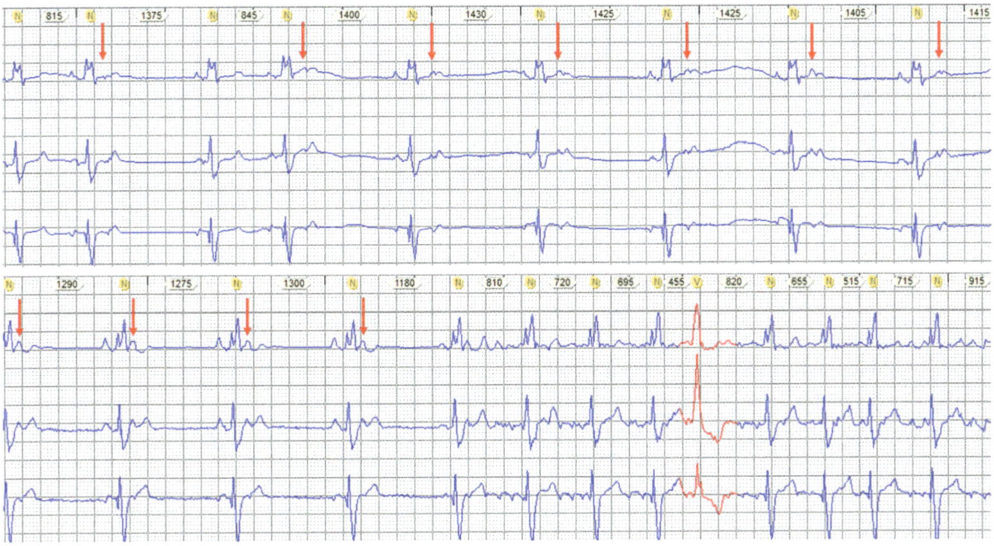

Figura 5.13. Exemplo de extrassístoles atriais bloqueadas bigeminadas antecedendo episódio de FA paroxística. Fonte: Acervo do autor.

Ritmos de substituição

Em condições fisiológicas é o nó sinusal que assume o papel de marca-passo cardíaco pelo maior potencial de despolarização espontânea. Porém, quando este não ocorre, outros ritmos assumem o papel de um modo permanente ou se alternando com o ritmo sinusal bradicárdico.

Ritmo de escape atrial

Durante a monitorização prolongada, podemos ter mudanças de polaridade ou amplitude da onda P por mudanças de posição ou postura. Porém, quando esta ocorre de maneira súbita, em mais de um canal, sem mudança concomitante do QRS, sem oscilação da linha de base e acompanhada de alteração dos ciclos P-P devemos desconfiar que um foco atrial não sinusal assumiu o ritmo. Em pacientes jovens, é comum a alternância entre ritmo sinusal e atrial ectópico, sobretudo durante o sono, não sendo essa necessariamente uma condição patológica (Figura 5.14).

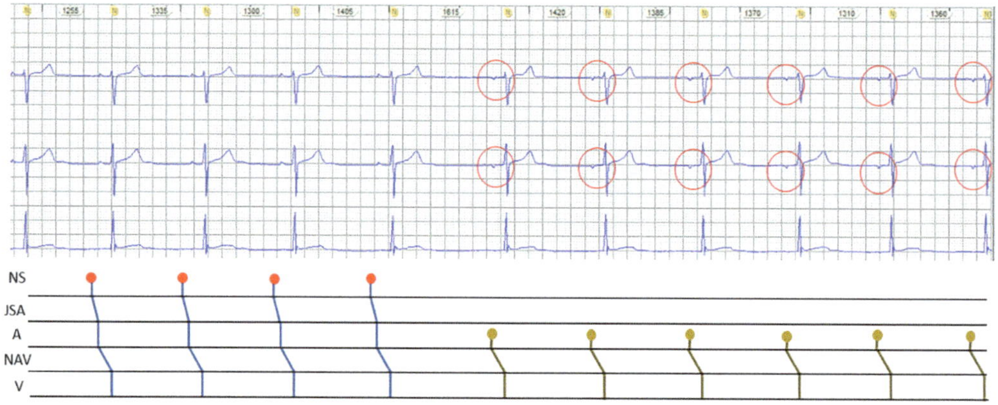

Figura 5.14. Exemplo de ritmo atrial ectópico aparecendo durante o sono com o diagrama de Lewis. Ocorre a mudança da polaridade da onda P nos 3 canais associado a mudança do ciclo P-P. Fonte: Acervo do autor.

Ritmo de escape juncional

O ritmo de escape juncional é definido como um ritmo de suplência originado no nó atrioventricular com FC ≤ 50 bpm. É caracterizado por um QRS não precedido por onda P e com morfologia semelhante ao conduzido pelo nó atrioventricular. Costuma ser um ritmo regular, mas pode haver alguma irregularidade relacionada ao aumento do tônus vagal. Deve ser diferenciado do ritmo juncional ativo, com FC entre 51 e 99 bpm, e da taquicardia juncional com FC ≥ 100 bpm, situações em que há exacerbação do automatismo normal do nó atrioventricular.[14]

Com relação à onda P, o escape juncional pode ocorrer basicamente de três maneiras:

1. Com períodos de silêncio atrial, em que não se identifica despolarização atrial por longos períodos. Muitas vezes, em um traçado curto, é difícil diferenciar de uma fibrilação atrial com bloqueio atrioventricular total (Figura 5.15).
2. Na presença de despolarização atrial por condução atrioventricular retrógrada (Figura 5.16).
3. Na presença de dissociação atrioventricular. Essa pode ocorrer de maneira isorrítmica, quando as frequências atriais e ventriculares são aproximadamente as mesmas (Figura 5.17) ou ainda com fenômenos de escape-captura (Figura 5.18).

Para que ocorra o fenômeno de escape-captura, o ciclo juncional tem que ser suficientemente mais curto que o sinusal para que a onda P apareça em condições de conduzir o impulso pelo nó atrioventricular.[19] Um erro comum das análises automáticas dos softwares do Holter é classificar os batimentos de captura, com ciclos R R mais precoces, como extrassístoles supraventriculares, quando, na verdade, representam impulsos atriais tardios. Fenômeno semelhante, e mais raro, seria a presença de escape juncional com eco nodal (Figura 5.19) em que a onda P geralmente tem polaridade oposta a P sinusal e com relação fixa com o QRS anterior.[20]

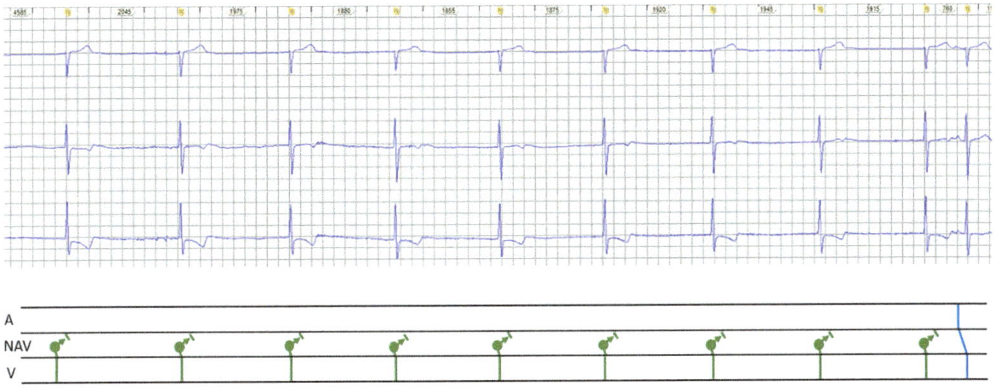

Figura 5.15. Exemplo de ritmo de escape juncional com silêncio atrial prolongado com diagrama de Lewis. No último batimento surge uma onda P sinusal que conduz normalmente para o nó atrioventricular. Fonte: Acervo do autor.

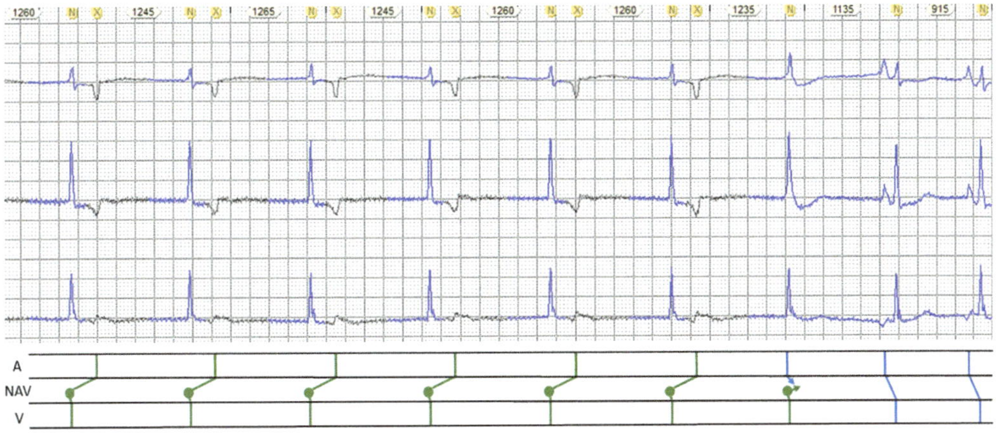

Figura 5.16. Exemplo de ritmo de escape juncional com condução retrógrada atrioventricular com diagrama de Lewis. No final do traçado percebe-se um batimento sinusal surgindo dissociado do batimento juncional quebrando a condução retrógrada e posteriormente dois batimentos sinusais conduzidos anterogradamente. Fonte: Acervo do autor.

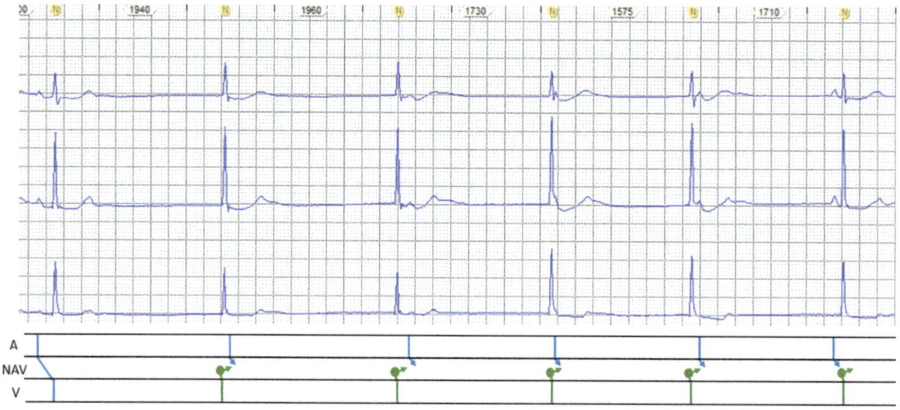

Figura 5.17. Exemplo de período de dissociação isorritmica durante período de escape juncional com diagrama de Lewis. Observa-se ondas Ps dissociadas com FC próxima a frequência juncional caindo em períodos diferentes em relação ao escape. Fonte: Acervo do autor.

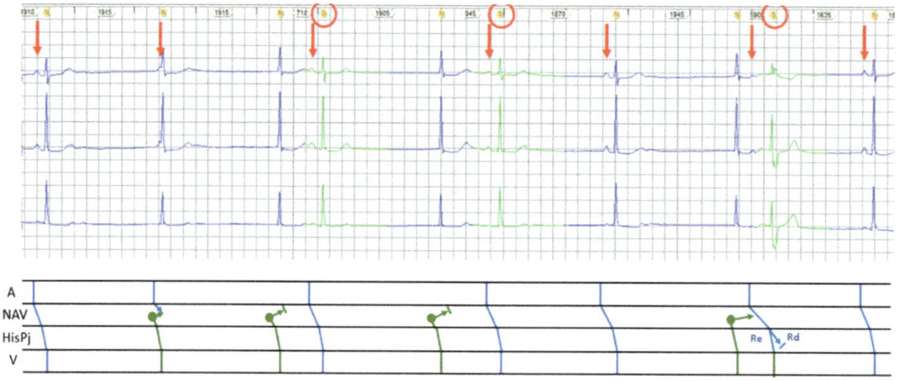

Figura 5.18. Exemplo de fenômeno de escape-captura com diagrama de Lewis. Em determinados períodos a onda P sinusal surge após um escape juncional em condições de conduzir anterogradamente. No penúltimo batimento isso ocorre à custa de um prolongamento do intervalo PR e aberrância de condução intraventricular. A classificação automática do software classifica erroneamente as capturas como extrassístoles supraventriculares. Fonte: Acervo do autor.

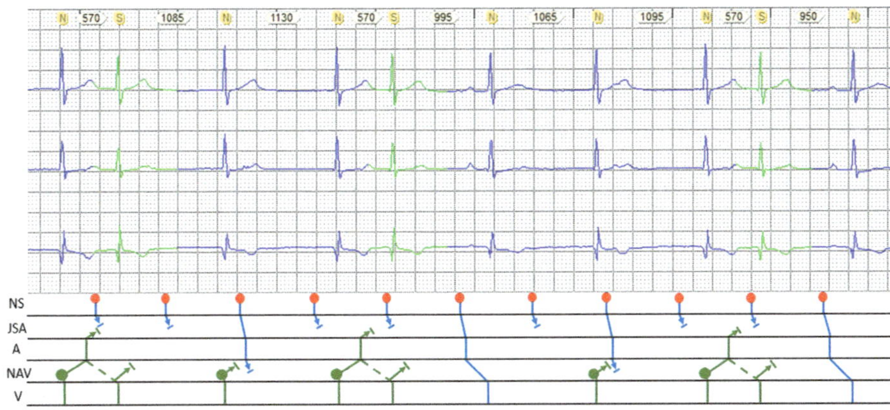

Figura 5.19. Exemplo de fenômeno de escape-eco com diagrama de Lewis. No escape Eco a onda P tem geralmente morfologia oposta a P sinusal e mantem relação fixa com o QRS anterior. A presença de mais de uma via de condução atrioventricular (dupla via nodal ou via anômala) pode facilitar o fenômeno. Fonte: Acervo do autor.

Síndrome bradi-taqui

A síndrome bradi-taqui (ou taqui-bradi) faz parte do espectro de apresentações da DNS e é caracterizada pela alternância entre ritmos bradicárdicos e taquiarritmias atriais. As apresentações nos períodos de bradicardia foram as vistas anteriormente: bradicardia sinusal, ritmos de substituição e pausas, especialmente relacionadas a reversão da taquiarritmia. As pausas de reversão podem ocorrer tanto por supressão do automatismo sinusal quanto por BSA avançado.[21] Entre as taquiarritmias vamos observar principalmente a FA, mas também flutter atrial e taquicardia atrial focal (Figuras 5.20 a 5.22).

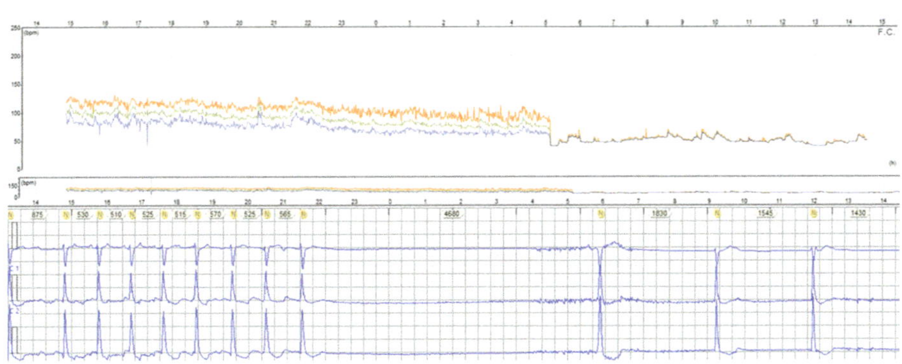

Figura 5.20. Exemplo de pausa de 4.6 segundos durante reversão de FA. Após a pausa o paciente manteve-se bradicárdico, alternando com batimentos juncionais de escape. Acima, nota-se um gráfico de frequência cardíaca sugerindo início do exame em FA e reversão após as 5h, mantendo-se bradicárdico até o final do exame. Fonte: Acervo do autor.

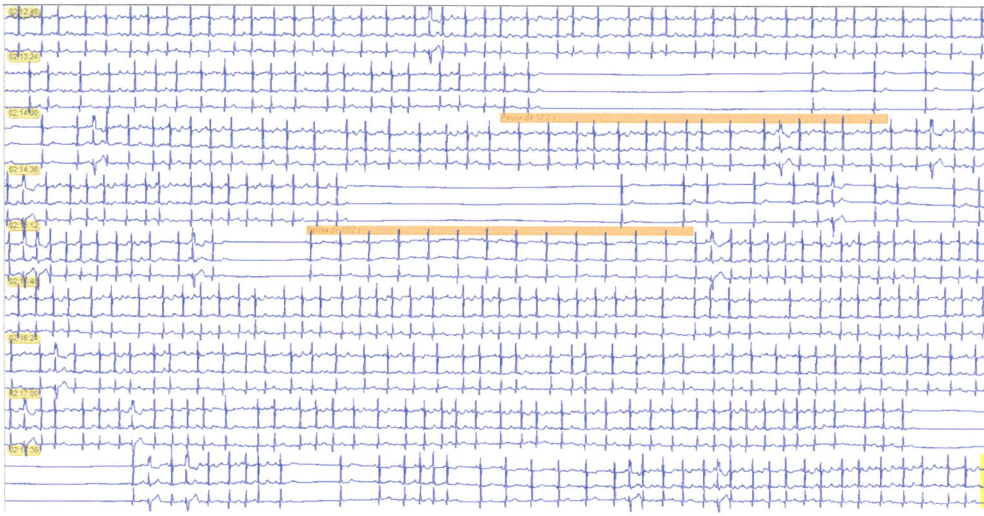

Figura 5.21. Exemplo de ECG comprimido em Holter de paciente com síndrome bradi-taqui. Nota-se períodos de FA com pausas de reversão de até 10 segundos, seguidos de ritmo sinusal bradicárdico ou ritmo de escape juncional que se mantém apenas por curtos períodos até novo episódio de FA. Fonte: Acervo do autor.

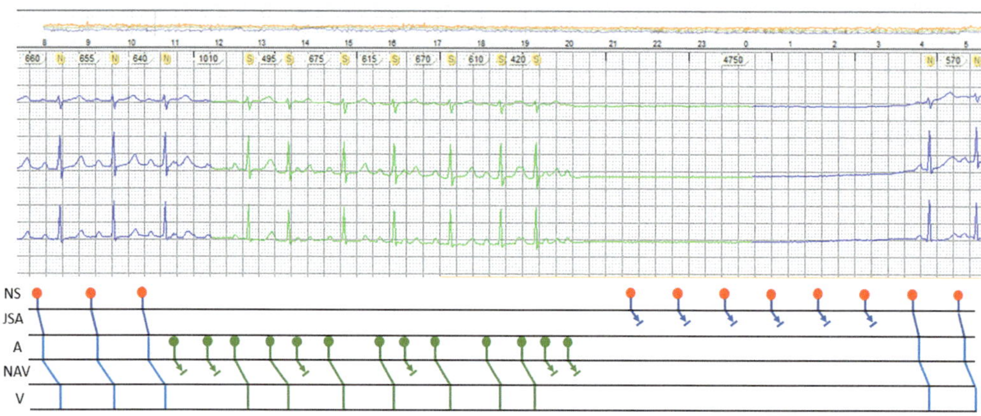

Figura 5.22. Exemplo de taquicardia atrial não sustentada provocando pausa importante de 4.7 segundos. Em pacientes com propensão, mesmo eventos não sustentados são capazes de induzir pausas prolongadas. Pode-se inferir que a pausa seja devido a supressão do automatismo sinusal ou bloqueio sino-atrial avançado como sugerido pelo diagrama de Lewis. Fonte: Acervo do autor.

Embora distintas, podem ser considerados diferentes aspectos elétricos de uma mesma entidade com um modelo que se retroalimenta. Ao mesmo tempo que a bradiarritmia causa dispersão da refratariedade atrial propiciando o surgimento de taquiarritmias, crises repetidas de taquicardia favorecem remodelamento elétrico do nó sinusal causando mais bradicardia.[22] Além disso, muitas drogas usadas com intuito de promover a manutenção do ritmo sinusal podem piorar a bradiarritmia, restando, para a maioria dos pacientes, o tratamento através do implante do marca-passo definitivo e/ou ablação da taquiarritmia atrial.[23]

Apneia obstrutiva do sono

A Síndrome da Apneia Obstrutiva do Sono (SAOS) deve ser lembrada como diagnóstico diferencial de pacientes com bradicardia ou pausas sinusais, com ou sem bloqueios atrioventriculares, que ocorrem durante o sono.

O Holter é uma ferramenta importante para a suposição diagnóstica, pois pode identificar alterações cíclicas do intervalo R-R durante o sono, acompanhando os ciclos respiratórios, típicos dessa entidade. Essa alteração é causada por um aumento de tônus vagal durante a fase de obstrução das vias aéreas, seguida de uma resposta adrenérgica após o alívio, e é encontrada sobretudo nas formas graves de SAOS.

Essa oscilação pode ser avaliada a partir das curvas do tacograma pelo analista (Figura 5.23), mas alguns softwares possuem algoritmos capazes de identificar e calcular de modo automático o tempo em apneia (Figura 5.24).[24,25]

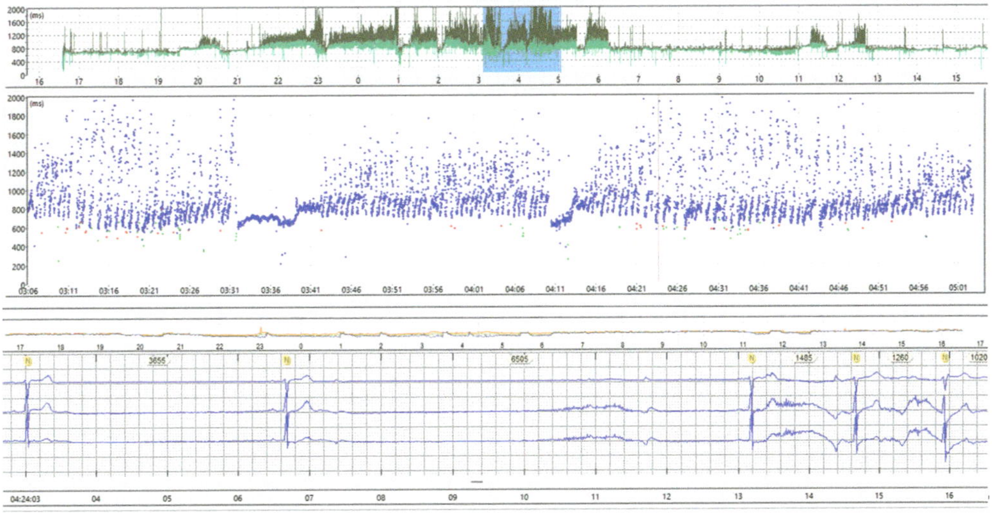

Figura 5.23. Exemplo de pausa de 6.5 segundos durante o sono em paciente com SAOS. Acima, percebemos a curva do tacograma mostrando uma oscilação cíclica dos pontos R R típica da SAOS. Fonte: Acervo do autor.

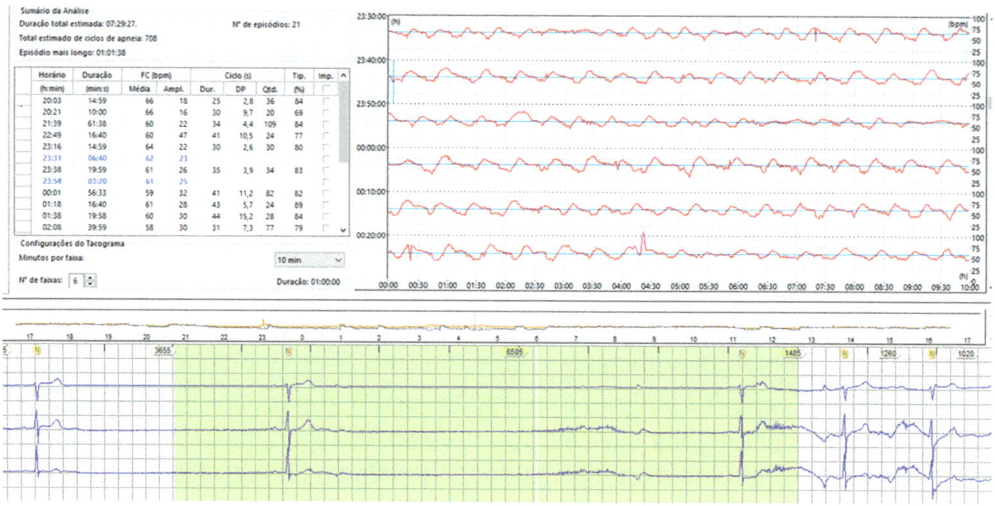

Figura 5.24. Análise automática do software do paciente da Fig. 22, que classificou 21 episódios de apneia com tempo total de 7:29:27 h. Fonte: Acervo do autor.

Considerações finais

A gama de apresentações clínicas e eletrocardiográficas da DNS é variada e é importante conhecer suas várias apresentações, assim como seus diagnósticos diferenciais.

Antes do tratamento, deve-se sempre excluir causas reversíveis de bradiarritmia. O implante de marca-passo definitivo é o tratamento de escolha para casos sintomáticos e não reversíveis. Ablação por cateter pode ser preferível para casos selecionados de síndrome bradi-taqui. A cardioneuroablação poderá se tornar uma alternativa para o tratamento da bradicardia com importante participação do parassimpático. Porém, estudos randomizados com seguimento a longo prazo ainda são necessários para validar o procedimento na prática clínica rotineira.

O sistema Holter, e demais técnicas de eletrocardiografia ambulatorial, permanecem como ferramentas indispensáveis na avaliação da DNS. Permitindo, dentre outras coisas, caracterizar a bradicardia, a sua relação com sintomas, avaliar a presença de fibrilação e instabilidade elétrica atrial, suspeitar de apneia do sono e investigar a influência do tônus vagal na gênese da bradicardia.

Referências bibliográficas

1. Monfredi O, Dobrzynski H, Mondal T, Boyett MR, Morris GM. The Anatomy and Physiology of the Sinoatrial Node—A Contemporary Review. Pacing and Clinical Electrophysiology [Internet]. 2010 nov 1 [citado 2022 nov 15];33(11):1392–406. Available from: https://onlinelibrary.wiley.com/doi/full/10.1111/j.1540-8159.2010.02838.x.
2. Dobrzynski H, Boyett MR, Anderson RH. New Insights Into Pacemaker Activity. Circulation [Internet]. 2007 abr 10 [citado 2022 nov 25];115(14):1921–32. Available from: https://www.ahajournals.org/doi/abs/10.1161/CIRCULATIONAHA.106.616011.

3. Robinson RB, Dun W, Boyden PA. Autonomic modulation of sinoatrial node: Role of pacemaker current and calcium sensitive adenylyl cyclase isoforms. Prog Biophys Mol Biol [Internet]. 2021 nov 1 [citado 2022 nov 25];166:22-8. Available from: https://pubmed.ncbi.nlm.nih.gov/32853595/.
4. Lown B. Electrical reversion of cardiac arrhythmias. Heart [Internet]. 1967 jul 1 [citado 2022 nov 14];29(4):469-89. Available from: https://heart.bmj.com/content/29/4/469.
5. Fagundes A, Porto F, Brasil P. Doença do nó sinusal. Em: Hachul D, Kuniyoshi R, Darrieux F, organizadores. Tratado de Arritmias Cardíacas: Fisiopatologia, diagnóstico e tratamento. 1ª ed Rio de Janeiro: Atheneu; 2019. p. 249-56.
6. SEMELKA M, GERA J, USMAN S. Sick Sinus Syndrome: A Review. Am Fam Physician [Internet]. 2013 maio 15 [citado 2022 nov 17];87(10):691-6. Available from: https://www.aafp.org/pubs/afp/issues/2013/0515/p691.html.
7. Kang PS, Gomes JAC, El-Sherif N. Differential effects of functional autonomic blockade on the variables of sinus nodal automaticity in sick sinus syndrome. American Journal of Cardiology [Internet]. 1982 fev 1 [citado 2022 nov 14];49(2):273-82. Available from: http://www.ajconline.org/article/000291498290501X/fulltext.
8. Jordan JL, Yamaguchi I, Mandel WJ. Studies on the mechanism of sinus node dysfunction in the sick sinus syndrome. Circulation [Internet]. 1978 [citado 2022 nov 14];57(2):217-23. Available from: https://www.ahajournals.org/doi/abs/10.1161/01.CIR.57.2.217.
9. Moreira D. Doença do nódulo sinusal. Em: Souza O, Pereira L, Maia I, organizadores. O sistema Holter e outros métodos nas arritmias cardíacas. 1° ed Rio de Janeiro: Livraria e Editora REVINTER Ltda; 2001. p. 87-109.
10. Benson DW, Wang DW, Dyment M, Knilans TK, Fish FA, Strieper MJ, et al. Congenital sick sinus syndrome caused by recessive mutations in the cardiac sodium channel gene (SCN5A). Journal of Clinical Investigation [Internet]. 2003 out 10 [citado 2022 nov 14];112(7):1019. Available from:/pmc/articles/PMC198523/.
11. Gruppi CJ, Athayde GAT. Monitorização eletrocardiográfica ambulatorial prolongada. Em: Hachul DT, Kuniyoshi RR, Darriuex FCC, organizadores. Tratado de arritmias cardíacas, fisiopatologia, diagnóstico e tratamento. 1° ed Atheneu; 2019. p. 97-112.
12. Pachon-M JC, Pachon-M EI, Pachon CTC, Santillana-P TG, Lobo TJ, Pachon-M JC, et al. Long-Term Evaluation of the Vagal Denervation by Cardioneuroablation Using Holter and Heart Rate Variability. Circ Arrhythm Electrophysiol [Internet]. 2020 dez 1 [citado 2022 nov 14];13(12):E008703. Available from: https://www.ahajournals.org/doi/abs/10.1161/CIRCEP.120.008703.
13. Pachon M. JC, Pachon M. EI, Pachon M. JC, Lobo TJ, Pachon MZ, Vargas RNA, et al. "Cardioneuroablation" – new treatment for neurocardiogenic syncope, functional AV block and sinus dysfunction using catheter RF-ablation. EP Europace [Internet]. 2005 jan 1 [citado 2022 nov 14];7(1):1–13. Available from: https://academic.oup.com/europace/article/7/1/1/432294.
14. Samesima N, God EG, Kruse JCL, Leal MG, Pinho C, França FFAC, Pimenta J, et al. Diretriz da Sociedade Brasileira de Cardiologia sobre a Análise e Emissão de Laudos Eletrocardiográficos – 2022. Arq. Bras. Cardiol. 2022;119(4):638-80.
15. Drezner JA, Sharma S, Baggish A, Papadakis M, Wilson MG, Prutkin JM, et al. International criteria for electrocardiographic interpretation in athletes: Consensus statement. Br J Sports Med [Internet]. 2017 maio 1 [citado 2022 nov 15];51(9):704–31. Available from: https://bjsm.bmj.com/content/51/9/704.
16. Kusumoto FM, Schoenfeld MH, Barrett C, Edgerton JR, Ellenbogen KA, Gold MR, et al. 2018 ACC/AHA/HRS Guideline on the Evaluation and Management of Patients With Bradycardia and Cardiac Conduction Delay: Executive Summary: A Report of the American College of Cardiology/American Heart Association Task Force on Clinical Practice Guidelines, and the Heart Rhythm Society. Circulation [Internet]. 2019 ago 20 [citado 2022 nov 14];140(8):e333–81. Available from: https://www.ahajournals.org/doi/abs/10.1161/CIR.0000000000000627.
17. Schamroth L, Dove E. The Wenckebach phenomenon in sino-atrial block. Heart [Internet]. 1966 maio 1 [citado 2022 nov 15];28(3):350–8. Available from: https://heart.bmj.com/content/28/3/350.
18. Vetta G, Parlavecchio A, Caminiti R, Crea P, Magnocavallo M, della Rocca DG, et al. Non-conducted premature atrial complexes: A new independent predictor of atrial fibrillation in cryptogenic stroke. J Electrocardiol. 2022 set 1;74:46-53.
19. Kinoshita S, Katoh T, Tsujimura Y, Sasaki Y, Kubo K, Murata M, et al. Sinus escape-capture bigeminy and sinus extrasystolic bigeminy. J Electrocardiol. 2000 jan 1;33(1):85-91.
20. Barold SS, Stroobandt R, Herweg B. Escape-echo bigeminy. J Electrocardiol. 2012 mar 1;45(2):167-9.
21. Hansen BJ, Csepe TA, Fedorev V v. Mechanisms of Normal and Dysfunctional Sinoatrial Nodal Excitability and Propagation. Em: Zipes DP, Jalife J, Stevenson WG, organizadores. Cardiac Electrophysiology From Cell to Bedside. 7° ed Elsevier; 2018. p. 259-71.
22. de Sisti A, Attuel P, Manot S, Fiorello P, Halimi F, Leclercq JF. Electrophysiologicai Characteristics of the Atrium in Sinus Node Dysfunction With and Without Postpacing Atrial Fihriliation. Pacing and Clinical Electrophysiology [Internet]. 2000 mar 1 [citado 2022 nov 25];23(3):303–8. Available from: https://onlinelibrary.wiley.com/doi/full/10.1111/j.1540-8159.2000.tb06753.x.
23. Zhang R, Wang Y, Yang M, Yang Y, Wang Z, Yin X, et al. Risk Stratification for Atrial Fibrillation and Outcomes in Tachycardia-Bradycardia Syndrome: Ablation vs. Pacing. Front Cardiovasc Med [Internet]. 2021 jun 8 [citado 2022

nov 14];8:674471. Available from:/pmc/articles/PMC8217458/.

24. Harbison J, O'Reilly P, McNicholas WT. Cardiac Rhythm Disturbances in the Obstructive Sleep Apnea Syndrome: Effects of Nasal Continuous Positive Airway Pressure Therapy. Chest. 2000 set 1;118(3):591-5.
25. Aydin M, Altin R, Ozeren A, Kart L, Bilge M, Unalacak M. Cardiac Autonomic Activity in Obstructive Sleep Apnea: Time-Dependent and Spectral Analysis of Heart Rate Variability Using 24-Hour Holter Electrocardiograms. Tex Heart Inst J [Internet]. 2004 [citado 2022 out 14];31(2):132. Available from:/pmc/articles/PMC427371/.

6

Distúrbios da Condução Atrioventricular – Exercícios e Respostas Comentadas

Eduardo Rodrigues Bento Costa

Introdução

As bradiarritmias são causadas fundamentalmente por distúrbios na geração ou condução do impulso sinusal ou por distúrbios da condução atrioventricular, também chamados de bloqueios atrioventriculares (BAV). Esses últimos apresentam significado clínico bastante diverso, podendo oscilar entre um extremo onde não há qualquer sintoma de baixo débito cardíaco ou risco para o paciente (exemplo, bloqueios nodais AV durante o sono em pacientes jovens vagotônicos) até outro extremo, onde graves distúrbios da condução AV gerados por degeneração do sistema His-Purkinje podem levar à episódios sincopais ou mesmo morte súbita cardíaca.

O eletrocardiograma é o exame básico e insubstituível no diagnóstico dos BAVs. O Holter de 24 Horas é capaz não somente de documentar os BAVs como entender como as influências do ciclo circadiano, atividade física, sono etc. podem interagir na sua gênese, aumentando, portanto, a capacidade de compreensão dos seus mecanismos causadores.

O objetivo deste capítulo é demonstrar, de maneira prática, como o Holter de 24 Horas pode ajudar no diagnóstico e entendimento da fisiopatologia dos BAV.

Anatomia e fisiologia do sistema excito-condutor atrioventricular

Antes de discutirmos os casos clínicos, é absolutamente fundamental revisarmos alguns aspectos anatômicos e funcionais do sistema de condução AV (Figura 6.1).

O nódulo AV é uma estrutura complexa, localizada na junção atrioventricular, composta por fibras de condução decremental, isso é, possuem a capacidade de alentecer sua condução sobre a ação de frequências atriais rápidas e aumento do tônus vagal. Do mesmo modo, o incremento do tônus simpático aumenta sua velocidade de condução. Essa modulação da sua velocidade de condução é fundamental tanto para a proteção dos ventrículos frente à eventuais taquiarritmias atriais, funcionando assim como um verdadeiro filtro elétrico biológico, impedindo que frequência atriais muito altas, como na fibrilação atrial por exemplo, possam ser conduzidas muito rapidamente aos ventrículos. Essa modulação também é fundamental para um adequado acoplamento hemodinâmico entre átrios e ventrículos, permitindo o comportamento fisiológico do enchimento ventricular diastólico promovido pela sístole atrial, otimizando o débito cardíaco nas diversas situações, como o repouso e atividade física.

É no nódulo AV onde ocorrem as maiores interferências da modulação do tônus autonômico sobre a condução AV. É clássica a observação de que o intervalo PR, marcador eletrocardiográfico da condução AV, aumenta durante o repouso e sono, por exemplo, e encurta durante atividade física, esporte ou outras situações de aumento do tônus simpático. O Holter de 24 Horas é uma ferramenta única capaz de registrar essas oscilações, manifestas tanto nas variações da frequência cardíaca, nos índices de variabilidade R-R, no intervalo PR e na gênese das arritmias cardíacas.

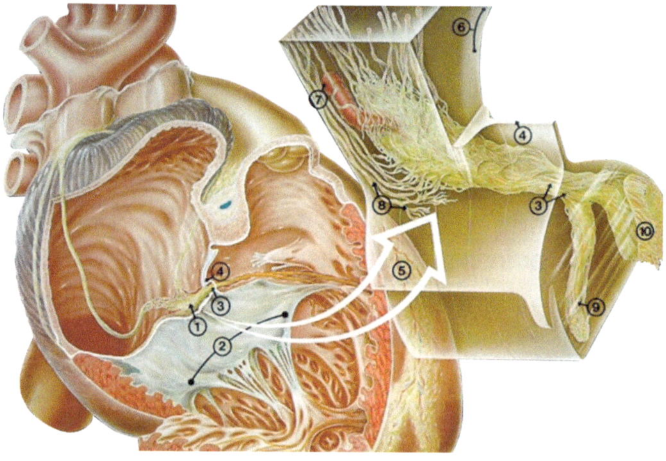

Figura 6.1. Representação esquemática das estruturas que compõem o sistema de condução atrioventricular.[1] 1: nódulo AV; 2: valva tricúspide; 3: tronco do feixe de His; 4: septo membranoso; 5: detalhe anatômico da junção AV; 6: valva mitral; 7: artéria do nódulo AV; 8: feixes internodais; 9: ramo direito; 10: ramo esquerdo.

Topografia e fisiopatologia dos distúrbios da condução

É praticamente impossível falar sobre a topografia e fisiopatologia dos distúrbios da condução AV sem falar sobre o EEF. As primeiras observações sobre os distúrbios da condução AV foram feitas por Wenckeback e Mobitz[2,3] e tiveram como base o raciocínio clínico baseado no eletrocardiograma. Mas, obviamente, a confirmação dessas observações pelo estudo eletrofisiológico, inicialmente chamado de eletrograma do feixe de his, trouxe esclarecimentos adicionais.

Resumidamente, o EEF é um procedimento diagnóstico intervencionista, que procura esclarecer as condições no sistema excito-condutor e os mecanismos e gênese dos diversos tipos de distúrbios do ritmo cardíaco, sejam bradiarrítmicos, sejam por taquiarritmias.[4,5]

No caso da investigação das bradiarritmias, geralmente são utilizados 2 ou 3 cateteres diagnósticos de eletrofisiologia, com a propriedade de se obter o potencial elétrico de pontos específicos do endocárdio onde foram posicionados e então entender a sequência dos eventos elétricos, fisiológicos ou patológicos, assim como observar a resposta frente à protocolos de estimulação atrial e ventricular, com ou sem ação adicional de fármacos de ação eletrofisiológica. Desse modo é possível identificar boa parte dos distúrbios do ritmo cardíaco (Figura 6.2).

Normalmente os cateteres são introduzidos por punção da veia femoral e posicionados no átrio direito (ou átrio esquerdo, através do seio venoso coronariano), na junção AV (sobre o nódulo AV e feixe de His) e no ventrículo direito.

Através dos potenciais elétricos obtidos pelo cateter posicionado sobre o feixe de His consegue-se identificar a sequência de ativação do impulso elétrico pela junção AV. Tipicamente, obtém-se através desse cateter potenciais elétricos bem definidos:

1. O primeiro deles é o potencial da despolarização atrial da região baixa da junção AV, chamado de potencial A;
2. O segundo deles é o potencial da despolarização do tronco do feixe de His, identificado como H; e o terceiro representa o potencial ventricular do septo interventricular alto, chamado de V.

O intervalo entre o início da atividade elétrica sinusal (átrio direito alto) e o potencial A (átrio direito baixo) representa o chamado tempo de condução intra-atrial, ou intervalo PA. O intervalo entre a despolarização do átrio baixo e o feixe de His (intervalo A-H) representa, portanto, o tempo de condução pelo nódulo AV (NAV). Nota-se que a condução pelo NAV não gera potencial elétrico propriamente dito, mas sim retrata o tempo de condução por suas fibras. É no intervalo AH que observamos as modificações próprias do NAV como retardo nodal decremental frente à estimulação atrial progressivamente mais rápida, manobras de aumento ou supressão dos tônus vagal e simpático etc. (Figura 6.3A).

A duração do potencial H representa a integridade da condução pelo tronco de feixe de His. Potenciais H alargados ou fracionados geralmente representam dificuldade na condução nessa estrutura, chamados de bloqueios intra-hissinianos.

O tempo de ativação entre a despolarização do feixe de His e a ativação ventricular é chamado intervalo H-V e representa a velocidade de condução pós hissiniana, alterada especialmente nos bloqueios de ramo e nos distúrbios tronculares e fasciculares do sistema His-Purkinje (Figura 6.3B).

Portanto o intervalo PR do ECG é composto pela soma dos intervalos PA + AH + H + HV.

Dito isso podemos classificar topograficamente os BAV em três tipos (Figura 6.4):

1. BAV nodal AV: decorrentes de atraso na condução pelo NAV, identificadas por aumento do intervalo AH; (Figura 6.5A);
2. BAV intra-His: identificados por aumento da duração do potencial H ou fracionamento patológico desse potencial (chamado de potencial H-H') (Figura 6.5B);
3. BAV infra-His ou pós hissinianos: aqueles causados por atraso nos fascículos ou ramos, diagnosticados pelo intervalo H-V prolongado (Figura 6.5C).

Deve-se ressaltar que, diferentemente dos bloqueios nodais, os bloqueios intra ou infra-hissianos não costumam apresentar propriedade decremental nem tampouco sofrer influência de manobras que mudem o balanço no tônus autonômico.

A importância clínica do conhecimento da topografia dos BAV é bastante simples: em geral traduzem o grau e severidade da manifestação clínica e o risco prognóstico. Bloqueios mais "altos" (nodais) geram ritmos de escape com frequência cardíaca mais elevada que os bloqueios mais distais e, portanto, em geral mais bem tolerados clínica e hemodinamicamente. Em geral os ritmos mais distais (pós hissinianos) costumar ser os mais graves, com ritmo de escape ventricular com frequência cardíaca mais baixa[4] e mais sujeitos à resposta assistólica, com maior taxa de síncope e pior mortalidade (Figura 6.6).

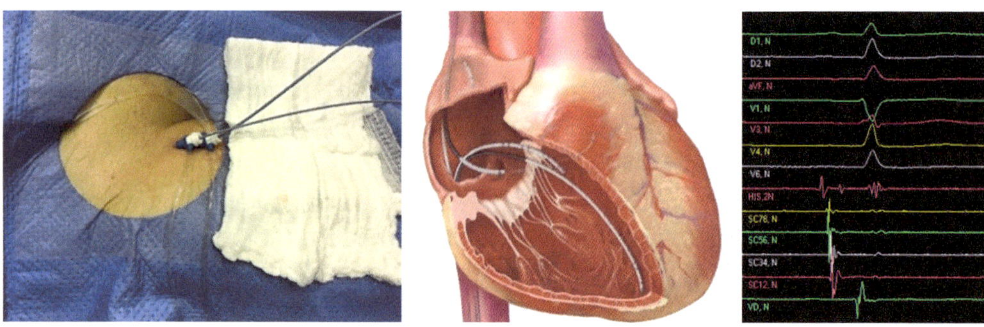

Figura 6.2. A) Introdutores e cateter de eletrofisiologia introduzidos por punção da veia femoral profunda; B) cateteres posicionados no átrio/seio venoso coronariano, feixe de His e ventrículo direito; C) traçados obtidos por polígrafos durante o EEF. Fonte: acervo pessoal dos autores.

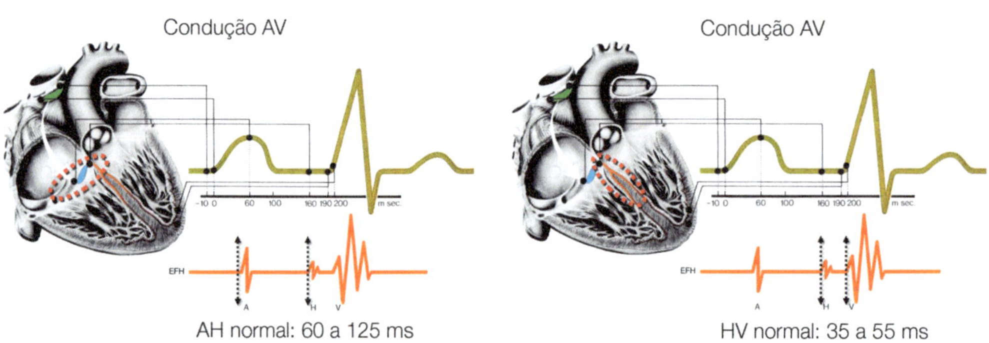

Figura 6.3. Identificação dos intervalos AH (condução nodal AV) e HV (condução pelo sistema His-Purkinje) obtidos pelo estudo eletrofisiológico.[1]

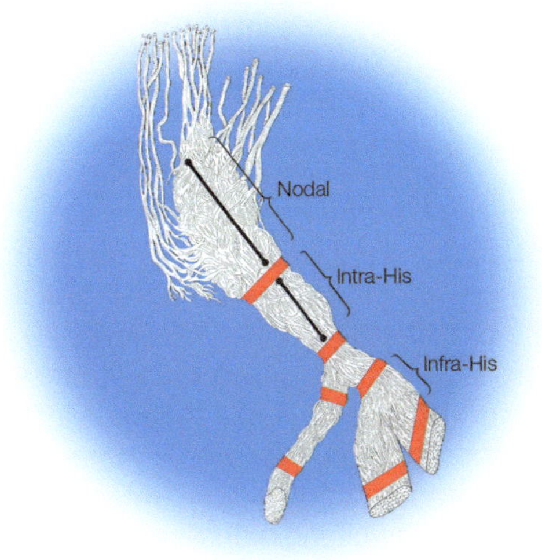

Figura 6.4. Topografia dos bloqueios AV, classificados como nodais (que ocorrem no nódulo AV compacto), intra-hissinianos (ou tronculares) e os infra-hissinianos (que ocorrem nos ramos direito e/ou esquerdo ou em seus fascículos).[1]

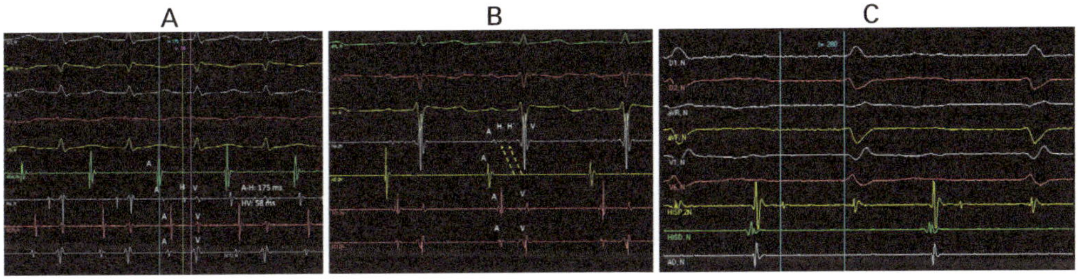

Figura 6.5. Três pacientes distintos, todos com bloqueio AV do 1° grau ao ECG. Em A) Bloqueio de localização nodal AV (intervalo AH prolongado: 175 ms, normal até 125 ms); B) Bloqueio de localização intra-hissiniana, com aumento da duração e fracionamento do potencial de His (H-H'); C) Bloqueio de localização infra-hissiniano, com severo aumento do intervalo HV (HV: 280 ms, normal até 55 ms). Fonte: acervo pessoal dos autores.

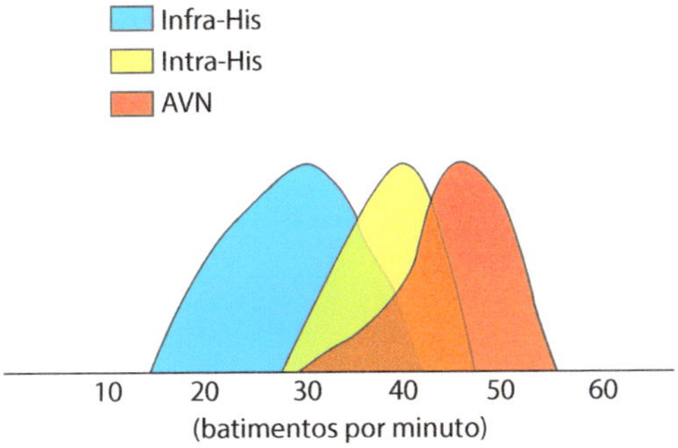

Figura 6.6. Frequência cardíaca do ritmo de escape cardíaco de acordo com a topografia do bloqueio.[4]

Classificação eletrocardiográfica dos bloqueios AV

Os BAVs são classificados nos seguintes tipos:[3,4,6] BAV do 1° Grau; BAV do 2° Grau (subdivididos em Mobitz I, Mobitz II, 2:1 ou avançado); BAV avançado; e BAV total (ou BAV do 3° grau).

- BAV do primeiro grau: O diagnóstico eletrocardiográfico do BAV de 1° grau é feito quando há aumento do intervalo PR acima do limite superior (200 ms) e pode ocorrem em qualquer segmento que compõe o intervalo PR (Figura 6.5): aumento do tempo de condução intra-atrial (prolongamento do intervalo PA); bloqueio nodal, por retardo na condução nodal AV (aumento do intervalo AH); bloqueio intra-his (aumento da duração do potencial H e/ou fracionamento do potencial de His, denominado H-H'); bloqueio infra-hissiniano (bloqueios distais, com prolongamento do intervalo HV). Nota-se que nada impede que o BAV do 1° grau seja composto por prolongamento em mais de uma dessas estruturas, obviamente de difícil individualização pelo ECG. Os BAV que se manifestam de maneira intermitente, especialmente em períodos de sono ou vagotonia, costumam ter localização nodal AV, mais sujeitos à alterações do tônus autonômico. Apesar de chamar menos atenção de que os bloqueio AV de 2° e 3° grau por não terem ondas P bloqueadas, o BAV do 1° grau pode sugerir grave lesão no sistema His-Purkinje, merecendo atenção especial em pacientes portadores de bloqueio de ramo associado.
- BAV do segundo grau Mobitz I (ou Wenckebach): Esse tipo de BAV tem característica eletrocardiográfica típica, manifesta pelo prolongamento progressivo do intervalo PR até que uma onda P seja bloqueada na sua passagem para os ventrículos e, portanto, não gere um QRS e após essa pausa há novo encurtamento do intervalo PR (Figura 6.7). Esse tipo de bloqueio costuma ser bastante sugestivo de ter localização nodal AV, devido à capacidade decremental de suas fibras. Nesse caso pode haver também influência do tônus autonômico, sendo mais frequentes no sono ou repouso. Nessas situações não é incomum a queda concomitante da frequência sinusal, denotando influência vagal tanto sobre o nódulo sinusal como no NAV. Nos pacientes com degeneração orgânica intrínseca do NAV, essa influência autonômica pode ser menor do que quando a disfunção é extrinsecamente gerada pela vagotonia.

Apesar de bastante mais comum nos bloqueios nodais AV, o BAV 2° grau tipo I pode ocorrer excepcionalmente no sistema His-Purkinje. Esse diagnóstico é de exclusão, somente confirmado pelo EEF e em geral ocorre em pacientes já portadores de QRS largado por bloqueio de ramo ou bloqueios fasciculares.

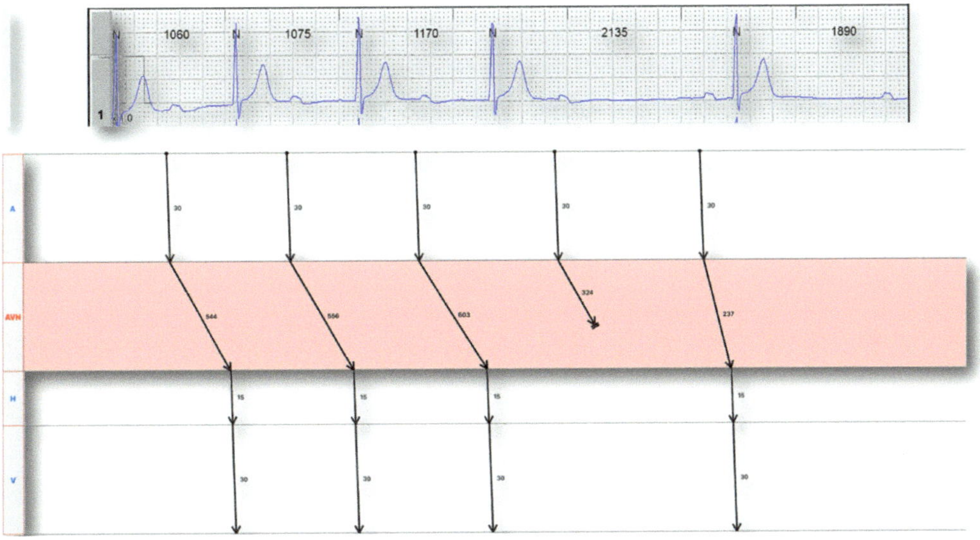

Figura 6.7. Traçado de ECG e diagrama de Lewis em bloqueio AV do segundo grau Mobitz I (fenômeno de Wenckebach); notem o retardo progressivo no nó AV (AVN, em rosa) antes da ocorrência da onda P bloqueada e o encurtamento do intervalo PR pós pausa. Fonte: acervo do autor.

- BAV do segundo grau Mobitz II: nesse tipo de bloqueio não há o retardo progressivo típico do fenômeno de Wenckebach (Mobitz I), sendo que a onda P é subitamente bloqueada, não precedida previamente de aumento do intervalo PR. Do mesmo modo, o intervalo PR subsequente costuma ser o mesmo daquele antes da onda P bloqueada (Figura 6.8). Esse tipo de comportamento de bloqueio súbito é bastante sugestivo de localização intra ou infra-hissiniana, estruturas essas com resposta elétrica do tipo "tudo ou nada", sem a capacidade de ação decremental do NAV. A presença de QRS alargado aumenta as chances de que esse tipo de bloqueio ocorra dentro do feixe His ou nos ramos distais. Já a presença de BAV do segundo grau Mobitz II com QRS estreito costuma ocorrer mais comumente dentro do feixe de His (bloqueio intra-His).

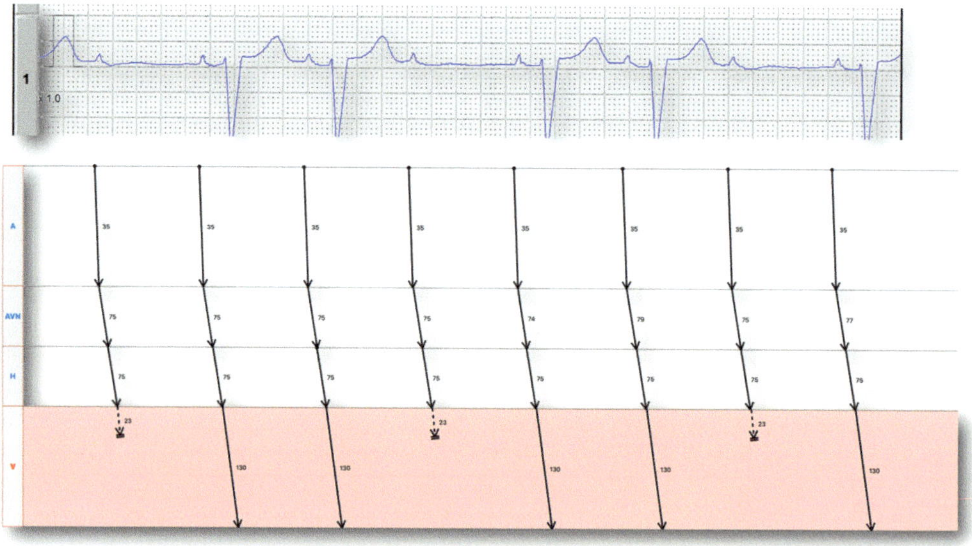

Figura 6.8. Traçado de ECG e diagrama de Lewis em bloqueio AV do segundo grau Mobitz II: aqui há QRS alargado (bloqueio de ramo esquerdo), ausência de retardo nodal AV e onda P bloqueada nos ventrículos (em rosa) após a ativação do feixe de His (bloqueio infra-hissiniano). Fonte: acervo do autor.

- Bloqueio AV 2:1: Esse tipo de BAV é caracterizado por uma onda P conduzida seguida de outra onda P bloqueada na sua passagem aos ventrículos e assim sucessivamente, num padrão tipo 2:1, com duas ondas P para um QRS. O que torna desafiadora a correta classificação topográfica desse tipo de bloqueio é a possibilidade de que tanto o bloqueio nodal AV (Mobitz I) quanto intra ou infra-hissiniano (Mobitz II) podem manifestar-se com padrão tipo 2:1. Algumas características, no entanto, podem ajudar no diagnóstico. Em primeiro lugar é tentar documentar o início do ciclo de BAV 2:1. Quando o bloqueio AV 2:1 é nodal, em geral há previamente manifestação decremental tipo Wenckebach evoluindo então para o 2:1 (que alguns chamam de "Wenckebach extremo"). Quando o BAV 2:1 é intra ou infra-hissiniano geralmente o início do ciclo 2:1 ocorre de maneira súbita, tipo Mobitz II. Outra característica que pode ajudar é a largura do QRS. BAV 2:1 na presença de bloqueio de ramo costuma ser bastante sugestivo de lesão grave e distal no sistema His-Purkinje e contralateral àquele ramo já bloqueado. Assim, BAV 2:1 na presença de bloqueio de ramo esquerdo pode sugerir que o bloqueio 2:1 ocorra no ramo direito, assim como BAV 2:1 em portador de bloqueio do ramo direito pode sugerir condução 2:1 no ramo esquerdo. Esse comportamento sugere o chamado bloqueio trifascicular, que confere gravidade potencial.

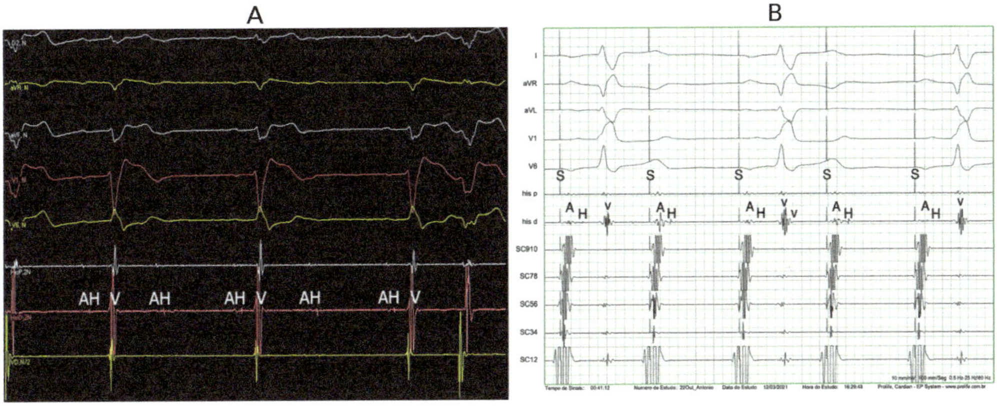

Figura 6.9. EEF demonstrando lesão infra-hissiniana em pacientes portadores de bloqueio de ramo. A) Bloqueio do ramo esquerdo e BAV 2:1. Observar que no batimento conduzido (AH-V), a ativação sinusal chega a ativar o feixe de His (H) e se propaga para os ventrículos por um ramo direito também doente; já no próximo batimento, a onda P é bloqueada (AH sem V) porque agora, após a despolarização do feixe de His, o impulso não consegue passar nem pelo ramo esquerdo nem pelo direito. B) Bloqueio do ramo direito e BAV 2:1. Aqui ocorre o mesmo fenômeno do traçado A, porém aqui o bloqueio pós-hissiniano 2:1 ocorre por um ramo esquerdo claudicante na presença de bloqueio do ramo direito fixos. Fonte: acervo do autor.

- Bloqueio AV avançado (ou BAV de alto grau): são denominados BAV avançado ou de alto grau quando mais de uma onda P sinusal subsequente não são conduzidas aos ventrículos; portanto em menos da metade das ondas P há condução para os ventrículos, numa proporção 3:1, 4:1 ou maior. Não infrequentemente ocorrem batimentos de escape juncionais ou ventriculares durante essas pausas, o que pode dificultar a correta interpretação eletrocardiográfica.
- Bloqueio AV total (ou BAV do terceiro grau): nos casos de BAV total (BAVT) não há qualquer enlace na condução elétrica entre os átrios e os ventrículos. Assim como os outros bloqueios, o BAVT adquirido pode acontecer de maneira paroxística, transitória, durando poucos segundos ou se prolongar por horas, dias ou ainda se estabelecer de maneira duradoura ou permanente. Nessas situações, caso não ocorra espontaneamente um ritmo de escape oriundo abaixo do sítio de bloqueio, haveria assistolia ventricular, com síncope, parada cadiorrespiratória ou morte súbita cardíaca. Como já foi dito anteriormente, a presença do ritmo de escape tem características distintas de acordo com a topografia do BAVT. Nos bloqueios nodais AV em geral o ritmo de escape tem frequências pouco mais altas (45-50 bpm), o QRS costuma ser estreito e a repercussão clínica costuma ser pouco mais branda, ainda que possam naturalmente ocorrer sintomas de baixo débito cardíaco ou síncope. Nos bloqueios intra ou infra-hissinianos o ritmo de escape costuma ser ainda mais baixo (30 bpm ou menos) e obviamente a repercussão clínica e sintomas são ainda mais severos e o prognóstico mais reservado (Figura 6.6).

O BAVT congênito tipicamente acomete crianças ou adultos jovens, apresentando ritmo de escape juncional com QRS estreito e frequência ventricular mais elevadas que nos BAVT adquiridos. Ainda, observa-se nítida influência autonômica simpático-vagal nos casos de BAVT congênito e a repercussão clínica dependerá fundamentalmente da frequência do ritmo de escape (Figura 6.10).

Nem toda a dissociação atrioventricular é dependente de BAVT. Um exemplo clássico dessa situação é no ritmo idioventricular acelerado, onde a frequência ventricular é maior do que a atrial e a dissociação AV decorre da interferência do ritmo ventricular sobre o enlace AV.

Outra condição que merece destaque é o diagnóstico de BAVT na presença de fibrilação atrial. Na FA, classicamente a condução AV espontânea gera irregularidade nos intervalos R-R. Portanto intervalos R-R regulares e lentos na presença de FA sugere fortemente a presença de BAVT.

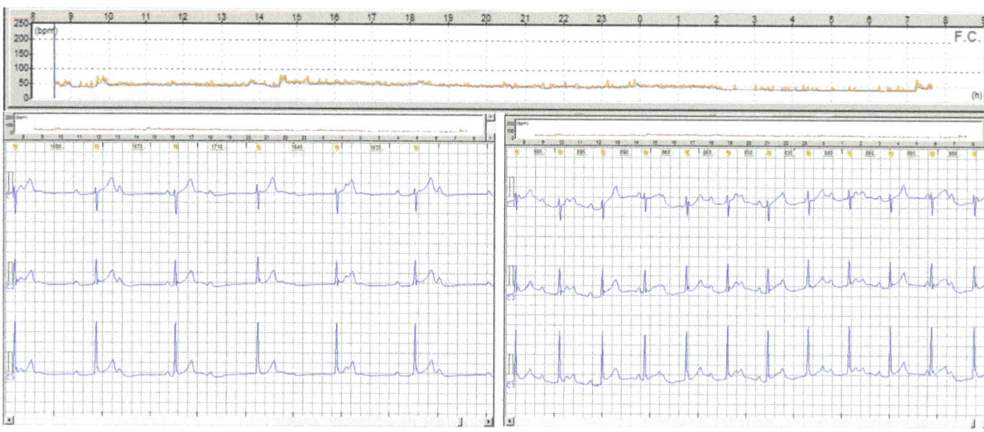

Horário	FC(min)	FC (med)	FC (max)	Nº Qrs
08:34	42	50	64	1.254
09:00	37	48	79	2.792
10:00	43	48	57	2.873
11:00	43	49	60	2.939
12:00	41	48	64	2.868
13:00	42	50	66	2.951
14:00	42	56	85	3.238
15:00	50	57	81	3.387
16:00	51	56	67	3.359
17:00	47	53	65	3.150
18:00	47	54	67	3.236
19:00	44	49	61	2.933
20:00	42	48	65	2.876
21:00	41	47	60	2.806
22:00	41	47	64	2.798
23:00	43	50	73	2.962
00:00	43	50	58	2.992
01:00	43	49	59	2.932
02:00	38	41	59	2.435
03:00	36	40	57	2.409
04:00	36	39	57	2.361
05:00	36	39	54	2.363
06:00	35	39	57	2.313
07:00	36	48	77	1.889
Totais	35	48	85	66.116

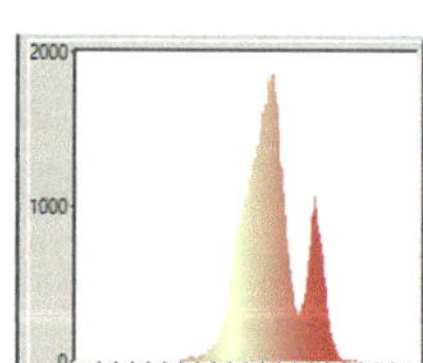

Figura 6.10. Bloqueio AV Total Congênito. Observar que ainda que a frequência cardíaca seja obviamente baixa (mínima de 35 bpm, máxima de 85 bpm, média de 45 bpm), o ritmo de escape juncional apresenta modulação autonômica significativa, expressa pela variabilidade R-R. Fonte: acervo do autor.

Importância do Holter no diagnóstico e identificação dos distúrbios da condução AV – Exercícios e respostas comentadas

Por tudo que foi dito nesse capítulo, é fácil entender o importante papel que o Holter de 24 Horas desempenha no diagnóstico e compreensão dos mecanismos envolvidos nos BAVs. Separamos, a seguir, alguns exemplos práticos, seja pela sua tipicidade, seja pela sua capacidade de suscitar discussão.

Caso 1

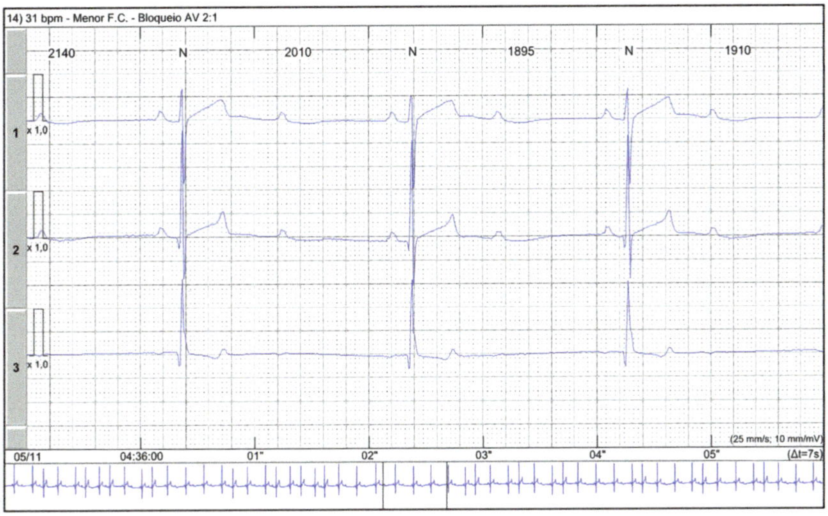

Fonte: acervo do autor.

Caso 2

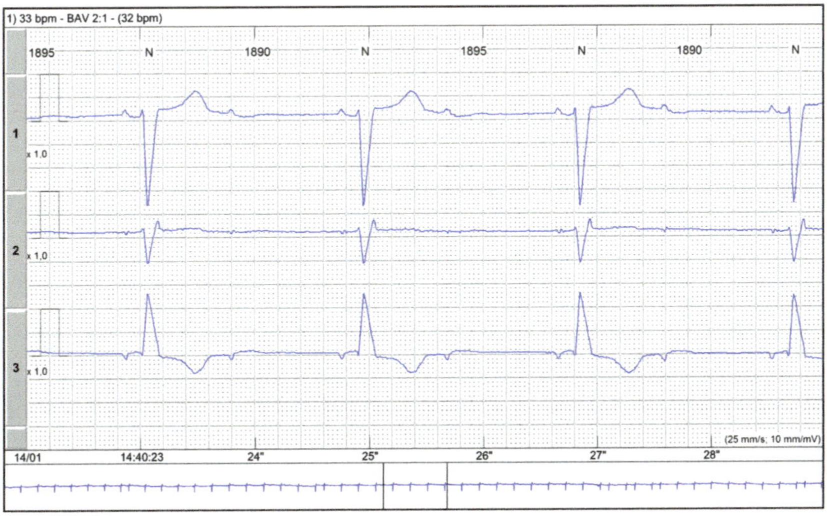

Fonte: acervo do autor.

Enunciado dos Casos 1 e 2

Ambos os traçados representam momentos de bloqueio AV 2:1, que como dito anteriormente, podem representar tanto uma manifestação de bloqueio nodal AV (Mobitz I), como um bloqueio intra ou infra-hissiniano. Qual a hipótese correta:

a. Ambos os Casos 1 e 2 representam BAV 2:1 Mobitz I

b. Ambos os Casos 1 e 2 representam BAV 2:1 Mobitz II

c. Caso 1 sugere BAV 2:1 Mobitz I e Caso 2 Mobitz II

d. Caso 1 sugere BAV 2:1 Mobitz II e Caso 2 Mobitz I

e. Ambos os Casos 1 e 2 representam BAV avançado

Resposta comentada dos Casos 1 e 2: Resposta correta alternativa c

Uma das grandes vantagens do sistema Holter é poder entender o contexto de um traçado específico nas atividades cotidianas, correlação com atividades específicas e buscar o início e o final de um momento selecionado. Vejam bem, o traçado do Caso 1 realmente é um BAV 2:1 e seu horário de ocorrência é durante o sono (04:36:00h). Já no segundo caso o BAV 2:1 ocorre durante a vigília (14:40:23h). Isso por si só já nos dá algumas pistas sobre seus mecanismos.

A segunda observação é que no Caso 1 o QRS é estreito, enquanto no Caso 2 o QRS é largo, provavelmente por bloqueio do ramo esquerdo, denotando já haver lesão no sistema His-Purkinje.

E, finalmente a definição do mecanismo vem da observação do traçado eletrocardiográficos dos eventos em questão, especialmente sua iniciação e término (a seguir).

Casos 3 e 4

Caso 3

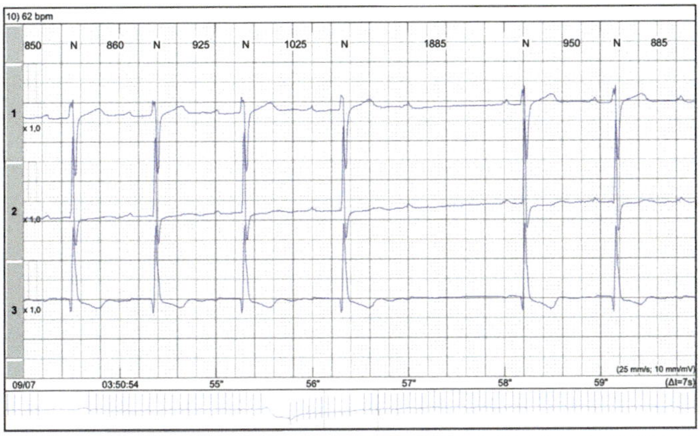

Caso 4

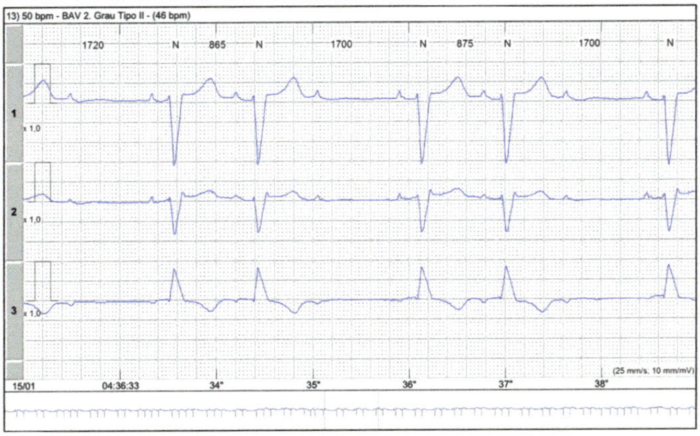

Fonte: acervo do autor.

No Caso 3 observa-se prolongamento progressivo do intervalo PR antes da onda P bloqueada, encurtando-se após a pausa, típica do fenômeno de Wenckebach ou Mobitz I. No Caso 4 não há esse tipo de aumento progressivo, com intervalo PR pré e pós-pausa iguais, sugestivos de Mobitz II. Portanto, a alternativa correta é a c. Caso 1 sugere BAV 2:1 Mobitz I e Caso 2 Mobitz II

Caso 5

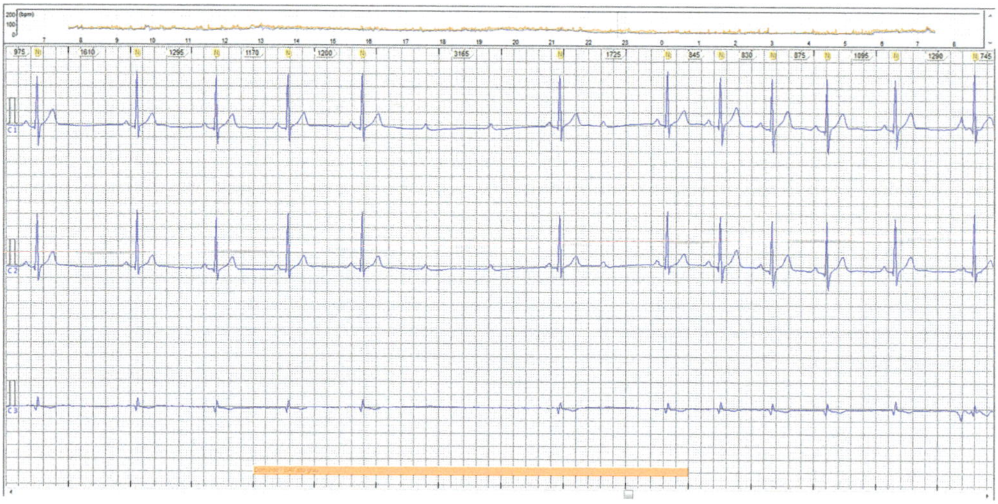

Fonte: acervo do autor.

Com relação ao traçado acima, podemos afirmar que trata de:

a. Bloqueio AV total paroxístico
b. Bloqueio AV avançado
c. Sugere localização nodal AV
d. Sugere localização no sistema His-Purkinje: intra-hissiniana
e. As alternativas a) e d) estão corretas
f. As alternativas b) e c) estão corretas

Resposta comentada do Caso 5: Resposta correta alternativa f

Trata-se de BAV avançado ou alto grau, com padrão tipo 3:1 nesse momento. A diferenciação entre localização nodal AV e dentro do sistema His-Purkinje normalmente se faz pelo comportamento do intervalo PR nos batimentos que precedem e se seguem após as ondas P bloqueadas. Nesse caso o bloqueio é súbito e não considero errado quem sugerir Mobitz II por lesão intra-hissiniana. Mas infelizmente nem sempre as características típicas dos BAVs são encontradas em todos os momentos. Nesse caso algumas características nos intrigaram. Primeiro, ocorreu num momento de sono, onde a influência vagal costuma ser mais intensa. Segundo, há nítida variação dos intervalos P-P antes e após o BAV, sugerindo que pelo menos no nódulo sinusal está havendo influência simpática/parassimpática intensa. Sempre que houver bradiarritmia no período noturno devemos pensar ainda na Síndrome de Apneia Obstrutiva do Sono (SAOS). O Holter, por meio da análise do tacograma dos batimentos QRS, nos permite pesquisas sobre as chamadas "variações cíclicas da frequência cardíaca", bastante sugestivas de SAOS.[7] Nesse caso, ao analisarmos o tacograma da frequência cardíaca observamos as tais variações cíclicas da FC, com um padrão tipo "dente de serra" (figura abaixo), onde os intervalos R-R mais curtos estão entre 600 – 700 ms e os mais longos estão por volta de 1.400-1.700 ms. Nesse caso, a ocorrência de BAV avançado durante evento de apneia do sono sugere fortemente a localização nodal AV.

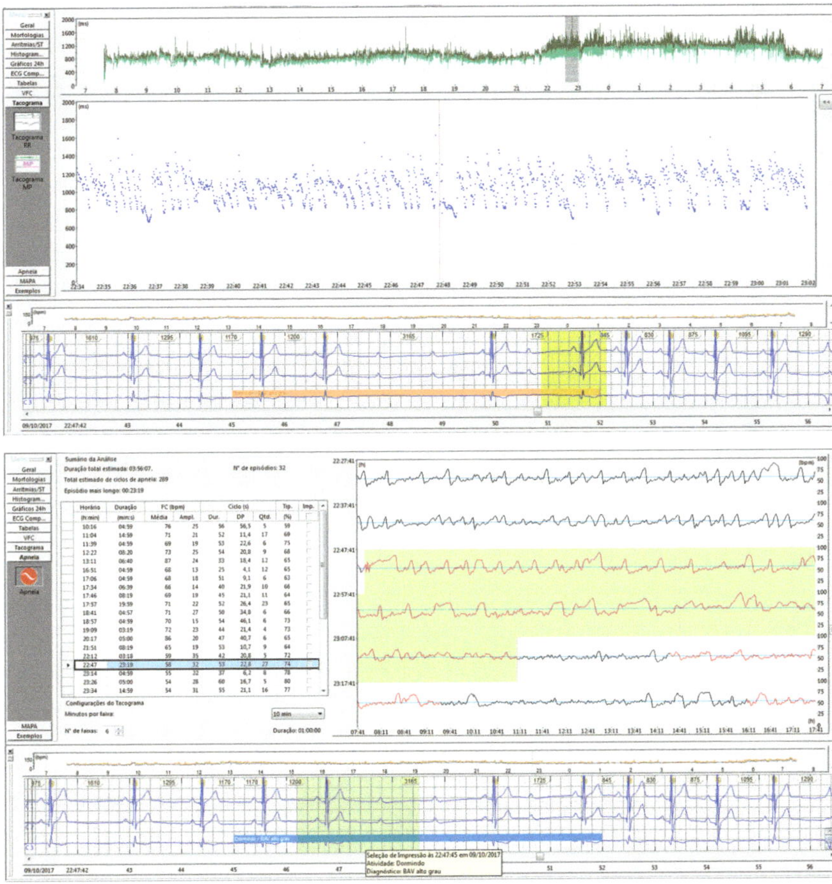

Fonte: acervo do autor.

Caso 6 (A e B)

A
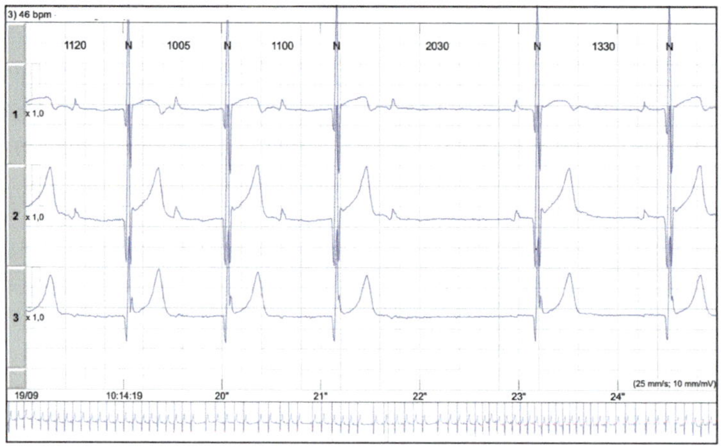

B
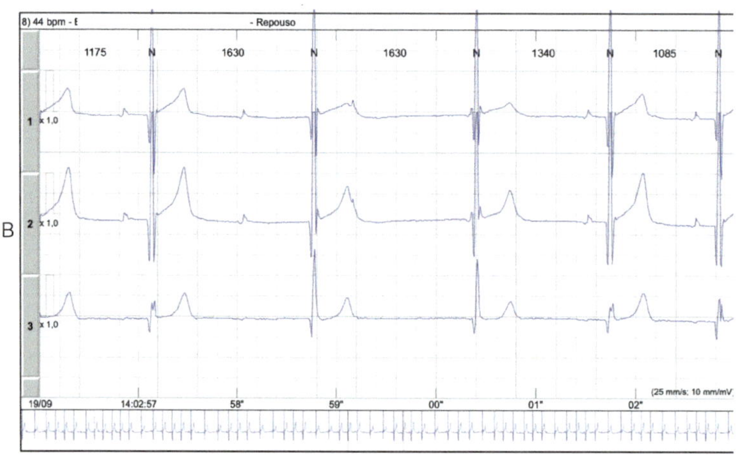

Fonte: acervo do autor.

Nas figuras acima, vemos no traçado 6-A a manifestação típica de BAV do 2° grau tipo I (fenômeno de Wenckebach). A pergunta abaixo refere-se ao diagnóstico da Figura 6-B, obtida no mesmo exame de Holter do mesmo paciente:

a. Fenômeno dual, dupla via nodal AV

b. Bloqueio AV 2:1

c. Bloqueio AV avançado

d. Bloqueio AV total

e. Bloqueio AV do 2° grau tipo I, com escape juncional automático

Resposta comentada do Caso 6 (A e B): Resposta correta alternativa e

A Figura 6-A mostra nitidamente fenômeno decremental tipo Wenckebach, típica de localização nodal AV. Na Figura 6-B ocorre o mesmo, porém após o que seria a onda P bloqueada, aparece batimento juncional automático de escape (2° e 3° QRS), que acabam interferindo na relação P–QRS, trazendo curto período de dissociação AV. Esse tipo de dissociação AV, chamado por alguns de "dissociação AV por interferência", não deve ser confundido com BAV avançado ou BAVT. Alguém poderia questionar o porquê no momento do traçado 6-A não ter ocorrido o ritmo de escape mesmo com pausa de 2,03 seg, enquanto no traçado 5-B ele existiu, mesmo com pausa menor (1,63 seg). Devemos lembrar que esses ritmos de escape automáticos sofrem influência autonômica intensa e dependem do seu grau de inclinação da fase 4 do seu potencial de ação, típica dos ritmos automáticos.[8]

Caso 7

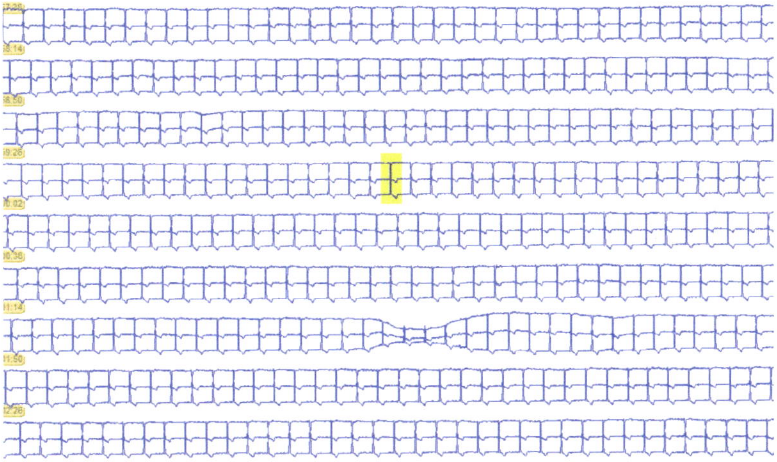

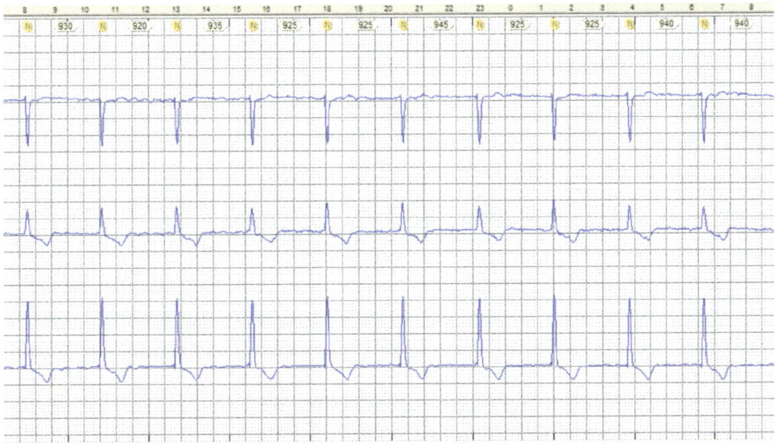

Fonte: acervo do autor.

Nos traçados acima, observados durante toda a gravação, podemos afirmar que se trata de:

a. Ritmo sinusal, com bloqueio AV do 1° grau

b. Bradicardia sinusal, com ritmo juncional automático e condução atrial retrógrada

c. Fibrilação atrial com bloqueio AV total e ritmo de escape juncional

d. *Flutter* atrial com bloqueio AV 2:1

e. Taquicardia atrial incessante

Resposta comentada do Caso 7: Resposta correta alternativa c

Nas figuras anteriores (página 125), não observamos atividade elétrica atrial organizada (ausência de ondas P), nem anterógrada nem retrógrada. A linha de base mostra um serrilhado irregular bastante sugestiva de fibrilação atrial. O QRS é regular e estreito, sugerindo fortemente a presença de BAVT com ritmo de escape juncional automático. Ainda que a frequência do ritmo de escape juncional seja pouco mais alta do que normalmente observamos no BAVT, esse é um diagnóstico que deve ser lembrado pelo cardiologista clínico.

Conclusão

O Holter de 24 Horas é uma ferramenta fundamental no diagnóstico e compreensão dos mecanismos envolvidos nos distúrbios da condução AV. Obviamente que existem situações em que ele pode ser dispensável, como na situação de urgência hospitalar de paciente com BAVT, frequência cardíaca baixa e síncope documentada em ECG, quando a conduta deverá ser tomada independentemente da localização do bloqueio. Cabe sempre ao clínico o bom senso na propedêutica adicional desse tipo de paciente.

Referências bibliográficas

1. Herzrhythmus und Herzrhythmusstörungen ein Buch von Wirtzfeld A, Bräuer H. Exempla Cardiologica; Albert-Roussel Pharma GmbH, Wiesbaden 1979.
2. Narula OS, P Samet. Wenckebach and Mobitz type II A-V block due to block within the His bundle and bundle branches. Circulation. 1970 Jun;41(6):947-65.
3. Pimenta J, Curimbaba J, Moreira JM. Bradiarritmias. In: Consolim-Colombo Fernanda M, Saraiva JFK, Izar Maria CO. Tratado de cardiologia SOCESP. 4. ed. Barueri: Manole, 2019. p. 1006-26.
4. Joshepson ME. Atrioventricular Conductions. In: Clinical Cardiac Electrophysiology: Techniques and Interpretation. Mark E. Josephson. 2nd. Ed. Pennysylvania, Lea & Febiger, 1993, pp:96-116.
5. Langendorf R. How everything started in clinical electrophysiology. In: Brugada P, Wellens HJJ, eds. Cardiac arrhythmias: where do we go from here? Mount Kisco. NY: Futura Publishing Company, 1987:715-22.
6. Pastore CA, Pinho JA, Pinho C, Samesima N, Pereira-Filho HG Kruse JCL, et al. Diretrizes da Sociedade Brasileira de Cardiologia sobre Análise e Emissão de Laudos Eletrocardiográficos. Arq Bras Cardiol 2016-106 (4Supl.1):1-23.
7. Stein PK, Duntley SP, Domitrovich PP, et al. A simple method to identify sleep apnea using Holter recording. Journ Cardiovasc Electrophysiol 2003,14;5:467-73.
8. Moreira DAR, Costa ERB. Eletrofisiologia da célula cardíaca. In: Consolim-Colombo Fernanda M, Saraiva JFK, Izar Maria CO. Tratado de cardiologia SOCESP. 4. ed. Barueri: Manole, 2019. p. 172-7.
9. Teixeira RA, Fagundes AA, Baggio-Junior JM, Oliveira JC, Medeiros PTJ, Valdigem BP, et al. Diretriz Brasileira de Dispositivos Cardíacos Eletrônicos Implantáveis – 2023. Arq Bras Cardiol. 2023; 120(1):e20220892.

SEÇÃO 3

Extrassistolia

7

Extrassístoles – Tipos e Classificações

Silvio Alves Barbosa

Paola Pretti Nunes Ferreira Falcochio

Introdução

Extrassístoles são frequentes na prática clínica, seja durante avaliações de rotina ou como achado em exames complementares, e estão entre as arritmias mais frequentemente detectadas em registros de Holter. Estudos conduzidos na população suíça observaram que até 99% dos indivíduos com mais de 50 anos de idade submetidos a exames de Holter de 24 horas apresentaram pelo menos uma extrassístole atrial[1] e 68% dos indivíduos com idades entre 25 e 41 anos apresentaram ao menos uma extrassístole ventricular registrada em Holter de 24 horas.[2]

Sintomas, como palpitação, desconforto torácico e falta de ar, podem ser provocados pelas extrassístoles seja pela precocidade do batimento extrassistólico, pelo período de diástole prolongada determinado pela pausa pós-extrassistólica ou pela maior força contrátil do batimento que a segue.

Apesar de serem usualmente benignas, as extrassístoles podem estar relacionadas a doenças subjacentes e precisam ser cuidadosamente avaliadas, pois podem, inclusive, desencadear arritmias mais graves. Além disto, altas cargas de extrassístoles ventriculares, principalmente acima de 10% dos batimentos em registros de Holter, podem estar relacionadas ao desenvolvimento de insuficiência cardíaca, conhecida como miocardiopatia induzida por arritmia ou taquicardiomiopatia.[3] A observação de extrassístoles durante exames clínicos de rotina pode ser indicativa de cardiopatia estrutural subjacente não diagnosticada, sendo que a alta densidade destas arritmias é marcadora de risco de maior mortalidade, acidente vascular cerebral e desenvolvimento de fibrilação atrial.[4]

Também chamadas de batimentos ectópicos, as extrassístoles, por definição, são **batimentos precoces** que podem se originar em algum ponto do sistema especializado de condução cardíaco ou em qualquer outra parte do músculo cardíaco.

Todos os sistemas de análise de Holter possuem ferramentas para identificar e quantificar as extrassístoles e estas informações são uma etapa importante do laudo do Holter.

Classificação

Quanto a origem

Existem algumas maneiras de se classificar as extrassístoles, mas a mais comum é aquela que as diferencia quanto ao local de origem. Neste caso, a estrutura divisora de águas é o feixe de His: os batimentos ectópicos originados **acima** de sua bifurcação são as extrassístoles **supraventriculares** que, por sua vez, podem ser subdivididas em atriais e juncionais. Os batimentos originados **abaixo** da bifurcação do feixe de His são as extrassístoles **ventriculares**.[5]

Quanto a apresentação

Independente da sua origem, as extrassístoles podem se apresentar como batimentos isolados ou de maneira repetitiva. Os batimentos isolados podem ocorrer em padrões recorrentes, como no caso do bigeminismo, em que para cada batimento extrassistólico ocorre um batimento no ritmo de base, do trigeminismo, quando para cada extrassístole ocorrem dois batimentos no ritmo de base, ou quadrigeminismo, em que para cada extrassístole ocorrem três batimentos no ritmo de base do indivíduo – Figura 7.1.

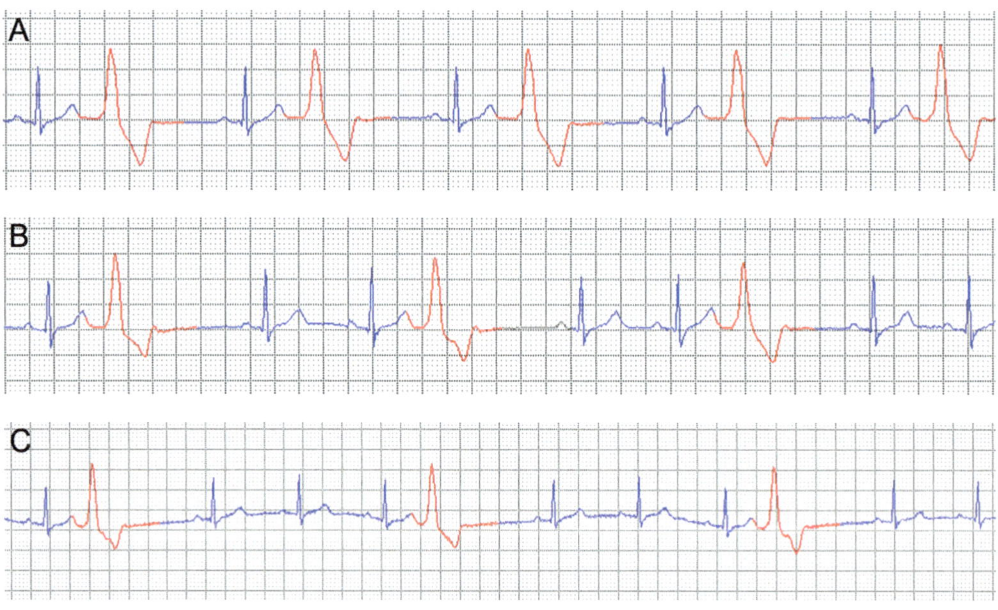

Figura 7.1. Extrassístoles ventriculares isoladas em padrões recorrentes: bigeminismo (A), trigeminismo (B) e quadrigeminismo (C). Fonte: acervo pessoal dos autores.

Extrassístoles também podem ocorrer de maneira repetitiva, ou seja, por meio de batimentos pareados, com dois batimentos ectópicos consecutivos, ou em salvas – sequência de 3 batimentos ectópicos consecutivos, conforme ilustrado na Figura 7.2.

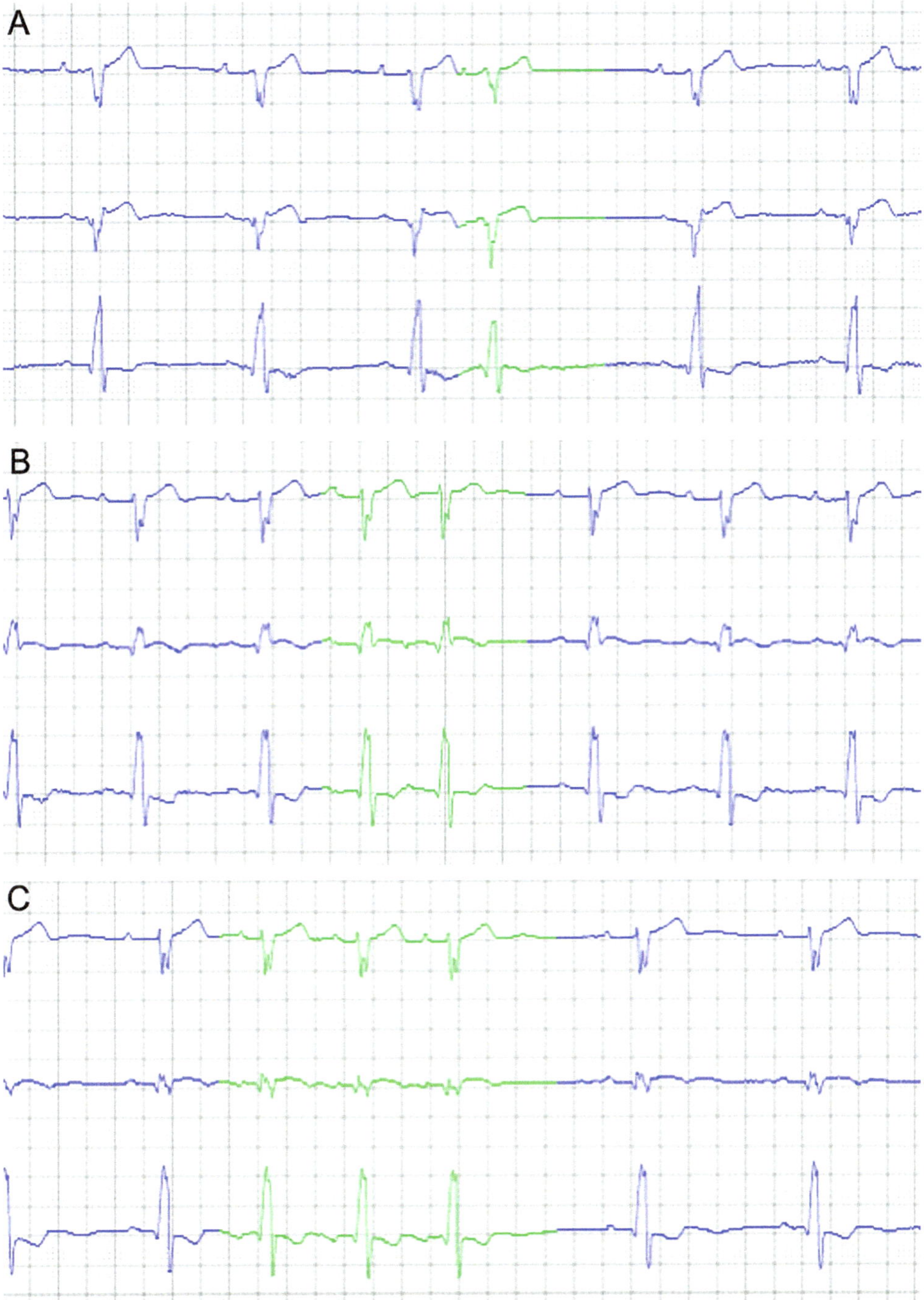

Figura 7.2. Traçados de Holter ilustrando a ocorrência de extrassístoles atriais. Observe que as ondas P que determinam os batimentos (complexos QRS) destacados em verde são precoces e apresentam morfologia diferente da sinusal. A: extrassístole atrial isolada; B: extrassístoles atriais pareadas; C: salva de três extrassístoles atriais. Fonte: acervo pessoal dos autores.

Os intervalos de tempo das extrassístoles com os batimentos adjacentes têm nomenclaturas específicas, a saber:

Pausa compensatória

Após as extrassístoles, é comum, mas não obrigatório, que se observe um período de diástole prolongada chamado de **pausa compensatória** ou pausa pós-extrassistólica. Este período compreende o tempo decorrido entre o batimento que antecedeu a extrassístole e o batimento que a sucedeu e permite o *reset* do ritmo cardíaco.

Quando este intervalo é igual ou superior a duas vezes o intervalo entre dois batimentos do ritmo de base do indivíduo (intervalo R-R), dizemos tratar-se de pausa compensatória **completa**, que é mais comumente observada após extrassístoles de origem ventricular. Já intervalos com duração inferior a dois ciclos R-R básicos são chamados de pausas compensatórias **incompletas**, e são mais frequentemente observados após extrassístoles supraventriculares – Figura 7.3.

Ocasionalmente também podem ocorrer extrassístoles que não interferem no ritmo básico do indivíduo e, por este motivo, não determinam ocorrência de pausas compensatórias. Estas são as extrassístoles interpoladas (Figura 7.4).

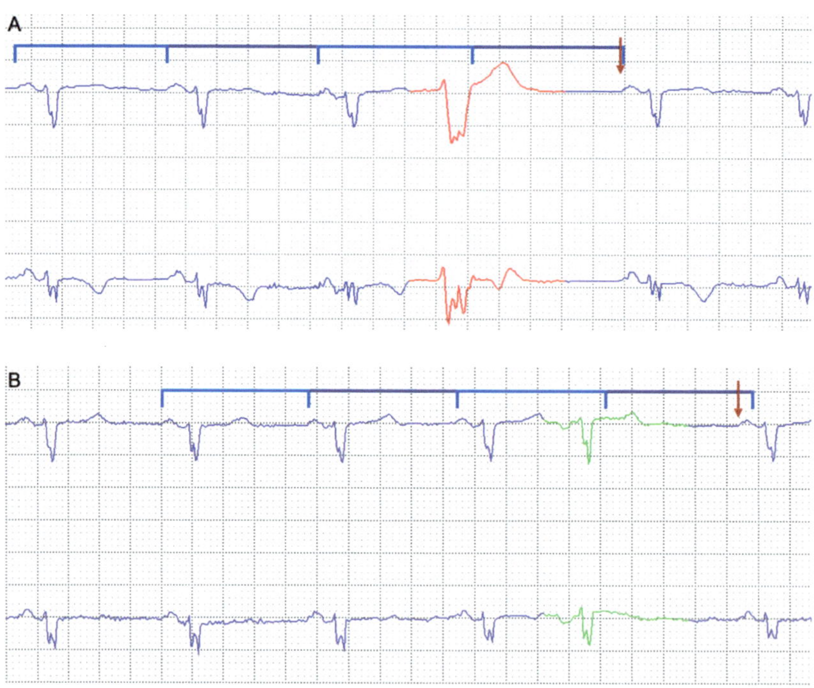

Figura 7.3. Demonstração de pausas pós-extrassistólicas. Os intervalos R-R foram marcados pelas linhas azuis e a seta vermelha destaca a primeira onda P sinusal após as extrassístoles. A: Pausa compensatória completa – o tempo decorrido entre o batimento que antecede a extrassístole ventricular (QRS destacado em vermelho) e o batimento que a sucede é ligeiramente maior do que 2 intervalos R-R do ritmo de base. B: Pausa compensatória incompleta – o tempo decorrido entre o batimento que antecede a extrassístole atrial (QRS destacado em verde) e o batimento que a sucede é menor do que 2 intervalos R-R do ritmo de base. Fonte: acervo pessoal dos autores.

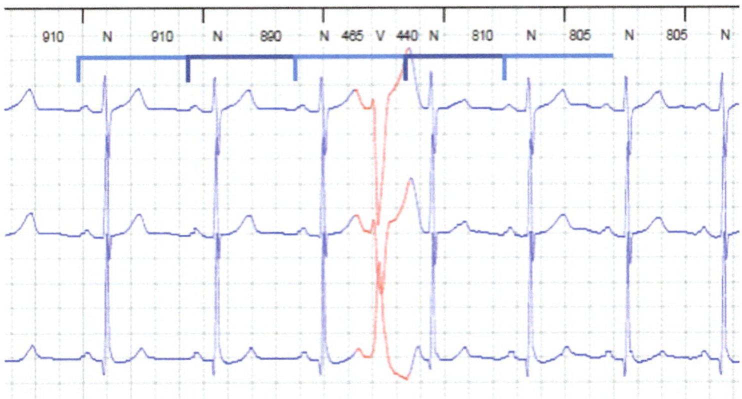

Figura 7.4. Traçado de Holter com extrassístole ventricular interpolada (QRS destacado em vermelho). Observe que a extrassístole não interfere com o ciclo do ritmo básico (marcado pelas linhas azuis). Fonte: acervo pessoal dos autores.

Intervalo de acoplamento

É o tempo decorrido entre a extrassístole e o batimento que a antecedeu. Este intervalo tende a ser estável para a maioria das extrassístoles, mas é caracteristicamente variável quando a arritmia decorre de foco parassistólico.[6]

Extrassístoles que ocorrem com intervalo de acoplamento fixo geralmente são decorrentes de reentrada ou atividade deflagrada, ao passo que extrassístoles com intervalos de acoplamento variáveis decorrem geralmente de focos de automaticidade anormal ou de parassístole.[7]

A observação cuidadosa deste intervalo deve ser feita, uma vez que extrassístoles de acoplamento curto podem desencadear arritmias mais complexas e até fibrilação ventricular.

O Holter de 24 h é útil na avaliação da variação dos intervalos de acoplamento e permite identificar os pacientes portadores de extrassístoles frequentes que estejam sob maior risco de desenvolver taquicardiomiopatia por conta dessas arritmias. Potfay et al. observaram em modelo de experimento animal que a dissincronia na contração do ventrículo esquerdo era mais relacionada à menor precocidade da extrassístole (maior intervalo de acoplamento) mais do que ao seu foco de origem.[8]

Os sistemas de Holter apresentam de maneira gráfica a distribuição das arritmias durante o período da gravação, assim como em resumos tabulares, permitindo ao médico assistente avaliar possíveis influências das atividades do indivíduo, do sistema nervoso autônomo, e de medicações na ocorrência das extrassístoles.

A análise quantitativa das arritmias é feita por todos os sistemas de Holter e contabiliza o total de extrassístoles, tanto ventriculares quanto supraventriculares, assim como a quantidade destes batimentos que se apresentaram de maneira isolada, pareada ou em salvas.

Extrassístoles ventriculares

Como é bem sabido, estas arritmias são registradas no eletrocardiograma como batimentos precoces com complexos QRSs alargados, geralmente amplos e com uma onda T ampla de polaridade oposta à do QRS (Figura 7.5).

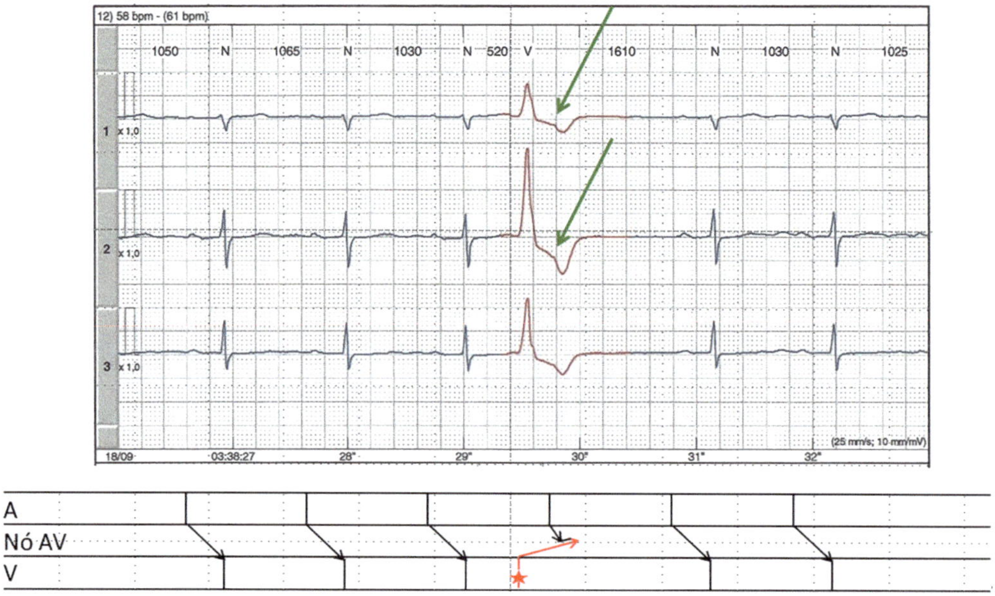

Figura 7.5. Traçado de Holter. Registrada em vermelho uma extrassístole ventricular. Note o complexo QRS de grande amplitude, duração aumentada e morfologia grosseiramente diferente da morfologia dos QRS normais, assim como a sua onda T se opondo ao QRS. As setas apontam a onda P sinusal sobre o segmento ST da extrassístole, mostrando que a ectopia tem origem ventricular uma vez que está dissociada dos batimentos atriais. Na porção inferior da figura notem o diagrama de Lewis, também chamado de diagrama de escadas, que representa didaticamente e graficamente a sequência dos batimentos deste traçado. Fonte: acervo pessoal dos autores.

A morfologia distinta dos complexos QRS das extrassístoles de origem ventricular, associada a precocidade destes batimentos, permite aos sistemas de Holter realizarem uma pré-classificação destas arritmias com razoável precisão. A presença de artefatos na gravação, de extrassístoles menos precoces que gerem batimentos de fusão (com complexos QRS mais estreitos) e de complexos QRS alargados decorrentes de extrassístoles supraventriculares com aberrância de condução intraventricular podem interferir com a classificação automática do sistema, sendo indispensável a conferência dos batimentos por profissional habilitado.

Além disso, é comum nos referirmos a extrassístoles ventriculares **sem complexidade** (quando se apresentam somente em maneiras isoladas no Holter) ou **com complexidade** (quando se apresentam em maneiras repetitivas) (Figuras 7.6 e 7.7). A existência de formas complexas no Holter confere um maior risco de morte súbita em alguns subgrupos de cardiopatias. Na Figura 7.8 resumimos as principais nomenclaturas utilizadas nos laudos de Holter.

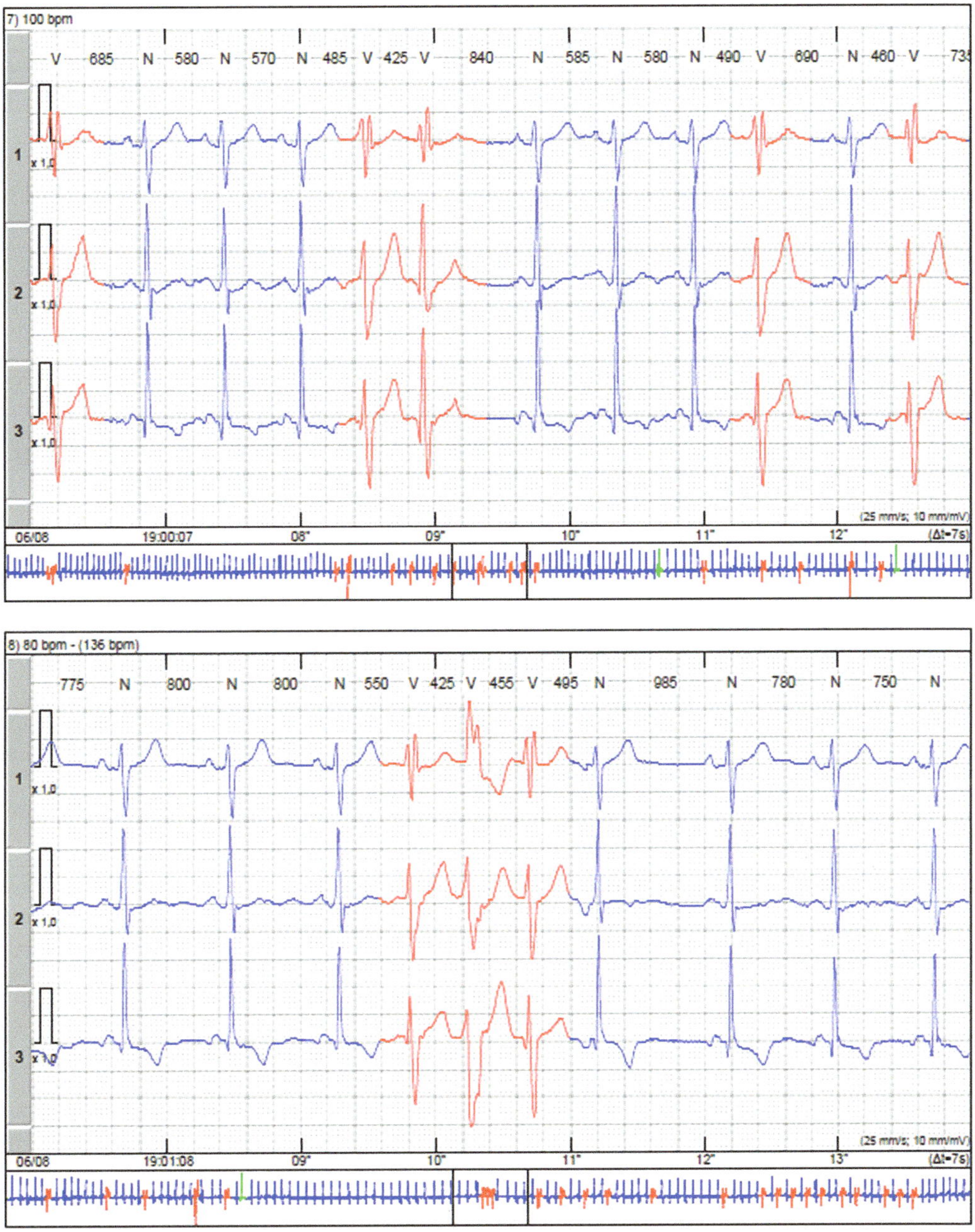

Figura 7.6. Dois momentos diferentes do mesmo Holter mostrando extrassístoles ventriculares com complexidade. As extrassístoles são predominantemente monomórficas, ocorrem de forma isolada, em pares (traçado superior) e com um episódio de taquicardia ventricular não sustentada com 3 batimentos, comumente chamada de "*triplet*" (traçado inferior). No traçado condensado inferior também se pode observar período de bigeminismo ventricular. Fonte: acervo pessoal dos autores.

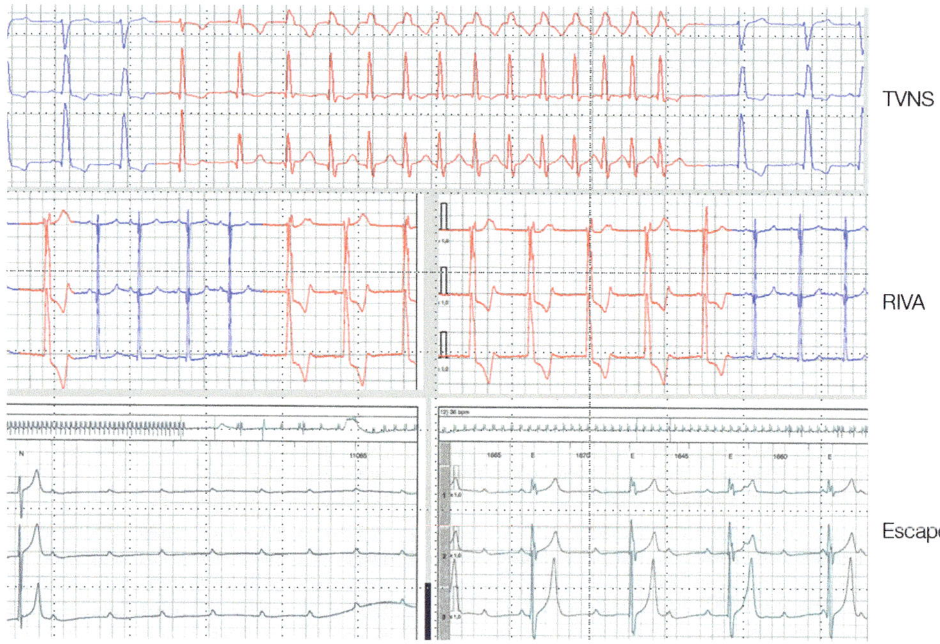

Figura 7.7. Traçados de 3 registros de Holter exemplificando as nomenclaturas comumente utilizadas no caso de arritmias ventriculares. TVNS: taquicardia ventricular não sustentada. RIVA: ritmo idioventricular acelerado. Escape ventricular. Fonte: acervo pessoal dos autores.

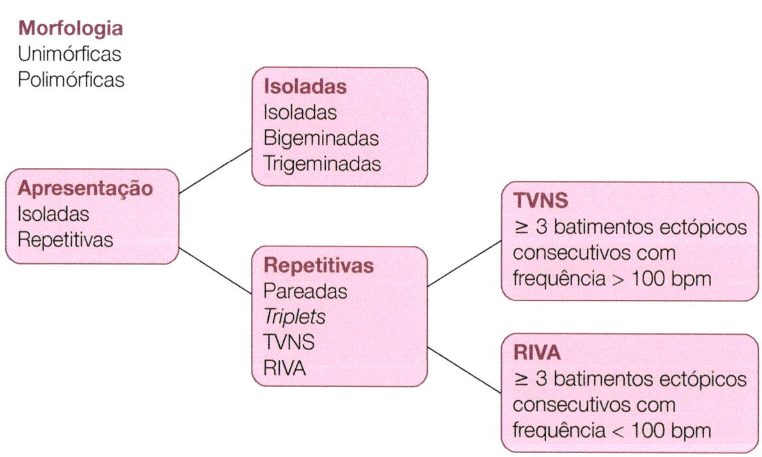

Figura 7.8. Subclassificação das extrassístoles ventriculares. Monomórficas (também chamadas de unimórficas): quando têm sempre a mesma morfologia de QRS no traçado do Holter; são unifocais, isto é, originadas no mesmo local. Polimórficas: extrassístoles ventriculares com mais de uma morfologia. Isoladas: quando são precedidas e sucedidas por um batimento normal. Bigeminadas: quando se apresentam em ciclos sucessivos de um batimento normal seguido de uma extrassístole. Trigeminadas: ciclos sucessivos de 2 batimentos normais e 1 extrassístole. "*Triplet*": sucessão de 3 batimentos ectópicos ventriculares sucessivos com frequência inferior a 100 batimentos por minuto. TVNS: taquicardia ventricular não sustentada, sequências de 3 ou mais batimentos ventriculares com frequência superior a 100 batimentos por minuto. RIVA: ritmo idioventricular acelerado, sequências de quatro ou mais batimentos ventriculares com frequência inferior a 100 batimentos por minuto.

Por último, procuramos caracterizar no laudo se as extrassístoles são **sintomáticas** ou **assintomáticas**, visto que esta informação tem relevância clínica quando se tem que decidir por tratá-las ou não.

A discriminação da morfologia das extrassístoles ventriculares nas gravações de Holter deve ser feita de rotina e mencionada no laudo do exame. Quando é observada mais de uma morfologia de complexo QRS na forma de extrassístole ventricular, estas arritmias são ditas **polimórficas**, podendo ou não haver predomínio (maior frequência) de uma morfologia sobre as demais. Quando todas as extrassístoles ventriculares registradas apresentam uma única morfologia de QRS, estas são ditas **monomórficas** e, possivelmente, surgem a partir de um único foco dentro do coração.

Deve-se usar de cautela na avaliação das morfologias de extrassístoles ventriculares pois o Holter é um registro de eletrocardiograma dinâmico, feito com o indivíduo assumindo diferentes posturas (ortostase ou deitado), assim como executando diversas atividades. Estas mudanças podem determinar variações discretas na orientação e amplitude de todos os complexos QRS, sejam no ritmo de base ou nas extrassístoles ventriculares. Pequenas variações posturais podem ocorrer e não necessariamente indicam polimorfismo das arritmias. Observando os complexos QRS adjacentes às ectopias é possível detectar mudanças possivelmente decorrentes de alterações posturais.

Extrassístoles ventriculares interpoladas requerem cautela pois, por não interferirem no ritmo básico, podem levar a aberrância de condução intraventricular do batimento supraventricular que se segue, o que pode ser erroneamente interpretado pelo sistema de análise automática do Holter como tratando-se de um par de ectopias ventriculares. A identificação de onda P no tempo esperado do ritmo de base sobre o segmento ST ou onda T da extrassístole pode ser indicativa de aberrância de condução intraventricular.

Extrassístoles atriais

As extrassístoles atriais são caracterizadas eletrocardiograficamente como batimentos atriais (portanto, ondas Ps) precoces seguidas, na maior parte das vezes, por complexo QRS estreito (ou de duração e morfologia semelhante ao observado durante ritmo sinusal) – Figura 7.9.

Como os sistemas de Holter não são capazes de analisar a presença e/ou morfologia das ondas Ps, é a precocidade dos complexos QRS estreito com relação ao ritmo de base que é utilizada pelos sistemas de análise automática do Holter para identificar batimentos que podem ser extrassístoles supraventriculares. Esta precocidade pode ser ajustada manualmente de modo a detectar corretamente o maior número possível de extrassístoles supraventriculares.

Extrassístoles menos precoces podem não ser detectadas automaticamente pelos sistemas de Holter e são identificadas pela pessoa que revisa o traçado por meio da identificação de onda P precoce, com morfologia distinta da sinusal.

As extrassístoles atriais também são classificadas como **frequentes** se ocorrerem num número maior que 10 por hora de gravação de Holter e **raras** quando ocorrerem em número menor.

Extrassístoles atriais eventualmente são **bloqueadas**, quando não são seguidas de complexos QRSs provocando pausas (Figura 7.10). Deve-se fazer diagnóstico diferencial das extrassístoles atriais bloqueadas com pausas sinusais, quando não há onda P identificável durante a pausa, e episódios de bloqueio atrioventricular do segundo grau, quando a onda P bloqueada é identificável e encontra-se na mesma frequência do ritmo de base ou tardia com relação a ele, ou seja, não é precoce. É comum que ectopias atriais bloqueadas sejam muito precoces e as ondas P ectópicas fiquem "ocultas" no final do complexo QRS precedente ou no segmento ST ou onda T deste batimento.

Além disso, as extrassístoles atriais eventualmente se conduzem para os ventrículos com **aberrância da condução intraventricular**, determinada por um bloqueio de ramo funcional; neste caso, como o complexo QRS fica alargado, o batimento pode ser confundido com ectopia ventricular inclusive pelos sistemas automáticos de análise de Holter (Figuras 7.10 e 7.11).

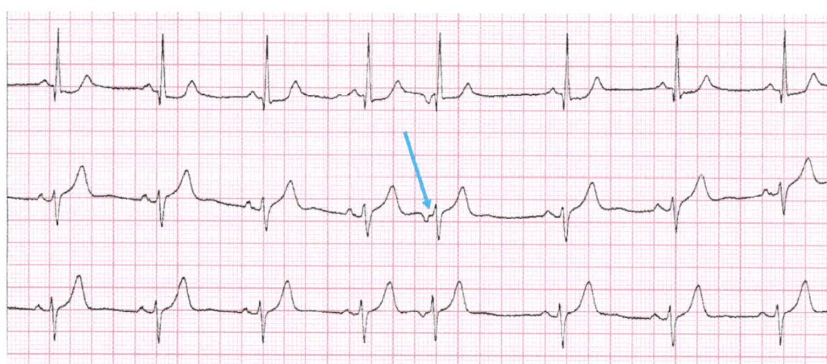

Figura 7.9. Traçado de Holter. Exemplo de extrassístole atrial assinalada pela seta. Observar a onda P precoce e com morfologia diferente da onda P sinusal. Neste caso a extrassístole atrial se conduziu normalmente para os ventrículos, gerando um complexo QRS (também antecipado) de morfologia normal. Fonte: acervo pessoal dos autores.

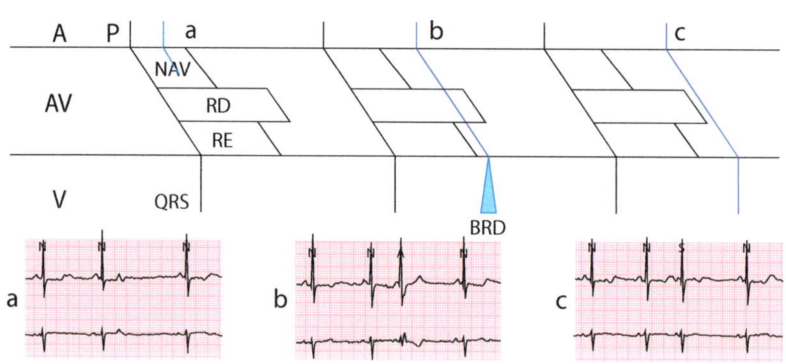

Figura 7.10. Na parte superior: diagramas de Lewis com representação dos tempos de períodos refratários do nó atrioventricular (NAV), do ramo direito do feixe de His (RD) e do ramo esquerdo do feixe de His (RE) e, em azul, extrassístoles atriais com acoplamentos diferentes. Na parte inferior: 3 traçados de Holter mostrando: (a) extrassístole atrial muito precoce sobre o segmento ST do segundo complexo QRS, bloqueada, atingindo o nó AV em período refratário e provocando uma "pausa"; (b) extrassístole atrial um pouco menos precoce, conduzida com aberrância, conseguindo ultrapassar o nó AV mas atingindo o ramo direito em período refratário, provocando um complexo QRS alargado (BRD); (c) extrassístole atrial menos precoce ainda, conduzida aos ventrículos normalmente, produzindo um complexo QRS normal. A: átrios; AV: nó atrioventricular; V: ventrículos. Fonte: acervo dos autores.

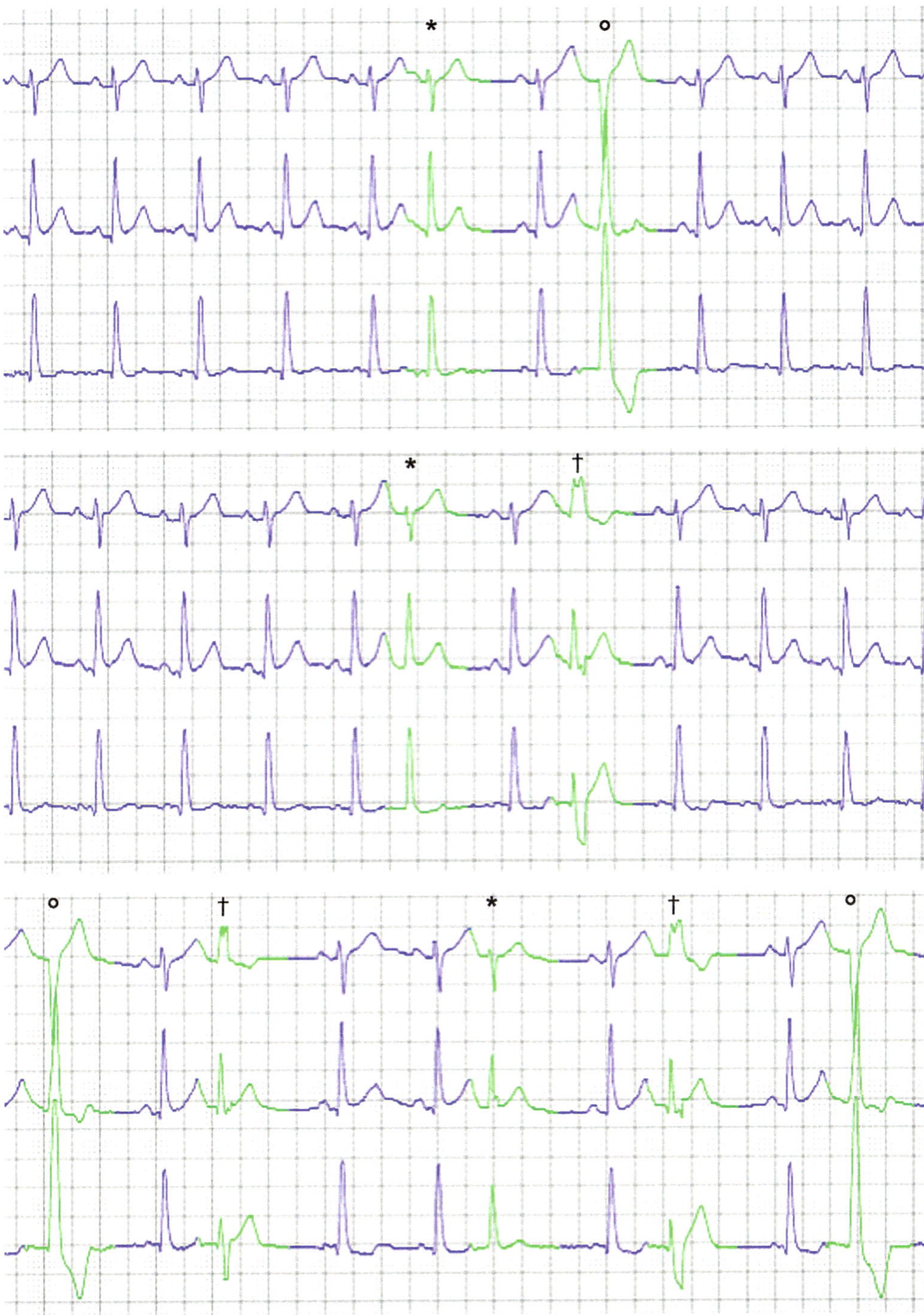

Figura 7.11. Traçados de Holter de paciente com arritmia atrial frequente. As extrassístoles atriais estão destacadas na cor verde, sendo algumas vezes conduzidas normalmente aos ventrículos (*) e outras com distúrbio de condução intraventricular tipo bloqueio de ramo esquerdo (°) ou bloqueio de ramo direito (†). Fonte: acervo pessoal dos autores.

Extrassístoles juncionais

São batimentos precoces, com complexos QRSs de morfologia igual ao observado no ritmo de base, mas que não foram precedidos por onda P precoce.

Podem determinar condução atrial retrógrada e levar a inscrição de onda P negativa ao final ou após o complexo QRS juncional (Figura 7.12).

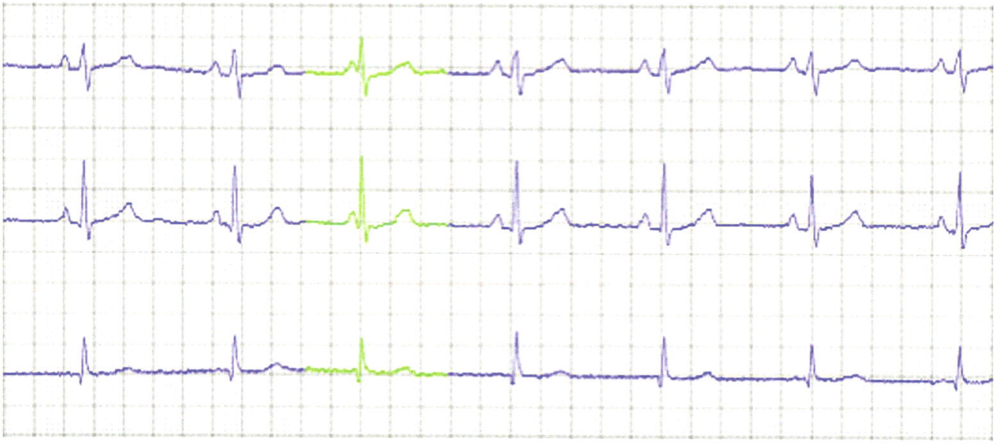

Figura 7.12. Traçado de Holter contendo exemplo de extrassístole juncional. O terceiro complexo QRS (destacado em verde) tem morfologia normal, mas é precoce e está dissociado da onda P sinusal. Fonte: acervo pessoal dos autores.

Avaliação da densidade

As extrassístoles tanto atriais como ventriculares, em geral, são classificadas como **frequentes** ou **raras**. No nosso serviço adotamos o critério de "frequentes" quando são mais de 10 extrassístoles em média por hora de gravação de Holter; estudos clássicos em pacientes coronarianos crônicos mostraram que a mortalidade era significativamente maior quando eles apresentavam mais de 10 extrassístoles ventriculares por hora no Holter. Outros serviços adotam outros números como critério diferencial de extrassístoles ventriculares frequentes ou raras.[9]

Há estudos clássicos[10] que demonstraram que a ocorrência de extrassístoles ventriculares em dias diferentes, e em semanas diferentes pode sofrer grande variação espontânea. Portanto, há que se ter muita cautela quando se compara simplesmente o número de extrassístoles ventriculares em Holteres sucessivos pois nem sempre a redução do seu número é o resultado de alguma intervenção supostamente terapêutica.

Conclusão

O Holter continua sendo uma ferramenta propedêutica extremamente útil no estudo das extrassístoles, pois é capaz de reconhecê-las, classificá-las, quantificá-las e, com isso, auxiliar o clínico na tomada de decisões.

Referências bibliográficas

1. Conen D, Adam M, Roche F, Barthelemy JC, Felber Dietrich D, Imboden M, et al. Premature Atrial Contractions in the General Population: Frequency and Risk Factors. Circulation. 6 de novembro de 2012;126(19):2302-8.
2. Von Rotz M, Aeschbacher S, Bossard M, Schoen T, Blum S, Schneider S, et al. Risk factors for premature ventricular contractions in young and healthy adults. Heart. maio de 2017;103(9):702-7.
3. Zeppenfeld K, Tfelt-Hansen J, De Riva M, Winkel BG, Behr ER, Blom NA, et al. 2022 ESC Guidelines for the management of patients with ventricular arrhythmias and the prevention of sudden cardiac death. European Heart Journal. 21 de outubro de 2022;43(40):3997-4126.
4. Binici Z, Intzilakis T, Nielsen OW, Køber L, Sajadieh A. Excessive Supraventricular Ectopic Activity and Increased Risk of Atrial Fibrillation and Stroke. Circulation. 4 de maio de 2010;121(17):1904-11.
5. Padeletti L, Bagliani G. General Introduction, Classification, and Electrocardiographic Diagnosis of Cardiac Arrhythmias. Cardiac Electrophysiology Clinics. setembro de 2017;9(3):345-63.
6. Samesima N, God EG, Kruse JCL, Leal MG, Pinho C, França FFDAC, et al. Diretriz da Sociedade Brasileira de Cardiologia sobre a Análise e Emissão de Laudos Eletrocardiográficos – 2022. Arquivos Brasileiros de Cardiologia [Internet]. 9 de setembro de 2022 [citado 24 de abril de 2023]; Disponível em: https://abccardiol.org/en/article/brazilian-society-of-cardiology-guidelines-on-the-analysis-and-issuance-of-electrocardiographic-reports-2022/.
7. de Vries LJ, Martirosyan M, van Domburg RT, Wijchers SA, Géczy T, Szili-Torok T. Coupling interval variability of premature ventricular contractions in patients with different underlying pathology: an insight into the arrhythmia mechanism. J Interv Card Electrophysiol. janeiro de 2018;51(1):25-33.
8. Park KM, Im SI, Lee SH, Gwag HB, Park Y, Park SJ, et al. Left Ventricular Dysfunction in Outpatients with Frequent Ventricular Premature Complexes. Texas Heart Institute Journal. 1º de janeiro de 2022;49(1):e207265.
9. Bigger JT. Definition of benign versus malignant ventricular arrhythmias: Targets for treatment. The American Journal of Cardiology. setembro de 1983;52(6):C47-54.
10. Michelson EL, Morganroth J. Spontaneous variability of complex ventricular arrhythmias detected by long-term electrocardiographic recording. Circulation. abril de 1980;61(4):690-5.

8

Aberrância de Condução Intraventricular do Estímulo e Diagnóstico Diferencial com Ectopia Ventricular

Silvio Alves Barbosa

Conceito de aberrância e algumas considerações teóricas

O termo "aberrância" ou "aberração" em sentido amplo significa um desvio da normalidade. Em eletrocardiografia, no entanto, "aberrância" é mais restrito e significa, na verdade, uma alteração transitória da condução intraventricular do estímulo em decorrência de modificações funcionais e transitórias no sistema de condução intraventricular do estímulo.

A aberrância de condução ocorre basicamente em decorrência de um bloqueio de ramo intermitente relacionado a mudanças na frequência cardíaca, a alterações da condução atrioventricular, a anormalidades metabólicas ou eletrolíticas ou a ação tóxica de drogas. É importante salientarmos que este bloqueio de ramo é transitório e, portanto, é diferente do bloqueio de ramo fixo que, em geral, denota uma alteração permanente do respectivo ramo geralmente decorrente de uma alteração estrutural do coração como uma miocardiopatia (por exemplo, chagásica ou isquêmica) ou uma cardiopatia congênita. Neste sentido, o bloqueio de ramo da aberrância é uma condição de baixo risco, pois, uma vez cessadas as condições predisponentes para tal distúrbio de condução, este automaticamente desaparece. Isto, aliás, costuma acontecer depois de alguns poucos batimentos sem que haja algum comprometimento hemodinâmico.

A aberrância da condução intraventricular do estímulo acaba por provocar um complexo QRS alargado. Isto admite automaticamente o diagnóstico diferencial no eletrocardiograma entre aberrância de condução e ectopia ventricular e é justamente neste fato que reside o interesse clinico no assunto, pois a aberrância está necessariamente relacionada a algum ritmo de origem supraventricular que tem uma conotação de risco bem menor que uma ectopia ventricular.[1] É, portanto, tarefa de suma importância para aquele que analisa traçados de Holter a diferenciação entre estas duas condições.

O distúrbio de condução transitório pode ocorrer em qualquer ponto do sistema de condução ventricular, ou seja, em um dos ramos do feixe de His, em um dos fascículos do ramo esquerdo, em combinações destes, nas fibras de Purkinje ou mesmo no miocárdio. O ramo direito é o mais frequentemente afetado e por isso a aberrância de condução mais comum tem, no eletrocardiograma, a morfologia de um bloqueio de ramo direito.

Aberrância decorrente de ativação prematura

É a condição na qual a aberrância ocorre porque algum dos ramos do feixe de His encontra-se bloqueado em consequência da prematuridade da ativação, ou seja, a ativação chega à estrutura quando ela ainda está em período refratário (Figuras 8.1 e 8.2).

Fenômeno de Ashman

Fenômeno de Ashman é o termo que descreve um mecanismo de aberrância de condução intraventricular que é dependente de alterações na refratariedade decorrente de alterações na duração do ciclo. Uma das propriedades da fibra miocárdica é a de que o seu período refratário é proporcional ao ciclo cardíaco precedente. Isto é, quando o ciclo é longo o período refratário das fibras se alonga para o batimento seguinte. O fenômeno de Ashman ocorre, portanto, quando há um prolongamento abrupto do ciclo imediatamente anterior ao ciclo que inicia a aberrância o que resulta em uma sequência de "ciclo longo-curto" típica do fenômeno e que é frequentemente vista em traçados de fibrilação atrial (Figuras 8.3 e 8.4).

Do ponto de vista eletrocardiográfico as principais características do fenômeno de Ashman são:

- Ciclo relativamente longo precedendo o ciclo que começa a aberrância;
- Complexos QRS com aberrância do tipo bloqueio de ramo direito;
- Vetores iniciais do QRS com aberrância concordantes com os vetores dos QRS normais;
- Acoplamento variável dos QRS com aberrância;
- Ausência de pausa compensadora seguindo os QRS com aberrância.

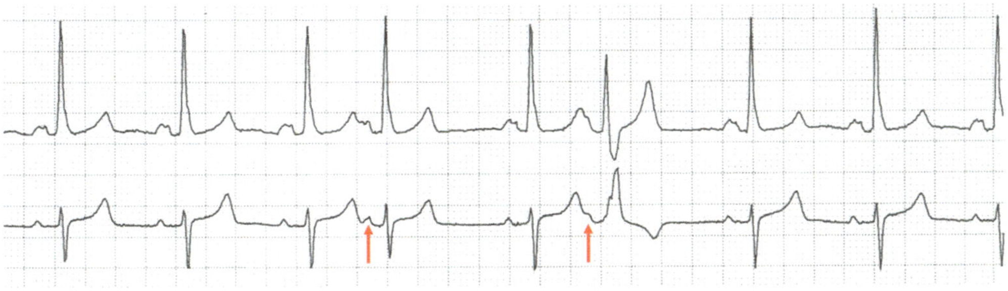

Figura 8.1. Traçado obtido de gravação de Holter; derivações CM5 e CM1; 25 mm/s. Ritmo básico sinusal com frequência cardíaca de aproximadamente 75 bpm; observar que os 4°. e 6°. batimentos são precoces e apresentam ondas P (setas), isto é, são extra-sístoles atriais. A primeira tem complexo QRS estreito e semelhante ao dos batimentos anteriores. No entanto, a segunda apresenta QRS alargado, com morfologia do tipo bloqueio de ramo direito, sendo, portanto, um complexo com aberrância de condução intraventricular do estímulo. Notar que esta é mais precoce, em relação ao batimento imediatamente anterior do que a primeira extra-sístole atrial, sendo este o motivo do aparecimento do bloqueio de ramo. Fonte: acervo pessoal dos autores.

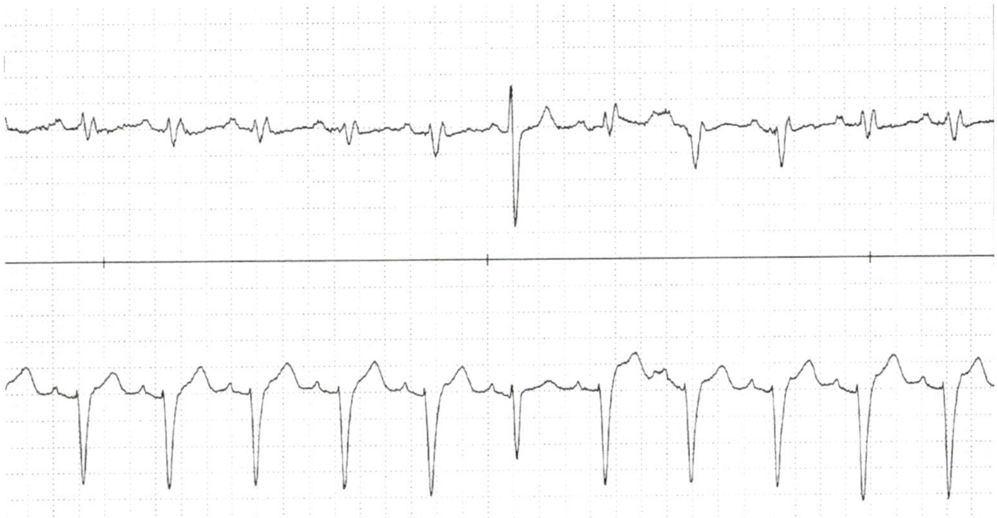

Figura 8.2. Traçado obtido de gravação de Holter; derivações CM5 e CM1; 25 mm/s. Ritmo básico sinusal, com FC = 86 spm; PR = 0,19 s; QRS = 0,16 s com morfologia de bloqueio de ramo esquerdo. O 6o. complexo tem QRS estreito e com morfologia próxima à normal. Observar que o intervalo PR deste complexo é discretamente menor demonstrando que o complexo QRS é que se antecipou caracterizando, portanto, uma extra-sístole ventricular. Trata-se de um batimento de fusão entre a extra-sístole e o batimento normal. Como esta extrassístole deve se originar no ventrículo esquerdo acaba por "sincronizar" a despolarização dos 2 ventrículos. A presença de batimento de fusão é um sinal eletrocardiográfico de ectopia ventricular. Além disso, em geral, quando há um bloqueio de ramo prévio, a presença de um complexo QRS de morfologia diferente é altamente sugestiva de ectopia ventricular. Fonte: acervo pessoal dos autores.

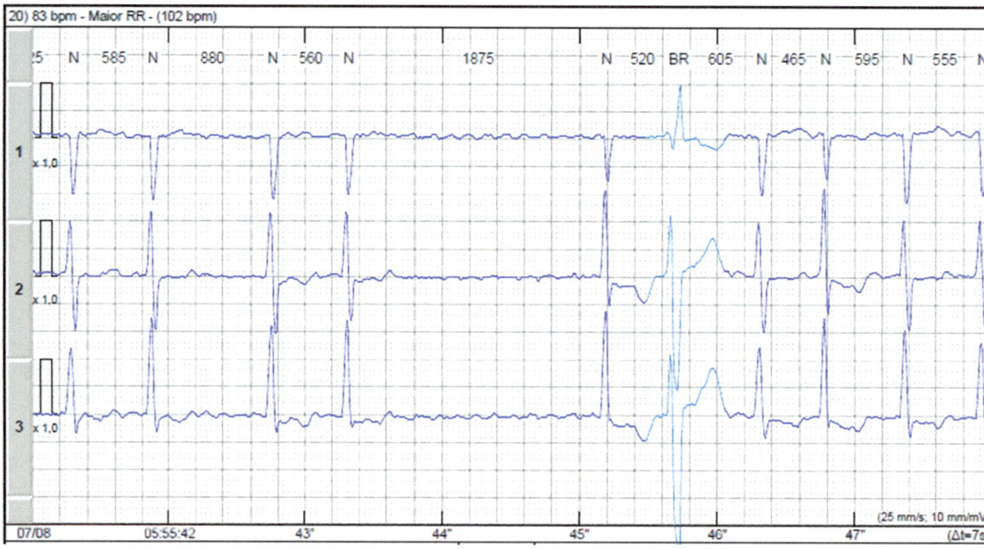

Figura 8.3. Traçado obtido de gravação de Holter. Ritmo básico de fibrilação atrial com frequência cardíaca média de 83 spm. O 6°. complexo apresenta morfologia de bloqueio de ramo direito, com vetores iniciais de QRS semelhantes aos QRS de base. Observar a sequência de ciclo longo-curto, típica do fenômeno de Ashman. Fonte: acervo pessoal dos autores.

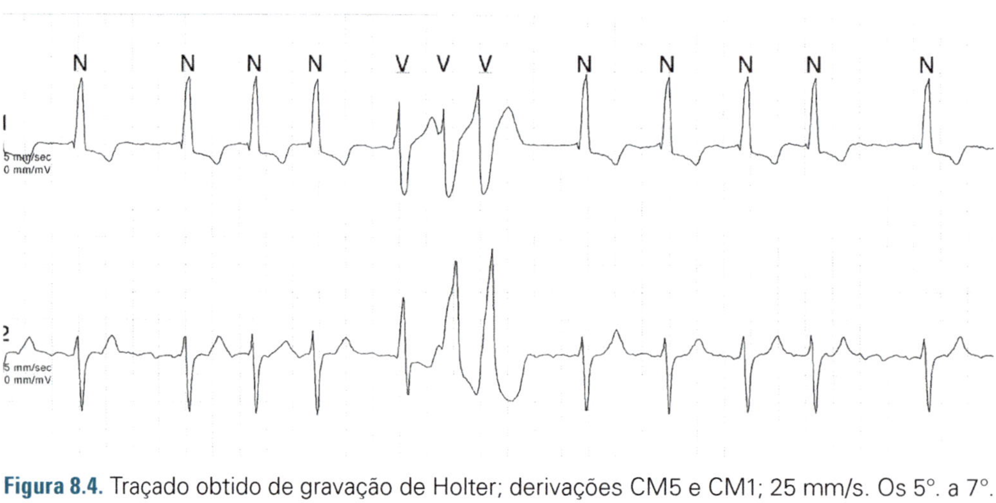

Figura 8.4. Traçado obtido de gravação de Holter; derivações CM5 e CM1; 25 mm/s. Os 5°. a 7°. batimentos são uma salva de taquicardia ventricular não sustentada. Não há sequência "longo-curta"; na verdade, trata-se de sequência curta-longa que nunca acontece no fenômeno de Ashman. Também, o primeiro batimento desta salva é provavelmente um batimento de fusão que, quando presente é típico de ectopia ventricular. Fonte: acervo pessoal dos autores.

Bloqueio de fase 3

Também chamado de bloqueio dependente de taquicardia ou de "aceleração", é relativamente comum e ocorre quando a frequência cardíaca ultrapassa um determinado valor crítico e é consequência da chegada do estímulo a uma fibra quando esta ainda está em período refratário relativo pelo batimento precedente – o que geralmente ocorre quando a célula está na fase 3 do potencial de ação. Pode ter um padrão de bloqueio de ramo esquerdo ou de bloqueio de ramo direito (Figura 8.5).

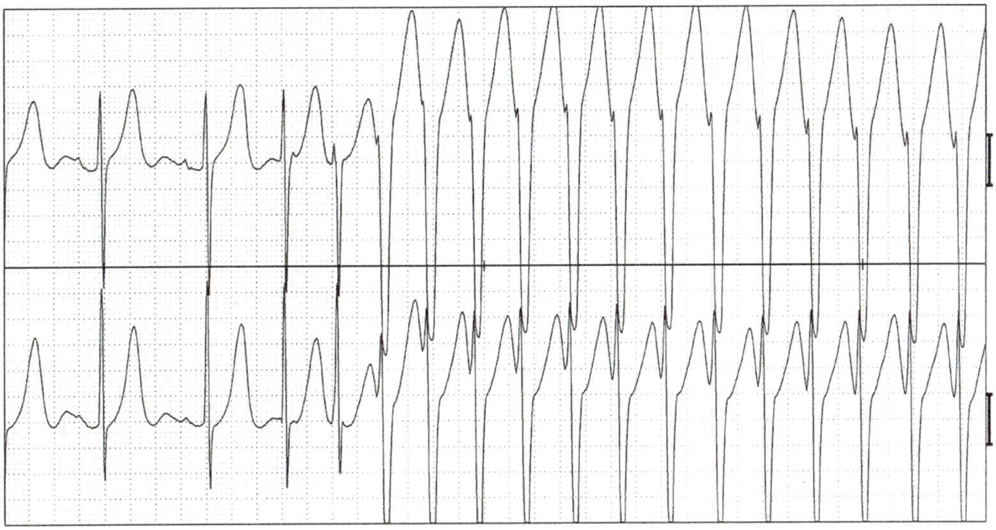

Figura 8.5. Traçado obtido de gravação de Holter; derivações CM1 e CM5; 25 mm/s. Os primeiros 2 batimentos são de ritmo sinusal. A partir do 3o. inicia-se uma taquicardia, na qual os 2 primeiros complexos têm QRS de morfologia e durações normais. A partir do 3o. batimento da taquicardia aparece morfologia de bloqueio de ramo esquerdo. Observar que a taquicardia tem aceleração progressiva, isto é, tem diminuição progressiva do intervalo de seus ciclos, o que caracteriza o bloqueio de "fase 3", uma vez que o bloqueio funcional do ramo esquerdo (neste caso) se deu a partir do momento em que a taquicardia atingiu o período refratário desta estrutura. Fonte: acervo pessoal dos autores.

Bloqueio de fase 4

Também chamado de bloqueio dependente de bradicardia é mais raro que o bloqueio de fase 3 e tem o seu mecanismo pouco conhecido; pode representar um retardo de condução ou uma ativação anormal no momento em que as fibras estão com o potencial de repouso mais baixo na fase 4 do potencial de ação (Figura 8.6).

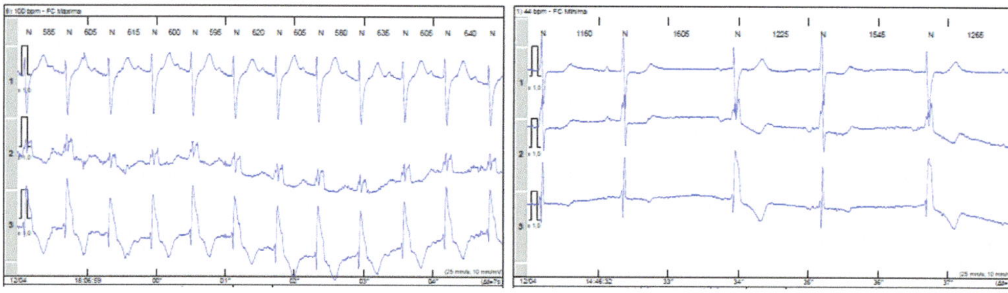

Figura 8.6. Traçados obtidos da mesma gravação de Holter em dois momentos diferentes. À esquerda a frequência cardíaca máxima do exame com QRS com morfologia de bloqueio de ramo esquerdo. No traçado da direita, durante a frequência cardíaca mínima do exame, observam-se os 2 primeiros batimentos com QRS estreito, demonstrado que o bloqueio do ramo esquerdo do primeiro traçado é dependente do aumento da frequência cardíaca (bloqueio de fase 3). Já os 3° e 5° batimentos – que ocorrem depois de pausas mais prolongadas – apresentam QRSs alargados com morfologia muito semelhante à do primeiro traçado provavelmente consequente a um "bloqueio de fase 4" (dependente de bradicardia) do ramo esquerdo do feixe de His. Fonte: acervo pessoal dos autores.

Condução transeptal oculta

Ocorre quando a condução por um dos ramos do feixe de His fica prejudicada ou bloqueada pela penetração do impulso supraventricular ou pela ativação oculta através do septo a partir do ramo contra lateral. Deve ser suspeitada se a aberrância, uma vez iniciada persista a frequências mais baixas que a frequência que iniciou a aberrância (Figura 8.7).

Diagnóstico diferencial da aberrância de condução com ectopia ventricular no Holter

O reconhecimento da aberrância se faz necessário na prática clínica pelos motivos já expostos acima. Um complexo com QRS alargado pode representar um batimento supraventricular ou um batimento de origem ventricular e a conotação prognóstica e as abordagens terapêuticas podem variar muito dependendo deste fato. Uma sequência de batimentos com aberrância de condução pode ser facilmente confundida com uma taquicardia ventricular não sustentada e isto pode levar a toda uma sucessão de condutas médicas errôneas, às vezes, com desfechos catastróficos.

Vários autores vêm apresentando os elementos eletrocardiográficos que são usados para se fazer este diagnóstico diferencial, muitas vezes dispondo-os didaticamente na forma de algoritmos. Bastante conhecidos, dentre outros, são os algoritmos de Brugada e de Verekey (este último usando a derivação aVR).[2-5] Acontece que estes critérios quase sempre utilizam o ECG12D.

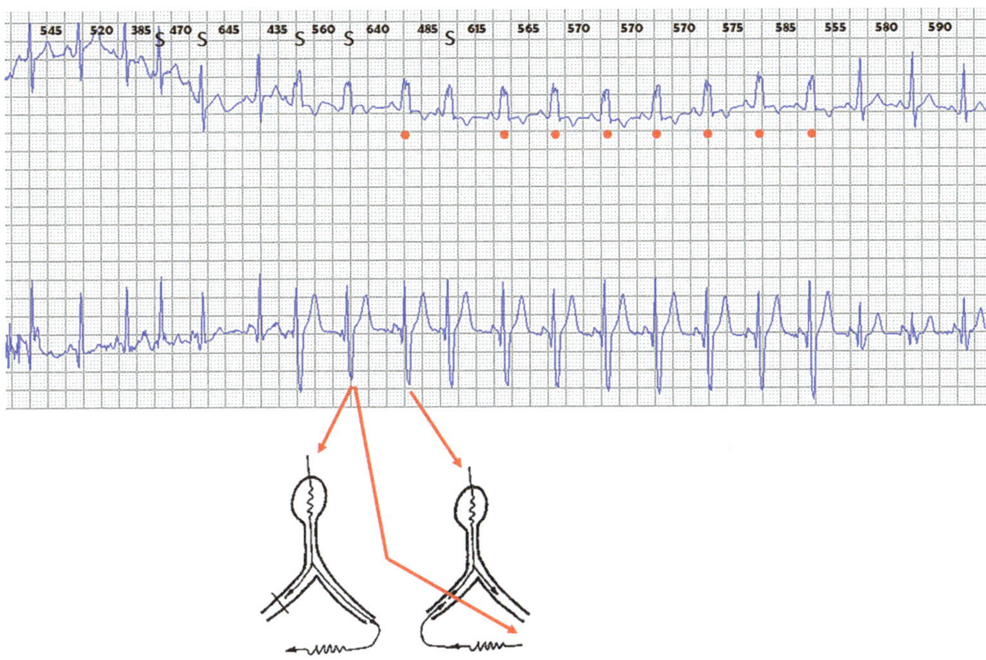

Figura 8.7. Traçado obtido de gravação de Holter: 25 mm/s. O ritmo é sinusal com extrassístoles atriais isoladas ou pareadas (identificadas pela letra S). Os 7° e 8° batimentos são extrassístoles atriais com QRSs alargados por aberrância decorrente de bloqueio de ramo funcional pela precocidade desses batimentos. O 9° batimento e do 11° batimento em diante (identificados por um ponto vermelho) também têm QRSs alargados, apesar de não serem precoces. Isso decorre de uma perpetuação do bloqueio de ramo em consequência da condução transeptal oculta do estímulo anterior, que penetra retrogradamente no ramo que havia sido bloqueado no batimento anterior no momento em que o estímulo seguinte estaria descendo por ele com as 2 frentes de onda, colidindo e anulando-se. Fonte: acervo pessoal dos autores.

Portanto, quando se trata de analisar traçados de Holter, temos que levar em consideração que as derivações são diferentes e temos que tentar correlacionar as derivações do Holter com as do ECG convencional, aplicando, com as devidas adaptações aqueles critérios eletrofisiológicos e eletrocardiográficos do ECG12D nos traçados de Holter. Sem dúvida, uma "vantagem" que o Holter apresenta é a sua duração prolongada e a análise detalhada dos fenômenos mal definidos em outros momentos do exame frequente acabam por esclarecer a dúvida.

Muitos dos elementos eletrocardiográficos utilizados no diagnóstico diferencial já foram ilustrados e expostos nas legendas das figuras apresentadas neste capítulo. No entanto resumimos na Tabela 8.1 os critérios mais amplamente utilizados na prática da análise de traçados de Holter.

Tabela 8.1.	
Favorece o diagnóstico de supraventricular com aberrância	**Favorece o diagnóstico de ectopia ventricular**
Presença de ondas P antes do QRS	Presença de onda P depois do QRS
QRS largos que se estreitam após alguns batimentos	Batimentos de fusão e captura
Batimento semelhante em outro local do exame com diagnóstico de SV	Batimento semelhante em outro local do exame com diagnóstico de V
Prematuridade mínima	Batimentos tardios
Morfologia de BRD	Batimentos interpolados
	QRS diferente do basal em presença de bloqueio de ramo prévio
	Início do QRS até o nadir do S > = 0,10 s
Vetores iniciais (primeiros 40 ms) "concordantes"	Vetores iniciais (primeiros 40 ms) "discordantes"
	Presença de entalhes no início dos complexos
	Dissociação atrioventricular
Vf (40 ms) < Vi (40 ms)	Vf (40 ms) ≥ Vi (40 ms)

Vi: amplitude dos primeiros 40 ms do complexo QRS; Vf: amplitude dos 40 ms finais do complexo QRS.

Em conclusão, podemos dizer que, embora sempre seja um desafio, mesmo para eletrocardiografistas experientes, a distinção entre a aberrância de condução e as ectopias ventriculares, na grande maioria das vezes, é possível, tendo-se em mente os mecanismos possíveis da aberrância e analisando-se cuidadosamente os traçados do Holter.

Referências bibliográficas

1. Delbridge TR, Yealy DM. Wide complex tachycardia. Emerg Med Clin North Am. novembro de 1995;13(4):903-24.
2. Brugada P, Brugada J, Mont L, Smeets J, Andries EW. A new approach to the differential diagnosis of a regular tachycardia with a wide QRS complex. Circulation. maio de 1991;83(5):1649-59.
3. Vereckei A, Duray G, Szénási G, Altemose GT, Miller JM. Application of a new algorithm in the differential diagnosis of wide QRS complex tachycardia. Eur Heart J. março de 2007;28(5):589-600.
4. Vereckei A, Duray G, Szénási G, Altemose GT, Miller JM. New algorithm using only lead aVR for differential diagnosis of wide QRS complex tachycardia. Heart Rhythm. janeiro de 2008;5(1):89-98.
5. Oreto G, Luzza F, Satullo G, Donato A, Carbone V, Calabrò MP. [Wide QRS complex tachycardia: an old and new problem]. G Ital Cardiol 2006. setembro de 2009;10(9):580-95.

9

Aprendendo Eletrofisiologia com as Extrassístoles

Thiago da Rocha Rodrigues

Introdução

As extrassístoles, ou batimentos ectópicos precoces, podem ter origem em todas as regiões do coração, como os átrios, apêndices auriculares, veias pulmonares, junção atrioventricular, sistema de His-Purkinje (SHP) e várias regiões dos ventrículos. Elas são a arritmia mais frequente no Holter. Quando ocorrem, alguns fenômenos eletrocardiográficos importantes podem revelar noções de eletrofisiologia que nem sempre são percebidas. A aquisição de um registro eletrocardiográfico contínuo de 24 a 72 horas pelo sistema de Holter permite a detecção destes eventos que nos ajudam a entender estes fenômenos eletrofisiológicos, bem como elucidar diagnósticos difíceis e mecanismos arritmogênicos ocultos.

Extrassístoles atriais

Uma extrassístole atrial (ESA) frequentemente penetra o nó sinusal (NSA) e recicla o automatismo sinusal gerando uma pausa no ECG. Ao analisarmos esta pausa pós extrassistólica, percebe-se que ela terá a duração do ciclo sinusal reciclado mais o tempo em que a ativação leva do foco de origem até o NSA mais os tempos de entrada e de saída do NSA (chamado de tempo de condução sinoatrial – TCSA).[1] Esta pausa será, na maioria das vezes, inferior ao dobro do ciclo PP prévio e é chamada de pausa não compensatória ou incompleta. Se o foco de origem da extrassístole é muito próximo do NSA, o tempo para a ativação atrial encontrar o NSA é muito curto. Deste modo, a pausa será a soma do ciclo sinusal reciclado mais os tempos de entrada e saída do NSA. Considerando-se que o tempo de saída e de entrada do impulso sinusal sejam iguais, o TCSA será aproximadamente a pausa pós extrassistólica menos o ciclo sinusal dividido por 2 (Figura 9.1). Ressalta-se que o TCSA é uma medida realizada em estudo eletrofisiológico invasivo, mas que nos permite entender a característica não compensatória da pausa pós extrassistólica das ESAs.[1] Outro fenômeno eletrofisiológico também evidenciado pelas ESAs é a condução decremental no nó atrioventricular (NAV). A chegada súbita de um estímulo mais precoce em uma estrutura composta por células de resposta mediada por canais lentos de cálcio provoca alentecimento da condução.[2] Este fenômeno é observado nas Figuras 9.1 e 9.2, com o aumento do intervalo PR após a ESA. Quando o foco ectópico está próximo do NAV este fenômeno pode não ser observado pois o aumento do tempo de condução nodal pode ser compensado pela chegada mais rápida do impulso ao NAV. O fenômeno de condução decremental habitualmente não ocorre no SHP ou nas vias anômalas (VA), onde a condução é do tipo "tudo ou nada". A Figura 9.3 ilustra o fato de que a condução decrementa no NAV mas não em uma via anômala.

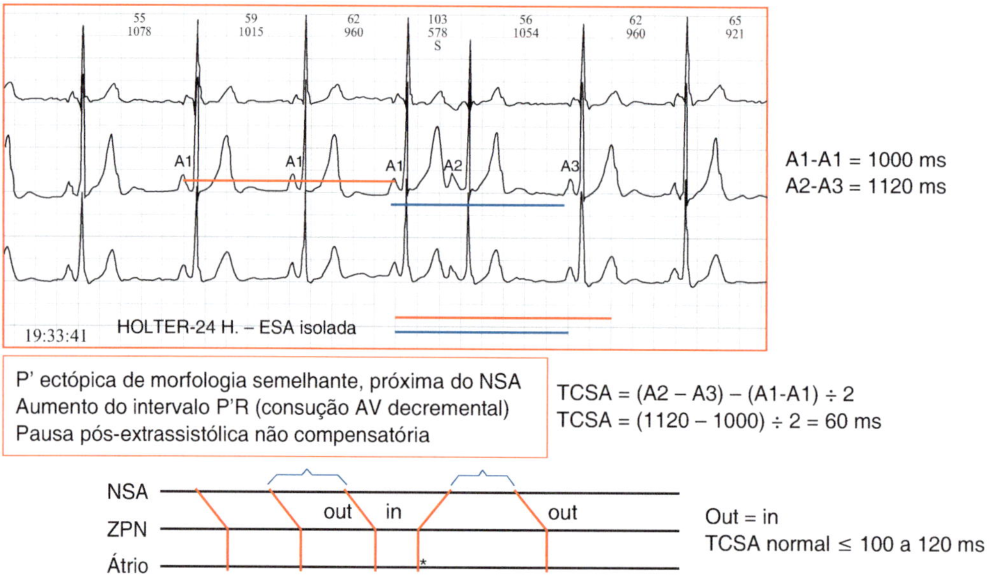

Figura 9.1. Extrassístole atrial, pausa não compensatória e condução decremental no NAV. A P ectópica tem morfologia semelhante à da P sinusal, indicando estar próxima ao NSA. A duração da pausa compreende o tempo de entrada e saída do impulso da zona perinodal (ZPN no diagrama de escada) mais o ciclo sinusal. O tempo de condução sinoatrial (TCSA) aproximado = pausa (intervalo A2-A3) menos o intervalo A1-A1 dividido por 2. A barra azul (intervalo A1-A3) é menor que a barra vermelha (2 vezes o intervalo A1-A1), indicando que a pausa não é compensatória. Nota-se também o aumento do intervalo PR da ESA, ocasionado pela condução decremental no NAV. Fonte: Acervo do autor.

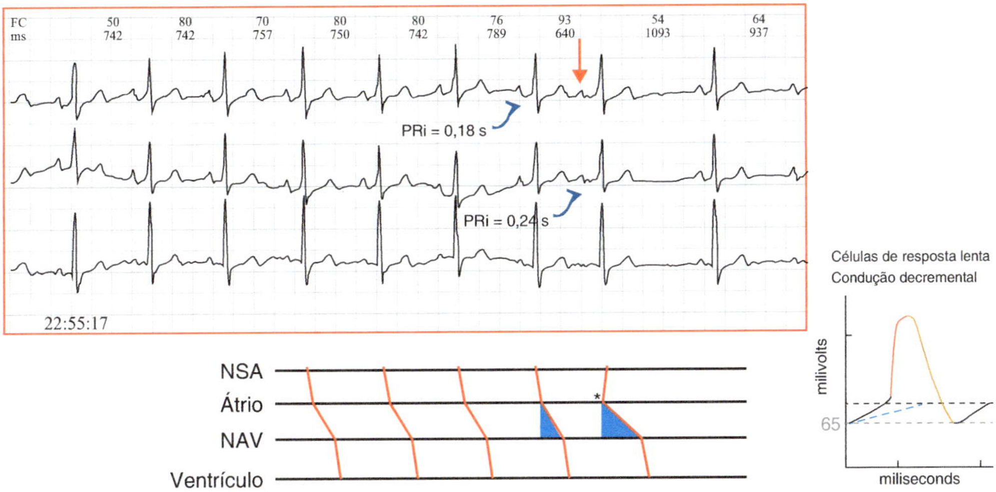

Figura 9.2. O intervalo PR da ESA aumenta de 0,18 para 0,24 s. O diagrama de escada ilustra o aumento do tempo de condução no NAV após a extrassístole. O nó AV é composto por células com condução decremental. O estímulo precoce causa uma despolarização mais lenta do potencial de ação fazendo com que este demore mais para atingir o potencial limiar (à direita do diagrama). Fonte: Acervo do autor.

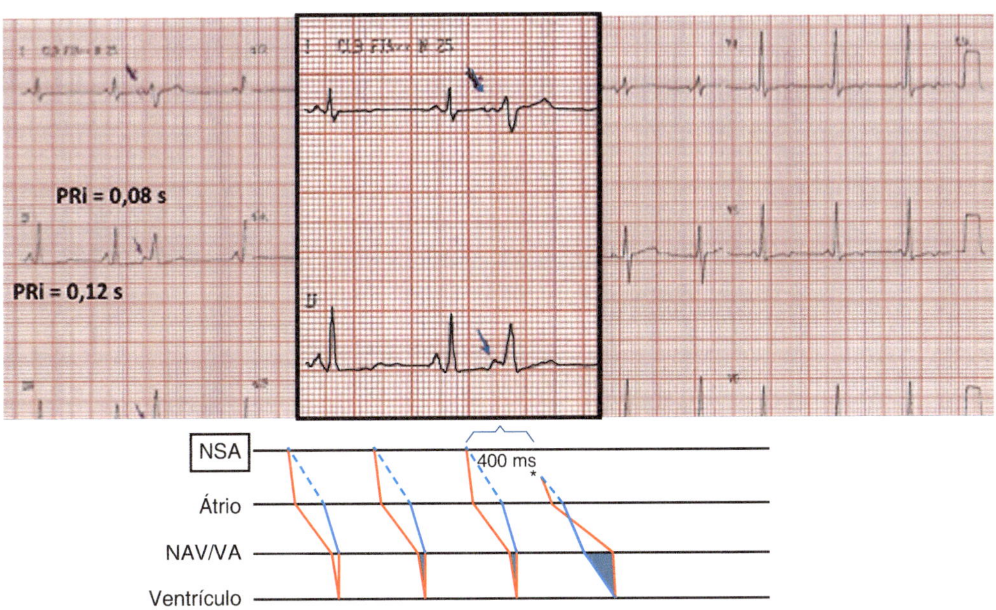

Figura 9.3. O ECG mostra ritmo sinusal com intervalo PR de 0,12 s. e pré-excitação mínima (onda delta discreta). Após a ESA há um encurtamento do PR para 0,08 s. porque o foco da ESA está mais próximo da via anômala (VA). A onda delta fica mais evidente devido ao aumento do tempo de condução AV, que faz com que a ativação a partir da VA se adiante em relação à condução pelo NAV. O fato de que esta ESA com acoplamento de 400 ms não é bloqueada na VA, indica que o PREA do feixe anômalo naquele momento era menor do que 400 ms. Fonte: Acervo do autor.

Períodos refratários

As extrassístoles ocasionalmente nos dão alguma noção sobre períodos refratários dos tecidos cardíacos. Na Figura 9.3, uma ESA com período de acoplamento de 400 ms não bloqueia na VA, uma vez que o QRS subsequente mantém a onda delta. Pode-se inferir neste caso que a VA tem um período refratário efetivo anterógrado (PREA) menor do que 400 ms. Este fato é importante pois sabemos que VAs com PREA < 250 ms têm maior risco de morte súbita consequente a fibrilação atrial pré-excitada com resposta ventricular rápida.[3] Nesse exemplo, a ESA provoca um alentecimento da condução AV que permite a onda delta se manifestar de modo mais nítido. A Figura 9.4 mostra um registro durante o sono com 3 ESAs. A ESA com acoplamento de 1.000 ms conduz para os ventrículos e e as 2 seguintes, com acoplamentos menores não conduzem. Portanto, infere-se que, durante o sono, o PREA do NAV encontra-se encontra-se aumentado e propiciando o bloqueio AV de extrassístoles com acoplamentos menores. O valor normal do PREA do NAV em adultos varia de 230 a 425 ms e ele pode estar aumentado devido a doença degenerativa, fármacos ou vagotonia noturna de pacientes saudáveis.[4] Esta constatação deverá ser realizada analisando-se o Holter em conjunto com o contexto clínico do paciente. Na Figura 9.5, temos 2 ESAs. Aquela com acoplamento de 400 ms conduz com bloqueio completo de ramo direito (BCRD) e a que ocorre com acoplamento de 560 ms conduz sem bloqueio de ramo. Portanto, podemos deduzir que o PREA do ramo direito é maior do que 400 ms e menor do que 560 ms e o do ramo esquerdo é menor do que 400 ms. Em indivíduos sem cardiopatias e com frequências cardíacas normais, o ramo direito usualmente tem PREA maior do que o do ramo esquerdo, o que explica o porquê de as aberrâncias funcionais de condução ocorrerem mais frequentemente com padrão de BCRD.[5] Este fato também é observado no chamado fenômeno de Ashman. Este evento corresponde a uma aberrância funcional de condução, usualmente com padrão de BCRD, que pode ocorrer quando um ciclo RR relativamente longo é sucedido por um ciclo relativamente curto. Sabe-se que o PREA dos ramos do feixe de His, ao contrário do NAV, são proporcionais ao ciclo RR precedente.[4] Ciclos RR longos causam aumento no PREA do SHP do batimento seguinte. Assim, quando um ciclo curto sucede um ciclo longo, ele pode encontrar o ramo (usualmente o direito) refratário. Este fenômeno pode ocorrer em qualquer taquicardia supraventricular (TSV), mas é mais frequente em pacientes com fibrilação atrial e gera confusão diagnóstica com extrassístoles ventriculares (EVs).[6] Os critérios diagnósticos deste fenômeno são:

1. presença de um ciclo RR longo antecedendo um complexo aberrante com ciclo curto;
2. padrão de aberrância com morfologia de BCRD e orientação normal do vetor inicial do QRS (os primeiros 40 ms do QRS têm orientação vetorial semelhante aos dos batimentos supraventriculares prévios);

3. período de acoplamento dos complexos QRS variável (os períodos de acoplamento das EVs de mesmo foco são fixos);
4. ausência de pausa compensatória.[7]

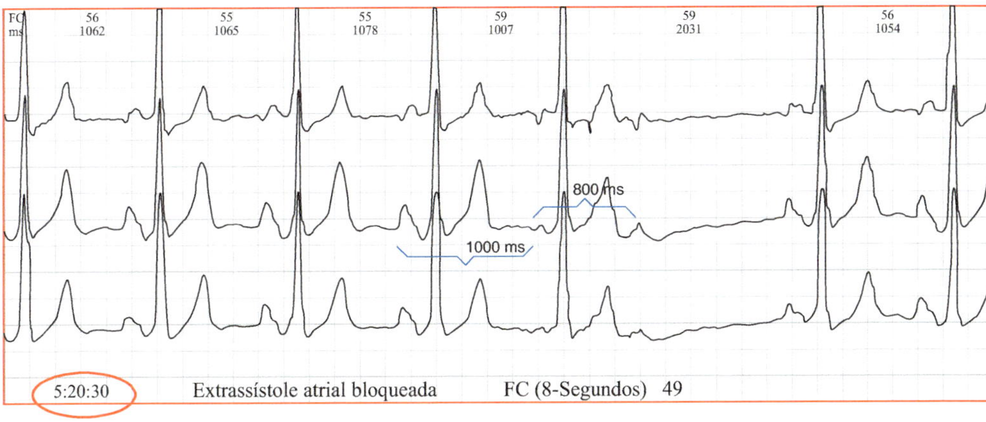

Figura 9.4. Registro realizado durante o sono, quando o tônus vagal é aumentado. Notam-se 3 ESAs. A primeira, com acoplamento de 1000 ms, é conduzida para os ventrículos. A segunda e terceira ESAs, com acoplamentos menores, são bloqueadas no NAV. Fonte: Acervo do autor.

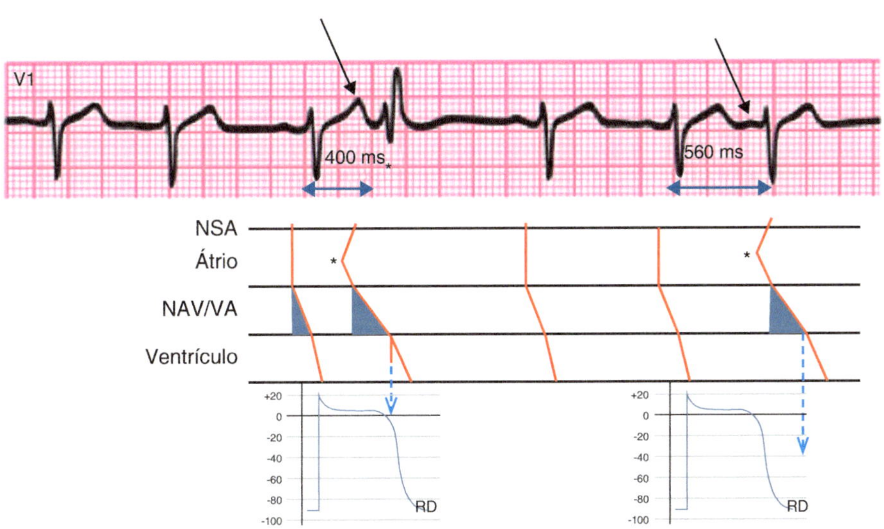

Figura 9.5. A primeira extrassístole é antecedida por uma onda T apiculada e mais alta do que a do batimento anterior, o que demonstra a presença de uma P ectópica oculta na onda T. Esta ESA com acoplamento de 400 ms conduz para os ventrículos com morfologia de BCRD. A segunda ESA com acoplamento de 560 ms conduz sem bloqueio de ramo. O diagrama de escada e o desenho do potencial de ação do ramo direito representam a ESA com acoplamento curto alcançando o ramo direito no período refratário e aquela com acoplamento mais longo encontrando o ramo direito recuperado (setas). Fonte: Acervo do autor.

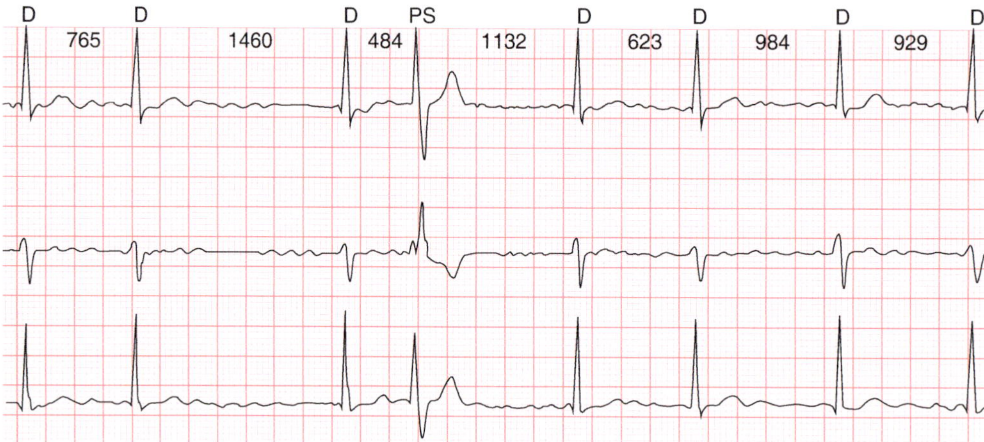

Figura 9.6. Fenômeno de Ashman. Durante uma FA, após um ciclo relativamente longo, um complexo QRS aberrante ocorre após um ciclo relativamente curto. O registro eletrocardiográfico do centro corresponde à derivação V1 e revela padrao de BCRD e orientação vetorial dos 40 ms iniciais semelhantes ao do batimento anterior.[6] Fonte: acero do autor.

As ESAs podem também iniciar TSVs reentrantes que nos revelam informações relativas a períodos refratários. Na Figura 9.7, uma ESA dá início a uma taquicardia por reentrada nodal AV (TRNAV). Esta extrassístole conduz para os ventrículos após um salto do intervalo PR de 0,28 para 0,56 s., o que revela a presença de 2 vias de condução nodal AV, uma rápida e outra lenta. A via rápida é responsável pela condução fisiológica no NAV e tem PREA usualmente maior que a da via lenta (pequena figura ao lado do diagrama de escada). Deste modo, as ESAs geralmente são bloqueadas na via rápida e conduzidas pela via lenta. A demora na condução pela via lenta permite que a via rápida se recupere e conduza o impulso de volta para o átrio, dando início ao fenômeno de reentrada da TRNAV (diagrama de escada). Outro exemplo é o de uma ESA iniciando uma taquicardia atrioventricular reentrante em paciente com síndrome de Wolf-Parkinson-White. A Figura 9.8 mostra uma ESA com acoplamento de 300 ms sendo bloqueada na VA e conduzindo para o ventrículo pelo NAV (desaparecimento da onda delta e aumento do intervalo PR). Em seguida, o complexo QRS normaliza (a condução se fez pelo SHP) e o impulso volta para os átrios (onda P retrógrada após o QRS) e dá início à taquicardia (sequência de eventos apontada pelas setas). Este registro ilustra o fato de que o PREA da VA é maior do que o do NAV. No caso em questão, ele deve ser maior do que 300 ms nas condições de tônus autonômico em que o paciente se encontrava no início da taquicardia, uma vez que a ESA foi bloqueada na VA.

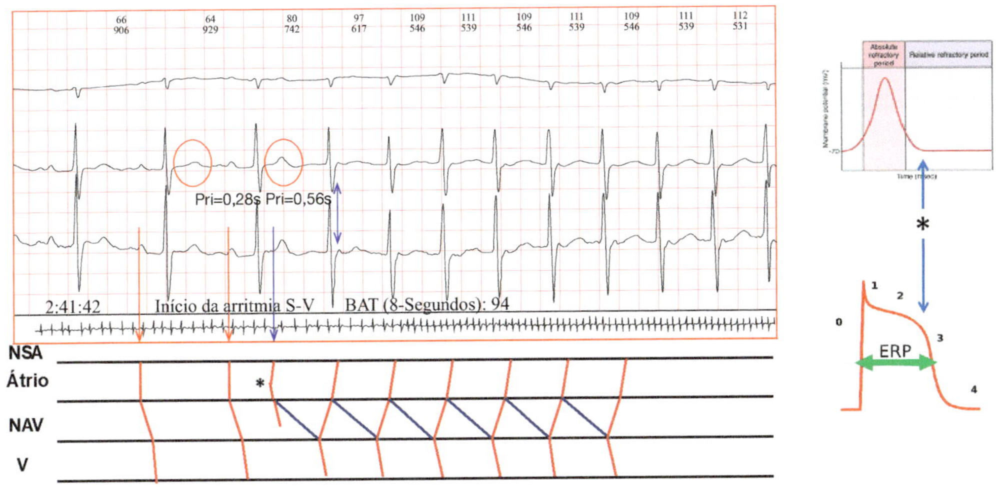

Figura 9.7. Os círculos vermelhos mostram que a onda T que antecede a taquicardia é mais alta que a T precedente, indicando uma ESA. Isso se deve à soma de amplitudes da onda T com a P' ectópica. O intervalo PR subsequente salta de 0,28 para 0,56 segundos e dá início a uma TRNAV. O diagrama de escada mostra a sequência de eventos do fenômeno reentrante. Os impulsos retornam para os átrios por uma via rápida e geram uma P' retrógrada discreta no final do complexo QRS (seta azul bi-direcionada) e, em seguida, voltam aos ventrículos pela via lenta. A figura à direita ilustra o fato de que a ESA (*) ocorre dentro do PREA da via rápida e fora do PREA da via lenta, razão pela qual a ESA bloqueia na via rápida e não na via lenta. Fonte: Acervo do autor.

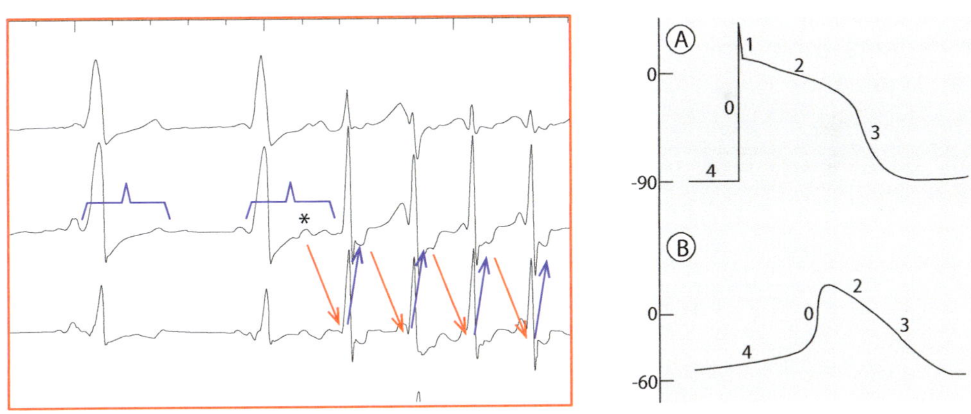

Figura 9.8. Início de taquicardia atrioventricular reentrante utilizando uma VA. Os 2 primeiros batimentos são sinusais com onda delta. A chave azul delimita o intervalo QT, o que permite afirmar que a onda indicada pelo asterisco é uma ESA. O intervalo PR subsequente alarga-se e o QRS normaliza, indicando que a condução AV foi bloqueada na VA e prosseguiu para os ventrículos através do NAV (seta vermelha). A seta azul indica o retorno da condução para os átrios através da VA, dando início à taquicardia. Nota-se uma P negativa (retrógrada) no segmento ST após o QRS. A figura da direita ilustra o PREA da VA maior do que o do NAV, razão pela qual a ESA bloqueia na VA e não no NAV. O período de acoplamento da ESA foi de 300 ms. Fonte: Acervo do autor.

Condução oculta no nó AV

As EVs frequentemente ativam retrogradamente o SHP e o NAV de maneira oculta. Este fenômeno pode ser reconhecido por meio de manifestações indiretas e sutis no ECG. Essas extrassístoles não interferem com o automatismo sinusal de modo que são dissociadas do ritmo sinusal. Na maioria das vezes o batimento sinusal após a EV alcança o NAV/SHP em seus períodos refratários e não conduz para os ventrículos. Assim, o batimento sinusal seguinte ocorre no seu tempo normal, mas não conduz para os ventrículos. Isso gera uma pausa pós extrassistólica dita completa ou compensatória, porque a soma da pausa mais o acoplamento da extrassístole correspondem ao dobro do ciclo RR anterior. No entanto, algumas vezes a onda P posterior à extrassístole consegue conduzir para o NAV, abolindo a pausa. Essas extrassístoles são denominadas interpoladas e também traduzem a dissociação entre a ectopia e o ritmo sinusal. As extrassístoles interpoladas geralmente são seguidas por ondas P com intervalos PR aumentados (Figura 9.9). O aumento do PR indica que o batimento ventricular penetrou retrogradamente o NAV de maneira parcial e oculta, reciclando o seu período refratário e reduzindo a velocidade de condução. Outra manifestação de condução oculta pelo NAV é a interrupção de taquicardias paroxísticas supraventriculares dependentes do NAV por meio de EVs. A Figura 9.10 é uma continuação do traçado da Figura 9.7 e mostra uma EV interrompendo a TRNAV após a condução retrógrada para o átrio por meio da via lenta. Esta condução recicla o período refratário da via lenta e bloqueia a condução anterógrada de retorno que sustentava a taquicardia.

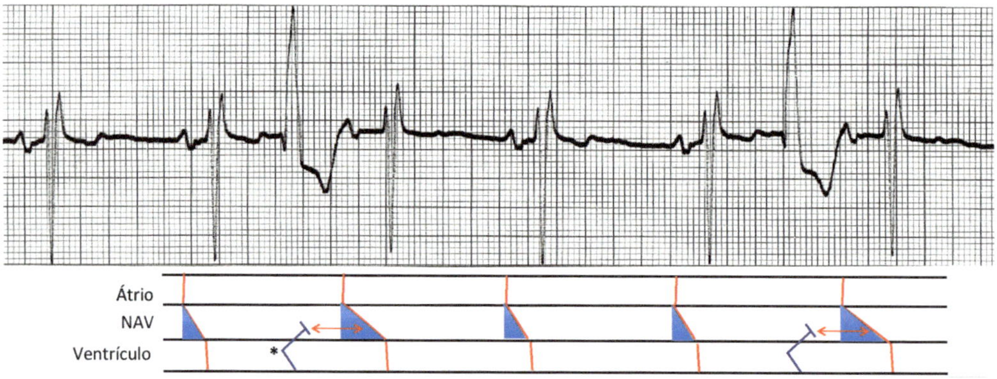

Figura 9.9. EVs interpoladas (sem pausas). Nota-se uma onda P sinusal inscrevendo-se logo após o término da extrassístole e um intervalo PR aumentado em relação ao PR basal. O diagrama de escada ilustra a interferência oculta da EV no NAV, que resulta no aumento do intervalo PR. Fonte: Acervo do autor.

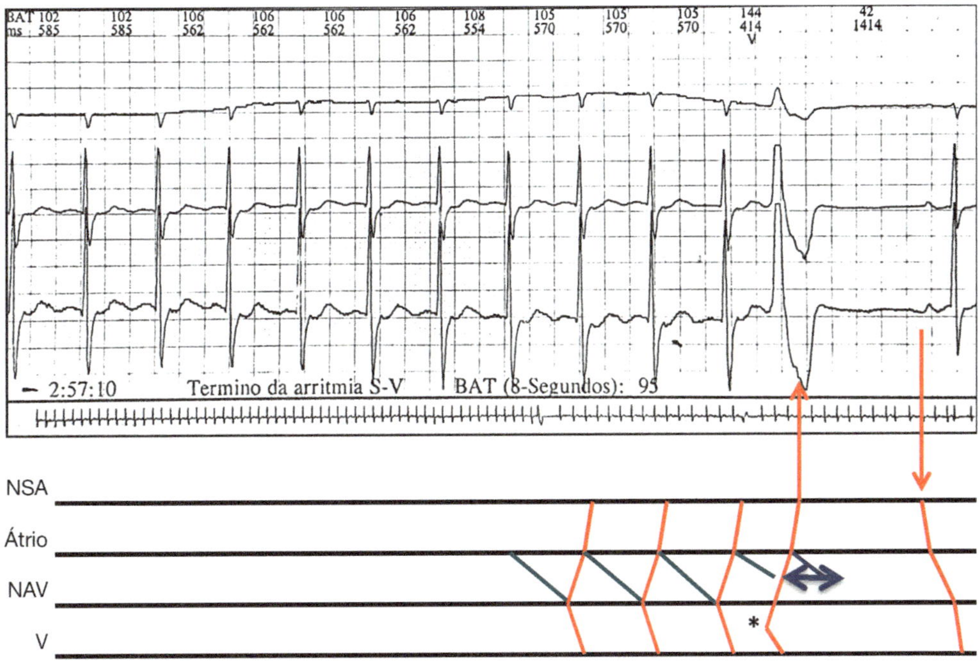

Figura 9.10. Continuação do registro da Figura 9.7, com a interrupção da TRNAV após uma EV. A seta vermelha direcionada para cima mostra a presença de uma onda P retrógrada, indicando que a EV atravessou o NAV, reciclou o seu período refratário e bloqueou o batimento de retorno do circuito reentrante. Fonte: Acervo do autor.

Elucidação diagnóstica

As extrassístoles também podem ajudar na elucidação de certos diagnósticos. No exemplo da Figura 9.11, uma EV é seguida por uma onda P retrógrada e um batimento de retorno com um intervalo PR muito aumentado, o que revela a presença de dupla via nodal AV, que é o substrato necessário para a ocorrência da TRNAV. Num paciente que fez o Holter para investigação de palpitações taquicárdicas súbitas, a hipótese de TRNAV é válida, mesmo que a taquicardia não tenha ocorrido durante a gravação.[8] Outra situação em que EVs podem elucidar interpretações eletrocardiográficas é ilustrada na Figura 9.12. O traçado da figura é semelhante a uma taquicardia juncional, pois não se observa ondas P antecedendo esta taquicardia regular de QRS estreito com frequência de 100 bpm. No entanto, pacientes com BAV de 1° grau e taquicardia sinusal podem apresentar onda P oculta na onda T precedente. No exemplo da figura, as EVs adiantam o complexo QRS e, deste modo, a onda P sinusal se separa da onda T anterior. Marcando-se com um compasso (chaves na figura) o intervalo PR das ondas P desmascaradas, percebe-se que nos demais batimentos elas estão sempre ocultas nas ondas T antecedentes. Estas EVs permitem a identificação de uma taquicardia sinusal com BAV de 1° grau, ao invés de taquicardia juncional. Outro exemplo é o de taquiarritmias atriais não dependentes do NAV que também podem ser elucidadas com a ajuda de EVs. A Figura 9.13 ilustra uma situação de desmascaramento de ondas "F" de *flutter* atrial após pausas pós extrassistólicas. A penetração retrógrada oculta do impulso da EV no NAV gera um bloqueio AV transitório que permite o aparecimento das ondas "F" do *flutter* atrial.

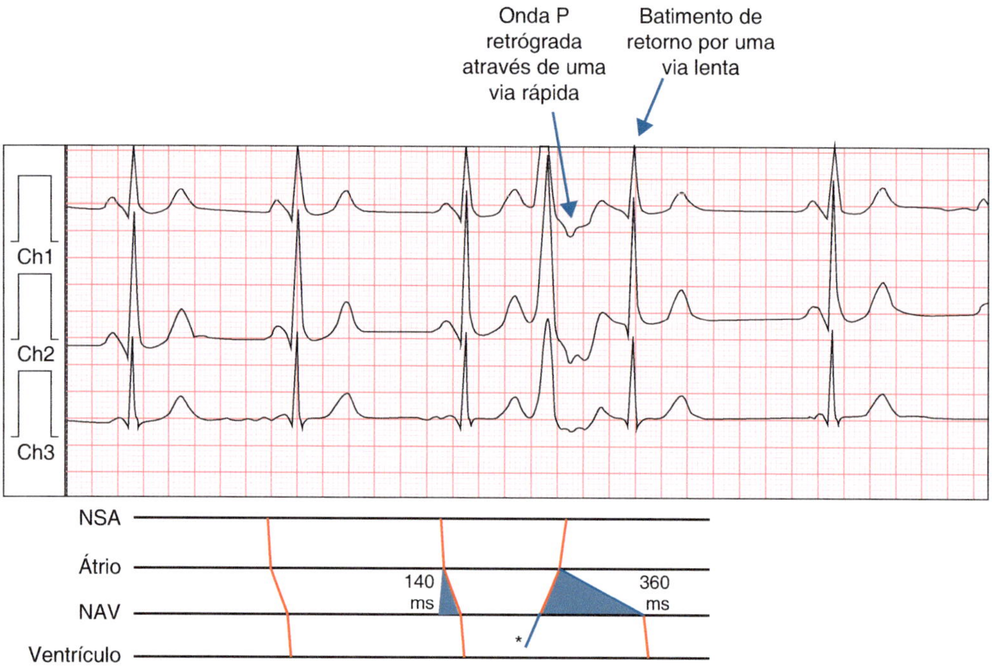

Figura 9.11. A EV conduz retrogradamente para o átrio (seta indica onda P negativa). O impulso retorna de volta para o ventrículo com intervalo PR muito longo. Nota-se que o PRi do batimento sinusal é 140 ms e o do batimento de retorno 360 ms. Portanto, a EV revelou a presença de duas vias de condução nodal AV (a via rápida fisiológica e a via lenta).[8]

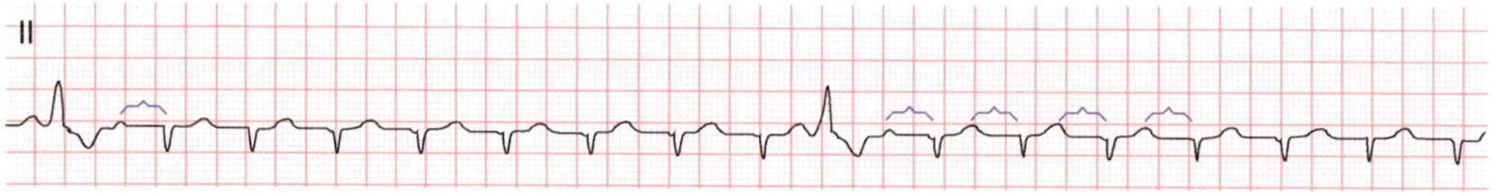

Figura 9.12. Esta taquicardia lembra uma taquicardia juncional, uma vez que não se percebe ondas P antecedendo os complexos QRS. No entanto, as 2 EVs adiantam o complexo QRS-T, separando as ondas T e P. Aplicando-se um compasso (chaves no traçado) para medir o intervalo PR dos batimentos com as ondas P visíveis e aplicando-se este compasso aos demais batimentos, percebe-se que as ondas P estão ocultas nas ondas T precedentes. Este fenômeno é comum em taquicardia sinusal com BAV de 1° grau.

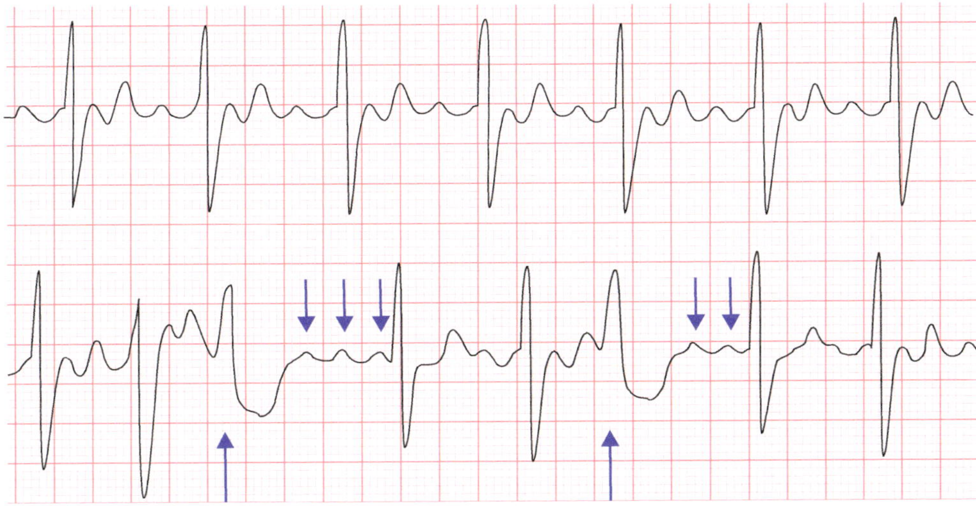

Figura 9.13. No traçado de cima, a impressão é de uma taquicardia atrial 2:1 ou mesmo uma taquicardia sinusal. No entanto, a ocorrência de EVs no traçado de baixo provoca pausas que revelam um *flutter* atrial com bloqueio AV mais avançado e a presença de ondas F ocultas nos complexos QRS e ondas T. Fonte: acero do autor.

Avaliação prognóstica

A maioria das EVs são consideradas arritmias benignas, ou seja, não representam risco de vida para o paciente. Quando associadas a cardiopatias estruturais ou doença isquêmica, elas são geralmente marcadores de gravidade da cardiopatia, ao invés de serem os fatores causais diretos de possíveis desfechos desfavoráveis. No entanto, algumas características podem revelar situações de maior risco de arritmias potencialmente letais, mesmo na ausência de cardiopatias aparentes. A Figura 9.14 mostra o ECG de um paciente masculino de 44 anos recuperado de morte súbita por fibrilação ventricular (FV) com um desfibrilador externo automático (DEA). O ecocardiograma e a cineangiocoronariografia foram normais, mas a ressonância magnética mostrou extensa lâmina de fibrose mesocárdica não isquêmica. O registro mostra uma EV fragmentada e com duração muito prolongada (complexo QRS = 360 ms). Bastiaenem e cols. mostraram que exames de Holter em pacientes com EVs com duração > 198 ms estiveram associadas a maior risco de taquicardias ventriculares (TV) e FV em pacientes pós infarto agudo do miocárdio.[9] A sensibilidade, especificidade e valores preditivos positivos e negativos para a presença de TVs foram respectivamente 85%, 85%, 62% e 96%. A presença de complexos QRS fragmentados (QRSf), que consistem na presença de 2 ou mais R′ ou entalhes na onda S em 2 ou mais derivações contíguas, também está associada a maior risco de arritmias ventriculares graves.[10] A fragmentação representa anormalidade na despolarização, com condução não homogênea e em zig-zag através de miocárdio com fibrose. Ela pode estar presente em ECGs com ou sem ondas Q, bloqueios de ramo, marca-passos e também em EVs.[11] Este fenômeno tem sido considerado marcador de risco para arritmias malignas e maior mortalidade em pacientes com cardiopatia estrutural. No paciente em questão, a EV fragmentada e com duração muito prolongada foi a única manifestação clínica que antecedeu o evento de morte súbita.

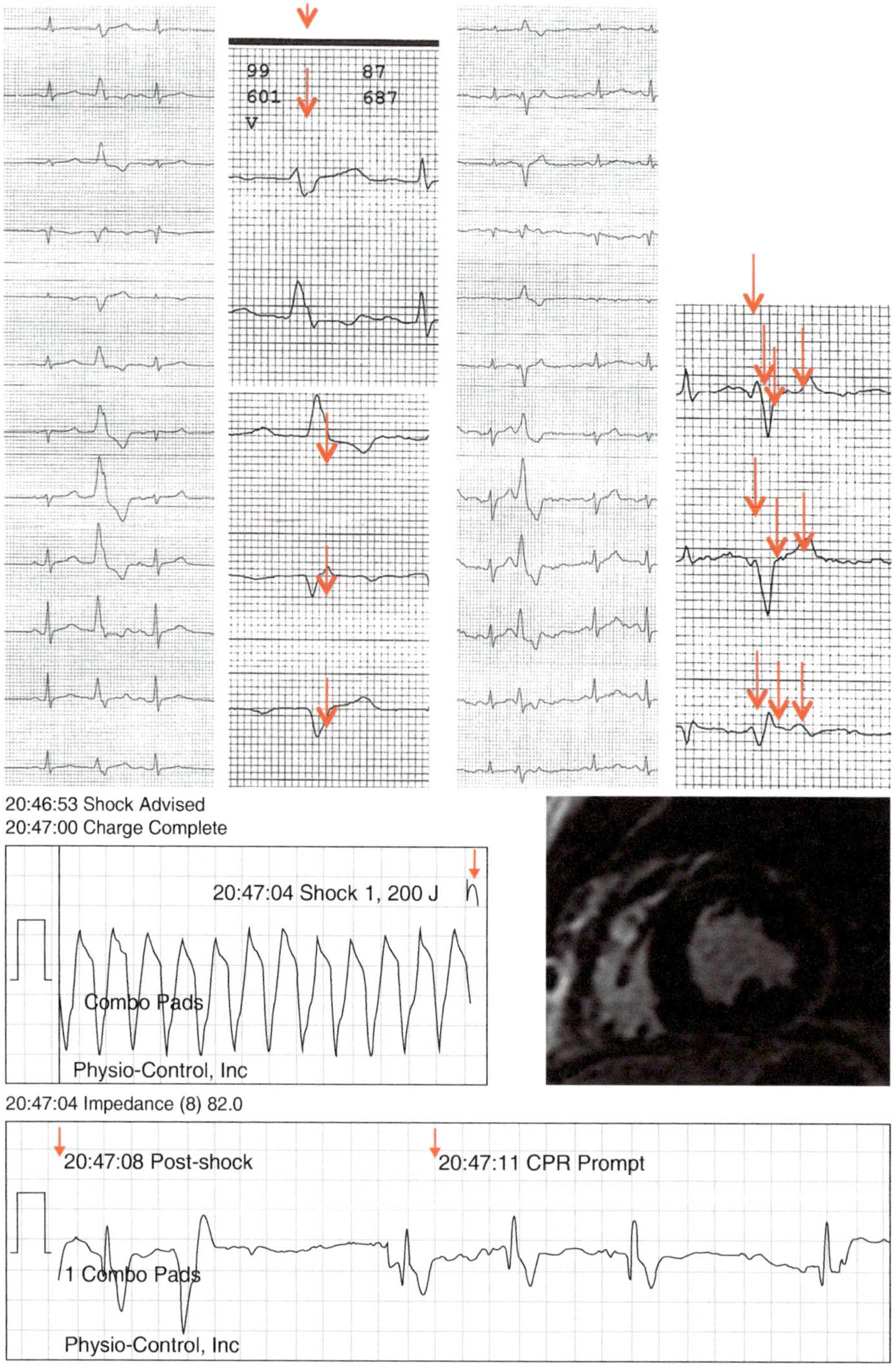

Figura 9.14. Acima, ECG com complexos QRS normais em ritmo sinusal, mas com EV muito larga e fragmentada. As setas indicam a fragmentação do complexo QRS da EV. Abaixo, o registro do DEA com um *flutter* ventricular revertido por um choque de 200J neste paciente. Após 1 minuto, o DEA aplicou outro choque devido a FV. Ao lado, lâmina de realce tardio mesocárdico na ressonância magnética. Fonte: Acervo do autor.

O período de acoplamento de uma EV é outro dado que também deve ser analisado, principalmente em pacientes jovens, sem cardiopatias, com QT normal e síncopes. EVs de acoplamento muito curto (< 300 a 350 ms) são raras, mas podem associar-se a TV/FV. Elas geralmente têm QRS pouco alargado e morfologia de BRD, indicando uma possível relação com o SHP.[12] A Figura 9.15 A mostra o ECG de um motorista de caminhão de 27 anos, usuário de cocaína e que se apresentou com várias síncopes e pré-síncopes. As EVs são monomórficas, têm acoplamento curto (320 ms) e desencadeiam TVs rápidas e polimórficas. A Figura 9.15 B mostra o Holter de paciente recuperado de parada cardíaca por FV idiopática mostrando EVs monomórficas de acoplamento muito curto (280 ms) induzindo episódios de TVs polimórficas rápidas. O paciente não apresentava QT longo e nem cardiopatia estrutural.[13] O caráter monomórfico dessas EVs (que pode ser constatado no Holter) e sua possível associação com o SHP tornam a ablação por cateter uma alternativa terapêutica possível nestes pacientes. Viskin e cols. estudaram 22 episódios de FV idiopática em 9 pacientes.[13] Os episódios eram iniciados por EVs de acoplamento curto (302 ± 52 ms) que davam origem a TVs polimórficas que degeneravam para FV.

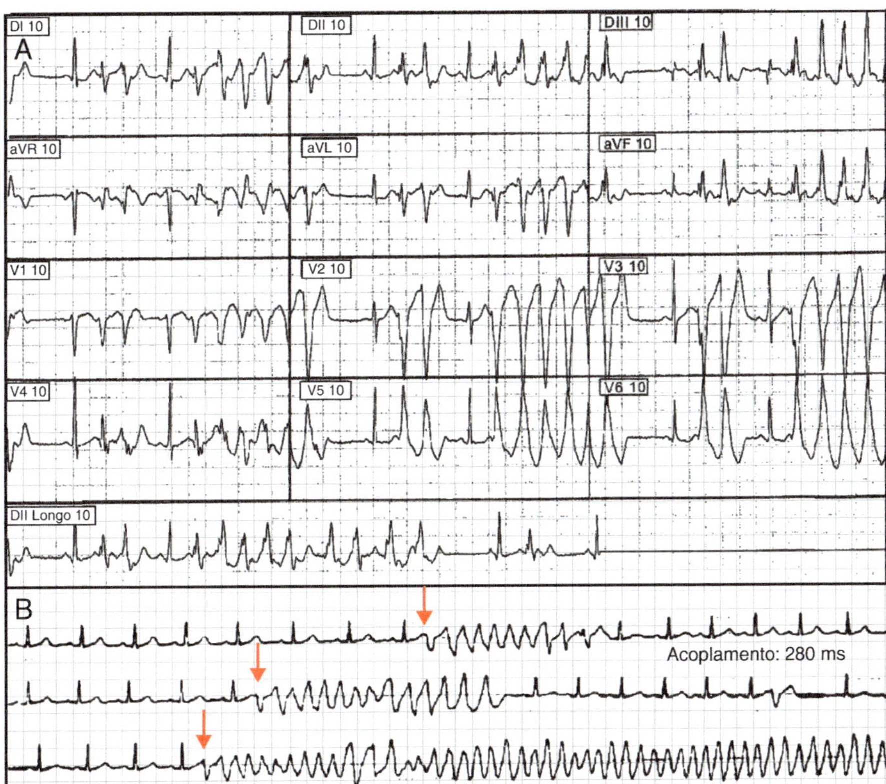

Figura 9.15. EVs monomórficas de acoplamento curto gerando TVs polimórficas em pacientes com síncopes, ausência de cardiopatia estrutural e QT normal. A: Motorista de caminhão de 27 anos, usuário de cocaína, com síncopes e pré-síncopes. EVs monomórficas com acoplamento de 320 ms iniciam episódios sintomáticos de TV polimórfica (Fonte: acervo do autor); B: Holter de paciente recuperado de parada cardíaca por FV idiopática.[13]

EVs com fenômeno R sobre T

As EVs podem ocasionalmente se manifestar sobre a onda T e este achado, a priori, não representa risco significativo de taquiarritmias ventriculares. No entanto, quando este fenômeno ocorre em pacientes com síndrome de QT longo (SQTL) congênito ou adquirido ou na vigência de isquemia miocárdica, pode iniciar TVs polimórficas.[14] A Figura 9.16 mostra EVs com fenômeno R sobre T em pacientes com infarto agudo do miocárdio e com SQTL adquirido e congênito. A Figura 9.16 A é de uma paciente com miocardiopatia dilatada que iniciara o uso de sotalol e apresentou síncopes repetidas. O ECG mostra intervalo QTc = 0,70 s. e EVs, que, mesmo com acoplamento longo, ocorriam sobre as ondas T. Na Figura 9.16 B, EVs também com acoplamentos longos ocorrem sobre a onda T. A paciente era portadora de SQTL congênito tipo 2 e havia sido internada devido a síncopes. Após 6 anos, a paciente apresentou morte súbita. A Figura 9.16 C mostra o início de uma FV após EV sobre onda T na vigência de infarto de parede anterior.[15] Nestes casos, o evento não é uma ocorrência aleatória de uma EV incidindo sobre a onda T. A patofisiologia deste fenômeno é complexa e controversa, mas evidências experimentais sugerem tratar-se de geração por atividade deflagrada (pós-potenciais) de EVs devido a um gradiente elétrico em camadas miocárdicas adjacentes durante as fases 2 e 3 do potencial de ação. Portanto, possivelmente não se trata de um evento aleatório em cima de uma onda T, mas uma EV gerada durante a repolarização do miocárdio, em pacientes com alterações primárias graves da repolarização ventricular.[16] Nesses casos, a EV pode representar uma situação de risco para o paciente.

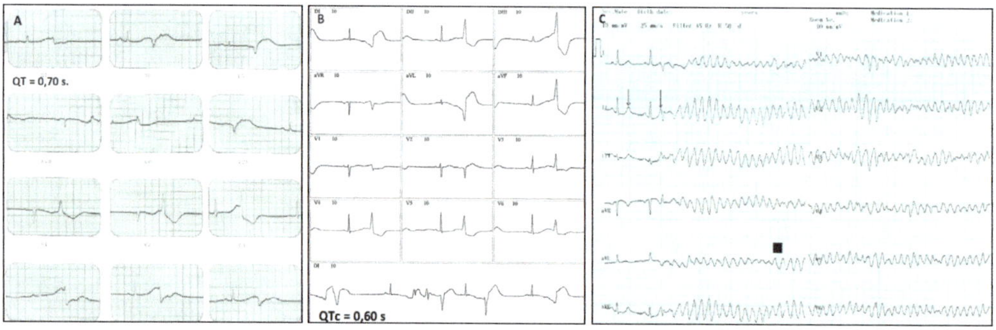

Figura 9.16. EVs incidindo sobre a onda T precedente. A: Mulher de 56 anos com cardiomiopatia dilatada e episódios de síncopes repetidas após iniciar sotalól (QT corrigido = 0,70 s.). Fonte: Acervo do autor; B: Mulher de 47 anos, portadora de SQTL congênito tipo 2, que apresentou morte súbita alguns anos após este traçado (QT corrigido = 0,60 s.). Fonte: Acervo do autor; C: EV iniciando FV durante infarto agudo do miocárdio de parede anterior.[15]

Parassístoles ventriculares

Parassístoles ventriculares são fenômenos menos frequentes do que as EVs e representam impulsos ectópicos dissociados dos batimentos sinusais. O mecanismo eletrofisiológico é um foco ectópico automático protegido da inibição pelo batimento sinusal por um bloqueio de entrada unidirecional.[17] Ele se manifesta no ECG quando o impulso ectópico automático ocorre fora do período refratário do ventrículo e não há bloqueio de saída no foco ectópico. A Figura 9.17 ilustra um caso de parassístole ventricular. Os critérios diagnósticos são períodos de acoplamento variável, batimentos de fusão e intervalos interectópicos que ocorrem em múltiplos do ciclo básico do foco ectópico, o que pode ser determinado por meio de um compasso, como mostrado na figura. O diagrama de escada mostra o foco parassistólico se manifestando fora do PREA do ventrículo. Quando o foco não se manifesta mesmo tendo ocorrido fora deste período refratário, infere-se que ele tenha ocorrido porque aqueles que se manifestam posteriormente ocorrem sempre em múltiplos do ciclo básico de seu automatismo.

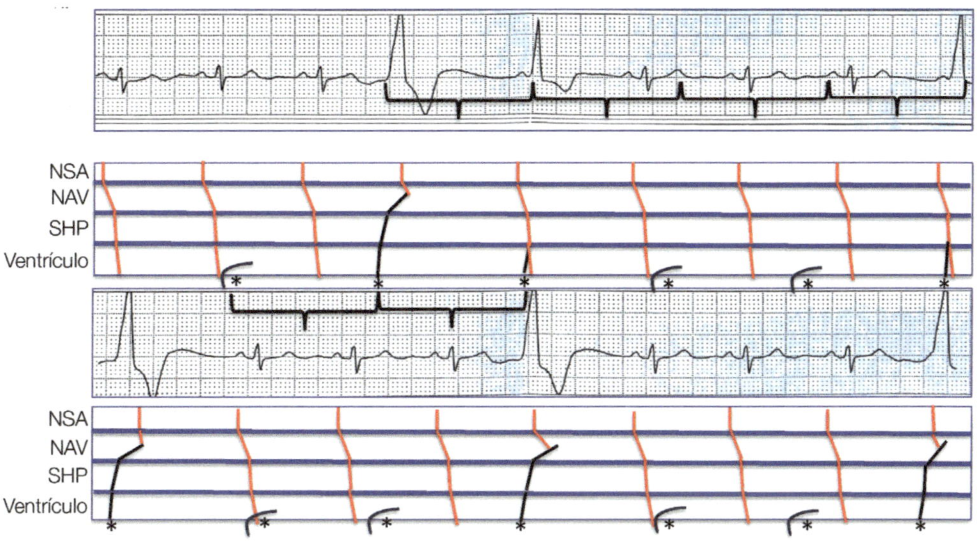

Figura 9.17. Holter com parassístoles ventriculares. Observa-se ectopias ventriculares com diferentes períodos de acoplamento e batimentos de fusão. Acima, um compasso representado por uma chave determina o ciclo do automatismo da parassístole. Em seguida, este compasso é usado para se prever o aparecimento das demais ectopias. Pelo diagrama de escada, nota-se que o automatismo da parassístole por vezes coincide com o PREA do ventrículo e não se manifesta. Outras vezes, o batimento não se manifesta mesmo quando ocorre fora do PREA, o que se explica pela presença de um bloqueio de saída na origem do foco ectópico. Quando a ectopia ocorre após uma onda P, há um batimento de fusão entre a parassístole e o batimento normal do paciente. É interessante notar que, quando a parassístole está muito próxima da P a aberrância é mais acentuada do que quando ela se situa um pouco mais afastada. Isso ocorre devido a um maior grau de pré-excitação da parassístole em relação ao batimento normal. * = foco parassistólico. Fonte: Acervo do autor.

Conclusões

As extrassístoles ventriculares e supraventriculares são as arritmias mais frequentemente encontradas nos exames de Holter e, na maioria das vezes, representam evento benigno. Durante a análise do Holter, no entanto, mais do que simplesmente reconhecermos e quantificarmos este fenômeno, é importante reconhecermos as informações eletrofisiológicas, diagnósticas e prognósticas que podem ser desvendadas por elas. O registro contínuo de longos traçados de ECG no Holter permite muitas vezes identificarmos estes achados reveladores.

Referências bibliográficas

1. Josephson ME. Sinus Node Function. Chapter 3. Clinical Cardiac Electrophysiology - Technic and Interpretations. Third Edition. Lippincott Williams & Wilkins, 2002.
2. Jazayeri MR. ECG Manifestations of Concealed Conduction, Chapter 2. The ECG Handbook of contemporary Challenges. Shenasa M, Josephson MJ, Estes III M. Cardiotext Publishing, 2015.
3. Pappone C, Vicedomini G, Manguso F, Baldi M, Pappone A, Petretta A, et al. Risk of Malignant Arrhythmias in Iniatialy Symptomatic Patients with Wolf-Parkinson- White Syndrome: Results of a Prospective Long-term Electrophysiological Study. Circulation 2012;125:661-6e68.
4. Josephson ME. Electrophysiologic Investigation: General Concepts. Chapter 2. Clinical Cardiac Electrophysiology - Technic and Interpretations. Third Edition. Lippincott Williams & Wilkins, 2002.
5. Singla V, Singh B, Singh Y, Manjunath CN. Ashman Phenomenon: a Physiological Aberration. British Medical Journal Case Report 2013. doi:101136/bcr-2013-009660.
6. Lakusic N, Mahovic D, Slivnjak V. Ashman Phenomenon: Acta Clin Croat 2010;49:99-100.
7. Fisch C. Electrocardiography of Arrhythmias. From deductive analysys to laboratory confirmation - twenty-five years os progress. J Am Coll Cardiol 1983;1:306-16.
8. Mani BC, Pavri BB. Dual Atrioventricular Nodal Pathways Physiology: a Review of Relevant Anatomy, Electrophysiology and Eletrocardiographic manifestations. Indian Pacing Electrophysiology Journal 2014;14(1):12-25.
9. Bastiaenen R, Gona H, Chandra N, Merghani A, Valencia O, Camm J, et al. The Ventricular Cctopic Interval: a Potential Marker for Ventricular Arrhythmia in Ischaemic Heart Disease. J Am Coll Cardio EP 2016;2(5):587-95.
10. Jain R, Singh R, Yamini S, Das MK. Fragmented ECG as a Risk Marker in Cardiovascular Diseases. Current Cardiology Revews 2014;10:277-86.
11. Shatla IM, Samour Y, Iskandarani ME, Lopez-Candali A. Fragmentation of Ventricular Extrasystoles: A Potential New Electrocardiographyc Window to Uncover Patients at Risk. Cureous 2021;13(3):e13748.
12. Von Alvesleben JC, Etheridge SP, Viskin S, Collins KK. Short-coupled Ventricular Premature Beats Leadingo to Ventricular Fibrillation in a Young Patient: A Sudden Arrhythmia Death Syndrome Case Report and a Literature Review. Heart Rhythm Case Report 2020;6(11):815-8.
13. Viskin S, Lesh MD, Eldar M, Fish R, Setbon I, Lanjado S, et al. Mode of Onset of Malignant Ventricular Arrhythmias in Idiopathic Ventricular Fibrillation. Journal of Cardiovascular Electrophysiology 1997;8(10):115-20.
14. Liu MB, Vandersickel N, Panfilov AV, Qu Z. R from T as a Common Mechanism of Arrhythmia Initiation in Long QT syndromes. Circ Arrhythm Electrophysiol 2019;12e007571.
15. Oksuz F, Sensoy B, Sen F, Baser K, Cetin H, Unal S, et al. The Classical "R on T" Phenomenon. Indian Heart Journal 2015;67(4):392-4.
16. Liu MB, Vandersickel N, Panfilov AV, Qu Z. R from T as a Common Mechanism of Arrhythmia Initiation in Long QT syndromes. Circ Arrhythm Electrophysiol 2019;12e007571.
17. Antoni Bayes de Luna. Chapter 16. Active Ventricular Arrhythmias. Clinical Electrocardiography: A Textbook, Fourth edition John Wiley & Sons, Ltd, 2012.

SEÇÃO 4

Taquiarritmias

10

Taquicardias Atriais no Holter

Thiago da Rocha Rodrigues
Guilherme Dagostin de Carvalho

Introdução

As taquicardias atriais (TAs) são taquiarritmias confinadas aos átrios e que não dependem do nó atrioventricular (NAV), vias anômalas ou ventrículos para a sua manutenção. Elas compreendem a taquicardia sinusal, TA focal, TA multifocal e as TAs macrorreentrantes (*flutter* atrial). O bloqueio do NAV não interfere com a persistência da arritmia. Outras taquicardias supraventriculares (TSVs) que utilizam o NAV para a sua sustentação, como as taquicardias juncionais, taquicardias por reentrada nodal AV e taquicardias atrioventriculares por vias anômalas, que também são consideradas TSVs, serão abordadas em outro capítulo do livro. Do mesmo modo, a fibrilação atrial (FA) e o *flutter* atrial (FTA) também serão abordados com mais detalhes em outro capítulo. Apesar de algumas limitações, na maioria das vezes, o ECG de 12 derivações (ECG12D) e o Holter podem fazer a diferenciação entre elas. Algumas vezes o estudo eletrofisiológico é necessário para a classificação precisa da arritmia. Ao contrário do Holter, o ECG12D pode auxiliar na localização do foco da arritmia (Figura 10.1). Por outro lado, devido ao registro contínuo prolongado, o Holter pode estudar com mais detalhes o comportamento da taquicardia, a carga da arritmia (percentagem de tempo em que a arritmia aparece nas 24 horas) e a frequência cardíaca (FC) em diversas situações. Em momentos de transições abruptas da FC, o Holter pode elucidar diagnósticos duvidosos (Figura 10.2). A associação de uma anamnese detalhada com o exame físico bem feito e as análises do ECG12D e Holter são fundamentais para o diagnóstico correto destas arritmias, que têm tratamentos distintos. O tratamento da taquicardia sinusal fisiológica é o da causa de base. O tratamento das taquicardias atriais focais ou macrorreentrantes requer medicação antiarrítmica e/ou ablação por cateter. O tratamento das taquicardias sinusais inapropriadas baseia-se no uso de betabloqueadores, bloqueadores de canais de cálcio não di-hidropiridínicos e ivabradina. A síndrome de taquicardia ortostática postural (STOP) requer intervenções clínicas para a melhora das disautonomias. As taquicardias atriais não sustentadas (salvas de 3 ou mais ectopias atriais) assintomáticas, muito comuns em Holter de idosos, não requer tratamento específico na maioria das vezes (Figura 10.3).

A classificação das taquicardias atriais está na Tabela 10.1.

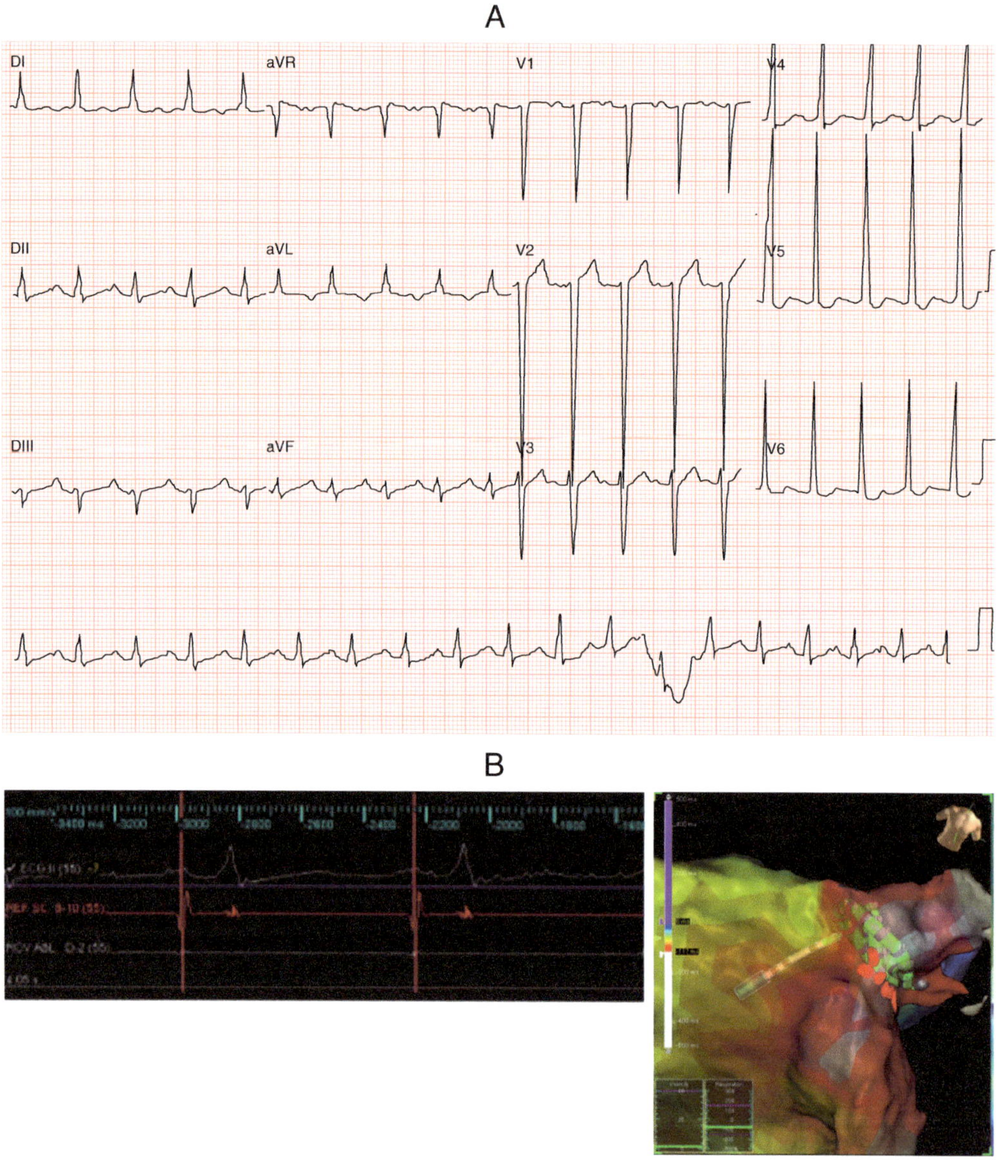

Figura 10.1. Jovem de 21 anos encaminhado para transplante cardíaco com fração de ejeção (FE) de 19%. A) Taquicardia atrial focal com FC de 111 bpm. Devido a ondas P positivas em D2, D3 e aVF, ela foi erroneamente considerada taquicardia sinusal secundária a IC. No entanto, as ondas P negativas em D1 e aVL e positivas em V1 são sugestivas de taquicardia com origem no átrio esquerdo. B) Mapeamento eletroanatômico com o cateter de ablação no óstio da veia pulmonar superior esquerda. Após a ablação, a IC melhorou, a FE aumentou para 46% e o transplante cardíaco foi suspenso. Fonte: Acervo dos autores.

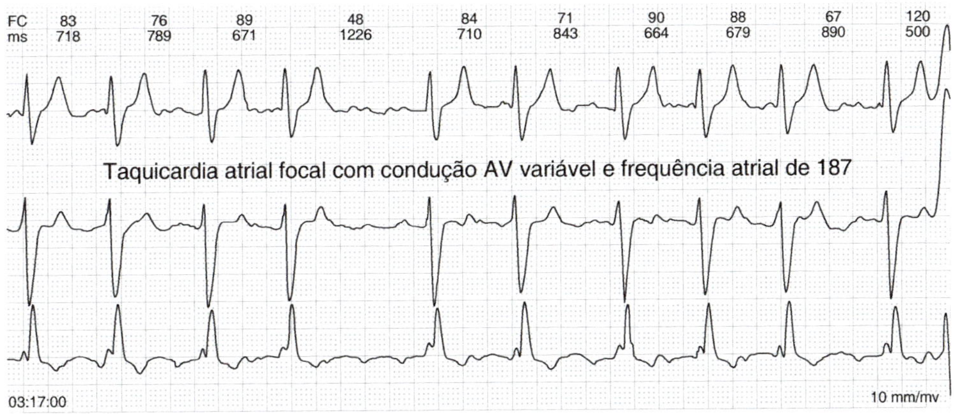

Figura 10.2. Taquicardia atrial focal. Traçado de Holter mostrando taquicardia atrial focal com bloqueio AV variável. A frequência atrial é 187 bpm e há uma linha isoelétrica entre as ondas P (setas). A identificação das ondas P ectópicas é facilitada nos momentos de acentuação do bloqueio AV. Fonte: Acervo dos autores.

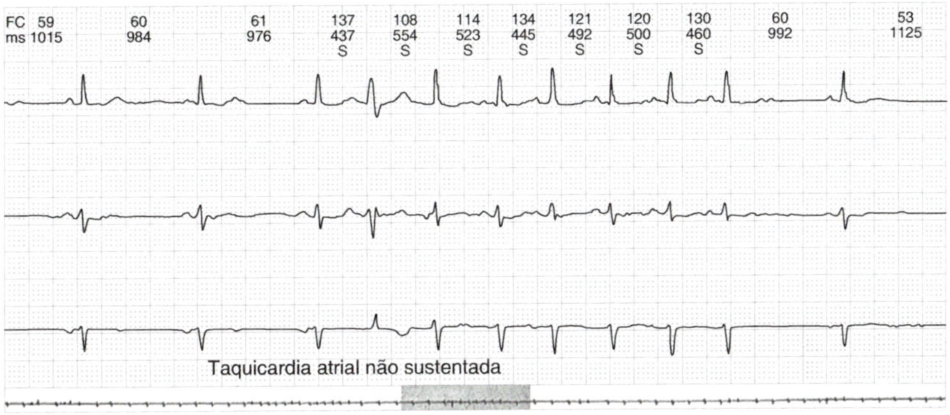

Figura 10.3. Taquicardia atrial não sustentada assintomática em idosa. Fonte: Acervo dos autores.

Tabela 10.1. Classificação das taquicardias atriais.	
Taquicardia sinusal	Taquicardia sinusal fisiológica
	Taquicardia sinusal inapropriada
	Sind. Taquicardia ortostática postural
	Taquicardia por reentrada no NSA
Taquicardia atrial focal	
Taquicardia atrial multifocal	
Taquicardia atrial macrorreentrante	*Flutter* atrial típico
	Flutter atrial típico reverso
	Flutter atrial atípico
	TA macrorreentrante por lesão
	TA macrorreentrante do AE
	Outras TAs macrorreentrantes do AD

TA: taquicardia atrial; AE: átrio esquerdo; AD: átrio direito.

Estas taquicardias não podem ser diferenciadas apenas pela determinação da frequência atrial, pois há grande superposição de frequências entre elas (Tabela 10.2).

Tabela 10.2. Frequências atriais das diferentes taquicardias atriais (bpm).[2]

Arritmia	Frequência possível	Frequência usual
Taquicardia por reentrada no NSA		100 - 150
Taquicardia atrial focal	100 a > 300	150 - 250
Flutter atrial típico	< 150 a > 300	250 - 350
Flutter atrial típico reverso	< 150 a > 300	250 - 350
Flutter atrial atípico	100 a > 300	250 - 350
TA macrorreentrante por lesão	100 a > 300	
TA macrorreentrante do AE	100 a > 300	
TA macrorreentrantes do AD	100 a > 300	
TA multifocal	> 100	

bpm: batimentos por minuto; TA: taquicardia atrial.[2]

Taquicardias sinusais

As taquicardias sinusais são taquicardias com FC > 100 batimentos por minuto (bpm) e ondas P de morfologia sinusal (positivas em D1, D2 e aVF e bifásicas ou negativas em V1). Elas se subdividem em taquicardia sinusal fisiológica, taquicardia sinusal inapropriada, STOP e taquicardia por reentrada no nó sinusal (NSA).[1] A taquicardia sinusal fisiológica ocorre em situações de exercício físico, ansiedade, gravidez, dor, ataques de pânico, uso de fármacos simpaticomiméticos, excesso de álcool ou café, anemia, febre, insuficiência cardíaca (IC), hipertiroidismo, desidratação, sepse, doenças consumptivas etc. A taquicardia sinusal inapropriada é definida como a persistência do ritmo sinusal com FC > 100 bpm em repouso e a FC média ao Holter > 90 bpm em pacientes em que as causas enumeradas acima foram excluídas.[3] É uma taquicardia sinusal desproporcional ao nível de stress físico, emocional ou farmacológico e acomete preferencialmente mulheres jovens. A taquicardia sinusal inapropriada apresenta caráter constante e sem oscilações acentuadas e abruptas da FC no Holter. Na STOP, a frequência sinusal aumenta mais do que 30 bpm (ou ≥ 40 bpm em jovens de 12 a 19 anos), na ausência de hipotensão postural, quando o paciente se levanta e permanece em pé por mais do que 30 segundos.[4] A maioria dos pacientes têm entre 15 e 25 anos e são mulheres. A taquicardia por reentrada no NSA é uma arritmia por microrreentrada em circuito que envolve o NSA e o tecido atrial adjacente.[1] O ECG mostra ondas P muito semelhantes à P sinusal e ela pode ser confundida com taquicardia sinusal. Ao contrário das taquicardias sinusal fisiológica e inapropriada, ela ocorre em paroxismos súbitos e a FC varia de 100 a 150 por minuto. O diagnóstico, portanto, é realizado pela análise conjunta do ECG12D e do Holter-24 horas. Enquanto o ECG12D demonstra a morfologia da onda P semelhante à sinusal, o registro ao Holter dos momentos de início e término abruptos permitem o diagnóstico da natureza reentrante da arritmia. A Figura 10.4 mostra como os paroxismos das arritmias podem ajudar a diferenciar uma taquicardia de origem duvidosa de uma taquicardia atrial reentrante.

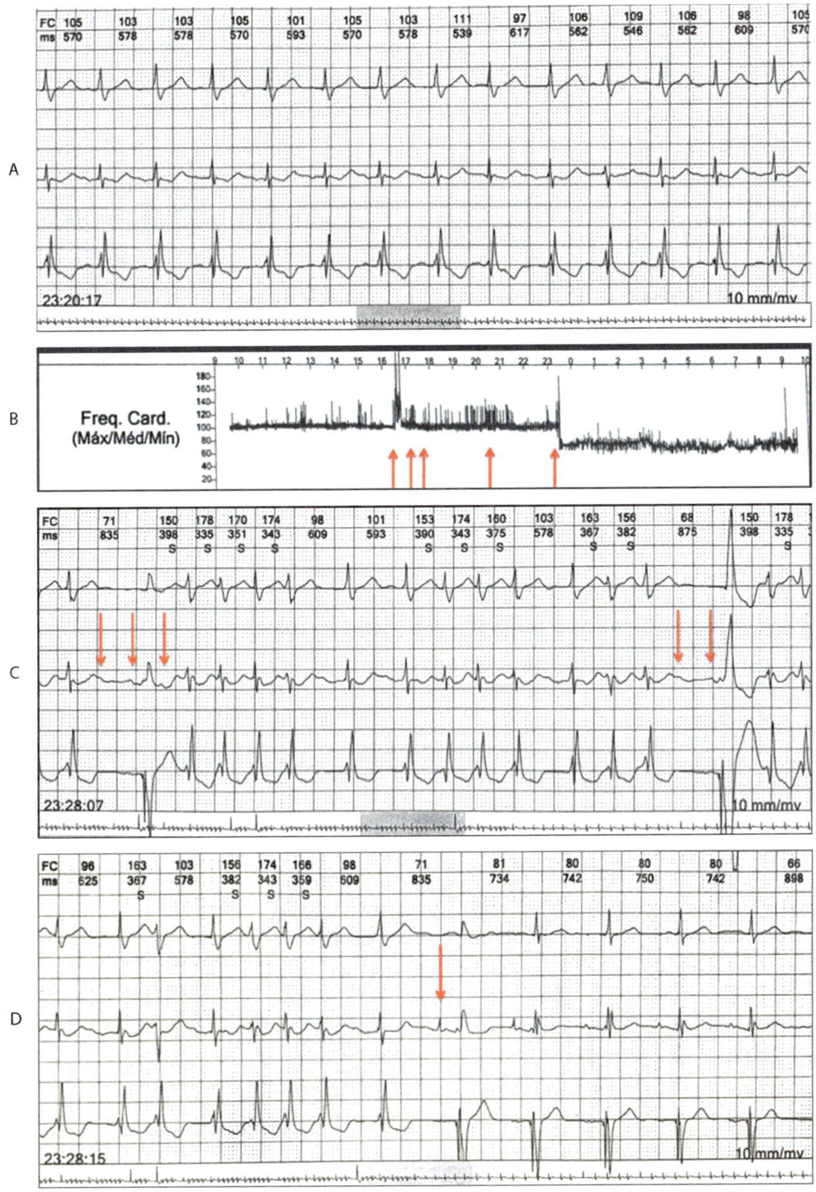

Figura 10.4. Taquicardia atrial em portadora de marca-passo cardíaco. A) Taquicardia com FC em torno de 105 bpm, com ondas P de difícil visualização. Presença de bloqueio de ramo direito e ausência de espículas de marca-passo. B) Gráfico de FC mostra transições abruptas da FC (setas) o que sugere a presença de pontos de interesse para a análise dos traçados. C) Em momentos de acentuação do bloqueio AV (setas), as ondas P ectópicas são identificadas. D) Às 23:28 horas, há súbita reversão da taquicardia atrial e o marca-passo inicia o estímulo atrial (seta), revelando a natureza reentrante da arritmia. Fonte: Acervo dos autores.

Taquicardias atriais

Taquicardias atriais (TAs) são definidas como taquicardias ectópicas (fora do NSA) localizadas nos átrios e que se originam a partir de um disparo regular e com ativação centrífuga. Elas podem ser causadas por automatismo aumentado, atividade deflagrada, microrreentrada ou macrorreentrada. A apresentação clínica varia desde curtas salvas assintomáticas de ectopias atriais (taquicardia atrial não sustentada), a palpitações curtas ou prolongadas, dispneia, desconforto precordial ou, raramente, como IC secundária a cardiomiopatia induzida pela taquicardia (Figura 10.1). A classificação atual das TAs está na Tabela 10.1.

Taquicardia atrial focal

A TA focal é uma taquicardia ectópica regular, com ritmo atrial organizado, frequência atrial > 100 bpm e com foco atrial discreto (≤ 2 cm de diâmetro) que se dissemina pelos átrios de forma centrífuga.[5] O mecanismo arritmogênico pode ser o automatismo anormal, microrreentrada ou atividade deflagrada (usualmente pós potenciais tardios). A frequência atrial pode variar de 100 a 300 por minuto, mas usualmente vai de 130 a 240. Elas ocorrem de maneira sustentada, incessante (Figura 10.5) ou com frequentes interrupções e recorrências (Figura 10.6). É importante registrar o início e o término das TAs, bem como definir no relatório a sua FC e duração. A frequência ventricular e a regularidade dos ciclos RR dependem do padrão da condução AV, que pode ser fixo ou variável.[1] Estes focos podem estar localizados em qualquer região de ambos os átrios, mas as localizações preferenciais são a crista terminalis, seio coronário, o anel das valvas mitral e tricúspide, apêndices atriais e o interior das veias pulmonares, próximos aos seus óstios (Figura 10.1).[6] O diagnóstico ao Holter ou ECG depende da identificação de ondas P ectópicas (diferente das ondas P sinusais) antecedendo o QRS e, na maioria das vezes, com linha isoelétrica entre elas. A presença da linha isoelétrica entre as ondas P sugere o mecanismo focal da taquicardia. No entanto, se a frequência atrial for muito rápida e a condução através dos átrios lenta, pode não ocorrer uma linha isoelétrica nítida entre as ondas P.[7] Nem sempre a identificação das ondas P ectópicas é fácil, pois, dependendo do padrão da condução AV e da frequência atrial, elas podem estar ocultas no QRS ou ondas T precedentes. A monitorização prolongada do Holter permite a procura por momentos de transição no ECG, em que há aumento do bloqueio AV permitindo a identificação das ondas P. A Figura 10.2 mostra uma TA focal com frequência atrial de 187 bpm e padrão de condução AV ora 2:1 ora 3:1. Nos momentos de condução AV 3:1 as ondas P ectópicas são mais facilmente identificadas (setas). As TAs podem ocorrer em qualquer idade. A Figura 10.5 é de um recém-nascido com 45 dias de idade que começou com a taquicardia ainda durante a gestação. O parto foi adiantado e a criança apresentou rapidamente IC com fração de ejeção (FE) reduzida. A taquicardia não reverteu com cardioversão elétrica e nem propafenona. Após amiodarona e propranolol, o paciente vem se mantendo em ritmo sinusal e com a FE recuperada (Figura 10.5d).

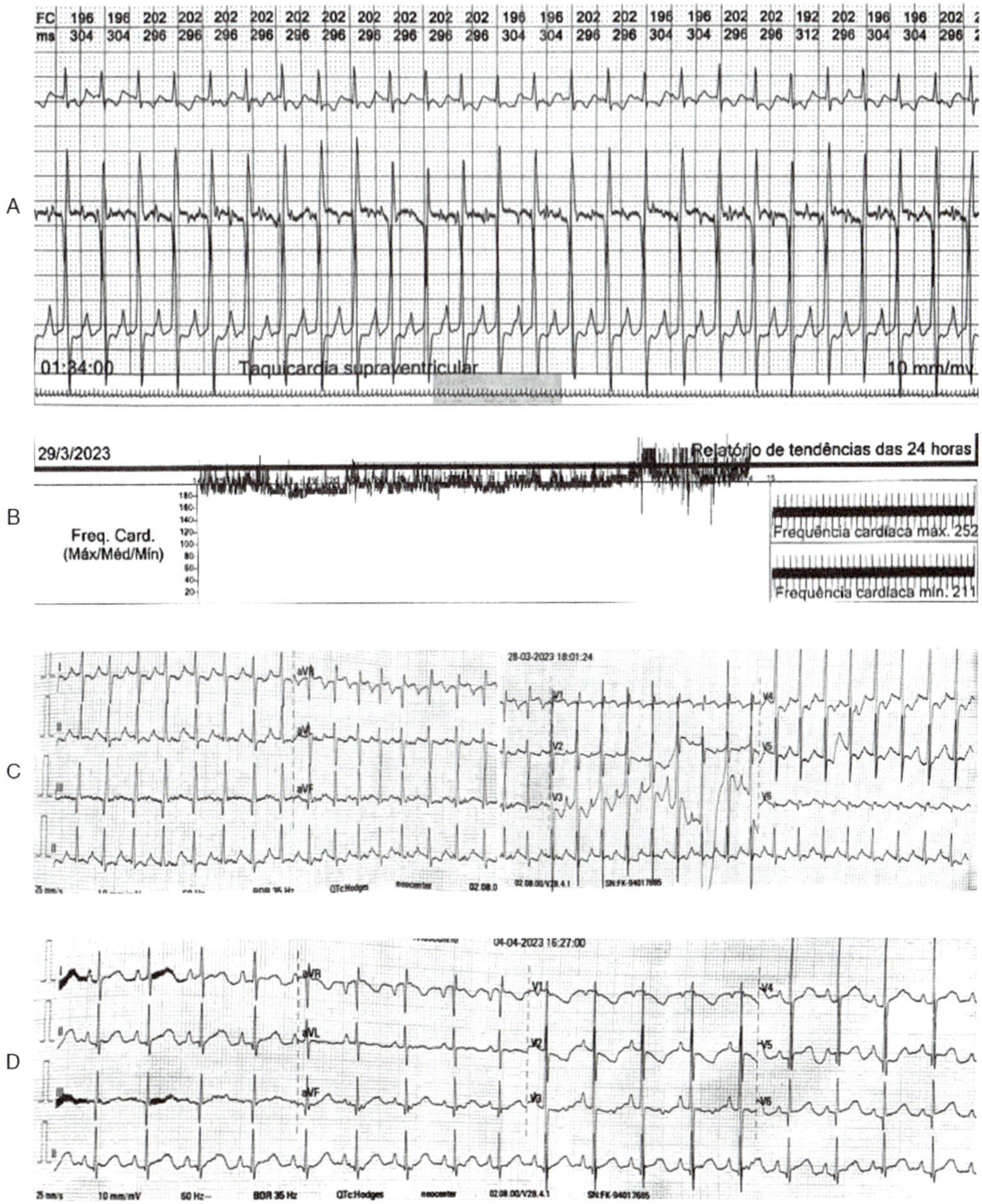

Figura 10.5. Recém-nascido com 45 dias de idade. Iniciou taquicardia incessante durante a gestação. Nasceu com IC com fração de ejeção reduzida (taquicardiomiopatia). Ausência de cardiopatia estrutural ao ecocardiograma. A) Traçado de Holter com TA com 202 bpm e ondas P altas antecedendo cada QRS no canal 3. B) Gráfico de FC com taquicardia persistente nas 24 horas. C) ECG12D mostrando taquicardia com ondas P positivas em D1, D2 e aVL e predominantemente negativa em V1, compatível com TA com foco no átrio direito. D) ECG12D em ritmo sinusal, após amiodarona e propranolol. A fração de ejeção normalizou após o controle da taquicardia. Fonte: Acervo dos autores.

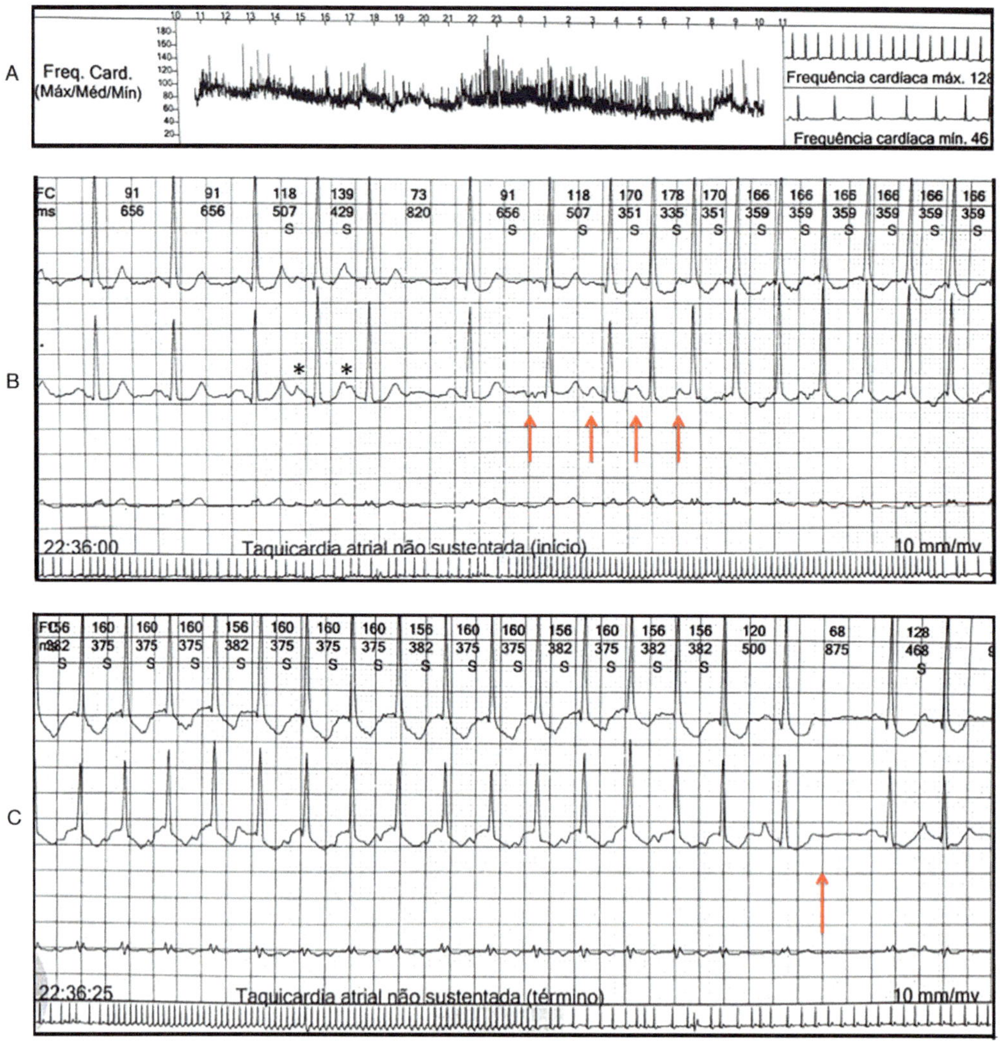

Figura 10.6. Holter de paciente com taquicardias atriais não sustentadas (TANS) frequentes. A) Gráfico mostra inúmeras oscilações abruptas da FC, correspondentes a TANS. B) Extrassístoles atriais pareadas (asteriscos) seguidas por uma P sinusal e o início de TA (setas). C) Continuação da figura B com o final da taquicardia, que durou pouco menos do que 30 segundos. Fonte: Acervo dos autores.

Taquicardias atriais macrorreentrantes

O termo taquicardia atrial macrorreentrante (TAMR) é usado para designar uma taquiarritmia atrial com ondas P de aspecto serrilhado em que não há uma linha isoelétrica nítida entre elas em pelo menos uma derivação. As TAs focais apresentam linhas isoelétricas entre as ondas P em todas as derivações.[8] A taquicardia macrorreentrante mais comum é o FTA típico (ou dependente do istmo cavotricuspídeo). Os requisitos para a macrorreentrada atrial ocorrer compreendem a presença de um grande circuito e istmos (ou corredores) com condução lenta e bloqueios unidirecionais. Essas condições podem estar presentes espontaneamente ao redor de estruturas anatômicas ou de barreiras funcionais ou ainda de zonas de fibrose e cicatrizes cirúrgicas ou de ablação por cateter em ambos os átrios. Os registros destas taquicardias ao Holter usualmente não nos permitem caracterizar estas arritmias como FTA típico, atípico ou incisional. É preferível designá-las simplesmente como FTA ou TAMR, sem entrar no mérito de qual tipo de *flutter* ou sua localização, o que só pode ser feito com o mapeamento eletrofisiológico. A Figura 10.7 mostra o traçado de Holter com TAMR (ou FTA), em que não podemos definir se há FTA típico, atípico ou de átrio direito ou esquerdo.

As TAMRs são caracterizadas pela presença de um circuito de reentrada relativamente extenso em torno de um ponto central bem definido de tecido atrial, determinando um padrão de ativação elétrica repetitiva que engloba todo o ciclo da taquicardia. Compreendem um grupo heterogêneo de TAs relacionadas a diferentes substratos anatômicos e eletrofisiológicos. Associam-se frequentemente a cardiopatias estruturais e/ou congênitas, cicatrizes de procedimentos cirúrgicos cardíacos prévios ou de ablação por cateter de FA. Frequentemente elas coexistem com a FA (achado observado em até 70% dos indivíduos).[9] A Figura 10.8 é de um Holter de idosa de 82 anos, com registros tanto de TAMR quanto de FA. Ocasionalmente, as TAMR's podem acometer pacientes sem doença estrutural aparente.

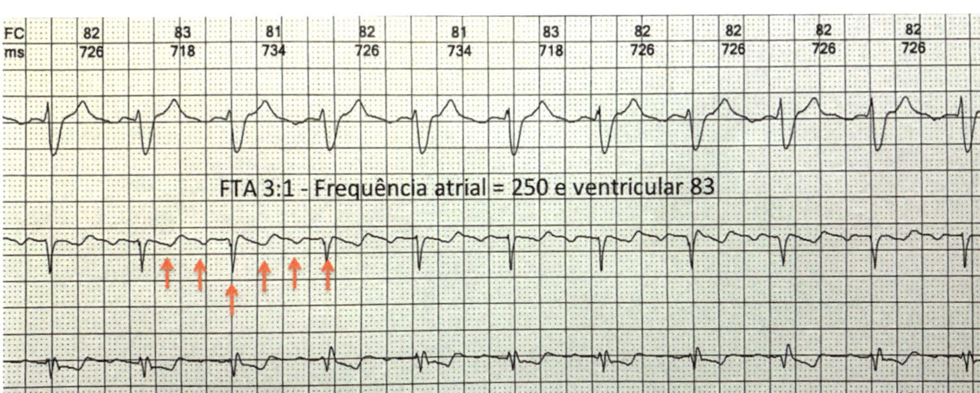

Figura 10.7. Taquicardia atrial macrorreentrante em Holter 24 horas. Taquiarritmia com condução AV fixa 3:1. As setas mostram ondas P com aspecto serrilhado sem uma linha isoelétrica nítida, compatível com FTA (ou taquicardia atrial macrorreentrante). A frequência atrial é 250 bpm e a ventricular 83. Fonte: Acervo dos autores.

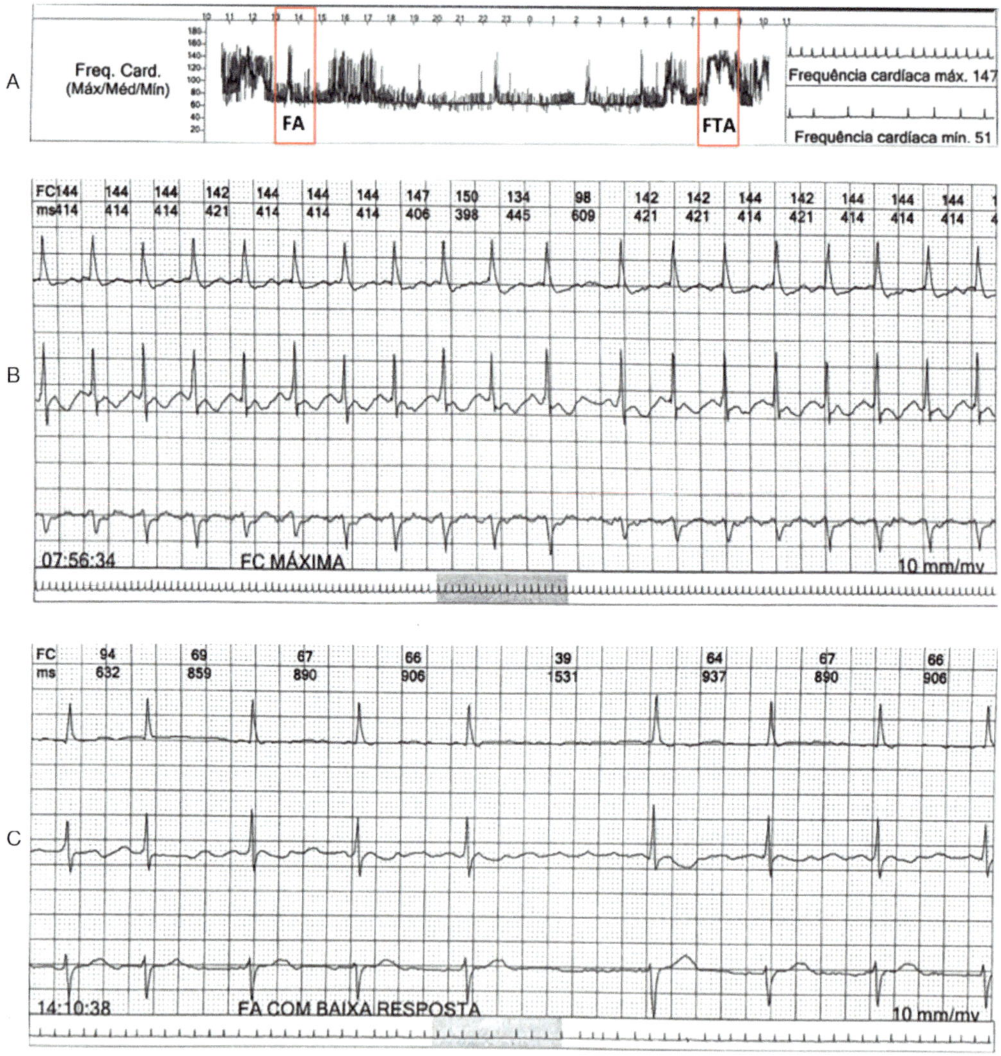

Figura 10.8. Holter de idosa de 82 anos, com períodos de FA e FTA. A) Gráfico da FC. B) Registro de *flutter* atrial. C) Registro de fibrilação atrial. Fonte: Acervo dos autores.

Taquicardias de RP' longo

Um tipo especial de TSV com ondas P ectópicas antecedendo o QRS são as taquicardias de RP' longo (intervalos P'R < RP' e ondas P negativas em derivações inferiores). O diagnóstico diferencial inclui as taquicardias atriais focais, taquicardia por reentrada nodal AV atípica (maneira rápida-lenta) e taquicardias atrioventriculares reciprocantes utilizando via anômala de condução retrógrada lenta na região posterosseptal direita. A presença de bloqueio AV sem interrupção da taquicardia ao Holter ou após infusão de adenosina sugere o diagnóstico de TA e exclui a taquicardia atrioventricular utilizando via anômala. No entanto, não se pode excluir a reentrada nodal AV atípica, uma vez que o bloqueio AV pode ocorrer na via comum distal sem interromper a condução pelas vias rápida e lenta. O diagnóstico diferencial só pode ser realizado pelo estudo eletrofisiológico.[9] Em geral, as TSVs são classificadas de acordo com o intervalo como "taquicardias de RP curto" (RP < PR) ou "RP longo" (RP > PR). A relação RP-PR não é diagnóstica de qualquer tipo de taquicardia, mas auxiliam a criar um leque de possíveis diagnósticos diferenciais. As arritmias que classicamente possuem um RP longo compreendem a taquicardia sinusal, TA, taquicardia por reentrada nodal (TRN) atípica (variantes rápida-lenta) e Taquicardia de Coumel.[10] A Figura 10.9 é de uma criança de 3 anos com taquicardia com RP' longo. As TAs focais consistem na forma de arritmia não sinusal com RP longo mais prevalente na prática clínica, correspondendo a 10% de todas as TSVs.[11] A relação atrioventricular é habitualmente 1:1. Contudo, podemos observar em alguns casos associação com fenômeno de Wenckebach ou bloqueio atrioventricular de graus variados, características que, juntamente com a não interrupção da taquicardia com infusão de adenosina, torna o diagnóstico de TA extremamente provável, excluindo a taquicardia por reentrada atrioventricular ortodrômica e diminuindo consideravelmente, embora não totalmente, o diagnóstico de TRN atípica, uma vez que o bloqueio atrioventricular pode ocorrer na via comum distal sem interromper a condução pelas vias rápida e lenta. Outras características eletrocardiográficas sugestivas de TA incluem a variabilidade dos intervalos RP – que denotam a ausência de conexão entre os ciclos atriais e ventriculares –, eixo da onda P com orientação inferior (atividade atrial com inscrição positiva em DII, DIII e AVF), presença dos fenômenos de aquecimento e desaquecimento (no caso de TAs automáticas) e o término da taquicardia tendo como complexo final o QRS.[10] A taquicardia atrioventricular reciprocante permanente (Taquicardia de Coumel) é uma maneira rara de taquicardia por reentrada ortodrômica mediada por uma via acessória oculta de condução retrógrada exclusiva, com propriedades de condução lenta e decremental.[12] Habitualmente, o feixe se localiza na região póstero-septal direita, contudo há descrição na literatura de relatos de casos em outras regiões, como o anel mitral, continuidade mitroaórtica e na veia cava superior.[13] Eletrocardiograficamente manifesta-se como uma taquicardia de RP longo e, dada a localização clássica da via acessória, a atividade atrial é registrada com polaridade negativa e usualmente profunda em DII, DIII e aVF. Apresenta uma FC frequentemente menor do que as taquicardias por reentrada atrioventricular ortodrômicas convencionais e, caracteristicamente, o ciclo da taquicardia sofre modulação pelo sistema nervoso autonômico. O fato de ambos os braços do circuito – anterógrado pelo nó atrioventricular e retrógrado pela via anômala – apresentarem condução lenta permite que o circuito se mantenha sustentado de modo permanente e, por vezes, incessante. O tratamento clínico (com fármacos que diminuam a velocidade de condução pelo feixe acessório ou pelo nó atrioventricular) é difícil, com falhas terapêuticas frequentes, podendo cursar com taquicardiomiopatia em até 30% dos casos. A ablação por radiofrequência constitui o tratamento de escolha, com altas taxas de sucesso (> 94%) e com baixo risco de complicações. Na maioria dos casos, a função ventricular é restabelecida após o tratamento da taquiarritmia.[14]

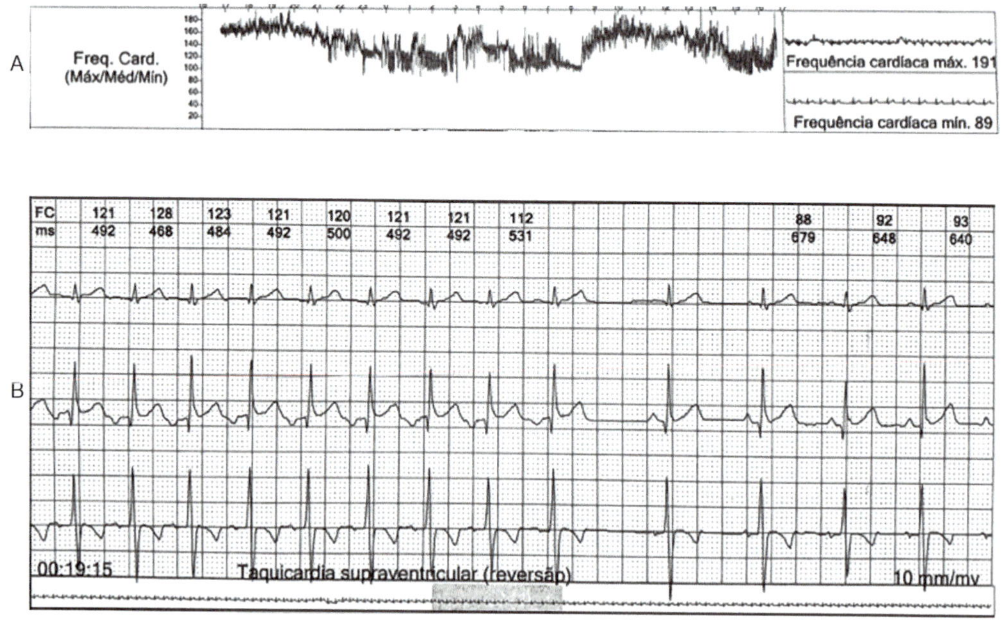

Figura 10.9. Taquicardia de RP' longo em criança de 3 anos. A) Gráfico de FC mostrando o caráter recorrente e quase incessante da taquicardia. B) Traçado com a interrupção da taquicardia atrial. O intervalo RP' é > P'R e a onda P é invertida em relação à P sinusal. O diagnóstico mais provável é a TA focal, mas não se pode descartar a TRNAV atípica (forma rápida - lenta) nem a taquicardia de Coumel. Fonte: Acervo dos autores.

A TRN atípica (variante rápida-lenta) manifesta-se como uma taquicardia de RP longo que raramente é passível de diagnóstico definitivo pelo ECG, uma vez que seu registro é virtualmente indistinguível da taquicardia de Coumel ou de uma TA da região inferior. Nestas situações, o diagnóstico definitivo só pode ser realizado pelo estudo eletrofisiológico. Uma vez que, independentemente da forma da TRN, quer seja ela típica ou atípica, a ativação atrial se dá de maneira retrógrada, inscreve uma onda P negativa nas derivações da parede inferior. Portanto, frente a um traçado de uma TSV de RP longo e atividade atrial positiva em DII, DIII e aVF, podemos excluir o diagnóstico de TRN. Ao contrário da variante típica, habitualmente é deflagrada por uma extrassístole ventricular e costuma não ser sustentada.[15]

Taquicardia atrial multifocal (TAM)

A TAM é uma taquicardia atrial rápida, irregular e com pelo menos 3 morfologias distintas de ondas P. Ela se diferencia da FA por apresentar uma linha isoelétrica nítida entre as ondas P.[1] Como existem diferentes focos atriais de origem, há uma variação das morfologias das ondas P e irregularidade dos ciclos PP, PR e RR. A arritmia geralmente se associa a condições subjacentes como doenças pulmonares, insuficiência cardíaca, hipertensão pulmonar, hipomagnesemia, valvopatias etc. A Figura 10.10 ilustra um traçado de Holter com TAM e as setas mostram a variação das morfologias das ondas P.

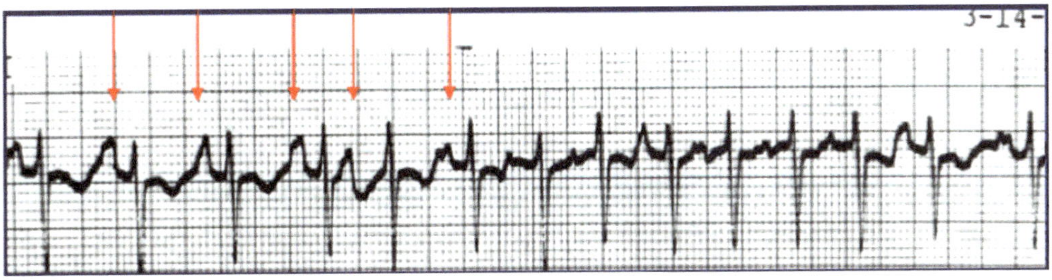

Figura 10.10. Taquicardia atrial multifocal. As setas indicam ondas P ectópicas de diferentes morfologias e com intervalos PR e PP variáveis. Fonte: Acervo dos autores.

Cardiomiopatia induzida por arritmia

Cardiomiopatia induzida por arritmia (também conhecida como taquicardiomiopatia), uma entidade relativamente rara, embora bem reconhecida, consiste em disfunção ventricular e IC causadas por taquicardias de longa duração, que na maioria dos casos são reversíveis e com bom prognóstico uma vez atingido o controle do ritmo e/ou da resposta ventricular.[16] A exposição crônica a elevadas frequências cardíacas ou a alta densidade de batimentos ectópicos, em última instância, produz alterações estruturais cardíacas significativas, incluindo dilatação ventricular esquerda e alterações morfológicas em nível celular. No entanto, o mecanismo exato pelo qual a taquicardia produz essas alterações não está bem definido. As TAs incessantes são causa pouco frequente de TSV sintomática, contudo, podem cursar com disfunção miocárdica em até aproximadamente 10% dos pacientes, sendo as crianças mais propensas do que os adultos a apresentar cardiomiopatia induzida por arritmia neste cenário (Figura 10.5). A terapia ablativa consiste no tratamento de escolha para estes casos, com elevadas taxas de sucesso e restabelecimento da função ventricular.[17]

Considerações finais

As TAs representam aproximadamente 10 a 15% dos pacientes que são encaminhados para ablação de TSVs.[18] Elas podem se apresentar de forma paroxística, incessante ou em curtas salvas de 3 ou mais ectopias atriais, podendo ser sintomáticas ou não. Podem estar associadas ou não a cardiopatias estruturais e a sua incidência aumenta com o avançar da idade. Quando incessante, podem levar a cardiomiopatia induzida por taquicardia. O Holter e o ECG12D são ferramentas fundamentais para o diagnóstico da maioria dos casos. O estudo eletrofisiológico e as suas técnicas de mapeamento podem revelar o mecanismo e a localização do substrato da arritmia, sendo fundamental para o tratamento de ablação por cateter. É importante ressaltar que a correta interpretação e utilização prática das informações fornecidas por estes exames só serão possíveis se estiverem amparadas por uma avaliação clínica bem feita que inclui anamnese rica e detalhada, exame físico apurado, o ECG de 12 derivações e o Holter.

Referências bibliográficas

1. Brugada J, Katritsis DG, Arribas F, Bax JJ, Blömstrom-Lundquivist C, Calkins H, et al. 2019 ESC guidelines for the management of patients with supraventricular tachycardias. European Heart Journal 2020;41:655-720.
2. Buttá C, Tuttolomondo A, Giarusso L, Pinto A. Electrocardiographic Diagnosis of Atrial Tachycardia: Classification, P-wave Morphology, and Differential Diagnosis with other Supraventricular Tachycardias. Annals of Noninvasive Electrocardiology 2015;20(4):314-27.
3. Ali Muzaffar, Haji AQ, Kichloo A, Grubb BP, Kanjwal K. Inappropriate Sinus Tachycardia: a Review. Review Cardiovascular Medicine 2021;22(4):1331-9.
4. Raj SR, Fedorowski A, Sheldon RS. Diagnosis and Management of Postural Orthostatic Tachycardia Syndrome. CMAJ 2022;194(10):E378-E385.
5. Butta C, Tuttolomondo A, Giarrusso L, Pinto A. Electrocardiographic Diagnosis of Atrial Tachycardia: Classification, P-Wave Morphology and Differential Diagnosis with Other Supraventricular Tachycardias. Annals Of Noninvasive Electrocardiology 2015;20(4):314-27.
6. Kistler PM, Roberts-Thomson KC, Haqqani HM, Fynn SP, Singarayar S, Vohra JK, et al. P-Wave Morphology in Focal Atrial Tachycardia: Development of an Algorithm to Predict the Anatomic Site of Origin. Journal of the American College of Cardiology 2006;48(5):1010-17.
7. Markowitz SM, Thomas G, Liu CF, Cheung JW, Ip JE, Lerman BE. Atrial Tachycardias and Atipical Atrial *Flutters*: Mechanisms and Approach to Ablation. Arrhythmia and Electrophysiology Review 2019;8(2):131-7.
8. Anselme F. Macroreentrant Atrial Tachycardia: Pathophysiological Concepts. Heart Rhythm 2008;5(6):S18-S21.
9. Saoudi N, Cosío F, Waldo A, Chen SA, Iesaka Y, Lesh M, et al. A classification of atrial *flutter* and regular atrial tachycardia according to electrophysiological mechanisms and anatomical bases; a Statement from a Joint Expert Group from The Working Group of Arrhythmias of the European Society of Cardiology and the North American Society of Pacing and Electrophysiology. Eur Heart J. 2001 Jul;22(14):1162-82.
10. Issa Z, Miller JM, Zipes DP. Clinical Arrhythmology and Electrophysiology E-Book: a Companion to Braunwald's Heart Disease [Internet]. 2018. [cited 2022 Jun 13]. Available from: https://www.clinicalkey.com/dura/browse/book Chapter/3-s2.0 - C20140032935.
11. Porter MJ, Morton JB, Denman R, Lin AC, Tierney S, Santucci PA, et al. Influence of age and gender on the mechanism of supraventricular tachycardia. Heart Rhythm. 2004 Oct;1(4):393-6.
12. Coumel P. Junctional reciprocating tachycardias. The permanent and paroxysmal forms of A-V nodal reciprocating tachycardias. J Electrocardiol. 1975 Jan;8(1):79-90.
13. Sternick EB, Lokhandwala Y, Anderson RH, Wellens HJJ. A tachycardia using a decrementally conducting concealed accessory pathway between the superior caval vein-right atrial junction and the right ventricle. Heart Rhythm. 2015 Mar;12(3):639-43.
14. Meiltz A, Weber R, Halimi F, Defaye P, Boveda S, Tavernier R, et al. Permanent form of junctional reciprocating tachycardia in adults: peculiar features and results of radiofrequency catheter ablation. Europace. 2006 Jan;8(1):21-8.
15. Ganz LI, Friedman PL. Supraventricular Tachycardia. N Engl J Med. 1995 Jan 19;332(3):162-73.
16. Shinbane JS, Wood MA, Jensen DN, Ellenbogen KA, Fitzpatrick AP, Scheinman MM. Tachycardia-induced cardiomyopathy: a review of animal models and clinical studies. J Am Coll Cardiol. 1997 Mar 15;29(4):709-15.
17. Medi C, Kalman JM, Haqqani H, Vohra JK, Morton JB, Sparks PB, et al. Tachycardia-mediated cardiomyopathy secondary to focal atrial tachycardia: long-term outcome after catheter ablation. J Am Coll Cardiol. 2009 May 12;53(19):1791-7.
18. Steinbeck G, Hoffmann E. True Atrial Tachycardia. European Heart Journal 1998;19(Suppl E):E10-2,E48-9.

11

O Papel do Holter na Fibrilação e *Flutter* Atriais

Thiago da Rocha Rodrigues
Ana Luisa Calixto Rodrigues

Introdução

Taquicardias supraventriculares não dependentes do nó atrioventricular (NAV) são arritmias confinadas aos átrios e que não dependem da participação do NAV para a sua sustentação. Isso significa que intervenções farmacológicas ou não farmacológicas que bloqueiam a condução atrioventricular não interferem com a persistência da arritmia.[1] Esse grupo de taquicardias supraventriculares compreende a fibrilação atrial (FA), o *flutter* atrial (FTA) e as taquicardias atriais (TA). Os métodos úteis para o seu diagnóstico incluem a palpação do pulso, o eletrocardiograma de 12 derivações (ECG12D), o Holter de 24 a 72 horas, monitores de eventos tipo Loop externos ou implantáveis, dispositivos cardíacos eletrônicos implantáveis (DCEI) como marca-passos e cardiodesfibriladores e novas tecnologias digitais (*smartwatch*, aplicativos de celular etc.). Devido ao seu caráter frequentemente paroxístico, o diagnóstico pode depender de tecnologias de monitorização prolongada de ritmo. Neste capítulo, discorreremos sobre a FA e o FTA. A Figura 11.1 mostra um registro de FA obtido por smartwatch e transmitido ao médico por e-mail em formato PDF. Os episódios de palpitação da paciente haviam sido previamente atribuídos a transtorno de pânico. A detecção e o diagnóstico diferencial destas arritmias é essencial para o planejamento terapêutico.

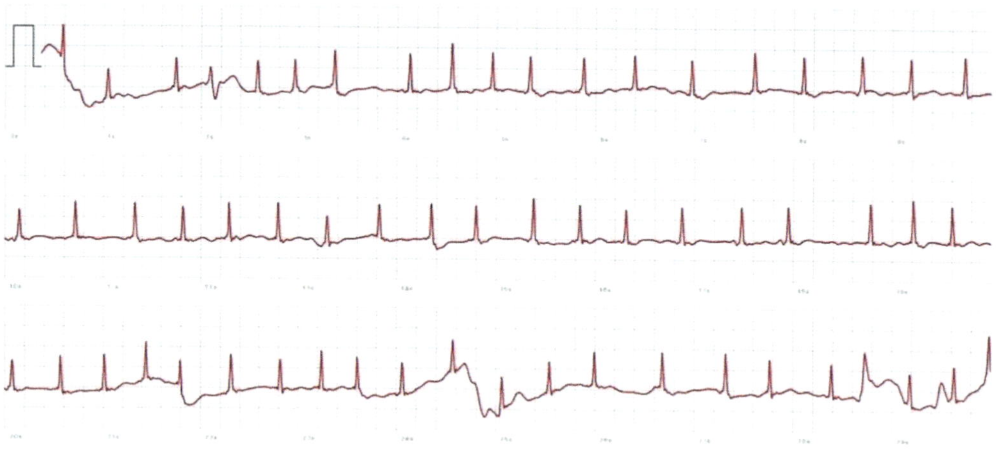

Figura 11.1. Registro de FA em formato PDF obtido de um smartwatch e enviado por e-mail. Registro obtido durante episódio de palpitação em paciente previamente diagnosticada como portadora de transtorno de pânico. Fonte: Acervo dos autores.

Fibrilação atrial – Definições

O desenvolvimento das tecnologias para monitoramento do ritmo cardíaco facilitou a detecção de episódios de FA. No entanto, a possibilidade de monitoramento contínuo (como os DCEI) ou prolongado (como os *smartwatchs* ou *loop* implantável) revelou fenômenos de alteração do ritmo atrial semelhantes à FA, porém mais fugazes e muitas vezes não detectados pelos métodos de monitorização convencional. Essa evolução exigiu sucessivas revisões da definição de FA. As diretrizes da Sociedade Europeia de Cardiologia para diagnóstico e manejo da FA demonstram a evolução cronológica do conceito de "fibrilação atrial".

A diretriz europeia de 2010 apresenta o conceito eletrocardiográfico de FA, definida como uma arritmia supraventricular com ausência de ondas "P" sinusais discerníveis no ECG, ciclos RR irregulares e ciclos PP < 200 ms.[2] O diagnóstico diferencial faz-se com o FTA e outras taquicardias atriais em que o ciclo PP é > 200 ms. A diretriz de 2016 estabelece a duração de pelo menos 30 segundos ou o registro em ECG de 12 derivações para o diagnóstico da FA.[3] Ressalta-se que o tempo gasto para o registro das 12 derivações do ECG convencional corresponde a 10 segundos. O critério de duração foi incluído devido a sua utilização em vários dos ensaios clínicos que nortearam as recomendações das diretrizes. No entanto, a mesma diretriz de 2016 reconhece a existência de salvas curtas de FA (< 30 segundos), usualmente frequentes, repetitivas e que podem acometer pacientes jovens, serem muito sintomáticas e terem origem focal nas veias pulmonares. A Figura 11.2 ilustra uma destas taquicardias que foram definidas como "FA focal" pela diretriz de 2016. Na diretriz europeia de 2020, FA foi definida como uma taquicardia supraventricular com atividade elétrica não coordenada e contrações atriais não efetivas, cujo ECG mostra intervalos RR irregulares (se condução AV preservada), ausência de ondas P sinusais discerníveis e ativação atrial irregular.[4] Nessa definição inicial, não se faz menção à duração da arritmia. No entanto, foram introduzidos os termos "FA clínica" e "FA subclínica". A "FA clínica", à qual se aplicam os algoritmos de manejo recomendados na diretriz, corresponde à FA registrada em ECG de 12 derivações ou com duração maior do que 30 segundos em Holter de 24 horas, sintomática ou não. A Figura 11.3 mostra um registro de "FA clínica" com duração de 1 hora e 15 minutos. Já a "FA subclínica" é um termo abrangente que corresponde a episódios assintomáticos registrados em traçados obtidos por outras metodologias que não um ECG de superfície convencional ou Holter (ex. registros de DCEI, *loop* implantável, *smartwatch* etc). A FA subclínica inclui os "episódios de alta frequência atrial" (*atrial high rate episodes - AHRE*), definidos como episódios de frequência atrial elevada registrados nos canais atriais de DCEI (usualmente acima de 175 por minuto, mas este parâmetro pode ser modificado pela programação do dispositivo). Para serem caracterizados como AHRE, os episódios devem ser inspecionados visualmente à avaliação eletrônica do dispositivo; sua inspeção deve garantir que eles sejam compatíveis com traçados de FA, FTA ou TA e descartar ruídos ou interferência eletromagnética. A Figura 11.4 mostra exemplos de "AHRE".

Pacientes com FA subclínica/AHRE de duração ≥ 6 minutos possuem maior risco tromboembólico do que a população geral e o risco aumenta conforme a duração máxima dos episódios.[5] No entanto, estima-se que esse risco seja inferior ao dos pacientes com FA clínica em todos os estratos do escore CHADS-VASc, mesmo considerando AHRE de duração prolongada. Por exemplo, o risco de AVE e embolia sistêmica em pacientes com AHRE de duração ≥ 23,5 h e CHADS-VASc ≥ 5 é estimado em 1,68% ao ano,[6] inferior ao risco de 2,9% dos pacientes com FA clínica e CHADS-VASc = 2.[7] Assim, FA clínica e FA subclínica/AHRE parecem fazer parte de um mesmo espectro de fenômenos arrítmicos atriais, porém com repercussão clínica distinta. A diferenciação entre FA clínica e FA subclínica/AHRE faz-se necessária sob o paradigma da medicina baseada em evidências, uma vez que os ensaios clínicos desenvolvidos até o momento incluíram pacientes que manifestavam a arritmia correspondente à "FA clínica". Sabe-se ainda que, quanto maior a duração e a carga de AHRE ao diagnóstico, maior a taxa de progressão para FA clínica.[8] Dessa maneira, enquanto aguarda-se a publicação de ensaios clínicos desenvolvidos nesta população, a única recomendação formal em pacientes com AHRE, porém sem diagnóstico de FA clínica, independentemente da duração máxima dos episódios registrados, é a monitorização ambulatorial intensiva com Holter/Loop, com objetivo de se documentar FA clínica antes de se iniciar anticoagulação oral ou outros tratamentos específicos (classe de recomendação I, nível de evidência B - CR I - NE B nas diretrizes europeia e norte americana).[4,9]

Do ponto de vista eletrocardiográfico e sem levarmos em conta decisões terapêuticas, pode-se diagnosticar a existência de uma FA com menos do que 30 segundos. A Figura 11.5 ilustra um Holter de paciente em investigação para palpitações taquicardias. O registro mostra uma taquicardia supraventricular com ciclos RR irregulares e ondas P sinusais não discerníveis, o que caracteriza um episódio de FA com duração de 22 segundos.

A inclusão do critério de ciclos RR irregulares na definição de FA pressupõe que a condução AV esteja preservada. No entanto, ocasionalmente, ocorre um BAV avançado ou completo que pode dar origem a um ritmo de escape juncional ou ventricular em que os ciclos RR são regulares durante a FA. A Figura 11.6 ilustra uma FA com BAV avançado e ciclo RR regular devido a ritmo de escape juncional. Esta situação pode ocorrer em pacientes com distúrbio intrínseco da condução AV ou por medicamentos como digitálicos, betabloqueadores, bloqueadores de canais de cálcio ou amiodarona.[10]

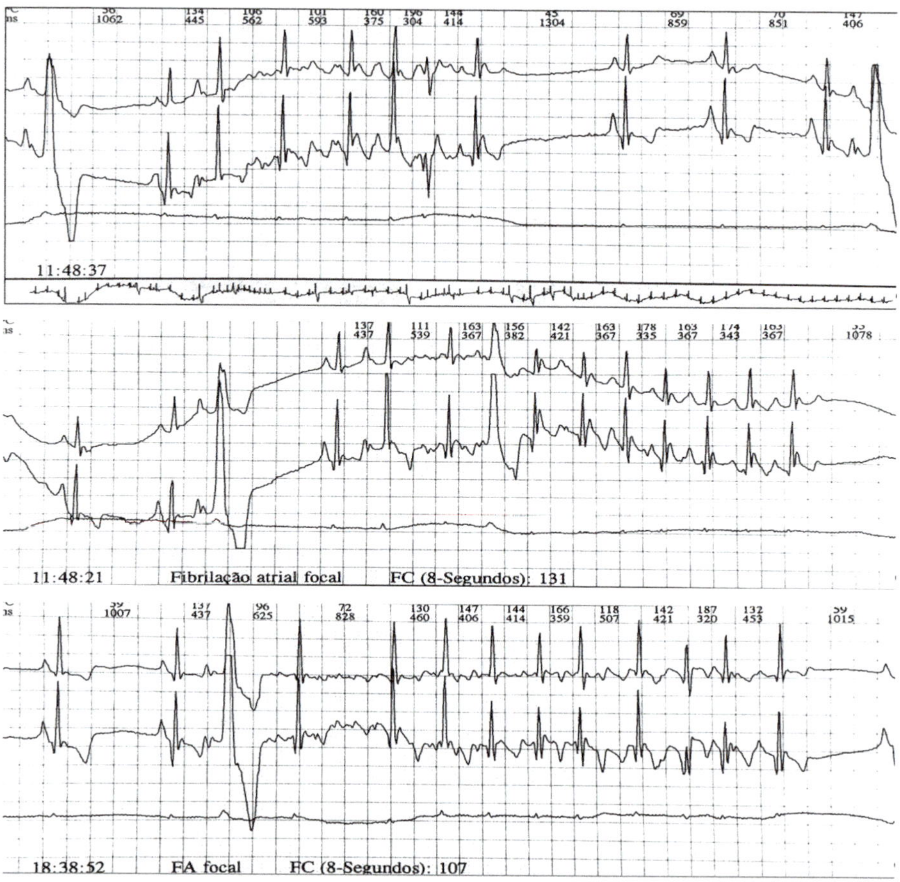

Figura 11.2. FA Focal. Paciente jovem, sem cardiopatia estrutural e com palpitações taquicardíacas de curta duração. Os registros do Holter mostram curtas taquicardias supraventriculares com ciclos RR irregulares e ausência de ondas P sinusais discerníveis, caracterizando curtos episódios de FA. Fonte: Acervo dos autores.

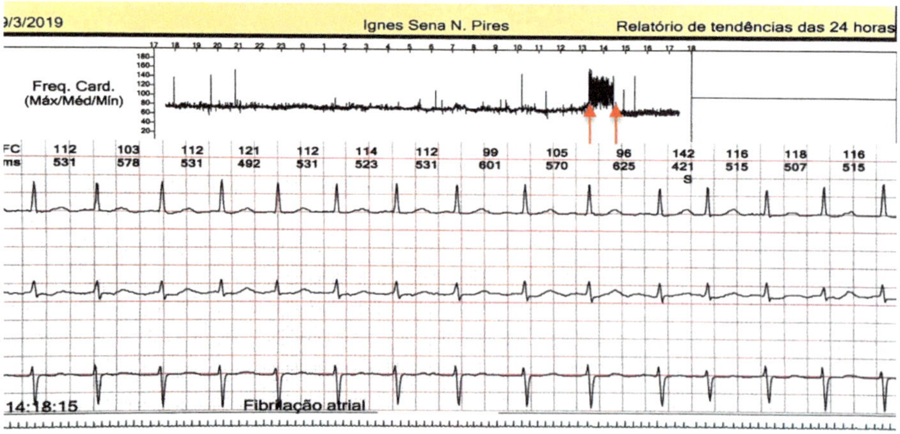

Figura 11.3. Registro de "FA clínica" no Holter-24 horas. Registro em Holter de uma "FA clínica" com duração de 1 hora e 15 minutos. As 2 setas no gráfico de frequência mostram nitidamente o momento de início e término da arritmia, o que permite o cálculo da sua duração. Fonte: Acervo dos autores.

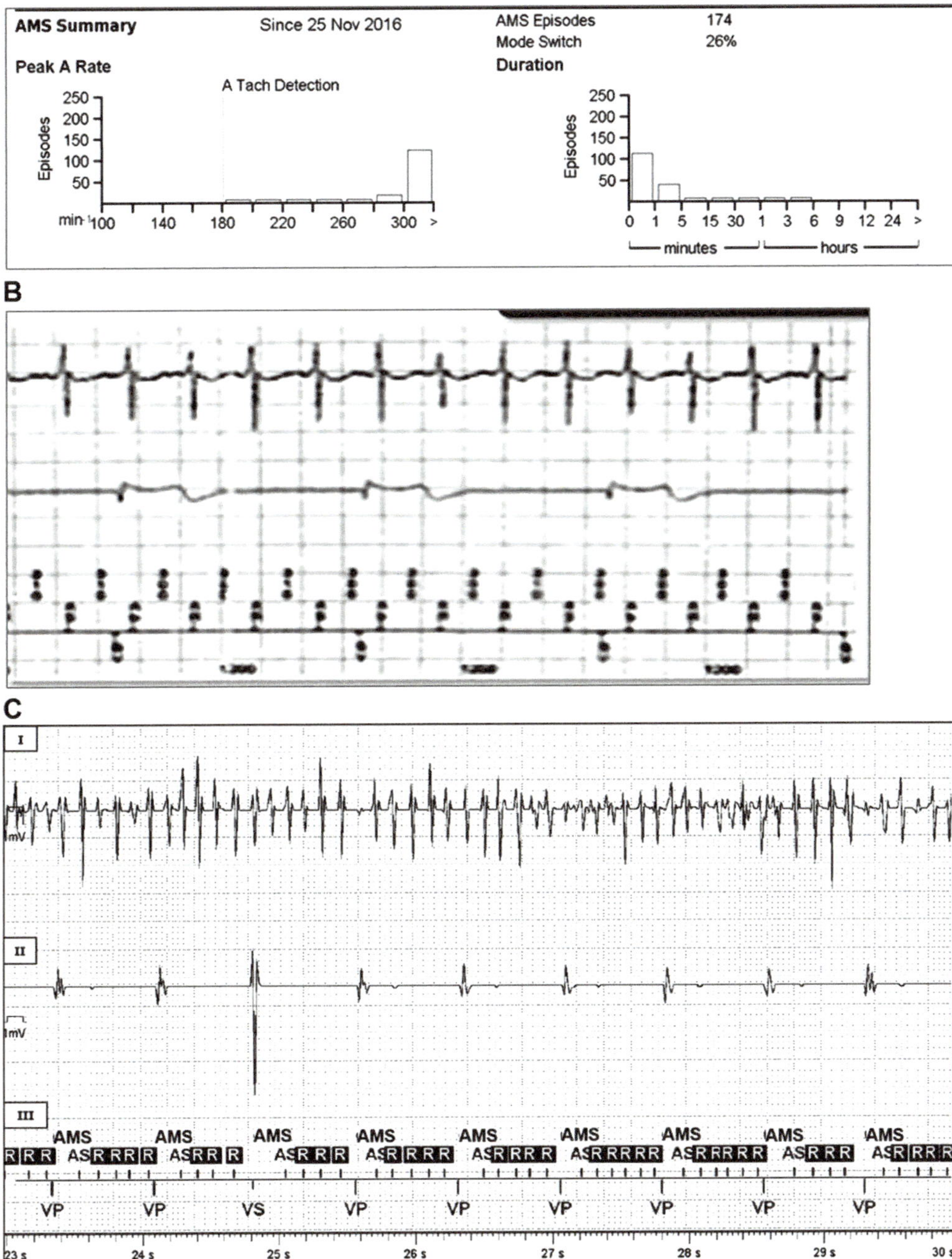

Figura 11.4. Episódios de alta frequência atrial (AHRE) registrados em DCEI. A - Os gráficos mostram a frequência atrial e o número de episódios de AHRE (esquerda) e as suas durações (direita). B - A avaliação eletrônica do DCEI mostra o canal atrial com ondas atriais rápidas, regulares e com frequência de 176 por minuto, configurando uma AHRE por taquicardia atrial. C - Canal atrial com ondas atriais muito rápidas (ciclos < 200 ms) e irregulares, configurando uma AHRE por FA. Fonte: Acervo dos autores.

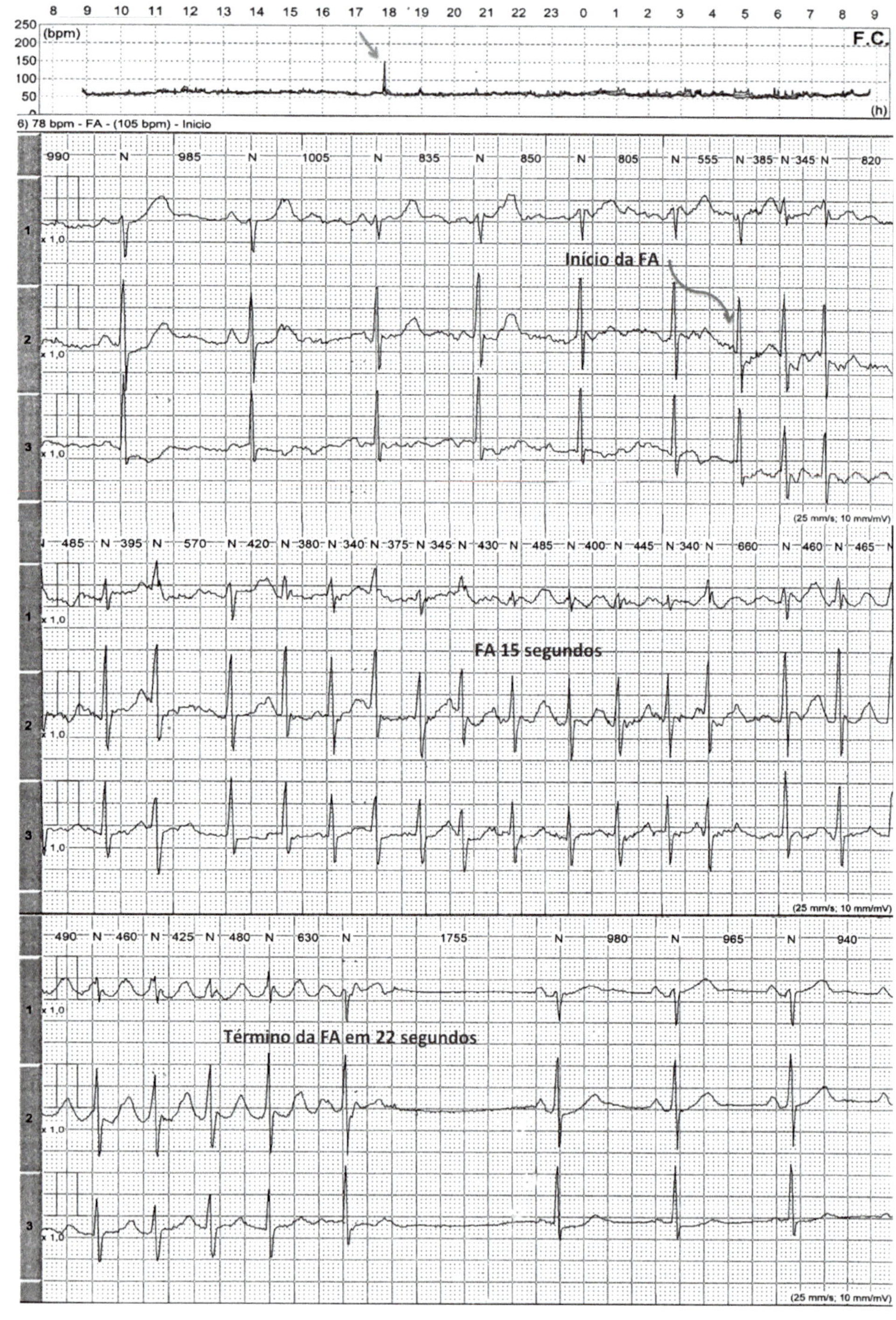

Figura 11.5. Portador de doença coronariana em investigação de palpitações. Episódio de FA de 22 segundos de duração detectado ao Holter. A seta no gráfico de frequência indica o momento da arritmia. Fonte: Acervo dos autores.

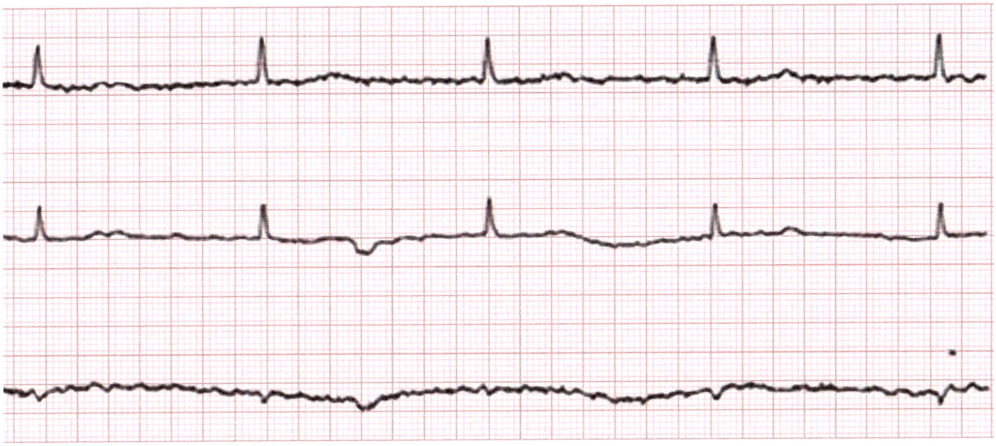

Figura 11.6. Exemplo de FA com ciclo RR regular. Fibrilação atrial com BAV avançado e ritmo juncional de escape com FC de 40 bpm. Na linha de base, nota-se a ausência de ondas P discerníveis e um ritmo atrial muito rápido, irregular e caótico. Fonte: Acervo dos autores.

Utilização clínica do Holter em pacientes com FA confirmada ou suspeita

A triagem oportunística da FA (realização de exames visando o diagnóstico durante uma consulta médica) é recomendada em pacientes ≥ 65 anos (CR I NE B) e a triagem sistemática é sugerida para pacientes ≥ 75 anos (CR IIb NE B).[3] A Tabela 11.1 resume as principais indicações do Holter em pacientes com FA confirmada ou suspeita, tanto para avaliação diagnóstica quanto para avaliação das terapêuticas de controle de ritmo ou de frequência cardíaca (FC).

Tabela 11.1. Objetivos do Holter na avaliação de pacientes com FA.

Avaliação Diagnóstica	Avaliação Terapêutica
Detecção de FA silenciosa	Avaliação do controle de FC média
Correlação de palpitação com FA/FTA	Avaliação da FC em atividade física
Correlação de pausa com tontura	Avaliação pós-cardioversão elétrica
Detecção de FA na DNS	Avaliação pós-ablação de FA e FTA
Diagnóstico de síndrome brad-taqui	Avaliação de pró-arritmia
Detecção de FA pós-AVC isquêmico	Avaliação de controle de ritmo
Detecção de FA clínica em pacientes com AHRE em DCEI	

FA: fibrilação atrial; FTA: *flutter* atrial; DNS: doença do nó sinusal; AHRE: atrial *high rate episode*; DCEI: dispositivo cardíaco eletrônico implantável; FC: frequência cardíaca.

O exame pode ser útil no planejamento do tratamento farmacológico do controle da FC. A Figura 11.7 ilustra a avaliação da resposta ventricular em Holter de paciente com FA e em uso de metoprolol 100 mg/dia. O exame mostrou bradicardia excessiva e pausas prolongadas durante a noite, motivando a suspensão da dose noturna do betabloqueador. O estudo RACE II mostrou que não há vantagem em se reduzir excessivamente a FC de pacientes com FA permanente.[11] Nesse estudo, pacientes com FA permanente foram randomizados para um grupo de controle leniente da FC (FC < 110 bpm em repouso) e outro com controle rigoroso (FC < 80 bpm). Não houve diferença entre os 2 grupos na ocorrência dos desfechos primários (morte cardiovascular, hospitalização por insuficiência cardíaca, eventos isquêmicos cerebrovasculares, embolias sistêmicas, hemorragias e arritmias graves). A Figura 11.8 mostra o Holter de paciente com FA e resposta ventricular elevada, principalmente durante atividades da vigília. O paciente apresenta episódios de FA com alta FC acompanhados de cansaço e falta de ar. A Figura 11.9 mostra o exame de paciente com a FC média de 92 bpm ao longo das 24 horas e com pausas raras e discretas no período noturno, sendo esse comportamento da FC considerado adequado. Deste modo, o exame auxilia na graduação das doses e programação de horários das medicações para controle de FC.

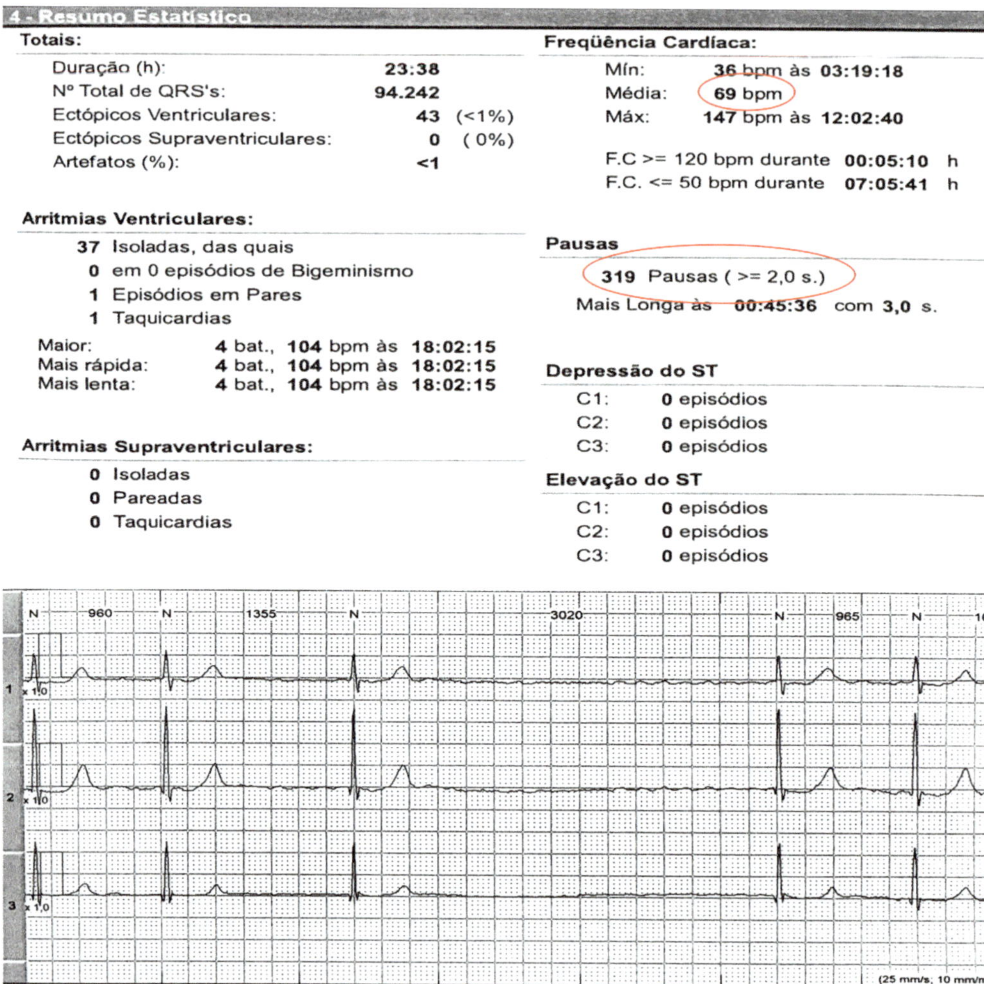

4 - Resumo Estatístico

Totais:

Duração (h):	23:38	
Nº Total de QRS's:	94.242	
Ectópicos Ventriculares:	43	(<1%)
Ectópicos Supraventriculares:	0	(0%)
Artefatos (%):	<1	

Arritmias Ventriculares:

37 Isoladas, das quais
0 em 0 episódios de Bigeminismo
1 Episódios em Pares
1 Taquicardias

Maior:	4 bat.,	104 bpm às	18:02:15
Mais rápida:	4 bat.,	104 bpm às	18:02:15
Mais lenta:	4 bat.,	104 bpm às	18:02:15

Arritmias Supraventriculares:

0 Isoladas
0 Pareadas
0 Taquicardias

Freqüência Cardíaca:

Mín: 36 bpm às 03:19:18
Média: 69 bpm
Máx: 147 bpm às 12:02:40

F.C >= 120 bpm durante 00:05:10 h
F.C. <= 50 bpm durante 07:05:41 h

Pausas

319 Pausas (>= 2,0 s.)
Mais Longa às 00:45:36 com 3,0 s.

Depressão do ST

C1: 0 episódios
C2: 0 episódios
C3: 0 episódios

Elevação do ST

C1: 0 episódios
C2: 0 episódios
C3: 0 episódios

Figura 11.7. Avaliação da resposta ventricular em Holter de paciente com FA. Paciente com pausas frequentes e acentuadas no período noturno. Fonte: Acervo dos autores.

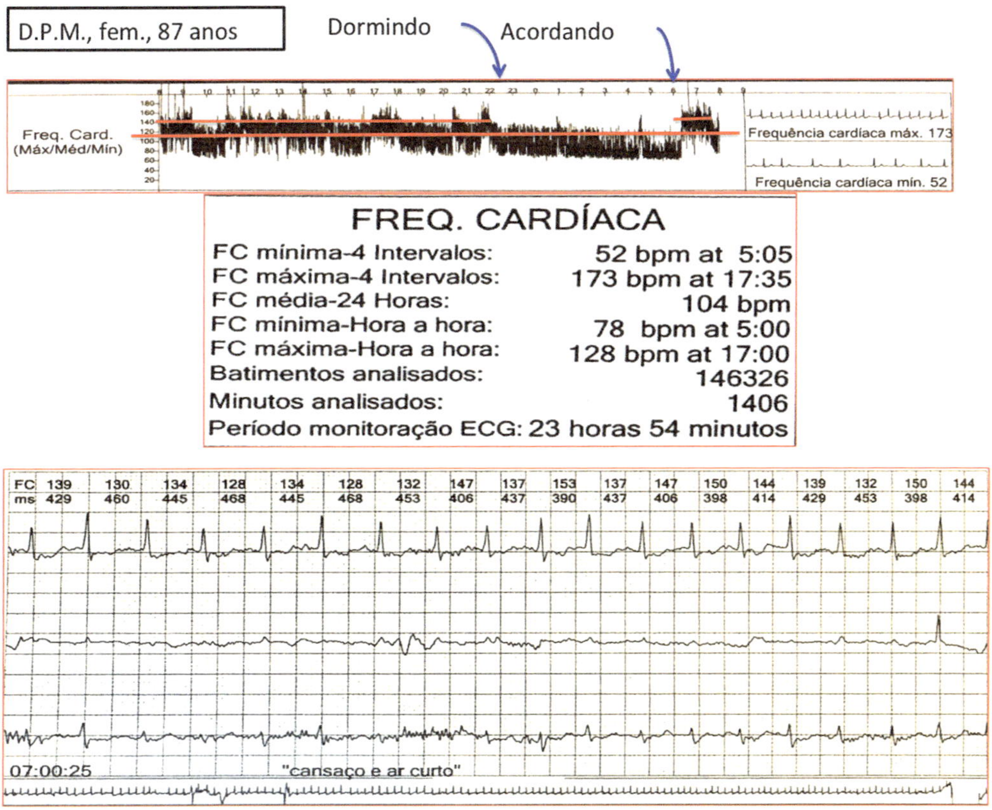

Figura 11.8. Holter de paciente com FA e resposta ventricular elevada. As linhas horizontais traçadas sobre o gráfico de frequência mostram muitos períodos de FC > 110 bpm (linha inferior) e FC > 140 bpm (linha superior) durante a vigília. O traçado de Holter mostra FA com FC > 130 bpm durante caminhada no plano e acompanhada por cansaço e falta de ar. Fonte: Acervo dos autores.

Outra situação clínica em que o Holter se mostra útil é a síndrome bradi-taqui, que é uma condição clínica sintomática caracterizada pela alternância entre ritmos atriais taquicárdicos (FA, FTA, TA) e assistolias prolongadas secundárias à bradicardia sinusal, a paradas sinusais ou a bloqueios sino-atriais.[12] Os sintomas principais são as palpitações (relacionadas às taquiarritmias) e as tonturas, síncopes e pré-síncopes (relacionadas aos episódios de assistolia). A síndrome bradi-taqui acomete cerca de 50% dos pacientes com DNS. A Figura 11.10 mostra o registro de Holter em paciente com tontura relacionada às pausas que se seguiam à interrupção abrupta dos episódios de FA. O tratamento indicado deve ser individualizado, mas pode consistir do implante de marca-passo seguido por medicações antiarrítmicas para o controle do ritmo ou da FC.[13] Em alguns casos, quando as pausas sempre ocorrem após as taquiarritmias, pode ser indicada ablação da FA por isolamento de veias pulmonares, o que pode evitar a necessidade tanto do marca-passo quanto das medicações antiarrítmicas.[14] A análise do Holter é fundamental nessa tomada de decisão.

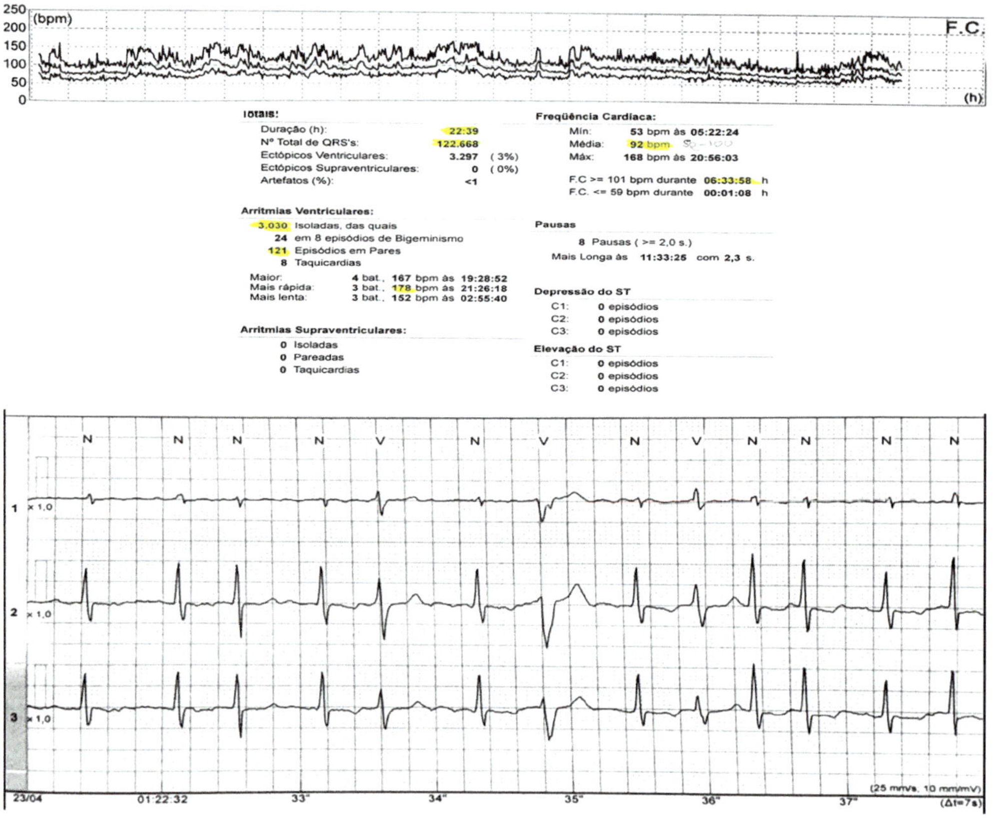

Figura 11.9. Holter em paciente com FA persistente e resposta ventricular bem controlada. Acima, o gráfico de frequência apresenta o aspecto típico de FA, com 3 linhas distintas, uma superior, uma intermediária e outra inferior, próprias da variação constante dos ciclos RR. A FC média de 92 bpm é considerada adequada na maioria dos pacientes com FA persistente. Não se verificam períodos de FC muito baixa ou muito elevada. Fonte: Acervo dos autores.

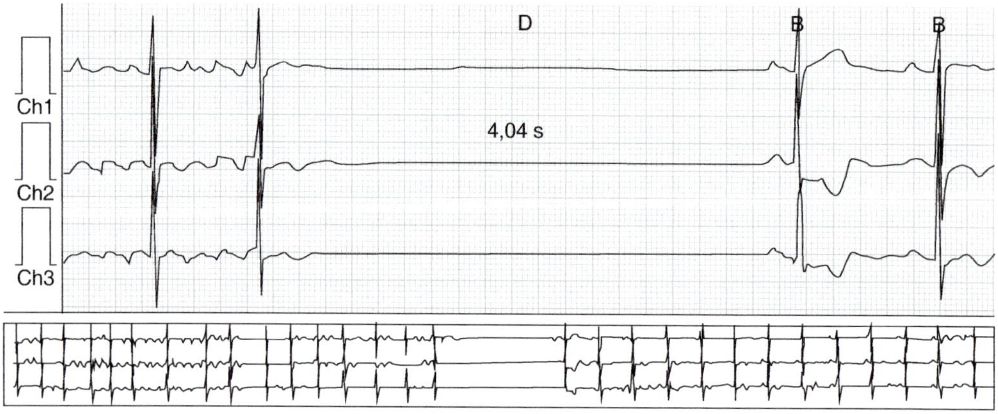

Figura 11.10. Registro de Holter em paciente com síndrome bradi-taqui e tonturas. Nota-se o término de um episódio de FA seguido por parada sinusal de 4,04 segundos. O paciente queixou tontura repentina e fugaz neste momento. A tontura deve-se à parada sinusal que se segue à reversão da FA. Fonte: Acervo dos autores.

Nos casos de FA intermitente, o Holter pode auxiliar na avaliação da carga da FA (proporção de tempo em que o paciente fica com a arritmia) e na definição da classificação clínica da arritmia (paroxística ou persistente).[15] A Figura 11.11 mostra o exame de paciente com FA paroxística e com uma carga total de 166 minutos em 24 horas. A análise do gráfico de frequência juntamente com a análise dos traçados permite esta avaliação.

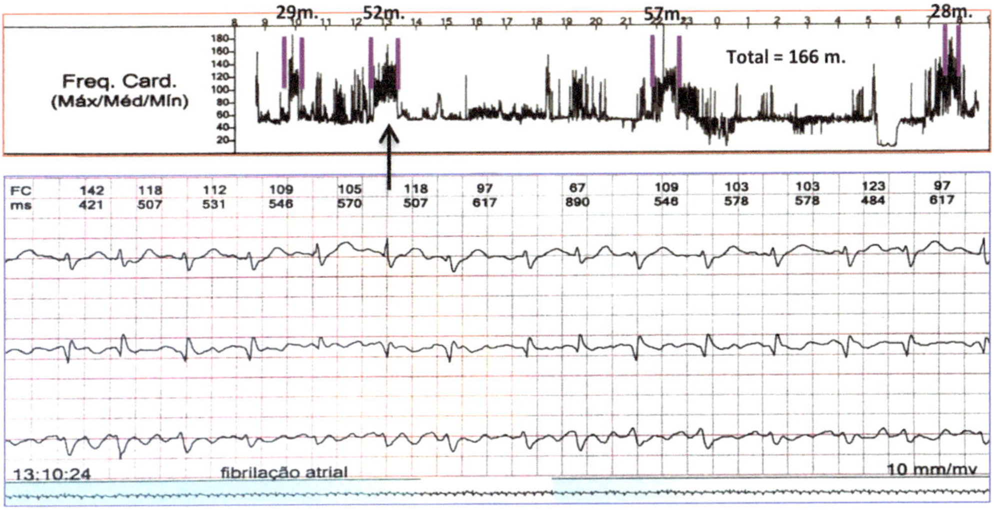

Figura 11.11. Avaliação da carga de FA em paciente com FA paroxística. A análise do gráfico de frequências com a confirmação de FA nos registros do Holter permite calcular o total de tempo em que o paciente permaneceu em FA nas 24 horas. A seta indica o momento no gráfico de frequências em que o registro foi obtido. A soma de tempo de todos os períodos de FA foi de 166 minutos. Fonte: Acervo dos autores.

Outra indicação do Holter é a avaliação de pacientes que sofreram acidentes vasculares encefálicos isquêmicos (AVEI). Pacientes com AVEI ou ataque isquêmico transitório (AIT) e que estejam em ritmo sinusal têm indicação de propedêutica para detecção de FA por meio de ECGs repetidos e/ou Holter 24 a 72 horas.[4] A FA responde por cerca de 15% de todos os AVEI.[16] O AVE criptogênico é um AVE isquêmico sem causa definida após avaliação neurológica e cardiológica no período hospitalar. Ele corresponde a cerca de 20 a 40% dos casos de AVE isquêmico.[17] Uma eventual detecção de FA nesses pacientes pode determinar a necessidade de anticoagulação oral ao invés de aspirina. O estudo EMBRACE mostrou que quanto maior o tempo de monitorização eletrocardiográfica num período de até 30 dias após o AVE ou AIT, maior a chance de detecção de FA. A utilização de gravador de loop por 30 dias (com detecção automática de FA) foi superior ao Holter para a detecção de FA com duração > 30 segundos (16,1% *versus* 3,2% - P < 0,001) em pacientes com AVEI ou AIT nos últimos 6 meses.[18] No estudo CRYSTAL AF, a monitorização com *loop* implantável por 12 meses detectou FA em 12,4% dos pacientes com AVEI criptogênico contra 2,0% naqueles com monitorização convencional (ECG e Holter), com risco relativo de 7,3 (IC 95% 2,6 a 20,8 - P < 0,001).[17] As diretrizes europeias de 2016 e 2020, bem como as norte americanas de 2019, recomendam a investigação de FA em pacientes com AIT ou AVEI por meio de ECG e Holter 24 a 72 horas (CR I NE B).[3,4,9] Monitorizações mais prolongadas com gravadores de loop externo ou implantáveis devem ser considerados caso a investigação inicial não detecte FA (CR IIa NE B).

O fenômeno de Ashman

O fenômeno de Ashman é frequentemente encontrado em Holter de pacientes com FA e, não raramente, é erroneamente diagnosticado como extrassístole ventricular. Trata-se de um batimento supraventricular com aberrância de condução associada à irregularidade do intervalo RR, geralmente em uma sequência de um ciclo longo seguido por um ciclo curto ("ciclo longo - ciclo curto"). O período refratário efetivo (PRE) dos tecidos cardíacos é muito influenciado pela frequência com que o tecido é estimulado. O PRE do miocárdio e dos ramos do sistema de His-Purkinje (SHP) aumenta à medida que a FC diminui (isto é, o PRE aumenta quando o RR aumenta) e diminui à medida que a FC aumenta (isto é, o PRE diminui quando o RR diminui).[19] Assim, durante a FA, após um ciclo RR longo, o PRE dos ramos do SHP que se segue estará prolongado. Se o próximo estímulo supraventricular atingir o SHP após um ciclo mais curto, poderá encontrar um dos ramos ainda na fase 3 do potencial de ação, com recuperação parcial da negatividade intracelular e uma parte dos canais de sódio voltagem-dependentes ainda indisponível para ativação. Nesse contexto, o influxo de íons Na^+ é reduzido, a amplitude da fase zero fica pequena e o impulso não se conduz, ocorrendo então o chamado "bloqueio de ramo de fase 3". Como geralmente o ramo direito tem PRE maior do que o do ramo esquerdo, a morfologia de bloqueio de ramo direito é a mais comum. Trata-se de um fenômeno benigno que deve ser diferenciado de extrassístole ventricular. Os critérios de Fish empregados para o diagnóstico do fenômeno de Ashman são: ciclo longo precedendo um ciclo curto que culmina com a aberrância de condução; padrão de bloqueio de ramo direito com orientação normal do vetor inicial do QRS; acoplamento variável do batimento aberrante e ausência de pausa compensatória.[20] A Figura 11.12 ilustra um exemplo de fenômeno de Ashman e a diferenciação com extrassístole ventricular.

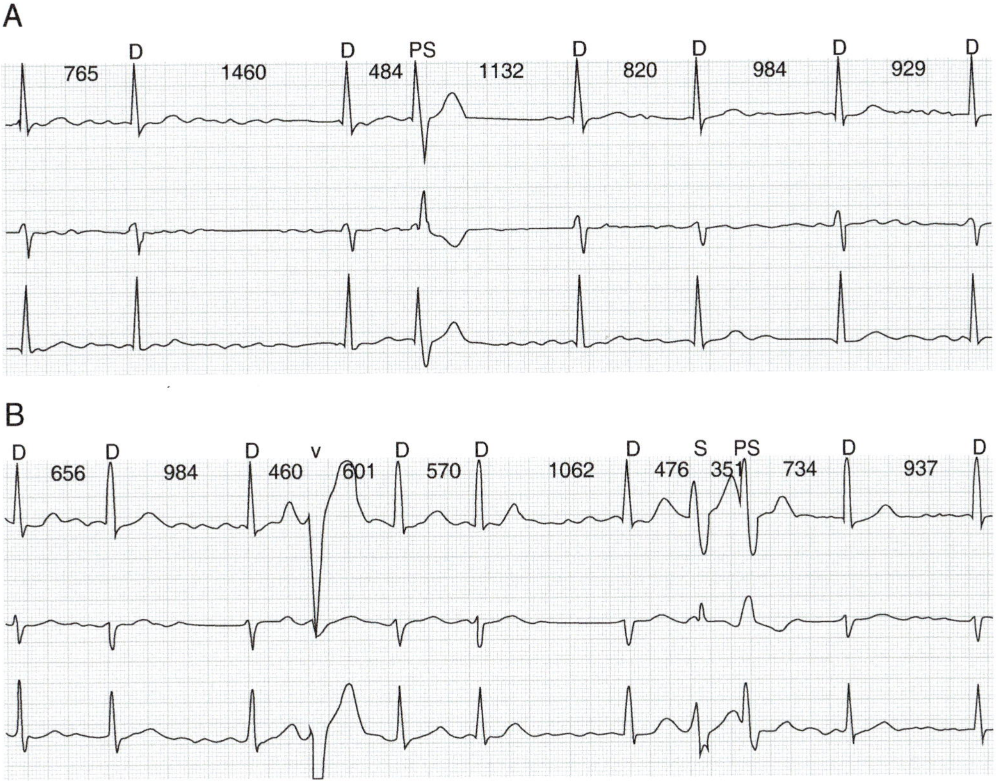

Figura 11.12. Exemplo de fenômeno de Ashman em registro de Holter. A) Fenômeno de Ashman: batimento aberrante com acoplamento curto, que ocorre após um ciclo longo e com orientação inicial do QRS igual ao do batimento normal.[16] B) O batimento aberrante da esquerda é uma extrassístole ventricular e os 2 batimentos aberrantes da direita, que se seguem a um ciclo longo, devem-se a fenômeno de Ashman. Fonte: Acervo dos autores.

A utilização do Holter pré e pós-ablação por cateter da fibrilação atrial

O Holter-24 horas pode ser útil em pacientes em preparação para ablação por cateter. Ele auxilia na correlação de sintomas com episódios intermitentes de FA, pode detectar episódios de bradicardia ou de síndrome bradi-taqui, ajuda na determinação da classificação clínica (FA paroxística ou persistente) e avalia a resposta ventricular em pacientes que estão evoluindo com disfunção ventricular e que podem melhorar com a ablação. Após o isolamento das veias pulmonares é recomendada a realização de ECG a cada 3 meses e Holter-24 horas a cada 3 a 6 meses para avaliação da eficácia do procedimento. Se necessário, pode-se utilizar o gravador de Loop para avaliação de palpitações. Gang e cols. mostraram que pacientes com exames de Holter realizados até 6 meses após a ablação com mais do que 142 extrassístoles atriais em 24 horas tiveram um risco de recorrência de FA significativamente maior do que aqueles com menos extrassístoles em um seguimento de 4,2 anos (RR = 3,64 IC 95% 1,68 - 7,88 - P = 0,001).[21] A Figura 11.13 mostra o Holter realizado 2 meses após a ablação de FA em paciente masculino de 75 anos. Houve um curto episódio de taquicardia atrial não sustentada e menos do que 142 extrassístoles atriais em 24 horas. Esse paciente não apresentou recorrência da FA em evolução de até 2 anos. A Figura 11.14 ilustra o registro de smartwatch durante palpitação taquicárdica 45 dias após o isolamento das veias pulmonares. O 1° registro mostra curtos e repetitivos episódios de FA. O 2° registro mostra a normalização do ritmo após 57 minutos do uso de 50 mg de metoprolol e 600 mg de propafenona. Deve-se salientar que a recorrência de FA até cerca de 3 meses após a ablação não indica obrigatoriamente insucesso do procedimento. O processo inflamatório decorrente das aplicações de energia de radiofrequência torna o átrio vulnerável a arritmias durante este período (período de *blanking*). No entanto, Alipour e cols verificaram um aumento significativo de recorrência tardia de FA em pacientes que tiveram FA após apenas 23 dias de ablação. Esses autores propõem que o chamado período de "*blanking*" seja reduzido para 23 dias.[22] O paciente da Figura 11.14 não apresentou novos episódios de taquiarritmias atriais em uma evolução de até 1 ano pós-ablação.

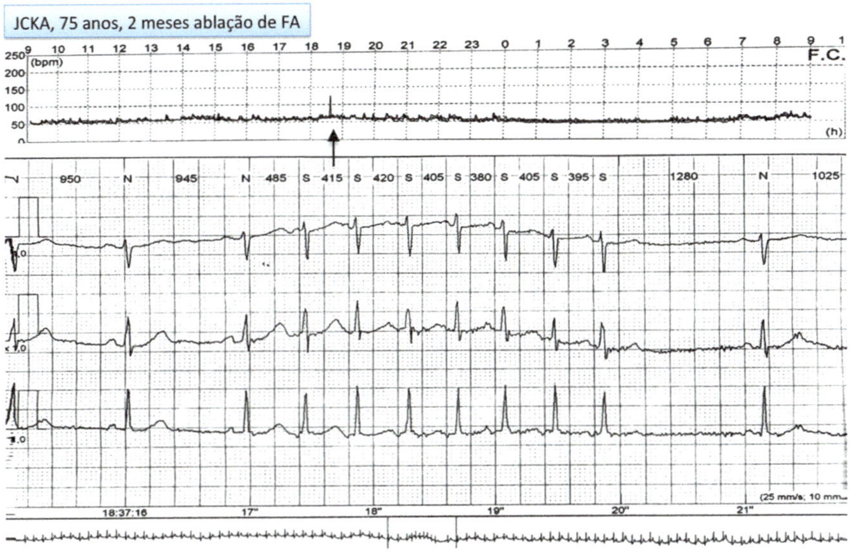

Arritmias Supraventriculares:

85 Isoladas
7 Pareadas
1 Taquicardias

Maior:	**7** bat., **149** bpm às **18:37:17**
Mais rápida:	**7** bat., **149** bpm às **18:37:17**
Mais lenta:	**7** bat., **149** bpm às **18:37:17**

Figura 11.13. Holter realizado 2 meses após ablação de FA. Holter demonstra poucas extrassístoles atriais e uma curta taquicardia atrial não sustentada às 18:37 horas. Durante a taquicardia, nota-se ondas P de morfologia diferente da onda P sinusal, o que configura uma taquicardia atrial não sustentada. A seta no gráfico de frequência indica o momento exato da arritmia. Fonte: Acervo dos autores.

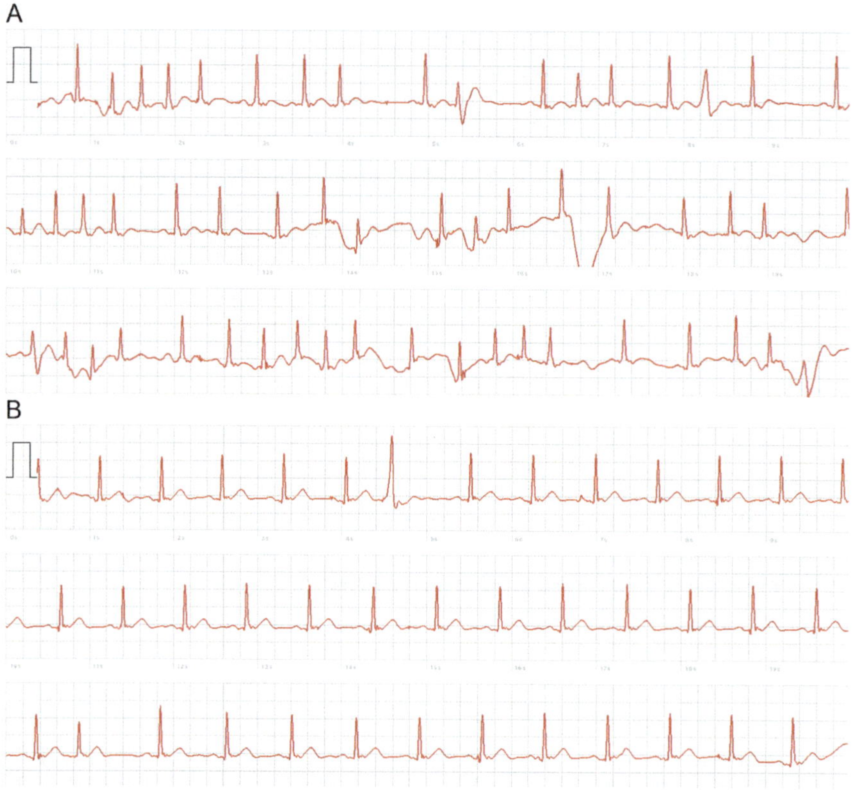

Figura 11.14. Episódio de palpitação registrado no *smartwatch* 45 dias após ablação por cateter de FA. A) Registro em *smartwatch* de extrassístoles atriais e taquicardias atriais muito rápidas (FA) e sintomáticas. B) Registro realizado 57 minutos após ingestão de 50 mg de metoprolol e 600 mg de propafenona mostrando a normalização do ritmo. Fonte: Acervo dos autores.

Flutter atrial

O FTA é uma taquicardia atrial macrorreentrante com ondas P regulares, de aspecto serrilhado e sem linha isoelétrica nítida entre elas. A frequência atrial varia de 250 a 330 bpm.[23] Eles se subdividem em FTA típico (dependente do istmo cavo-tricuspídeo – ICT) e atípico (não dependente do ICT). O FTA típico apresenta um circuito confinado ao átrio direito que circunda o anel da valva tricúspide e passa por um estreito corredor (istmo) entre o óstio da veia cava inferior e o anel valvar. O sentido da onda reentrante, na maioria das vezes, é anti-horário (visto em uma perspectiva a partir do apex do coração), descendo pela parede lateral do átrio direito, cruzando o ICT e subindo pelo septo interatrial. A despolarização do átrio esquerdo ocorre de baixo para cima, o que faz com que o aspecto serrilhado das ondas P na parede inferior do ECG12D derivações seja negativo. Quando o sentido do circuito se faz no sentido horário, a onda reentrante sobe pela parede lateral do átrio direito e desce pelo septo interatrial. A despolarização do átrio esquerdo é de cima para baixo, o que causa ondas P serrilhadas positivas na parede inferior do ECG (FTA típico horário ou reverso). Ressalta-se que essa caracterização é realizada no ECG12D, não sendo possível geralmente nas derivações utilizadas pelo Holter. Circuitos alternativos mais raros e também dependentes do ICT podem ocorrer circundando a veia cava inferior (FTA de alça baixa),[23] com aspecto eletrocardiográfico semelhante. A utilização de drogas antiarrítmicas, dilatação atrial, progressão da fibrose nos átrios e a realização de extensas ablações ou intervenções cirúrgicas podem alterar o aspecto e a frequência da onda P no FTA. O FTA atípico é um *flutter* atrial não dependente do ICT, consistindo em circuito reentrante propiciado pela existência de cicatrizes atriais.[23] O aspecto serrilhado das ondas P no ECG é difícil de se distinguir do FTA típico. O diagnóstico geralmente é aventado quando existe alguma condição clínica que predispõe a estes circuitos (ablações extensas no átrio esquerdo, cirurgia cardíaca, doença valvar mitral, cardiopatia congênita, dilatação atrial acentuada etc.) e confirmado quando o mapeamento eletrofisiológico para ablação exclui a participação do ICT. Alguns autores preferem a denominação "taquicardia atrial macrorreentrante" ao invés de FTA atípico, aplicando o termo "*flutter* atrial" apenas àqueles circuitos dependentes do ICT. No entanto, uma vez que essa diferenciação não pode ser realizada por meio do exame de Holter, tais considerações eletrofisiológicas devem ser evitadas e o diagnóstico ao Holter deve se limitar ao termo "*flutter* atrial". O Holter se presta à análise precisa do comportamento da condução AV e da FC. Os ciclos RR durante o FTA podem ser irregulares, quando a condução AV é variável, ou regulares quando a condução AV é fixa. A frequência ventricular dependerá da frequência atrial e da capacidade da condução AV (2:1, 3:1, 4:1, variável etc.). A redução da frequência atrial, geralmente com drogas antiarrítmicas do grupo IC, pode facilitar a condução AV 1:1 levando à deterioração clínica e hemodinâmica.[24] A Figura 11.15 mostra um registro de FTA com condução AV fixa 3:1 em Holter. Na Figura 11.16, o gráfico de FC mostra frequência em torno de 130 bpm por quase todo o exame. Os registros de ECG mostram uma taquicardia regular de QRS estreito em que as ondas P são de difícil visualização. Durante um breve momento assinalado por uma seta para baixo, há uma queda abrupta da FC. Neste momento ocorre um bloqueio AV que permite a visualização das ondas P de aspecto serrilhado do *flutter* atrial.

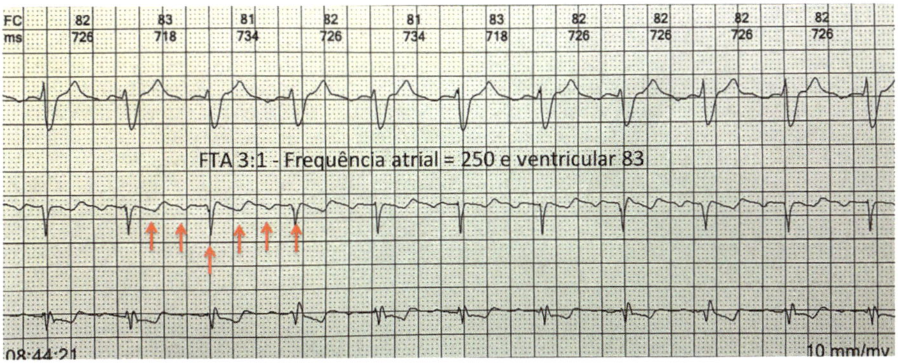

Figura 11.15. *Flutter* atrial em Holter 24 horas. Registro de FTA com condução AV fixa 3:1. As setas mostram ondas P com aspecto serrilhado típico de FTA. A frequência atrial é 250 bpm e a ventricular 83. Fonte: Acervo dos autores.

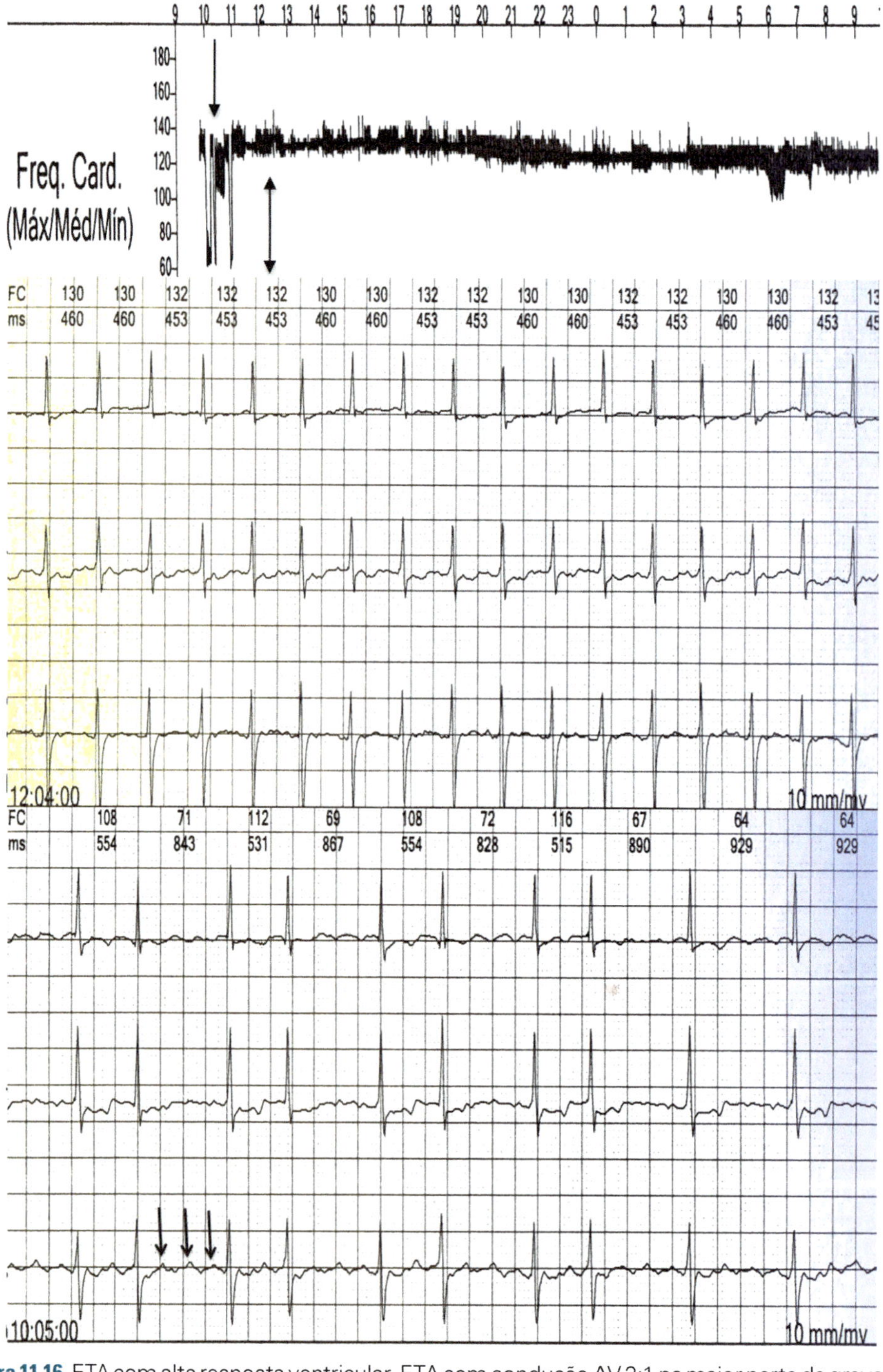

Figura 11.16. FTA com alta resposta ventricular. FTA com condução AV 2:1 na maior parte da gravação. No breve período de bloqueio AV mais avançado (seta no gráfico de frequência), o diagnóstico se tornou claro. As 3 setas indicam as ondas de *flutter* atrial. Fonte: Acervo dos autores.

É importante ressaltar que FTA e FA muitas vezes coexistem.[25] Caló e cols. mostraram que cerca de 75% dos pacientes com FTA também têm FA e mais de 1/3 dos pacientes com fibrilação atrial têm também *flutter* atrial. 82% dos pacientes inicialmente diagnosticados apenas com FTA terão um diagnóstico futuro de FA. A incidência de FA em pacientes inicialmente diagnosticados com FTA foi 25 vezes maior do que na população geral, mesmo após a eliminação do *flutter* atrial por ablação. É provável que FA já exista em muitos pacientes que se apresentam clinicamente com FTA isolado, mas não tenha sido documentada. Monitoramento cardíaco mais intensivo frequentemente confirma a existência de FA em pacientes com diagnóstico inicial de FTA isolado. Também não é raro que a amiodarona ou antiarrítmicos classe IC (propafenona ou flecainida) transformem a FA em FTA.[26]

Considerações finais

As técnicas de monitorização eletrocardiográfica ambulatorial de longa duração, que incluem o Holter, os gravadores de eventos tipo loop externos e implantáveis, análises de DCEI e as novas tecnologias digitais são exames complementares que muito auxiliam o diagnóstico e o tratamento de pacientes com FA e FTA. É importante ressaltar que a correta interpretação e utilização prática das informações fornecidas por estes exames só serão possíveis se estiverem amparadas por uma avaliação clínica bem feita que inclui anamnese rica e detalhada, exame físico apurado e ECG de 12 derivações.

Referências bibliográficas

1. Olshansky B. My approach to the patient with supraventricular tachycardia. Freedom Collection journals. Trends in Cardiovascular Medicine. 2017;27(5):378-79.
2. Camm AJ, Kirchhof P, Lip GYH, Schotten U, Savelieva I, Ernst S et al. Guidelines for the management of atrial fibrillation. European Heart Journal 2010;12:1360-1420.
3. Kirchhof P, Benussi S, Kotecha D, Alhson A, Atar D, Casedei B et al. 2016 ESC guidelines for the management of atrial fibrillation developed in collaboration with EACTS. Eur Heart J 2016;37:2893-962.
4. Hindricks G, Potpara T, Dagres N, Arbelo E, Bax JJ, Blömstrom-Lundqvist C et al. 2020 ESC guidelines for the diagnosis and management of atrial fibrillation developed in collaboration with The European Association of Cardio-Thoracic Surgery ((EACTS). European Heart Journal 2020;00:1-125.
5. Healey JS, Connolly SJ, Gold MR, Israel CW, Van Gelder IC, Capucci A et al. Subclinical Atrial Fibrillation and the Risk of Stroke. N Engl J Med 2012;366:120-9.
6. Kaplan RM, Koehler J, Ziegler PD, Sarkar S, Zweibel S, Passman RS. Stroke Risk as a Function of Atrial Fibrillation Duration and CHA2DS2-VASc Score. Circulation. 2019;140:1639-46.
7. Friberg L, Rosenqvist M, Lip GYH. Evaluation of risk stratification schemes for ischaemic stroke and bleeding in 182.678 patients with atrial fibrillation: the Swedish Atrial Fibrillation cohort study. European Heart Journal (2012)33: 1500-10.
8. Boriani G, Glotzer TV, Ziegler PD, De Melis M, Mangoni di SSL, Sepsi M, et al. Detection of new atrial fibrillation in patients with cardiac implanted electronic devices and factors associated with transition to higher device-detected atrial fibrillation burden. Heart Rhythm 2018;15:376-383.
9. January CT, Wann LS, Calkins H, Chen LY, Cigarroa JE, Cleveland JC, et al. 2019 ACC/AHA/HRS focused update of 2014 guideline for management of patients with atrial fibrillation. Circulation 2019;140(2):e125-151.
10. Roka A. Atrioventricular Conduction. In: Atrial Fibrillation: Pathophysiology and Clinical Implications. In: Atrial Fibrillation - Basic Research and Clinical Aplication. Edited by Jong-Il Choi. 2012. Disponível em: https://www.

intechopen.com/chapters/25791. Acesso em 17/8/2023.
11. Van Gelder IC, Groenveld HF, Crijns HJGM, Tuininga YS, Tijssen JCM, Alings M, et al. For the RACE II Investigators. Lenient versus Strict Rate Control in Patients with Atrial Fibrillation. New England journal of Medicine 2010;362:1363-73.
12. Semelka M, Gera J. Sick Sinus Syndrome: A Review. American Family Physician 2013;87(10):691-96.
13. Kusumoto FM, Schoenfeld MH, Barret C, Edgerton JR, Ellenbogen KA, Gold MR, et al. 2018 ACC/AHA/HRS Guideline on the Evaluation and Management of Patients with Bradicardia and Cardiac Conduction Delay. Executive Summary. Circulation 2019;140:e333-e381.
14. Zhang S, Yang Y, Xia Y, Gao L, Zhang X, Tse G. Long-term Effect of Ccatheter Ablation on Tachycardia-Bradycardia Syndrome: Evidenced by 10 Years of Follow-up. Acta Cardiologica 2020;75(6):537-43.
15. Boriani G, Diemberger I, Ziacchi M, Valzania C, Gardini B, Cimaglia P, Martignani C, Biffi M. AF burden is important - fact or fiction? The International Journal of Clinical Practice 2014;68(4):444-52.
16. Wolf PA, Abbot RD, Kannel WD. Atrial Fibrillation: A major Contributor to stroke in the elderly. Archives of Internal Medicine 1987;147:1561-64.
17. Sanna T, Diener HC, Passman RS, Lazzaro VD, Bernstein RA, Morillo CA, et al. For the Crystal AF investigators. Crytogenic Stroke and Atrial Fibrillation. New England Journal of Medicine 2014;370:2478-86.
18. Gladstone DJ, Spring M, Dorian P, Panzov V, Thorpe KE, Math M, et al. Atrial Fibrillation in Patients with Cryptogenic Stroke. New England Journal of Medicine 2014;370(26):2467-77.
19. Josephson ME. Electrophysiologic Investigation: General Concepts. In Clinical Cardiac Electrophysiologiy, Technics and interpretations, Chapter 2. 3rd edition, 2002.
20. Lakusic N, Mahovic D, Slivnjak V. Ashman phenomenon: an often unrecognized entity in daily clinical practice. Acta Clin Croata 2010;49:99-100.
21. Gang UFJO, Naliah CJ, Lim TW, Thiagalingam A, Kovoor P, Ross DL, Thomas SP. Atrial ectopy predicts late recurrence of atrial fibrillation after pulmonary vein isolation. Circulation Arrhthmia Electrophysiol 2015;8(3):569-74.
22. Alipour P, Azizi Z, Pirbaglou M, Ritvo P, Pantano A, Verma A, et al. Defining blanking period post-pulmonary vein antrum isolation. JACC 2017;3(6):568-76.
23. Butta C, Tuttolomondo A, Giarrusso L, Pinto A. Electrocardiographic Diagnosis of Atrial Tachycardia: Classification, P-Wave Morphology and Differential Diagnosis with Other Supraventricular Tachycardias. Annals Of Noninvasive Electrocardiology 2015;20(4):314-27.
24. Aouate P, Frank R, Fontaine G. Atrial Flutter with 1:1 Atrioventricular Conduction Conduction related to Class 1 Antiarrhythmic Drugs for Atrial Tachyarrhythmias: From Mechanisms to Predicting Factors. International journal of Cardiology 2001;80(1):15-17.
25. Caló L, Lamberti F, Loricchio ML, DeRuvo E, Bianconi L, et al. Atrial Flutter and Atrial Fibrillation: Which Relantionship? New Insight into the Electrophysiological Mechanisms and Catheter Ablation Treatment. Italian Heart Journal 2005;6(5):368-73.
26. Issa ZF, Miller JM, Zippes DP. Typical Atrial Flutter. In: Clinical Arrhythmology and Electrophysiology: a Companion to Braunwald's Heart Disease. Philadelphia: Elsevier, 3. ed. 2019.

12

Taquicardias com QRS Estreito

André Gustavo da Silva Rezende

Introdução

O Holter é um método diagnóstico bastante utilizado na avaliação de taquiarritmias. Por se tratar de uma avaliação eletrocardiográfica dinâmica num determinado período que costuma ser de 24 h, é particularmente mais acurado para a avaliação de taquicardias persistentes (com duração acima de sete dias) e incessantes (quando ocupam mais de 50% do período de monitorização). Nas taquicardias paroxísticas a identificação destes episódios no período de gravação do exame guarda uma relação com a frequência dos episódios. No caso de sintomas relacionados a longos intervalos como meses ou anos, a chance de flagrar estes eventos é muito pequena. Nos pacientes que apresentam sintomas diários ou mesmo semanais, não é incomum que estes episódios sejam registrados durante a monitorização.

Se por um lado o ECG convencional de 12 derivações fornece uma avaliação detalhada da morfologia da onda P e do complexo QRS no plano frontal e horizontal da ativação cardíaca, o Holter habitualmente é registrado em três derivações e não permite essa análise. Por outro lado, é possível observar indução e reversão da taquicardia, seu comportamento dinâmico de frequência cardíaca (FC), intervalos RR e relação entre P e QRS, permitindo uma melhor análise para o diagnóstico diferencial das taquicardias, bem como o mecanismo envolvido em cada uma delas.

Para efeito didático, classificaremos as taquicardias como de QRS estreito ou largo, sem definir a princípio a sua localização, se no território supraventricular ou ventricular. Neste capítulo, abordaremos as taquicardias com QRS estreito (abaixo de 0,12 segundos) que na sua quase totalidade estão relacionadas ao território atrial ou juncional.Nesta definição, as taquicardias supraventriculares podem se originar nas regiões juncional ou atrial ou abrigar uma parte do seu circuito neste território, como nas reentradas atrioventriculares.

Antes de iniciarmos o estudo das diferentes maneiras de taquicardia, é necessário reforçar as características do ritmo sinusal. No ECG de 12 derivações observa-se onda P precedendo o QRS e a morfologia da onda P deve ser positiva em D1, D2, V5 e V6 e com aspecto *plus/minus* em V1. Obviamente, a análise desta morfologia está prejudicada quando analisamos apenas 3 derivações modificadas, como no traçado de Holter. Entretanto, utilizando-se o posicionamento correto dos eletrodos no tórax, a observação de ondas P predominantemente negativas, ou mesmo as mudanças de morfologia da onda P, sugerem tratar-se de ritmo atrial ectópico (Figura 12.1), devendo ser observado o seu comportamento num contexto dinâmico. Neste sentido, a análise dos gráficos de FC nas 24h pode ser útil para identificar um comportamento anormal que caracterize uma arritmia (Figura 12.2). Mesmo durante o ritmo sinusal, a análise desta FC pode ser de grande interesse. Taquicardia sinusal persistente pode ser decorrente de situações clínicas como desidratação, anemia, hipertiroidismo, distúrbios metabólicos, estados hiperadrenérgicos, dentre outros. O controle adequado da FC pode também ser um parâmetro da resposta terapêutica em pacientes que necessitam utilizar betabloqueadores, por exemplo, com intenção de reduzir sintomas ou diminuir risco em algumas cardiopatias, como nas doenças isquêmicas e na insuficiência cardíaca com fração de ejeção do ventrículo esquerdo reduzida. Na ausência de fatores secundários identificados, a FC persistentemente elevada pode representar um comportamento anormal conhecido como taquicardia sinusal inapropriada, em geral decorrente de alterações no automatismo cardíaco ou de reentrada perissinusal, requerendo tratamento específico dessa condição.

A classificação das taquicardias de QRS estreito está apresentada na Tabela 12.1. A seguir, apresentaremos cada uma delas e suas peculiaridades relacionadas ao Holter. A fibrilação atrial por sua importância clínica será apresentada à parte em outro capítulo.

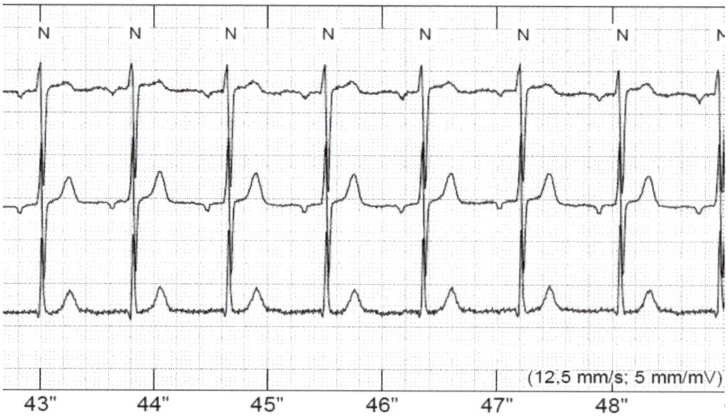

Figura 12.1. Morfologia atípica das ondas P por provável ritmo atrial ectópico. Fonte: Acervo pessoal dos autores.

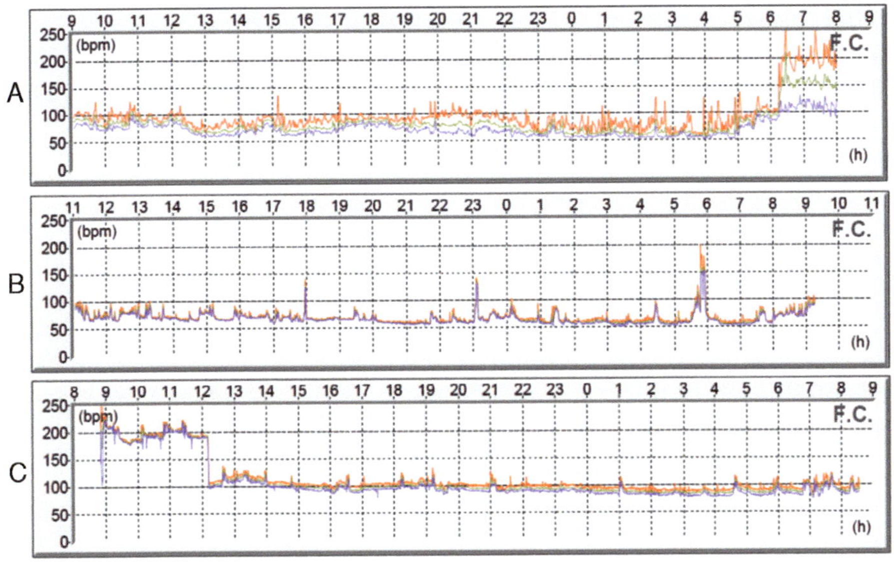

Figura 12.2. Diferentes padrões de taquicardia registrados no gráfico de FC. Em A, padrão típico de fibrilação atrial iniciada por volta de 8 h, com separação das linhas de FC mínima, média e máxima devido à irregularidade do ritmo. Em B, aumentos bruscos de FC às 18 h, 23 h e após 5 h com taquicardias de curta duração. Em C, exame iniciado com o paciente em taquicardia com reversão 3 h após. Fonte: Acervo pessoal dos autores.

Tabela 12.1. Principais taquicardias de QRS estreito.
Taquicardia sinusal
Taquicardia atrial
Focal
Multifocal
Flutter atrial
Fibrilação atrial
Taquicardia por reentrada nodal
Taquicardia atrioventricular ortodrômica
Taquicardias juncionais

Taquicardia atrial

As taquicardias de origem atrial podem se manifestar de modo persistente, paroxístico ou persistente. Esta última está presente na maior parte das 24 horas, podendo ocorrer em ciclos repetitivos de taquicardia não sustentada (< 30 segundos) ou sustentada e intercalada por períodos de ritmo sinusal (Figuras 12.3 e 12.4). Seu mecanismo mais frequente está relacionado à atividade automática (automatismo anormal ou hiperautomatismo), embora a microrreentrada, macrorreentrada ou até mesmo atividade deflagrada possam estar presentes. A taquicardia atrial pode acometer pacientes com ou sem cardiopatias estruturais. Alterações cardíacas que levam à sobrecarga atrial direita ou esquerda são causas frequentes deste tipo de taquicardia. A principal origem dos focos ectópicos é o átrio direito, principalmente na *crista terminalis*, no óstio do seio coronário, no apêndice atrial direito e no anel tricúspide. Toda esta região compreende uma área denominada "anel de fogo", por representar quase 70% dos focos observados neste tipo de apresentação clínica (Figura 12.5).[1] O átrio esquerdo pode ser o local de origem em cerca de 1/3 dos casos. As veias pulmonares merecem uma atenção especial por serem focos relativamente comuns de atividade ectópica atrial, exercendo um papel importante na indução de fibrilação atrial, embora outros focos também funcionem como gatilhos na indução de *flutter* ou fibrilação atrial.

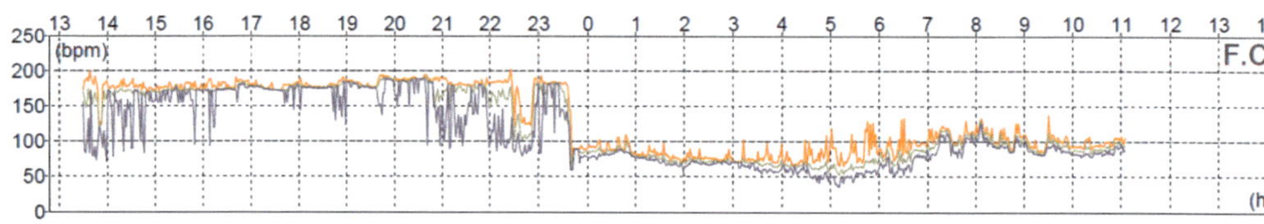

Figura 12.3. Gráfico de FC em paciente com taquicardia atrial incessante. Fonte: Acervo pessoal dos autores.

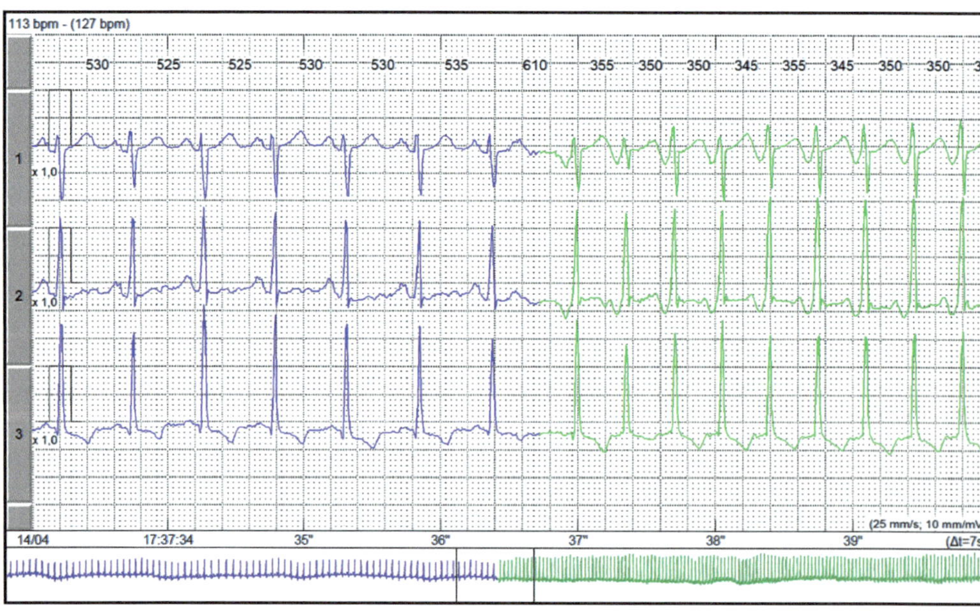

Figura 12.4. Taquicardia atrial sustentada. Fonte: Acervo pessoal dos autores.

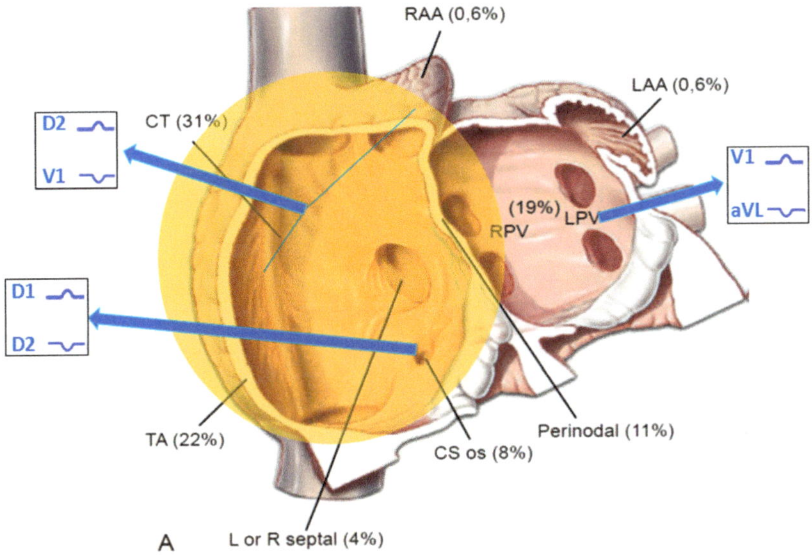

Figura 12.5. "Anel de fogo" das taquicardias atriais focais e padrão típico da onda P de acordo com sua localização. CT: *crista terminalis*; RAA: apêndice atrial direito (*right atrial apendage*); TA: anel tricúspide (*tricuspid anulus*); CS: seio coronário (*coronary sinus*); RPV: veias pulmonares direitas (*right pulmonary vein*); LPV: veias pulmonares esquerdas (*left pulmonary vein*); LAA: apêndice atrial esquerdo (*left atrial apendage*). Adaptada de Lee et al.[1]

A morfologia da onda P no ECG de 12 derivações auxilia na identificação do provável foco de origem. Assim, ondas P negativas em V1 são características de origem no átrio direito (AD), uma vez que o AD tem aspecto mais anterior na parede torácica com relação ao átrio esquerdo (AE) e o estímulo se dirige em direção oposta à superfície anterior do tórax. Do mesmo modo, se a origem é no AE, as ondas P tendem a ser positivas em V1. A morfologia da onda P no plano frontal, principalmente nas derivações inferiores, também orienta se a origem é mais superior ou inferior nos átrios. Neste raciocínio, as ondas P estarão positivas em aVF nas taquicardias com origem na *crista terminalis* alta, no apêndice atrial direito, no anel tricúspide anterior e nas veias pulmonares superiores, sendo negativas em focos de óstio do seio coronário, *crista terminalis* baixa, anel tricúspide posterior e veias pulmonares inferiores. Contudo, no Holter com apenas três derivações esta análise não será possível, mas o comportamento dinâmico da taquicardia é capaz de sugerir o mecanismo envolvido. Exemplificando, se a primeira onda P ectópica apresenta morfologia idêntica às ondas P subsequentes, o mecanismo deve ser automático, uma vez que a reentrada costuma ser provocada por batimentos prematuros provenientes de outros focos (Figuras 12.4 e 12.6). A observação de período de aquecimento ("*warm up*") com aumento da FC no início da taquicardia e esfriamento ("*cool down*") antes da sua reversão, também sugerem o mecanismo automático. Indução e reversão por batimentos ectópicos atriais de outra morfologia são características de mecanismo reentrante.

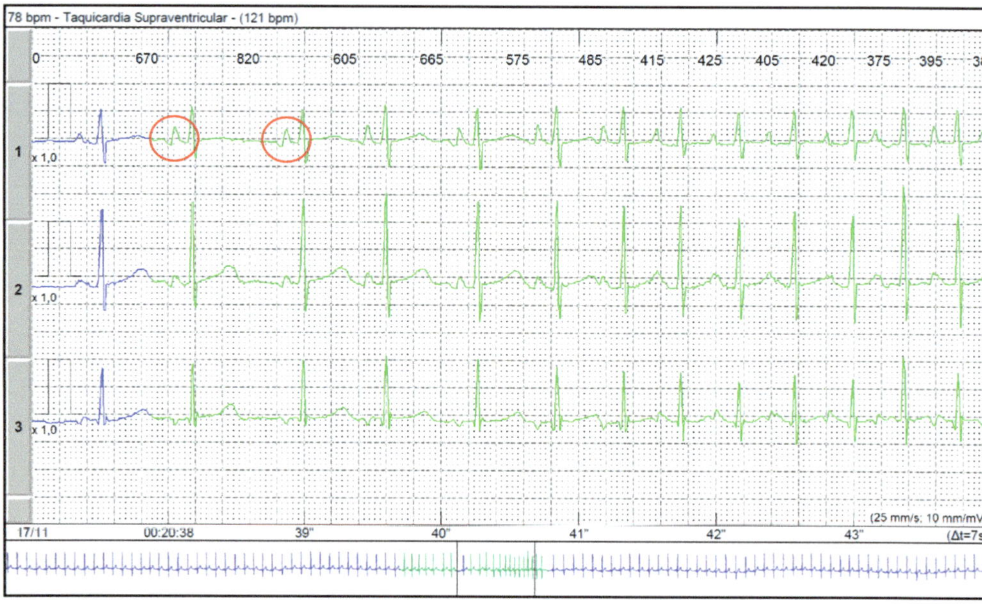

Figura 12.6. Taquicardia atrial automática focal. Observa-se que a morfologia da onda P dos primeiros batimentos ectópicos (círculos vermelhos) é semelhante aos demais e o intervalo PP diminui progressivamente (*"warm up"*). Fonte: Acervo pessoal dos autores.

O Holter também é extremamente útil para definir o impacto clínico de taquicardias frequentes. Quanto mais alta a FC e maior o período nas 24 horas que a taquicardia atrial se apresenta, maior a chance de o paciente desenvolver a chamada taquicardiomiopatia, que consiste no surgimento de disfunção sistólica do ventrículo esquerdo (VE) e posteriormente remodelamento cardíaco, decorrentes da FC persistentemente elevada. O tratamento precoce da taquicardia com sua interrupção permite a normalização da função cardíaca que, em geral, ocorre alguns meses após o controle clínico.[2]

A variação na morfologia das ondas P durante a taquicardia caracteriza a taquicardia atrial multifocal, condição geralmente secundária a doenças pulmonares, cardíacas ou distúrbios metabólicos. Intervalos PP e RR também variáveis podem levar ao diagnóstico errôneo de fibrilação atrial. O tratamento da condição clínica predisponente é capaz de reduzir a ocorrência destes episódios.

Taquiarritmias de origem atrial também podem ser decorrentes de doença do nó sinusal avançada, manifestando-se clinicamente como síndrome bradi-taqui, assunto discutido em outra sessão desta obra.

Flutter atrial

O *flutter* atrial é uma taquiarritmia macrorreentrante localizada no átrio direito em cerca de 90% dos casos. Pode estar presente no contexto de cardiopatias estruturais, ou mesmo em corações estruturalmente normais, já que o seu circuito depende basicamente dos obstáculos anatômicos naturais presentes nos átrios. O circuito do *flutter* atrial típico é delimitado pelas áreas de "silêncio elétrico" no AD, provocado por descontinuidade do tecido endocárdico, como as desembocaduras das veias cavas superior e inferior, o óstio do seio coronário e o anel tricúspide, e por estruturas fibróticas, como a válvula de Eustáquio (veia cava inferior), válvula de Thebesius (óstio do seio coronário), o tendão de Todaro e o folheto septal da valva tricúspide, bem como a orientação das fibras em diferentes regiões do AD, como a superfície lisa, pectínea, *crista terminalis* e fossa oval, criando conduções preferenciais do estímulo nestas regiões. Essa orientação de fibras permite o surgimento de um circuito reentrante que se orienta paralelamente ao anel tricúspide e tem, na sua porção mais estreita entre obstáculos naturais, a região compreendida entre a desembocadura da veia cava inferior e o anel tricúspide (AT), denominada istmo cavo-tricuspídeo. A orientação da atividade elétrica é predominantemente anti-horária com relação ao AT (Figura 12.7), gerando as características ondas P (ou F de *flutter*) negativas em formato de serra nas derivações inferiores, podendo ser horária no *flutter* atrial típico reverso. O tratamento farmacológico costuma ser pouco efetivo nesse tipo de arritmia, sendo a interrupção do circuito por meio da ablação do istmo cavo-tricuspídeo o tratamento mais eficaz.

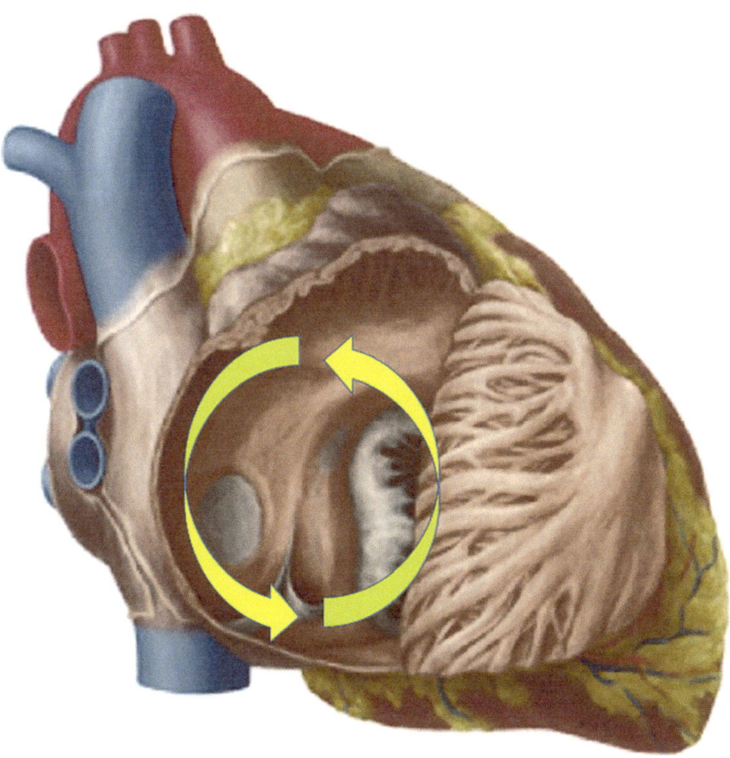

Figura 12.7. Circuito do *flutter* atrial típico com ativação anti-horária.

Outras formas atípicas de *flutter* podem estar presentes em pacientes com cardiopatias estruturais que levam a grandes aumentos atriais ou cicatrizes decorrentes de intervenções prévias, como na correção de defeitos do septo interatrial, nas trocas valvares ou até mesmo em outras cirurgias cardíacas que requerem atriotomia para a instalação de circulação extracorpórea. Nas ablações de fibrilação atrial, a necessidade da realização de lesões extensas no átrio esquerdo permite a criação de circuitos reentrantes, que podem evoluir com manifestação de *flutter* atrial no seguimento pós-intervenção, requerendo abordagem específica adicional.

O Holter exerce um papel importante na avaliação do comportamento dinâmico do *flutter* atrial. Pacientes com *flutter* atrial paroxístico podem manifestar curtos episódios durante a gravação. A observação de taquiarritmia com QRS estreito e FC próxima de 150 bpm no ECG convencional muitas vezes não permite um diagnóstico preciso de qual o mecanismo envolvido. A individualização das ondas P em períodos com aumento do grau de bloqueio atrioventricular, principalmente durante o repouso, caracteriza a presença de *flutter* atrial (Figura 12.8). Em alguns indivíduos que têm documentação eletrocardiográfica de episódio de *flutter* atrial, a presença de outras taquiarritmias como taquicardia atrial, taquicardias atrioventriculares ou fibrilação atrial, podem auxiliar uma melhor decisão terapêutica no sentido de controlar os eventos sintomáticos. Por exemplo, nos pacientes com fibrilação associada, muito provavelmente a abordagem exclusiva do *flutter* atrial não será suficiente para um maior controle de sintomas. Do mesmo modo, na avaliação pós-ablação em pacientes com *flutter* persistente ou paroxístico muito sintomáticos, o Holter fornece informações adicionais acerca da resposta ao tratamento. Já nos pacientes em que o tratamento clínico é a opção disponível, o controle da arritmia ou da FC pode ser avaliado nas 24 horas, orientando o manejo terapêutico. A observação de aumento brusco da FC com mudança no padrão de QRS estreito para QRS largo, pode sugerir condução 1:1, simulando taquicardia ventricular (Figura 12.9). Esta complicação ocorre eventualmente em pacientes que utlilizam antiarrítmicos de classe IC, como a propafenona, por diminuição da velocidade do circuito associado ao seu efeito vagolítico, facilitando a condução atrioventricular.

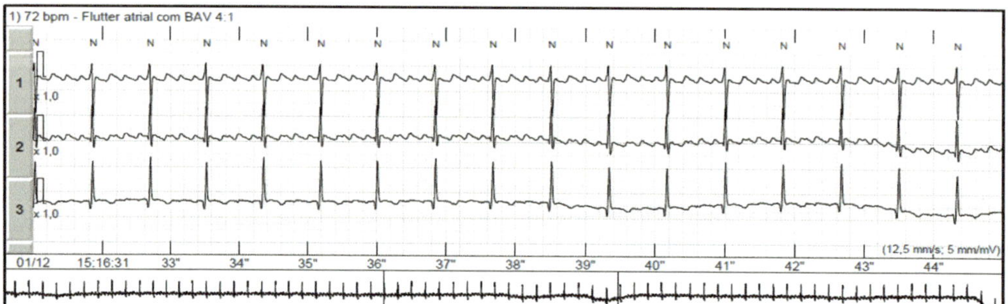

Figura 12.8. *Flutter* atrial com bloqueio atrioventricular 4:1. Fonte: Acervo pessoal dos autores.

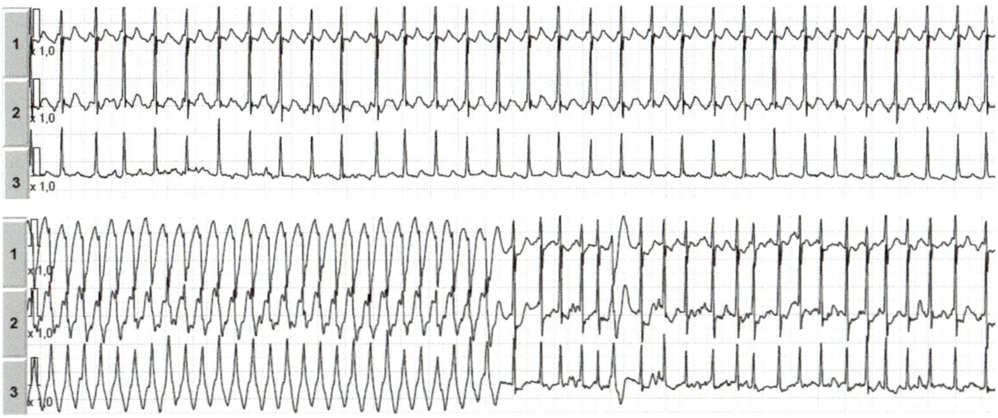

Figura 12.9. Aberrância de condução associada à FC muito elevada em paciente com *flutter* atrial, compatível com período de condução 1:1 durante o *flutter* e posterior degeneração em fibrilação atrial. Fonte: Acervo pessoal dos autores.

Taquicardia por reentrada nodal

A taquicardia por reentrada nodal (TRN) é o modo mais comum de taquicardia atrioventricular entre os adultos, especialmente nas mulheres, numa proporção de prevalência de cerca de 3:1 com relação aos homens. Para um melhor entendimento do seu mecanismo é necessária uma explicação de aspectos anatômicos e funcionais relacionados ao nó atrioventricular (NAV) como trataremos a seguir.

O NAV é uma estrutura bastante complexa e com papel fundamental na condução atrioventicular, por permitir a passagem do estímulo aos ventrículos, gerar o retardo fisiológico e proteger as estruturas ventriculares de aumentos críticos da FC provocados por taquiarritmias supraventriculares como *flutter* e fibrilação atriais, graças a sua característica de condução decremental, que diminui a velocidade e capacidade de condução do estímulo quanto mais curto o intervalo entre estes estímulos nesta região. Medindo cerca de 5 mm de diâmetro, sua localização tem aspecto mais posterior no átrio direito numa região conhecida como triângulo de Koch, delimitado anteriormente pelo folheto septal da valva tricúspide e posteriormente pelo tendão de Todaro (filete fibroso originado da confluência dos prolongamentos da válvula de Eustáquio e de Thebesius) e cuja base tem como referência uma linha imaginária na altura do óstio do seio coronário. Do ponto de vista histológico é constituído por três grupos celulares com características distintas: as células de transição atrionodais (NA) que penetram na porção compacta, as células nodais típicas que predominam no NAV compacto (N) e as células da transição nodo-hissianas (NH). O NAV compacto está localizado no ápice do triângulo de Koch, na altura do corpo fibroso central. As células N são menores que as células do miocárdio atrial e o seu potencial de ação é típico das células automáticas de resposta lenta, com predomínio da corrente de cálcio e apresentando potencial de repouso menos negativo, sendo as responsáveis pelo maior retardo na condução atrioventricular, em razão de suas características de condução decremental.[3]

Em alguns indivíduos, diferentes vias de entrada dos estímulos na região nodal produzem uma dissociação longitudinal destes impulsos, permitindo a criação de um circuito reentrante. Os prolongamentos mais anteriores estão relacionados à condução mais rápida (via rápida) e os mais posteriores à condução mais lenta (via lenta), esta última com período refratário mais curto que a primeira. Neste cenário, os estímulos provenientes do átrio direito durante o ritmo sinusal atravessam o NAV em direção ao feixe de His preferencialmente pela via rápida. A ocorrência de extrassístoles atriais precoces, num intervalo de acoplamento que atinja o período refratário efetivo da via rápida (mais longo que o da via lenta), permite que esta condução ao feixe de His ocorra pela via lenta. Se na região distal deste circuito a via rápida ainda não se recuperou, observaremos apenas um intervalo PR desproporcionalmente mais longo. Este evento pode ser observado nas extrassístoles atriais registradas pelo Holter, levantando a suspeita da presença de dupla via nodal em pacientes com histórico de palpitações e que não conseguiram documentar eletrocardiograficamente esta arritmia (Figura 12.10), uma vez que a probabilidade de flagrar estas arritmias numa monitorização de 24 horas é baixa em pacientes com sintomas pouco frequentes. Do contrário, caso a extrassístole atrial conduzida pela via lenta consiga despolarizar retrogradamente a via rápida, observaremos um batimento de "eco" atrial que, devido à condução rápida, se inscreve simultaneamente ao QRS (intervalo RP' inferior a 70 ms), podendo ser notado pela deformidade nas porções distais da ativação ventricular (pseudo r' ou pseudo s). Esse estímulo pode ser conduzido aos ventrículos pela via lenta e retornar aos átrios pela via rápida, originando uma taquicardia atrioventricular reentrante (Figura 12.11). Essa orientação do circuito (lenta-rápida) é a maneira típica dessa taquicardia por reentrada nodal (TRN), presente em mais de 90% das apresentações clínicas. A orientação inversa do circuito (rápida-lenta), também chamada de TRN atípica, faz com que as ondas P sejam observadas próximas ao QRS seguinte, gerando confusão diagnóstica principalmente com as taquicardias atriais. O comportamento dinâmico da taquicardia com variações de FC, mudanças na relação P-QRS, maneiras de indução e reversão, podem orientar no diagnóstico diferencial destas taquicardias por meio do Holter. Na TRN atípica, as extrassístoles ventriculares são o principal gatilho para a indução desta taquicardia, o que dificilmente se observa em taquicardias de origem atrial. Muito raramente, a TRN pode apresentar bloqueio atrioventricular 2:1, uma vez que o circuito não depende das atividades de átrios e ventrículos, porém, esta situação é mais observada nos primeiros segundos da taquicardia após a sua indução. A existência de bloqueio de ramo pré-existente ou "de novo" funcional durante a taquicardia pode sugerir o diagnóstico de taquicardia ventricular, mas o comportamento dinâmico com a observação da mesma morfologia do QRS durante o ritmo sinusal, ou a mudança do padrão de QRS com desaparecimento do bloqueio durante a taquicardia, fazem do Holter um instrumento importante no diagnóstico diferencial destas arritmias.

Um fenômeno ainda mais incomum relacionado à presença de dupla via nodal é o do "duplo-passo" de condução nodal, no qual um único estímulo atrial pode ser conduzido independentemente aos ventrículos pelas duas vias. Nesse caso, teremos o dobro da FC com relação ao ritmo sinusal, ou seja, uma onda P precedendo dois complexos QRS consecutivos e com mínima variação do intervalo RR (Figura 12.12). Este achado raro requer tratamento por ablação da via lenta, semelhante à TRN.

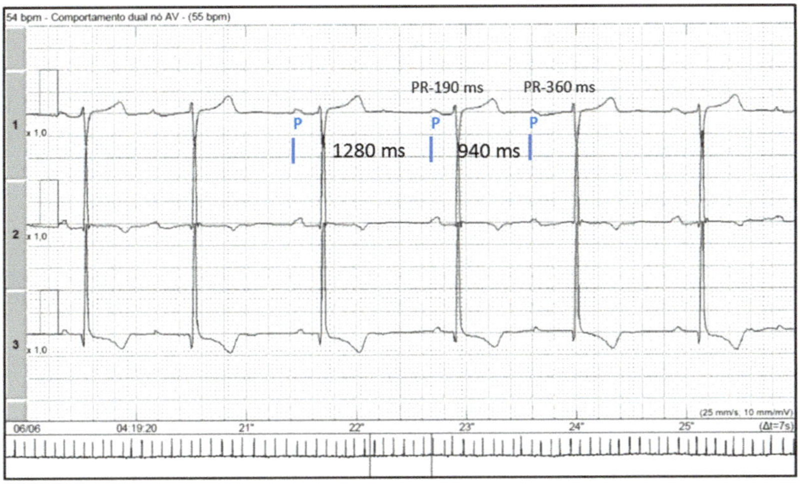

Figura 12.10. Extrassístole atrial revelando comportamento dual do nó atrioventricular, caracterizado por aumento brusco do intervalo PR. Fonte: Acervo pessoal dos autores.

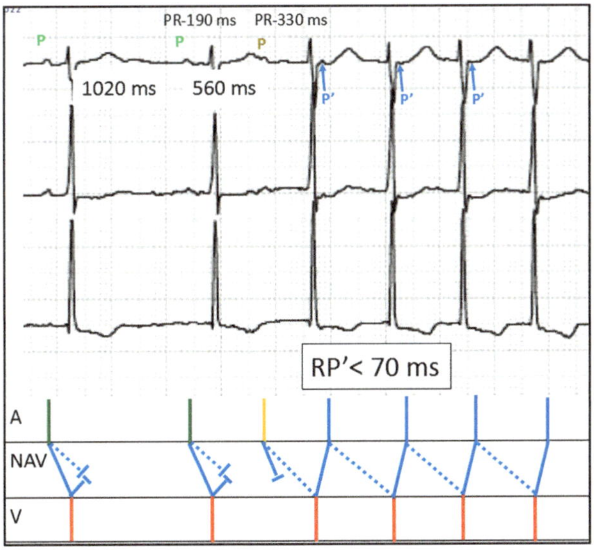

Figura 12.11. Indução de taquicardia por reentrada nodal (descrição no texto). Fonte: acervo pessoal dos autores.

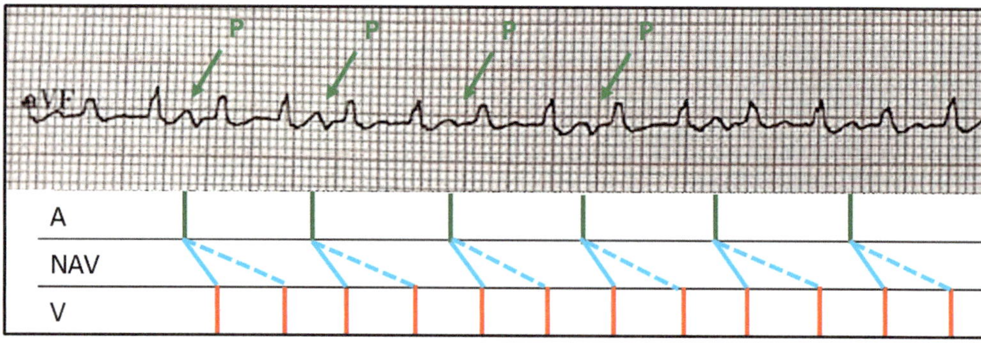

Figura 12.12. Fenômeno do "duplo-passo" de condução nodal. Fonte: Acervo do Dr. Afonso Albuquerque.

Taquicardias atrioventriculares mediadas por vias acessórias

A pré-excitação ventricular decorrente da existência de uma comunicação anômala entre átrios e ventrículos (feixe de Kent), caracteriza um padrão eletrocardiográfico conhecido como de Wolff-Parkinson-White, composto pela presença de intervalo PR curto e complexo QRS largo com ativação inicial lenta, a onda delta (Figura 12.13). Estes três autores descreveram em 1930 uma série de casos de pacientes com intervalo PR curto e bloqueios de ramo atípicos no ECG que apresentavam taquicardias paroxísticas, o que ficou conhecido como a Síndrome de Wolff-Parkinson-White.[4] Alguns anos depois, outros dois autores, Wolferth e Wood, descreveram que aquele padrão atípico no ECG era produzido por vias anômalas e que as taquicardias paroxísticas tinham como mecanismo a reentrada atrioventricular mediada por estas vias.[5]

O modo mais comum de taquicardia atrioventricular mediada por via acessória (mais de 90% dos casos) utiliza esta via na condução retrógrada (ortodrômica). Tanto extrassístoles supraventriculares quanto ventriculares podem ser deflagradores para o comportamento reentrante. Durante a taquicardia, o complexo QRS tende a ser estreito devido à condução anterógrada ser exclusivamente pelo sistema de condução normal. Diferentemente da reentrada nodal, a ativação atrial retrógrada é um pouco mais tardia com relação à ativação ventricular, uma vez que o circuito é mais longo, sendo a onda P retrógrada (P') observada como uma deformidade no segmento ST ou na porção inicial da onda T e o intervalo RP' invariavelmente superior a 100 ms (Figura 12.14). A apresentação rara de taquicardia antidrômica, na qual toda a ativação ventricular decorre da condução pela via anômala, tem padrão eletrocardiográfico muito semelhante ao de uma taquicardia de origem ventricular, sendo seus aspectos clínicos e eletrocardiográficos discutidos no capítulo das taquicardias de QRS largo.

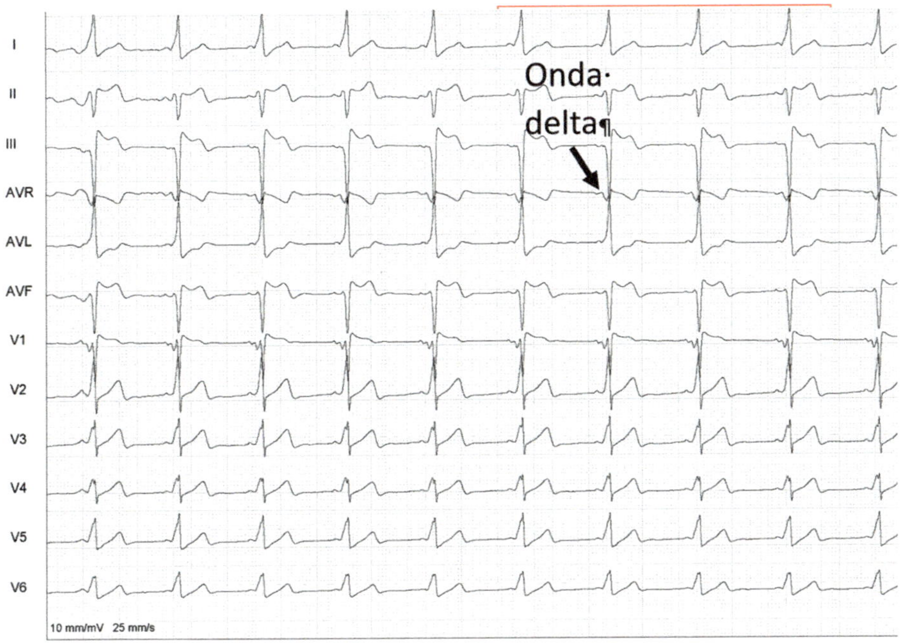

Figura 12.13. Exemplo de pré-excitação ventricular com intervalo PR curto e onda delta. Fonte: Acervo pessoal dos autores.

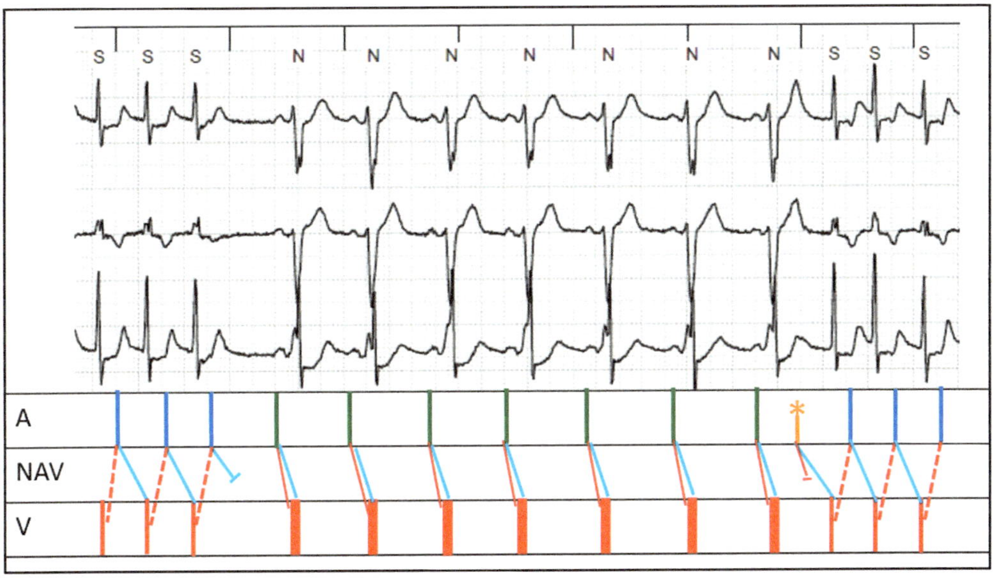

Figura 12.14. Reversão e reindução de taquicardia por reentrada atrioventricular ortodrômica (descrição no texto). Fonte: Acervo pessoal dos autores.

Alguns pacientes com vias anômalas atrioventriculares podem não apresentar o padrão de pré-excitação ventricular, por estas vias possuírem condução anterógrada intermitente ou mesmo condução retrógrada exclusiva (vias acessórias ocultas). Como já descrito, a ocorrência de taquicardia atrioventricular envolve predominantemente a condução anômala retrógrada, não sendo obrigatória a presença de pré-excitação durante o ritmo sinusal. No entanto, um importante aspecto que deve ser observado nos pacientes com padrão de Wolff-Parkinson-White é a possibilidade de taquicardias malignas e o risco de morte súbita associados à condução atrioventricular rápida durante taquiarritmias atriais, como *flutter* e fibrilação atriais. Esta situação é estritamente dependente do período refratário efetivo (PRE) anterógrado da via anômala, sendo esta relação inversamente proporcional, ou seja, quanto mais curto o PRE, maior o risco. A análise deste comportamento no estudo eletrofisiológico demonstra que vias anômalas com PRE abaixo de 250 ms apresentam um maior risco.[6] O grande problema na avaliação não invasiva com testes funcionais é que fisiologicamente não é possível observar o comportamento espontâneo do QRS com uma FC acima de 220 bpm durante o ritmo sinusal, sendo necessária a estimulação atrial artificial para essa mensuração. De um modo geral, as vias acessórias intermitentes apresentam um PRE mais longo e a perda brusca da pré-excitação em FC pouco elevada poderia caracterizar benignidade nestes casos (Figura 12.15). Apesar disso, estudos em crianças e adolescentes com investigação invasiva utilizando o estudo eletrofisiológico demonstram que, em pelo menos 30% dos casos, estas vias intermitentes estariam relacionadas a PRE anterógrado curto, muitas vezes desmascarado após administração endovenosa de isoproterenol. Também este comportamento não é capaz de identificar o risco de taquicardias atrioventriculares com FC elevada, já que estes episódios são relativamente comuns em pacientes com vias anômalas ocultas.[7] O Holter poderia auxiliar nesta análise em pacientes com pré-excitação ventricular e que apresentam arritmias atriais durante a gravação. A observação do QRS após extrassístoles supraventriculares mais precoces poderia estimar o PRE da condução anômala (Figura 12.16). Do mesmo modo, a ocorrência de taquiarritmias como *flutter* e fibrilação poderia permitir a mensuração do intervalo RR pré-excitado mais curto e o próprio comportamento da FC durante estas arritmias.

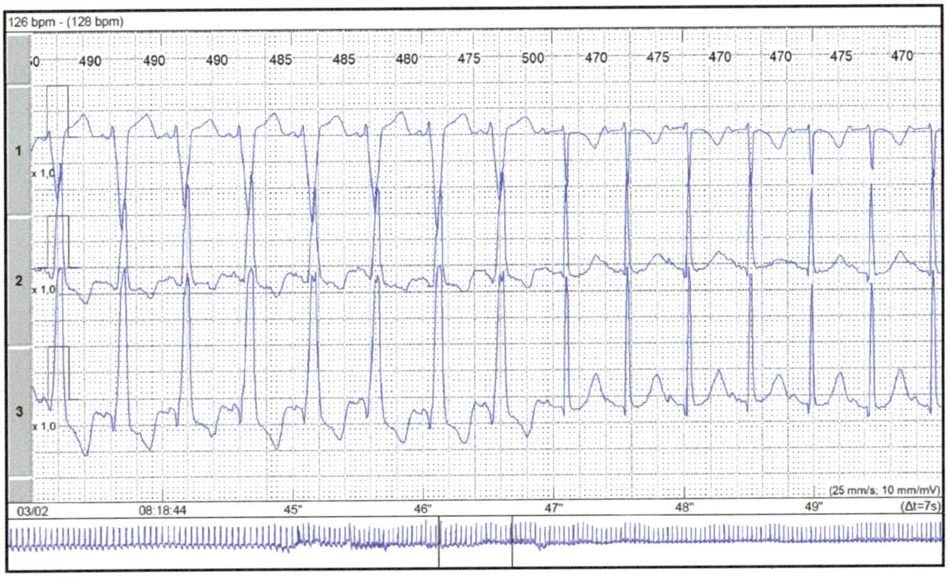

Figura 12.15. Pré-excitação ventricular intermitente. Fonte: Acervo pessoal dos autores.

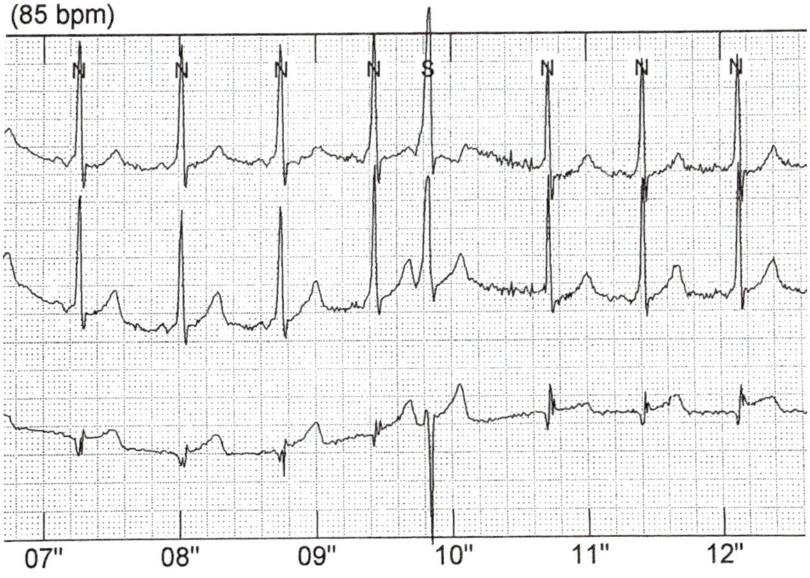

Figura 12.16. Extrassístole atrial com observação de maior grau de pré-excitação no QRS seguinte. Fonte: Acervo pessoal dos autores.

Outros tipos de taquicardia com QRS estreito

Algumas taquiarritmias mais raras podem se manifestar como taquicardia regular com QRS estreito. As taquicardias juncionais automáticas são mais frequentes na população pediátrica e se diferenciam da reentrada nodal pelo seu aspecto frequentemente incessante e observação, em alguns casos, de dissociação atrioventricular (Figura 12.17). Taquicardias atrioventriculares reentrantes por vias acessórias de condução retrógrada exclusiva e decremental foram descritas por Coumel, podendo adquirir aspecto incessante ou permanente, sendo denominada taquicardia juncional permanente. Esta taquicardia rara também é mais diagnosticada em crianças e suas características eletrocardiográficas, com observação de onda P negativa nas derivações inferiores, exigem o diagnóstico diferencial com taquicardia atrial e taquicardia por reentrada nodal incomum.[8]

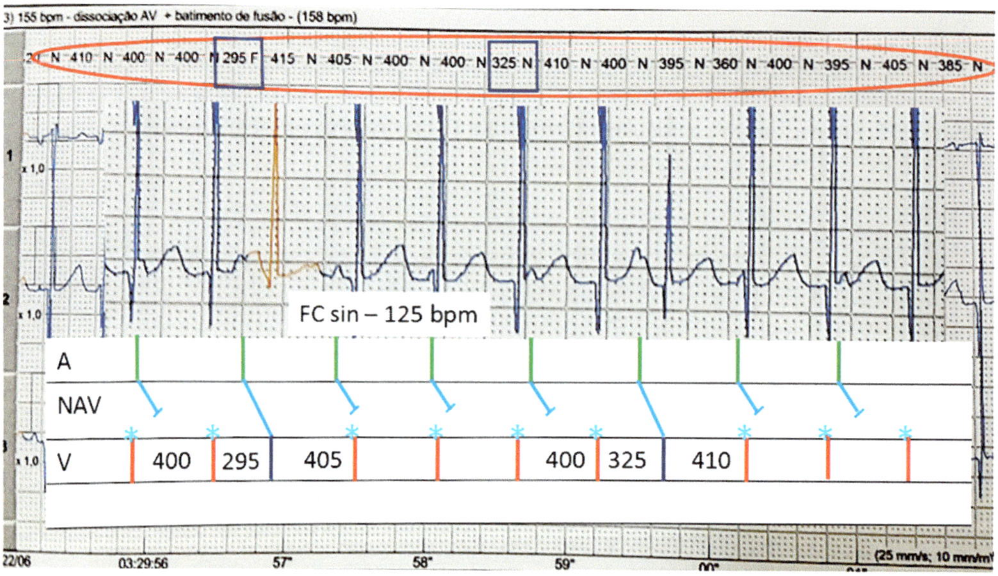

Figura 12.17. Taquicardia juncional automática em lactente de 6 meses de idade. Presença de dissociação atrioventricular com registro de dois batimentos de captura no traçado. Fonte: Acervo pessoal dos autores.

Referências bibliográficas

1. Lee G, Sanders P, Kalman JM. Catheter ablation of atrial arrhythmias: state of the art. Lancet. 2012;380: 1509-19.
2. Medi C, et al. Tachycardia-mediated cardiomyopathy secondary to focal atrial tachycardia: long-term outcome after cateter ablation. J Am Coll Cardiol. 2009;53: 1791-7.
3. Dobrynski H, et al. Structure, function and clinical relevance of the cardiac conduction system, including the atrioventricular ring and outflow tract tissues. Pharmacol Ther. 2013;139:260-88.
4. Wolff L, Parkinson J, White PD. Bundle-branch block with short P-R interval in healthy young people prone to paroxysmal tachycardia. Am Heart J. 1930;5:685-704.
5. Wood FC, Wolferth CC, Geckeler GD. Histologic demonstration of accessory muscular connections between auricle and ventricle in a case of short P-R interval and prolonged QRS complex. Am Heart J. 1943;25:454-62.
6. Leitch JW, Klein GJ, Yee R, Murdock C. Prognostic value of electrophysiology testing in asymptomatic patients with Wolff-Parkinson-White pattern. Circulation. 1990;82:1718-23.
7. Kiger ME, McCanta AC, Tong S, et al. Intermittent versus persistente Wolff-Parkinson-White syndrome in children: eletrophysiologic properties and clinical outcomes. PACE. 2016;39:14-20.
8. Coumel P, Cabrol C, Fabiato A, Gourgon R, Salma R: Tachycardie permanente par rythme reciproque. Arch Mal Coeur. 1967;60: 1830-1864.

13

Taquicardias com QRS Largo

André Gustavo da Silva Rezende

Introdução

As taquicardias de QRS largo são assim definidas por apresentarem complexos QRS com duração acima de 0,12 segundos (120 milissegundos). O maior tempo de ativação do miocárdio ventricular decorre da condução fibra-a-fibra e transeptal do estímulo cardíaco, sendo o sistema His-Purkinje responsável parcialmente pela ativação dos miócitos. Durante um episódio de taquicardia, o QRS pode ser largo na presença das seguintes situações (Figura 13.1):

a. Foco ou circuito de origem ventricular.

b. Taquiarritmias supraventriculares na presença de bloqueios de ramo pré-existentes ou funcionais, estes últimos geralmente relacionados à fase 3 do potencial de ação, sendo frequência cardíaca (FC) dependentes.

c. Taquiarritmias supraventriculares e ativação ventricular por via acessória manifesta.

d. Taquicardias mediadas por marca-passo.

As taquicardias ventriculares (TV) correspondem a cerca de 80% de todas as taquicardias com QRS largo na prática clínica. O diagnóstico diferencial entre TV e taquicardia supraventricular com aberrância nem sempre é fácil, como veremos a seguir. Por esta razão e pelo fato de as arritmias ventriculares, em geral, serem potencialmente mais graves, recomenda-se que todas as taquicardias com QRS largo observadas nos atendimentos de emergência sejam abordadas como TV, excetuando-se as situações em que o especialista experiente tiver plena convicção do diagnóstico, muitas vezes baseado no histórico prévio do paciente e conhecimento do padrão eletrocardiográfico em ritmo sinusal. Por exemplo, um paciente com bloqueio de ramo pré-existente ou pré-excitação ventricular que apresenta durante a taquicardia um padrão de ativação semelhante ao ritmo sinusal, muito provavelmente tem o diagnóstico de taquicardia supraventricular com aberrância, podendo receber um tratamento direcionado a esta condição.

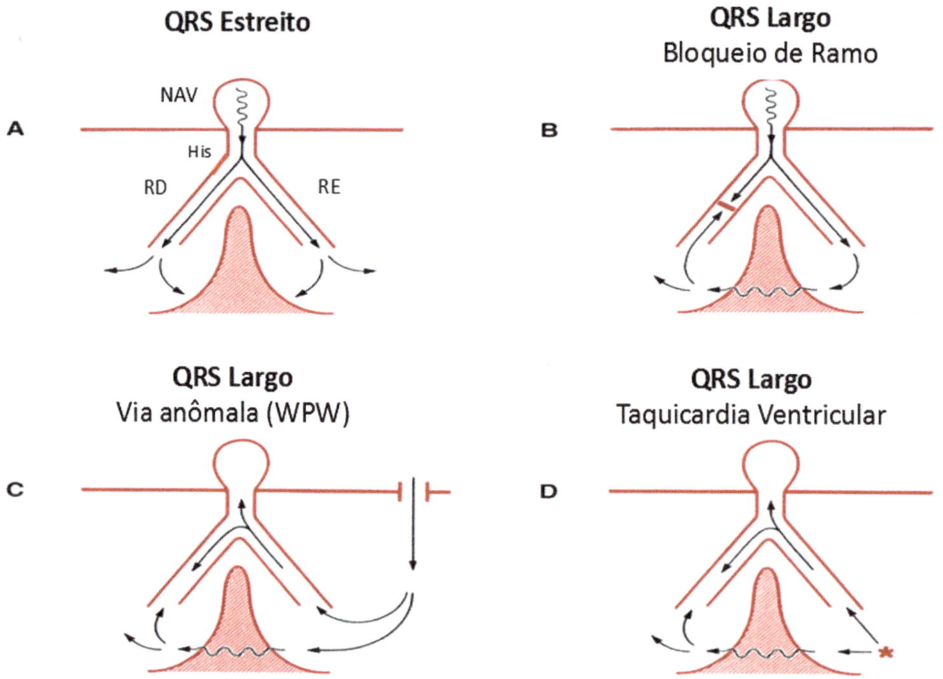

Figura 13.1. Causas de QRS largo. Em A, ativação ventricular normal com QRS estreito. O bloqueio de ramo (B), a presença de via anômala atrioventricular (C), e a taquicardia ventricular (D), representam as situações mais comuns nas quais o QRS largo pode ser observado. Adaptado de M. Crawford Diagnosis and Treatment Cardiology (McGraw-Hill).

Classificação das taquicardias ventriculares

As taquicardias ventriculares poderão ser classificadas de várias maneiras, levando-se em consideração o substrato patológico envolvido, a apresentação eletrocardiográfica e a manifestação clínica (Tabela 13.1). Os mecanismos envolvidos podem ser variados, desde a atividade deflagrada por pós-potenciais precoces (fases 2 e 3 do potencial de ação) ou tardios (fase 4 do potencial de ação) até o fenômeno de reentrada, este último mais frequentemente relacionado à doença cardíaca subjacente associada à fibrose miocárdica.

O substrato patológico mais comum é a fibrose secundária à cardiopatia isquêmica em pacientes com histórico de infarto do miocárdio prévio. Outras formas de miocardiopatia podem gerar alterações estruturais nos miócitos e/ou desarranjo de fibras, provocados pelo remodelamento ventricular e até mesmo a fibrose. Com o avanço dos métodos de imagem, principalmente a ressonância nuclear magnética, é possível quantificar o grau de fibrose no miocárdio e este elemento guarda estreita correlação com o maior risco de morte súbita nas diferentes etiologias das cardiopatias não isquêmicas, como as cardiomiopatias dilatada e hipertrófica e as doenças inflamatórias e de depósito.[1] A presença de mutações genéticas relacionadas à decodificação de várias proteínas fundamentais na estrutura e funcionamento dos miócitos, como citoesqueléticas, desmossomais, sarcoméricas, de canais iônicos, de conexinas, dentre outras, já foram caracterizadas como mutações de maior risco para morte súbita cardíaca.[2]

Tabela 13.1. Classificação das Taquicardias Ventriculares
Quanto à duração:
Não sustentada
Sustentada
Quanto à morfologia:
Monomórfica
Polimórfica
Quanto ao intervalo de acoplamento:
Longo
Curto
Ultracurto
Quanto ao substrato fisiopatológico:
Associada a cardiopatias
Idiopáticas

Por outro lado, muitas arritmias ventriculares não apresentam um substrato patológico definido e são originadas a partir da atividade deflagrada de um grupo de células em um determinado foco (mais comumente o trato de saída, que envolve as vias de saída dos ventrículos direito e esquerdo e as cúspides aórticas), ou mesmo reentradas envolvendo o próprio sistema de condução, como ocorre na taquicardia ventricular fascicular. Essas arritmias geralmente têm bom prognóstico, porém, a manifestação frequente dessa atividade ectópica pode gerar alterações funcionais e estruturais no coração, decorrentes da irregularidade do ritmo e do dissincronismo causado pela ativação ventricular anômala, produzindo a miocardiopatia induzida por dissincronismo ventricular, que guarda similaridade fisiopatológica com a taquicardiomiopatia.[3]

Do ponto de vista eletrocardiográfico, dizemos que a TV é não sustentada a partir de três batimentos ectópicos consecutivos com FC acima de 100 bpm e duração abaixo de 30 segundos. Caso a duração seja acima deste período, ou, independentemente do período, tenha causado instabilidade hemodinâmica, dizemos que a taquicardia é sustentada.

A morfologia do QRS pode ser a mesma durante todo o episódio (monomórfica) ou variar com dois ou mais padrões (polimórfica). A TV monomórfica (Figura 13.2) está relacionada ao substrato focal ou circuitos em regiões mais circunscritas do miocárdio ventricular, estes com "alças" bem definidas e "istmo" comum, de modo que a ativação ventricular seja iniciada sempre pelo mesmo local.[4] A observação de TV polimórfica (Figura 13.3) sugere que o substrato patológico envolva uma maior área de miocárdio, com circuito mais complexo, podendo estar presente em infartos extensos e patologias com acometimento miocárdico mais difuso, isquemia miocárdica aguda ou canalopatias. Alguns tipos de TV polimórfica são bastante característicos de determinadas condições clínicas e podem auxiliar no seu diagnóstico, como na TV bidirecional da taquicardia ventricular polimórfica catecolaminérgica (Figura 13.4) e a *"Torsade de pointes"*, associada à síndrome do QT longo (Figura 13.5). Contudo, não é só a duração e a morfologia do QRS que exercem um papel importante na avaliação prognóstica. O intervalo de acoplamento (intervalo entre dois complexos QRS consecutivos), observado durante a taquicardia é fundamental para essa análise. Quanto mais rápida a TV (acoplamento mais curto), maior a chance de taquicardias instáveis e degeneração para fibrilação ventricular, piorando o prognóstico. Recentemente, uma forma de taquicardia ventricular rápida não associada a cardiopatia estrutural, com intervalo de acoplamento ultracurto (abaixo de 300 ms), foi descrita como um dos mecanismos de indução de fibrilação ventricular idiopática. Essas taquicardias têm como principal origem as células de Purkinje em diversos territórios do ventrículo direito (VD) ou VE e a eliminação destes focos por ablação poderia controlar os episódios e o risco de morte súbita.[5]

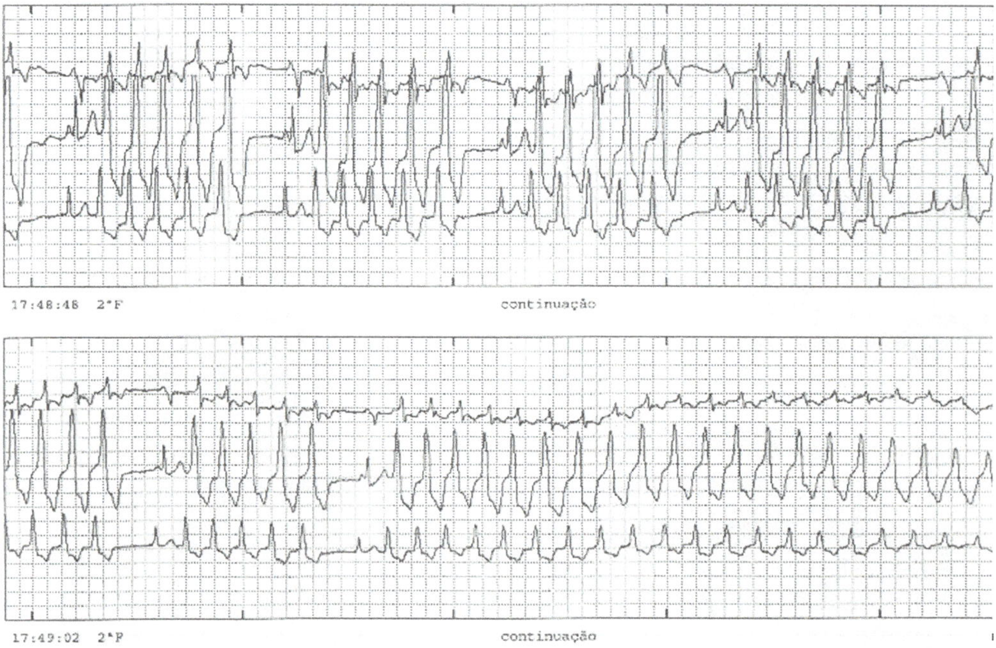

Figura 13.2. Traçado de Holter mostrando taquicardia ventricular monomórfica com padrão repetitivo em paciente jovem com arritmia do trato de saída do VD. Fonte: Acervo pessoal do autor.

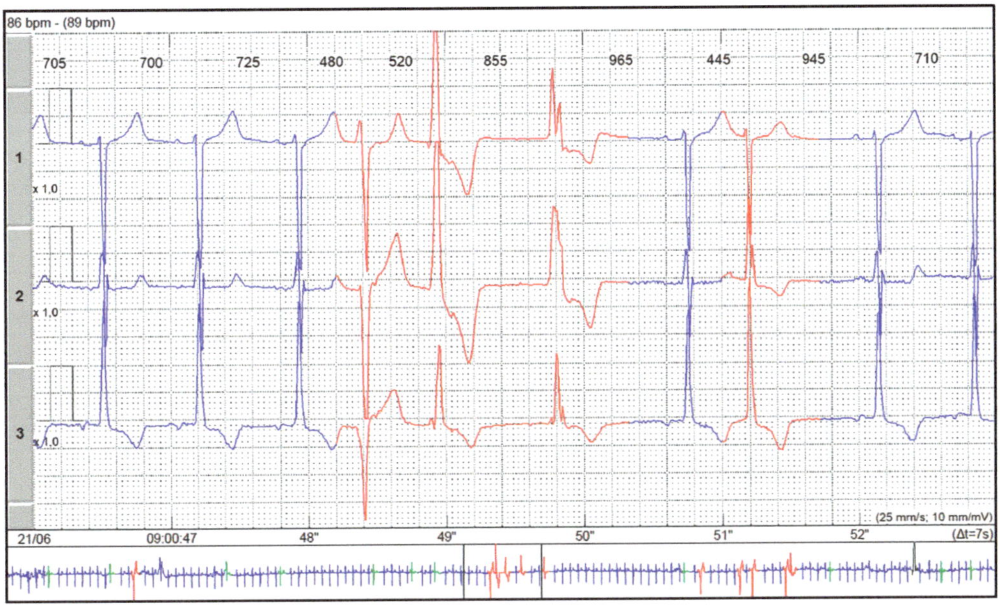

Figura 13.3. Traçado de Holter mostrando arritmia ventricular polimórfica. Fonte: Acervo pessoal do autor.

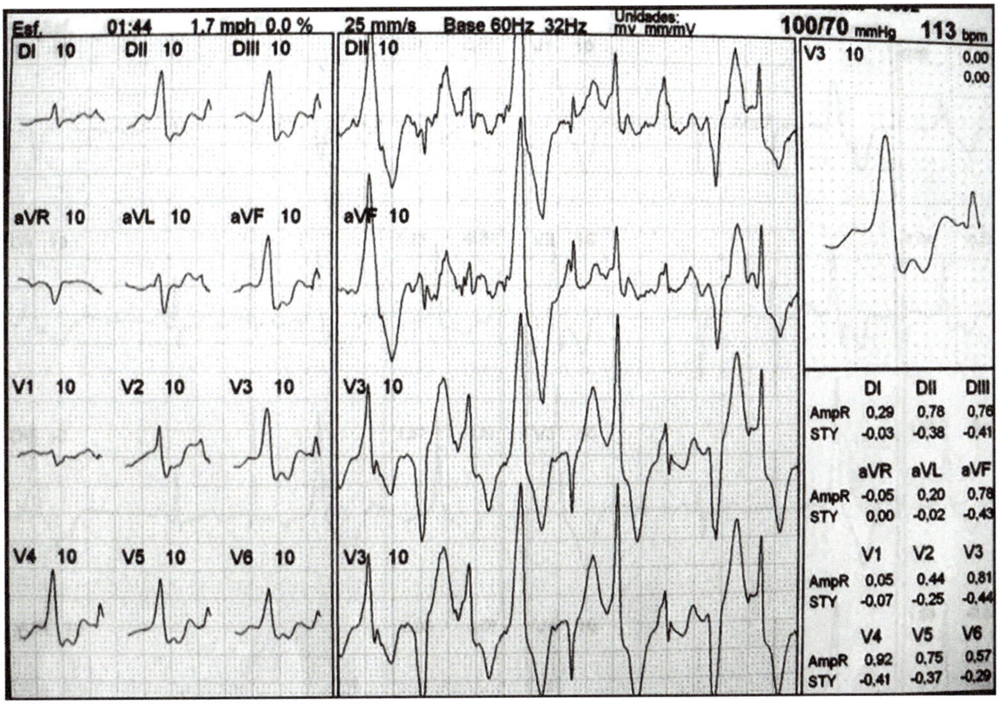

Figura 13.4. Taquicardia ventricular polimórfica (bidirecional) catecolaminérgica registrada em teste ergométrico. Fonte: Acervo pessoal do autor.

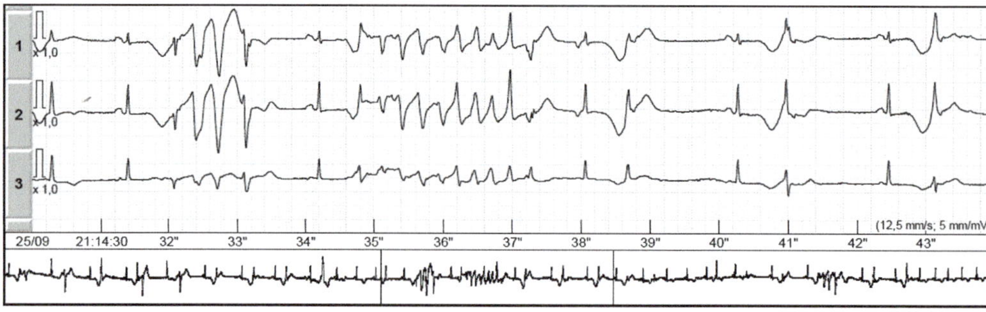

Figura 13.5. Traçado de Holter mostrando "Torsades de Pointes" associada a síndrome do QT longo. Fonte: Acervo pessoal do autor.

A morfologia do QRS durante a TV registrada no ECG de 12 derivações auxilia na localização do foco da taquicardia. Assim, um padrão de bloqueio de ramo esquerdo (BRE) com eixo no plano frontal para baixo (QRS positivo nas derivações inferiores), é característico de foco no trato de saída. A presença de QRS mais largo, com transição tardia (mudança do padrão do QRS de negativo para positivo a partir de V4) pode identificar focos mais distantes da região septal da via de saída do VD (parede livre) e a transição mais precoce (até V2) é observada em focos no ventrículo esquerdo ou cúspides aórticas. Do mesmo modo, TV com QRS menos alargado, morfologia de bloqueio de ramo direito (BRD) e eixo para cima no plano frontal (QRS negativo em D2, D3 e aVF), é compatível com circuito no septo inferior do VE que utiliza uma parte do sistema de condução, mais comumente o fascículo póstero-inferior do ramo esquerdo, sendo conhecida como TV fascicular ou verapamil-sensível, uma vez que seu mecanismo envolve células com maior atividade das correntes de cálcio, apresentando resposta terapêutica à administração de antagonistas dos canais de cálcio (Figura 13.6).[6] No entanto, o Holter convencional com apenas três derivações simultâneas não oferece a condição necessária para a localização do foco ectópico. Sua utilidade, todavia, consiste na observação e caracterização do comportamento dinâmico destes episódios, maneiras de indução, frequência cardíaca (FC), duração e formas de reversão da taquicardia, bem como a identificação de outras alterações eletrocardiográficas durante o ritmo sinusal que possam auxiliar o diagnóstico preciso e a melhor decisão terapêutica.

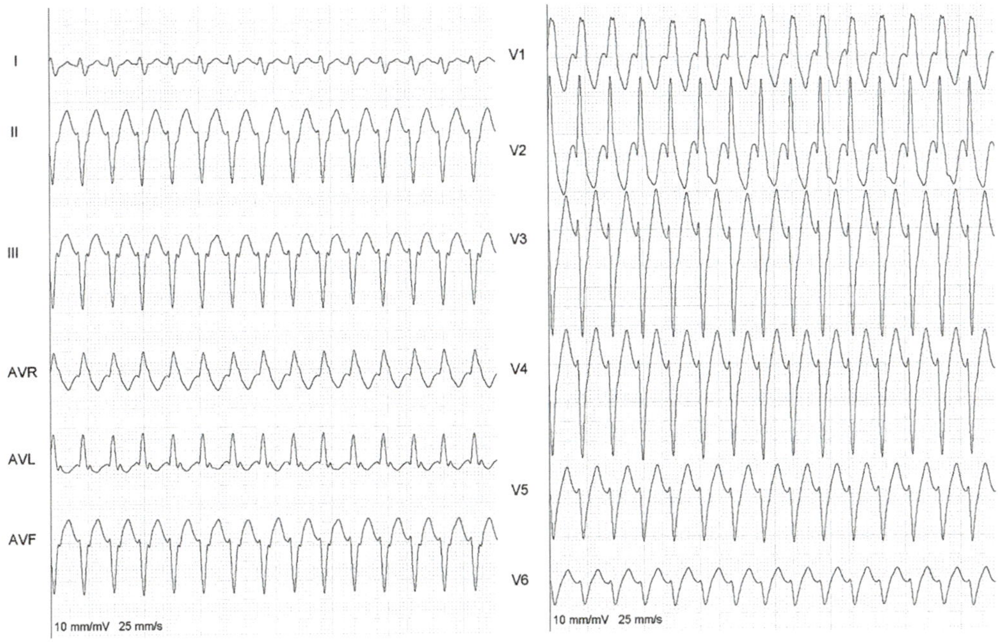

Figura 13.6. Taquicardia ventricular fascicular. Observa-se QRS pouco aberrante com morfologia de BRD caracterizada pelo QRS positivo em V1. O eixo está desviado para a esquerda no plano frontal, com QRS negativo em derivações precordiais esquerdas. Fonte: Acervo pessoal do autor.

Diagnóstico diferencial das taquicardias com QRS largo

Assim como foi tratado no capítulo das taquicardias com QRS estreito, o Holter apresenta limitações na análise da morfologia do complexo QRS por geralmente ser registrado em poucas derivações. Deste modo, a utilização dos algoritmos que levam em conta esse parâmetro fica prejudicada, a menos que se disponha de registros com 12 derivações, o que não é a rotina na prática clínica. No entanto, os princípios básicos que norteiam estes critérios diagnósticos podem ser extrapolados aos registros eletrocardiográficos obtidos em poucas derivações. O complexo QRS de uma despolarização iniciada em território ventricular tem como característica a ativação inicial mais lenta que a porção final, gerando uma primeira onda (Q ou R) com duração acima de 40 ms e o intervalo RS, em geral, acima de 100 ms (Figura 13.7). Estes conceitos foram utilizados nos critérios propostos por Vereckei, que avaliam apenas a derivação aVR. Neste algoritmo, a observação de onda inicial atípica ou ativação inicial mais lenta que a terminal, traduzida pela medida da relação entre a voltagem nos 40 ms iniciais e finais do QRS (Vi/Vt < 1) são critérios compatíveis com TV.[7] Diante deste princípio, qualquer derivação poderia apresentar características semelhantes e estes critérios poderiam ser aplicados em análises de registros eletrocardiográficos com poucas derivações (Figura 13.8).

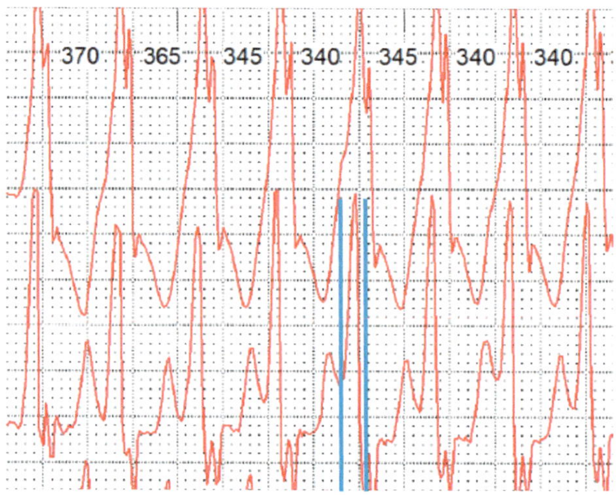

Figura 13.7. Intervalo RS acima de 100 ms, compatível com TV. Fonte: Acervo pessoal do autor.

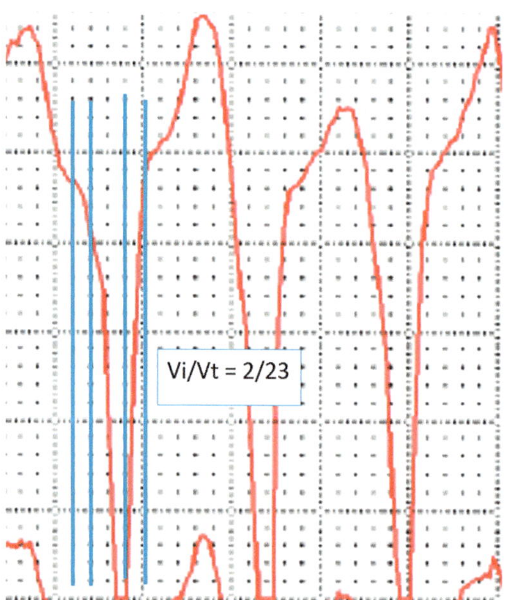

Figura 13.8. Demonstração do critério de Vereckei em taquicardia ventricular documentada pelo Holter (Vi/Vt < 1). Vi-voltagem dos 40 ms iniciais do QRS; Vt-voltagem dos 40 ms finais do QRS. Fonte: Acervo pessoal do autor.

A limitação provocada pelo menor número de derivações pode ser compensada com o período de registro mais prolongado. A análise da indução da taquicardia permite avaliar sua deflagração, se por extrassístoles supraventriculares, sugerindo taquicardia supraventricular com aberrância (Figura 13.9), ou ventriculares. Estas últimas podem ter morfologias distintas da observada na taquicardia, o que é mais comum nos mecanismos reentrantes. A possibilidade de medir o intervalo PP antes do início da taquicardia auxilia na estimativa do ponto de inscrição da onda P no traçado, buscando comprovar a dissociação atrioventricular (Figura 13.10). Isso também pode ser confirmado pela observação de batimentos de fusão (QRS com morfologia intermediária entre o ritmo sinusal e a ectopia ventricular) e captura (QRS estreito idêntico ao registrado durante o ritmo sinusal), definindo o diagnóstico de TV (Figuras 13.11 e 13.12). Durante a taquicardia, a mudança no padrão do QRS, com surgimento de padrão com QRS estreito, praticamente confirma a origem supraventricular (Figura 13.13). Caso a mudança de morfologia ocorra mantendo o QRS largo, o mecanismo mais provável é a aberrância produzida por bloqueios de ramo alternantes, embora circuitos complexos de taquicardia ventricular possam apresentar essa característica. Variações de complexo QRS a cada batimento são mais frequentes em taquicardias ventriculares polimórficas que em taquicardias supraventriculares. Variações na FC podem facilitar a identificação da onda P e a análise da relação P-QRS, no sentido de comprovar ou não a dissociação atrioventricular. O modo de reversão da taquicardia, se após extrassístoles supraventriculares ou ventriculares, também pode auxiliar neste diagnóstico diferencial, sendo mais comum em taquicardias supraventriculares e ventriculares, respectivamente.

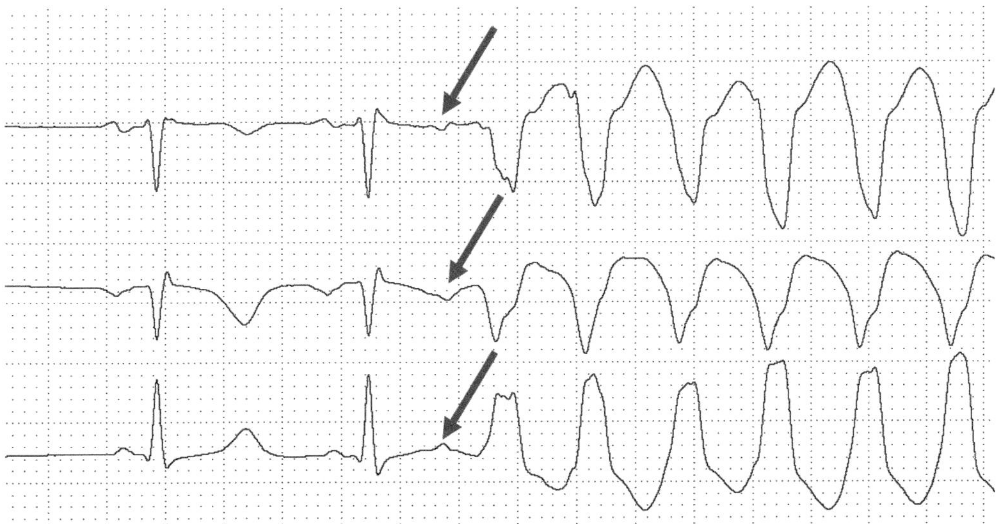

Figura 13.9. Traçado de Holter mostrando taquicardia supraventricular com aberrância de condução induzida por extrassístole atrial (seta azul). Fonte: Acervo pessoal do autor.

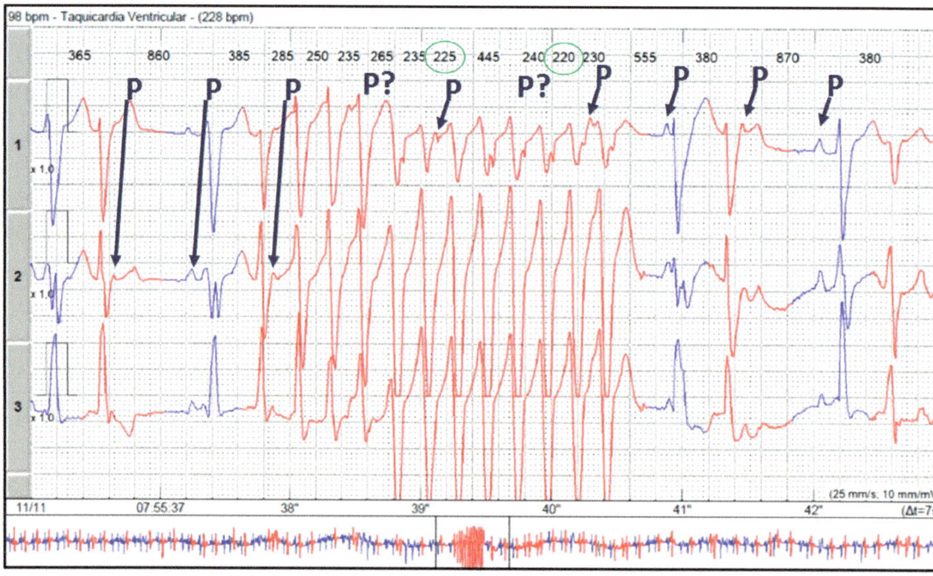

Figura 13.10. Traçado de Holter mostrando taquicardia ventricular com observação de dissociação atrioventricular auxiliada pelo conhecimento do intervalo PP do ritmo sinusal. Fonte: Acervo pessoal do autor.

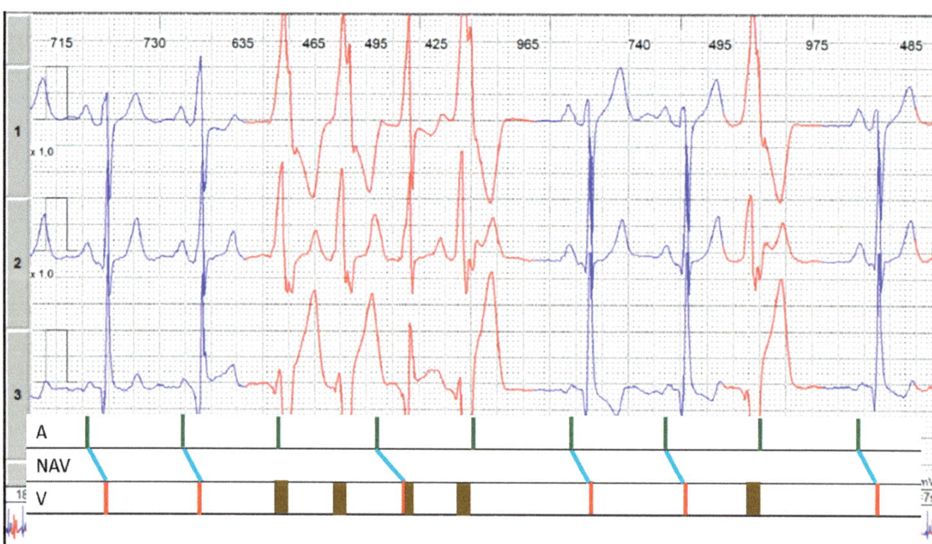

Figura 13.11. Traçado de Holter mostrando batimento de fusão durante TVNS. Abaixo, o diagrama de Lewis ilustra a sequência de eventos. Fonte: Acervo pessoal do autor.

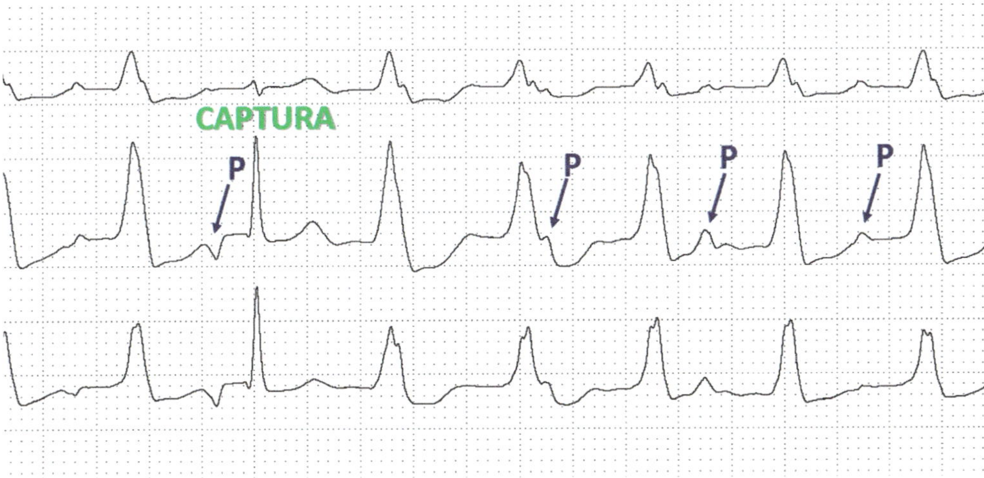

Figura 13.12. Traçado de Holter mostrando batimento de captura observado durante taquicardia ventricular. Presença de ondas P dissociadas. Fonte: Acervo pessoal do autor.

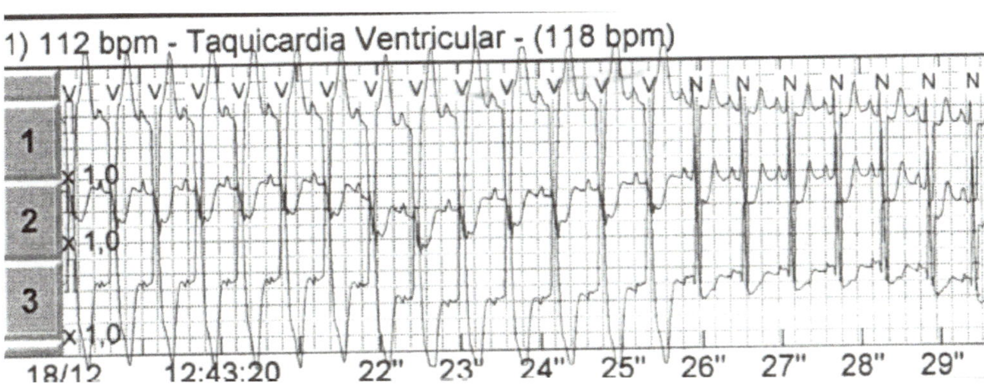

Figura 13.13. Análise automática do Holter com falso diagnóstico de taquicardia ventricular em paciente com taquicardia sinusal e bloqueio de ramo esquerdo intermitente. Fonte: Acervo pessoal do autor.

Na presença de vias acessórias atrioventriculares manifestas (com pré-excitação no ECG) as taquiarritmias supraventriculares podem apresentar QRS estreito ou largo. No caso da Taquicardia atrioventricular ortodrômica, na qual o circuito de reentrada utiliza a via acessória na condução retrógrada, toda a condução anterógrada é proveniente da ativação do sistema de condução normal, originando complexos QRS predominantemente estreitos ou com aberrância produzida por bloqueio de ramo (Figura 13.14). No caso das taquicardias atrioventriculares antidrômicas (o circuito reentrante utiliza a via acessória na condução anterógrada), observa-se máxima pré-excitação, uma vez que todo o estímulo que chega ao território ventricular é proveniente da condução anômala. A morfologia do QRS será praticamente idêntica ao de uma taquicardia ventricular, na qual a ativação vai se iniciar nas regiões basais relacionadas aos anéis atrioventriculares e o eixo do QRS vai variar de acordo com o local de inserção dessas vias. Assim, o padrão de morfologia de BRE é compatível com a ativação iniciada no VD (vias acessórias direitas) e o de BRD, caracterizado pela presença de onda delta e QRS positivo em V1, com a ativação iniciada à esquerda. Essas formas mais raras de taquicardia são difíceis de distinguir de uma taquicardia de origem ventricular, sendo necessária a observação da relação entre a onda P e o QRS de 1:1 e cada onda P precedendo o QRS seguinte. As vias acessórias atípicas, classicamente descritas por Mahaim (atriofasciculares, nodoventriculares ou atrioventriculares longas), têm em sua grande maioria localização no anel tricúspide. Elas apresentam condução anterógrada exclusiva e decremental, podendo ativar as porções distais do sistema His-Purkinje, gerando um complexo QRS com morfologia mais próxima de um BRE típico. Este padrão também pode ser observado em taquicardias atrioventriculares antidrômicas relacionadas a estas vias (Figura 13.15).[8] O conhecimento do padrão do QRS previamente à taquicardia ou a observação de QRS semelhante ao da taquicardia após a sua reversão, auxiliam na confirmação do diagnóstico dessa condição clínica.

Uma questão em especial é a ocorrência de taquiarritmias de origem atrial, principalmente o *flutter* e a fibrilação atriais, na vigência de pré-excitação ventricular, o que traz uma condição de maior risco nos pacientes portadores de vias anômalas atrioventriculares. Essas taquiarritmias de QRS largo associadas à presença de vias acessórias são mais frequentes na prática clínica que a própria taquicardia atrioventricular por reentrada antidrômica. O risco de resposta ventricular rápida, instabilidade hemodinâmica e morte súbita guarda estreita correlação com o período refratário efetivo anterógrado da via acessória. A observação de intervalo RR abaixo de 250 ms durante estas taquiarritmias está relacionado a pior prognóstico.[9] Do ponto de vista eletrocardiográfico, a associação entre fibrilação atrial e padrão de Wolff-Parkinson-White gera uma taquicardia com padrão de QRS largo, morfologia discretamente variável e intervalos RR irregulares (Figura 13.16).

Outra grande utilidade do Holter é a possibilidade de avaliar as taquicardias do ponto de vista dinâmico. O número e duração dos episódios, FC máxima observada, relação com sintomas e o momento de sua ocorrência, se na vigília, durante o esforço físico ou no período de sono, são informações que podem auxiliar o diagnóstico, o manejo terapêutico e a definição do prognóstico, como veremos a seguir.

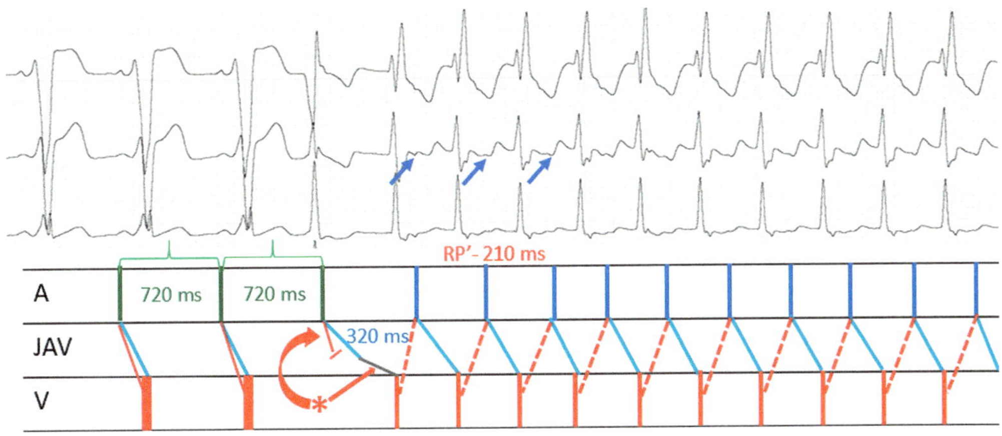

Figura 13.14. Traçado de Holter mostrando indução de taquicardia atrioventricular ortodrômica em paciente com síndrome de Wolff-Parkinson-White a partir de extrassístole ventricular. Durante a taquicardia, observa-se padrão de bloqueio de ramo direito (funcional) com ondas P retrógradas observadas na porção final da onda T (setas azuis). Fonte: Acervo pessoal do autor.

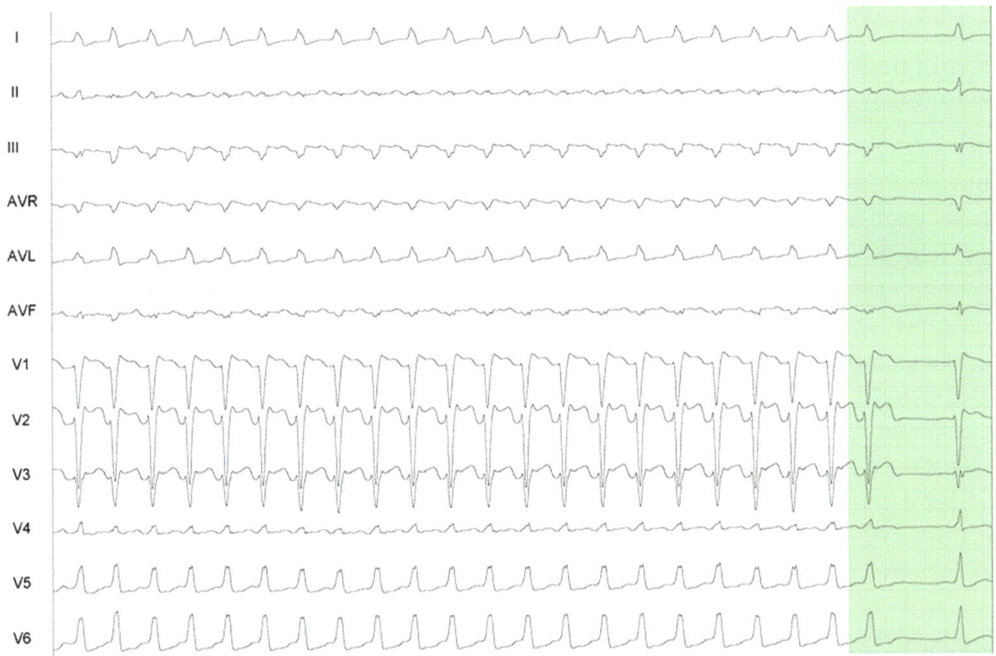

Figura 13.15. Taquicardia atrioventricular antidrômica com morfologia de BRE mediada por via acessória atriofascicular direita. O último batimento do traçado, após a reversão da taquicardia, apresenta morfologia semelhante aos observados durante a taquicardia. Fonte: Acervo pessoal do autor.

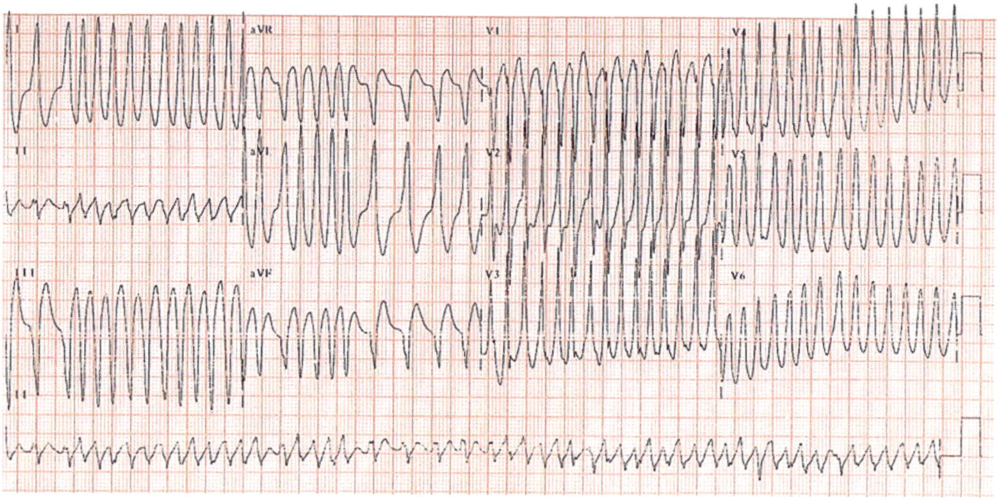

Figura 13.16. Fibrilação atrial em paciente com pré-excitação ventricular. Observa-se padrão variável de QRS largo com irregularidade do intervalo RR e intervalos RR curtos abaixo de 200 ms. Fonte: Acervo pessoal do autor.

Papel do Holter na avaliação do risco das cardiopatias arritmogênicas

A observação do comportamento das taquicardias ventriculares em exames de monitorização eletrocardiográfica contínua é utilizada na avaliação prognóstica em algumas cardiopatias. Desde a década de 80, é sabido que a presença de arritmias ventriculares complexas observadas no Holter estaria relacionada ao pior prognóstico em pacientes com cardiopatia isquêmica e disfunção sistólica do VE. Isso motivou uma série de estudos no sentido de combater essas arritmias, baseados na premissa de que a diminuição das arritmias melhoraria o prognóstico. Desde o clássico estudo CAST (cardiac arrhythmia suppression trial) no qual a flecainida foi utilizada para este fim, resultando em inesperado aumento da mortalidade em pacientes que utilizaram este antiarrítmico, passando por estudos envolvendo o D-sotalol e até mesmo a amiodarona, o uso destes medicamentos não se mostrou eficaz em melhorar o prognóstico desses pacientes.[10-12] Os primeiros estudos com Cardioversor-desfibrilador-implantável (CDI), adotaram o critério da observação das taquicardias ventriculares no Holter para eleger pacientes que seriam randomizados à terapêutica farmacológica ou à avaliação invasiva, com resultados positivos na prevenção da morte súbita utilizando-se essa estratégia.[13,14] Posteriormente, os estudos com CDI demonstraram que a simples presença de disfunção sistólica importante do VE (fração de ejeção do VE documentada pelo ecocardiograma igual ou menor a 35%), seria suficiente para a justificativa de prevenção primária de morte súbita com o implante do CDI, ficando o papel do Holter pouco relevante nesta avaliação.[15,16]

Com relação às cardiopatias não isquêmicas, os mesmos resultados observados na prevenção de morte súbita com CDI na cardiopatia isquêmica não são reproduzidos e, embora a recomendação de prevenção primária seja semelhante, muitos questionamentos a respeito desta conduta permanecem, em razão da publicação de grandes estudos que não demonstram redução de mortalidade significativa com CDI nesta população.[17] Alguns autores sugerem que a estratificação de risco na população de portadores de cardiopatia não isquêmica seja mais abrangente e rigorosa, tomando-se por base a presença de taquicardias ventriculares documentadas em exames de monitorização prolongada, presença de substrato arritmogênico, traduzido por fibrose documentada por realce tardio na ressonância magnética e alterações genéticas relacionadas ao maior risco de morte súbita.[17]

Em algumas miocardiopatias arritmogênicas conhecidas, a avaliação das arritmias ventriculares exerce papel importante na estimativa do risco de morte súbita. A cardiomiopatia hipertrófica (CMH) é uma doença hereditária autossômica dominante, caracterizada por mutações em genes que decodificam proteínas sarcoméricas, causando desarranjo estrutural do miocárdio ventricular, hipertrofia e fibrose, predominantemente na região septal, o que produz substrato para arritmias ventriculares graves e morte súbita. O registro de TVNS é um dos critérios utilizados na calculadora de risco (percentual estimado de mortalidade em 5 anos) adotada pela Sociedade Europeia de Cardiologia (ESC) em 2014. Ela foi definida por 3 ou mais batimentos ectópicos ventriculares consecutivos com FC acima de 120 bpm. Outros parâmetros como idade precoce, grau de hipertrofia ventricular, gradiente da via de saída do VE, diâmetro do átrio esquerdo, histórico de morte súbita precoce (abaixo dos 40 anos) em parentes de primeiro grau e a presença de síncope inexplicada também são utilizados neste cálculo, considerando-se risco alto um resultado igual ou superior a 6%.[18] Nas diretrizes norte-americanas e na nossa diretriz brasileira publicada recentemente, a presença de TVNS é considerada fator adjuvante na estimativa de risco e precisa estar associada à presença de outros fatores de risco para justificar a prevenção primária com CDI.[19,20] Alguns autores consideram que as características da TVNS são importantes nessa avaliação, sendo a presença de múltiplos episódios nas 24 horas, FC acima de 200 bpm e duração maior ou igual a 8 batimentos, fatores independentes preditores de maior risco.[21]

A Cardiomiopatia arritmogênica do ventrículo direito (CAVD) é uma forma mais rara de miocardiopatia hereditária com padrão autossômico dominante, na qual as alterações genéticas em proteínas desmossomais produzem substituição fibroadiposa do miocárdio ventricular, preferencialmente em algumas regiões do VD, podendo acometer ambos os ventrículos. A presença de alta densidade de ectopias ventriculares ou TVNS no Holter é fator de risco para morte súbita que deve ser considerado para a indicação de prevenção primária com CDI. Além disso, em pacientes com TV de trato de saída de VD, cuja hipótese de CAVD ainda não foi definida, a observação de TVNS com morfologias diferentes, favorece o diagnóstico desta condição.[22]

Em outras formas de cardiopatia estrutural com função sistólica do VE preservada ou pouco comprometida, a ocorrência de taquicardias ventriculares, principalmente em pacientes com histórico de síncopes inexplicadas, pode sugerir etiologia arrítmica para os sintomas, exigindo investigação mais rigorosa e terapêutica mais agressiva no sentido de prevenir morte súbita nesta população.[23] Miocardiopatias por depósito, como a Amiloidose (acúmulo de proteínas amiloides principalmente do tipo cadeia leve ou transtirretina) e a Doença de Fabry (acúmulo de glicoesfingolipídios por deficiência de alfa-glicosidase A), podem cursar com hipertrofia e fibrose do VE e, assim como a CMH, estarem associadas a um maior risco de morte súbita. O mesmo ocorre em outras cardiopatias como a Sarcoidose, a Miocardiopatia por não compactação, dentre outras. A ausência de evidências robustas com relação aos critérios de risco que definam a necessidade de prevenção primária com implante de CDI nessas condições raras, fazem do Holter um importante elemento na avaliação individual desses pacientes.

Nos pacientes portadores de CDI com registros de choques apropriados de repetição ou tempestades elétricas (três ou mais episódios de TV/FV num período de 24 horas) o Holter pode identificar fatores deflagradores das taquicardias, como extrassístoles monomórficas, orientando o tratamento dirigido para estes gatilhos, na tentativa de controle dos eventos clínicos. Além disso, pacientes com arritmias ventriculares também podem apresentar distúrbios de condução graves e bradiarritmias significativas e o Holter pode contribuir na escolha do dispositivo de estimulação cardíaca mais adequado diante da necessidade de tratamento antiarrítmico.

Conclusão

A monitorização eletrocardiográfica dinâmica, representada na maior parte das vezes pelo Holter de 24 horas, exerce um papel importante na observação do comportamento das taquicardias de QRS largo. O Holter no diagnóstico diferencial entre TSV com condução aberrante e TV, avalia suas formas de manifestação e repercussão clínica, propiciando um elemento adicional na avaliação do risco relacionado a essas arritmias.

Referências bibliográficas

1. Ganesan NA, Gunton J, Nucifora G, et al. Impact of late gadolinium enhancement on mortality, sudden death and major adverse cardiovascular events in ischemic and nonischemic cardiomyopathy: a systematic review and meta-analysis. Int J Cardiol. 2018;254:230-7.
2. Zegkos T, Panagliotidis T, Parcharidou D, Efthimiadis G. Emerging concepts in arhythmogenic dilated cardiomyopathy. Heart fail Ver. 2021; 26:1219-29.
3. Hasdemir C, Ulucan C, Yavuzgil O, et al. Tachycardia-induced cardiomyopathy in patients with idiopatic ventricular arrhythmias: the incidence, clinical and electrophysiologic characteristics, and the predictors. J Cardiovasc Electrophysiol. 2011; 22:663-8.
4. Stevenson WG, Khan H, Sager P, Saxon LA, Middlekauff HR, et al. Identification of reentry circuit sites during catheter mapping and radiofrequency ablation of ventricular tachycardia late after myocardial infarction. Circulation. 1993 Oct;88(4 Pt 1):1647-70.
5. Haïssaguerre M, Shah DC, Jaïs P, et al. Role of Purkinje conducting system in triggering of idiopathic ventricular

fibrillation. Lancet 2002;359:677-8.
6. Ohe T. Idiopathic verapamil-sensitive sustained left ventricular tachycardia. Clin Cardiol. 1993 Feb;16(2):139-41.
7. Vereckei A, Duray G, Szénási G, Altemose GT, Miller JM. New algorithm using only lead aVR for differential diagnosis of wide QRS complex tachycardia. Heart Rhythm. 2008 Jan;5(1):89-98.
8. Gormel S, Yasar S, Yildirim E, Asil S, Baris VO, et al. Comprehensive assessment of Mahaim accessory pathways' anatomic distribution. J Int Med Res. 2022 Jan;50(1):1-13.
9. Pappone C, Vicedomini G, Manguso F, Baldi M, Pappone A, et al. Risk of malignant arrhythmias in initially symptomatic patients with Wolff-Parkinson-White syndrome: results of a prospective long-term electrophysiological follow-up study. Circulation. 2012 Feb 7;125(5):661-8.
10. Cardiac Arrhythmia Suppression Trial (CAST) Investigators Preliminary report: effect of encainide and flecainide on mortality in a randomized trial of arrhythmia suppression after myocardial infarction. *N Engl J Med.* 1989;321(6):406-12.
11. Waldo AL, Camm AJ, deRuyter H, Friedman PL, MacNeil DJ, et al. Effect of d-sotalol on mortality in patients with left ventricular dysfunction after recent and remote myocardial infarction. The SWORD Investigators. Survival With Oral d-Sotalol. Lancet. 1996 Jul 6;348(9019):7-12.
12. Jafri SM, Borzak S, Goldberger J, Gheorghiade M. Role of antiarrhythmic agents after myocardial infarction with special reference to the EMIAT and CAMIAT trials of amiodarone. European Myocardial Infarct Amiodarone Trial. Canadian Amiodarone Myocardial Infarction Trial. Prog Cardiovasc Dis. 1998 Jul-Aug;41(1):65-70.
13. Lazzara R. Results of Holter ECG guided therapy for ventricular arrhythmias: the ESVEM trial. Pacing Clin Electrophysiol. 1994 Mar;17(3 Pt 2):473-7.
14. Moss AJ, Hall WJ, Cannom DS, Daubert JP, Higgins SL, et al. Improved survival with an implanted defibrillator in patients with coronary disease at high risk for ventricular arrhythmia. Multicenter Automatic Defibrillator Implantation Trial Investigators. N Engl J Med. 1996 Dec 26;335(26):1933-40.
15. Moss AJ, Zareba W, Hall WJ, Klein H, Wilber DJ, et al; Multicenter Automatic Defibrillator Implantation Trial II Investigators. Prophylactic implantation of a defibrillator in patients with myocardial infarction and reduced ejection fraction. N Engl J Med. 2002 Mar 21;346(12):877-83.
16. Bardy GH, Lee KL, Mark DB, Poole JE, Packer DL, et al; Sudden Cardiac Death in Heart Failure Trial (SCD-HeFT) Investigators. Amiodarone or an implantable cardioverter-defibrillator for congestive heart failure. N Engl J Med. 2005 Jan 20;352(3):225-37.
17. Køber L, Thune JJ, Nielsen JC, Haarbo J, Videbæk L, et al; DANISH Investigators. Defibrillator Implantation in Patients with Nonischemic Systolic Heart Failure. N Engl J Med. 2016 Sep 29;375(13):1221-30.
18. O'Mahony C, Jichi F, Pavlou M, Monserrat L, Anastasakis A, et al; Hypertrophic Cardiomyopathy Outcomes Investigators. A novel clinical risk prediction model for sudden cardiac death in hypertrophic cardiomyopathy (HCM risk-SCD). Eur Heart J. 2014 Aug 7;35(30):2010-20.
19. Ommen SR, Mital S, Burke MA, Day SM, Deswal A, et al. 2020 AHA/ACC Guideline for the Diagnosis and Treatment of Patients With Hypertrophic Cardiomyopathy: Executive Summary: A Report of the American College of Cardiology/American Heart Association Joint Committee on Clinical Practice Guidelines. Circulation. 2020 Dec 22;142(25):e533-57.
20. Teixeira RA, Fagundes AA, Baggio-Junior JM, Oliveira JC, Medeiros PTJ, et al. Diretriz Brasileira de Dispositivos Cardíacos Eletrônicos Implantáveis – 2023. Arq Bras Cardiol. 2023;120(1):e20220892.
21. Zaron BJ, Maron MS. Contemporary strategies for risk stratification and prevention of sudden death with the implantable defibrillator in hypertrophic cardiomyopathy. Heart Rhythm. 2016 May;13(5):1155-65.
22. Basso C, Corrado D, Marcus FI, Nava A, Thiene G. Arrhythmogenic right ventricular cardiomyopathy. Lancet. 2009 Apr 11;373(9671):1289-300. doi: 10.1016/S0140-6736(09)60256-7.
23. Francisco-Pascual J, Rodenas-Alesina E, Rivas-Gándara N, Belahnech Y, Olivella San Emeterio A, et al. Etiology and prognosis of patients with unexplained syncope and mid-range left ventricular dysfunction. Heart Rhythm. 2021 Apr;18(4):597-604.

SEÇÃO 5

Dispositivos Cardíacos Eletrônicos Implantáveis

14

Principais Funções dos Dispositivos de Estimulação Cardíaca Artificial

Luís Gustavo Belo de Moraes

Introdução

Os dispositivos cardíacos eletrônicos são compostos de eletrodo(s) e gerador e podem ser de três tipos: marca-passos, desfibriladores e ressincronizadores. Todos possuem a função de estimulação cardíaca para tratamento das bradiarritmias (disfunção do nodo sinusal, bloqueio AV e síncope neuromediada). Para desempenhar esta função são capazes de detectar os potenciais cardíacos de cada câmara (átrios e/ou ventrículos – *sensing*) e estimulá-las (átrios e/ou ventrículos - *pacing*). Os geradores podem ser unicamerais (atrial ou ventricular), bicamerais (átrio e ventrículo) ou tricamerais (átrio, ventrículo direito e ventrículo esquerdo = ressincronizador). Na atualidade, o sistema bicameral é o mais utilizado, o unicameral ventricular é reservado para os portadores de fibrilação atrial permanente e o unicameral atrial raramente utilizado na disfunção sinusal isolada. Os eletrodos podem ser unipolar (anodo – câmara cardíaca; catodo – gerador) ou bipolar (anodo e catodo – câmara cardíaca). A função *pacing* programada em modo unipolar gera artifício (espícula) de grande amplitude e quando em bipolar, de baixa amplitude.[1]

Ao longo dos anos foram desenvolvidos inúmeros algoritmos na tentativa de estimular o coração de modo fisiológico, tratar as taquiarritmias intrínsecas e corrigir o funcionamento inadequado destes dispositivos cardíacos.[2] Na atualidade há diversos algoritmos que variam de acordo com o fabricante, e descrevê-los na totalidade foge dos objetivos desde guia prático. Assim três itens devem ser considerados ao analisar o Holter de um portador de dispositivo eletrônico cardíaco:

1. O pedido deve conter a indicação do exame, a bradiarritmia que motivou o implante, o fabricante e modelo do gerador e idealmente a programação;
2. À análise de uma alteração do ritmo, não havendo distúrbio de *sensing* ou *pacing*, é provável que a alteração seja decorrente de um algoritmo programado e sugerido no laudo;

3. A programação da função antibradi dos dispositivos deve ser individualizada para cada paciente e a avaliação do Holter pode ser um instrumento útil em norteá-la.

Funções antibradiarritmia: estimulando o coração de modo fisiológico

Os modos de Estimulação:

Na tentativa de uniformizar a codificação dos modos de estimulação cardíaca, as Sociedades Norte-americana e Britânica revisaram o código NBG de 5 letras, conforme a Tabela 14.1. Os modos informam o comportamento da estimulação do dispositivo no período total.[3] Os modos mais utilizados são DDD(R), DDI(R) e VVI(R). Na atualidade, todos os dispositivos são de demanda, ou seja, a estimulação da câmara somente ocorrerá se a frequência reduza aquém da programada. Os ciclos cardíacos se referem ao funcionamento em determinando momento da análise e dependem não só do modo programado como da integridade das funções cardíacas cronotrópicas e dromotrópicas, se permanentes ou transitórias. Assim no modo DDD(R) programado, por exemplo, os ciclos cardíacos podem ser: PR (sente átrio e ventrículo), PV (sente átrio e estimula ventrículo), AR (estimula átrio e sente ventrículo) ou AV (estimula átrio e ventrículo) (Figura 14.1).[3] A morfologia do QRS estimulado pode ser variável, desde o complexo idêntico ao nativo (pseudofusão ventricular) até morfologias intermediárias entre o QRS nativo e a captura ventricular total (fusão ventricular), devido a ativação ventricular simultânea tanto pelo Nodo AV quanto pelo eletrodo ventricular (Figura 14.2). No modo DDD(R) o canal temporizador é o atrial, ao passo que nos modos DDI(R) e VVI(R) é o canal ventricular. Dependendo do percentual dos diferentes ciclos cardíacos e intervalos atrioventriculares, o histograma de frequência cardíaca nas 24h exibe disposições diferentes (Figura 14.3). No modo DDD(R) frequências cardíacas abaixo da programada podem ser registradas ao passo que no modo DDI(R) são registradas frequências acima e estes comportamentos são perfeitamente esperados.[3]

Tabela 14.1. Código NBG revisado[3]

1ª letra Câmara estimulada	2ª letra Câmara sentida	3ª letra Tipo de resposta	4ª letra Resposta de frequência	5ª letra Estimulação multístio
A (átrio)	A (átrio)	I (inibido)	O (nenhuma)	A (átrio)
V (ventrículo)	V (ventrículo)	T (trigado)	R (Sensor)	V (ventrículo)
D (A + V)	D (A + V)	D (I + T)		D (ambas)
O (nenhuma)	O (nenhuma)	O (assíncrono)		O (nenhuma)

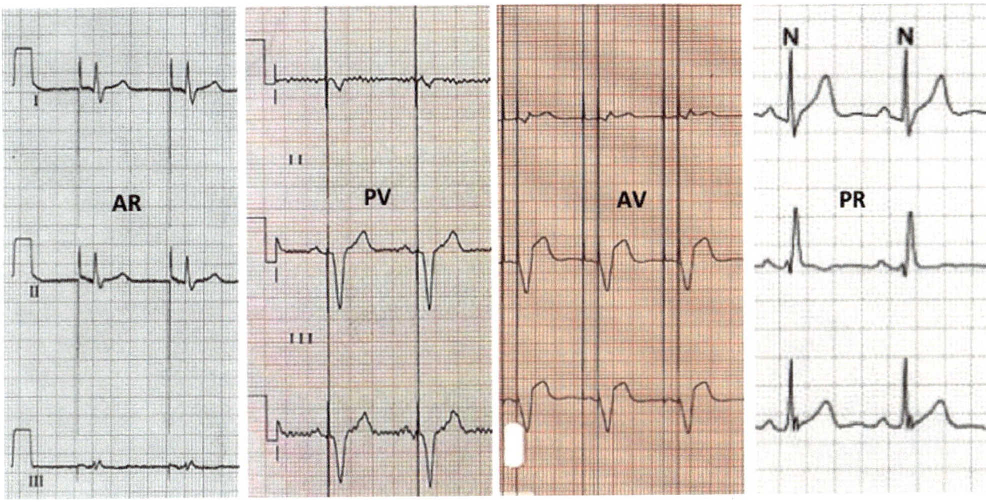

Figura 14.1. Modos de estimulação possíveis em marca-passos bicamerais. Fonte: Acervo do autor.

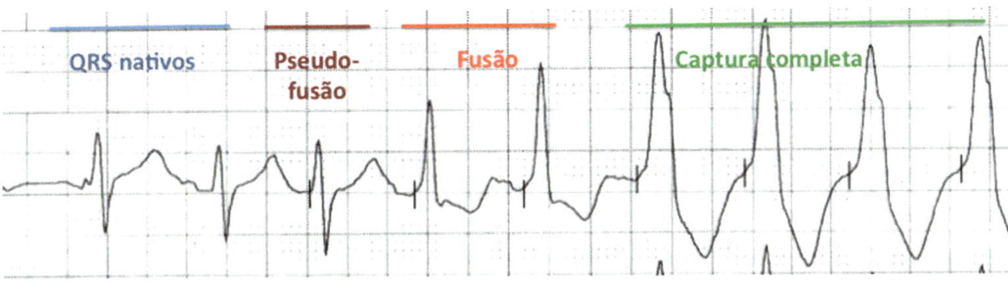

Figura 14.2. Fenômenos de pseudofusão e fusão ventriculares. Fonte: Acervo do autor.

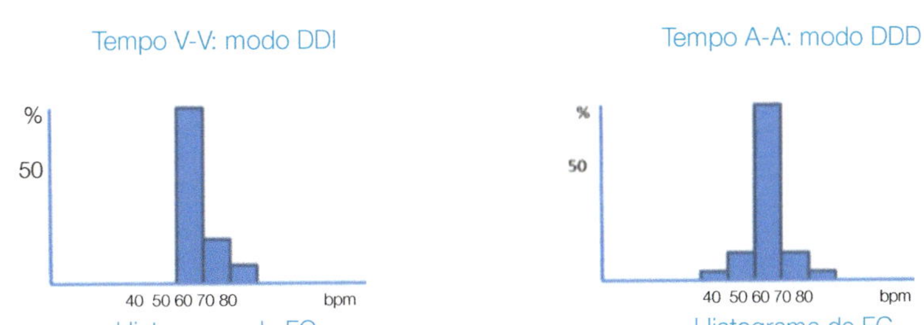

Figura 14.3. Histogramas de FC registrados em dispositivos bicamerais dependendo do modo programado. A. modo DDI (temporizador no canal ventricular, a FC mínima é respeitada, mas ocorrem registros de FC acima do programado). B. modo DDD (temporizador no canal atrial, a FC mínima não é respeitada, ocorrem registros de FC abaixo do programado, mas também acima; a média é a FC programada).

Frequências cardíacas

As frequências de estimulação mínimas, máximas, noturnas e do sensor são programáveis e o seu comportamento pode ser analisado no Histograma de frequência. Um algoritmo programável é a Histerese de frequência, que tem a finalidade de suscitar o ritmo intrínseco. Após um evento sentido, o intervalo de estimulação seguinte é maior (histerese convencional) que o mínimo programado (frequência mínima) ou de tempos em tempos (histerese exploratória), a frequência de estimulação diminui para valores usuais até 40 ppm, por alguns ciclos (histerese repetitiva) usualmente até 5 ciclos, permitindo um funcionamento cardíaco mais fisiológico e economia de bateria (Figura 14.4). O algoritmo de histerese é uma causa de frequência cardíaca aquém da programada, permissiva pelos dispositivos atuais.[4] Em portadores de Síndrome do QT longo congênito, estas pausas induzidas pelas histereses podem ser deflagradoras de Taquicardia Ventricular polimórfica e, portanto, devem ser evitadas.[5]

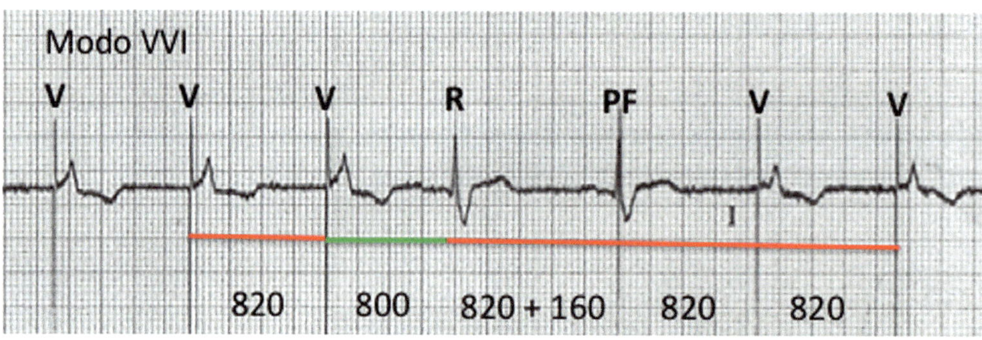

Figura 14.4. Histerese de Frequência Cardíaca. Os três primeiros ciclos (V) são estimulados a um intervalo de 820ms. Após o 4º batimento que é um evento sentido (R) Sinusal, o sistema prolonga o ciclo básico por mais 160ms (*), que é programável, denominado Histerese. Nota-se que o 6º batimento (PF) é concomitante a artefício de estimulação, mas com QRS de morfologia idêntica ao batimento precedente sentido; fenômeno denominado pseudofusão. Como a frequência cardíaca intrínseca não é maior que o ciclo com histerese, o sistema volta a estimular o coração no ciclo básico programado. Fonte: Acervo do autor.

A frequência cardíaca máxima é a maior frequência Sinusal que permite enlace PV 1:1 e, portanto, determina a frequência máxima de estimulação ventricular. Acima deste valor, o sistema bicameral exibe um comportamento denominado pseudo-Wenckbach em analogia ao BAV II grau Mobitz 1. Caso a frequência Sinusal continue a aumentar, poderá atingir um valor onde a cada duas ondas P, uma deflagra um QRS estimulado e a outra não é sentida por ocorrer dentro do período refratário atrial pós ventricular (PVARP) (Figura 14.5). Deve-se evitar a ocorrência deste último fenômeno durante o esforço, pois acarreta queda súbita da frequência cardíaca com impacto no rendimento funcional e pode suscitar síncope no esforço.[4]

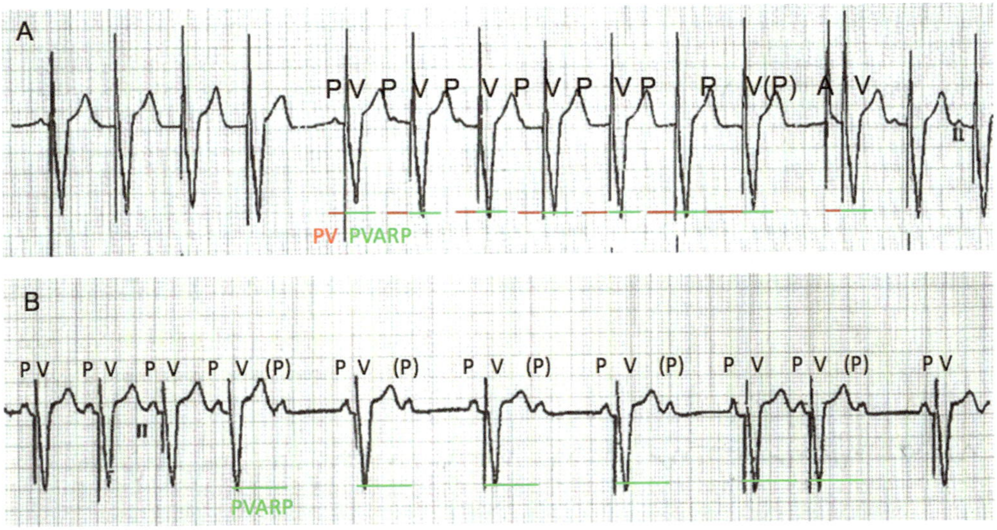

Figura 14.5. A. Fenômeno de Pseudo-Wenckbach. Em sistemas bicamerais, o aumento da frequência Sinusal é acompanhado pela estimulação ventricular até a frequência cardíaca máxima programada. Com o contínuo aumento da frequência Sinusal, o sistema prolonga o intervalo AV sentido (PV) até que a onda "(P)" não seja sentida, pois ocorre dentro do intervalo refratário atrial pós ventricular (PVARP). Ocorre uma pequena pausa correspondente ao ciclo básico programado da estimulação seguido usualmente de ciclo AV e com o reinício do ciclo. B. Fenômeno 2:1. Caso a frequência Sinusal continue a aumentar, se o ciclo PP for menor que o período refratário atrial total (PV+PVARP), uma onda (P) ocorre dentro do PVARP e a outra onda P fora, produzindo este fenômeno. Fonte: Acervo do autor.

Quando o sensor de resposta de frequência é ativado (4ª letra do código NBG), a frequência do sensor deve ser programada. Ela permite que ao realizar atividade física as frequências de estimulação atrial e ventricular se elevem a fim de atender a demanda metabólica. Esta frequência (máxima) do sensor pode ser inclusive maior que a frequência cardíaca máxima programada. Para ambas, a fórmula: FC máxima = idade – 220, pode ser útil como valor inicial a ser programado. A taxa do aumento da frequência também deve ser programada (rampa de subida da frequência) de maneira individualizada (maior nos indivíduos sedentários e menor naqueles fisicamente ativos) e o sistema Holter permite correlacionar estes fenômenos com as atividades cotidianas. Atividades com gasto metabólico em torno de 4 MET devem suscitar frequências cardíacas de 90 a 100 ppm.

Três diferentes tipos de sensor de resposta de frequência cardíaca existem na atualidade: acelerômetro (sensível, mas pouco específico), volume (pulmonar) minuto (específico, mas pouco sensível) e o CLS – sistema de alça fechada (sensível e específico) (Figura 14.6). Este último avalia a variação da dP/dT miocárdica ventricular a cada ciclo cardíaco, infere o estado adrenérgico sistêmico e por conseguinte a frequência cardíaca adequada. Nesta mensuração, vários artifícios de estímulos ventriculares sublimiares são deflagrados durante o segmento ST e que podem ser registrados pelo sistema Holter.

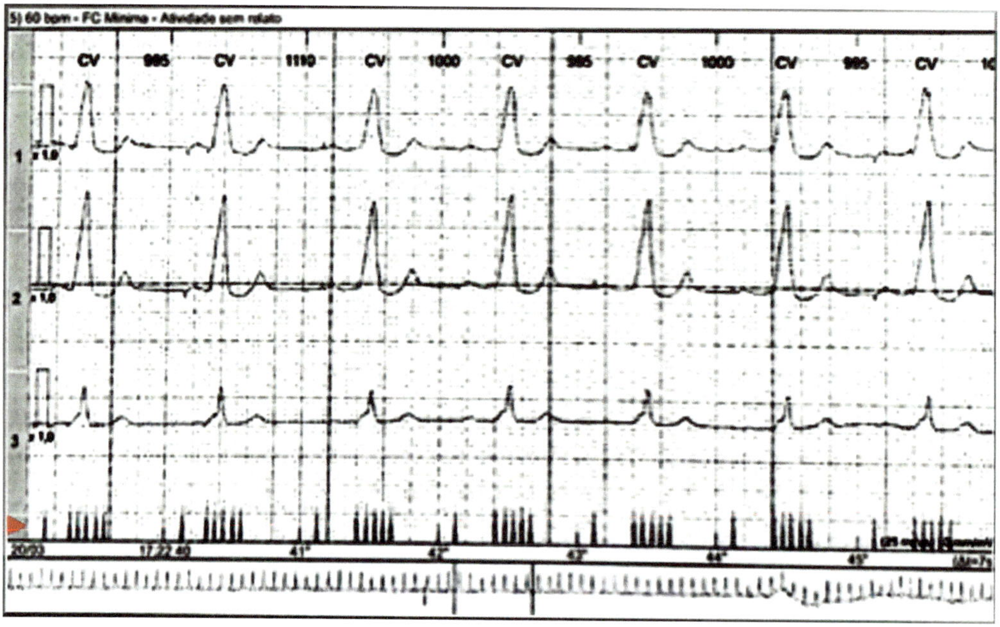

Figura 14.6. Sensor CLS de resposta de frequência cardíaca. Note no canal de marcas (seta vermelha) o registro de múltiplos artefatos durante o QRS e o segmento ST. São estímulos sublimiares que medem a variação da contratilidade cardíaca e inferem o *status* adrenérgico. Fonte: Acervo do autor.

Intervalo AV[2]

O intervalo AV pode ser programado em diferentes valores e situações. Os intervalos podem ter seus valores otimizados para permitir uma melhor função cardíaca diastólica; usualmente um tempo de 40 ms entre o final da onda P e o artifício ventricular é o valor ideal. Os ciclos AV e PV podem ter valores programados diferentes para compensar o retardo da ativação atrial esquerda quanto o átrio é estimulado. Mimetizando a fisiologia do exercício, o encurtamento AV dinâmico pode ser programado quando do aumento da frequência atrial.

Nos portadores de Cardiomiopatia Hipertrófica obstrutiva e nos Ressincronizadores, o encurtamento do intervalo AV programado e a ativação do algoritmo de histerese AV negativa (encurtando transitoriamente o intervalo AV) fazem necessários para garantir a estimulação ventricular sem fusão ou pseudofusão e com isso atingir o benefício terapêutico.

Nos portadores de Disfunção Ventricular esquerda, sistemas bicamerais e função dromotrópica preservada, deve-se evitar a estimulação ventricular desnecessária e por conseguinte piora da Fração de Ejeção induzida pelo dissincronismo ventricular. Neste contexto, o algoritmo de Histerese AV (a semelhança da Histerese de frequência cardíaca) permite que valores de até 400 ms por até 5 ciclos possam ocorrer; e caso seja detectado condução AV intrínseca, a estimulação ventricular inibida. Entretanto, estes algoritmos quando ativados não reduziam de maneira significativa (< 20%) a taxa de estimulação ventricular. Assim, as empresas desenvolveram outros algoritmos com a finalidade de reduzir ainda mais esta taxa: *MVP* (*Managed Ventricular Pacing*) na Medtronic®, *Vp Supression* na Biotronik® e *Rhythmiq* na Boston®. Em portadores de Síndrome de QT longo congênito estes algoritmos devem ser evitados pela indução de longas pausas.

MVP[6] (Figura 14.7)

A cada 36 ciclos, no 37º ciclo a estimulação ventricular é inibida. Caso ocorra um QRS sentido, o dispositivo muda o modo de estimulação para o modo ADI(R), estimulando somente o átrio e permitindo que a condução AV nativa se processe com qualquer valor de intervalo PR. Embora efetiva em minimizar a taxa de estimulação ventricular, o registro de longos intervalos PR (de até 600 ms) podem ter impacto na função diastólica cardíaca e suscitar sintomas de síndrome do marca-passo.[7] A ocorrência paroxística de BAV II 2:1, BAV II alto grau, BAV III grau, ectopias atrial bloqueada ou ventricular frequentes e taquiarritmia atrial focal de alto grau de bloqueio revertem para o modo inicial DDD(R). Caso no 37° ciclo não ocorra um QRS sentido, no 38° ciclo a estimulação ventricular se faz com intervalo AV de 80 ms, novamente suprimindo a estimulação no 39° ciclo, estimulando com intervalo AV de 80 ms no 40° ciclo e retornando ao modo programado DDD(R) do 41° ciclo em diante. As próximas explorações ocorrerão em múltiplos de 36 ciclos.

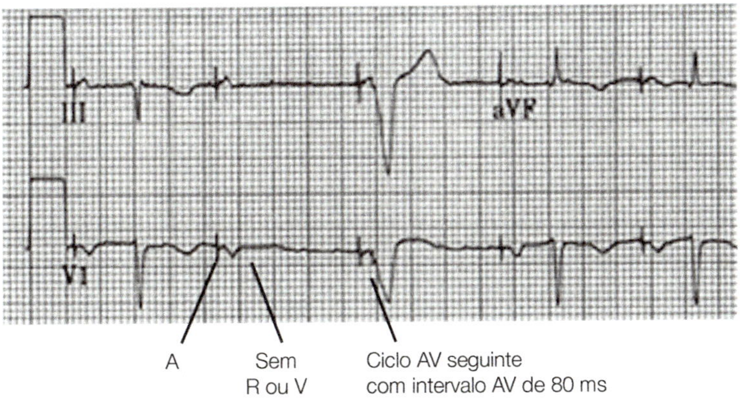

Figura 14.7. MVP®: *managed ventricular pacing*. Algoritmo presente nos geradores da Medtronic com o objetivo de minimizar a estimulação ventricular. Fonte: Acervo do autor.

Vp Supression®[6]

A cada 180 ciclos, o intervalo AV é estendido para 450 ms por 8 ciclos. Caso ocorra condução AV nativa, a estimulação ventricular é suprimida e o dispositivo passa a operar em modo ADI(R). O retorno ao modo DDD(R) ocorrerá após uma pausa de dois segundos ou três episódios de falha de condução AV ao longo de 8 ciclos atriais consecutivos (programáveis de 1 a 4 episódios).

Rythmiq®[6]

Regularmente há prolongamento transitório do intervalo AV por 8 ciclos. Caso ocorra condução AV nativa, a estimulação ventricular é suprimida e o dispositivo passa a operar em modo ADI(R). A falha da condução AV durante a estimulação ADI(R) resulta em três artifícios ventriculares (modo *back-up* VVI) a uma frequência 15 ppm menor que a frequência mínima programada. O sistema permanece em modo ADI(R) e três pausas ao longo de um total de 11 batimentos ventriculares consecutivos, resultarão em retorno para o modo DDD(R).

Autocaptura (atrial e ventricular)[2]

Estes algoritmos têm dupla finalidade: ajustar a energia de estimulação de acordo com o limiar de captura (energia mínima necessária), prolongando a vida útil da bateria, e confirmar ciclo a ciclo a captura da câmara estimulada evitando perdas de captura. Como o limiar de captura é suscetível a alterações metabólicas, hormonais, farmacológicas e circadianas, o ajuste ao longo das 24h se faz necessário.

Na mensuração do limiar atrial, um aumento da frequência de estimulação, usualmente para 90 ppm, se faz necessário para capturar o átrio, e no limiar ventricular um encurtamento do intervalo AV, usualmente para 50 ms, para capturar a câmara ventricular. Para evitar perdas de estimulação ventricular durante o teste do limiar ventricular em portadores de BAVT, um artifício de segurança deflagrado após a perda do primeiro é registrado. Em portadores de sistemas bicamerais este fenômeno gera o registro de três espículas: a 1ª atrial, a 2ª ventricular não efetiva e a 3ª ventricular com energia maior e efetiva (que gera QRS) (Figura 14.8). Cada fabricante desenvolveu o seu algoritmo com características peculiares.

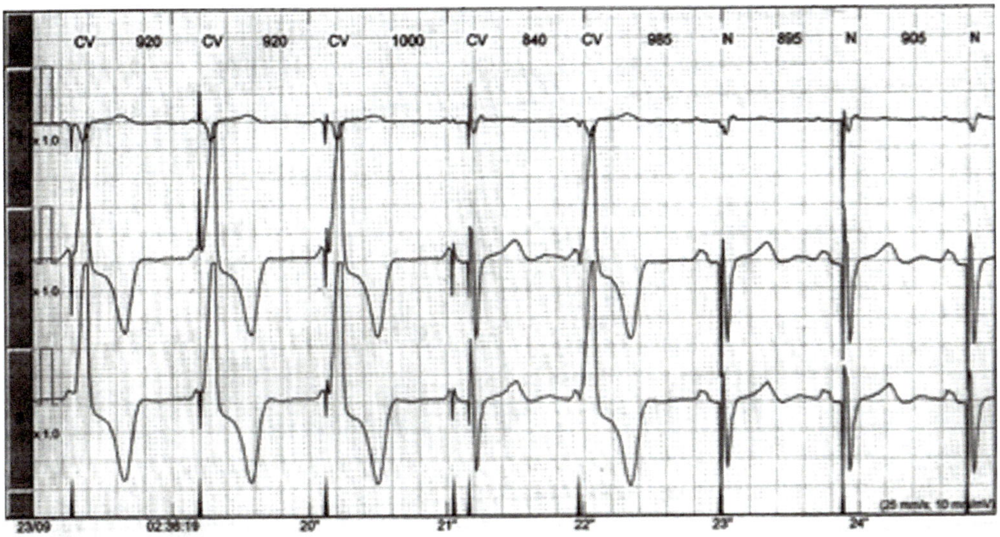

Figura 14.8. Teste de autocaptura ventricular. Para evitar os fenômenos de fusão e pseudofusão e falsear o registro do potencial evocado, os sistemas encurtam o intervalo AV para 50 ms (3 primeiros ciclos) e progressivamente reduzem a energia do pulso de estimulação. No 4° ciclo ocorre perda da captura do 1° artifício (não registro do potencial evocado) e o sistema envia um 2° pulso de *back-up* para garantir a captura ventricular principalmente nos portadores de BAVT e dependentes da estimulação. Observe que este fenômeno gera dois artifícios ventriculares. A partir do limiar mensurado, o sistema programa a energia dos próximos pulsos a fim de economizar bateria. Fonte: Acervo do autor.

Algoritmos especiais: tratando as taquiarritmias e síncopes neuromediadas

Automatic Mode Switch[8]

Em sistemas bicamerais programados em modo DDD(R), a ocorrência de taquiarritmias atriais suscita aumento da frequência de estimulação ventricular até a frequência máxima programada. Para evitar este aumento indesejado, quando a frequência atrial ultrapassa um valor previamente definido, ocorre uma mudança automática do modo para VDI(R) ou DDI(R) (Figura 14.9). Após a reversão, há o retorno automático para o modo DDD(R). Durante a atuação do *Mode Switch*, na maioria dos dispositivos os algoritmos de autocaptura, histerese AV e de estimulação ventricular mínima são transitoriamente desabilitados.

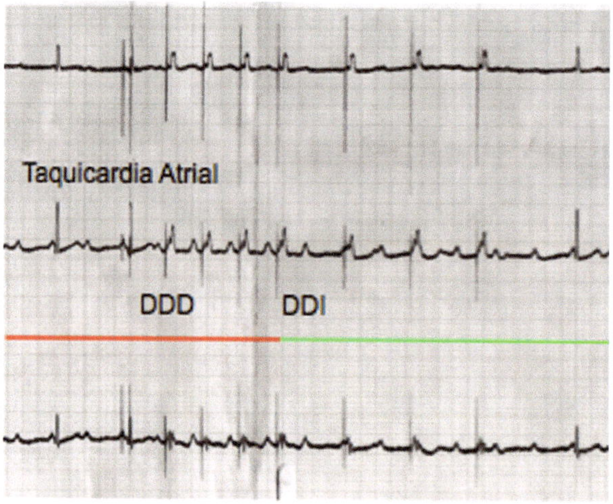

Figura 14.9. Mudança de Modo Automático (*Automatic Mode Swtich*). O aparecimento de taquiarritmias atriais acima de determinada frequência programada ativa o algoritmo que muda o modo programado para DDI(R) ou VDI(R). Fonte: Acervo do autor.

Sobre-estimulação[9]

Em portadores de instabilidade elétrica atrial, as taquiarritmias sustentadas são usualmente precedidas pelo aumento da densidade de ectopias atriais e taquiarritmias não sustentadas. Entretanto o inverso não é frequente, arritmias atriais não sustentadas tem baixa probabilidade de degenerar em taquiarritmias sustentadas. Os fabricantes desenvolveram algoritmos capazes de detectar o aumento dessas arritmias não sustentadas e ativar automaticamente a estimulação atrial numa frequência maior por um determinado período e assim inibir a sua progressão. Na atualidade este algoritmo é pouco utilizado por aumentar os sintomas de palpitação e não reduzir de maneira significativa a prevalência das taquiarritmias atriais sustentadas.

Em portadores de taquicardia ventricular sustentada, a sobre-estimulação é eficaz em revertê-las quando a frequência é de até 250 bpm. Entretanto existe a possibilidade de degeneração para fibrilação ventricular. Na atualidade este algoritmo embora útil e eficaz é reservado aos portadores de desfibrilador cardíaco (que possuem a função choque também disponível).

Rate Smoothing Up/Down[2]

Este algoritmo evita variações bruscas na frequência cardíaco ciclo a ciclo. Os ciclos sucessivos são no máximo 92% menores ou 108% maiores que os precedentes (Figura 14.10A). É útil nas taquiarritmias, extra-sístoles, síncopes Neuro-medidas e Síndrome do QT Longo congênito, modulando a frequência cardíaca e evitando pausas.

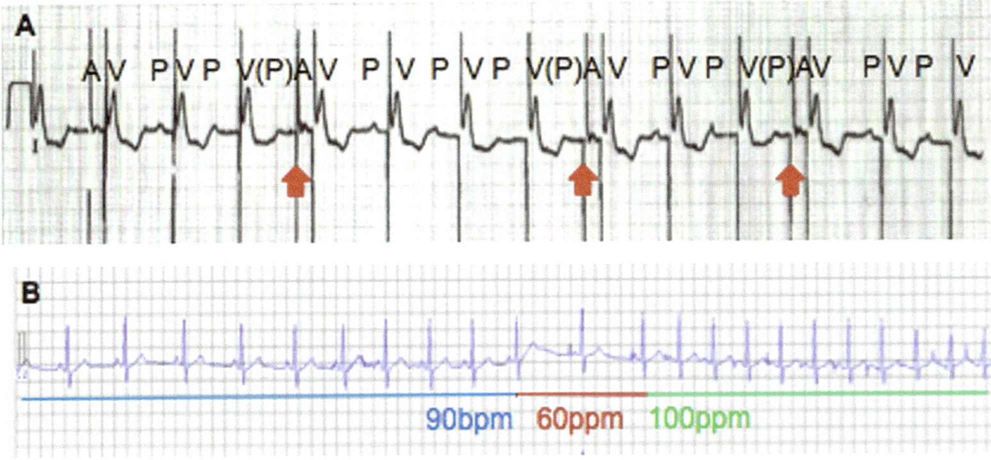

Figura 14.10. A. *Rate Smoothing*. Para evitar pausa e queda abrupta da frequência cardíaca, o ciclo seguinte não pode ser menor que 94% do ciclo precedente (setas). Neste exemplo, durante taquicardia Sinusal, ocorre o fenômeno de pseudo-Wenckbach mas o algoritmo *Rate Smoothing* evita a pausa. B. *Rate-Drop-Response*. A queda da frequência cardíaca Sinusal de mais de 25bpm no último minuto, ativa o algoritmo que estimula a frequência de 100ppm. Presentes nos geradores bicamerais da empresa Medtronic®. Fonte: Acervo do autor.

Rate Drop Response-RDR (Medtronic®), Sudden Brady Response-SBR (Boston®) e CLS (Biotronik®)[10]

Os algoritmos RDR e SBR são utilizados no tratamento das síncopes neuro-mediadas. Detectam a queda abrupta da frequência atrial (10 a 25 bpm no último minuto) e aplicam estimulação AV a uma frequência mais alta que a frequência mínima programada (100 ppm/5 a 40 ppm acima da frequência atrial média registrada) por 1 a 15 minutos (Figura 14.10B). Após este período, há queda gradual da frequência de estimulação utilizando o algoritmo *Rate Smoothing Down*. Estão disponíveis apenas em modo DDD(R) e são desabilitados durante a ativação do *Automatic Mode Switch*.

Devido as caraterísticas fisiológicas, o sensor de resposta de frequência *CLS* tem se mostrado eficaz no tratamento e prevenção das síncopes neuro-mediadas. Pode ser ativado tanto em modo DDR(R) ou VVI(R) e não são desabilitados durante a ativação do *Automatic Mode Switch* (Figura 14.6).

Algoritmos de segurança: tratando o funcionamento inadequado dos dispositivos

Safety Pacing[2]

Em sistemas bicamerais, eventualmente o artifício atrial pode ser detectado pelo eletrodo ventricular após o período de *blanking atrial (*durante o intervalo PR), ser interpretado como QRS nativo e inibir a deflagração da estimulação ventricular. Em portadores de BAVT este fenômeno gera assistolia e é denominado *cross-talking.* Para evitar este terrível fenômeno, o algoritmo de *safety pacing* foi desenvolvido. Nele, um artifício ventricular é deflagrado 100ms após o artifício atrial, garantindo a captura ventricular. Caso tenha sido uma ectopia ventricular simultânea ao artifício atrial, o artifício ventricular é deflagrado no final do QRS ou início do segmento ST sem possibilidade de desencadear taquicardia ventricular polimórfica (Figura 14.11).

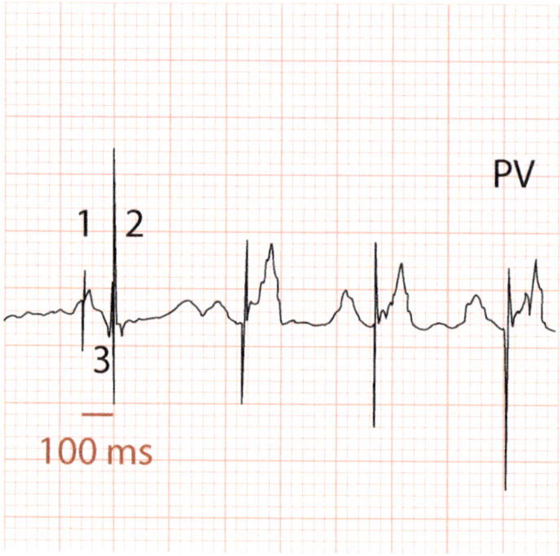

Figura 14.11. *Safety Pacing*: para evitar o *Cross-Talking*, eventos sentidos no canal ventricular durante o intervalo AV, deflagram estímulo ventricular com intervalo AV de 100ms. Neste exemplo, ocorrem vários fenômenos: 1. Pseudo-fusão atrial 2. Pseudo-fusão ventricular e 3. *Safety Pacing*. Fonte: Acervo do autor.

PMT-Termination (Protection)[2]

A taquicardia mediada por marca-passo ou taquicardia eletrônica ou ainda taquicardia de alça sem fim, suscita ciclos P'V por reentrada átrio-ventricular envolvendo o sistema bicameral como alça anterógrada e o nodo AV como alça retrógrada. É deflagrada por ectopias ventriculares com condução VA, distúrbios de *sensing* atrial (*over* ou *undersensing*) ou falha de captura atrial (Figura 14.12). Estes fenômenos deflagram esta taquicardia que possui frequência usualmente igual a frequência cardíaca máxima programada. O algoritmo *PMT-termination* é ativado quando 15 ciclos PV consecutivos na frequência cardíaca máxima programada são registrados. No 16° ciclo, há um prolongamento do período refratário atrial (PVARP) a fim de "esconder" a onda P´ (retrógrada) e não estimular o ventrículo neste ciclo. Caso a frequência atrial retorne ao nível basal, está confirmada o diagnóstico da taquicardia mediada, caso persista elevada o diagnóstico é de taquicardia Sinusal ou atrial e os ciclos PV se sucedem.

O registro da taquicardia mediada no sistema Holter permite além do diagnóstico, pela inscrição da onda P´ retrógrada, documentar o mecanismo deflagrador e por conseguinte orientar a sua correção do dispositivo por programação.

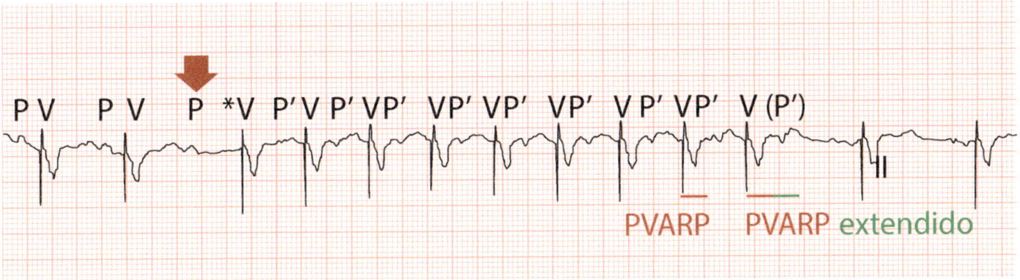

Figura 14.12. Algoritmo *PMT Protection*. A taquicardia mediada pelo marca-passo consiste em ciclos PV de frequência igual a máxima programada. É dependente da condução ventrículo-atrial e a onda P' gerada é retrógrada. Após 8 ciclos PV na FC máxima, o algoritmo prolonga o intervalo PVARP e se a frequência sinusal reduz, está confirmada a taquicardia mediada. Caso permaneça elevada, o diagnóstico é de taquicardia (atrial) conduzida. Neste exemplo, a taquicardia foi iniciada por *undersensing* atrial (seta vermelha) e perda de captura fisiológica (*). Fonte: Acervo do autor.

Reversão Assíncrona[2]

Ondas eletromagnéticas irradiadas ou conduzidas podem interferir no funcionamento dos dispositivos cardíacos eletrônicos. O pior cenário é a inibição inapropriada da estimulação ventricular no paciente portador de BAVT e dependente da estimulação, culminando em assistolia. A fim de evitar o fato, o algoritmo de reversão assíncrona, presente no canal ventricular, ao detectar um *sensing* durante o período refratário ventricular, reinicia a contagem do período até o ciclo de estimulação mínimo ser atingido (frequência mínima) e deflagra artifício atrial e/ou ventricular (modo transitório DOO ou VOO) (Figura 14.13).

Taquicardias Ventriculares rápidas podem também ativar este algoritmo e artifícios deflagrados neste contexto não devem ser interpretados como distúrbio do *sensing*.

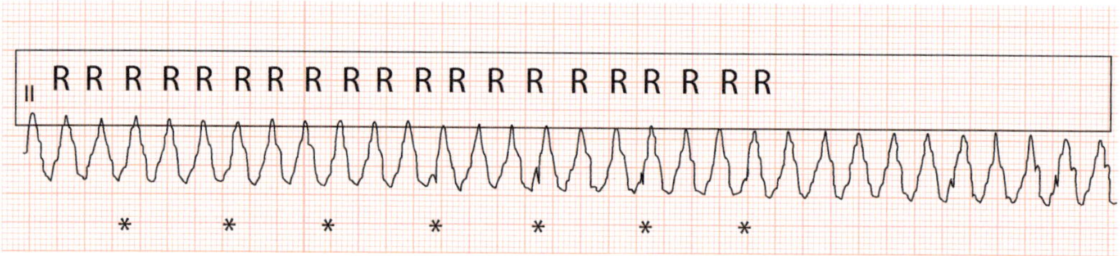

Figura 14.13. Reversão Assíncrona: portador de marca-passo unicameral programado em modo VVI, apresentando taquicardia ventricular. Devido a alta frequência cardíaca, dois complexos QRS são sentidos dentro de um mesmo Período refratário ventricular que se reinicia indefinidamente até atingir a frequência cardíaca básica programada. O gerador mantém o ciclo de estimulação na frequência básica (*) a fim de evitar inibição inapropriada por possível interferência eletromagnética. Fonte: Acervo do autor.

Referências bibliográficas

4. Barold SS, Falkoff MD, Ong LS, Heinle RA: All dual-chamber pacemakers function in the DDD mode. Am Heart J 115:1353-62, 1988.
5. Doppalapudi H. Clinical Cardiac Pacing, Defibrillation, and Resynchronization Therapy. In: Ellenbogen KA, Wilkoff BL, Kay GN et al. Timing Cycles of Implantable Devices. 5a edição. Philadelphia: Elsevier, 2017. p. 961-1030.
6. Bernstein AD, Daubert JC, Fletcher RD, et al: The revised NASPE/BPEG generic code for antibradycardia, adaptive-rate, and multisite pacing. North American Society of Pacing and Electrophysiology/British Pacing and Electrophysiology Group. Pacing Clin Electrophysiol 25:260-4, 2002.
7. Friedberg HD, Barold SS: On hysteresis in pacing. J Electrocardiol 6:1–2, 1973.
8. Sweeney MO, Ruetz LL, Belk P, et al: Bradycardia pacing-induced short-long-short sequences at the onset of ventricular tachyarrhythmias: a possible mechanism of proarrhythmia? J Am Coll Cardiol 50:614-22, 2007.
9. Mond HG, The electrocardiographic interpretation of pacemaker algorithms enabling minimal ventricular pacing, Heart Rhythm (2020), doi: https://doi.org/10.1016/.
10. Ishikawa T, Kimura K, Miyazaki N, et al: Diastolic mitral regurgitation in patients with first-degree atrioventricular block. Pacing Clin Electrophysiol 15:1927-31, 1992.
11. Stroobandt RX, Barold SS, Vandenbulcke FD, et al: A reappraisal of pacemaker timing cycles pertaining to automatic mode switching. J Interv Card Electrophysiol 5:417-29, 2001.
12. Ellenbogen KA: Pacing therapy for prevention of atrial fibrillation. Heart Rhythm 4:S84-7, 2007.
13. Maggi R, Brignole M: Update in the treatment of neurally-mediated syncope. Minerva Med 98:503-9, 2007.

15

Principais Disfunções dos Dispositivos de Estimulação Cardíaca Artificial

José Mário Baggio Jr.

Os dispositivos cardíacos eletrônicos implantáveis (DCEI) incorporam continuamente algoritmos que visam ajustes automáticos de sensibilidade e estimulação. Além disto, os recursos diagnósticos dos DCEI podem promover registros atípicos de traçados no Holter de 24 horas. Deste modo, podemos encontrar dificuldades em diferenciar disfunções de pseudodisfunções.[1-4]

As principais disfunções dos DCEI podem ser classificadas em:

- Falha em emitir espícula (*oversensing* - sensibilidade excessiva);
- Falha de sensibilidade (*undersensing*);
- Falha de captura;
- Programação inapropriada ou novos algoritmos gerando o registro de "pseudodisfunções".

As principais causas de falha na emissão de espículas (*oversensing* - sensibilidade excessiva) são:

a. Miopotencial;
b. Disfunções de eletrodos (Ruído);
c. Sensibilidade cruzada (*crossensing*);
d. Interferências eletromagnéticas.

Na Figura 15.1, é possível observar uma interferência na linha de base do registro. Deste modo, podemos inferir que tenha havido ativação de músculos estriados não cardíacos. Essa ativação pode ter promovido tanto a ocorrência de miopotencias que foram sentidos pelo MP, uma vez que se trata de sistema unipolar, quanto pode ter imposto estresse físico no trajeto do eletrodo, revelando ruido intermitente do eletrodo.

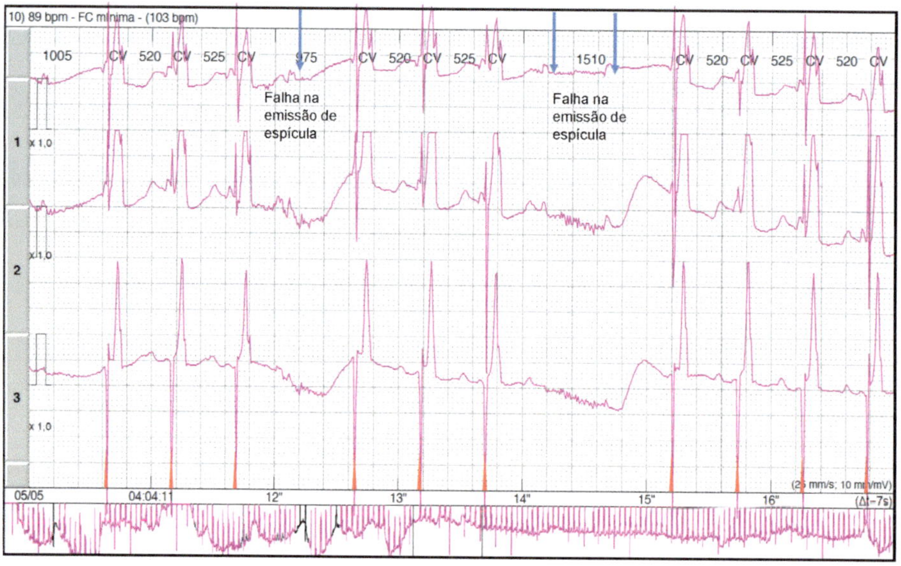

Figura 15.1. Paciente com 4 anos portadora de marca-passo (MP) de câmara única epicárdico devido a bloqueio atrioventricular total (BAVT) pós-operatório.[5] Fonte: Acervo do autor.

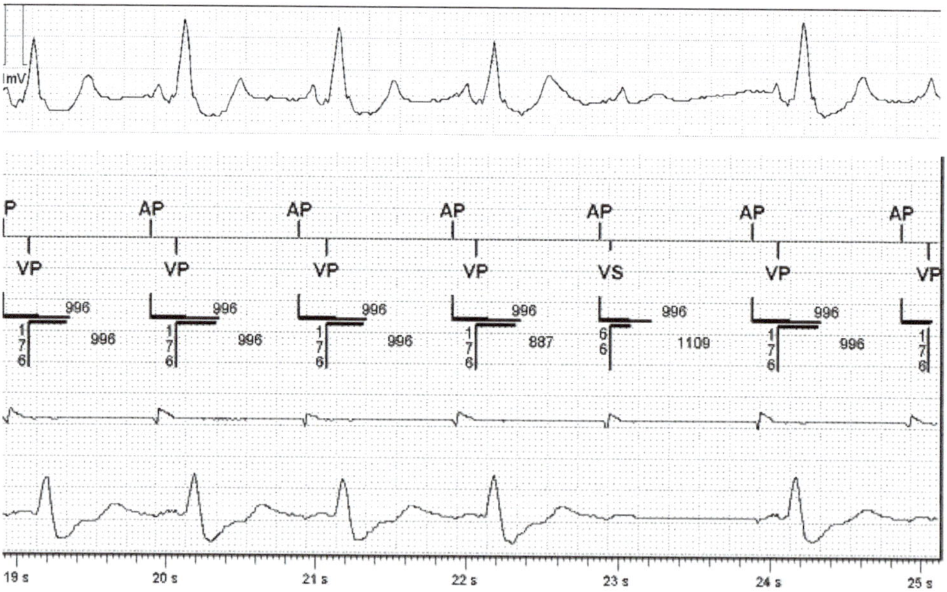

Figura 15.2. Paciente com doença do nó sinusal (DNS) e BAVT portador de MP programado em DDDR (*pace e sense* programados em bipolar; FC mínima= 60 ppm) queixando-se de palpitações tipo extrassístoles. Fonte: Acervo do autor.

Na Figura 15.2, inicialmente é importante destacar a dificuldade em se visualizar o registro das espículas de MP. No quinto batimento do traçado é possível observar a falha na emissão da espícula ventricular.

Na Figura 15.3, secundário á interrogação do dispositivo (telemetria com canal de marcas), é possível identificar a sensibilidade cruzada (*crossensing*) da espícula atrial no canal ventricular.

No entanto, notem que o diagnóstico de precisão só foi possível com a interrogação do dispositivo. Assim, diante de registros como este, devemos dar um laudo descritivo do traçado e não um diagnóstico de precisão (ex.: Nota-se falha de emissão de espícula do MP no quinto batimento da Figura 15.2).

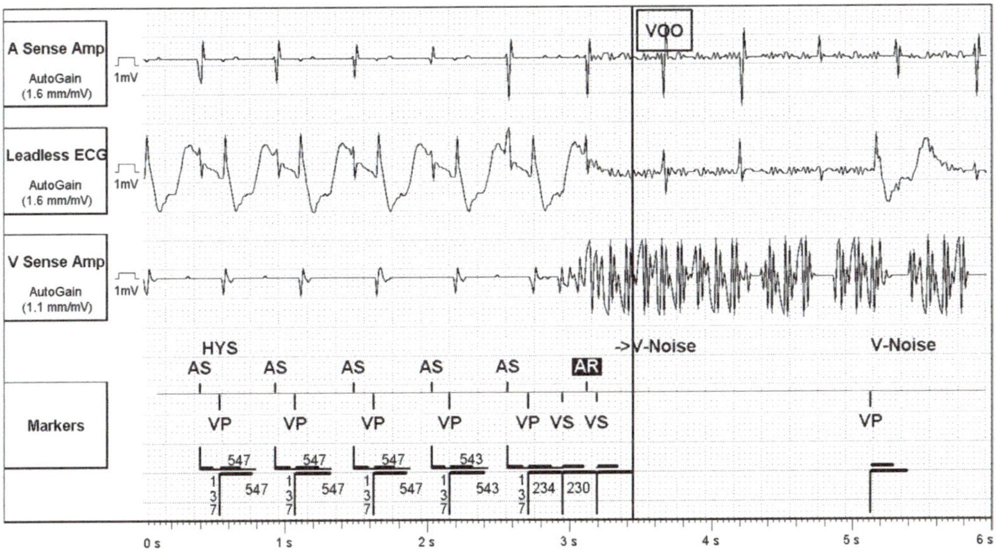

Figura 15.3. Paciente com BAVT portadora de MP de dupla câmara queixando-se de pré-síncope ao ligar o chuveiro elétrico. Pela avaliação eletrônica do dispositivo foi possível registrar o momento da interferência eletromagnética que ocorreu nos 3 canais: 1. Atrial intracavitário; 2. *Leadless* (Derivação entre a carcaça do gerador de MP e a ponta do eletrodo ventricular; 3. Ventricular intracavitário). É possível notar pelo canal de marcas o momento em que o próprio gerador classifica o evento como "ruído elétrico" no canal ventricular.[6] Fonte: Acervo do autor.

1. As principais causas de falha de sensibilidade (*undersensing)* são:

- Programação inapropriada;
- Mudança do ritmo atrial e QRS no seguimento;
- Alterações hidroeletrolíticas;
- Canalopatias.

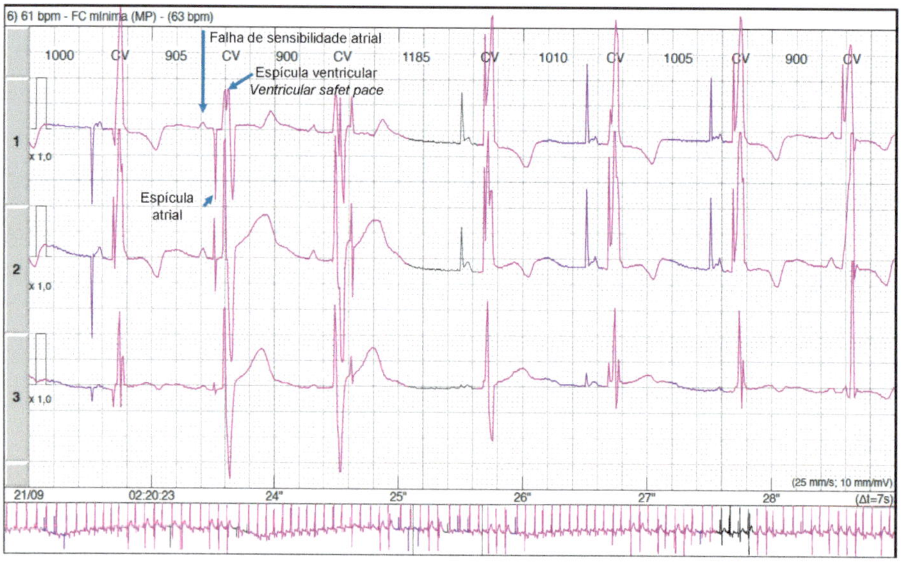

Figura 15.4. Paciente com DNS portadora de MP de dupla câmara. Neste traçado, é possível notar que as segunda e terceira ondas P não são sentidas, sendo seguidas por uma espícula no canal atrial e como ocorreu condução intrínseca desta onda P não sentida, o QRS ocorre na janela de segurança ventricular após espícula atrial (*ventricular safety window*), promovendo uma espícula ventricular de segurança (*ventricular safety pacing*) configurando uma falha de sensibilidade atrial. Fonte: Acervo do autor.

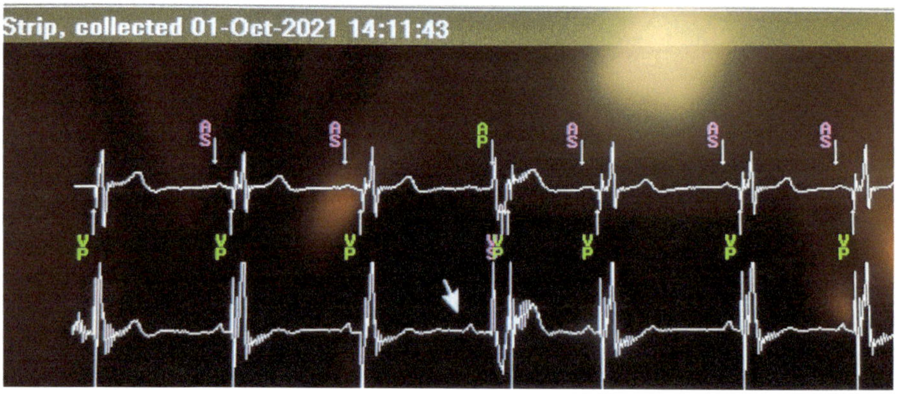

Figura 15.5. O registro eletrocardiográfico simultâneo ao canal de marcas do MP permitiu a documentação do comportamento eletrônico descrito acima, sendo possível ilustrar a falha de sensibilidade atrial com emissão de espícula atrial, porém como o complexo QRS ocorre na "janela de segurança" (safety window), o MP emitiu uma espícula de segurança (ventricular safety pacing – VSP). Fonte: Acervo do autor.

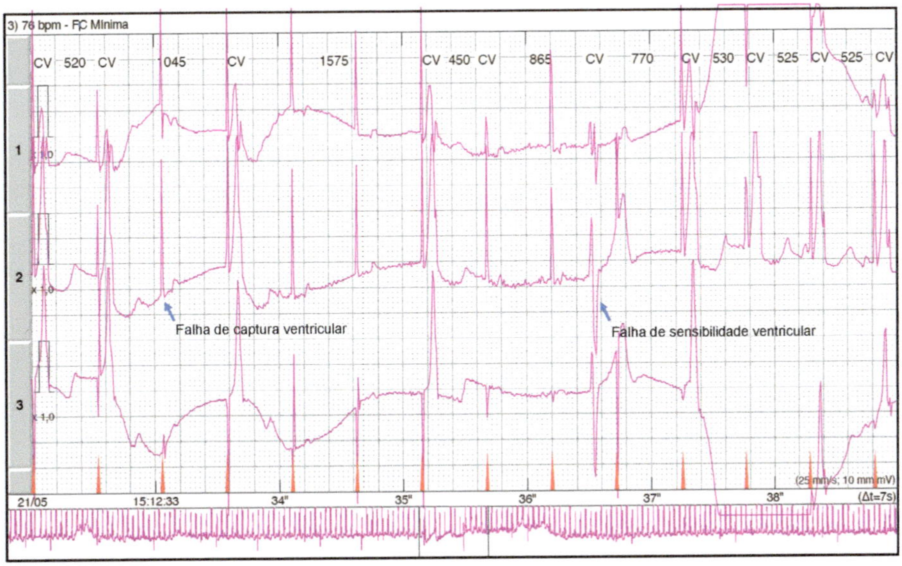

Figura 15.6. Paciente de 4 anos com BAVT pós correção de cardiopatia congênita portadora de MP de câmara única ventricular. Neste traçado, observamos falhas de captura e sensibilidade ventricular. Fonte: Acervo do autor.

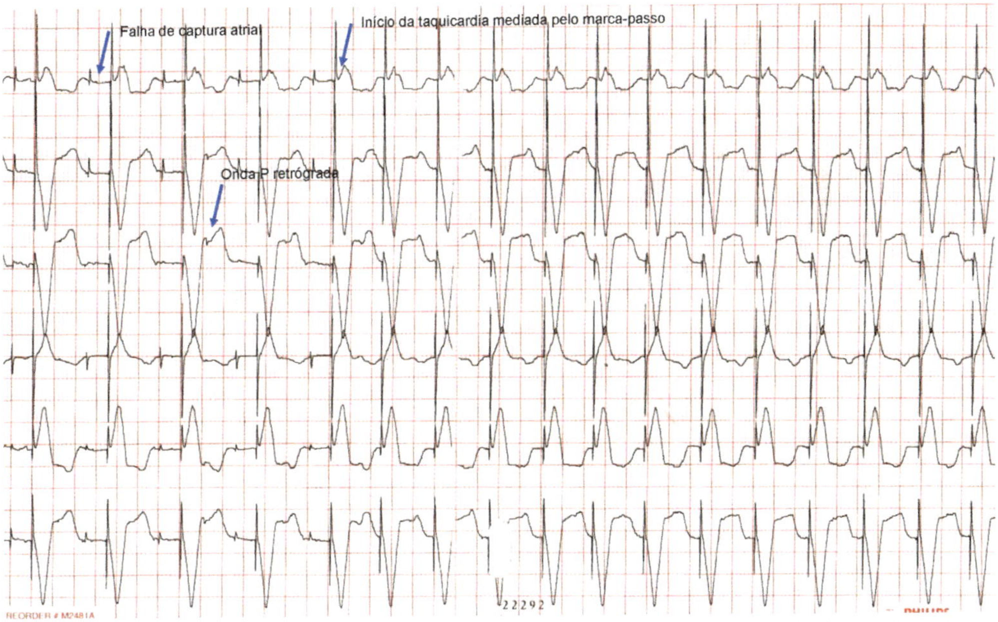

Figura 15.7. Paciente com DNS e BAVT portador de marca-passo atrioventricular queixando-se de palpitações tipo extrassístoles e palpitações taquicardias durante a hemodiálise. A partir da segunda espícula atrial é possível observar perda de captura atrial e a partir do terceiro batimento é possível observar a ocorrência de onda P retrógrada ao final do QRS. Ademais, a partir do quinto batimento ocorre uma taquicardia mediada pelo MP. Fonte: Acervo do autor.

2. As principais causas de falha de captura são:

- Elevação de limiar na fase de maturação;
- Deslocamento de eletrodo;
- Disfunção de eletrodo;
- Introdução de drogas antiarrítmicas e distúrbios hidroeletrolíticos no seguimento.

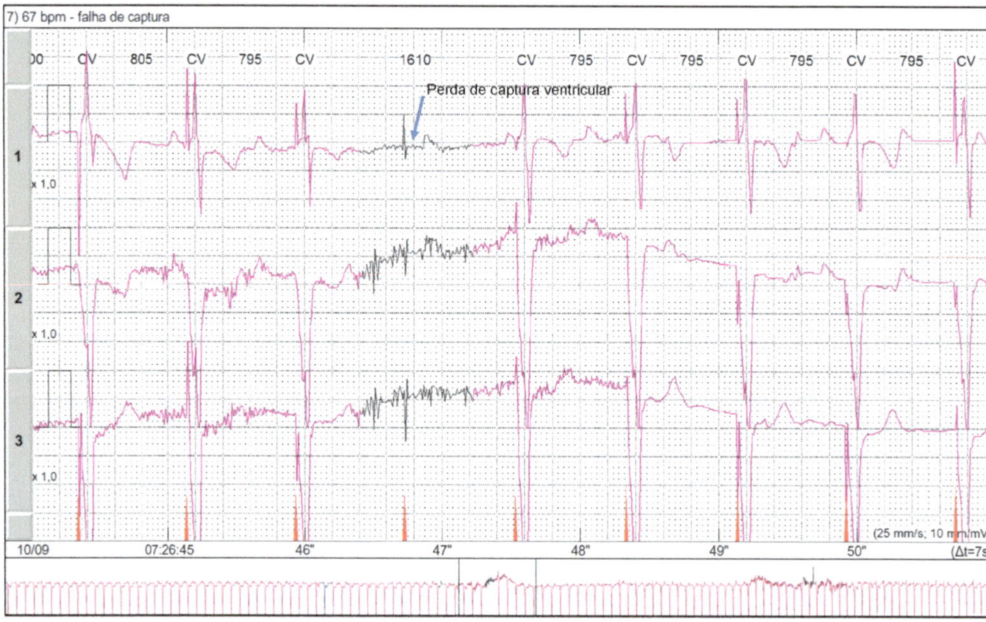

Figura 15.8. Paciente com MP de câmara única ventricular com queixas de palpitações tipo extrassístoles. Note que a quarta espícula não promove despolarização ventricular, configurando perda de captura. Fonte: Acervo do autor.

3. Programação inapropriada ou novos algoritmos gerando o registro de "pseudodisfunções":

- Frequência máxima de seguimento;
- Funcionamento do algorítmo de *mode switch* (AMS);
- Ajuste de intervalo atrioventricular nos ressincronizadores;
- Novos algoritmos.

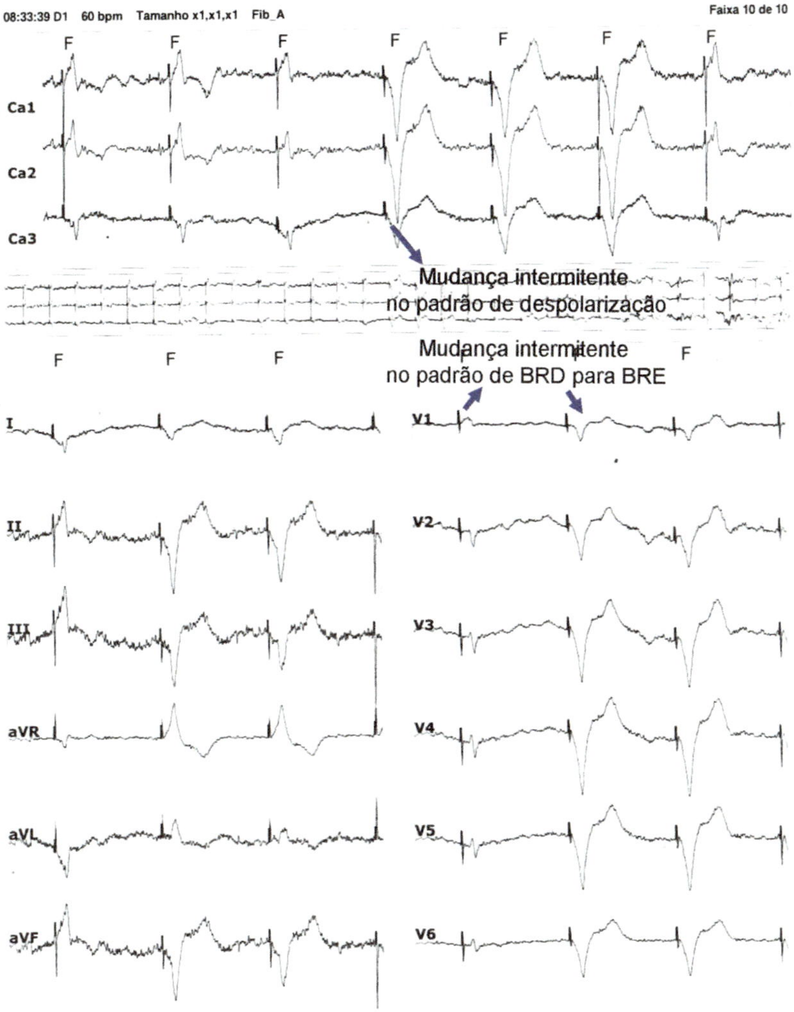

Figura 15.9. Paciente com cardiomiopatia dilatada, FA crônica permanente submetido a implante de CDI biventricular há 6 meses refere piora dos sintomas de IC após início de amiodarona para controle de TVNS. Neste traçado de Holter, é possível notar a mudança intermitente na morfologia do QRS que, quando analisado no traçado de doze derivações, permitiu a identificação de mudança no padrão de despolarização em V1 de morfologia de BRD para BRE, sinalizando perda intermitente de captura pelo eletrodo ventricular esquerdo. Fonte: Acervo do autor.

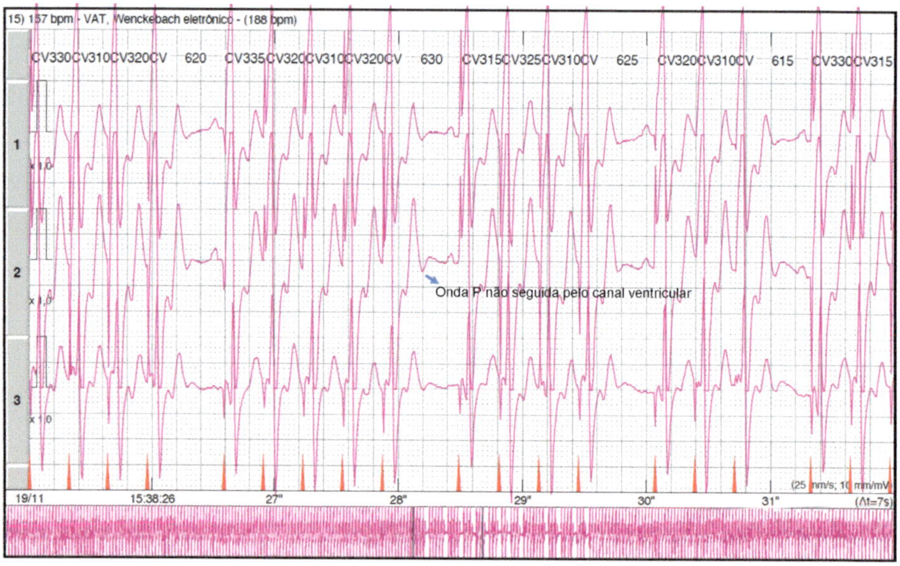

Figura 15.10. Criança com BAVT em pós operatório de implante de MP atrioventricular e assintomática. O MP foi programado em modo DDD com frequência máxima de seguimento de 180 ppm. No traçado de Holter da paciente é possível observar, diante de frequências cardíacas superiores a 180 ppm, momentos em que o dispositivo ignora a onda P sentida, configurando o comportamento de wenckebach eletrônico. Fonte: Acervo do autor.

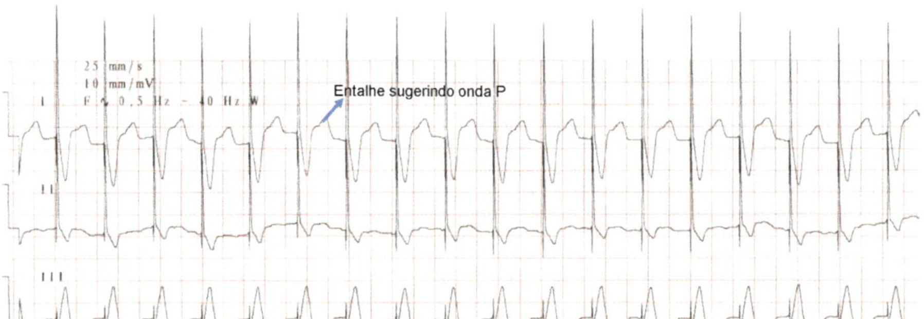

Figura 15.11. Paciente com BAVT portador de MP AV queixando-se de palpitações taquicárdica rítmicas. Neste traçado temos dificuldades em identificar registro de eventuais ondas P, porém a visualização de pequenos entalhes sugerindo onda P entre os complexos QRS estimulados e o ritmo regular sugerem a ocorrência de uma arritmia atrial regular que é sentida pelo canal atrial e promove deflagração de espícula no canal ventricular. Fonte: Acervo do autor.

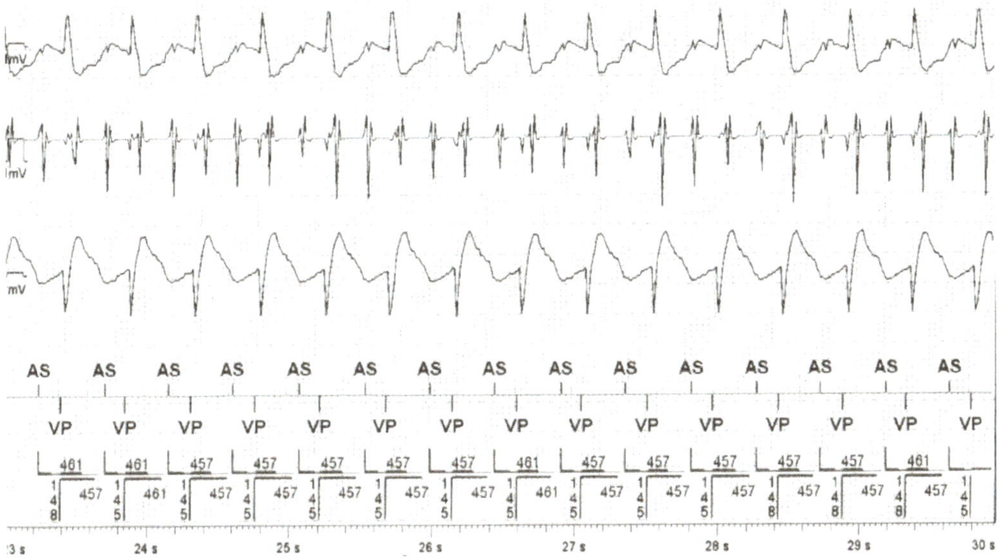

Figura 15.12. O canal de marcas do MP demonstra a ocorrência de *Flutter* atrial, sendo que uma das ondas F é sentida pelo canal atrial e a segunda ocorre no *blanking* (período de cegueira) atrial pós evento ventricular estimulado. Assim, ocorre um comportamento de condução 2:1. Fonte: Acervo do autor.

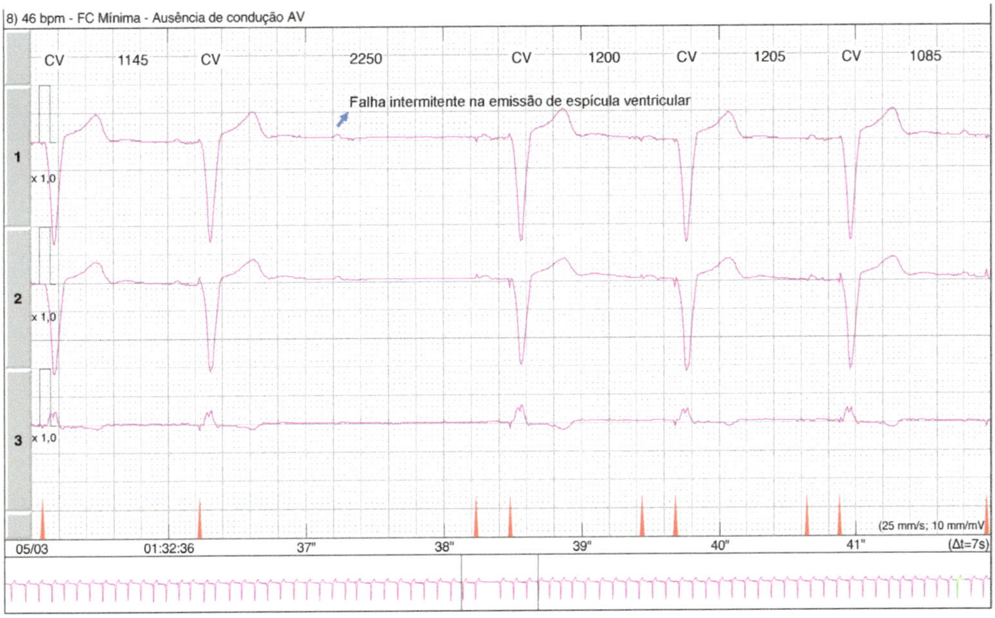

Figura 15.13. Paciente portador de BAVT e MP AV. Retorna assintomático para avaliação eletrônica do MP após Holter 24 h, que evidenciou presença de um episódio por hora de emissão de espículo ventricular, com pausas de 2,2 s (23h30, 00h30, 01h30, 02h30, 03h30 e 04h30) conforme o traçado. Fonte: Acervo do autor.

Quando nos deparamos com uma suposta disfunção que ocorre randomicamente em horários determinados, devemos pensar na possibilidade de algoritmo relacionado ao evento. No traçado da Figura 15.14 observa-se um algoritmo específico do gerador Advisa® da empresa Medtronic durante a amplificação do sinal de sensibilidade no canal ventricular.

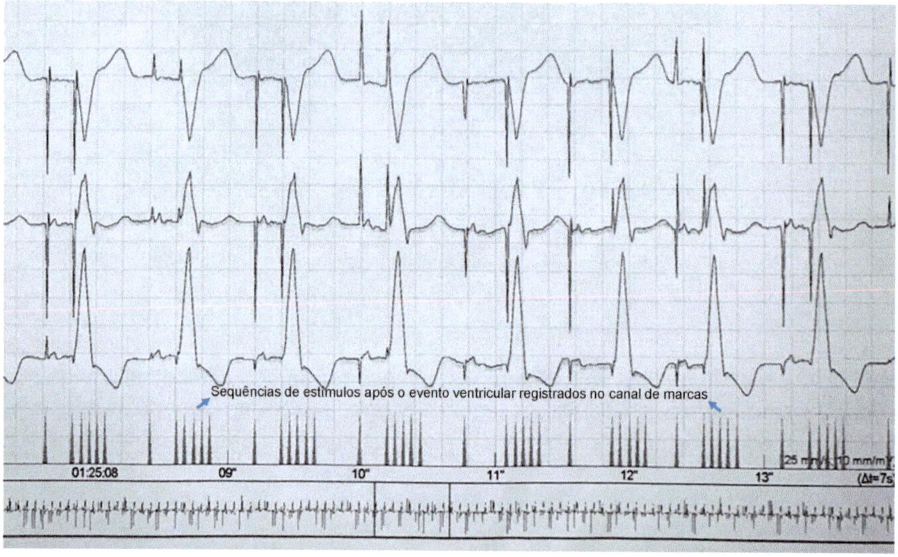

Figura 15.14. Paciente CLS, 73 anos, sexo feminino, com DNS submetida a implante de MP bicameral. Neste traçado, além da busca de condução AV intrínseca observada no quinto batimento, é possível observar registro de espículas pelo canal de marcas do Holter. Fonte: Acervo do autor.

Este registro é secundário a emissão de espículas subliminares pelo gerador de MP que visam mensurar a contratilidade miocárdica e modular a resposta do sensor CLS (*closed loop sensor*). Este sensor emite 8 sequências de 17 estímulos bipolares entre a carcaça do gerador e o eletrodo ventricular, 50 a 300 ms após um evento ventricular para realizar esta mensuração. A Figura 15.15 ilustra outro algoritmo em paciente portador de CDI dupla-câmara, em que o canal de marcas registra espícula para medida da impedância torácica.

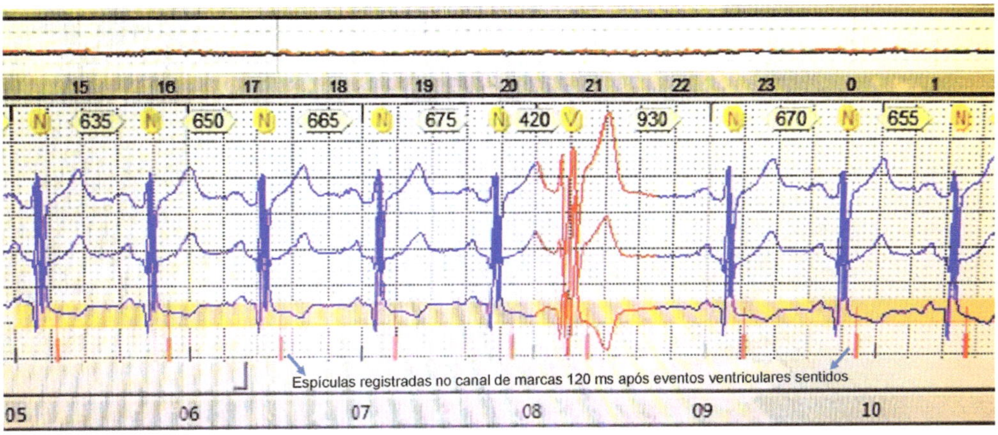

Figura 15.15. Paciente portador de cardioversor-desfibrilador implantável (CDI) de dupla câmara assintomático realiza Holter de rotina. Neste registro é possível notar que após 120 ms de cada evento ventricular sentido existe o registro no canal de marcas de uma espícula. Neste CDI, existe um algoritmo que 120 ms após eventos ventriculares sentidos, o canal ventricular emite um pulso subliminar entre a carcaça do gerador e o eletrodo ventricular para mensuração da impedância torácica. Fonte: Acervo do autor.

Conclusão

O Holter de 24 horas continua sendo um recurso fundamental no diagnóstico das disfunções dos DCEI. Com a evolução tecnológica, a interação de múltiplos sistemas e os algoritmos de ajuste automático e monitorização dos DCEI, o laudo das disfunções torna-se cada vez mais desafiador. Desse modo, devemos priorizar o laudo descritivo das supostas alterações encontradas e quando possível interagir com os fabricantes a fim de elucidações quanto aos funcionamentos específicos das respectivas marcas.

Referências bibliográficas

1. Ellenbogen KA, Wilkoff BL, Kay GN, Lau CP, Auricchio A. Clinical Cardiac Pacing Defibrillation, and Resynchronization Therapy. Fifth edition. Philadelphia, PA: Elsevier, [2017] ISBN 9780323378048.
2. 2018 ACC/AHA/HRS guideline on the evaluation and management of patients with bradycardia and cardiac conduction delay: a report of the American College of Cardiology/American Heart Association Task Force on Clinical Practice Guidleines and the Heart Rhythm Society. J Am Coll Cardiol. 2018.
3. Ellenbogen KA, et al. Cardiaca Pacing and ICDs. Fourth Edition. Blackwell, [2005] ISBN: 978-1-4051-0407-0.
4. Serge Barold, et al. Cardiac Pacemakers Step by Step. Blackwell 2004.
5. Martino Martinelli, et al. Atlas de Marcapasso. Rio de Janeiro: Atheneu, 2000.
6. Ambulatório de marcapasso e setor de Holter do IC-DF e HCBR.
7. Avaliação e programações dos Marcapasso SJM. Silva Angelina Dório Nishioka e colaboradores. Primeira edição. Atheneu, [2016] ISBN 978-85-388-0763-6.
8. Occasional dropped ventricular pacing in a patient with no underlying rhythm and an Advisa® dual-chamber pacemaker. Sanjay Mehra et al Europace 2015 Aug;17(8):1250.
9. An uncommon ECG manifestation of normal pacemaker function. Sharath K et al. Journal of Arrhythmia. 2020; 36:197-8.

16

Como o Holter Pode Ajudar na Programação dos Dispositivos Cardíacos Eletrônicos Implantáveis

Maurício Pimentel

Os dispositivos cardíacos eletrônicos implantáveis (DCEI) constituem-se em importante recurso terapêutico para tratamento dos distúrbios elétricos (bradiarritmias e taquiarritmias) e da insuficiência cardíaca. O acompanhamento de pacientes com marca-passo (MP), ressincronizador cardíaco (TRC) e cardioversor-desfibrilador implantável (CDI) está baseado fundamentalmente na realização da avaliação eletrônica do dispositivo com programador específico e no ECG de 12 derivações. Há, no entanto, alterações clínicas ou de funcionamento do dispositivo de caráter intermitente e que podem não ser diagnosticadas em uma avaliação presencial instantânea. O Holter é um método de monitorização prolongada que deve ser sempre considerado em cenários clínicos onde pacientes apresentam sintomas compatíveis com alterações do ritmo ou de funcionamento do DCEI que não são esclarecidos na avaliação eletrônica ou ECG. Dados apontam que a avaliação de DCEI com emprego do Holter pode identificar disfunção assintomática do dispositivo em até 25% dos pacientes, mesmo com parâmetros apropriados após implante.[1]

A análise do Holter na presença de DCEI requer atenção especial. Os sistemas modernos de gravação digital e análise permitem hoje a detecção das espículas de estimulação com maior acurácia, mesmo que o DCEI esteja estimulando na forma bipolar. Ainda assim, pode ocorrer que a detecção das espículas atrial e ventricular sejam contadas como batimentos separados, gerando duplicidade na contagem de batimentos. Outra situação frequente é a classificação dos batimentos ventriculares estimulados como se fossem extrassístoles ventriculares, ritmo idioventricular e até mesmo taquicardia ventricular.[2] A solução dessas situações requer a seleção adequada do melhor canal do Holter para a interpretação do exame, bem como a reclassificação adequada da morfologia dos batimentos. Na condição ideal, a interpretação do Holter deveria ser realizada tendo-se disponíveis o ECG de 12 derivações e as informações sobre a programação do DCEI. No entanto, na prática clínica, raramente estas informações estão disponíveis para quem irá interpretar o exame.

Disfunção de DCEI

As principais disfunções no funcionamento dos DCEI são as falhas de sensibilidade ou de comando, já descritas no Capítulo 15, que demandam ajustes específicos da programação de acordo com o problema diagnosticado.

Holter no paciente com TRC

A eficácia da TRC em pacientes com insuficiência cardíaca com fração de ejeção reduzida e distúrbio da condução intraventricular está comprovada em diversos ensaios clínicos randomizados e metanálises, com benefícios com relação à melhora de sintomas, qualidade de vida e mortalidade total.[3] No entanto, ainda se observa uma variação importante na resposta clínica individual a esta terapia, com ausência de melhora clínica e ecocardiográfica em até um terço dos pacientes.[4]

Entre os fatores associados à variação na resposta clínica está a taxa de estimulação biventricular. Atualmente recomenda-se que a taxa de estimulação biventricular seja superior a 98%.[5,6] A redução da taxa de estimulação biventricular pode ocorrer por inibição do ressincronizador por atividade ventricular própria do paciente ou porque a estimulação liberada não é capaz de gerar captura efetiva, principalmente do ventrículo esquerdo. Outras causas de falha da ressincronização efetiva são a ocorrência de fibrilação atrial e de extrassístoles ventriculares.[7]

A análise do Holter pode contribuir significativamente para a obtenção de melhores resultados com a TRC. Na interpretação do exame, deve haver atenção especial para variações de morfologia dos batimentos ventriculares. Podem ser observados batimentos com comando biventricular, batimentos com comando por apenas um dos eletrodos, batimentos de fusão ou pseudofusão e batimentos normais não estimulados. Em pacientes com fibrilação atrial, apesar da avaliação eletrônica do dispositivo indicar taxa de estimulação biventricular > 90%, a realização de Holter mostrou que a taxa de ressincronização efetiva era de apenas 76%.[8] Em outro estudo, com pacientes predominantemente em ritmo sinusal, a realização do Holter mostrou que a taxa de ressincronização indicada pelos dispositivos superestimou na média em 7% a taxa de ressincronização efetiva avaliada por meio da interpretação do Holter.[9] A taxa de ressincronização informada na avaliação eletrônica do dispositivo informa simplesmente o percentual de liberação de pulso de estimulação biventricular, não refletindo necessariamente captura biventricular verdadeira.

A descrição detalhada e a documentação com exemplos dessas possíveis alterações é de fundamental importância na emissão do laudo do Holter. As Figuras

16.1 e 16.2 mostram exemplos de variação da morfologia dos batimentos ventriculares no Holter em pacientes com TRC inefetiva. A partir destas informações, podem ser tomadas condutas clínicas como ajuste de drogas antiarrítmicas, ablação por radiofrequência e alteração da programação do dispositivo. A programação do dispositivo pode ser ajustada em termos de modo de programação, energia de estimulação, sensibilidade, dinâmica do intervalo atrioventricular conforme a frequência cardíaca, intervalo intraventricular. A melhora da taxa efetiva da estimulação biventricular é primordial para a obtenção da resposta clínica adequada, já que reduções de até mesmo 1% podem implicar em redução do benefício desta terapia.[5]

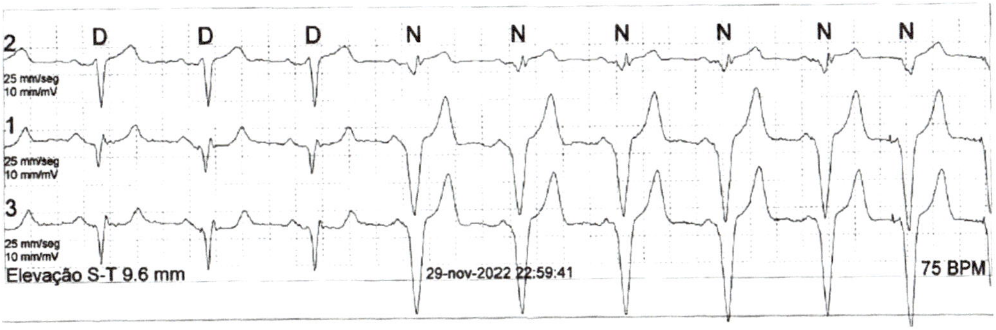

Figura 16.1. Paciente com 45 anos, sexo masculino, IC não isquêmica, FE 25%, bloqueio de ramo esquerdo, submetido a implante de CDI com TRC. Paciente sem melhora funcional após implante. Avaliação eletrônica com limiares adequados naquele momento, CRT 98%. Traçado de Holter mostrando que houve mudança da morfologia dos batimentos estimulados, provavelmente decorrente de captura univentricular. Essa situação precisa ser corrigida por ajuste de programação para a TRC ser mais efetiva. Fonte: Acervo pessoal do autor.

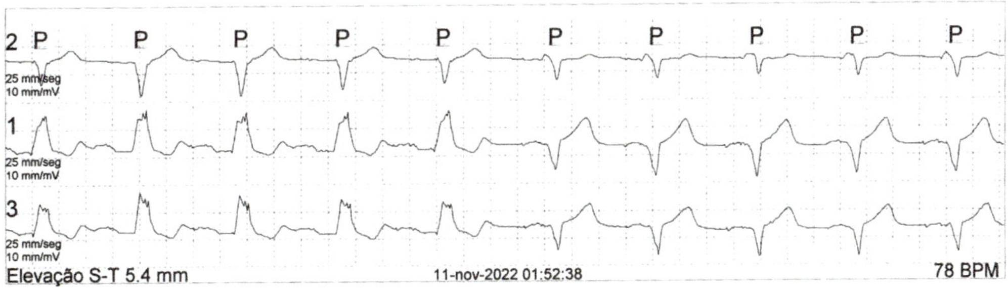

Figura 16.2. Paciente com 72 anos, sexo feminino, IC não isquêmica, FE 30%, bloqueio de ramo esquerdo, submetida à TRC. Paciente sem melhora funcional após implante. Avaliação eletrônica com limiares adequados naquele momento, CRT 99%. Traçado de Holter mostrando que houve mudança da morfologia dos batimentos, decorrente de falha de captura efetiva de um dos eletrodos por condução AV rápida e ritmo intrínseco ou alteração de limiar. Essa situação precisa ser corrigida por ajuste de programação para a TRC ser mais efetiva. Fonte: Acervo pessoal do autor.

Holter no paciente com CDI

O implante do CDI está indicado para pacientes de alto risco para morte súbita cardíaca com base no resultado de ensaios clínicos randomizados e estudos de coorte.[10] O objetivo da programação do CDI é identificar e tratar adequadamente taquiarritmias ventriculares graves, sem aumentar o risco de terapias inapropriadas, e minimizar a estimulação ventricular sempre que não houver necessidade.

As recomendações para programação do CDI indicam a prescrição de terapias (choque e estimulação antitaquicardia) para taquiarritmias mais rápidas e utilizando-se tempo de detecção mais estendido.[11] A definição de zonas de monitoramento sem terapias pode ser definida de acordo com a condição clínica.

Os dispositivos atuais apresentam recursos de memória que permitem a monitorização adequada de arritmias cardíacas ventriculares e supraventriculares, havendo, assim, um menor número de situações em que há necessidade da utilização do Holter para avaliação complementar. Entre essas, pode-se considerar o Holter para diagnóstico diferencial de episódios de fibrilação atrial em pacientes com CDI de câmara única, uma vez que não há eletrodo atrial para monitorização direta da atividade atrial. Outro cenário é o da investigação de sintomas potencialmente atribuíveis a arritmias cardíacas, mas que não são esclarecidos pelos registros do dispositivo, conforme exemplo da Figura 16.3. Taquiarritmias ventriculares sustentadas, com FC abaixo das zonas de monitorização programadas no CDI, podem passar despercebidas e serem causas de descompensação clínica de insuficiência cardíaca. Nesses casos, ajustes na programação podem ser utilizados para maior segurança e monitorização.

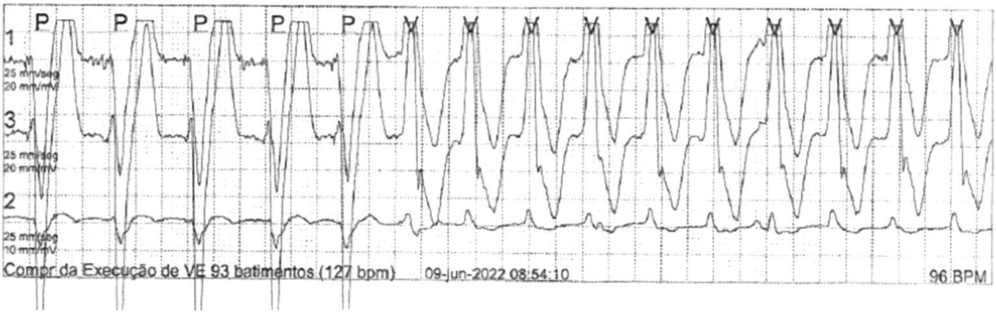

Figura 16.3. Paciente com 68 anos, sexo masculino, FE 30%, submetido a implante de CDI para prevenção primária. Queixa de tonturas. Avaliação do CDI sem registro de eventos. Programação: 150-200 bpm monitorização, 200 bpm ATP + choques. Holter mostrou presença de taquicardia ventricular com FC 120-130 bpm, abaixo da zona de detecção programada do CDI, durante episódio de tontura. Ritmo de base com estimulação ventricular pelo CDI. Fonte: Acervo pessoal do autor.

Considerações finais

Os DCEI são importante recurso terapêutico e, cada vez mais, estão sendo utilizados na prática clínica. Mesmo com recursos avançados de autoajuste e monitorização, existem situações clínicas nas quais as informações fornecidas pelo Holter podem aumentar a chance de obtenção da melhor resposta clínica. Para tanto, é necessário frisar a importância da interpretação adequada dos traçados e a elaboração de laudos com exemplos detalhados das eventuais alterações encontradas.

Referências bibliográficas

1. Chudzik M, Klimczak A, Wranicz JK. Ambulatory Holter monitoring in asymptomatic patients with DDD pacemakers - do we need ACC/AHA Guidelines revision? Arch Med Sci. 2013;9(5):815-20.
2. Pachón Mateus EI, Pachón Mateus JC. Importância do Holter no acompanhamento do portador de marcapasso cardíaco definitivo. In: Melo CS. Temas de marcapasso. 3.ed. São Paulo: Casa Editorial Lemos, 200. p.449-69.
3. Hayes DL, Boehmer JP, Day JD, Gilliam FR 3rd, Heidenreich PA, Seth M, et al. Cardiac resynchronization therapy and the relationship of percent biventricular pacing to symptoms and survival. Heart Rhythm. 2011;8(9):1469-75.
4. Glikson M, Nielsen JC, Kronborg MB, Michowitz Y, Auricchio A, et al. 2021 ESC Guidelines on cardiac pacing and cardiac resynchronization therapy. Eur Heart J. 20211;42(35):3427-520.
5. Cheng A, Landman SR, Stadler RW. Reasons for loss of cardiac resynchronization therapy pacing: insights from 32 844 patients. Circ Arrhythm Electrophysiol. 2012;5(5):884-8.
6. Kamath GS, Cotiga D, Koneru JN, Arshad A, Pierce W, et al. The utility of 12-lead Holter monitoring in patients with permanent atrial fibrillation for the identification of nonresponders after cardiac resynchronization therapy. J Am Coll Cardiol. 2009;53(12):1050-5.
7. Hernández-Madrid A, Facchin D, Klepfer RN, Ghosh S, Matía R, et al. Device pacing diagnostics overestimate effective cardiac resynchronization therapy pacing results of the hOLter for Efficacy analysis of CRT (OLÉ CRT) study. Heart Rhythm. 2017;14(4):541-7.
8. Zeppenfeld K, Tfelt-Hansen J, de Riva M, Winkel BG, Behr ER, et al. 2022 ESC Guidelines for the management of patients with ventricular arrhythmias and the prevention of sudden cardiac death. Eur Heart J. 2022;43(40):3997-4126.
9. Stiles MK, Fauchier L, Morillo CA, Wilkoff BL, ESC Scientific Document Group. 2019 HRS/EHRA/APHRS/LAHRS focused update to 2015 expert consensus statement on optimal implantable cardioverter-defibrillator programming and testing. Europace. 2019;21(9):1442-3.

SEÇÃO 6

Situações Especiais

17

Variabilidade da Frequência Cardíaca

Dalmo Antonio Ribeiro Moreira

Introdução

O sistema cardiovascular, formado pelo coração como "bomba" propulsora de sangue, e os vasos sanguíneos, formados por artérias, veias e capilares, é o responsável pela distribuição do sangue para atender as demandas metabólicas sistêmicas e pelo seu recolhimento para o processo de reoxigenação. Sua relação com os mais diferentes órgãos para atender àquelas demandas é regulado por reflexos vasculares locais, mas principalmente pelo sistema nervoso autônomo, que compreende os sistemas simpático e parassimpático. Contrariamente ao papel do sistema endócrino, cujos mecanismos de regulação da homeostase são mais lentos, os sistemas neurais atuam de maneira rápida ajustando e compensando desvios da função fisiológica do sistema cardiovascular.[1]

Diante de um desequilíbrio hemodinâmico, caracterizado por queda da pressão arterial, por exemplo, há o desencadeamento de um reflexo mediado por barorreceptores carotídeos e aórticos que, por meio de suas conexões centrais, via nervo de Hering e vago, com o centro vasomotor no tronco cerebral, causa aumento da frequência cardíaca e vasoconstrição periférica, restabelecendo a pressão arterial normal.[1] Uma vez corrigido o processo, cessam-se os estímulos aferentes e as respostas eferentes, com interrupção gradual da atividade reflexa. Essa sequência de efeitos é realizada pela atividade simpática, predominantemente associada à retirada da atividade vagal. Esse é apenas um exemplo da maneira pela qual a atividade autonômica é exercida sobre o sistema cardiovascular para restabelecimento da homeostase.

Num quadro de insuficiência cardíaca, a redução do débito cardíaco provoca queda da perfusão periférica, deixando de atender as demandas metabólicas. O metabolismo anaeróbio, além da acidose tecidual e acúmulo de catabólitos, causa vasodilatação periférica que culmina com a queda da pressão arterial.[2] Esse processo é progressivo e tende a virar um ciclo vicioso. Sua correção mais rápida é exercida pela atividade simpática, aumentando a frequência cardíaca e a força contrátil ventricular para restabelecer as condições fisiológicas normais. Numa situação na qual o processo persiste a atividade autonômica também continua.

Apesar desses efeitos compensatórios, a hiperatividade simpática pode causar danos ao coração particularmente em indivíduos com histórico de infarto do miocárdio. Baixa o limiar para o surgimento de arritmias ventriculares, seja por hiperautomatismo, atividade deflagrada ou reentrada e pode ser causa de morte súbita. Por essa razão, essa condição é deletéria. Por outro lado, a atividade vagal tem efeito oposto, protegendo os ventrículos. A estimulação vagal se opõe a essas mudanças e reduz os efeitos da estimulação simpática, prolongando a refratariedade, elevando o limiar de fibrilação ventricular e reduzindo o automatismo celular. Ambos os sistemas têm, portanto, efeitos antagônicos em muitas situações e o balanço da atividade entre eles pode ser útil na prática não apenas para se determinar o grau de desarranjo fisiológico em que se encontra o paciente, mas pode ter, também, implicações quanto ao tratamento e prognóstico da doença.

A intensidade da atividade neural sobre o sistema cardiovascular pode fornecer informações para se avaliar o grau de desequilíbrio da homeostase na qual se encontra o indivíduo e os riscos aos quais está submetido. Existem várias maneiras para que essa avaliação seja conduzida, cujas técnicas são apresentadas na Tabela 17.1. Todos esses métodos (cuja metodologia foge aos objetivos desse texto) são laboriosos quando não raramente desconfortáveis, além de não estarem disponíveis em muitos centros de investigação.

Tabela 17.1. Técnicas para aferição da atividade autonômica[3-8]
• Dosagem de catecolaminas plasmáticas e urinárias
• Teste de norepinefrina marcada com radioisótopos
• Cintilografia miocárdica com metaiodobenzilguanidina (MIBG)
• Biopsia de pele (musculo eretor, glândula salivar)
• Testes provocativos (teste da mesa inclinada, Valsalva, sensibilidade barorreflexa)
• Análise da sudorese
• Teste da sudorese termorregulatória
• Atividade eletrodérmica (condutância cutânea)
• Teste quantitativo do axônio motor da sudorese
• Eletromiografia do nervo peroneal
• Avaliação da atividade do nervo vago no pescoço
• Pupilometria

Uma técnica simples para avaliação da atividade do sistema nervoso autônomo é a utilização da análise da variação da frequência cardíaca (VFC) que utiliza registros eletrocardiográficos (monitores portáteis, vestíveis, eletrocardiograma de 12 derivações, Holter de 24 horas etc.).[9] Graças ao conhecimento dos efeitos das atividades simpática e parassimpática sobre a frequência sinusal, toda uma investigação pode ser realizada. É uma técnica simples, não invasiva, confortável, de fácil realização, barata e reprodutível que determina a atividade do sistema nervoso autônomo tal qual as técnicas anteriormente descritas. As informações obtidas são de grande utilidade para definição do grau de desequilíbrio autonômico causado por uma doença e que está, muitas vezes, diretamente relacionada com a sua gravidade. Além disso, o conhecimento do resultado pode auxiliar na tomada de decisão clínica, pode auxiliar no acompanhamento do tratamento quando se detectam mudanças do perfil autonômico do paciente e, também, é útil na caracterização do prognóstico da doença.

O objetivo deste capítulo é trazer informações sobre as bases fisiológicas envolvidas na VFC e o seu significado clínico, seu emprego na prática clínica, a interpretação de seus resultados além do contexto no qual se encontra essa modalidade de investigação nos mais diferentes ramos da medicina atual.

Variabilidade da frequência cardíaca

É um exame complementar não invasivo que estuda a influência dos sistemas autonômicos, simpático e parassimpático sobre o ciclo sinusal e, de maneira indireta, avalia a ação dos mesmos no restante do coração, particularmente sobre os ventrículos. Ambas as divisões do sistema nervoso atuam de maneira conjunta compensando fisiologicamente oscilações na homeostase e têm ações antagônicas sobre a estabilização das mais diferentes funções fisiológicas.[10] Esse efeito autonômico se manifesta por oscilações da frequência de disparo do nódulo sinusal (acelerações em alguns momentos, desacelerações em outros) e que podem ser dimensionadas por meio de registros do eletrocardiograma utilizando *softwares* especiais.

É importante salientar que o objetivo desse teste não é a pesquisa específica da frequência sinusal, mas, por meio da análise das suas variações, determinar qual divisão do sistema nervoso autônomo está efetivamente exercendo seu papel na estabilização da homeostase interna. Durante a evolução de uma "doença" é comum a diminuição das variações da frequência sinusal, sendo maior quanto mais intenso o quadro de descompensação clínica causada pela moléstia que aflige o paciente. De maneira geral, uma redução da VFC está presente quando a atividade simpática predomina, o contrário ocorre quando a função parassimpática prepondera.[9] Qualquer condição clínica que se associe a um quadro de descompensação e deflagre os mecanismos de correção pelo aumento da atividade autonômica simpática, por exemplo, poderá causar diminuição na variação dos ciclos sinusais. Com a melhora da condição subjacente, ocorre redução da atividade simpática e elevação gradual da atividade vagal e isso pode se manifestar com restabelecimento da VFC.[11,12] Deve-se destacar, entretanto, que a ausência de estimulação vagal sobre o nódulo sinusal ou então a persistente estimulação desse nervo não reflete o tônus autonômico sobre a frequência sinusal pois em ambas as condições a frequência cardíaca pode se manter constante. Apesar de causar aumento ou redução da frequência cardíaca respectivamente, podem fazer com que o nódulo sinusal perca sua capacidade de flutuar a frequência sinusal. Assim, a análise da VFC não reflete o tônus autonômico sobre o nódulo sinusal, mas, sim, sua atividade moduladora sobre essa estrutura. A VFC reflete, portanto, a interação muito complexa e não linear de todos os ciclos de *feedback*, autonômicos ou não, que regulam a atividade elétrica do nódulo sinusal e ajudam na distribuição correta da quantidade de sangue aos tecidos mediante suas demandas. Portanto, as interpretações que tentam imputar medidas de VFC com mecanismos neuroautonômicos específicos são, necessariamente, muito simplistas.

Aspectos da atividade autonômica para o entendimento dos índices de VFC

Como será visto mais adiante, as técnicas empregadas para avaliação da VFC utilizam índices que se baseiam na análise da série temporal dos intervalos RR.[9] Seja no domínio da frequência ou no domínio do tempo, os resultados expressam a atividade autonômica moduladora predominante naqueles momentos da investigação.

Efeitos da estimulação simpática e vagal sobre a frequência sinusal

Existem diferenças na dinâmica de atuação dos neurotransmissores nas sinapses das duas divisões do sistema nervoso autônomo (Figura 17.1A). O sistema parassimpático utiliza acetilcolina na terminação pós-ganglionar e é responsável pela redução da frequência sinusal. Já o sistema nervoso simpático utiliza norepinefrina que causa elevação da frequência sinusal (Figura 17.1A).[10] Esses efeitos, entretanto, são diferentes entre os dois sistemas e estão relacionados com o tempo de ação dos neurotransmissores nos receptores locais bem como do tempo de remoção dos mesmos a partir da fenda sináptica.

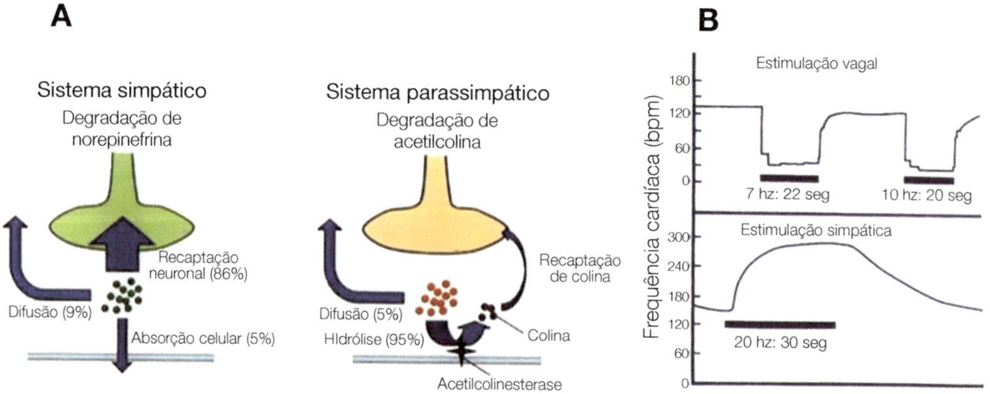

Figura 17.1. Dinâmica da degradação de norepinefrina e acetilcolina nas terminações sinápticas (à esquerda) e sua influência sobre as alterações da frequência cardíaca (ver à direita) induzidas pela estimulação neural vagal e simpática em coração de cão anestesiado (ver discussão no texto). Modificada de Levy MN, et al.[13]

Todos esses efeitos impactam a dinâmica de atuação de ambas as divisões do sistema nervoso autônomo. Os efeitos descritos acima foram demonstrados em estudos experimentais em coração de cães.[13] Na Figura 17.1, à direita, existem duas condições distintas. Na parte superior descreve-se o resultado da estimulação parassimpática com trem de pulsos de 7 Hz sobre o nervo vago. Observa-se a queda imediata da frequência cardíaca que durou enquanto se mantinha a estimulação por 22 segundos. Quando cessava o estímulo, a frequência cardíaca retornava rapidamente aos níveis iniciais. O processo se reproduziu de maneira similar com um segundo trem de pulsos de 10 Hz, agora por 20 segundos. Desse modo ficou demonstrado que o nervo vago tem início e término rápidos de ação.[13]

O sistema nervoso simpático, por outro lado, quando era estimulado à uma frequência de 20 Hertz (parte inferior da Figura 17.1B), ocorre um pequeno atraso desde o início da eletroestimulação para ocorrer a elevação da frequência cardíaca. Observe também que essa elevação é gradual até atingir um platô, que dura enquanto a estimulação persiste. Quando ela é interrompida, note que a queda da frequência cardíaca é mais lenta. Esse retardo para restabelecer a frequência cardíaca inicial se deve ao tempo que demora a recaptação da norepinefrina para dentro do botão sináptico (cerca de 20 segundos). Assim, o simpático tem um início tardio de ação, execução lenta e um longo tempo de recuperação.[13]

Baseado nesses achados fica claro que a frequência cardíaca quando sofre rápidas mudanças, como na arritmia sinusal respiratória, indica que o nervo vago é o principal efetor dessa variação. A aceleração da frequência sinusal se deve à retirada da atividade vagal e, a sua desaceleração com o retorno dessa atividade e assim sucessivamente, conforme demonstrado em estudos de eletromiografia vagal em pescoço de humanos.[14] Situação similar ocorre quando do início de uma atividade física, a elevação da frequência cardíaca ocorre primeiro pela retirada da atividade vagal, seguida pela elevação gradual da atividade simpática com a persistência da caminhada.

Esses efeitos ajudam entender os mecanismos relacionados com os índices que avaliam a VFC discutida nesse capítulo. Modificações rápidas, de alta frequência nos intervalos RR adjacentes (ciclos curtos rapidamente transformando-se em ciclos longos e vice-versa) se manifestam por ações vagais, enquanto, modificações lentas ocorrem por conta da atividade simpática. Desse modo, adiantando um pouco esse assunto, grandes variabilidades da frequência cardíaca são explicadas por mais intensa ação moduladora parassimpática e, ao contrário, poucas variações são causadas pela atividade simpática.

Índices que avaliam a variabilidade da frequência cardíaca

A análise da VFC é baseada no conceito de que flutuações da frequência cardíaca ou dos intervalos RR, podem refletir mudanças das atividades modulatórias, adrenérgica e vagal, sobre o nódulo sinusal.[9,15] Os índices que avaliam a VFC podem ser obtidos por meio de métodos lineares e não lineares. Dentre os lineares estão os índices determinados no domínio do tempo e no domínio da frequência. A VFC pode ser avaliada quando da realização de curtos registros eletrocardiográficos de dois, cinco, até 15 minutos[9,15] ou, então, pela gravação do Holter de 24 horas. A análise feita pelo Holter pode sofrer interferências do ritmo circadiano (acelerações da frequência cardíaca durante o dia e desacelerações na fase de sono) e, desse modo, os resultados podem sofrer alguma variação quando ambos os tempos de registro (mais curtos *versus* mais longos) são comparados. Os índices obtidos podem representar variações individuais ou em grupos dos intervalos RR analisados durante todo o período de registro ou, então variações instantâneas entre intervalos RR adjacentes.

Variabilidade da frequência cardíaca no domínio do tempo

Nessa condição, os índices mais empregados para determinação da VFC são apresentados na Tabela 17.2. A obtenção desses índices baseia-se principalmente, na análise estatística das durações dos intervalos RR durante os períodos de registro.

Tabela 17.2. Índices de VFC no domínico do tempo[9,15,17]

Variável	Unidade	Descrição
SDNN	ms	Desvio padrão de todos os intervalos RR;
SDANN	ms	Desvio padrão das médias de intervalos RR em todos os segmentos de 5 minutos de toda a gravação;
RMSSD	ms	Raiz quadrada da média do quadrado das diferenças entre os intervalos RR normais adjacentes;
SDNNí	ms	Média dos desvios padrão de todos os intervalos RR para todos os segmentos de 5 minutos de toda a gravação
pNN50 %	%	percentagem de intervalos RR adjacentes com diferenças de duração maior que 50 ms.

SDNNi: SDNN índice.

O índice SDNN corresponde ao desvio padrão da média de todos os intervalos RR registrados durante o período gravado. É o índice mais frequentemente empregado na prática clínica e nas publicações científicas relacionadas à análise da VFC.[9,15,17] Importante salientar que a presença de extrassístoles ou outros tipos de artefatos, podem interferir no cálculo dessa variável, por essa razão fica limitado seu uso a não ser que o *software* de análise do Holter de 24 horas, por exemplo, retire automaticamente essas interferências. Alguns sistemas de análise eletrocardiográfica, em registros de curta duração, permitem a edição do traçado retirando trechos com artefatos ou ectopias atriais e ventriculares.

A Figura 17.2 apresenta a maneira pela qual é realizada o cálculo do índice SDNN. A atividade autonômica correspondente dependerá do tempo de registro. Como é um marcador da variância dos intervalos RR, pode refletir ou não interferências de componentes de longo prazo responsáveis pela variabilidade durante o período de registro, incluindo, por exemplo, o ritmo circadiano. O SDNN é tipicamente obtido no período de 24 horas por meio do Holter. Entretanto, como o resultado da VFC está diretamente relacionada com o tempo de análise, pode haver confusão quando se comparam as aferições do SDNN obtidas por registros curta duração (p. ex., por eletrocardiogramas), com aquelas obtidas com registros mais longos. Em gravações de 5 a 10 minutos, o SDNN pode corresponder à atividade parassimpática. Quando se realizam gravações de 24 horas, entretanto, corresponde tanto a atividade simpática quanto parassimpática.[15]

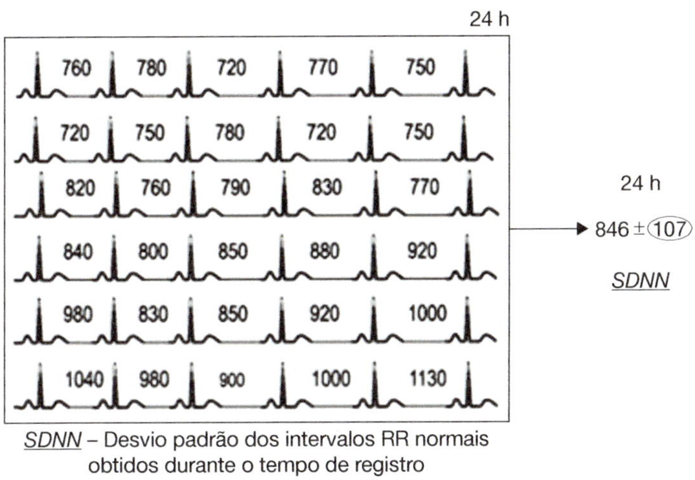

Figura 17.2. Representação esquemática para obtenção do índice SDNN. Durante o registro eletrocardiográfico de 24 horas são obtidas as durações dos intervalos RR (números entre os complexos QRS). O desvio padrão da média desses intervalos corresponde ao índice SDNN. Fonte: Diagnósticos em Cardiologia, Revista Cardios 2001, com autorização do doutor Anis Rassi Júnior.).[18]

O índice SDANN (Figura 17.3) corresponde ao desvio padrão da média dos intervalos RR agora obtidos em intervalos agrupados em tempos de 5 minutos. Tem significado clínico quando obtido em registros mais longos (Holter de 24 horas).[9,15,17]

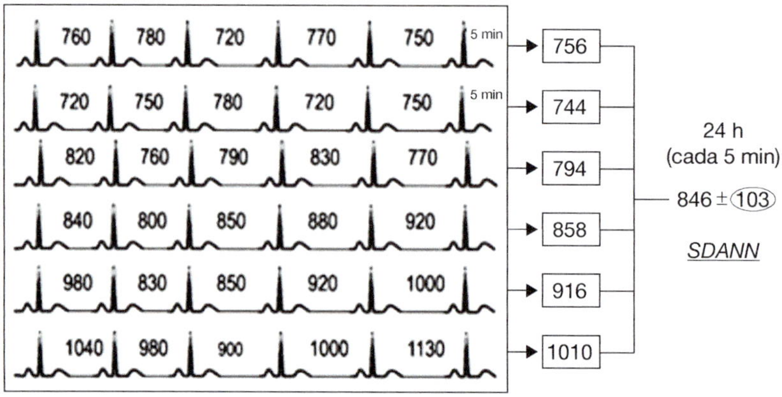

Figura 17.3. Maneira pela qual se obtém a variável SDANN. Observe que os intervalos RR são agrupados em intervalos de 5 min e o desvio padrão da média da duração desses grupos é considerado o valor do SDANN. Fonte: Diagnósticos em Cardiologia, Revista Cardios 2001, com autorização do doutor Anis Rassi Júnior.[18]

O SDNN index corresponde à média dos desvios-padrão dos intervalos RR numa sequência temporal de 5 minutos de intervalos RR (Figura 17.4).

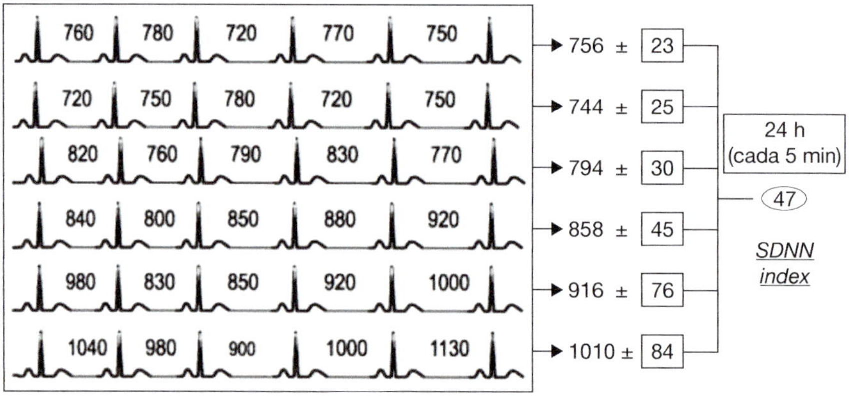

Figura 17.4. Maneira pela qual se determina o SDNN index, que corresponde à média dos desvios-padrão dos intervalos RR agrupados a intervalos de 5 minutos. É expresso em milissegundos. Fonte: Diagnósticos em Cardiologia, Revista Cardios 2001, autorização do doutor Anis Rassi Júnior.[18]

Os índices SDNN, SDANN e SDNNi são obtidos a partir de registros, geralmente de longa duração, e representam atividade simpática e parassimpática, mas não permitem distinguir quando as alterações na VFC são causadas pelo aumento da atividade simpática ou a retirada da atividade vagal.[19] Valores de SDNN < 100 ms e de SDANN < 50 ms indicam maior atividade simpática.

O índice rMSSD corresponde a raiz quadrada da média do quadrado das diferenças entre os intervalos RR normais adjacentes, expressa em milissegundos. Esse índice pode ser obtido durante gravações de curta duração, como por exemplo de até 5 min e representa variações instantâneas entre os intervalos RR adjacentes. Avalia desse modo, oscilações rápidas da frequência cardíaca, estando, portanto, relacionado particularmente com a atividade vagal (Figura 17.5).[9,15,17]

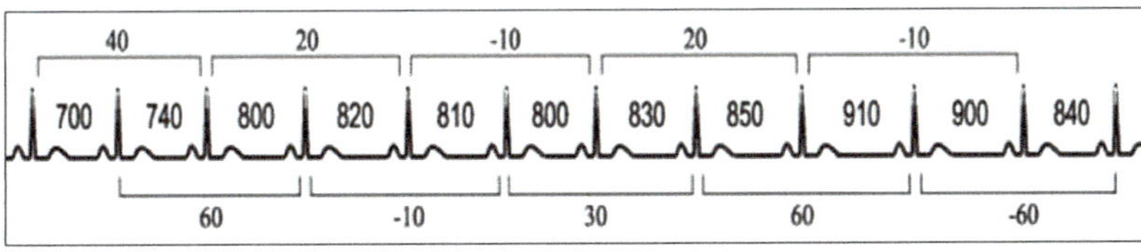

$$\sqrt{\frac{(40^2)+(60^2)+(20^2)+(-10^2)+(-10^2)+(30^2)+(20^2)+(60^2)+(-10^2)+(-60^2)}{10}} = \sqrt{1440} = 37{,}94$$

rMSSD – raiz quadrada da média do quadrado das diferenças entre intervalos RR normais adjacentes, expressa em ms,

Figura 17.5. Maneira pela qual é obtido o índice rMSSD. Numa sequência de vários intervalos RR, são obtidas as diferenças entre os intervalos adjacentes. A raiz quadrada da média do quadrado dessas diferenças corresponde ao índice rMSSD. Esse índice representa variações instantâneas dos intervalos RR correspondendo, portanto, a atividade parassimpática. Fonte: Diagnósticos em Cardiologia, Revista Cardios 2001, autorização do doutor Anis Rassi Júnior.[18]

E, por fim, o índice pNN50 que corresponde a percentagem de intervalos RR adjacentes com diferenças de duração maior que 50 ms. No exemplo abaixo equivale a 20%, ou seja, dos 10 intervalos RR adjacentes apenas dois (o segundo e o oitavo), apresentam diferenças com duração superior a 50 milissegundos (diferença de 60 ms). Pelo fato de considerar intervalos RR adjacentes, ou seja, variações instantâneas de frequência cardíaca, identifica oscilações de alta frequência causadas pela atividade parassimpática, similar ao índice rMSSD. Esse índice pode também ser obtido por registros de curta duração (Figura 17.6).

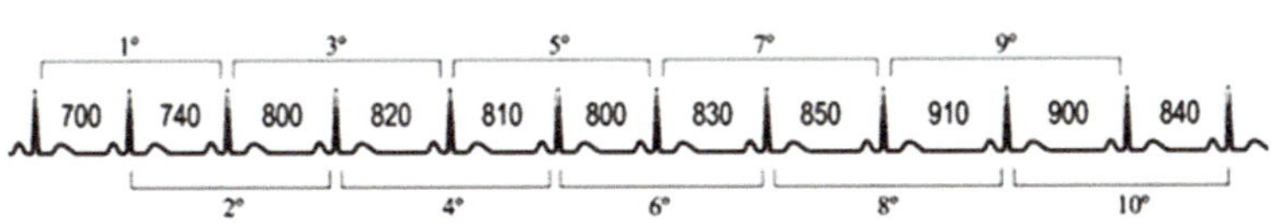

Figura 17.6. Maneira pela qual o índice pNN50 é obtido. Numa sequência de 10 intervalos RR contam-se em quantos deles ocorre a diferença acima de 50 ms. Nesse exemplo, são encontrados dois intervalos (o segundo e o oitavo) correspondendo, portanto, a 20%. Fonte: Diagnósticos em Cardiologia, Revista Cardios 2001, autorização do doutor Anis Rassi Júnior.[18]

Os índices RMSSD e pNN50 são os únicos que estão relacionados com diferenças entre intervalos RR adjacentes, conforme já descrito (mediados pelo vago). Essas medidas correspondem a alterações da variabilidade da frequência cardíaca de curto prazo e não são dependentes das variações dia/noite.[20,21] Valores de pNN50 < 3% e do rMSSD < 25 ms indicam menor atividade vagal. Comparado com pNN50, o RMSSD parece ser mais estável e deve ser preferido para uso clínico.

A Figura 17.7 apresenta dois gráficos nos quais são apresentados resultados de análise de VFC no domínio do tempo. A esquerda, VFC normal e a direita um gráfico mostrando VFC reduzida. Observe que além do gráfico, valores numéricos correspondentes a cada um dos índices são também apresentados. Além disso a análise da VFC pode ser analisada no período de 24 h, nas fases de vigília ou sono e também a cada hora. O *software* permite que sejam escolhidos intervalos de acordo com o interesse. Essa possibilidade é útil para que se avaliem a VFC precedendo eventos arrítmicos como a fibrilação atrial ou taquicardia ventricular, bem como possam ser analisados efeitos de fármacos ou qualquer outra substância sobre o tônus autonômico.

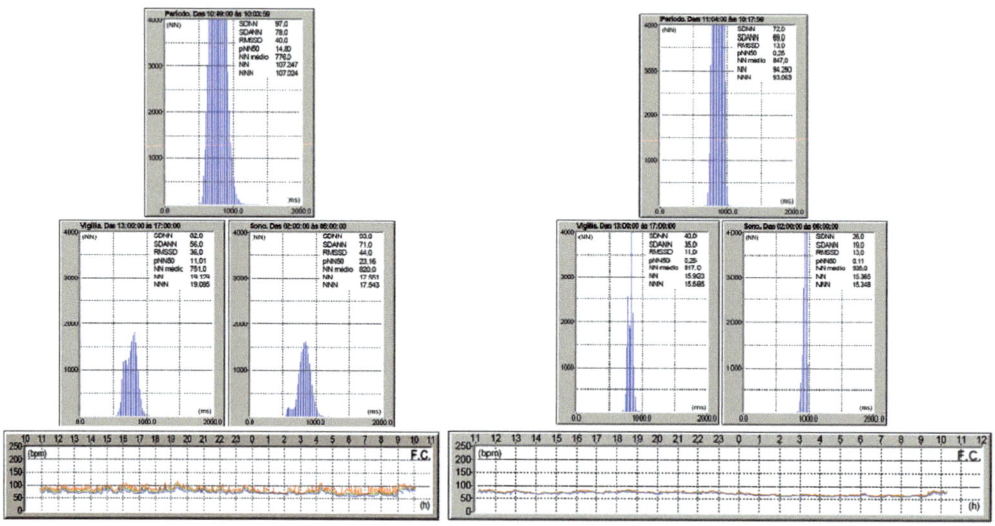

Figura 17.7. VFC no domínio do tempo obtida pelo sistema Holter. Acima os histogramas indicando, à esquerda, VFC normal nas 24 horas de gravação (SDNN de 97 ms; pNN50 de 14,8%) e em intervalos específicos (entre 13:00 e 17:00 h e entre 02:00 e 06:00 h). A direita um paciente com variabilidade diminuída (SDNN de 72 ms; pNN50 de 0,25%). Observe a base estreita do histograma. Na porção inferior da figura, o gráfico de frequência cardíaca nas 24 horas de gravação. Observe a esquerda a intensa variação da frequência e, a direita note que o gráfico é quase uma "linha", indicando muito pouca variação da frequência cardíaca.

Variabilidade da frequência cardíaca no domínio da frequência

Baseia-se em índices obtidos por meio da análise espectral de sinais elétricos, especificamente os intervalos RR, tanto no que diz respeito à sua oscilação quanto a quantidade de intervalos presente (densidade de potência espectral).[9,15,17] Para o entendimento da obtenção desses índices torna-se necessária a comparação da análise espectral obtida pelo *software* de análise com um prisma sobre cuja superfície incide um foco luminoso. Após a passagem da luz pelo prisma há decomposição do sinal luminoso em diferentes faixas de frequência ou comprimento de onda, representativo de diferentes cores (Figura 17.8).

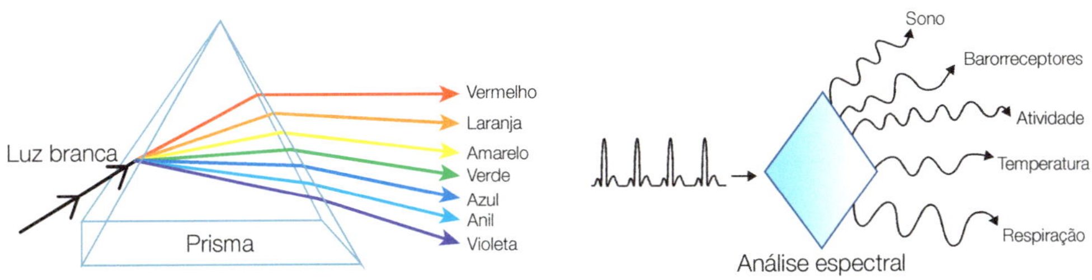

Figura 17.8. Analogia entre o prisma que decompõe o foco de luz branca nas diferentes cores de acordo como seu comprimento de onda ou frequência (à esquerda), com a análise espectral que "decompõe" os intervalos RR de acordo com a influência de diferentes variáveis fisiológicas. Os complexos QRS "sofrem" ação do *software* de análise espectral e desse modo diferentes frequências são obtidas que correspondem às suas oscilações. Modificada de Malik M.[21]

Na análise espectral do eletrocardiograma, o processo se inicia com os intervalos RR apresentados de forma gráfica, conhecido como tacograma, no qual a duração dos intervalos RR (Figura 17.9A) do eletrocardiograma é disposta na ordenada do gráfico e o número de batimentos que contém aqueles intervalos é apresentado na abcissa (Figura 17.9B). Um algoritmo especial contido no *software* de análise transforma os intervalos RR no seu equivalente de frequência em Hertz. Desse modo grandes variações da frequência cardíaca correspondem a valores de maior oscilação no gráfico, enquanto as menores variações, aos valores de menor oscilação (Figura 17.9B). Por exemplo, se a frequência cardíaca oscila entre 100 e 120 bpm (diferença de 20 bpm ou 0,33 Hz) isso corresponde à uma oscilação compatível com a faixa de frequência que opera a atividade vagal, entre 0,15 e 0,4 Hz ou entre 9 e 24 ciclos por minuto. Por outro lado, uma oscilação de frequência menor, por exemplo entre 100 e 105 bpm (diferença de 5 bpm ou 0,08 Hz), corresponderia à uma oscilação compatível com atividade simpática que opera num intervalo entre 0,04 Hz e 0,15 Hz. Conforme comentado no início desse texto, grandes variações dos intervalos RR são causadas pela atividade vagal (componente de alta frequência (HF, ou *High Frequency* da língua inglesa), enquanto as menores variações pela atividade simpática (LF ou *Low Frequency*, da língua inglesa).[9,15,17]

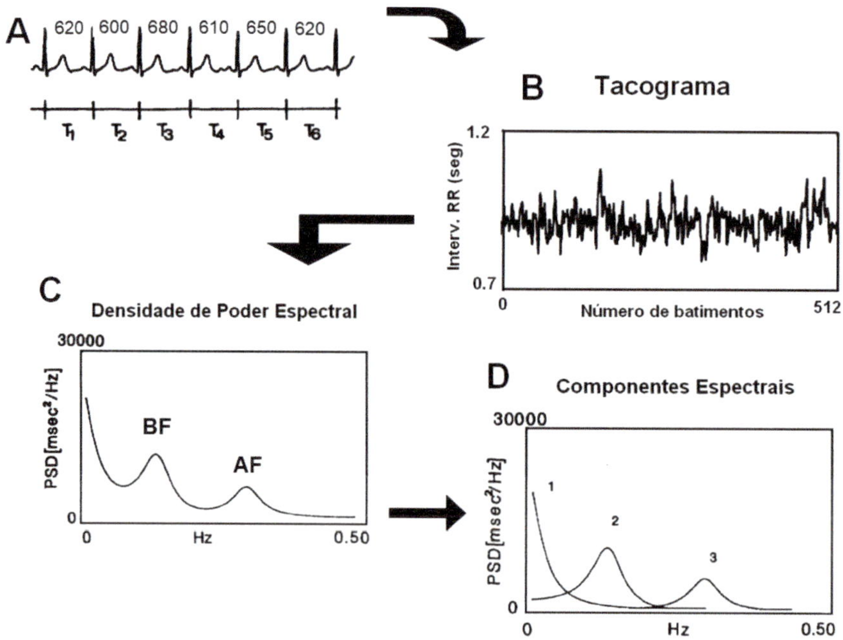

Figura 17.9. Maneira pela qual pela qual é obtida a análise da variabilidade da frequência cardíaca no domínio da frequência. A sequência temporal de intervalos RR é demonstrada em A. São observadas discretas variações desses intervalos ao longo do registro. Em seguida é construído um tacograma na qual se apresenta na ordenada a duração dos intervalos RR (valores mais elevados correspondem à menores frequências cardíacas e, os menores, às frequências cardíacas mais elevadas. Na figura, ciclo de 1,2 segundo corresponde à frequência cardíaca de 50 bpm; ciclo de 700 ms à frequência cardíaca de 85 bpm). Na abscissa estão contidos o número de batimentos correspondente a cada intervalo (B). Observe a variação dos intervalos RR ao longo do eixo da ordenada. Em seguida um software especial transforma os dados do tacograma em curvas de frequência (ou seja, a duração dos intervlos RR são transformadas em Hertz). Observe que as maiores oscilações são dispostas à direita do gráfico correspondente aos registros de alta frequência (AF) ou seja grandes variações dos intervalos RR enquanto os registros de baixa frequência (BF), ou seja, menores variações dos intervalos RR, estão dispostas à esquerda do gráfico.

A análise da VFC no domínio da frequência pode ser realizada pela técnica não paramétrica da transformada rápida de Fourier (a mais utilizada pela simplicidade) ou pela técnica de autorregressão, mais complexa e que depende das características técnicas do modelo que está sendo avaliado.[21,22]

As características dos índices de variabilidade de frequência cardíaca são apresentadas na Tabela 17.3.

Os componentes de alta frequência (HF) geralmente sinalizam as ações rápidas (batimento a batimento), corretivas da ação parassimpática ou vagal, mediada pelos ciclos respiratórios sobre a frequência sinusal; os componentes de baixa frequência (LF) indicam os efeitos corretivos mais lentos da atividade simpática sobre a frequência sinusal (embora apresentem também alguma influência da atividade vagal na dependência do tempo de registro realizado).[9,15,17] Outros fatores, como processos de termorregulação, tônus vasomotor e o sistema renina-angiotensina também podem estar associados com a modulação da frequência sinusal, afetando particularmente os componentes de muito baixa frequência (VLF) e ultra-baixa frequência (ULF). Além destas faixas de frequência obtém-se também a relação baixa frequência/alta frequência (relação LF/HF), que indica o balanço simpáto-vagal, sobre a frequência sinusal.[9,15,17]

Tabela 17.3. Características da VFC no domínio da frequência

Variável	Unidades	Descrição	Faixa de frequência
Potência total	ms²	Variância de todos os intervalos NN	< 0,4 Hz
ULF	ms²	Ultrabaixa frequência	< 0,003 Hz
VLF	ms²	Muito baixa frequência	< 0,003-0,04 Hz
LF	ms²	Potência de baixa frequência	0,04-0,15 Hz
HF	ms²	Potência de alta frequência	0,15-0,4 Hz
Relação LF/HF		Relação baixa frequência/alta frequência	

ULF = *Ultra-low Frequency* (Ultra Baixa Frequência); VLF = *Very Low Frequency* (ou Muito Baixa Frequência); LF = *Low Frequency* (ou Baixa Frequência); HF = *High Frequency* (ou Alta Frequência).

Os índices LF e HF podem ser expressos em valores absolutos (ms^2) ou em valores normalizados (*nu*). A normalização de HF e LF é realizada subtraindo-se o componente VLF da potência total (LF ou HF/potência total - VLF). Tende a reduzir, por um lado, os efeitos do ruído devido a artefatos e, por outro lado, minimizar os efeitos das mudanças na potência total sobre os componentes LF e HF. É útil para avaliar os efeitos de diferentes intervenções no mesmo indivíduo, como por exemplo efeitos de inclinações de diferentes graduações ou ao comparar os resultados de indivíduos com grandes diferenças em potência total.[23] A potência VLF se correlaciona com o índice SDNN e SDANN; as potências VLF e LF correlacionam-se com índice SDNN; e a potência HF com os índices RMSSD e pNN50.[24]

De maneira geral existe uma concordância entre diferentes autores de que a atividade vagal é o principal contribuinte para o componente de HF.[25] Há controvérsias quanto a interpretação do índice LF, que é considerado por alguns como um marcador de atividade simpática e por outros como o resultante de influências tanto simpáticas quanto vagais.[26,27] A análise da relação LF/HF em vez de componentes individuais, é considerado por muitos investigadores a variável que melhor reflete o equilíbrio simpáto-vagal . Redução da relação LF/HF parece ser indicador de um desequilíbrio entre interações reflexas autonômicas com predomínio parassimpático e redução da atividade simpática, o oposto acontece quando a relação LF/HF aumenta, ou seja, indica aumento da atividade simpática ou queda da atividade parassimpática. Valores normais da relação LF/HF variam entre 1 e 2.

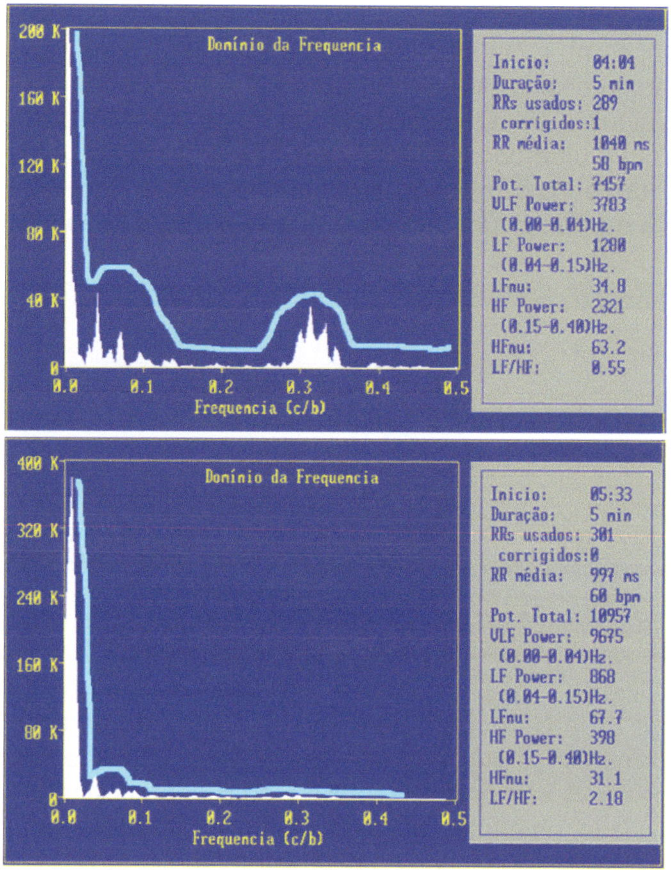

Figura 17.10. Apresentação gráfica da VFC no domínio da frequência, obtida de uma série de intervalos RR correspondentes a 5 minutos de gravação ao Holter. Na abscissa a variação da frequência em Hertz (Hz) e na ordenada a potência total (ms^2/Hz). Observe na abcissa à direita está o componente de alta frequência (HF, entre 0,15 e 0,4 Hz) e à esquerda os componentes LF [0,04-0,15 Hz] e VLF [0,003-0,04 Hz]). Acima as características observadas em um paciente com VFC normal e abaixo de um paciente com baixa VFC. O gráfico superior mostra que nos 5 minutos de registro existem grandes variações da frequência sinusal representadas pelo componente de alta frequência (HF) dado pela atividade vagal e, também, períodos de menor variação da frequência sinusal (à esquerda do gráfico) representado pela atividade simpática (LF). No gráfico inferior, o paciente não apresenta grandes variações de frequência sinusal porque o componente de maior frequência (HF) representado pelo vago está deprimido. Entretanto, veja que na porção esquerda do gráfico há um grande predomínio da atividade de baixa frequência (LF) representada pela atividade simpática. A direita de ambos os gráficos os dados numéricos referentes aos valores dos componentes de VLF, LF e HF bem como os respectivos valores normalizados (LF*nu* e HF*nu*) além da potência total. Observe a relação LF/HF de 0,55 indicando predomínio vagal no gráfico superior e, relação LF/HF de 2,18 sinalizando maior atividade simpática no gráfico inferior.

Métodos geométricos de avaliação da VFC

As técnicas mais utilizadas para de avaliação da VFC por métodos geométricos são o Índice Triangular (IT) e a plotagem de Poincaré.[9,15,17] O IT é calculado com base na construção de um histograma de densidade de intervalos RR normais que variam entre si em no máximo 8 ms (frequência modal) dispostos no eixo horizontal (eixo x), e o eixo vertical (eixo Y), o total de vezes no qual ocorreu cada ciclo RR. A junção dos pontos das colunas do histograma forma uma figura em forma de triângulo. O IT pode ser calculado dividindo-se o número total de intervalos RR (base do triângulo, ou o valor dos intervalos RR modais no gráfico 11) pelo número correspondente de intervalos RR com frequência modal (corresponde ao valor de Y na Figura 17.11). Esse índice tem uma estreita correlação com o desvio padrão de todos os intervalos RR e não sofre a influência de batimentos ectópicos e artefatos, pois estes estão localizados fora do triângulo. Considera-se normal esse índice quando o resultado é superior a 14, sendo anormal abaixo desse valor.[9]

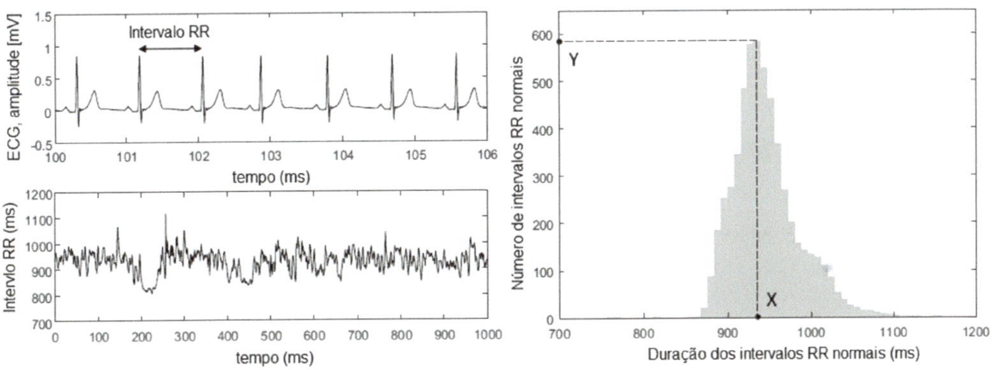

Figura 17.11. Acima e à esquerda o eletrocardiograma. Abaixo e à esquerda o tacograma correspondente dos intervalos RR. A direita da figura, o cálculo do IT. Inicialmente, todos os intervalos RR são divididos de acordo com seu comprimento em intervalos de 8 ms (por exemplo, intervalos variando entre 600 e 608 ms; 609 e 617 ms etc. Corresponde a distribuição modal desses intervalos; eixo X). Em segundo lugar, busca-se o número de intervalos RR com distribuição modal (eixo Y). Finalmente, o IT é definido como o número total de intervalos RR com distribuição modal dividido pelo número de intervalos RR na caixa modal. X indica a distribuição modal e Y, o número de intervalos RR na caixa modal.

A plotagem de Poincaré é um método geométrico para análise da VFC, que representa uma série temporal dentro um plano cartesiano no qual cada intervalo RR (RR n+1; eixo Y) é correlacionado com o intervalo anterior (RRn; eixo X) e define um ponto no gráfico.[28-30] A análise da plotagem de Poincaré pode ser realizada de forma quantitativa, por meio de três índices: SD1, SD2 e relação SD1/SD2.[28] SD1 representa a dispersão de pontos (ou desvio padrão) da variabilidade dos intervalos RR correspondente ao eixo menor da elipse (linha perpendicular à linha de identidade), indica portanto variações instantâneas dos intervalos RR (atividade vagal); SD2 corresponde à maior dispersão de pontos ao longo da linha de identidade e representa a variações dos intervalos RR em registros de longo prazo (atividade simpática); a relação entre de ambos (SD1/SD2) mostra a razão entre as variações de curto e longo prazo dos intervalos RR.[28,30]

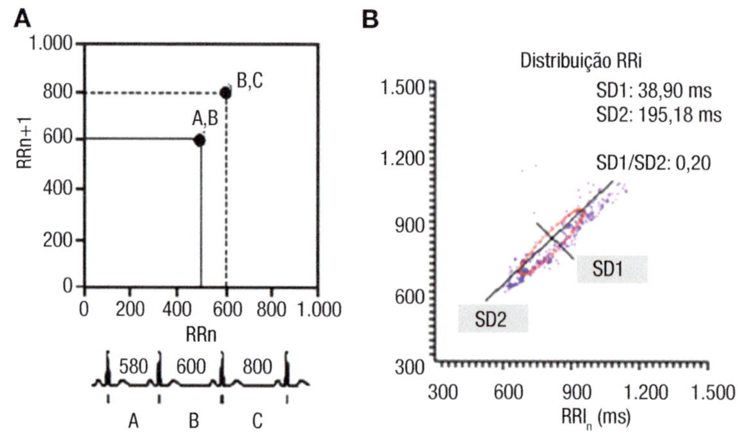

Figura 17.12. Análise quantitativa da plotagem de Poincaré. Em A os intervalos RR do eletrocardiograma são identificados pelas letras A, B e C. São plotados os pontos AB (580 no eixo X e 600 no eixo Y) e BC (660 no eixo X e 800 no eixo Y). Num registro com milhares de intervalos RR os pontos no gráfico indicariam a intercessão entre os eixos X e Y. A direita dados obtidos de um estudo no qual jovens estudantes submeteram-se à ingesta de energético. Cada ponto no gráfico corresponde à intercessão XY do gráfico A. A plotagem de Poincaré corresponde a distribuição dos intervalos RR anteriores (RRn, eixo X) e o intervalo RR seguinte (eixo Y; RRn+1). Foram analisados os índices SD1, linha perpendicular ao eixo menor da elipse, e o índice SD2, dispersão dos pontos ao longo da linha de identidade. SD1 indica a variação instantânea dos intervalos RR (atividade vagal) e o SD2 a variação a longo prazo (atividade simpática). Ao final é analisada a relação SD1/SD2. Nesse exemplo são apresentados os valores correspondentes ao desvio padrão da variabilidade dos intervalos RR no eixo menor e eixo maior, bem como a relação entre eles. (Moreira DAR, dados ainda não publicados).

Estudos clínicos demonstram a correlação significativa do índice SD1 com o componente de alta frequência (HF) da VFC (atividade vagal), do índice SD2 com o componente de baixa frequência da LF (atividade simpática) e, a relação SD1/SD2 com a relação LF/HF (equilíbrio simpáto-vagal).[31]

A análise qualitativa (visual) da plotagem de Poincaré é realizada por meio da análise das figuras formadas pela intercessão dos pontos XY. As figuras são classificadas da seguinte maneira: a) em forma de cometa, na qual um aumento da dispersão dos intervalos RR batimento a batimento é observada com aumento dos intervalos RR, característico de um gráfico normal; b) em forma de torpedo, com uma pequena dispersão inicial, batimento a batimento (SD1) e sem aumentar a dispersão dos intervalos RR a longo prazo (SD2); c) forma complexa na qual os pontos são esparsos separados da distribuição central (Figura 17.13).[32]

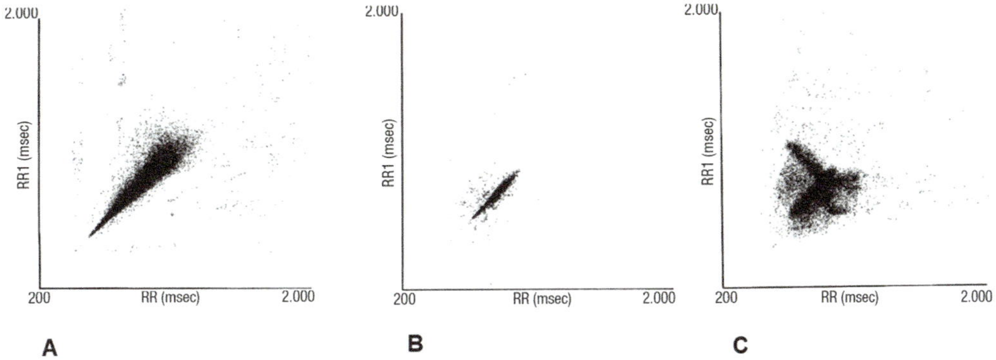

Figura 17.13. Formas de apresentação da plotagem de Poincaré cuja análise permite identificar o comportamento da VFC em diferentes condições clínicas. Em A formato em cometa, apresentando VFC normal; em B formato em bastão ou torpedo, indicando baixa VFC; em C forma complexa nos quais os pontos são separados ou distantes de uma linha central, indicando intensa variação dos intervalos RR compatíveis por exemplo, com a fibrilação atrial.

Utilização da variabilidade da frequência cardíaca na clínica

A análise da VFC tem sido empregada nas mais diferentes condições da prática clínica quando se deseja conhecer a influência da atividade autonômica sobre a homeostase, além da repercussão da doença sobre o indivíduo, o prognóstico dos pacientes bem como a resposta ao tratamento implementado. A Tabela 17.4 traz algumas aplicações da análise da VFC na prática clínica geral nos mais diferentes campos da medicina atual.

Tabela 17.4. Utilização da VFC nos mais diferentes campos da medicina atual.

Cardiologia: pode ser utilizada para avaliar a função autonômica em pacientes com doenças cardiovasculares, como insuficiência cardíaca, doença arterial coronariana, pós-infarto do miocárdio, arritmias cardíacas e doença de Chagas. Baixa VFC correlaciona-se com a gravidade de lesão coronária.
Neurologia: como uma ferramenta diagnóstica em pacientes com distúrbios neurológicos, como epilepsia, enxaqueca, doença de Parkinson, lesão cerebral traumática e esclerose múltipla. Em pacientes com AVC a análise da VFC pode ser uma ferramenta importante para avaliar a função autonômica cardíaca e auxiliar no diagnóstico, tratamento e monitoramento desses pacientes. Menor VFC em pacientes com AVC indica pior prognóstico a longo prazo.
Medicina do esporte: amplamente utilizada em atletas de alto desempenho para monitorar a resposta do sistema nervoso autônomo ao treinamento e ao estresse físico.
Psiquiatria: usada como uma ferramenta para avaliar a resposta do sistema nervoso autônomo a distúrbios psiquiátricos, como transtornos de ansiedade, transtornos do humor e transtornos alimentares.
Medicina ocupacional: a VFC pode ser usada para avaliar o estresse e a fadiga em trabalhadores expostos a condições de trabalho estressantes.
Medicina do sono: a VFC pode ser usada para avaliar a função autonômica em pacientes com distúrbios do sono, como apneia do sono e insônia.
Gastroenterologia: utilizada para avaliação de pacientes com síndrome do colo irritável, refluxo gastro-esfágico, dispepsia funcional. Maiores alterações da VFC indicam graus mais avançados de afecções gastrointestinais. Além disso, a análise da VFC também pode ser utilizada em estudos sobre os efeitos de medicamentos e terapias em pacientes com distúrbios gastrointestinais, auxiliando na avaliação da resposta do sistema nervoso autônomo às intervenções terapêuticas.
Oncologia: pode ser usada para avaliar a resposta do sistema nervoso autônomo em pacientes com câncer durante o tratamento com quimioterapia e radioterapia. Tratamento rádio ou quimioterápico pode causar alterações autonômicas sobre o coração. A análise da VFC pode ser usada como uma ferramenta não invasiva para avaliar o impacto desses tratamentos no sistema nervoso autônomo e, consequentemente, na saúde cardiovascular dos pacientes.
Diabetes *mellitus*: a análise da VFC avalia a função autonômica nessa condição. A disfunção autonômica pode contribuir para o aumento do risco de eventos cardiovasculares. A análise da VFC determina o grau de disfunção autonômica, bem como o prognóstico e auxilia na identificação de benefícios do tratamento como atividade física e o controle glicêmico nessa população.

A seguir serão comentados apenas alguns pontos específicos da análise da VFC em Cardiologia.

A variabilidade da frequência cardíaca e doença coronária

O primeiro estudo que demonstrou o papel da variabilidade de frequência cardíaca na identificação de maior risco de óbito no período pós-infarto foi o de Kleiger e cols.[34] Nessa publicação, pacientes com SDNN abaixo de 100 ms tinham maior risco de óbito em comparação com aqueles cujo SDNN superava os 100 ms. Risco maior (5,3 vezes mais) apresentavam os pacientes com SDNN abaixo de 50 ms. O estudo de Kleiger foi realizado antes da era trombolítica. O mesmo grupo confirmou estes resultados empregando a análise da variabilidade de RR no domínio da frequência.

O estudo GISSI 2 avaliou 576 pacientes submetidos a trombólise na fase aguda do infarto, empregando o Holter para a análise da VFC, antes da alta hospitalar. Os autores demonstraram que a baixa VFC foi um forte preditor de eventos cardíacos no seguimento clínico.[35] O impacto da VFC no prognóstico de pacientes no período pós- infarto de miocárdio apresentou sensível redução nos últimos anos particularmente após a era trombolítica. Isso se deveu ao fato de que a sensibilidade do SDNN abaixo de 50 ms para predição de morte reduziu drasticamente. Um estudo publicado em 2008 demonstrou que apenas de 7% dos pacientes no período pós-infarto tratados com trombolíticos apresentam o SDNN abaixo de 50 ms, uma baixa sensibilidade, o que prejudicaria a utilização dessa variável como determinante do prognóstico dessa população.[36]

Na era moderna, na qual os betabloqueadores têm papel importante no tratamento de pacientes no período pós-infarto, Huikuri e cols. demonstraram que os testes de função autonômica, como a VFC, apresentam menor valor preditivo na identificação de pacientes de risco para morte súbita[37]. O estudo DINAMIT demonstrou o não benefício da indicação e implante de CDI em pacientes no período pós-infarto do miocárdio, baseado na diminuição da VFC.

De acordo com a metanálise publicada por Bailey e cols., a sensibilidade da VFC para identificação de pacientes com alto risco de óbito no período pós--infarto é de 49,8% (variando entre 37,5 e 62,5%) e especificidade de 85,8% (variando entre 82,1 e 88,9%).[38] Deve-se ressaltar, no entanto, que a maioria dos estudos nesta publicação, a VFC teve algum valor estatístico principalmente na predição de morte por causas não arrítmicas.

A acurácia preditiva da VFC melhora quando se associa a outros métodos de investigação, como aqueles que analisam a disfunção ventricular e alterações do eletrocardiograma de alta resolução. Por exemplo, no estudo ATRAMI, pacientes no período pós-infarto do miocárdio que apresentavam baixa VFC, tinham risco de óbito 2,3 vezes maior quando se considerava a baixa fração de ejeção e a presença de ectopias ventriculares.[39]

Em resumo, como método isolado a análise da VFC tem menor aplicabilidade clínica particularmente pelo fato da inovação da terapia farmacológica da maioria das cardiopatias com intervenção precoce na fase aguda do infarto associada a revascularização miocárdica. Além disso, em pacientes com insuficiência cardíaca a vasta utilização de beta bloqueadores além de diuréticos, bloqueadores de receptores de angiotensina/neprelisina além de bloqueadores da SGLT2 tem melhorado muito a atividade autonômica e a sobrevida dos pacientes.[40]

A variabilidade da frequência cardíaca em pacientes com insuficiência cardíaca

Vários estudos têm demonstrado que pacientes com insuficiência cardíaca têm menor VFC em comparação ao grupo sem insuficiência cardíaca. Esses estudos também demonstram que a intensidade da redução dessa variável está associada à gravidade da doença determinada pela classe funcional de NYHA e pela redução do pico de concumo de oxigênio. A VFC demonstrou ser um preditor independente de mortalidade global, além de morte súbita nos pacientes com arritmias ventriculares bem como também ser uma variável importante para identificar pacientes que necessitam transplante cardíaco.[41-44] O tratamento eficaz dá insuficiência cardíaca associa-se a melhora gradual da VFC. Essa modalidade de investigação, portanto, não somente auxilia na determinação da gravidade da doença e do seu prognóstico, mas também no entendimento à resposta terapêutica.

Estudos clínicos têm demonstrado que a VFC pode ser empregada para avaliar efeitos inibitórios sobre atividade simpática cardíaca em pacientes com insuficiência cardíaca que fazem uso de sacubutril-valsartana.[40] Essa é uma classe de fármacos que vem modificando a história natural de pacientes com essa síndrome clínica e, provavelmente, um desses mecanismos segundo análise da VFC é a influência favorável dessa classe de fármacos sobre atividade do sistema nervoso autônomo.

A variabilidade da frequência cardíaca em pacientes com fibrilação atrial

Pacientes com fibrilação atrial sintomática, além de aparentarem frequência cardíaca mais elevada em comparação aos assintomáticos, têm menor VFC, indicando que a sintomatologia nessa população tem estreita relação com maior tônus simpático.[45] Talvez essa observação justifique a conduta inicial de apenas controlar a frequência ventricular com betabloqueadores antes de se proceder a restauração do ritmo sinusal, quer seja pela cardioversão química ou elétrica. Além disso, a melhora do quadro hemodinâmico com redução da frequência ventricular associada à redução do tônus autonômico pode favorecer a reversão espontânea da fibrilação atrial.

Por outro lado, Lombardi e cols. demonstraram que em pacientes que se submeteram ao restabelecimento do ritmo sinusal por meio da cardioversão elétrica, aqueles que apresentaram maior taxa de recorrências tinham VFC rebaixada em comparação com aqueles que se mantiveram em ritmo sinusal (73% *versus* 9%).[46] Dados similares foram demonstrados por Akyurek e cols., que utilizaram análise da VFC no domínico do tempo.[47] Assim, a VFC parece predizer a manutenção do ritmo sinusal após o seu restabelecimento.

Uma metanálise recente que incluiu 2352 pacientes de 16 estudos, demonstrou que é possível predizer, por meio da análise da VFC, quais pacientes são mais propensos às recorrências após ablação de fibrilação atrial.[48] Os autores demonstraram que o rMSSD, SDNN e o índice de alta frequência (HF) elevados e que a relação LF/HF reduzida são mais frequentes em pacientes com recorrências pós-ablação de fibrilação atrial do que naqueles sem recorrências. Esses dados indicam que a VFC pode ser uma ferramenta auxiliar útil na identificação daqueles com maiores probabilidades de recorrências após o procedimento ablativo da fibrilação.

No que diz respeito ao prognóstico, um estudo recente demonstrou que em portadores de fibrilação atrial, o índice triangular pode identificar a evolução clínica dos portadores dessa arritmia. Segundo os autores quando o índice triangular apresentava-se abaixo de 14 a mortalidade dos pacientes era maior quando comparado aos pacientes cujo índice triangular estava acima deste valor.[49] Talvez essa seja uma das mais importantes indicações da análise da VFC em pacientes com fibrilação atrial pois orienta o clínico a intensificar os cuidados na população de maior risco. Numa análise semelhante em pacientes com fibrilação atrial de pós-operatório de revascularização miocárdica, demonstramos que o índice triangular foi significativamente menor quando comparado aos pacientes com fibrilação atrial ambulatorial não operados. Esse achado sinaliza na mesma direção de outros estudos que mostraram que o prognóstico desse tipo de fibrilação atrial é mais sombrio[50] (Moreira DAR, dados ainda não publicados).

Referências bibliográficas

1. Guyton AC, Hall JE. Nervous regulation of the circulation and rapid control of arterial pressure. In Textbook of Medical Physiology Thirteenth edition 2016. Philadelphia: Elsevier, 2016. pp. 215-26.
2. Guyton AC, Hall JE Local and humoral control of tissue blood flow. In Textbook of Medical Physiology Thirteenth edition 2016. Philadelphia: Elsevier, 2016. pp. 203-14.
3. Sinski M, Lewandowski J, Abramczyk P, Narkiewicz K, Gaciong Z. Why study sympathetic nervous system? J Physiol Pharmacol. 2006;57 Suppl 11:79-92.
4. Esler M, Alvarenga M, Lambert G, Kaye D, Hastings J, et al. Cardiac sympathetic nerve biology and brain monoamine turnover in panic disorder. Ann N Y Acad Sci. 2004;1018: 505-14.
5. Wang N, Gibbons CH. Skin biopsies in the assessment of the autonomic nervous system. Handb Clin Neurol. 2013;117:371-8.
6. Novak P. Autonomic Disorders. Am J Med. 2019;132:420-36.
7. Buchmann SJ, Penzlin AI, Kubasch ML, Illigens BM, Siepmann T. Assessment of sudomotor function. Clin Auton Res. 2019;29:41-53.
8. Mathôt S. Pupillometry: Psychology, Physiology, and Function. Journal of Cognition, 2018; 1:16:1-23,
9. Task Force of the European Society of Cardiology and the North American Society of Pacing and Electrophysiology. Heart rate variability: standards of measurement, physiological interpretation and clinical use. Circulation. 1996;93:1043-65.
10. Guyton AC, Hall JE. Autonomic Nervous and adrenal medulla. In Textbook of Medical Physiology Thirteenth edition 2016. Philadelphia: Elsevier, 2016. pp. 773-86.
11. Tanindi A, Olgun H, Celik B, Boyaci B. Heart rate variability in patients hospitalized for decompensated diastolic heart failure at admission and after clinical stabilization. Future Cardiol. 2012;8:473-82.
12. Bullinga JR, Alharethi R, Schram MS, Bristow MR, Gilbert EM. Changes in heart rate variability are correlated to hemodynamic improvement with chronic CARVEDILOL therapy in heart failure. J Card Fail. 2005;1:693-9.
13. Levy MN, Yang T, Wallick DW. Assessment of beat-by-beat control of heart rate by the autonomic nervous system: molecular biology technique are necessary, but not sufficient. J Cardiovasc Electrophysiol. 1993;4:183-93.
14. Ottaviani MM, Wright L, Dawood T, Macefield VG. In vivo recordings from the human vagus nerve using ultrasound-guided microneurography. J Physiol. 2020;598:3569-76.
15. Tiwari R, Kumar R, Malik S, Raj T, Kumar P. Analysis of Heart Rate Variability and Implication of Different Factors on Heart Rate Variability. Curr Cardiol Rev. 2021;17(5):e160721189770.
16. Bigger JT Jr, Fleiss JL, Rolnitzky LM, Steinman RC. The ability of several short-term measures of RR variability to predict mortality after myocardial infarction. Circulation. 1993;88:927-34.
17. Xhyheri B, Manfrini O, Mazzolini M, Pizzi C, Bugiardini R. Heart rate variability today. Prog Cardiovasc Dis. 2012;55:321-31.
18. Rassi Jr A. Variabilidade da Frequência Cardíaca. Diagnósticos em Cardiologia, Revista Cardios 2001.
19. Niskanen JP, Tarvainen MP, Ranta-Aho PO, Karjalainen PA. Software for advanced HRV analysis. Comput Methods Programs Biomed. 2004;76:73-81.
20. Tsuji H, Venditti Jr FJ, Manders ES, Evans JC, Larson MG, Feldman CL, et al. Determinants of heart rate variability. J Am Coll Cardiol 1996;28:1539-46.
21. Malik M. Measurement of heart rate variability. In: Malik M, Camm J, eds. Heart Rate Variability. Armonk, NY: Futura, 1995:33-132.
22. Malliani A, Lombardi F, Pagani M. Power spectrum analysis of heart rate variability: a tool to explore neural regulatory mechanisms. Br Heart J 1994;71:1-2.
23. Montano N, Ruscone TG, Porta A, Lombardi F, Pagani M, Malliani A. Power sepctrum analysis of heart rate vari-

ability to assess the changes in sympathovagal balance during graded orthostatic tilt. Circulation 1994;80:1826-31.
24. Bigger Jr JT, Fleiss JL, Steinman RC, et al. Correlations among time and frequency domain measures of heart period variability two weeks after acute myocardial infarction. Am J Cardiol. 1992;69:891-8.
25. Pomeranz B, Macaulay RJ, Caudill MA, et al. Assessment of autonomic function in humans by heart rate spectral analysis. Am J Physiol. 1985;248:151-3.
26. Thomas BL, Claassen N, Becker P, Viljoen M. Validity of Commonly Used Heart Rate Variability Markers of Autonomic Nervous System Function. Neuropsychobiology. 2019;78:14-26.
27. Malliani A, Pagani M, Lombardi F, et al. Cardiovascular neural regulation explored in the frequency domain. Circulation. 1991;84:1482-92.
28. Kamen PW, Krum H, Tonkin AM. Poincaré plot of heart rate variability allows quantitative display of parasympathetic nervous activity in humans. Clin Sci (Lond). 1996;91:201-8.
29. Bootsma M, Swenne CA, Van Bolhuis HH, Chang PC, Cats VM, Bruschke AV. Heart rate and heart rate variability as indexes of sympathovagal balance. Am J Physiol. 1994;266(4 Pt 2):H1565-71.
30. Hsu CH, Tsai MY, Huang GS, Lin TC, Chen KP, Ho ST, et al. Poincaré plot indexes of heart rate variability detect dynamic autonomic modulation during general anesthesia induction. Acta Anaesthesiol Taiwan. 2012;50:12-8.
31. Guzik P, Piskorski J, Krauze T, Schneider R, Wesseling KH, et al. Correlations between the Poincaré plot and conventional heart rate variability parameters assessed during paced breathing. J Physiol Sci. 2007;57:63-71.
32. Tulppo MP, Mäkikallio TH, Seppänen T, Laukkanen RT, Huikuri HV. Vagal modulation of heart rate during exercise: effects of age and physical fitness. Am J Physiol. 1998;274:H424-9.
33. Woo MA, Stevenson WG, Moser DK, Trelease RB, Harper RM. Patterns of beat-to-beat heart rate variability in advanced heart failure. Am Heart J. 1992 Mar;123:704-10.
34. Kleiger RE, Miller JP, Bigger JT Jr, Moss AJ, and the Multicenter Postinfarction Research Group: Heart rate variability: A variable predicting mortality following acute myocardial infarction. Am J Cardiol 1987;59:256-262.
35. Volpi A, De Vita C, Franzosi MG, Geraci E, Maggioni AP, et al. Determinants of 6-month mortality in survivors of myocardial infarction after thrombolysis: results of the GISSI-2 data base: the Ad hoc Working Group of the Gruppo Italiano per lo Studio della Sopravvivenza nell'Infarto Miocardico (GISSI)-2 Data Base. Circulation 1993;88:416-29.
36. Erdogan A, Coch M, Bilgin M, Parahuleva M, Tillmanns H, et al. Prognostic value of heart rate variability after acute myocardial infarction in the era of immediate reperfusion. Herzschrittmacherther Elektrophysiol. 2008;19:161-8.
37. Huikuri HV, Tapanainen JM, Lindgren K, et al. Prediction of sudden cardiac death after myocardial infarction in the betablocking era. J Am Coll Cardiol 2003; 42: 652-8.
38. Bailey JJ, Berson AS, Handelsman H, Hodges M. Utility of current risk stratification tests for predicting major arrhythmic events after myocardial infarction. J Am Coll Cardiol 2001; 38: 1902-11.
39. La Rovere MT, Bigger JT Jr, Marcus FI, Mortara A, Schwartz PJ, for the ATRAMI (Autonomic Tone and Reflexes After Myocardial Infarction) Investigators: Baroreflex sensitivity and heart-rate variability in prediction of total cardiac mortality after myocardial infarction. Lancet 1998;351:478-84.
40. Bunsawat K, Ratchford SM, Alpenglow JK, Stehlik J, Smith AS, Richardson RS, Wray DW. Sympathoinhibitory effect of sacubitril-valsartan in heart failure with reduced ejection fraction: A pilot study. Auton Neurosci. 2021;235:102834.
41. Nolan J, Batin PD, Andrews R, Lindsay SJ, Brooksby P, Mullen M, et al. Prospective study of heart rate variability and mortality in chronic heart failure: results of the United Kingdom heart failure evaluation and assessment of risk trial (UK-heart). Circulation. 1998;98(15):1510-6.
42. Yi G, Goldman JH, Keeling PJ, Reardon M, McKenna WJ, Malik M SO. Heart rate variability in idiopathic dilated cardiomyopathy: relation to disease severity and prognosis. Heart. 1997;77:108-14.
43. Fauchier L, Babuty D, Cosnay P, Autret ML, Fauchier JP. Heart rate variability in idiopathic dilated cardiomyopathy: characteristics and prognostic value. J Am Coll Cardiol. 1997;30(4):1009-14.
44. Fauchier L, Babuty D, Cosnay P, Fauchier JP. J Prognostic value of heart rate variability for sudden death and major arrhythmic events in patients with idiopathic dilated cardiomyopathy. Am Coll Cardiol. 1999;33:1203-7.
45. Simantirakis EN, Papakonstantinou PE, Chlouverakis GI, Kanoupakis EM, Mavrakis HE, Kallergis EM, et al. Asymptomatic versus symptomatic episodes in patients with paroxysmal atrial fibrillation via long-term monitoring with implantable loop recorders. Int J Cardiol. 2017; 231:125-30.
46. Lombardi F, Colombo A, Basilico B, Ravaglia R, Garbin M, Vergani D, et al. Heart rate variability and early recurrence of atrial fibrillation after electrical cardioversion. J Am Coll Cardiol. 2001;37:157.
47. Akyurek O, Diker E, Guldal M, Oral D. Predictive value of heart rate variability for the recurrence of chronic atrial fibrillation after electrical cardioversion. Clin Cardiol. 2003;26:196-200.
48. Zhang E, Liang S, Sun T, Xu J, Lu F, Wu D, et al. Prognostic value of heart rate variability in atrial fibrillation recurrence following catheter ablation: A systematic review and meta-analysis. Front Cardiovasc Med. 2023 Feb 2;9:1048398.
49. Hämmerle P, Eick C, Blum S, Schlageter V, Bauer A, Rizas KD, et al. Heart Rate Variability Triangular Index as a Predictor of Cardiovascular Mortality in Patients With Atrial Fibrillation. J Am Heart Assoc. 2020;9:e016075.
50. Kosmidou I, Chen S, Kappetein AP, Serruys PW, Gersh BJ, et al. New-Onset Atrial Fibrillation After PCI or CABG for Left Main Disease: The EXCEL Trial. J Am Coll Cardiol. 2018;71:739-48.

18

Estratificação do Risco de Morte Súbita em Pacientes com Miocardiopatia Isquêmica e não Isquêmica através do Holter de 24 Horas

Cesar José Gruppi
Acácio Fernandes Cardoso

Introdução

A estratificação do risco de eventos cardíacos, especialmente a morte súbita, é reconhecidamente um dos maiores desafios da cardiologia moderna. Mesmo após enormes avanços na compreensão dos mecanismos fisiopatológicos e etiológicos envolvidos com a morte desencadeada por um evento arrítmico, ainda carecemos de ferramentas diagnósticas capazes de estimar com aceitável grau de acurácia o risco de um paciente evoluir com um evento potencialmente fatal causado por uma arritmia cardíaca grave. Apesar das limitações, as últimas décadas foram marcadas pelo desenvolvimento de pesquisas e implementação de uma série de marcadores prognósticos de risco cardíaco, muitos dos quais foram explorados por meio da análise direta e indireta do registro eletrocardiográfico. Desse modo, a monitoração eletrocardiográfica prolongada ocupou papel de destaque ao fornecer informações relevantes sobre o comportamento do ritmo cardíaco por períodos variados. Além da documentação de arritmias associadas ao maior risco de morte súbita como as extrassístoles ventriculares (EV) e taquicardias ventriculares não sustentadas (TVNS), por exemplo, vários parâmetros extraídos do registro eletrocardiográfico foram criados e incorporados aos softwares de análise do Holter de 24 horas na tentativa de estratificar o risco em populações já reconhecidas como tendo maior risco de mortalidade, como é o caso dos pacientes com cardiopatia estrutural.

Neste capítulo abordaremos os principais índices eletrocardiográficos de risco que podem ser extraídos da análise do Holter de 24 horas, sua aplicabilidade clínica, interpretação, evidências atuais e perspectivas futuras em populações com miocardiopatias isquêmica (MCPI) e não isquêmica (MCPNI).

Morte súbita de origem cardíaca

Morte cardíaca súbita pode ser definida como morte natural de forma súbita e presumível causa cardíaca que ocorre em até 1 hora do início dos sintomas, nos casos testemunhados ou até 24 horas da última vez que foi visto vivo, nos casos não testemunhados.[1]

As causas são dependentes da idade. Em jovens as doenças elétricas primárias, cardiomiopatias, miocardite e coronária anômala são as anormalidades predominantes. Por outro lado, nos indivíduos acima de 40 anos a doença da artéria coronária é responsável por mais da metade dos casos.[1]

Nas últimas décadas, os avanços na prevenção e tratamento das doenças cardiovasculares contribuiu para diminuição da incidência da MS, no entanto ela permanece como a principal causa de morte em países industrializados (15-20% dos casos) e é responsável pela maioria das mortes por doença cardiovascular.[3]

Diferentes grupos populacionais podem evoluir com MS. O primeiro e o maior grupo é formado por indivíduos sem doença cardíaca conhecida, o segundo é formado por pacientes sabidamente portadores de doença cardíaca porém com ausência ou disfunção ventricular apenas leve, o terceiro grupo são os pacientes com disfunção ventricular grave e o quarto e o último grupo compreendem os indivíduos portadores de doenças geneticamente determinadas e predispostas ao desencadeamento de arritmias cardíacas fatais.[4] O grau de predição de risco nessas populações varia conforme a etiologia e a cardiopatia de base. Sendo os pacientes com disfunção ventricular moderada a grave (FEVE < 40%) o grupo onde a determinação do risco é mais previsível. Já os indivíduos com função ventricular preservada, embora a incidência de MS seja menor, compreendem o maior número de pessoas em risco e, portanto, o maior número de casos ocorre nesse estrato populacional. Por outro lado, apresentam maiores limitações quanto à habilidade para identificar os indivíduos com maior risco (Tabela 18.1).

Tabela 18.1. Grupos de risco de morte súbita e capacidade de predição de risco.[4]

Grupos	Morte Súbita (%)	Grau de Predição
Sem doença cardíaca conhecida	45	Pobre
História de doença cardíaca – FEVE > 40%	40	Limitado
História de doença cardíaca – FEVE < 40%	13	Possível
Geneticamente determinada	2	Limitada

Fisiopatologia da morte súbita

O entendimento dos principais aspectos fisiopatológicos que podem influenciar um episódio de MS nos ajuda a compreender a complexidade e as limitações da predição de risco. É importante compreender que vários fatores de risco competem de maneira contínua durante o curso de um episódio de MS, tornando a análise estática, baseada apenas em respostas dicotômicas (ex.: normal ou alterado), muito limitada para identificar subgrupos de risco que merecem terapia para prevenção de MS. Ainda é importante frisar que a maioria dos estudos sobre estratificação de risco focaram na prevenção da MS causada por uma TV ou FV. A MS causada por atividade elétrica sem pulso ou assistolia ainda carece de maiores investigações e compreensão fisiopatológica.

Na fisiopatologia da MS de origem arrítmica, sabemos que as arritmias ventriculares são mais comumente encontradas em pacientes com doença cardíaca estrutural significativa (ex.: infarto do miocárdio extenso ou miocardiopatias dilatadas) ou em pacientes com mutações genéticas nos canais iônicos (ex.: Síndrome de Brugada ou QT longo congênito). A depender do fenótipo encontrado, o aumento do automatismo e o mecanismo de reentrada, seja anatômica ou funcional, serão os responsáveis pelo desencadeamento de arritmias ventriculares malignas e MS. Outras arritmias ventriculares como as extrassístoles ventriculares (EV), podem atuar como gatilhos para o desencadeamento de TV ou VF ao encontrar substratos arritmogênicos bem definidos. Nos pacientes com doença cardíaca estrutural a presença de fibrose miocárdica estabelece as condições para que as EV possam ser conduzidas de forma heterogênea no interior do substrato arritmogênico causando variados graus de condução lenta e bloqueios unidirecionais, condições que predispõem ao desencadeamento da reentrada. Por último, é sabido que o sistema nervoso autônomo, o qual inerva o coração e modifica as propriedades dos canais iônicos, pode ter um papel modulador que possibilita o aparecimento ou a manutenção dos mecanismos responsáveis pelas arritmias ventriculares ao interagir com o substrato e com os gatilhos responsáveis pelas arritmias ventriculares malignas (Figura 18.1).

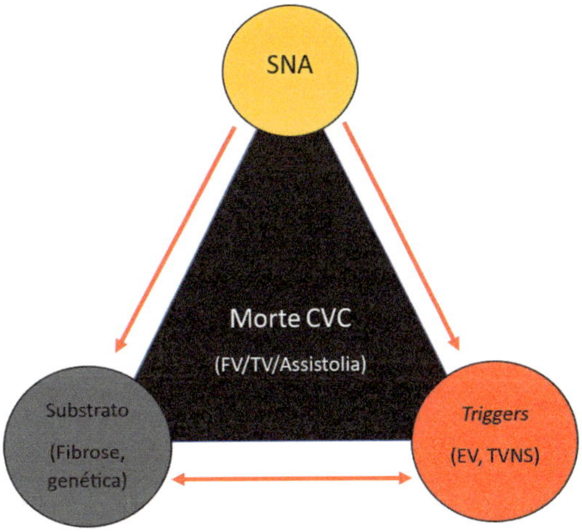

Figura 18.1. Influência do SNA nos demais componentes responsáveis pela fisiopatologia da morte súbita nos pacientes com miocardiopatias. O SNA atua na modulação do substrato arritmogênico e dos *triggers*. Um desbalanço autonômico, causado pela diminuição ou aumento de uma ou ambas as vias de inervação do SNA, favorece o desencadeamento de arritmias ventriculares potencialmente malignas. Uma completa interação dentre todos os componentes e a influência de outros fatores determinam as condições para a ocorrência de morte súbita. Legendas: CVC = Cardiovascular; SNA = Sistema nervoso autônomo; TV = Taquicardia ventricular; FV = Fibrilação ventricular; EV = Extrassístoles ventriculares; TVNS = Taquicardia ventricular não sustentada.

Estratificação do risco de morte súbita

Os estudos de prevenção primária (MADIT I, MADIT II e SCD-HeFT) definiram a fração de ejeção do ventrículo esquerdo (FEVE) como o parâmetro que deve ser avaliado para indicação de um cardiodesfibrilador implantável (CDI). Baseado nos resultados desses estudos, as diretrizes atuais recomendam o implante de CDI para prevenção primária de MS em um paciente com uma FEVE ≤ 30% ou ≤ 35% em classe funcional II ou III da *New York Heart Association* (NYHA) que está há mais de 40 dias do infarto agudo do miocárdio (IAM) ou 90 dias da revascularização do miocárdio.[5] Embora a FEVE tenha se estabelecido como o método de avaliação considerado como padrão ouro para prevenção primária de MS, várias limitações podem ser observadas quando utilizamos apenas o grau de disfunção ventricular na estratificação de risco de MS:

- A FEVE muito reduzida é capaz de identificar uma subpopulação sob maior risco de eventos, seja MS ou mortalidade total. Embora a incidência de eventos seja maior neste subgrupo populacional, ao utilizarmos esse método estamos excluindo da avaliação de risco uma população numericamente maior (com FEVE > 35%) na qual a maioria dos eventos de MS vão ocorrer;
- O estudo SCD-HeFT (*Sudden Cardiac Death in Heart Failure Trial*) incluiu pacientes com insuficiência cardíaca (IC) de etiologia isquêmica e não isquêmica, FEVE ≤ 30%, classe funcional II ou III da *NYHA,* os quais foram randomizados para implante de CDI e tratamento clínico. O estudo demonstrou que o implante de CDI foi capaz de reduzir a MS e a mortalidade total.[6] No seguimento deste estudo, considerando todos os pacientes que implantaram o CDI, apenas 22,4% receberam choque apropriado. Ao analisarmos o NNT (número necessário para evitar um evento) encontramos um número aproximado de 25 implantes de CDI para salvar uma vida.[7] Estes dados indicam que a seleção baseada apenas na FEVE ainda é insatisfatória;
- Ao utilizarmos um único método na avaliação de risco aumentamos a chance de incorrer em imprecisões. Múltiplos fatores de risco concorrem para aumentar o risco de MS de modo dinâmico ao longo do tempo. A utilização de análises multiparamétricas de maneira contínua poderia fornecer maiores subsídios para identificar subpopulações nas quais o implante do CDI poderia ser mais custo-efetiva;
- Na última década foram incorporadas novas drogas ao tratamento clínico da IC com impacto na redução da mortalidade total e arrítmica. A utilização de novos medicamentos, juntamente com a otimização do tratamento clínico e a utilização dos ressincronizadores cardíacos têm modificado a história natural da IC e são capazes de alterar o remodelamento cardíaco e reduzir as taxas de eventos arrítmicos fatais. Análises recentes demonstraram uma redução significativa da incidência de MS em populações de risco após a incorporação de novas drogas ao arsenal terapêutico da IC e questionam o real benefício clínico da indicação do CDI na prevenção primária de MS. No estudo publica-

do por Li Shen e col a taxa anual de MS foi comparada entre os estudos de prevenção primária entre os anos de 1995 e 2011 e observou-se uma redução de 44% na taxa de MS ao longo dos anos o que praticamente anulou o benefício clínico da redução de mortalidade pelo CDI nos pacientes em uso de novos medicamentos para o tratamento para a IC como a sacubitril-valsartana.[8] Na mesma direção, o estudo DANISH avaliou a eficácia do CDI em pacientes com miocardiopatia dilatada de etiologia não isquêmica, em uso de tratamento clínico otimizado e concluiu que o CDI não foi capaz de reduzir a mortalidade por todas as causas.[9] Esses dados indicam que no cenário atual do tratamento da IC o critério de seleção para indicação de CDI em pacientes com FEVE reduzida é ainda mais desafiador e demonstra a necessidade de investigação de novos parâmetros na avaliação de risco, especialmente em pacientes com MCPNI, a qual é formada por um grupo muito heterogêneo onde os preditores de risco e a evolução clínica pode variar consistentemente de acordo com a etiologia subjacente.

Preditores eletrocardiográficos de risco

Podemos conceituar os preditores eletrocardiográficos de risco (PER) como os parâmetros extraídos ou derivados do registro eletrocardiográfico capazes de auxiliar na predição do risco de mortalidade cardíaca. Desde os anos 70 a análise de PER vem sendo testada no intuito de estimar o risco em populações de maior risco como pacientes após o IAM ou com IC e disfunção ventricular. Ao longo das últimas décadas uma série de estudos foram realizados tentando associar o registro desses preditores com o maior risco de eventos arrítmicos. A documentação de arritmias ventriculares no Holter, a análise da variabilidade da frequência cardíaca (VFC) e da função autonômica e a avaliação da repolarização ventricular foram os parâmetros mais estudados e por consequência incorporados aos softwares de análises do Holter de 24 horas. Dada a multiplicidade de parâmetros avaliados, as diferentes metodologias criadas, a complexidade de novos parâmetros e a dificuldade de comparação com os parâmetros antigos, dentre outras limitações, a incorporação dos PER na prática clínica ainda é bastante limitada. Ainda assim, o entendimento dos principais PER extraídos do Holter podem fornecer informações relevantes sobre o risco cardiovascular e merecem uma maior compreensão por parte do cardiologista clínico.

Arritmias ventriculares no Holter de 24 horas

O registro de EV e TVNS no Holter de 24 horas vem sendo estudado ao longo de décadas na avaliação do risco cardíaco. Estudos iniciais das décadas de 70 e 80 indicaram uma associação entre essas arritmias e um aumento do risco de MS em pacientes com doença cardíaca estrutural incluindo pacientes com história de IAM, doença valvar cardíaca e miocardiopatia dilatada de etiologia não isquêmica.[10] Em todos esses casos, o risco foi altamente confinado aos grupos com FEVE reduzida, tornando a análise da TVNS como fator de risco independente para mortalidade arrítmica algo questionável. Ainda assim, o registro de arritmias ventriculares no Holter de 24 horas permanece como assunto de intenso debate na estratificação do risco de MS. Dada a heterogeneidade das populações investigadas, avaliamos as evidências em separado conforme a etiologia da miocardiopatia:

TVNS na predição de risco na miocardiopatia isquêmica

A partir dos anos 2000, com a incorporação do uso de betabloqueadores (BB), IECA e a indicação de reperfusão precoce no tratamento do IAM, novos estudos foram realizados na tentativa de reavaliar o papel das arritmias ventriculares, particularmente a TVNS, na predição de risco de eventos arrítmicos. O Estudo ATRAMI avaliou o papel da TVNS, da VFC por meio da análise do SDNN e da sensibilidade barorreflexa em 1284 pacientes após o IAM. Nesse estudo, a TVNS, a diminuição da sensibilidade barorreflexa e um SDNN abaixo de 70 foram associados ao aumento da mortalidade independente da FEVE.[11] Entretanto, o estudo apresentou uma série de limitações e seus resultados não chegaram a ser incorporados à prática clínica. Em contraposição aos achados do estudo ATRAMI, outras evidências explicitaram o baixo valor preditivo da TVNS na predição de risco em populações com MCPI. No estudo CHF STAT (*Congestive Heart Failure Survival Trial of disease*), no qual 70% dos participantes eram pacientes com doença coronariana, o registro de TVNS não permaneceu como um preditor de risco independente para MS e mortalidade total após ajustes para a FEVE, classe funcional e outras covariáveis.[12] Os mesmos resultados foram confirmados por outros estudos em diferentes fases do tratamento do IAM. No estudo DANAMI-2 a TVNS foi identificada como preditor de risco de mortalidade na análise univariada em pacientes na fase aguda do IAM após a reperfusão com fibrinolíticos ou angioplastia primária. Porém, após inclusão de outras variáveis como a idade, IAM prévio, diabetes e uso de BB no modelo multivariado, deixou de ser um preditor independente de risco.[13] Esses dados indicam que a TVNS está intimamente associada ao grau de disfunção ventricular e sua prevalência é alta em pacientes com disfunção ventricular importante (FEVE < 35%). Desse modo, o aumento do risco de MS associado com EV e TVNS é geralmente acompanhado pelo crescimento em paralelo do risco de mortalidade não arrítmica, sugerindo que em muitos pacientes o surgimento de arritmias ventriculares reflete mais uma progressão da cardiopatia de base do que o aumento do risco de mortalidade arrítmica. Como resultado, há pouca aplicabilidade clínica na utilização do registro de TVNS no Holter de 24 h como estratificador de risco em pacientes com MCPI e FEVE muito reduzida. Por outro lado, a TVNS demonstrou ser um preditor de risco independente para MS em pacientes com FEVE mais preservada (FEVE > 35%). Em pacientes com IAM prévio, a TVNS foi utilizada como critério de inclusão nos estudos MADIT I (*Multicenter Automatic Defibrillator Implantation Trial*) e MUSTT (*Multicenter*

Unsustained Tachycardia Trial). Nesses estudos, pacientes com disfunção ventricular moderada a importante foram submetidos ao estudo eletrofisiológico (EEF) e a indução de TV sustentada foi utilizada para randomizar os pacientes para implante do CDI ou tratamento conservador. Pacientes que receberam o CDI apresentaram redução da mortalidade total quando comparados aos pacientes que permaneceram em tratamento conservador.[14,15] Baseado nesses resultados, as diretrizes atuais recomendam o implante de CDI para prevenção primária de MS em pacientes com IAM prévio, TVNS espontânea, FEVE moderadamente reduzida (entre 35-40%) e indução de TV sustentada no EEF.[16] Em conclusão, a utilização da TVNS na estratificação de risco em pacientes com miocardiopatia isquêmica está reservada aos pacientes com FEVE menos comprometida, onde o resultado do EEF pode determinar a indicação do CDI.

TVNS na predição de risco da miocardiopatia não isquêmica

A miocardiopatia de etiologia não isquêmica (MCPNI) pode ser a consequência de múltiplas etiologias. Causas potencialmente reversíveis como as miocardites, uso de quimioterápicos ou disfunção ventricular induzida por arritmias como a fibrilação atrial e menos comumente EV, devem ser amplamente investigadas e tratadas dada a possibilidade de recuperação da função ventricular após a eliminação ou retirada do fator causal. Neste contexto, a utilização do Holter de 24 h é útil apenas para estabelecer o controle da resposta ventricular em arritmias persistentes ou a frequência e a complexidade das arritmias ventriculares, visto que essas populações são consideradas de melhor prognóstico e de baixo risco.[17] Por outro laudo, em alguns substratos genéticos, como as laminopatias (gene LMNA), associadas a pior prognóstico, por serem populações mais específicas, a estratificação de risco por meio do Holter ainda requer maiores investigações e não está plenamente definida.

No grupo de pacientes com MCPNI consideradas idiopáticas uma gama de estudos foi realizada nas últimas décadas, muitos dos quais utilizaram a TVNS na avaliação da predição de risco. A heterogeneidade desses estudos com inclusão de múltiplas populações, em diferentes regimes de tratamento clínico e diferentes definições para TVNS com relação à FC de corte e número de batimentos, contribuíram para gerar resultados conflitantes. No *Marburg Cardiomyopathy Study* (2003), um dos principais estudos realizados para responder essa questão, a estratificação de risco de arritmias foi avaliada de maneira prospectiva em 343 pacientes com MCPNI por meio da utilização de vários preditores de risco, incluindo a TVNS no Holter. Após análise multivariada apenas a FEVE foi identificada como preditor de risco independente de eventos arrítmicos.[18] Neste estudo, a combinação da FEVE < 30% e registro de TVNS elevou o risco de eventos arrítmicos em oito vezes quando comparado aos pacientes com FEVE > 30% e sem TVNS.[18] No entanto, em outros estudos como o CAT (*Cardiomyopathy Trial*) que incluiu pacientes com MCPNI com FEVE < 30%, o registro de TVNS no Holter não demonstrou nenhum impacto na predição de mortalidade.[19] Já em metanálises, com a inclusão de estudos dos anos 90 e 2000, a TVNS se mostrou um preditor de eventos arrítmicos independente da FEVE.[20]

Na tentativa de selecionar candidatos para prevenção primária de MS, o estudo DEFINITE randomizou pacientes com MCPNI e registro de TVNS ou mais de 10 EV/hora no Holter de 24 h, para tratamento clínico ou implante de CDI. Houve redução significativa de MS, porém não houve redução da mortalidade total.[21]

Somadas todas as evidências, concluímos que até o momento não existem dados conclusivos que indiquem a utilização da TVNS ou EV na estratificação de risco em pacientes com MCPNI e disfunção ventricular importante. Em pacientes com FEVE > 35% sob tratamento clínico otimizado, o número de episódios de TVNS registrados no Holter parece indicar maior risco de eventos arrítmicos graves,[22] embora não possa determinar medidas profiláticas intervencionistas visando a prevenção de MS, sendo motivo para futuras investigações.

Avaliação da função autonômica pelo Holter de 24 horas

O sistema nervoso autônomo, por meio das inervações simpática e parassimpática, interage de modo contínuo para manutenção da saúde cardiovascular. A ruptura desse equilíbrio, também conhecida como desbalanço do tônus autonômico, provocada tanto pelo aumento ou diminuição de uma ou ambas as vias de inervação, pode ser identificada pela medida das variações dos intervalos R-R por variados períodos de tempo e recebe o nome de variabilidade da frequência cardíaca (VFC). A VFC é uma das ferramentas mais antigas e mais utilizadas na estratificação do risco através do Holter de 24 h. Vários estudos demonstraram uma correlação entre a redução da VFC com o risco de morte cardiovascular principalmente em pacientes na fase aguda do IAM e em pacientes com IC.[23]

Uma variedade de metodologias podem ser empregadas para análise da VFC. As medidas realizadas por meio da análise dos domínios do tempo, da frequência e as técnicas não lineares são as mais utilizadas (Tabela 18.2). As medidas no domínio da frequência devem ser idealmente realizadas em ambiente controlado e o registro do ritmo deve ser feito por curtos períodos, tornando sua análise mais limitada pelo Holter de 24 h. As medidas não lineares, embora possa expressar melhor a complexidade das mudanças dos intervalos RR e sua interação com os sistemas biológicos, são de difícil compreensão, não totalmente aplicáveis à prática clínica e indisponíveis na maioria dos softwares de análise de Holter. Já as medidas da VFC no domínio do tempo, empregam análises estatísticas para mensuração das mudanças dos intervalos R-R por longos períodos, geralmente em torno de 18 horas, sendo amplamente disponíveis nos softwares de análise de Holter. O SDNN (desvio padrão da média dos intervalos R-R analisados) é sem dúvida o método mais simples e mais avaliado nos estudos que testaram a VFC na predição de risco em populações com cardiopatia estrutural.

Tabela 18.2. Diferentes metodologias utilizadas para avaliação da variabilidade da frequência cardíaca (VFC).

VFC no domínio do tempo	VFC no domínio da frequência	Índices geométricos	Métodos não lineares
SDNN	*Very low frequency* (VLF)	Índice Triangular	Dimensão fractal
SDANN	*Low frequency* (LF)	Plotagem de Lorenz	Entropia
SDNN index	*High frequency* (HF)		Expoentes de Lyapunov
pNN50			
rMSSD			

Análise da VFC em pacientes com miocardiopatia isquêmica (MCPI)

As publicações utilizando a análise VFC iniciaram na década de 70 na tentativa de predizer o risco de eventos em pacientes que evoluíam com IAM. A VFC ganhou relevância clínica na década de 80 quando Kleiger e col., por meio do estudo *Multicenter Post-Infarction Projet* (MPIP), demonstraram que a redução da VFC foi associada ao aumento da mortalidade total.[24] Nesse estudo, os autores observaram que o SDNN < 50 ms em pacientes após o IAM tinham 5 vezes mais chance de morrer quando comparados aos pacientes com SDNN > 50 ms.[24] Cerca de 10 anos após os achados do estudo MPIP foi realizado o estudo ATRAMI (Autonomic Tone and *Reflexes After Myocardial Infarction)* que avaliou a VFC em 1284 pacientes com IAM recente (< 28 dias). Os investigadores do ATRAMI observaram que um SDNN < 70 ms foi associado com um risco relativo de 3,2 para mortalidade em 21 meses de seguimento.[11,25] No mesmo estudo, a combinação de um SDNN < 70 ms e uma FEVE < 35% elevaram o risco relativo para mortalidade para 6,7, quando comparados com SDNN e FEVE mais elevados. O entusiasmo inicial com os resultados dos estudos envolvendo VFC e estratificação de risco não se confirmaram após os avanços no tratamento do IAM e a incorporação dos BB e a terapia de reperfusão precoce. Nos anos 2000, a VFC foi testada em 600 pacientes 5-7 dias após o IAM e repetida após um ano de seguimento em 416 participantes. Os autores observaram um aumento nos índices da VFC no domínio do tempo e da frequência e nenhum deles foi capaz de predizer aumento de mortalidade.[26] Esses resultados indicaram que os avanços no tratamento do IAM alteraram positivamente o prognóstico dos pacientes e diminuíram o poder de identificação de grupos de risco por meio da VFC. A redução da taxa de mortalidade arrítmica após o IAM para menos de 4% após inclusão dos BB e a terapia de reperfusão precoce passou a exigir trabalhos com número bem maior de participantes para testar preditores de risco.[27]

A VFC também foi utilizada em estudos de prevenção primária para implante de CDI. O estudo DINAMIT randomizou pacientes com IAM recente (entre 6 e 40 dias), FEVE < 35% e diminuição da VFC para tratamento clínico ou implante de CDI. O estudo também se mostrou negativo ao não encontrar diferenças na mortalidade total em ambos os grupos.[28]

Mais recentemente outras análises foram realizadas com relação a predição de eventos arrítmicos em populações com FEVE > 35%. O estudo REFINE não conseguiu demonstrar a utilidade da VFC na predição de eventos arrítmicos graves quando avaliada nas fases precoce (2-4 semanas) e tardia (10-14 semanas) do IAM em pacientes com FEVE < 50%. Já o estudo CARISMA com desenho bastante parecido, avaliou 312 pacientes 6 semanas após o IAM e observou que o SDNN e outros índices da VFC foram preditores independentes para mortalidade por todas as causas e mortalidade arrítmica documentada pelo monitor de eventos implantável.[29,30]

Tomadas em conjunto, as evidências atuais indicam que há pouco espaço para utilização da VFC para predição de risco de mortalidade arrítmica em pacientes com MCPI e disfunção ventricular importante. Uma diminuição significativa da VFC na fase aguda do IAM pode ser um indicador de pior prognóstico, porém não é indicada rotineiramente na prática clínica. Já os resultados do estudo CARISMA demonstram que a medida da função autonômica de forma seriada após o IAM pode apresentar algum valor prognóstico, o qual precisa ser melhor avaliado em futuros estudos.

Análise da VFC em pacientes com miocardiopatia não isquêmica (MCPNI)

Em pacientes com MCPNI a diminuição da VFC foi associada com o maior risco de progressão da IC, da necessidade de transplante cardíaco e com o maior risco de morte por progressão da IC. No estudo UK-HEART a redução do SDNN foi capaz de predizer mortalidade em pacientes com IC classe funcional I-III da NYHA. A taxa de mortalidade anual foi de 5,5% para um SDNN > 100 ms, 12,7% para um SDNN entre 50 ms e 100 ms e 51,4% para um SDNN < 50 ms.[31] No estudo DEFINITE pacientes com MCPNI e FEVE < 36%foram randomizados para tratamento clínico ou implante de CDI. Neste estudo o SDNN foi estratificado por tercis. Nos pacientes com SDNN > 113 ms não houve mortes em um seguimento de 3 anos.[32] Os dados do estudo UK-HEART e DEFINITE indicam que o SDNN pode ser um indicador de bom prognóstico em pacientes com MCPNI. A despeito das evidências demonstrarem uma associação entre a VFC e mortalidade total, sua aplicabilidade clínica ainda é incerta uma vez que não existem estudos randomizados demonstrando que o prognóstico de pacientes com redução da VFC possa ser alterado com uso de medicamentos ou dispositivos implantáveis. A exceção pode estar no grupo de pacientes com MCPNI que são submetidos ao implante de ressincronizador cardíaco. Em um estudo envolvendo 509 pacientes que receberam o dispositivo, o uso do ressincronizador foi associado com um aumento significativo do SDANN monitorado pelo próprio aparelho.[33] O SDANN é uma medida da atividade circadiana e um aumento do SDANN pode refletir uma melhora da classe funcional pela ação do dispositivo. Entretanto, um SDANN < 65 ms na primeira semana ou um SDANN < 76 ms após 4 semanas do implante foram fortes preditores da necessidade de transplante e aumento da mortalidade.[33] Portanto, em candidatos ao implante de ressincronizadores cardíacos a avaliação do SDANN após o implante pode identificar pacientes não respondedores ou que permanecem com risco elevado de eventos adversos.

Novos Preditores de Risco Relacionados com a Avaliação da Função Autonômica

A partir dos anos 2000, com a intensificação dos estudos para criação de PER capazes de discriminar populações de alto risco para eventos arrítmicos, começaram a surgir novas ferramentas diagnósticas as quais foram incorporadas à análise do Holter de 24 h. Como destaques podemos citar a turbulência da FC e a capacidade de desaceleração da FC.

Turbulência da FC (TFC)

A TFC avalia as variações dos intervalos R-R após uma EV e reflete indiretamente a integridade do sistema barorreflexo. Resumidamente, logo após uma EV observamos uma queda do débito cardíaco ocasionada por uma sístole ineficaz. Como resultado, o sistema barorreflexo é acionado e automaticamente o vago é inibido fazendo com que tenhamos um aumento da FC. Este por sua vez, desencadeia um aumento da pressão arterial que provoca uma reação oposta no barorreflexo determinando um retorno da aceleração da FC aos seus níveis basais de maneira gradativa. Desse modo, dois momentos distintos podem ser analisados após uma EV: Um primeiro momento de aceleração da FC, conhecida como turbulência inicial ou *Turbulence Onset* – TO, e um segundo momento de desaceleração da FC denominada inclinação da turbulência ou *Turbulence Slope* – TS (Figura 18.2). Teoricamente, a resposta inadequada de um ou de ambos os momentos indica um comprometimento do sistema barorreflexo. O resultado do exame pode ser dividido em 3 categorias: Categoria 0 (ambos os parâmetros estão normais); Categoria 1 (um dos parâmetros está alterado); Categoria 2 (ambos os parâmetros estão alterados). Desde o trabalho original publicado por Schmidt e col, a TO > 0% e a TS < 2,5 ms/RR são considerados valores alterados.[34] Após essa publicação, tivemos uma série de estudos clínicos que demonstraram o valor prognóstico da TFC alterada na predição de desfechos desfavoráveis em diferentes populações, especialmente em pacientes após o IAM e com IC (Tabela 18.3).

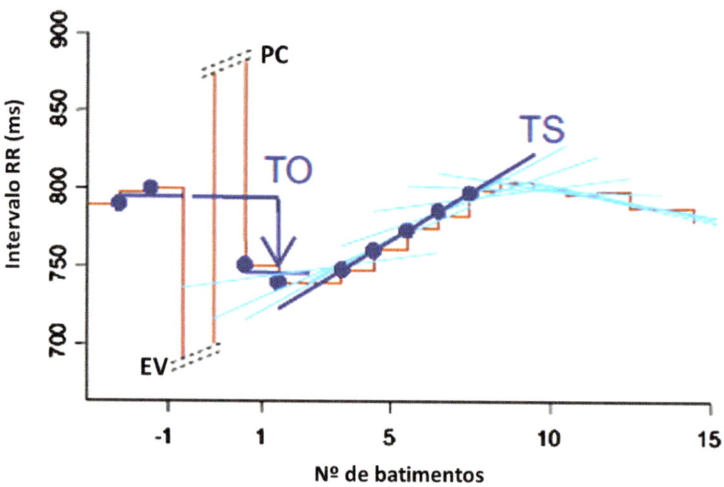

Figura 18.2. Cálculo da TFC. A TO (*turbulence onset*) é calculada pela relação entre o intervalo RR que precede a extrassístole ventricular e o intervalo logo após a extrassístole ventricular. Já a TS (*turbulence slop*) é calculada pela sequência de 5 intervalos RR com maior acréscimo na FC entre 15 intervalos analisados. A linha vermelha representa as mudanças relativas dos intervalos RR antes e após a extrassístole ventricular. A linha azul escura representa a inclinação mais íngreme usada para calcular a TS e as linhas azul clara representam as retas de regressão possíveis. Fonte: Adaptada de Bauer e col. JACC; 2008. Legendas: EV: extrassístole ventricular; PC: pausa compensatória; TO: *turbulence onset*; TS: *turbulence slop*.

Tabela 18.3. Estudos com a turbulência da FC em populações com miocardiopatia isquêmica e não isquêmica.

Publicação	N	População	Seguimento	Objetivo primário	Resultados
Ghuran e cols., 2002	1212	ATRAMI – pós IAM	21 meses	Mortalidade arrítmica	HR = 4,07 para TFC2
Makikallio e cols., 2007	2130	FINGER – pós IAM	33 meses	Mortalidade total e arrítmica	HR = 4,7 para TS anormal e FEVE > 35%
Exner e cols., 2007	322	REFINE – IAM prévio	47 meses	Mortalidade cardíaca e súbita	HR = 2,91 para TFC1 (medido 10-14 sem pós IAM)
Huikuri e cols., 2009	312	CARISMA – pós IAM	24 meses	TV/FV no Loop implantável	HR = 2,8 para TS anormal (medido 6 sem pós IAM)
Moore e cols., 2006	358	UK Heart Study – CF I-III, FEVE média de 41%	5 anos	Mortalidade, internação por IC	TS anormal prediz IC descompensada
Grimm e cols., 2003	242	Marbug Study – MCPDNI, FEVE média de 30%	41 meses	Mortalidade total e arrítmica	TFC não prediz mortalidade arrítmica
La Rovere e cols., 2012	388	GISSI-HF	33 meses	Mortalidade cardíaca	TS anormal prediz mortalidade cardíaca

Legendas: MCPDNI: miocardiopatia dilatada de etiologia não isquêmica; IC: insuficiência cardíaca; TFC: turbulência da frequência cardíaca; TV/FV: taquicardia ventricular/fibrilação ventricular; TS: *turbulence slope;* HR: *hazard ratio.*

TFC na estratificação do risco de pacientes com MCPI

Ao contrário do que observamos nos estudos de predição de risco com os parâmetros da VFC no domínio do tempo, a TFC foi capaz de discriminar populações com risco elevado para mortalidade arrítmica. O estudo FINGER (coortes alemã e finlandesa) demonstrou que entre vários PER avaliados pelo Holter na fase aguda do IAM em mais de 2000 pacientes, uma TS anormal foi associada com aumento do risco de MS durante o seguimento de 33 meses (HR = 2,9, IC: 1,6-5,5, p = 0,0008).[35] Cabe ressaltar que estudos realizados em momentos distintos do tratamento do IAM demonstraram o mesmo valor prognóstico, indicando que a as modificações no tratamento do IAM ao longo do tempo não influenciaram na capacidade discriminatória da TFC (Figura 18.3).

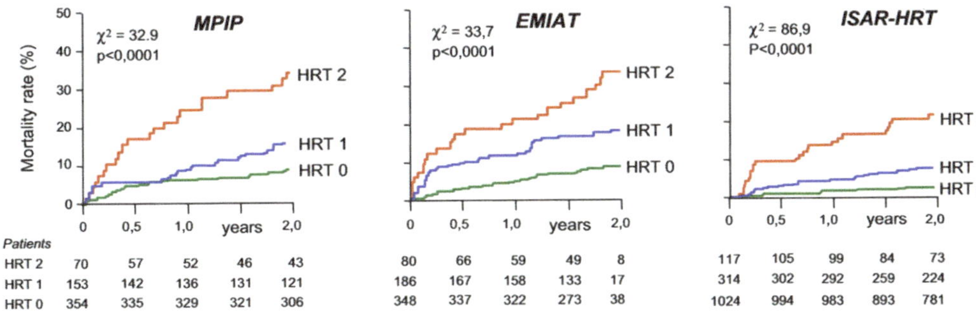

Figura 18.3. Estudos que avaliaram o papel da TFC na predição de risco em diferentes momentos do tratamento do IAM. Estudos: MPIP (1983), EMIAT (1997), ISAR-HTR (2009). A evolução no tratamento do IAM com inclusão dos betabloqueadores e a terapia de reperfusão precoce não alteraram a capacidade preditiva da TFC. HRT = *heart rate turbulence*.

Muitos desses estudos focaram na fase precoce do IAM (até 30 dias), período no qual a prevenção de MS através do implante de CDI não se mostrou benéfica, o que limita a utilização da TFC nesse grupo de pacientes. A mesma ressalva vale para pacientes com disfunção ventricular importante, população na qual a avaliação da FEVE é considerada o padrão ouro para estratificação de risco. Porém, a avaliação da TFC em populações em fases mais tardias do IAM e com FEVE mais preservada pode trazer informações prognósticas mais relevantes.

As modificações do remodelamento cardíaco que ocorrem após a fase aguda do IAM podem influenciar no prognóstico dos pacientes. Do mesmo modo, mudanças no tônus autonômico após essa fase podem ser observadas. Os dados dos estudos REFINE e CARISMA demonstraram uma melhora da VFC e da TFC ao longo do tempo após o IAM. Essas mudanças, quando ocorreram, foram acompanhadas por um remodelamento positivo da FEVE (31% × 35% no CARISMA e 39% × 47% no REFINE). Entretanto, a perda de recuperação da TFC entre as fases precoce (até 4 semanas) e tardia do IAM (após 12 semanas) nesses estudos demonstraram valor prognóstico para eventos arrítmicos. Uma diferença inferior a 2,0 ms/RR entre as fases precoce e tardia do IAM foi associada com um aumento de 10 vezes no CARISMA e 7 vezes no REFINE para eventos arrítmicos graves.[36] Porém, semelhante ao que foi observado na maioria dos estudos envolvendo a VFC, a TFC apresenta baixo valor preditivo positivo e alto valor preditivo negativo.

TFC na estratificação do risco de pacientes com MCPNI

As evidências envolvendo a análise da TFC em pacientes com MCPNI com relação ao risco de eventos arrítmicos malignos são menores e somente são identificadas em estudos com populações mistas envolvendo pacientes isquêmicos e não isquêmicos. Em populações apenas com MCPNI a TFC não se mostrou efetiva na predição de risco para mortalidade após análise multivariada.[37] Embora alguns estudos demonstrem uma associação entre parâmetros da TFC e aumento da mortalidade por piora da IC,[38] não existe indicação para utilizar a TFC como estratificador de risco para arritmias malignas em pacientes com MCPNI.

Capacidade de Desaceleração da Frequência Cardíaca (CDFC)

A CDFC é uma nova modalidade de avaliação da função autonômica integrada ao registro prolongado da FC. Sua metodologia se baseia nas mudanças de aceleração ou desaceleração dos ciclos R-R quando comparados com segmentos precedentes. Para isso, utiliza um algoritmo específico que realiza a média dos sinais retificados em fases e classifica o risco cardiovascular em baixo, moderado ou alto (Figura 18.4). Uma vez que a CDFC representa uma medida integral das oscilações associadas com a desaceleração da FC, acredita-se que ele reflita a atividade vagal do sistema nervoso autônomo cardíaco. Em populações com IAM prévio a CDFC tem se mostrado como um forte preditor de mortalidade. No estudo publicado por Bauer e cols. em 2006, a CDFC foi avaliada em 1455 pacientes após o IAM e posteriormente validada em duas outras coortes. A média da FEVE nessa população foi de 56% e o seguimento de 2 anos. A acurácia da CDFC como preditor de mortalidade foi superior a outros parâmetros da VFC (0,77 × 0,68) e à FEVE (0,77 × 0,70). Ainda mais importante, quando avaliados em conjunto, a CDFC e a FEVE foram capazes de aumentar sua capacidade preditiva (CDFC + FEVE = 0,80), demonstrando sua relevância na estratificação de risco em populações com FEVE mais preservada.[39]

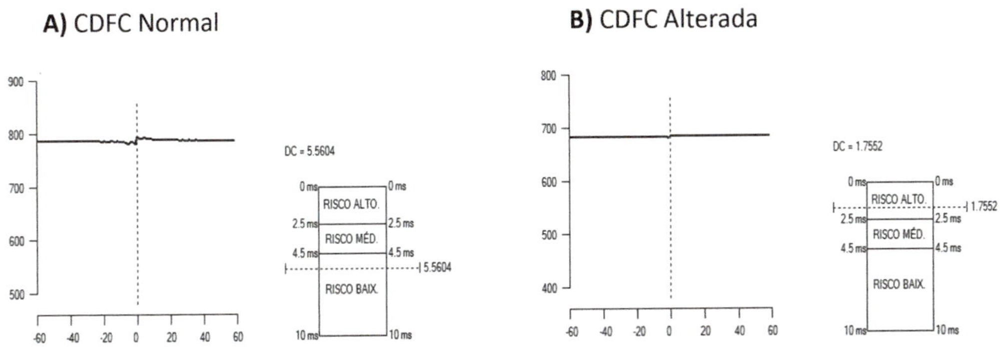

Figura 18.4. Análise da capacidade de desaceleração da frequência cardíaca (CDFC) pelo software de Holter CardioScan II da empresa DMS Brasil. A análise do risco é definida por intervalos em ms. Valores entre 0 e 2.5 ms são classificados com baixo risco, entre 2.5 ms e 4.5 ms como moderado risco e acima de 4.5 ms como alto risco. Na Figura 4-A, o valor de 5.56 ms indica alto risco para mortalidade cardiovascular. Na Figura 4-B, o valor de 1.75 ms classifica o paciente como sendo de baixo risco. Fonte: acervo dos autores.

Análise da TFC e da CDFC em Pacientes com FEVE > 30%

Em populações com FEVE mais preservada os novos PER tem se mostrado particularmente úteis na estratificação do risco. O estudo ISAR-HRT foi o primeiro a demonstrar de maneira prospectiva o papel da TFC como preditor de mortalidade.[40] O estudo envolveu 1.455 pacientes na fase aguda do IAM. A análise da TFC foi realizada na segunda semana do IAM e mais de 90% dos pacientes estavam em uso de BB e IECA. Após 2 anos de seguimento a TFC categoria 2 foi o maior preditor de mortalidade total tanto em pacientes com FEVE < 30% e especialmente naqueles com FEVE > 30%. O risco de MS por meio da análise da TFC foi avaliado no estudo FINGER. Nesse estudo, o risco de MS em pacientes com FEVE > 35% e TS anormal foi mais alto do que em pacientes com FEVE reduzida.[35] Resultados semelhantes foram observados no estudo MUSIC no qual pacientes com FEVE > 35% e TS abaixo de 2,5 ms/RR tiveram mortalidade similar aos pacientes com FEVE < 35%.[41] Em pacientes com IC e FEVE > 30% um valor de TS anormal (< 2,5 ms/RR) também foi associado com o aumento de mortalidade arrítmica.[42]

Na tentativa de melhorar a estratificação de risco em pacientes com FEVE preservada, a TFC e CDFC foram avaliados em conjunto no estudo ISAR-Risk.

Esse estudo recrutou mais de 2.400 pacientes após o IAM e com idade inferior a 76 anos. O subgrupo de pacientes com FEVE > 30%, TFC e CDFC alterados, tiveram um risco de mortalidade semelhante ao grupo de pacientes com FEVE < 30%. A taxa de mortalidade (total e arrítmica) em 5 anos nos pacientes com ambos os parâmetros alterados foi significativamente maior do que nos pacientes sem alterações na TFC e na CDFC (38,6% × 6,1%; p < 0,001).[43]

Análise da repolarização ventricular na estratificação de risco

A repolarização ventricular (RV) representa um importante estágio da atividade elétrica cardíaca. Uma série de fatores fisiológicos e patológicos podem influenciar a RV. Alterações estruturais e elétricas do miocárdio podem ocasionar anormalidades nos potenciais de ação, no período refratário e na velocidade de condução cardíaca causando uma heterogeneidade na RV, o que sabidamente favorece o desencadeamento de arritmias. Portanto, a análise da dinâmica e das mudanças da RV pode fornecer informações relevantes sobre a estratificação do risco de arritmias malignas.

A oportunidade de avaliar o comportamento da RV por longos períodos fez com que novas ferramentas de análise da estratificação de risco fossem testadas no Holter de 24 h. Dentre elas, a microalternância da onda T é a que mais se destaca.

Microalternância da onda T (MOT)

A MOT avalia as mudanças na amplitude, na forma e na duração do segmento ST-T batimento a batimento. Ao longo das últimas décadas, numerosos estudos testaram a habilidade da MOT na predição de arritmias ventriculares em pacientes com cardiopatia estrutural. Em geral, pacientes com MOT positiva tiveram aumento significativo de arritmias ventriculares durante o seguimento e aqueles com MOT negativa apresentaram baixo risco de eventos arrítmicos. Dois estudos avaliaram o papel da MOT na predição de eventos arrítmicos em populações com CDI. Tanto na coorte do MADIT II quanto na SCD-HeFT, estudos de prevenção primária de MS, a MOT não se mostrou efetiva na predição de MS, TV sustentada ou terapia apropriada do CDI.[44,45] Um achado consistente na literatura é que pacientes com um teste de MOT negativo são de muito baixo risco para mortalidade arrítmica durante o seguimento. No estudo ABCD, em pacientes com FEVE abaixo de 40%, doença coronariana, TVNS e um teste de MOT negativo, o valor preditivo negativo foi de 95% e 90% no 1° e 2° anos respectivamente para MS e terapia apropriada do CDI, demonstrando que essa ferramenta pode ser útil para aumentar a custo efetividade do implante do CDI.[46]

O fato de ser uma ferramenta de difícil manejo e interpretação, que requer aumento da FC para sua análise sendo mais utilizada no teste de esforço, ainda não disponível na maioria dos softwares de análise e não totalmente validado no Holter, limita sobremaneira sua utilização de maneira rotineira.

O papel do Holter no futuro da estratificação de risco

A taxa anual de MS de origem arrítmica varia entre 0,6% e 4% em pacientes com MCPI[47] e entre 1% e 2% em pacientes com MCPNI.[48] Identificar pacientes de alto risco para MS baseado apenas em um marcador de risco como a FEVE encontra uma série de limitações. A redução da FEVE tende a refletir um aumento da mortalidade total e apresenta baixa sensibilidade para detecção de fenômenos elétricos responsáveis pela reentrada, principal mecanismo de arritmias ventriculares sustentadas em pacientes com cardiopatia estrutural. A baixa taxa de terapias apropriadas nas coortes dos estudos de prevenção primária comprova essa hipótese. Nos pacientes com FEVE mais preservada, embora sejam responsáveis pelo maior número de episódios de MS, as diretrizes atuais não recomendam o implante de CDI para prevenção primária de MS. A utilização de PER poderia agregar informações relevantes ao tentar selecionar pacientes de maior risco nos quais o implante de CDI possa ser mais custo-efetivo e abrangente. A estratificação de risco baseada na análise de múltiplos parâmetros talvez possa indicar a melhor alternativa para essa questão no futuro. No estudo PRESERVE EF, a análise de múltiplos parâmetros de risco associada à estimulação ventricular programada em pacientes com MCPI e FEVE > 40%, demonstrou um valor preditivo negativo de 100% e identificou um subgrupo populacional de alto risco para eventos arrítmicos malignos.[49] Esses dados indicam que a integração de PER a outras modalidades de estratificação de risco como o estudo eletrofisiológico diagnóstico podem aumentar a sensibilidade para detecção de subpopulações de alto risco para MS. Além disso, uma abordagem mais personalizada, baseada na integração de parâmetros eletrocardiográficos, de imagem, na predisposição genética e até mesmo na inteligência artificial, pode ser a chave para a avaliação de desfechos adversos e evitar terapias desnecessárias nessas populações. Estudos randomizados com a utilização desses parâmetros de avaliação para guiar a terapia com CDI devem ser realizados para que possamos estabelecer o real papel dos PER na estratificação de risco, especialmente em populações com FEVE mais preservada.

Conclusões

A estratificação do risco de eventos arrítmicos em pacientes com miocardiopatias ainda permanece como um grande desafio para a cardiologia. Embora os avanços nessa área nas últimas décadas tenham sido extraordinários, até o presente momento nenhum dos PER utilizados no Holter conseguiram demonstrar superioridade na identificação do risco de MS em comparação com a FEVE, o que inviabiliza sua utilização na prática clínica. Os esforços no futuro devem se concentrar na investigação de populações sem disfunção ventricular importante, onde o número de eventos é maior e a FEVE não é determinante para prevenção primária de MS.

Questões Comentadas

1. Em pacientes com miocardiopatia dilatada de etiologia não isquêmica, FEVE < 35% e um SDNN acima de 113 ms, podemos afirmar:

a. Os dados do estudo DEFINITE indicam que essa população apresentou pior prognóstico ao longo do seguimento.

b. Os dados do estudo DEFINITE indicam que esses pacientes se beneficiam do implante de um cardiodesfibrilador.

c. Os dados do estudo DEFINITE indicam que esses pacientes apresentam bom prognóstico ao longo do seguimento.

d. O estudo DEFINITE não avaliou pacientes com miocardiopatia não isquêmica.

Comentários: O estudo DEFINITE foi publicado em 2004 e avaliou o papel do implante do cardiodesfibrilador (CDI) na prevenção primária de morte súbita em pacientes com FEVE reduzida e arritmia ventricular. Embora tenha havido uma redução da mortalidade arrítmica com o implante do CDI, não houve uma redução significativa da mortalidade total. No entanto, nos pacientes com SDNN > de 113 ms não houve nenhuma morte ao final de 3 anos de seguimento, indicando que a utilização deste parâmetro da variabilidade da FC pode ser usada para selecionar um subgrupo de melhor prognóstico.

Resposta certa: Letra C

2. Com relação aos preditores eletrocardiográficos de risco, podemos afirmar:

a. A turbulência da FC é um excelente preditor de risco em pacientes com miocardiopatia não isquêmica.

b. Com relação aos parâmetros da variabilidade da FC no domínio do tempo, o SDNN apresenta uma vantagem por não sofrer interferências de outras condições como uso de medicamentos, idade e alta densidade de extrassístoles ventriculares no exame de Holter.

c. A variabilidade da FC no domínio da frequência deve ser medida por longos períodos e por isso, o Holter de 24 horas deve ser o exame de eleição para avaliação destes parâmetros.

d. A capacidade de desaceleração da FC é um parâmetro promissor na avaliação do risco cardiovascular em pacientes com cardiopatia isquêmica e FEVE > 35%.

Comentários: Vários preditores eletrocardiográficos de risco podem ser explorados por meio da análise do Holter de 24 horas. Porém, todos apresentam limitações e ainda não são utilizados rotineiramente na prática clínica. Com relação as limitações destes parâmetros, podemos citar:

- A TFC não se mostrou efetiva na avaliação do risco cardiovascular em pacientes com miocardiopatia não isquêmica;

- A análise do SDNN pode sofrer interferências pelo uso de medicamentos, da idade e não deve ser avaliada em pacientes com alta incidência de extrassístoles ventriculares;
- A VFC do domínio da frequência deve ser avaliada em ambiente controlado e por curtos períodos, não sendo um bom parâmetro para ser explorado ao longo de 24 horas;
- Já a capacidade de desaceleração da FC, demonstrou ser um parâmetro promissor na discriminação do risco em pacientes com cardiopatia isquêmica e disfunção ventricular leve a moderada.

Resposta certa: Letra D

3. Com relação às populações de risco de morte súbita, estão corretas exceto:

a. Pacientes com disfunção ventricular importante são considerados de alto risco para morte súbita.

b. A presença de TVNS no Holter de 24 horas é um preditor de risco independente para morte súbita em pacientes com disfunção ventricular importante.

c. A categoria 2 da TFC indica alto risco de mortalidade em pacientes com cardiopatia isquêmica e disfunção ventricular.

d. Dados recentes indicam que a inclusão de novos medicamentos ao tratamento da insuficiência cardíaca foi capaz de alterar o prognóstico da mortalidade arrítmica e diminuir o papel do CDI na prevenção primária de morte súbita.

Comentários: A FEVE permanece sendo o melhor preditor de risco de morte súbita em pacientes com miocardiopatia dilatada. Os estudos de prevenção primária indicaram que pacientes com FEVE < 35% podem se beneficiar do implante do CDI para prevenção de morte súbita. Mais recentemente, os dados do estudo DANISH demonstraram que o uso de novos medicamentos como a salcubitril-valsartana, associada à otimização do tratamento clínico, contribuíram para redução da mortalidade em pacientes com miocardiopatia de etiologia não isquêmica.

Preditores de risco como a TFC na categoria 2 foram associados à maior risco de mortalidade em populações com miocardiopatia isquêmica, em diferentes fases do tratamento do IAM. Por outro lado, a utilização da TVNS na predição de risco em populações com disfunção ventricular ainda é controversa. Embora alguns estudos tenham demonstrado que ela pode ser utilizada para identificar pacientes com maior risco de indução de taquicardia ventricular no estudo eletrofisiológico, sua presença isoladamente não indica risco elevado de morte súbita, já que pode sofrer interferência de outras variáveis clínicas.

Resposta certa: Letra B

Referências bibliográficas

1. Zeppenfeld K, Tfelt-Hansen J, de Riva M, Winkel BG, Behr ER, Blom NA, Charron P, Corrado D, Dagres N, de Chillou C, Eckardt L, Friede T, Haugaa KH, Hocini M, Lambiase PD, Marijon E, Merino JL, Peichl P, Priori SG, Reichlin T, Schulz-Menger J, Sticherling C, Tzeis S, Verstrael A, Volterrani M; ESC Scientific Document Group. 2022 ESC Guidelines for the management of patients with ventricular arrhythmias and the prevention of sudden cardiac death. Eur Heart J. 2022;4(40):3997-4126.
2. Pratt CM, Greenway PS, Schoenfeld MH, Hibben ML, Reiffel JA. Exploration of the precision of classifying sudden cardiac death. Implications for the interpretation of clinical trials. Circulation. 1996 Feb 1;93(3):519-24. doi: 10.1161/01.cir.93.3.519. PMID: 8565170.
3. Wong CX, Brown A, Lau DH, Chugh SS, Albert CM, et al. Epidemiology of Sudden Cardiac Death: Global and Regional Perspectives. Heart Lung Circ. 2019 Jan;28(1):6-14. doi: 10.1016/j.hlc.2018.08.026. Epub 2018 Sep 24. PMID: 30482683.
4. Wellens HJ, Schwartz PJ, Lindemans FW, Buxton AE, Goldberger JJ, et al. Risk stratification for sudden cardiac death: current status and challenges for the future. Eur Heart J. 2014 Jul 1;35(25):1642-51. doi: 10.1093/eurheartj/ehu176. Epub 2014 May 5. PMID: 24801071; PMCID: PMC4076664.
5. Al-Khatib SM, Stevenson WG, Ackerman MJ, Bryant WJ, Callans DJ, et al. 2017 AHA/ACC/HRS Guideline for Management of Patients With Ventricular Arrhythmias and the Prevention of Sudden Cardiac Death: A Report of the American College of Cardiology/American Heart Association Task Force on Clinical Practice Guidelines and the Heart Rhythm Society. J Am Coll Cardiol. 2018 Oct 2;72(14):e91-e220. doi: 10.1016/j.jacc.2017.10.054. Epub 2018 Aug 16. Erratum in: J Am Coll Cardiol. 2018 Oct 2;72(14):1760. PMID: 29097296.
6. Bardy GH, Lee KL, Mark DB, Poole JE, Packer DL, et al. Sudden Cardiac Death in Heart Failure Trial (SCD-HeFT) Investigators. Amiodarone or an implantable cardioverter-defibrillator for congestive heart failure. N Engl J Med. 2005 Jan 20;352(3):225-37. doi: 10.1056/NEJMoa043399. Erratum in: N Engl J Med. 2005 May 19;352(20):2146. PMID: 15659722.
7. Zaman S, Goldberger JJ, Kovoor P. Sudden Death Risk-Stratification in 2018-2019: The Old and the New. Heart Lung Circ. 2019 Jan;28(1):57-64. doi: 10.1016/j.hlc.2018.08.027. Epub 2018 Sep 25. PMID: 30482684.
8. Shen L, Jhund PS, Petrie MC, Claggett BL, Barlera S, et al. Declining Risk of Sudden Death in Heart Failure. N Engl J Med. 2017 Jul 6;377(1):41-51. doi: 10.1056/NEJMoa1609758. PMID: 28679089.
9. Køber L, Thune JJ, Nielsen JC, Haarbo J, Videbæk L, et al; DANISH Investigators. Defibrillator Implantation in Patients with Nonischemic Systolic Heart Failure. N Engl J Med. 2016 Sep 29;375(13):1221-30. doi: 10.1056/NEJMoa1608029. Epub 2016 Aug 27. PMID: 27571011.
10. Katritsis DG, Siontis GC, Camm AJ. Prognostic significance of ambulatory ECG monitoring for ventricular arrhythmias. Prog Cardiovasc Dis. 2013 Sep-Oct;56(2):133-42. doi: 10.1016/j.pcad.2013.07.005. Epub 2013 Sep 5. PMID: 24215745.
11. La Rovere MT, Bigger JT Jr, Marcus FI, Mortara A, Schwartz PJ. Baroreflex sensitivity and heart-rate variability in prediction of total cardiac mortality after myocardial infarction. ATRAMI (Autonomic Tone and Reflexes After Myocardial Infarction) Investigators. Lancet. 1998 Feb 14;351(9101):478-84. doi: 10.1016/s0140-6736(97)11144-8. PMID: 9482439.
12. Singh SN, Fisher SG, Carson PE, Fletcher RD. Prevalence and significance of nonsustained ventricular tachycardia in patients with premature ventricular contractions and heart failure treated with vasodilator therapy. Department of Veterans Affairs CHF STAT Investigators. J Am Coll Cardiol. 1998 Oct;32(4):942-7. doi: 10.1016/s0735-1097(98)00338-6. PMID: 9768715.
13. Høfsten DE, Wachtell K, Lund B, Mølgaard H, Egstrup K. Prevalence and prognostic implications of non-sustained ventricular tachycardia in ST-segment elevation myocardial infarction after revascularization with either fibrinolysis or primary angioplasty. Eur Heart J. 2007 Feb;28(4):407-14. doi: 10.1093/eurheartj/ehl476. Epub 2007 Jan 16. PMID: 17227787.
14. Moss AJ, Hall WJ, Cannom DS, Daubert JP, Higgins SL, et al. Improved survival with an implanted defibrillator in patients with coronary disease at high risk for ventricular arrhythmia. Multicenter Automatic Defibrillator Implantation Trial Investigators. N Engl J Med. 1996 Dec 26;335(26):1933-40. doi: 10.1056/NEJM199612263352601. PMID: 8960472.
15. Buxton AE, Lee KL, Fisher JD, Josephson ME, Prystowsky EN, Hafley G. A randomized study of the prevention of sudden death in patients with coronary artery disease. Multicenter Unsustained Tachycardia Trial Investigators. N Engl J Med. 1999 Dec 16;341(25):1882-90. doi: 10.1056/NEJM199912163412503. Erratum in: N Engl J Med 2000 Apr 27;342(17):1300. PMID: 10601507.
16. Teixeira RA, Fagundes AA, Baggio Junior JM, Oliveira JC, Medeiros PTJ, et al. Brazilian Guidelines for Cardiac Implantable Electronic Devices - 2023. Arq Bras Cardiol. 2023 Jan 23;120(1):e20220892. English, Portuguese. doi: 10.36660/abc.20220892. PMID: 36700596.
17. Huizar JF, Ellenbogen KA, Tan AY, Kaszala K. Arrhythmia-Induced Cardiomyopathy: JACC State-of-the-Art

Review. J Am Coll Cardiol. 2019 May 14;73(18):2328-2344. doi: 10.1016/j.jacc.2019.02.045. PMID: 31072578; PMCID: PMC6538508.
18. Grimm W, Christ M, Bach J, Muller HH, Maisch B. Noninvasive arrhythmia risk stratification in idiopathic dilated cardiomyopathy: results of the Marburg Cardiomyopathy Study. Circulation. 2003 Dec 9;108(23):2883-91. doi: 10.1161/01.CIR.0000100721.52503.85. Epub 2003 Nov 17. PMID: 14623812.
19. Bänsch D, Antz M, Boczor S, Volkmer M, Tebbenjohanns J, et al. Primary prevention of sudden cardiac death in idiopathic dilated cardiomyopathy: the Cardiomyopathy Trial (CAT). Circulation. 2002 Mar 26;105(12):1453-8. doi: 10.1161/01.cir.0000012350.99718.ad. PMID: 11914254.
20. de Sousa MR, Morillo CA, Rabelo FT, Nogueira Filho AM, Ribeiro AL. Non-sustained ventricular tachycardia as a predictor of sudden cardiac death in patients with left ventricular dysfunction: a meta-analysis. Eur J Heart Fail. 2008 Oct;10(10):1007-14. doi: 10.1016/j.ejheart.2008.07.002. Epub 2008 Aug 9. PMID: 18692437.
21. Kadish A, Dyer A, Daubert JP, Quigg R, Estes NA, et al. Defibrillators in Non-Ischemic Cardiomyopathy Treatment Evaluation (DEFINITE) Investigators. Prophylactic defibrillator implantation in patients with nonischemic dilated cardiomyopathy. N Engl J Med. 2004 May 20;350(21):2151-8. doi: 10.1056/NEJMoa033088. PMID: 15152060.
22. Zecchin M, Di Lenarda A, Gregori D, Merlo M, Pivetta A, et al. Are nonsustained ventricular tachycardias predictive of major arrhythmias in patients with dilated cardiomyopathy on optimal medical treatment? Pacing ClinElectrophysiol. 2008 Mar;31(3):290-9. doi: 10.1111/j.1540-8159.2008.00988.x. PMID: 18307623.
23. Huikuri HV, Stein PK. Heart rate variability in risk stratification of cardiac patients. Prog Cardiovasc Dis. 2013 Sep-Oct;56(2):153-9. doi: 10.1016/j.pcad.2013.07.003. Epub 2013 Aug 12. PMID: 24215747.
24. Kleiger RE, Miller JP, Bigger JT Jr, Moss AJ. Decreased heart rate variability and its association with increased mortality after acute myocardial infarction. Am J Cardiol. 1987 Feb 1;59(4):256-62. doi: 10.1016/0002-9149(87)90795-8. PMID: 3812275.
25. Hohnloser SH, Klingenheben T. Stratifizierung der vomplötzlichenHerztodbedrohtenPatientenunterbesonderer-Berucksichtigung des autonomenNervensystems [Stratification of patients at risk for sudden cardiac death with special reference to the autonomic nervous system]. Z Kardiol. 1996;85 Suppl 6:35-43. German. PMID: 9064981.
26. Jokinen V, Tapanainen JM, Seppänen T, Huikuri HV. Temporal changes and prognostic significance of measures of heart rate dynamics after acute myocardial infarction in the beta-blocking era. Am J Cardiol. 2003 Oct 15;92(8):907-12. doi: 10.1016/s0002-9149(03)00968-8. PMID: 14556864.
27. Huikuri HV, Tapanainen JM, Lindgren K, Raatikainen P, Mäkikallio TH, et al. Prediction of sudden cardiac death after myocardial infarction in the beta-blocking era. J Am Coll Cardiol. 2003 Aug 20;42(4):652-8. doi: 10.1016/s0735-1097(03)00783-6. PMID: 12932596.
28. Hohnloser SH, Kuck KH, Dorian P, Roberts RS, Hampton JR, et al.; DINAMIT Investigators. Prophylactic use of an implantable cardioverter-defibrillator after acute myocardial infarction. N Engl J Med. 2004 Dec 9;351(24):2481-8. doi: 10.1056/NEJMoa041489. PMID: 15590950.
29. Exner DV, Kavanagh KM, Slawnych MP, Mitchell LB, Ramadan D, et al.; REFINE Investigators. Noninvasive risk assessment early after a myocardial infarction the REFINE study. J Am Coll Cardiol. 2007 Dec 11;50(24):2275-84. doi: 10.1016/j.jacc.2007.08.042. Epub 2007 Nov 26. PMID: 18068035.
30. Bloch Thomsen PE, Jons C, Raatikainen MJ, MoerchJoergensen R, Hartikainen J, et al.; Cardiac Arrhythmias and Risk Stratification After Acute Myocardial Infarction (CARISMA) Study Group. Long-term recording of cardiac arrhythmias with an implantable cardiac monitor in patients with reduced ejection fraction after acute myocardial infarction: the Cardiac Arrhythmias and Risk Stratification After Acute Myocardial Infarction (CARISMA) study. Circulation. 2010 Sep 28;122(13):1258-64. doi: 10.1161/CIRCULATIONAHA.109.902148. Epub 2010 Sep 13. PMID: 20837897.
31. Nolan J, Batin PD, Andrews R, Lindsay SJ, Brooksby P, et al. Prospective study of heart rate variability and mortality in chronic heart failure: results of the United Kingdom heart failure evaluation and assessment of risk trial (UK-heart). Circulation. 1998 Oct 13;98(15):1510-6. doi: 10.1161/01.cir.98.15.1510. PMID: 9769304.
32. Rashba EJ, Estes NA, Wang P, Schaechter A, Howard A, et al. Preserved heart rate variability identifies low-risk patients with nonischemic dilated cardiomyopathy: results from the DEFINITE trial. Heart Rhythm. 2006 Mar;3(3):281-6. doi: 10.1016/j.hrthm.2005.11.028. PMID: 16500299.
33. Landolina M, Gasparini M, Lunati M, Santini M, Rordorf R, et al.; InSync/InSync ICD Italian Registry Investigators. Heart rate variability monitored by the implanted device predicts response to CRT and long-term clinical outcome in patients with advanced heart failure. Eur J Heart Fail. 2008 Nov;10(11):1073-9. doi: 10.1016/j.ejheart.2008.08.011. Epub 2008 Oct 1. PMID: 18838333.
34. Schmidt G, Malik M, Barthel P, Schneider R, Ulm K, et al. Heart-rate turbulence after ventricular premature beats as a predictor of mortality after acute myocardial infarction. Lancet. 1999 Apr 24;353(9162):1390-6. doi: 10.1016/S0140-6736(98)08428-1. PMID: 10227219.
35. Mäkikallio TH, Barthel P, Schneider R, Bauer A, Tapanainen JM, et l. Prediction of sudden cardiac death after acute myocardial infarction: role of Holter monitoring in the modern treatment era. Eur Heart J. 2005 Apr;26(8):762-9. doi: 10.1093/eurheartj/ehi188. Epub 2005 Mar 18. PMID: 15778204.

36. Huikuri HV, Exner DV, Kavanagh KM, Aggarwal SG, Mitchell LB, et al.; CARISMA and REFINE Investigators. Attenuated recovery of heart rate turbulence early after myocardial infarction identifies patients at high risk for fatal or near-fatal arrhythmic events. Heart Rhythm. 2010;7(2):229-35. doi: 10.1016/j.hrthm.2009.11.004. Epub 2009 Nov 10. PMID: 20129299.
37. Grimm W, Schmidt G, Maisch B, Sharkova J, Muller HH, Christ M. Prognostic significance of heart rate turbulence following ventricular premature beats in patients with idiopathic dilated cardiomyopathy. J CardiovascElectrophysiol. 2003 Aug;14(8):819-24. doi: 10.1046/j.1540-8167.2003.03085.x. PMID: 12890042.
38. Koyama J, Watanabe J, Yamada A, Koseki Y, Konno Y, et al. Evaluation of heart-rate turbulence as a new prognostic marker in patients with chronic heart failure. Circ J. 2002 Oct;66(10):902-7. doi: 10.1253/circj.66.902. PMID: 12381082.
39. Bauer A, Kantelhardt JW, Barthel P, Schneider R, Mäkikallio T, et al. Deceleration capacity of heart rate as a predictor of mortality after myocardial infarction: cohort study. Lancet. 2006 May 20;367(9523):1674-81. doi: 10.1016/S0140-6736(06)68735-7. PMID: 16714188.
40. Barthel P, Schneider R, Bauer A, Ulm K, Schmitt C, Schömig A, Schmidt G. Risk stratification after acute myocardial infarction by heart rate turbulence. Circulation. 2003 Sep 9;108(10):1221-6. doi: 10.1161/01.CIR.0000088783.34082.89. Epub 2003 Aug 25. PMID: 12939209.
41. Cygankiewicz I, Zareba W, Vazquez R, Bayes-Genis A, Pascual D, et al.; MUSIC Investigators. Risk stratification of mortality in patients with heart failure and left ventricular ejection fraction >35%. Am J Cardiol. 2009 Apr 1;103(7):1003-10. doi: 10.1016/j.amjcard.2008.11.061. PMID: 19327431.
42. La Rovere MT, Pinna GD, Maestri R, Barlera S, Bernardinangeli M, et al; GISSI-HF Investigators. Autonomic markers and cardiovascular and arrhythmic events in heart failure patients: still a place in prognostication? Data from the GISSI-HF trial. Eur J Heart Fail. 2012 Dec;14(12):1410-9. doi: 10.1093/eurjhf/hfs126. Epub 2012 Jul 30. PMID: 22851700.
43. Bauer A, Barthel P, Schneider R, Ulm K, Muller A, et al. Improved Stratification of Autonomic Regulation for risk prediction in post-infarction patients with preserved left ventricular function (ISAR-Risk). Eur Heart J. 2009 Mar;30(5):576-83. doi: 10.1093/eurheartj/ehn540. Epub 2008 Dec 23. PMID: 19109245; PMCID: PMC2649285.
44. Chow T, Kereiakes DJ, Onufer J, Woelfel A, Gursoy S, et al.; MASTER Trial Investigators. Does microvolt T-wave alternans testing predict ventricular tachyarrhythmias in patients with ischemic cardiomyopathy and prophylactic defibrillators? The MASTER (Microvolt T Wave Alternans Testing for Risk Stratification of Post-Myocardial Infarction Patients) trial. J Am Coll Cardiol. 2008 Nov 11;52(20):1607-15. doi: 10.1016/j.jacc.2008.08.018. PMID: 18992649.
45. Gold MR, Ip JH, Costantini O, Poole JE, McNulty S, et al. Role of microvolt T-wave alternans in assessment of arrhythmia vulnerability among patients with heart failure and systolic dysfunction: primary results from the T-wave alternans sudden cardiac death in heart failure trial substudy. Circulation. 2008 Nov 11;118(20):2022-8. doi: 10.1161/CIRCULATIONAHA.107.748962. Epub 2008 Oct 27. PMID: 18955671; PMCID: PMC2777708.
46. Costantini O, Hohnloser SH, Kirk MM, Lerman BB, Baker JH 2nd, et al.; ABCD Trial Investigators. The ABCD (Alternans Before Cardioverter Defibrillator) Trial: strategies using T-wave alternans to improve efficiency of sudden cardiac death prevention. J Am Coll Cardiol. 2009 Feb 10;53(6):471-9. doi: 10.1016/j.jacc.2008.08.077. PMID: 19195603.
47. Arsenos P, Gatzoulis K, Dilaveris P, Manis G, Tsiachris D, et al. Arrhythmic sudden cardiac death: substrate, mechanisms and current risk stratification strategies for the post-myocardial infarction patient. Hellenic J Cardiol. 2013 Jul-Aug;54(4):301-15. Erratum in: Hellenic J Cardiol. 2015 May-Jun;56(3):273. Vouliotis, Apostolis H [corrected-toVouliotis, Apostolos-Ilias]. PMID: 23912922.
48. Halliday BP, Gulati A, Ali A, Guha K, Newsome S, et al. Association Between Midwall Late Gadolinium Enhancement and Sudden Cardiac Death in Patients With Dilated Cardiomyopathy and Mild and Moderate Left Ventricular Systolic Dysfunction. Circulation. 2017 May 30;135(22):2106-2115. doi: 10.1161/CIRCULATIONAHA.116.026910. Epub 2017 Mar 28. PMID: 28351901; PMCID: PMC5444425.
49. Gatzoulis KA, Tsiachris D, Arsenos P, Antoniou CK, Dilaveris P, et al. Arrhythmic risk stratification in post-myocardial infarction patients with preserved ejection fraction: the PRESERVE EF study. EurHeart J. 2019 Sep 14;40(35):2940-2949. doi: 10.1093/eurheartj/ehz260. PMID: 31049557; PMCID: PMC6748724.

19

Alterações da Repolarização Ventricular Vistas no Holter

Thiago da Rocha Rodrigues
Olga Ferreira de Souza
Cesar Jose Grupi

Introdução

A tecnologia do Holter permite a monitorização contínua da repolarização ventricular por meio de um gráfico tanto do ponto J quanto do segmento ST nos 3 canais registrados. Este gráfico é apresentado simultaneamente com o gráfico de frequência cardíaca (FC) e de arritmias, o que permite estabelecermos uma associação entre os desvios do segmento ST com alterações da frequência e a ocorrência de arritmias. As alterações encontradas devem ser confrontadas com o registro eletrocardiográfico para confirmação. Alterações de ondas T e intervalos QT também podem ser monitoradas, mas também devem ser confrontadas com os registros de ECG para confirmação. Os softwares dos sistemas de análise usualmente não são precisos na determinação do final da onda T (Figura 19.1). Portanto, as medidas do intervalo QT devem ser valorizadas visualmente pelo médico analista e corrigidas pela fórmula de Bazett (ou outro método, como o de Fredericia ou Framingham), de preferência em momento em que a FC esteja entre 60 e 100 bpm.[1] As alterações de ST-T e QT podem ou não estar relacionadas a isquemia miocárdica, alterações genéticas ou adquiridas da repolarização ventricular e a cardiomiopatias. Os bloqueios de ramo, principalmente o bloqueio completo do ramo esquerdo (BCRE), também podem ser responsáveis por desvios consideráveis do segmento ST-T (alteração secundária da repolarização ventricular). Portanto, estas alterações devem ser analisadas com cuidado e rigor, pois elas podem corresponder a falsos positivos para isquemia (Figura 19.2). Também podem ocorrer alterações da linha de base provocadas por movimentos do paciente, alterações de amplitude dos traçados, taquiarritmias supraventriculares que interferem na linha de base (fibrilação e *flutter* atriais), alterações de ST-T pré-existentes ou artefatos. Os desvios do segmento ST observados no gráfico deverão ser valorizados levando-se em conta o contexto clínico do paciente e a probabilidade pré-teste para a ocorrência de alterações patológicas da repolarização ventricular. Em geral, quanto menor a probabilidade pré teste de doença aterosclerótica coronariana (DAC), maior a possibilidade de falso positivo para isquemia.[2] Este é o caso do indivíduo sadio de 31 anos da Figura 19.2, que apresenta infradesnível retificado de ST durante aumento da FC. Trata-se de falso positivo para isquemia pois a probabilidade "pré teste" de DAC neste jovem é muito baixa e o paciente não apresentava dor precordial de características anginosas. Também devemos levar em consideração os fármacos utilizados pelos pacientes, principalmente aqueles que podem alterar a repolarização, como digitálicos e drogas que bloqueiam canais de potássio. A Figura 19.3 mostra o intervalo QT aumentado em traçado de mulher de 95 anos de idade em uso de amiodarona e pregabalina, drogas que bloqueiam canais de potássio e aumentam o QT. Com relação à avaliação de isquemia miocárdica, devemos ressaltar que existem exames invasivos e não invasivos com maior acurácia diagnóstica do que o Holter. Estes exames, como o teste ergométrico, cintilografia miocárdica, ecocardiograma de stress farmacológico, angiotomografia de coronárias e a cineangiocoronariografia, são os exames indicados primariamente para o diagnóstico de DAC. No entanto, ocasionalmente o Holter pode detectar isquemia miocárdica e o médico analista deve estar atento para esta possibilidade.

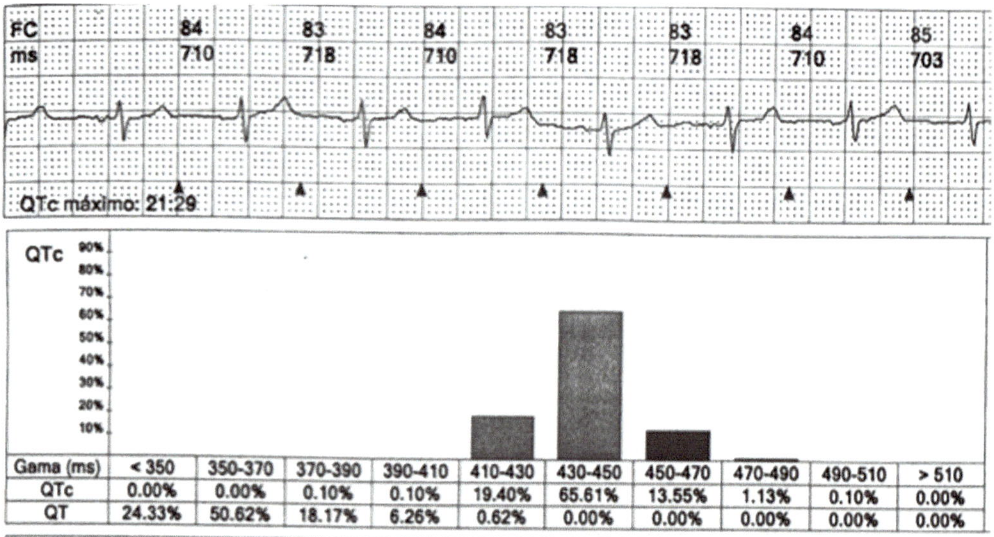

Gama (ms)	< 350	350-370	370-390	390-410	410-430	430-450	450-470	470-490	490-510	> 510
QTc	0.00%	0.00%	0.10%	0.10%	19.40%	65.61%	13.55%	1.13%	0.10%	0.00%
QT	24.33%	50.62%	18.17%	6.26%	0.62%	0.00%	0.00%	0.00%	0.00%	0.00%

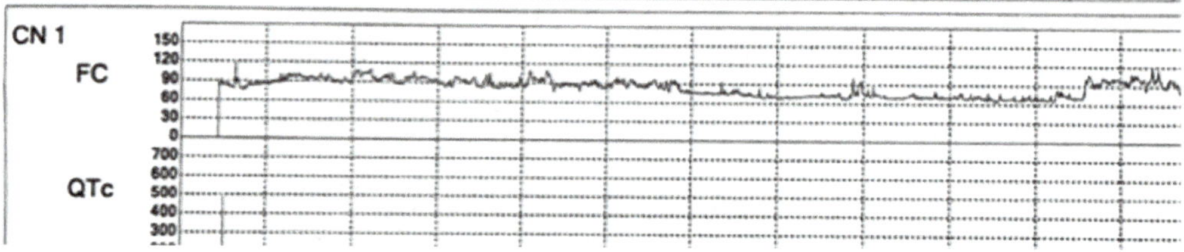

Figura 19.1. Monitorização do intervalo QT. As setas no registro de ECG indicam o ponto onde o software considerou o final do intervalo QT. As medidas estão superestimadas e, por isso, deverão ser realizadas visualmente pelo médico analista e corrigidas pela fórmula de Bazett. Fonte: Acervo dos autores.

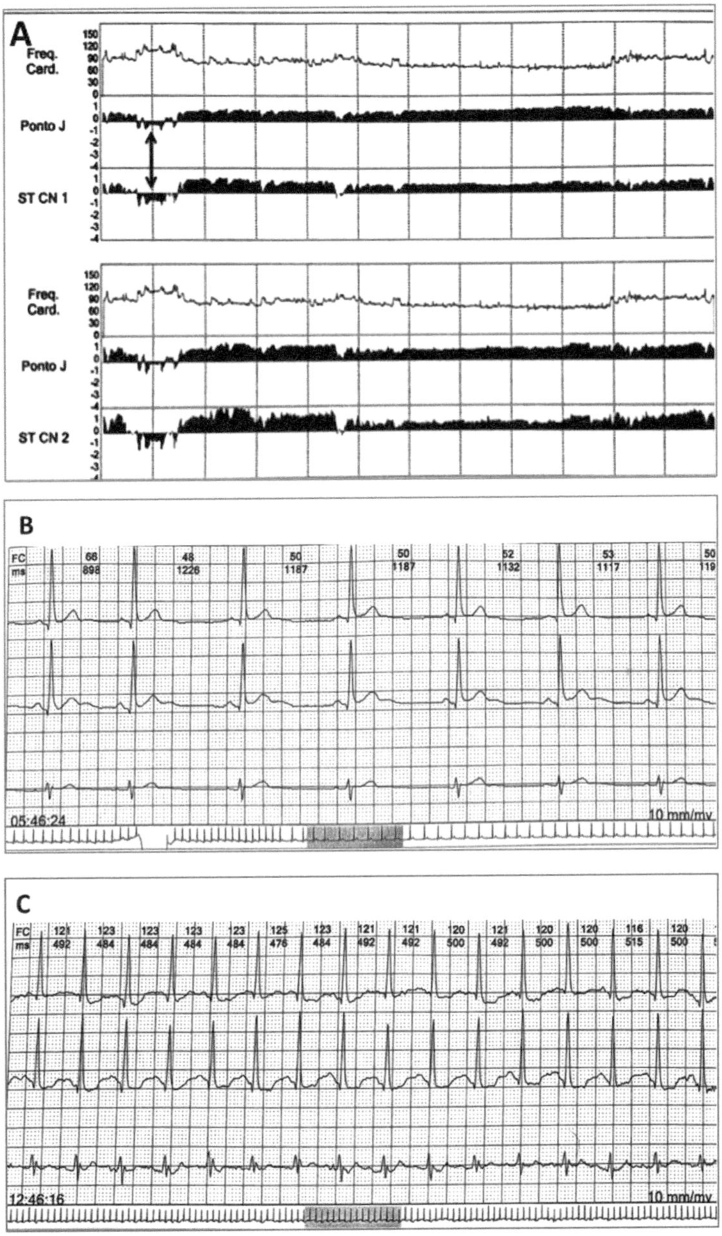

Figura 19.2. Falso positivo para isquemia em jovem de 31 anos, com padrão de repolarização precoce. A) Gráfico mostrando supradesnível do ponto J e segmento ST nos canais 1 e 2 (repolarização precoce) na maior parte da gravação. Observa-se infradesnível de ST (seta) durante aumento da FC (falso positivo para isquemia). B) Registro no sono com supradesnível do ponto J e segmento ST, secundário a repolarização precoce exacerbado pela vagotonia do sono. C) Infradesnível retificado de ST de 1,5 mm no canal 2 associado a aumento de FC (falso positivo para isquemia). Nota-se discreta oscilação alternante do infradesnível de ST que pode sugerir artefato ao invés de isquemia. Durante a taquicardia, desaparecem as alterações de repolarização precoce. Fonte: Acervo dos autores.

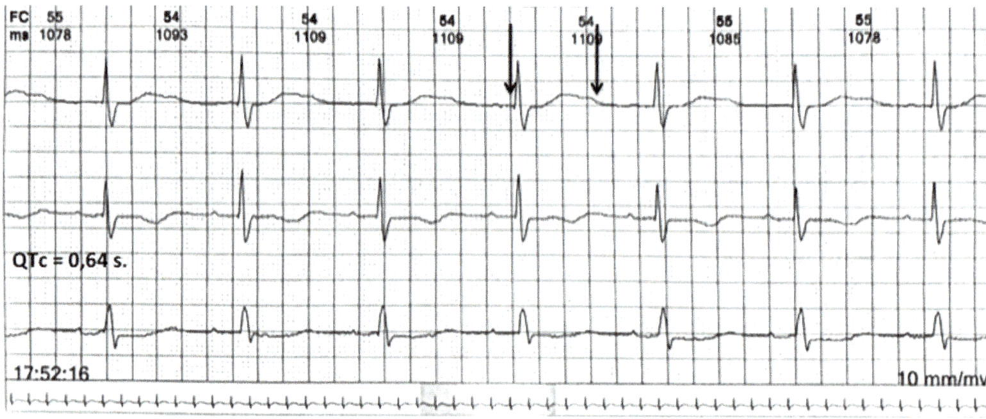

Figura 19.3. Traçado de Holter em mulher de 95 anos em uso de amiodarona e pregabalina, medicamentos que aumentam o intervalo QT. As setas delimitam o intervalo QT absoluto que mediu 0,68 s. Após correção pela fórmula de Bazzett, o QT corrigido foi de 0,64 s. Fonte: acervo pessoal dos autores.

Os temas a serem abordados neste capítulo estão na Tabela 19.1.

Tabela 19.1. Considerações importantes para a avaliação da repolarização ventricular pelo método Holter.
Limitações técnicas para avaliação da repolarização ventricular
Configurações da monitorização
Alterações secundárias da repolarização ventricular (bloqueios de ramo, marca-passo cardíaco, pré-excitação ventricular, hipertrofia ventricular)
Repolarização precoce
Alterações isquêmicas de ST-T
Angina variante de Prinzmetal
Falsos positivos para isquemia miocárdica
Acidentes vasculares encefálicos
Alterações do intervalo QT

Limitações técnicas da análise do segmento ST/T ao Holter

O Holter é um exame dinâmico que dura pelo menos 24 horas, em que os pacientes estão em constante movimento, mudam frequentemente de posição e apresentam sudorese e atrito dos eletrodos com a camisa e braços. Estes fatos frequentemente causam artefatos, alterações de amplitude dos registros e oscilações da linha de base que podem causar infra ou supradesníveis de ST-T que simulam alterações da repolarização (Figura 19.4). Alterações da interface dos eletrodos com a pele também são fontes de artefatos que devem ser considerados. Eletrodos adequados (compostos por cloreto de prata, embebidos em gel e dentro do prazo de validade) devem ser fixados no tórax do paciente, em locais menos sujeitos a artefatos de movimentos. A pele deve ser bem preparada com depilação adequada e eliminação de oleosidade e ceratina por meio de escarificação com lixa apropriada do tamanho de uma poupa digital. Os eletrodos devem ser fixados com uma alça circular para amortecimento de seus movimentos. Mesmo com todos estes cuidados os artefatos ainda podem persistir.

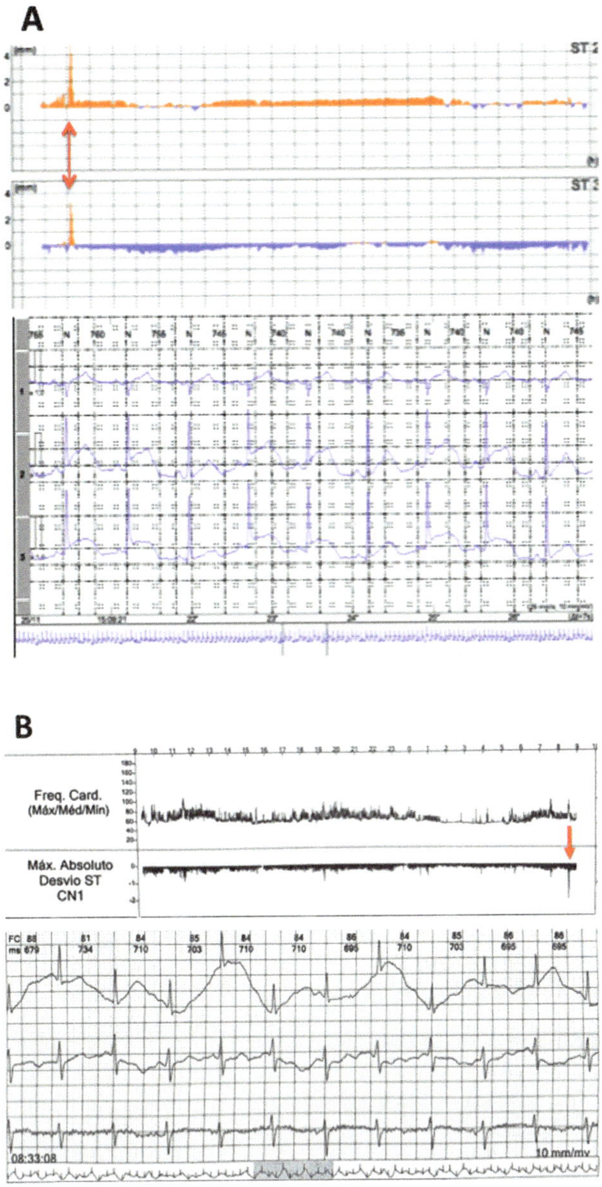

Figura 19.4. Detecção de supra e infradesnível do segmento ST pelo sistema de análise do Holter provocados por oscilações da linha de base do traçado. A) Supradesnível do segmento ST (seta). B) Infradesnível do segmento ST (seta). Fonte: Acervo dos autores.

Configurações da monitorização

Os exames com configuração de 12 derivações são os mais adequados e com maior acurácia para a detecção de isquemia miocárdica, porém são pouco utilizados por necessitarem 10 eletrodos, o que tem impacto no conforto para o paciente e no custo do exame. Alguns fabricantes possuem sistemas simplificados com menos eletrodos que permitem a construção de registros correspondentes a 12 derivações a partir de configurações com 5 ou 7 eletrodos.[3] A Figura 19.5 ilustra a detecção de isquemia miocárdica em paciente sabidamente portador de DAC em traçados de 3 e 12 derivações. Deve-se ressaltar, no entanto, que estas reconstruções de 12 derivações utilizando 5 ou 7 eletrodos torácicos são apenas aproximações do ECG-12D, não podendo substituí-lo integralmente. No Holter, pode-se utilizar o sistema de 12 derivações do tipo Mason-Likar onde os eletrodos dos membros superiores são colocados nas fossas infraclaviculares e os dos membros inferiores nas cristas ilíacas. A derivação bipolar CM5 (eletrodo referencial abaixo da clavícula direita junto ao esterno - eletrodo explorador sobre a 5ª costela na linha axilar anterior) é a que tem maior acurácia (sensibilidade e especificidade) para a detecção de isquemia miocárdica.[4]

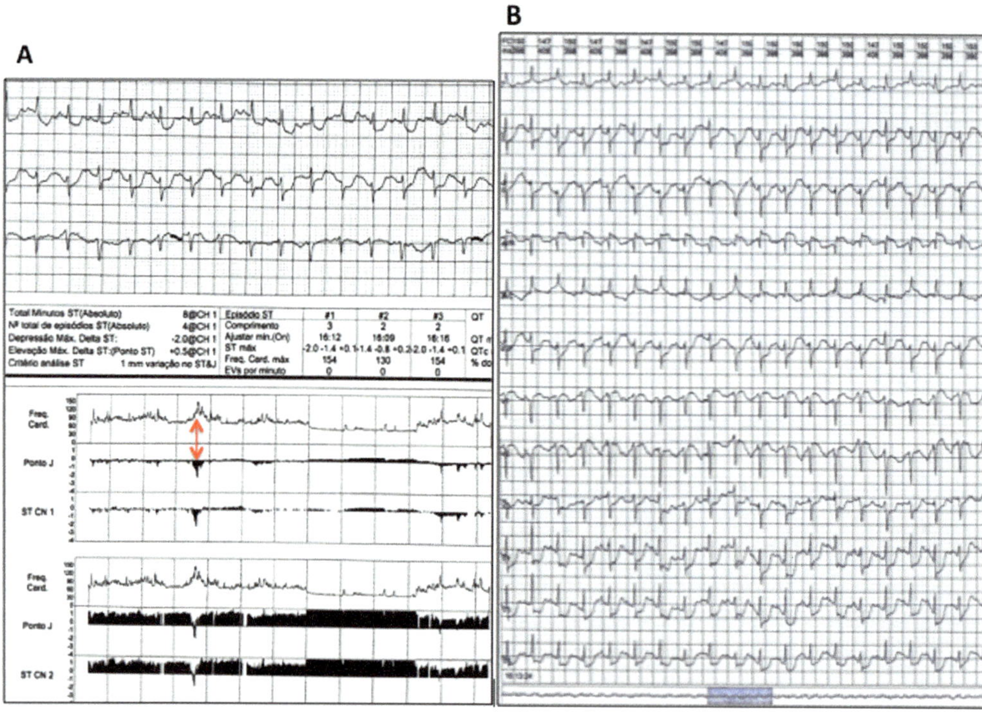

Figura 19.5. Detecção de isquemia em paciente sabidamente portador de DAC em 3 derivações e na reconstrução de 12 derivações. A) Traçado de 3 derivações com Infradesnível retificado de ST nos canais 1 e 2 durante taquicardia sinusal. A seta vermelha indica o local do infradesnível de ST no gráfico de FC e ST. B) Reconstrução do registro de 12 derivações confirmando o infradesnível retificado de ST nas derivações correspondentes a V3, V4, V5 e V6. Fonte: Acervo dos autores.

Alterações secundárias da repolarização ventricular

Alterações secundárias da repolarização ventricular ocorrem quando há um atraso na despolarização de algumas regiões do miocárdio, gerando um consequente atraso na repolarização das mesmas.[5] Este atraso causa um gradiente elétrico na repolarização, porque as áreas ativadas tardiamente estarão com a repolarização atrasada com relação às demais regiões. Durante a repolarização, estes segmentos estarão negativos com relação às regiões previamente ativadas e já repolarizadas. Assim, as derivações correspondentes às áreas atrasadas tendem a mostrar infradesnível de ST-T (derivações esquerdas no BCRE e marca-passos cardíacos e derivações direitas no bloqueio de ramo direito). As alterações consideradas "secundárias" da repolarização ventricular ocorrem, portanto, devido a atraso na ativação ventricular. O potencial transmembrana de ação das células miocárdicas é normal. Estas alterações de repolarização ocorrem nos bloqueios de ramo, marca-passos cardíacos, pré-excitações ventriculares e hipertrofias ventriculares. A Figura 19.6 mostra um Holter em portador de prótese aórtica que apresenta um BCRE na maior parte da gravação. Durante o período com o distúrbio de condução observa-se infradesnível retificado de ST no canal 1. Quando o BCRE desaparece o segmento ST retorna à linha de base, mas persistem discretas alterações de repolarização devido a memória da repolarização. Durante o BCRE, as alterações de ST-T são ditas secundárias, enquanto as alterações de memória da repolarização são consideradas primárias pois ocorrem mesmo após a normalização da ativação ventricular. Portadores de marca-passo cardíaco com estimulação ventricular direita apresentam uma espécie de BCRE iatrogênico, pois o ventrículo direito é ativado antes do ventrículo esquerdo. Neste caso, também ocorrem alterações secundárias da repolarização ventricular, que se refletem no gráfico do ponto J e segmento ST e podem ser confirmadas pelos registros eletrocardiográficos. A hipertrofia ventricular esquerda também pode gerar alterações secundárias da repolarização pois as regiões hipertróficas demoram mais a se ativarem e consequentemente atrasam a repolarização. A Figura 19.7 mostra o Holter de paciente com miocardiopatia hipertrófica com infradesnível constante e acentuado de ST no canal 1. As alterações "primárias" da repolarização ocorrem devido a alteração do próprio potencial de ação das células, o que é causado por isquemia, distúrbios hidroeletrolíticos, digitálicos, antiarrítmicos, vagotonia etc.

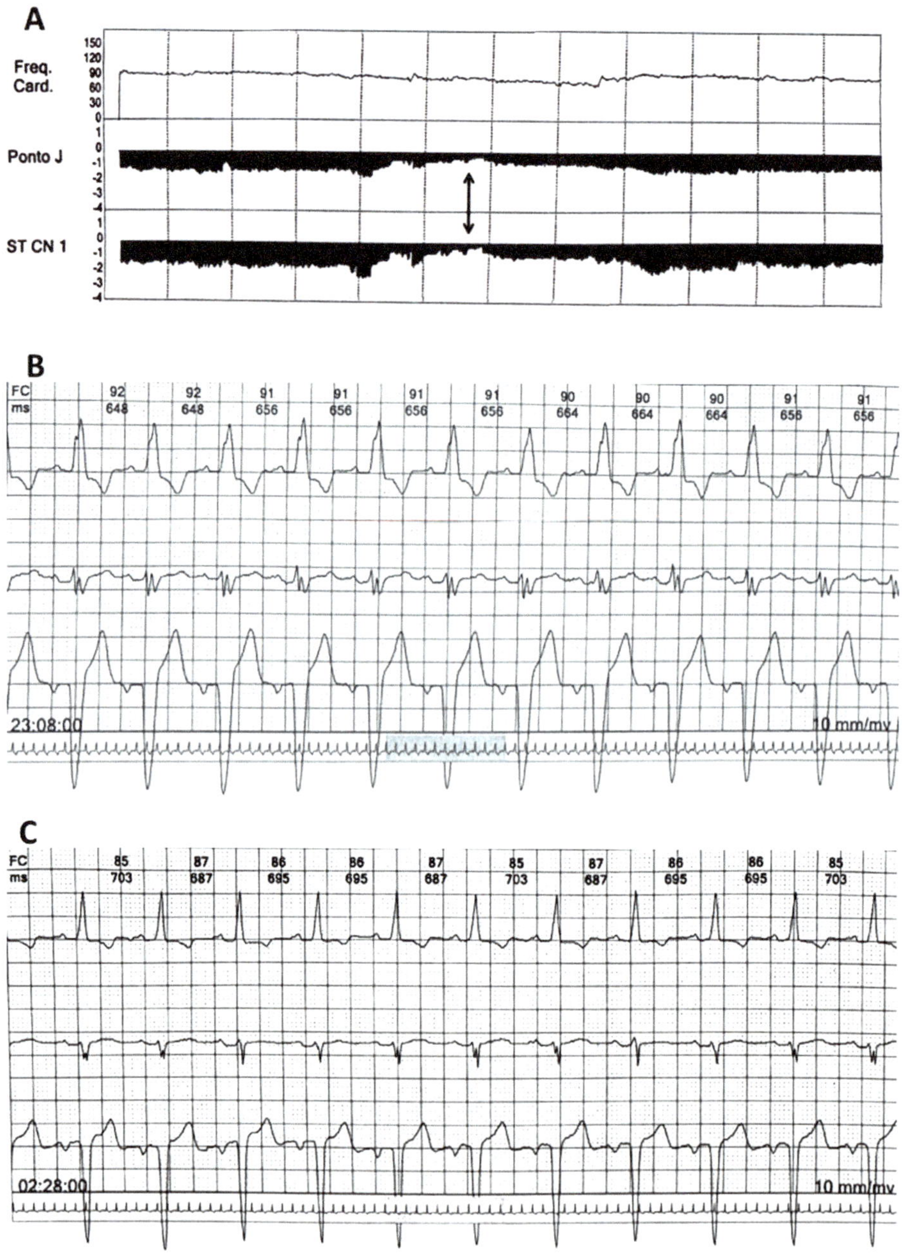

Figura 19.6. Infradesnível de ST-T devido a BCRE, em paciente de 42 anos, portador de prótese mecânica aórtica. A) Gráfico com infradesnível de ST e ponto J na maior parte a gravação, correspondente ao período com BCRE. Em momentos em que o BCRE desaparece, há expressiva redução do infradesnível de ST (seta). B) Registro com BCRE e infradesnível de ST no canal 1 (alteração secundária da repolarização ventricular). C) Registo sem o BRE e retorno do segmento ST à linha de base. Persistem alterações menos acentuadas da repolarização por memória de repolarização ventricular (alteração primária da repolarização). Fonte: Acervo dos autores.

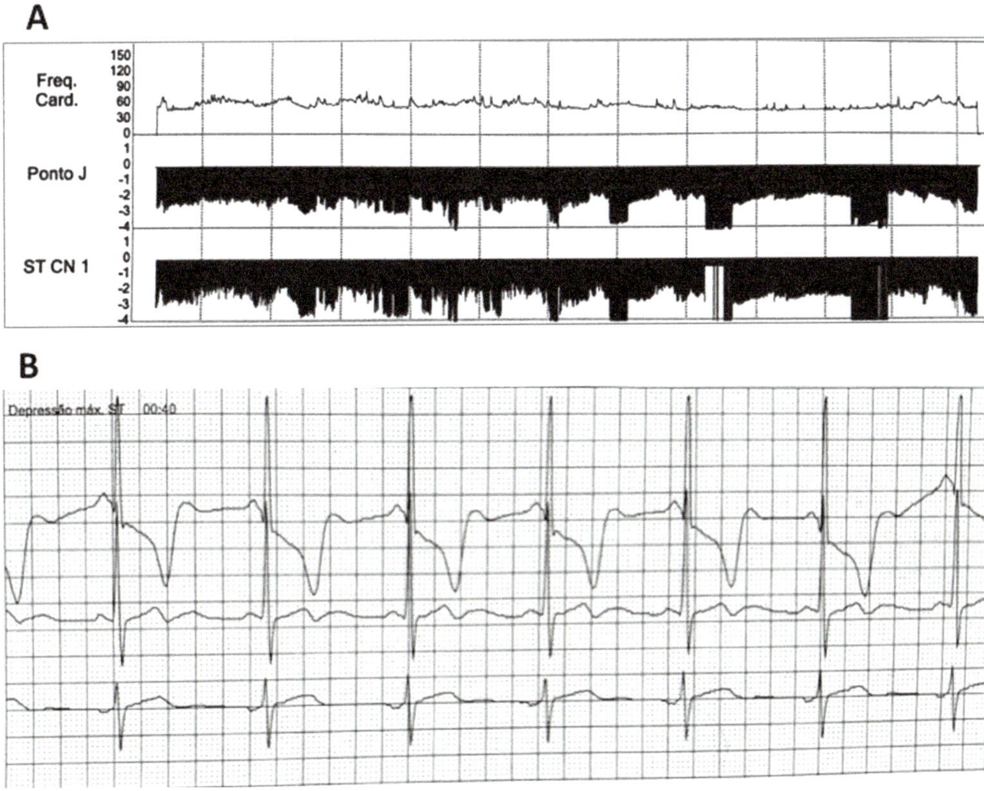

Figura 19.7. Alteração secundária da repolarização ventricular em paciente com miocardiopatia hipertrófica. A) Gráfico do segmento ST mostrando infradesnível de ST no canal 1 durante toda a gravação, compatível com alteração permanente na repolarização ventricular. B) ECG com infradesnível acentuado e descendente de ST no canal 1. Fonte: Acervo dos autores.

Alterações primárias da repolarização: isquemia miocárdica

Apesar de não ser o melhor exame para detecção de isquemia miocárdica, o Holter pode identificar a isquemia em pacientes com DAC e angina de Prinzmetal.[3] O diagnóstico de isquemia é sugerido pelo aparecimento de episódios transitórios de infradesnível retificado ou descendente de ST de pelo menos 1,0 mm, com duração $\geq$ 1 minuto e separados por períodos de pelo menos 1 minuto sem desvios do segmento ST (regra 1x1x1).[6] É importante que o segmento ST permaneça infradesnivelado pelo menos 1 mm por 80 ms além do ponto J. Em pacientes com DAC diagnosticada, a sensibilidade (62%) e especificidade (61%) destes achados é similar à do teste ergométrico (67 e 65%, respectivamente).[3] Cerca de 50% dos pacientes com DAC conhecida apresentam infradesníveis transitórios de ST ao Holter que são provavelmente isquêmicos. Deve-se ressaltar, no entanto, que os estudos que demonstraram estes resultados foram realizados em épocas em que a eficácia dos tratamentos era inferior à da atualidade. Não se pode ter certeza de que esta acurácia diagnóstica seja a mesma nos dias de hoje. Outro ponto importante, é o de que a maioria dos episódios de isquemia são assintomáticos, caracterizando o que chamamos de isquemia silenciosa (Figura 19.8). A presença destas alterações isquêmicas em Holter de pacientes com DAC estável predizem pior prognóstico em termos de morte cardiovascular, infarto do miocárdio, hospitalização por síndrome coronariana aguda e necessidade de revascularização.[7] Em pacientes com angina instável, a isquemia silenciosa também é capaz de prever pior prognóstico tanto no curto quanto no longo prazo.[8] A carga isquêmica (produto do tempo verso amplitude do infradesnível de ST) também pode ser avaliada.[3] A angina variante de Prinzmetal ou angina vasoespástica (Figura 19.9) é menos comum e mais difícil de ser diagnosticada, sendo o Holter o melhor método para se fazer o seu diagnóstico. Os episódios usualmente ocorrem em repouso (muitas vezes no sono) e usualmente não se associam a aumento de FC, pois são provocados por espasmo coronariano e não por aumento de consumo miocárdico de O_2. Os episódios são responsivos a nitratos e bloqueadores de cálcio, mas não a betabloqueadores. O traçado de ECG pode mostrar tanto supra quanto infradesnível transitório de ST $\geq$ 0,1 mV. A suspeita deve ser confirmada por testes provocativos com acetilcolina ou ergonovina no laboratório de cateterismo.[9] Em portadores de DAC, a isquemia miocárdica pode também causar arritmias ventriculares. Na Figura 19.10, o paciente apresenta supradesnível de ST não associado a aumento de FC, o que sugere a presença de espasmo coronariano. Após acentuação do supradesnível de ST há o aparecimento de bigeminismo ventricular. A Figura 19.11 mostra traçado de Holter em jovem com síndrome de Wolf Parkinson White, que apresenta taquicardia por reentrada atrioventricular (TRAV). Apesar do infradesnível acentuado de ST nos canais 2 e 3 e de aumento de troponina na sala de urgência, ele não apresentava DAC. Alguns estudos não mostraram associação de infradesnível de ST durante TSVs, mesmo quando acompanhados por elevação de troponina, com aumento de incidência de DAC.[10] Nesses casos, mais uma vez o contexto clínico e a probabilidade pré-teste para doença coronariana devem ser considerados. Os gravadores de Loop externos também podem, eventualmente, registrar episódios de isquemia miocárdica. Como estes gravadores são deflagrados pelo paciente na vigência de sintomas, eles se prestam apenas para o registro de isquemia miocárdica sintomática (Figura 19.11).

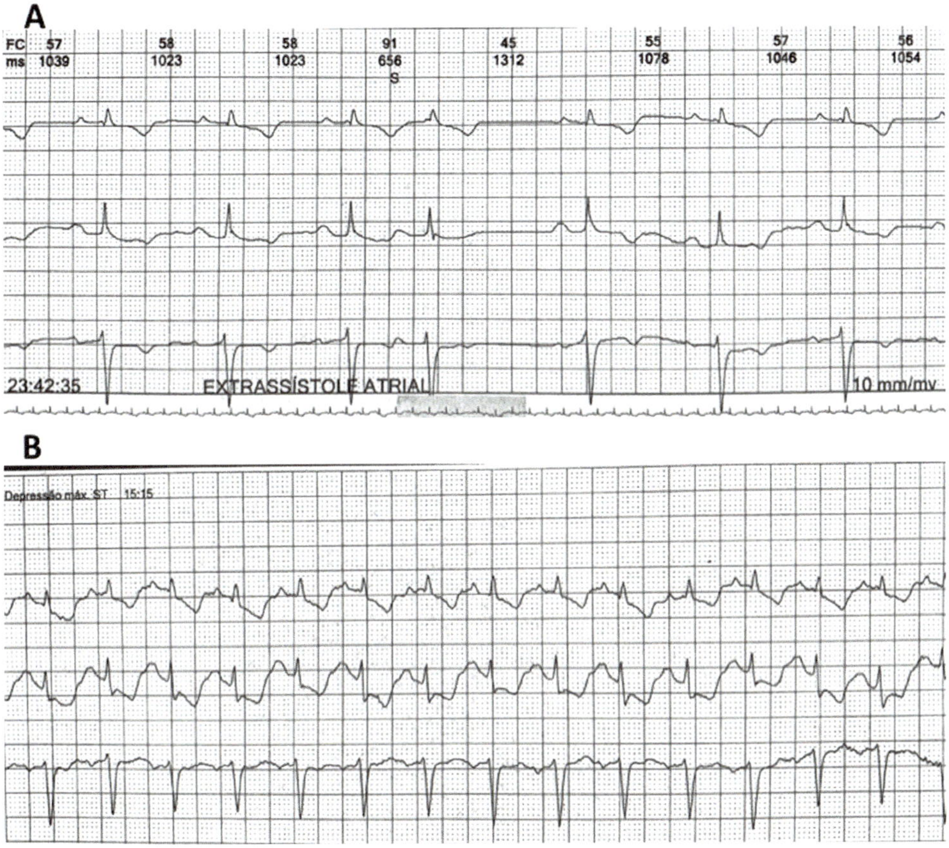

Figura 19.8. Portador de doença aterosclerótica coronariana e cirurgia de revascularização miocárdica há 18 anos. Assintomático durante o Holter. A) Traçado basal em repouso, com inversão de onda T mas sem infradesnível de ST. B) Registro durante caminhada na subida mostrando taquicardia sinusal e infradesnível descendente de ST nos canais 1 e 2, compatível com etiologia isquêmica. Não houve relato de sintomas (isquemia silenciosa). Fonte: acervo pessoal dos autores.

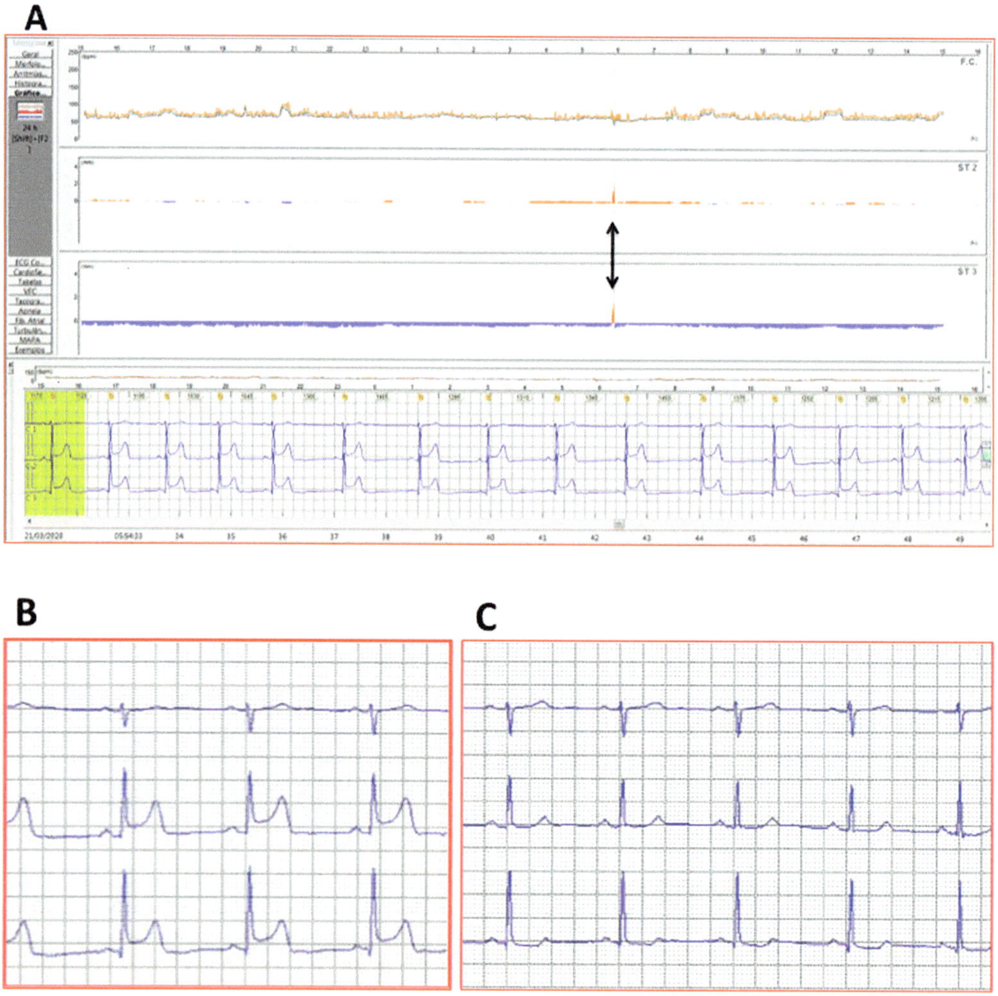

Figura 19.9. Angina Variante de Prinzmetal durante cateterismo cardíaco. A) Gráfico com supradesnível transitório de ST nos canais 2 e 3 (seta), durante a ocorrência de espasmo coronariano em cateterismo cardíaco. O ECG abaixo confirma o supradesnível de ST. B) Traçado durante o espasmo coronariano no cateterismo cardíaco, em que se nota elevação do segmento ST nos canais 2 e 3, sem elevação da FC. C) Traçado obtido após alívio do espasmo. Fonte: Acervo dos autores

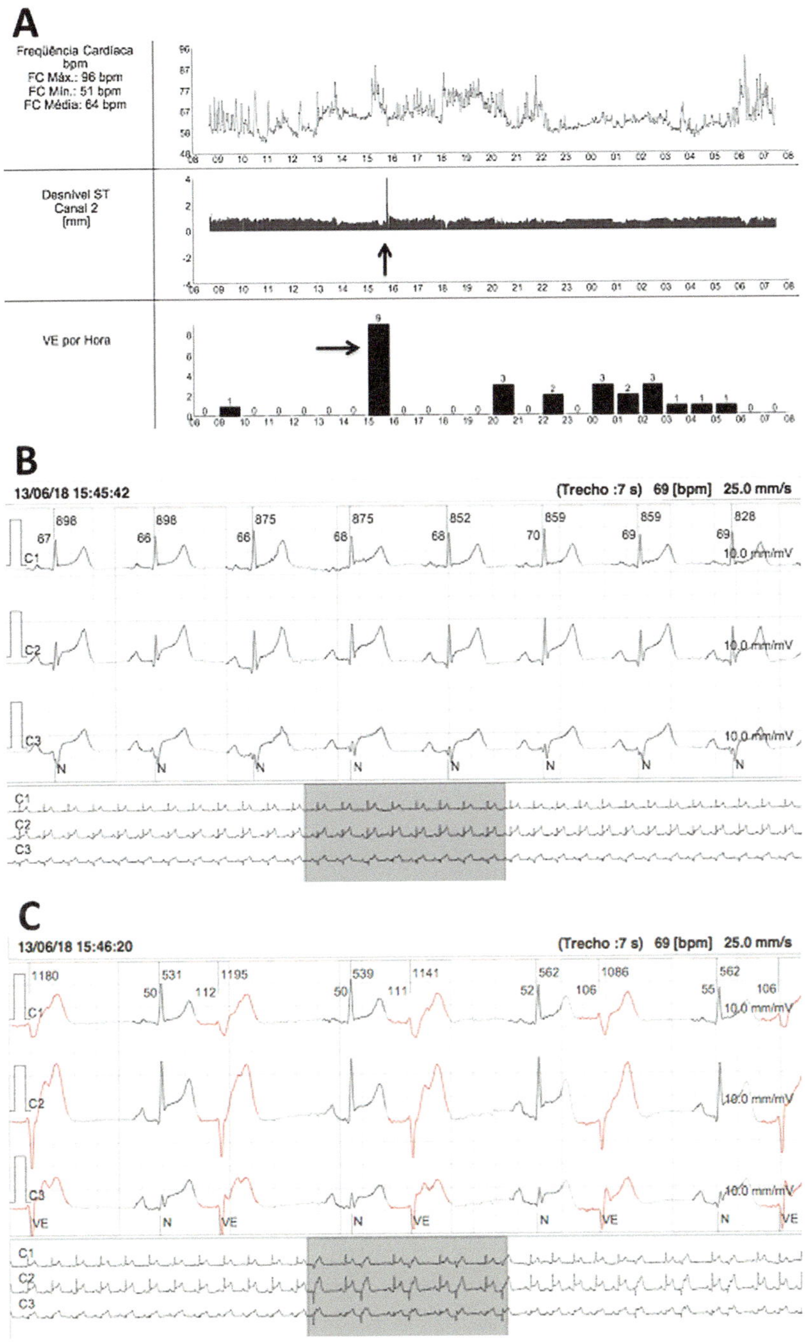

Figura 19.10. Extrassistolia ventricular (EV) associada a isquemia miocárdica. A) Gráficos simultâneos da FC, segmento ST e EVs mostrando supradesnível de ST associado a extrassistolia ventricular, sem aumento da FC (setas). B) Às 15:45 horas, inicia-se supra desnivelamento de ST com FC de 69 bpm. C) Às 15:46 horas, acentua-se o supradesnivelamento de ST e aparece um bigeminismo ventricular. A alteração isquêmica não associada a aumento de FC sugere espasmo coronariano. Fonte: Acervo dos autores.

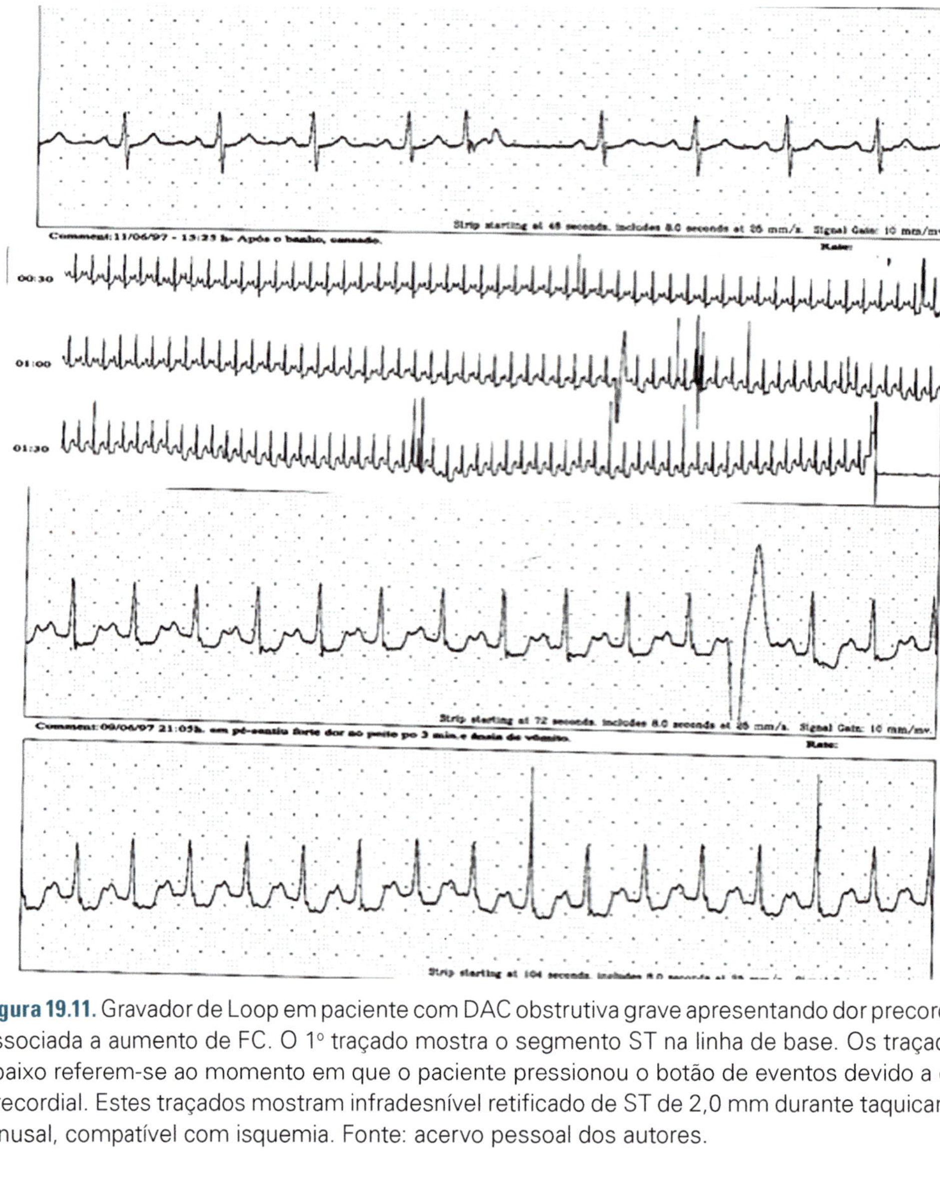

Figura 19.11. Gravador de Loop em paciente com DAC obstrutiva grave apresentando dor precordial associada a aumento de FC. O 1° traçado mostra o segmento ST na linha de base. Os traçados abaixo referem-se ao momento em que o paciente pressionou o botão de eventos devido a dor precordial. Estes traçados mostram infradesnível retificado de ST de 2,0 mm durante taquicardia sinusal, compatível com isquemia. Fonte: acervo pessoal dos autores.

Falsos positivos para isquemia miocárdica

A Figura 19.2 mostra infradesnível retificado de ST de 1,0 mm com duração maior do que 1 minuto em homem de 31 anos de idade que corresponde a falso positivo para isquemia miocárdica. O paciente apresenta padrão de repolarização precoce que desaparece durante a taquicardia sinusal. Como em todo exame não invasivo para a detecção de isquemia, a interpretação dos achados depende da probabilidade pré-teste de doença coronariana, o que neste caso era bastante baixa.[2] As taquiarritmias supraventriculares (TSV) também podem provocar isquemia em portadores de DAC devido ao aumento da FC. No entanto, deve-se ter muito cuidado na interpretação de infradesníveis de ST durante TSVs, pois grande parte destes pacientes não apresenta doença coronariana. A Figura 19.12 mostra traçado de Holter em jovem com síndrome de Wolf Parkinson White que apresenta

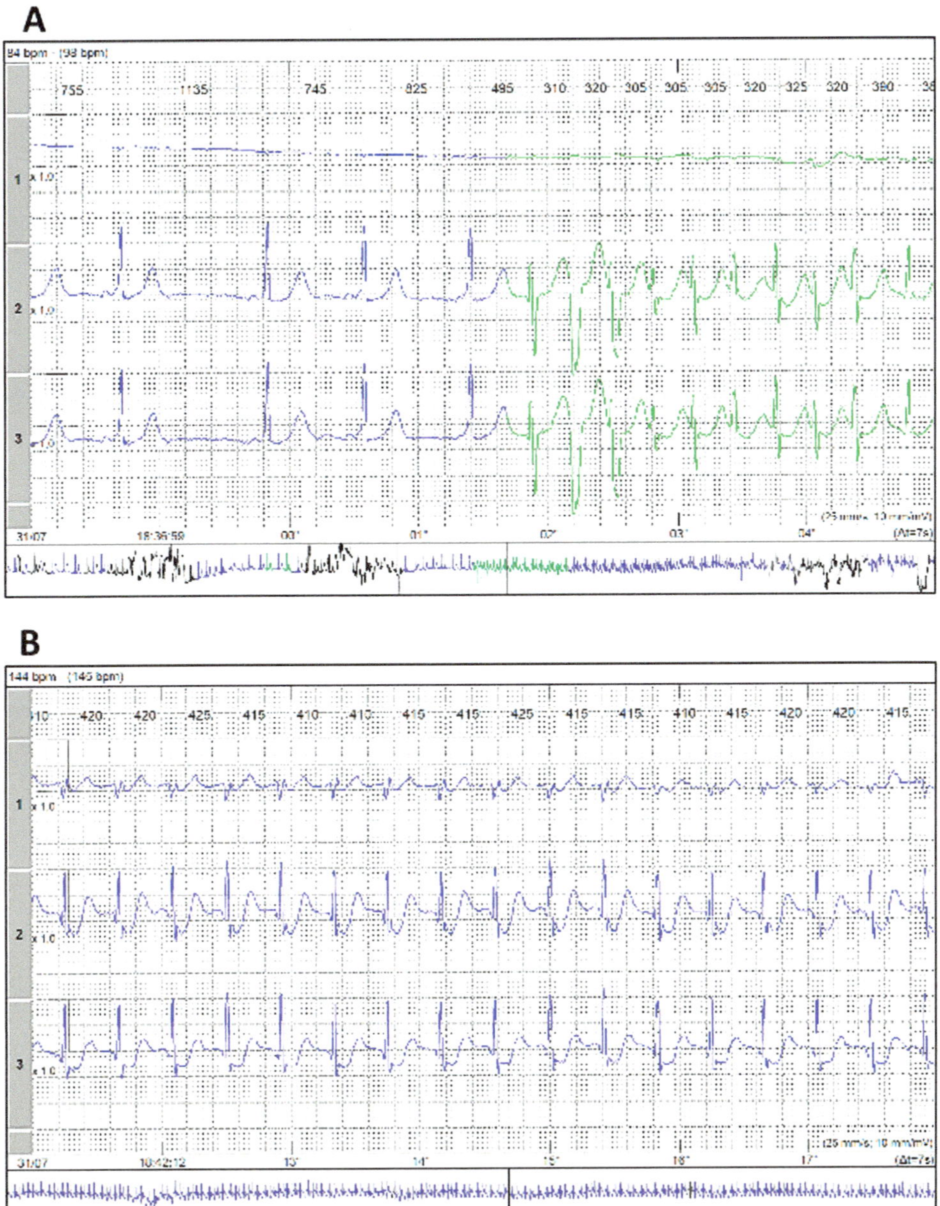

Figura 19.12. Jovem portador de síndrome de Wolf Parkinson White apresenta taquicardia por reentrada atrioventricular (TRAV) ortodrômica, com infradesnível de segmento ST e aumento de troponina na sala de urgência. A) Início da taquicardia. B) TRAV com infradesnível de ST nos canais 2 e 3. Fonte: acervo pessoal dos autores.

taquicardia por reentrada atrioventricular (TRAV). Apesar do infradesnível acentuado de ST nos canais 2 e 3 e de aumento de troponina na sala de urgência, ele não apresentava DAC. Alguns estudos não mostraram associação de infradesnível de ST durante TSVs, mesmo quando acompanhados por elevação de troponina, com aumento de incidência de DAC.[10] Nestes casos, mais uma vez o contexto clínico e a probabilidade pré-teste para doença coronariana devem ser considerados.

Alteração primária da repolarização: padrão de repolarização precoce

Analisando ainda a figura 2, percebe-se o gráfico de ST com supradesnível de 1,0 mm do ponto J e do segmento ST na maior parte da gravação. O segmento ST é ascendente e tem concavidade para cima. Em períodos de menor FC e de repouso ou sono, estas alterações são mais evidentes, enquanto em atividades físicas e durante taquicardia sinusal elas tendem a desaparecer. O Holter mostra muito bem a dinamicidade destas alterações. Estes achados configuram o chamado padrão de repolarização precoce. A definição eletrocardiográfica deste padrão difere de acordo com diferentes autores. Define-se o padrão de repolarização precoce como a elevação côncava de ST em algumas derivações, ou a elevação do ponto J ≥ 1,0 mm em 2 ou mais derivações contíguas ou entalhe e alentecimento no final do QRS, ou ainda um ST ascendente seguido por ondas T altas e simétricas. Estas alterações só devem ser consideradas na ausência de bloqueios de ramo e com QRS < 120 ms.[11] Como a definição desta entidade não é única, a sua prevalência varia de 2 a 31% da população e é condição benigna na grande maioria dos casos.[12] No entanto, alguns estudos têm associado este padrão com maior risco de morte súbita arrítmica e fibrilação ventricular, especialmente quando o padrão é observado em derivações inferiores e laterais do ECG de 12 derivações e o segmento ST é retificado ou descendente.[13] O padrão de repolarização precoce mais comum em derivações precordiais e com ST ascendente, no entanto, não se associa a maior risco de arritmias malignas.

Alteração primária da repolarização: acidente vascular encefálico

Os acidentes vasculares encefálicos (AVE) isquêmicos ou hemorrágicos também podem causar alterações primárias de repolarização, cujos mecanismos não são bem conhecidos. Estas alterações associam-se a pior prognóstico e maior risco de complicações. São observados prolongamento do intervalo QT, depressão ou elevação do segmento ST, aparecimento de onda U, alterações na polaridade e morfologia da onda T, aumento de voltagem da onda P e do QRS e arritmias ventriculares. É possível que lesões em áreas como o cortex insular estejam envolvidas.[14] A Figura 19.13 ilustra estas alterações em paciente hipertenso de 58 anos admitido com extenso AVE isquêmico.

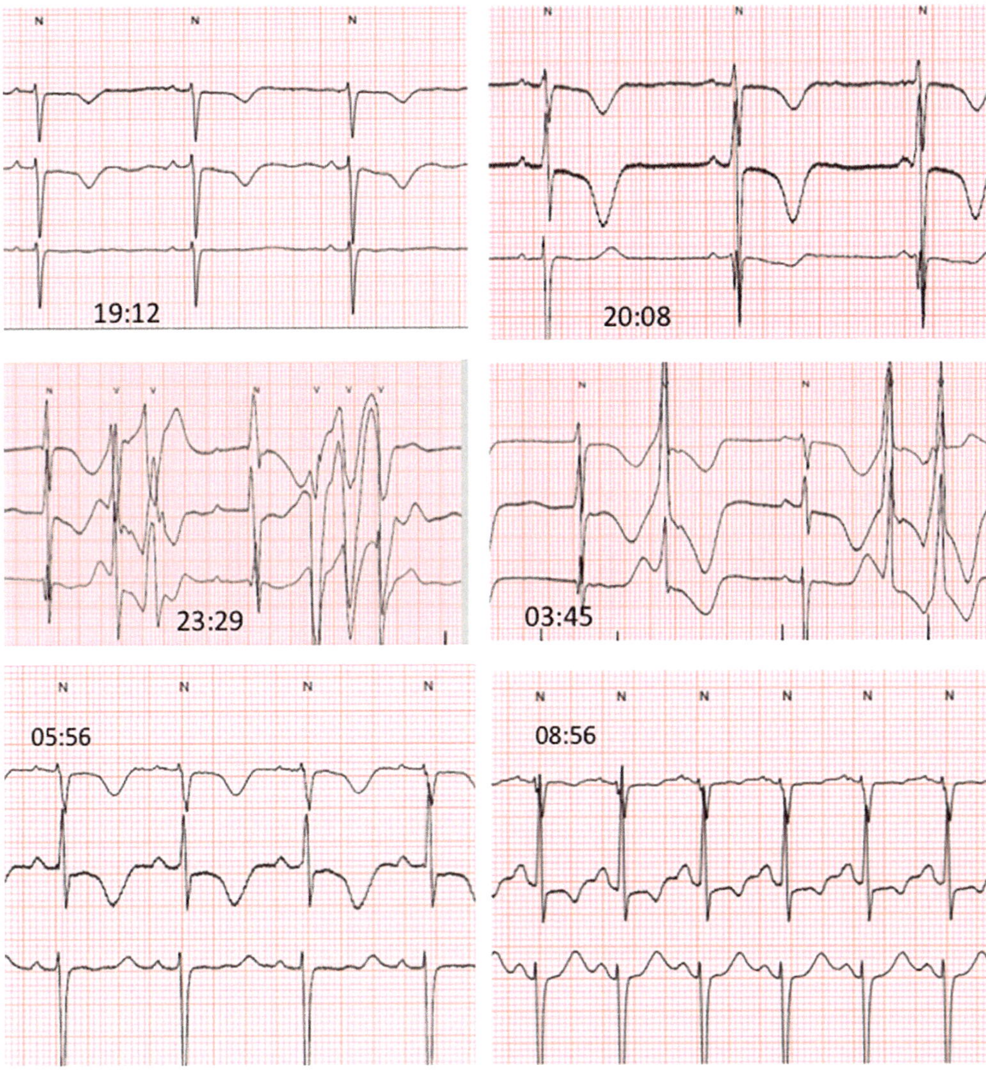

Figura 19.13. Sequência de traçados em Holter de paciente de 58 anos internado com AVE isquêmico. Observa-se infradesnível de ST, inversão de T, aumento de QT e arritmia ventricular polimórfica. O envolvimento autonômico é sugerido pela presença tanto de momentos de bradicardia sinusal acentuada como de taquicardia sinusal. Fonte: Acervo dos autores.

Alteração primária da repolarização: Alterações do intervalo QT

As alterações do intervalo QT são consideradas primárias pois refletem modificações do próprio potencial de ação transmembrana das células cardíacas. Estas alterações podem ter origem genética ou adquirida (drogas, hipo ou hipercalemia, hipomagnesemia etc.) e também podem ser avaliadas pelo Holter. As medidas dos intervalos QT variam muito com a FC e devem ser corrigidas pela fórmula de Bazett (QT absoluto ÷ raiz quadrada do ciclo RR antecedente medido em segundos).[15] Esta fórmula deve ser aplicada de preferência dentro de uma faixa de FC entre 60 e 80 por minuto. Se a medida for realizada com a FC de 60 bpm (ciclo RR = 1,0 seg.), o QT absoluto será igual ao QT corrigido, uma vez que a raiz quadrada de 1 = 1. A medida correta do QT depende da identificação exata do final da onda T, o que usualmente não é conseguido pelos softwares dos sistemas de Holter (Figura 19.1).[16] O médico analista deve, portanto, conferir a exatidão destas medidas na derivação com o término mais nítido da onda T, utilizando a técnica da tangente (Figura 19.14). Deve-se ter o cuidado de se diferenciar uma onda T entalhada da presença de onda U. A incorporação errônea da onda U na medida do intervalo QT pode superestimar o QT em até cerca de 200 a 350 ms, levando a falso diagnóstico de QT longo.[17] As ondas U geralmente têm morfologia diferente da onda T, amplitude < 1/2 da onda T e são separadas da onda T por uma discreta linha isoelétrica. A faixa de duração normal do intervalo QT corrigido em adultos é de 350 a 450 ms para homens e 360 a 460 ms para mulheres. O ponto de corte usual para o diagnóstico de síndrome de QT longo congênito é de 480 ms, na ausência de fatores exógenos precipitantes (hipocalemia, medicamentos etc.). Valores que se repetem frequentemente na faixa de 460 a 480 ms em pacientes com síncopes inexplicadas e na ausência de fatores exógenos também são considerados diagnósticos de síndrome QT longo congênito.[18] Valores acima de 500 ms indicam alto risco de eventos arrítmicos malignos (Figura 19.15). É importante o conhecimento das medicações usadas pelo paciente pois várias delas afetam a repolarização ventricular. A Figura 19.16 ilustra um QT longo acentuado e macroalternância de onda T que surgiu após uso de antibiótico (ciprofloxacino) e que culminou com o aparecimento de arritmia ventricular polimórfica grave, do tipo torsades des pointes. É sabido que os antibióticos quinolônicos bloqueiam canais de potássio e podem aumentar o intevalo QT.[19] A macroalternância de onda T é um achado raro, mas que usualmente precede arritmias ventriculares polimórficas graves.[20]

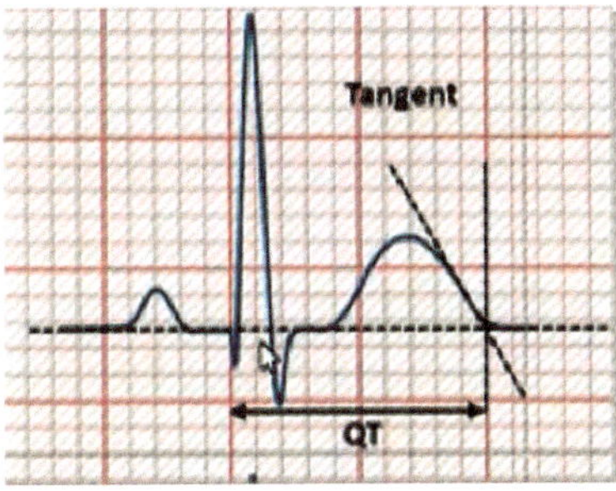

$$QTc(Bazett) = \frac{QT}{\sqrt{RR}}$$

$$QTc(Fridericia) = \frac{QT}{\sqrt[3]{RR}}$$

$$QTc(Framingham) = QT + 0{,}154\,(1 - RR)$$

Figura 19.14. Avaliação do intervalo QT corrigido. Técnica da tangente para a identificação do final da onda T. Traça-se uma linha reta tangenciando a porção descendente da onda T e outra na linha de base. A intersecção das 2 linhas é considerada o final da onda T. Ao lado, as diversas fórmulas para a correção do intervalo QT de acordo com o ciclo RR antecedente.

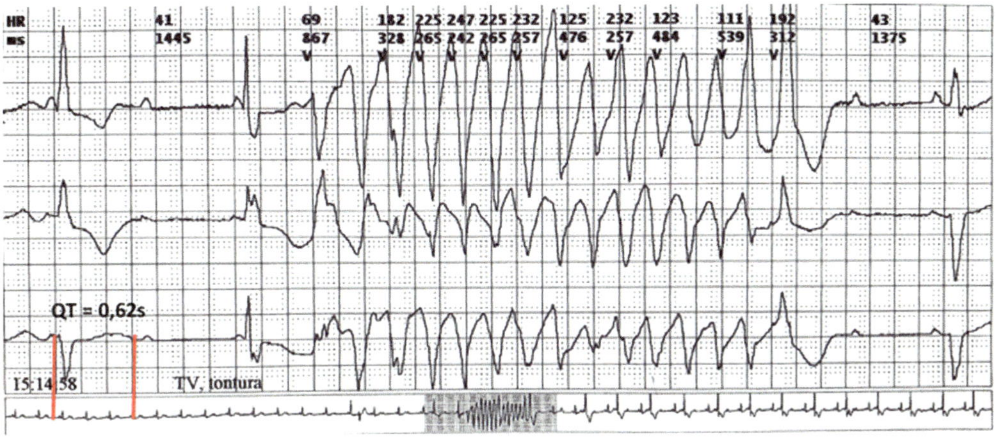

Figura 19.15. Mulher idosa com várias pré-síncopes durante o Holter. Não fazia uso de medicações pró-arrítmicas. Durante BAV avançado, há aumento acentuado do intervalo QT (0,62 segs.) acompanhado por vários episódios de taquicardia ventricular polimórfica do tipo "torsades des pointes". Após implante de marca-passo, o intervalo QT normalizou e as taquicardias ventriculares cessaram. Fonte: Acervo dos autores.

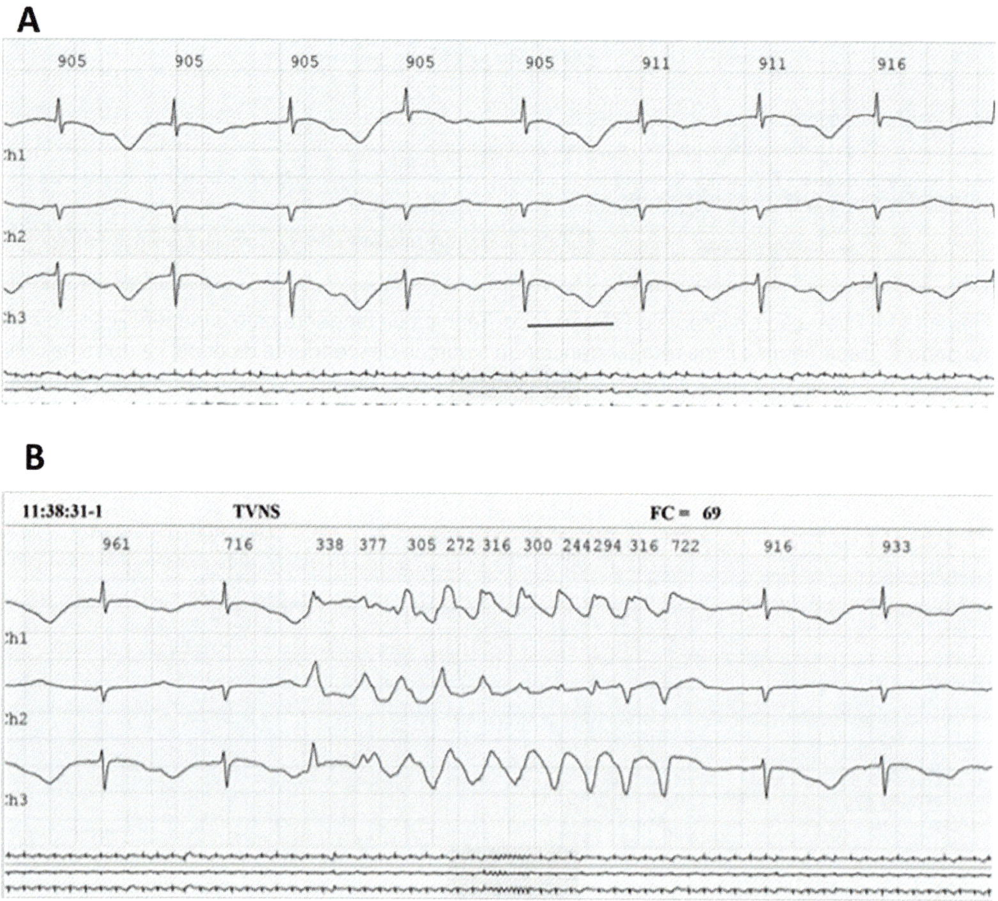

Figura 19.16. Mulher de 32 anos, apresentando síncopes após o uso de ciprofloxacino. A) Traçado com intervalo QTc variando de 720 a 760 ms e macroalternância de onda T. B) Extrassístole ventricular sobre onda T gerando taquicardia ventricular polimórfica do tipo torsades de pointes (TSDP).

Alterações isoladas da polaridade da onda T

Alterações isoladas da polaridade da onda T são muito frequentes e o seu significado clínico é incerto e difícil de avaliar. Elas apresentam diversos graus de intensidade e aparecem com alterações posturais, hiperventilação, alterações autonômicas e ainda se modificam devido a ação de medicamentos e de doenças de base. Estas alterações podem ocasionalmente ser valorizadas se forem transitórias, associadas a dor precordial típica e a probabilidade pré-teste intermediária ou alta para DAC. No entanto, o seu valor prognóstico não está estabelecido.[21] Recomenda-se a descrição destes achados no laudo do exame, porém sem comentários acerca de sua interpretação clínica.

Conclusões

A avaliação da repolarização ventricular pelo Holter fornece informações clínicas e prognósticas relevantes, principalmente porque muitas destas alterações são transitórias e somente um registro prolongado como o do Holter pode ser capaz de surpreendê-las. No entanto, o médico analista deve reconhecer as limitações técnicas desta análise, ter conhecimento das medicações usadas pelos pacientes e da probabilidade pré-teste para a ocorrência de alterações patológicas da repolarização. Os registros de alterações de ST-T devem sempre ser comparados aos registros basais. A possibilidade de falso positivo para isquemia deve ser considerada. Toda detecção de alteração da repolarização pelo software do sistema deverá ser confrontada pela análise visual dos traçados para confirmação e interpretação. Com relação à avaliação da isquemia miocárdica, devemos ressaltar que o Holter não é indicado primariamente para o diagnóstico de DAC. Outros exames invasivos e não invasivos são indicados para este fim. No entanto, o Holter pode eventualmente detectar isquemia miocárdica e alterações do intervalo QT. O médico deve estar atento para esta possibilidade, devido as implicações clínicas e prognósticas destes achados.

Referências bibliográficas

1. Vandenberk B, Vandael E, Robyns T, Vandenbergh J, Garweg C, Foulon V, et al. Which QT Correcting Formulae to Use for QT Monitoring? Journal of American Heart Association 2016;5(6):e003264.
2. Juarez-Orosco LE, Saraste A, Capodanno D, et al. Impact of a Decreasing Pre-test Probability on the Performance of Diagnostic Tests for Coronary Artery Disease. Eur Heart J Cardiovascular Imaging 2019;20:1198-207.
3. Steinberg JS, Varma N, CyganKiewicz I, Aziz P, Balsam P, Baranchuk A, et al. 2017 ISHNE-HRS expert consensus statement on ambulatory ECG and external cardiac monitoring/telemetry. Ann Noninvasive Electrocardiol 2017;22:e12447.
4. Quyyumi AA, Crake T, Mockus LJ, Wright CA, Rickards AF, Fox KM. Value of Bipolar Lead CM5 in Electrocardiography. British Heart Journal 1986;56(4):372-376.
5. Bayes de Luna A. Characteristics of the Normal Electrocardiogram: Normal ECG Waves and Intervals. Chapter 7. In Clinical Electrocardiograpy: A Textbook, Fourth Edition. 2012 John Wiley & Sons, Ltd.
6. Cohn PF, Kannel WB, Recognition, Pathogenesis and Management Options in Silent Coronary Artery Disease. Circulation 1987;75(Suppl) II:54.
7. Rocco MB, Nabel EG, Campbell S, Goldman L, Barry J, Mead K, Selwyn AP, et al. Prognostic Importance of Myocardial Ischaemia Detected by Ambulatory Monitoring in Patients With Stable Coronary Artery Disease. Circulation 1988;78;877-884.
8. Gibson CM, Pride YB, Buros JL, Ciaglo LN, Morrow DA, Scirica BM et al. Timing and Duration of Myocardial Ischemia on Holter Monitoring Following Percutaneous Coronary Intervention and Their Association with Clinical Outcomes (a PROTEC-TIMI 30 Sub-study Analysys. American Journal of Cardiology 2009;104(1):36-40.
9. Picard F, Sayah N, Spagnoli V, Adjedj J, Varrene O. Vasospastic angina: a Literature Review of Current Evidence. Archives of Cardiovascular Diseases 2019;112(1):44-55.
10. Bukkapatnam RN, Robinson M, Turnipseed S, Tancredi D, Amsterdan E, Srivatsa UN. Relationship of Myocardial Ischemia and Injury to Coronary Artery Disease in Patients with Supraventricular Tachycardia. American Journal of CArdiology 2010;106(3):374-7.
11. MacFarlane PW, Antzelevich C, Haissaguerre M, et al. The Early Repolarization Pattern: a Consensus Paper. Journal of the American College of Cardiology 2015;66(4):470-77.
12. Mauri P, Rollin A. Prevalence of Early Repolarization/J Wave Pattern in the Normal Population. J Eletrocardiol 2013;46:4111-416.

13. Haissaguerre M, Derval N, Sacher F, et al. Sudden Cardiac Arrest Associated to Early Repolarization. N Engl J Med 2008;358:2016-2023.
14. Togha M, Sharifpour A, Ashraf H, Moghadan M, Sahraian MA. Electrocardiographic Abnormalities in Acute Cerebrovascular Events in Patients With/without Cardiovascular Disease. Annals of Indian Academy Neurology 2013;16(1):66-71.
15. Rezuz C, Dan Moga V, Ouatu A, Floria M. QT Interval Variation and Mortality Risk. Anatol J Cardiol 2015;15:255-8.
16. Agha MKT, Fakhiri G, Ahmed M, Sedawi OE, Saleh BA, Bitar F, Arabi M. QTc Interval on 24-hour Holter Monitor: To Trust or not to Trust? Annals of noninvasive Electrocardiol 2022;27:e12899.
17. Postema PG, Wilde AAM. The Measurement of the QT Interval. Current Cardiology Review 2014;10(3):287-94.
18. Vink AS, Neumann B, Lieve KVV, Sinner MF, Hofman N, El Kadi S et al. Determination and Interpretation of QT Interval. Comprehensive analysys of a Large Cohort of Long QT Syndrome Patients and Controls. Circulation 2018;138:2345-58.
19. Ball P. Quinolone-Induced QT Interval Prolongation: a not-so-unexpected Class Effect. Journal of Antimicrobial Chemotherapy 2000;45(5):557-9.
20. Moore PK, Raffel KE, Whitman IR. Macroscopic T Wave Alternans: a Red Flag for Code Blue. JAMA Intern Med 2017;177(10):1520-2.
21. Grupi CJ, Brito FS, Uchida AH. Eletrocardiograma de longa duração: o Sistema Holter - Parte I. REBLAMPA 1999;12(2):86-92.

20

Holter em Idosos

Fatima Dumas Cintra

A população de idosos está em crescimento. A expectativa para 2050 é triplicar o número de octogenários no mundo,[1] entretanto, essa faixa etária é frequentemente subestimada nos estudos clínicos tornando, muitas vezes, difícil a interpretação clínica de determinadas alterações. As arritmias cardíacas são frequentes na população de idosos, sendo secundárias ao aumento na prevalência de doenças cardiovasculares e a alterações degenerativas e fisiológicas do envelhecimento. A alta prevalência de hipertensão arterial, doença da artéria coronária e doenças do miocárdio fazem com que as arritmias cardíacas apresentem um pior prognóstico.[2] Além disso, os efeitos adversos das drogas antiarrítmicas e complicações da ablação por cateter são mais frequentes no paciente idoso, tornando o tratamento desse grupo de pacientes bastante desafiador.

Influência autonômica

Os mecanismos relacionados a maior ocorrência de arritmias cardíacas no idoso possivelmente são inúmeros, entretanto a influência autonômica merece destaque. O controle autonômico cardíaco é modificado com o passar dos anos o que afeta diretamente a variabilidade da frequência cardíaca (VFC). Um estudo analisou as alterações autonômicas relacionadas a idade numa população saudável e a influência dos hábitos, capacidade aeróbica, obesidade e pressão arterial nessa modulação demonstrando que a ação vagal sobre o controle da frequência cardíaca é primariamente mediada pela idade e não por outras condições que podem acompanhar essa faixa etária.[3]

O conceito de que a elevação de um determinado componente autonômico está associado a redução de outro não se sustentou na literatura. Já foi demonstrado que um estímulo simpático cardíaco não é, necessariamente, acompanhado de redução do tônus parassimpático.[4] Mesmo na ausência de doença, o controle simpático e parassimpático cardíaco diminui com a idade.[5,6] Os efeitos cronotrópicos associados a inibição parassimpática também diminuem com a idade tornando a frequência cardíaca de repouso menos dependente da influência vagal.[7] Vale lembrar que tais alterações são potencializadas por inúmeros fatores associados a idade como o metabolismo da glicose e o controle pressórico. Isso pode, em parte, esclarecer a diminuição da ocorrência de arritmia sinusal respiratória com o avançar da idade.[8]

Alterações degenerativas do envelhecimento

O envelhecimento altera a composição celular e a matriz extracelular, levando a uma série de alterações, especialmente a fibrose.[9] O envelhecimento difere de outras condições como isquemia uma vez que a substituição fibrótica do tecido cardíaco é mais lenta e acompanhada de outras alterações degenerativas. As metaloproteinases são enzimas proteolíticas abundantes em vários tecidos, em vários tecidos, incluindo o coração, e estão envolvidas com o reparo celular. Ao mesmo tempo, existem inibidores teciduais das metaloproteinases que exercem influência inibitória nessa enzima. A razão entre a enzima proteolítica e seu fator inibidor é um potencial mecanismo do aumento da matriz extracelular no idoso. Associado a isso o estresse oxidativo interfere nos canais sódio e canais lentos de cálcio prejudicando o processo de repolarização ventricular. Os principais mecanismos relacionados ao processo de envelhecimento estão listados no Quadro 20.1.

Quadro 20.1. Mecanismos associados ao envelhecimento que podem facilitar o aparecimento de arritmias cardíacas.
• Estresse oxidativo;
• Apoptose;
• Inflamação;
• Fibrose;
• Alteração na repolarização;
• Degeneração do sistema condução;
• Presença de doenças cardiovasculares;
• Apneia obstrutiva do sono.

Doenças cardiovasculares e metabólicas podem propiciar a ocorrência de arritmias cardíacas. Tanto a hiperglicemia como hipoglicemia se associam a maior predisposição a arritmias cardíacas. Além das alterações mecânicas na função sistólica e diastólica, o diabetes leva ao remodelamento elétrico cardíaco com alteração nos canais iônicos e incremento no intervalo QT.[10] Uma recente metanálise demonstrou que a hipoglicemia em pacientes diabéticos está associada a alterações eletrocardiográficas que predispõem o aparecimento de arritmias cardíacas e aumento na taxa de mortalidade.[11]

Alterações elétricas degenerativas e hipertrofia ventricular esquerda são os principais mecanismos associados ao aparecimento de arritmias cardíacas em pacientes com hipertensão arterial.[12] O espectro de anormalidades do ritmo nesses pacientes é bastante amplo, incluindo desde bradicardias, arritmias supraventriculares, ventriculares e, especialmente, fibrilação atrial.

Um estudo populacional nacional avaliou as alterações eletrocardiográficas durante o sono numa amostra representativa de voluntários residentes na cidade de São Paulo. Os pacientes foram submetidos a polissonografia e o eletrocardiograma avaliado durante o sono. As arritmias cardíacas noturnas ocorreram mais frequentemente em pacientes portadores de apneia obstrutiva do sono e a prevalência da anormalidade do ritmo aumenta com a gravidade da doença. Nessa análise os preditores independentes para ocorrência de arritmia noturna foram o índice de apneia/hipopneia do sono e a idade.[13]

Diante das alterações fisiológicas e patológicas que podem ocorrem ao longo do envelhecimento, algumas peculiaridades na interpretação do Holter em pacientes idosos merecem especial atenção. Dentre elas podemos destacar: bloqueios atrioventriculares, extrassístoles e fibrilação atrial.

Bloqueios atrioventriculares

O bloqueio atrioventricular (BAV) de primeiro grau, definido como intervalo PR superior a 200 ms, é mais prevalente no idoso. A ocorrência de BAV em indivíduos com idade superior a 60 anos é de 6%.[14] Apesar de ser rotineiramente interpretado como secundário a influência vagal e curso benigno em jovens, nos idosos deve ser interpretado com cautela. O aparecimento de um BAV de primeiro grau em idoso pode sinalizar o início de uma doença degenerativa do sistema de condução cardíaco e o precursor de um bloqueio mais grave.[15] Um estudo com 446 pacientes com infarto agudo do miocárdio demonstrou que um terço dos pacientes que apresentaram BAV de primeiro grau progrediram para BAV avançado.[16]

Com o objetivo de analisar os eventos adversos do BAV de primeiro grau em idosos, uma metanálise incluindo 14 estudos e 400.750 pacientes demonstrou que o prolongamento do intervalo PR foi associado ao aumento na taxa de mortalidade e aumento significativo no risco de insuficiência cardíaca e fibrilação atrial mesmo após ajuste para potenciais fatores de confusão.[17] Esses dados sugerem a necessidade de monitorização frequente nessa população (Figura 20.1).

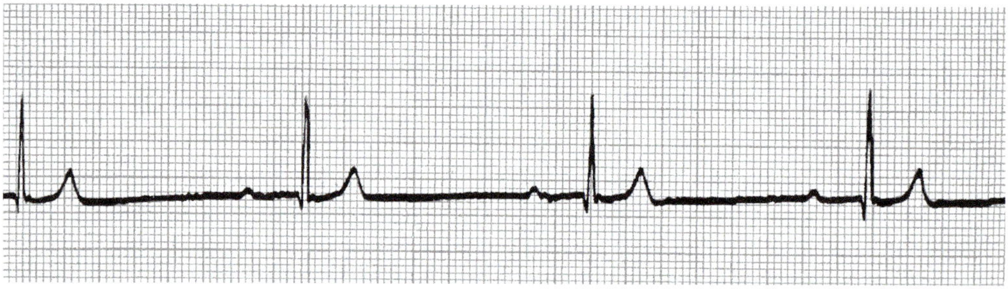

Figura 20.1. Bloqueio atrioventricular de primeiro grau em paciente de 78 anos de idade, portador de miocardiopatia isquêmica. Fonte: Acervo pessoal do autor.

Nesse contexto, a interpretação do BAV de segundo grau tipo I no paciente idoso também merece ser revista. Essa forma de bloqueio é particularmente frequente em jovens com bloqueios intermitentes no nó atrioventricular secundário a influência vagal. Todavia, o impacto do BAV de segundo grau tipo I foi avaliado em 299 indivíduos com idade superior a 45 anos, documentado no eletrocardiograma de 12 derivações durante avaliação de rotina. Quase a metade da amostra, 47%, necessitou de um dispositivo eletrônico cardíaco implantável durante o seguimento. O fato interessante é que os pacientes que fizeram o implante tiveram menor taxa de mortalidade quando comparado com os demais, sugerindo o mecanismo arrítmico como responsável pelo desfecho adverso.[18]

Extrassístoles atriais

As ectopias atriais são muito frequentes na população geral. Um estudo populacional realizou Holter de 24 horas em 1.742 participantes com idade superior a 50 anos. Apenas 1% não apresentaram, pelo menos, uma ectopia nas 24 horas. A ocorrência de extrassístoles atriais foi associada de modo independente a idade, doença cardiovascular, atividade física, peso e níveis de HDL.[19] Desse modo, podem ser interpretadas como um marcador de gravidade na população de idosos. Para avaliar o real impacto da densidade de ectopias atriais, foram estudados 15.893 pacientes comprovando a maior densidade dessa anormalidade do ritmo entre os idosos. Também foi demonstrado uma relação tipo dose-resposta entre o número de extrassístoles e a taxa de mortalidade cardiovascular e mortalidade por todas as causas.[20]

Uma outra relação importante a ser mencionada é com a Fibrilação Atrial (FA). Uma recente metanálise selecionou 33 estudos, incluindo 198.876 pacientes com idade variando de 52 a 76 anos. Neste estudo a frequência de extrassístoles atriais foi associada significativamente com a ocorrência de FA, acidente vascular cerebral e mortalidade por todas as causas.[21] Desse modo, a interpretação de extrassístoles atriais, normalmente desprovida de grande significado clínico, na população de idosos deve ser vista como um marcador de risco que pode estar associado a desfechos importantes. A Figura 20.2 demostra o traçado eletrocardiográfico de um paciente do sexo masculino, 72 anos de idade, com alta densidade de ectopias atriais no Holter evoluindo para fibrilação atrial durante a gravação.

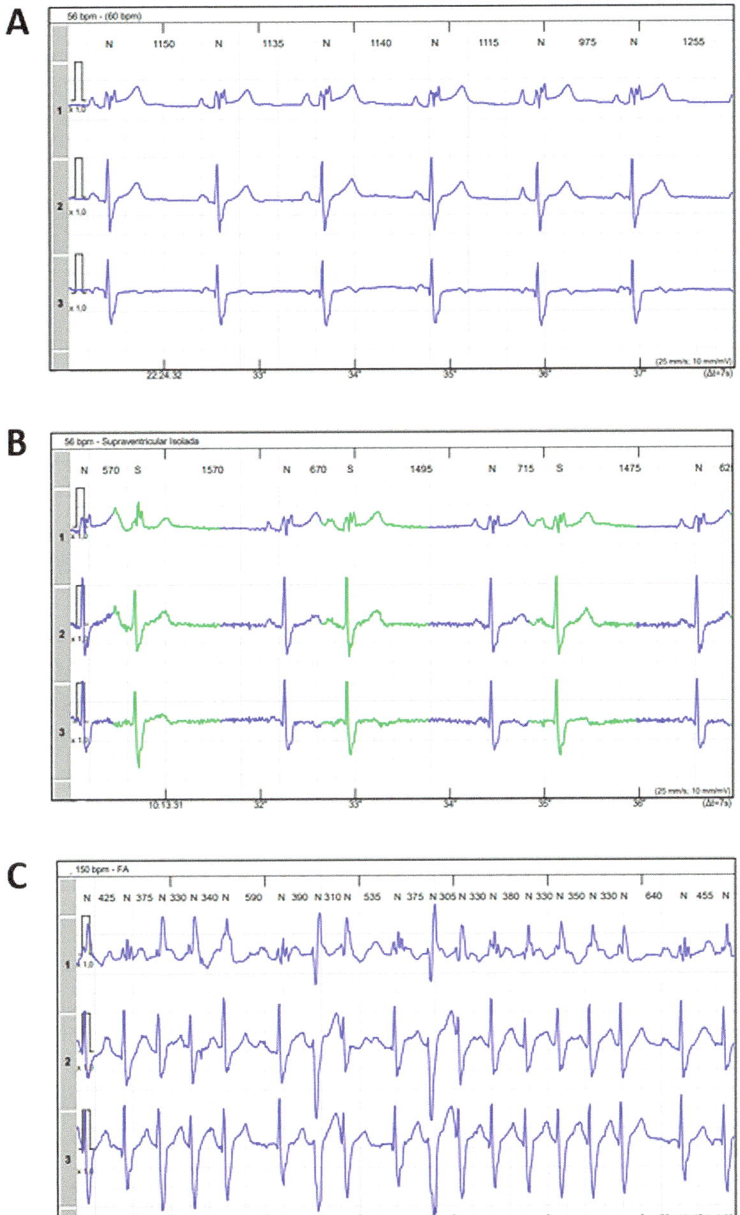

Figura 20.2. Paciente masculino, 72 anos de idade, assintomático. Holter de 24 horas em ritmo sinusal e distúrbio de condução intraventricular (A), extrassístoles atriais em ciclos de bigeminismo (B), evolução para fibrilação atrial (C). Fonte: Acervo pessoal do autor.

As extrassístoles ventriculares também são frequentes na população de idosos. Numa amostra de indivíduos assintomáticos com idade superior a 60 anos de idade, as extrassístoles ocorreram em 64% dos casos.[22] Apesar de terem um curso benigno quando associadas a coração estruturalmente normal, a população idosa apresenta maior probabilidade de doença cardíaca associada e, nesse cenário, podem estar associadas ao aumento no risco de morte cardíaca súbita. A presença de ectopias ventriculares polimórficas numa amostra de 222 pacientes com idade média de 55 anos ocorreu mais frequentemente nos indivíduos mais idosos e portadores de comorbidades. O risco de eventos adversos aumentou 4 vezes nesse grupo.[23]

Fibrilação atrial

É a arritmia sustentada mais comum na prática clínica com grande predileção para faixas etárias mais avançadas. Com o envelhecimento populacional as estimativas para a distribuição dessa arritmia são alarmantes. Estima-se que o número de pacientes portadores de FA com idade superior a 55 anos será mais que o dobro em 2.060 na união europeia.[24] A FA é caracterizada pela completa desorganização da atividade elétrica atrial e consequente perda da sístole atrial com padrão eletrocardiográfico característico e de fácil reconhecimento. Entretanto, o diagnóstico é desafiador uma vez que muitos pacientes se apresentam assintomáticos ou com sintomas fugazes dificultando o registro da arritmia. De fato, a palpitação é um sintoma frequente na FA, entretanto, em pacientes mais idosos a apresentação clínica costuma ser atípica. Apenas 1 em cada dez pacientes acima de 80 anos referem palpitação durante um episódio de FA.[25] Desse modo, a busca ativa no paciente de alto risco é necessária e a monitorização eletrocardiográfica prolongada pode contribuir nesses casos.

Os achados eletrocardiográficos no Holter do paciente idoso podem ter significado clínico e prognóstico diferentes do paciente jovem. O conhecimento dessas peculiaridades é fundamental para a correta interpretação e monitorização dessa população.

Referências bibliográficas

1. United Nations Department of Economic and Social Affairs, Population Division. World population prospects: the 2017 revision, key findings and advance tables. Available at: https://esa.un.org/unpd/wpp/Publications/Files/WPP2017_KeyFindings.pdf.
2. Gupta AK, Maheshwari A, Tresch DD, Thakur RK. Cardiac arrhythmias in the elderly. Card Electrophysiol Rev. 2002;6(1-2):120-8.
3. Fukusaki C, Kawakubo K, Yamamoto Y. Assessment of the primary effect of aging on heart rate variability in humans. Clin Auton Res. 2000;10(3):123-30.
4. Berntson GG, Cacioppo JT, Quigley KS. Autonomic determinism: the modes of autonomic control, the doctrine of autonomic space, and the laws of autonomic constraint. Psychol Rev. 1991;98(4):459-87.
5. Stratton JR, Cerqueira MD, Schwartz RS, et al. Differences in cardiovascular responses to isoproterenol in relation to age and exercise training in healthy men. Circulation. 1992;86(2):504-12.
6. Fluckiger L, Boivin JM, Quilliot D, Jeandel C, Zannad F. Differential effects of aging on heart rate variability and blood pressure variability. J Gerontol A Biol Sci Med Sci. 1999;54(5):B219-B224.

7. Brodde OE, Konschak U, Becker K, et al. Cardiac muscarinic receptors decrease with age. In vitro and in vivo studies. J Clin Invest. 1998;101(2):471-8.
8. Masi CM, Hawkley LC, Rickett EM, Cacioppo JT. Respiratory sinus arrhythmia and diseases of aging: obesity, diabetes mellitus, and hypertension. Biol Psychol. 2007;74(2):212-223.
9. Curtis AB, Karki R, Hattoum A, Sharma UC. Arrhythmias in Patients ≥ 80 Years of Age: Pathophysiology, Management, and Outcomes. J Am Coll Cardiol. 2018 May 8;71(18):2041-57.
10. Gallego M, Zayas-Arrabal J, Alquiza A, Apellaniz B, Casis O. Electrical Features of the Diabetic Myocardium. Arrhythmic and Cardiovascular Safety Considerations in Diabetes. Front Pharmacol. 2021;12:687256.
11. Fitzpatrick C, Chatterjee S, Seidu S, et al. Association of hypoglycaemia and risk of cardiac arrhythmia in patients with diabetes mellitus: A systematic review and meta-analysis. Diabetes Obes Metab. 2018;20(9):2169-78.
12. Varvarousis D, Kallistratos M, Poulimenos L, et al. Cardiac arrhythmias in arterial hypertension. J Clin Hypertens (Greenwich). 2020;22(8):1371-8.
13. Cintra FD, Leite RP, Storti LJ, et al. Sleep Apnea and Nocturnal Cardiac Arrhythmia: A Populational Study. Arq Bras Cardiol. 2014;103(5):368-74.
14. Perlman LV, Ostrander LD, Keller JB, et al. An epidemiologic study of first degree atrioventricular block in Tecumseh, Michigan. Chest. 1971;59:40-6.
15. Cheng S, Keyes MJ, Larson MG, et al. Long-term outcomes in individuals with prolonged PR interval or first-degree atrioventricular block. JAMA. 2009;301:2571-7
16. Brown RW, Hunt D, Sloman JG. The natural history of atrioventricular conduction defects in acute myocardial infarction. Am Heart J. 1969;78:460-6.
17. Kwok CS, Rashid M, Beynon R, et al. Prolonged PR interval, first-degree heart block and adverse cardiovascular outcomes: a systematic review and meta-analysis. Heart. 2016;102(9):672-80.
18. Coumbe AG, Naksuk N, Newell MC, Somasundaram PE, Benditt DG, Adabag S. Long-term follow-up of older patients with Mobitz type I second degree atrioventricular block. Heart. 2013;99(5):334-338.
19. Conen D, Adam M, Roche F, et al. Premature atrial contractions in the general population: frequency and risk factors. Circulation. 2012;126(19):2302-2308.
20. Huang TC, Lee PT, Huang MS, Su PF, Liu PY. Higher premature atrial complex burden from the Holter examination predicts poor cardiovascular outcome. Sci Rep. 2021;11(1):12198.
21. Himmelreich JCL, Lucassen WAM, Heugen M, et al. Frequent premature atrial contractions are associated with atrial fibrillation, brain ischaemia, and mortality: a systematic review and meta-analysis. Europace. 2019;21(5):698-707.
22. Manyari DE, Patterson C, Johnson D, Melendez L, Kostuk WJ, Cape RD. Atrial and ventricular arrhythmias in asymptomatic active elderly subjects: correlation with left atrial size and left ventricular mass. Am Heart J. 1990;119(5):1069-76.
23. Ephrem G, Levine M, Friedmann P, Schweitzer P. The prognostic significance of frequency and morphology of premature ventricular complexes during ambulatory holter monitoring. Ann Noninvasive Electrocardiol. 2013;18(2):118-25.
24. Miyasaka Y, Barnes ME, Gersh BJ, et al. Secular trends in incidence of atrial fibrillation in Olmsted County, Minnesota, 1980 to 2000, and implications on the projections for future prevalence. Circulation 2006;114:119-25.
25. Brunetti ND, De Gennaro L, Pellegrino PL, Dellegrottaglie G, Antonelli G, Di Biase M. Atrial fibrillation with symptoms other than palpitations: incremental diagnostic sensitivity with at-home tele-cardiology assessment for emergency medical service. Eur J Prev Cardiol 2012;19:306-13.

21

Holter em Crianças

Rogério Braga Andalaft
Carla Almeida

Introdução

Analisar o Holter de crianças constitui um desafio para muitos cardiologistas e eletrofisiologistas. As dificuldades não estão somente na interface entre a eletrofisiologia e a cardiologia pediátrica do ponto de vista cardiológico, mas também estão em como definir a criança em suas diferentes fases que envolvem obviamente diferentes comportamentos do sistema cardiovascular. Desse modo, não se espera que os achados do Holter de uma criança no que concerne ao ECG, seus intervalos, frequência cardíaca, arritmias mais frequentes e variabilidade da FC sejam semelhantes entre um neonato, um lactente, um pré escolar e um escolar. De modo semelhante, o traçado de Holter de uma criança difere sobremaneira do traçado de Holter de um adolescente pré-púbere ou púbere. Então, como se pode avaliar essas dificuldades para incrementar e agregar facilidades ao nosso exame? Como se pode analisar com segurança e eficácia um Holter de paciente jovem? A resposta certamente está na pergunta. Deve-se observar inicialmente em que fase da infância ou adolescência esse jovem está. Um segundo passo importante constitui observar que os obstáculos à análise do Holter não se iniciam na análise.

Cuidados com a instalação do Holter em crianças

Em pacientes pequenos, principalmente neonatos, existem dificuldades significativas na instalação que influenciam de maneira importante a análise do exame. Os aspectos mais importantes a serem observados na instalação são:

1. Observar o tamanho da criança e adaptar a colocação dos eletrodos, não só no tamanho dos mesmos, mas também na posição. Muitas vezes a posição indicada pelo fabricante sobre a posição dos eletrodos não pode ser respeitada;
2. Evitar ao máximo substancias ou material abrasivo com intuito de não gerar lesões sobre a pele da criança (devido a delicadeza da derme);

3. Se possível, usar o mínimo de fita adesiva possível e dar preferência a material hipoalergênico;
4. Usar preparados com álcool para limpar a pele, mas evitando ao máximo esfregar, principalmente com gaze rendilhada;
5. Ao se fixar os cabos, tentar escondê-los do alcance da criança, principalmente as mais jovens (com nenhum ou pouco poder de compreensão) para evitar que esses sejam desconectados do gravador ou arrancados da pele durante a manipulação;
6. Informar aos pais que verifiquem com frequência o funcionamento do gravador por meio das luzes indicativas, para que se possa identificar precocemente mal funcionamento e se corrigir o problema com precocidade.

Analisando o exame em pacientes jovens – características gerais

A análise do Holter em crianças apresenta peculiaridades para analise referentes à capacidade de processamento dos softwares de Holter no atual momento e também as características do traçado eletrocardiográfico em pediatria e hebiatria. No primeiro aspecto, há uma maior lentidão na capacidade de processamento dos programas devido ao grande número de complexos QRS analisados, principalmente quanto mais jovem é o paciente. Também pela maior frequência cardíaca há a necessidade constante do ajuste de parâmetros para identificação de extrassístoles supraventriculares principalmente. Parâmetros definidores da frequência cardíaca podem ser ajustados por tabelas de frequência cárdica para a idade, como a tabela de Davignon.

Dados sobre a tabela de Davignon podem ser facilmente obtidos analisando a Diretriz Brasileira de ECG publicada em 2021. Na Tabela 21.1, apresentaremos uma tabela simples da frequência cardíaca em vigília e durante o sono.

Tabela 21.1. Adaptada de Guimarães, HP, Andalaft RB, Carvalho P, Costa FA,Correa DC, Caldeira P e colaboradores. Suporte Avançado de Vida em Pediatria Manual do Profissional (edição em português): American Heart Association; 2017.

Idade	Frequência acordado	Média	Frequência dormindo
Recém-nascido até 3 meses	85-205	140	80-160
3 meses-2 anos	100-190	130	75-160
2-10 anos	60-140	80	60-90
Mais de 10 anos	60-100	75	50-90

Analisando os dados da Tabela 21.1, entende-se que um neonato pode ter FC's elevadas e estas não devem ser confundidas com taquicardia sinusal. Aspectos interessantes ocorrem com neonatos pré-termos que podem apresentar grande variação da FC em momentos de estresse ou repouso, não se configurando arritmias atriais. A Figura 21.1 evidencia o padrão eletrocardiográfico de neonato pré-termo em tratamento para apneia da prematuridade sem outras comorbidades.

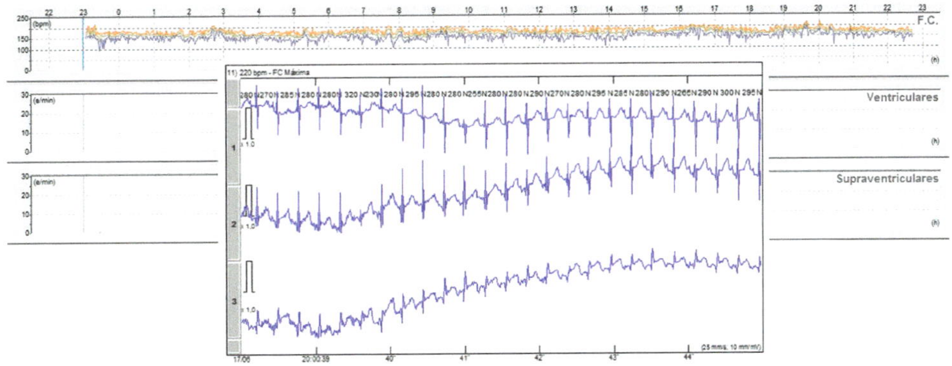

Figura 21.1. Gráfico de frequência cardíaca (FC) e traçado de FC máxima máxima com 220 bpm de neonato pré-termo 34 semanas sem comorbidades associadas à prematuridade. Fonte: Acervo pessoal Dr. Rogério Braga Andalaft.

Os aspectos fisiopatológicos que explicam a maior frequência cardíaca nas mais tenras idades da vida estão relacionados ao amplo predomínio simpático entre os mais jovens. A manutenção do débito cardíaco a partir do componente de FC faz com que neonatos necessitem de amplo predomínio simpático o que se demonstra na análise da variabilidade da FC nos domínios do tempo e da frequência conforme evidenciado na Figura 21.2. Já adolescentes utilizam o componente do volume ejetado como componente principal da manutenção do débito cardíaco. Esses dados explicam o motivo pelo qual crianças jovens toleram muito mal as bradicardias e muito bem as taquicardias do ponto de vista hemodinâmico. O contrário acontece com os adolescentes principalmente entre os púberes.

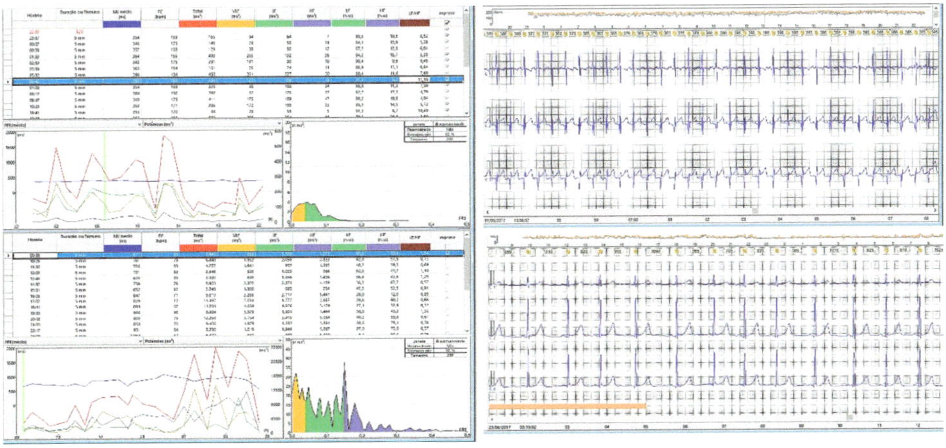

Figura 21.2. Análise da variabilidade da FC no domínio da frequência. Nas duas figuras superiores, observa-se o predomínio dos potenciais de baixa frequência se refletindo na FC mais elevada do lactente. Na parte inferior, observa-se predomínio parassimpático com potenciais de alta frequência o que se reflete por menor frequência cardíaca no indivíduo saudável e maior irregularidade RR (arritmia sinusal) – Acervo pessoal Dr. Rogério Braga Andalaft

Faz-se necessário, portanto, que o examinador ajuste os parâmetros do software para determinação dos eventos supraventriculares, aumentando o percentual de precocidade para adolescentes e crianças com arritmia sinusal e reduzindo este percentual de precocidade para identificação de batimentos supraventriculares para neonatos e lactentes sem arritmia sinusal.

Uma outra peculiaridade do exame pediátrico diz respeito às ectopias ventriculares. Estes batimentos se originam habitualmente fora do sistema de condução. Entretanto a velocidade de condução do estimulo pelo musculo cardíaco é maior e a distância entre estruturas é menor. Desta forma, os batimentos ventriculares mesmo que de origem epicárdica são consideravelmente mais estreitos do que os encontrados em adultos. Muitas vezes, esses batimentos são confundidos com batimentos supraventriculares de origem juncional, mas o analisador deve levar em consideração os aspectos descritos acima.

Outro cuidado que deve ser tomado na análise do Holter de pacientes jovens é que estes pacientes desenvolvem arritmias mais rápidas, ectopias ventriculares mais estreitas (conforme já comentado) e apresentam características próprias quanto à aberrância de condução de batimentos supraventriculares. Também apresentam alterações de repolarização peculiares e normais de determinadas idades, como ondas T transicionais que, muitas vezes, são confundidas com extrassístoles atriais não conduzidas ou bloqueios atrioventriculares de padrão 2:1.

A respeito das ectopias ventriculares, além das variações entre exames que também podem ocorrer em adultos, é frequente a resolução espontânea das mesmas em crianças. Dados de estudos menores evidenciam o desaparecimento espontâneo das ectopias ventriculares com o surgimento da puberdade, sendo o Holter de 24 horas e sua variante, o Holter de 7 dias, um método ideal para observar sua evolução.

Aspectos práticos da análise do Holter pediátrico

As taquicardias de origem supraventricular mais frequentes na pratica pediátrica são o *flutter* atrial e a taquicardia por reentrada AV, que é mediada por uma via acessória. Vamos abordar inicialmente os casos de *flutter* atrial. Raramente essa arritmia ocorre fora do período perinatal em pacientes com coração estruturalmente normal. Pela maior permissividade da condução AV no período perinatal, essa arritmia se manifesta com FC elevada, habitualmente. Diferente dos adultos com *flutter* atrial, nos quais a resposta ventricular mais comum é com 150 bpm em uma relação AV de 2:1 a condução, em jovens habitualmente é 1:1 e a taquicardia se manifesta com FC próxima a 300 bpm.

Nesses casos cabe ao analisador, utilizando ferramentas como o Tacograma, evidenciar momentos mesmo que curtos de irregularização do intervalo RR que possibilitariam o diagnóstico preciso. Também é importante ressaltar que as aberrâncias de condução, principalmente pelo ramo esquerdo, se estabelecem nas arritmias supraventriculares mais rápidas e este pode ser um achado frequente durante um evento arrítmico, principalmente no *flutter* atrial perinatal (Figura 21.3). A outra forma de arritmia frequente em crianças desde o período neonatal até a puberdade são as taquicardias geradas pela presença de uma via acessória. Essas taquicardias podem ser ortodrômicas, antidrômicas e, ainda no período perinatal, podem vir associadas a fibrilação atrial. A presença de pré-excitação associada a taquicardia por reentrada atrioventricular ortodrômica, antidrômica ou FA constituem o espectro da síndrome de Wolff Parkinson White (é de suma importância a análise da forma de início da taquicardia, a relação P-QRS e mesmo a saída da taquicardia). Habitualmente, esses quadros se iniciam com a presença de ectopia atrial que tem sua passagem bloqueada pela via acessória, o que gera um alargamento do intervalo PR e normalização do QRS. Na sequência de eventos, geralmente é possível identificar a presença de onda "p" retrógrada sobre o segmento ST. No momento da interrrupção da taquicardia, geralmente observa-se uma última onda "p" retrograda, denotando o bloqueio do circuito no nó atrioventricular. Frequentemente, se observa após a saída, uma pausa e o maior grau de pré excitação do complexo QRS em ritmo sinusal. As taquicardias antidrômicas raramente ocorrem em crianças, entretanto, a presença de fibrilação atrial pré-excitada pode ser observada no período perinatal (até os 6 meses) e na puberdade, onde o risco de eventos súbitos aumenta, principalmente associado à prática esportiva.

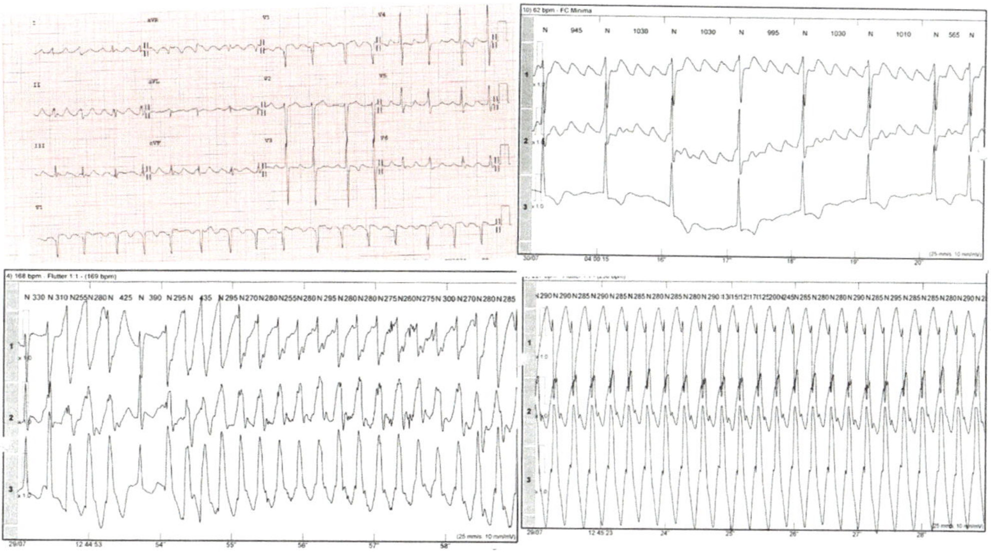

Figura 21.3. Presença de *flutter* atrial perinatal conduzindo com relação AV variável até 1:1 e aberrância pelo ramo esquerdo. Fonte: Acervo pessoal Dr. Rogério Braga Andalaft.

No mesmo espectro do *flutter* atrial estão as taquicardias atriais. Essas também ocorrem com maior frequência no período perinatal e são diferenciadas do *flutter* por apresentarem frequências um pouco menores no átrio, assim como apresentam linha isoelétrica entre as ondas P. A presença de linha isoelétrica entre duas ondas P em crianças pode ocorrer em algumas, mas não em todas as derivações (Figura 21.4).

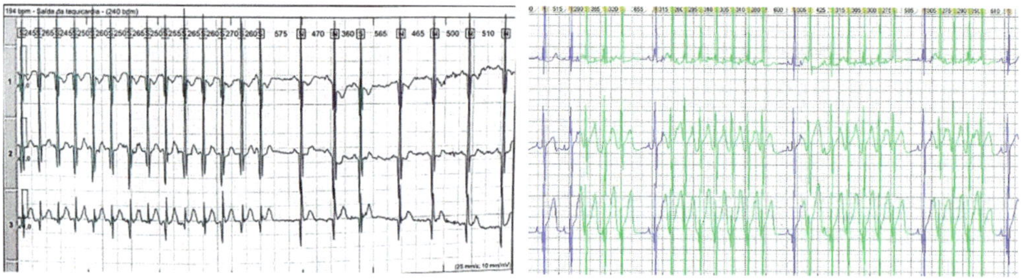

Figura 21.4. Duas formas distintas de taquicardia no período perinatal. À esquerda observa-se a quebra da taquicardia com onda P (inserida no segmento ST) compatível com taquicardia por reentrada atrioventricular por via acessória de condução retrograda exclusiva (sem pré excitação ventricular no ritmo sinusal). À direita observa-se a presença de taquicardia atrial com interrupção da taquicardia após complexo QRS. Observe o padrão reentrante e incessante da taquicardia no exemplo a direita. Fonte: Acervo pessoal Dr. Rogério Braga Andalaft.

Os critérios diagnósticos das taquicardias supraventriculares, ventriculares, ectopias atriais e ventriculares de maneira geral seguem os mesmos padrões eletrocardiográficos discutidos em outros capítulos deste livro. O leitor deve observar as peculiaridades da idade e da presença ou não de cardiopatias para não incorrer em erros.

Um aspecto interessante a respeito das taquicardias em pediatria está relacionado a utilização do Holter no pós-operatório precoce de cirurgia cardíaca para correção de cardiopatias congênitas. Diferentemente dos adultos, as arritmias juncionais no pós-operatório assumem maior brilho que as arritmias atriais e ventriculares. O tempo prolongado de CEC assim como a complexidade da manipulação ventricular pode gerar um quadro infamatório responsável por taquicardias automáticas ou geradas por atividade deflagrada com foco na junção atrioventricular. Muitas vezes, devido a presença de dissociação AV, assemelham-se a taquicardia ventricular e o conhecimento da presença de bloqueio de ramo no pós-operatório de um determinado tipo de cardiopatia congênita é fundamental para o diagnóstico correto. Como exemplo, tomaremos um paciente em pós-operatório de correção de Tetralogia de Fallot no qual a presença de bloqueio do ramo direito é quase uma constante no processo de pós-operatório. A Figura 21.5 demonstra o traçado de um paciente com taquicardia juncional no 3° dia de pós-operatório. Para o diagnóstico correto de uma taquicardia juncional, devemos observar:

a. Complexo QRS semelhante ao complexo QRS basal do paciente ou compatível com o que se espera no processo de PO;

b. Presença de onda P retrograda no ponto J – semelhante a taquicardia por reentrada nodal ou mais comumente dissociada espontaneamente ou com uso de manobras (vagal ou adenosina). Em alguns casos não se evidencia qualquer presença de ondas P pois estas estão dentro dos complexos QRS;

c. Pode-se observar presença de ondas P sinusais capturando e antecipando complexos QRS, fenômeno semelhante ao que aconteceria em um fenômeno escape captura.

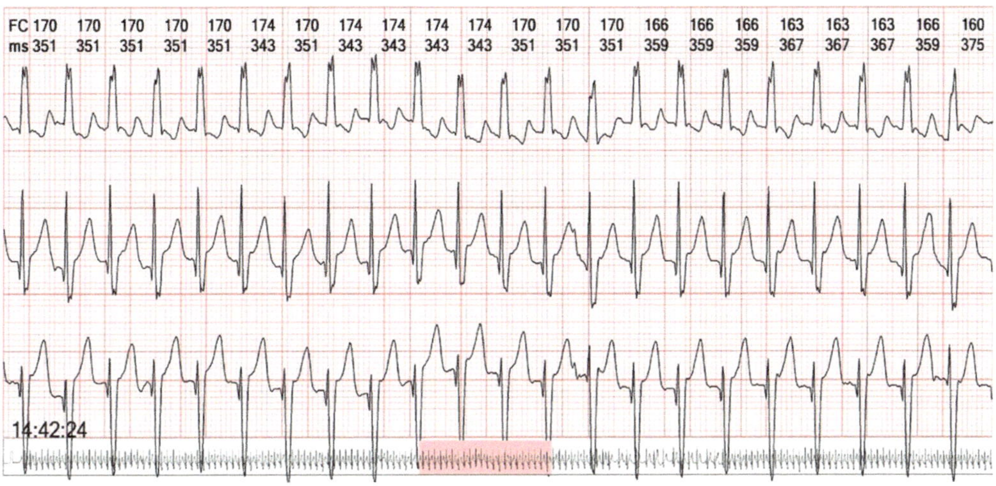

Figura 21.5. Traçado de Holter mostrando taquicardia juncional em pós-operatório de correção de tetralogia de Fallot. Observe a presença de ondas P dissociadas e morfologia no canal 1 compatível com BRD comum no pós-operatório. Frequência atrial menor que frequência ventricular. Fonte: Acervo pessoal Dr. Rogério Braga Andalaft.

Análise das bradicardias em pacientes pediátricos

O diagnóstico de bradicardia na infância tem seus valores estruturados na tabela de Davignon. A bradicardia sinusal é comumente associada ao uso de fármacos ou, em situações especiais, associada às alterações genéticas e ao pós-operatório de cirurgia cardíaca. A tolerabilidade dos eventos arrítmicos se desenha de modo diferente entre adultos e crianças. Adultos tendem a tolerar bradicardias de melhor forma que taquicardias. O oposto ocorre em crianças e a tolerabilidade à bradicardias é menor quanto mais jovem é a criança. A forma mais emblemática de bradicardias em crianças que realizam Holter são os bloqueios atrioventriculares. De maneira fisiológica, não os esperaríamos nesta faixa etária, entretanto, durante a fase perinatal, a presença de anticorpos maternos como causa mais comum agride o sistema de condução do feto. Também podem se manifestar de maneira evolutiva com anticorpos agindo ainda durante a primeira infância. Essa agressão gera um bloqueio atrioventricular que frequentemente evolui para bloqueio atrioventricular total. Como se trata de um bloqueio nodal, o ritmo de escape geralmente possui uma frequência maior e QRS mais estreitos. Ao médico analista vale observar alterações que possam indicar a necessidade de implante precoce de marca-passo, tais como:

a. Frequência cardíaca média < 50 batimentos por minuto e presença de instabilidade do foco de escape com pausas maiores de 3 vezes o ciclo básico de escape;
b. Presença de instabilidade do foco com o surgimento de batimentos de complexos QRS alargados como modo de escape;
c. Presença de arritmias ventriculares;
d. Elevação da frequência cardíaca sinusal que pode demonstrar que o paciente está lançando mão de mais mecanismos compensatórios para manter o debito;
e. Presença de complexos QRS alargados predominantes ou por completo durante o exame indicando maior gravidade.

Uma armadilha que pode se apresentar ao médico examinador nestas ocasiões está na relação entre ondas P e complexos QRS. Para se realizar o diagnóstico de bloqueio atrioventricular, a frequência do átrio deve ser maior do que a do ventrículo. Entretanto, esta frequência atrial deve estar em uma faixa normal ou, no máximo, discretamente aumentada na faixa de taquicardia sinusal. Esse elemento é importante no diagnóstico diferencial com episódios de taquicardia atrial, com BAV variável ou avançado. Outro aspecto importante é que, muitas vezes, há dificuldade para se demonstrar a dissociação ou qual a frequência maior (atrial ou ventricular); isto pode ocorrer nas dissociações isorrítmicas ou mesmo nos casos em que o escape juncional é muito ativo e com frequências mais elevadas. A Figura 21.6 demonstra a presença de bloqueio atrioventricular total. Observe a presença de ondas P com maior frequência que complexos QRS (em dissociação) e a presença de intervalos RR regulares. A Figura 21.7 mostra um BAVT com instabilidade do escape juncional.

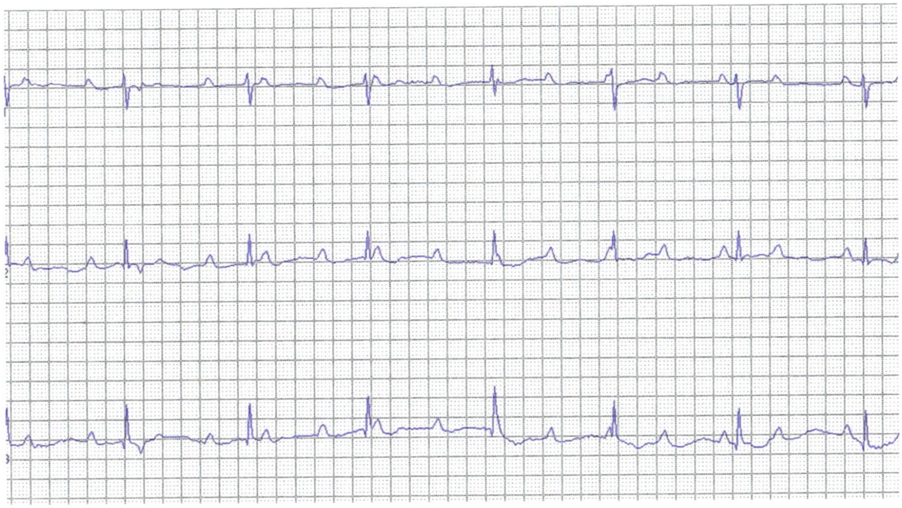

Figura 21.6. Traçado de Holter mostrando BAVT (frequência atrial maior que a ventricular com intervalo RR regular) e presença de complexos QRS estreitos compatíveis com bloqueio nodal. Fonte: Acervo pessoal Dr. Rogério Braga Andalaft.

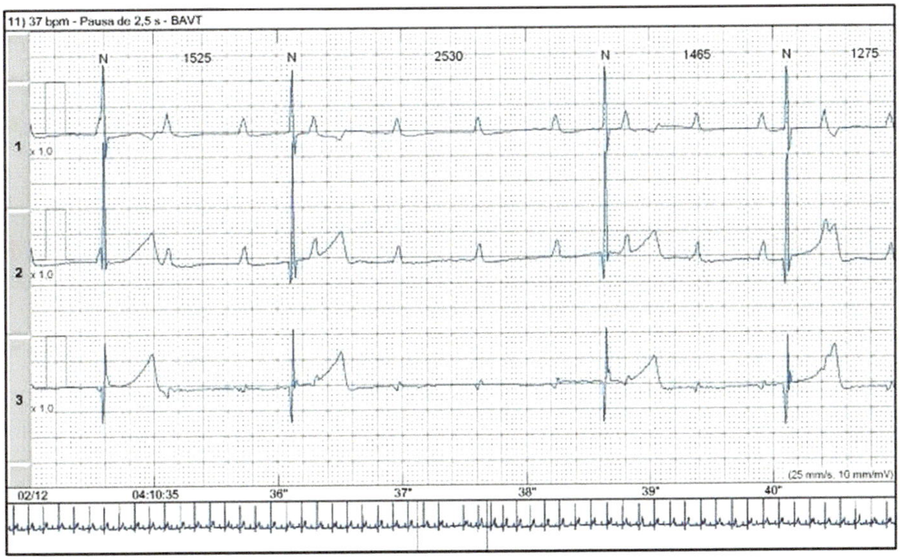

Figura 21.7. Traçado de Holter mostrando BAVT e presença de complexos QRS estreitos compatíveis com bloqueio nodal. Observa-se instabilidade do foco de escape com pausa inferior a 3 ciclos que pode ter ocorrido de modo secundário ao tônus vagal durante a noite. Fonte: Acervo pessoal Dr. Rogério Braga Andalaft.

É importante ressaltar ao analisador que alguns eventos arrítmicos podem simular bloqueios, como ocorre nas extrassístoles atriais não conduzidas e extrassístoles juncionais ocultas. A primeira pode ser diferenciada com a presença de batimentos precoces atriais não conduzidos por vezes com mudança de morfologia. As extrassístoles juncionais ocultas podem ser suspeitadas em pacientes com maior densidade de ectopias juncionais, que podem apresentar episódio de bloqueio atrioventricular de segundo grau Mobitz II e complexos QRS estreitos. Vale lembrar que em pré-adolescentes e adolescentes a presença de bloqueio atrioventricular de segundo grau Mobitz I, geralmente, é secundária ao aumento do tônus vagal durante a noite, característico dessa faixa etária. Entretanto, deve-se estar atento em virtude da pandemia de obesidade infantil à possibilidade de apneia obstrutiva do sono.

O Holter na avaliação de síndromes elétricas e nas síncopes

O Holter apresenta utilidade no diagnóstico de síndromes elétricas e como elemento de descarte de arritmias frequentes. Entretanto, sua utilização para detecção direta do evento é rara, tanto nos casos de síncope neuromediada como no caso de eventos arrítmicos gerados por doenças elétricas. Conforme discutido em outros capítulos deste livro, o uso do Holter permite aferir o intervalo QTc e observar fenômenos elétricos que, por sua vez, aumentam a gravidade do quadro, como a presença de macro alternância de ondas T (Figura 21.8). O Holter pode ser utilizado também para avaliação da resposta farmacológica na Síndrome de QT longo como no uso de betabloqueadores (por exemplo). Também pode desmascarar quadros de síndrome de Brugada e tem importância na estratificação de risco na cardiomiopatia hipertrófica, identificando episódios de taquicardia ventricular sustentada e não sustentada. Nas crises de perda de fôlego, que muitas vezes ocorrem diariamente em lactentes e pré-escolares, podemos utilizar o Holter para observar o mecanismo de pré-síncope ou síncope. A sequência de eventos se assemelha aos reflexos vagais clássicos, entretanto, tem em seu gatilho o estresse emocional e a manobra de Valsalva (Figura 21.9).

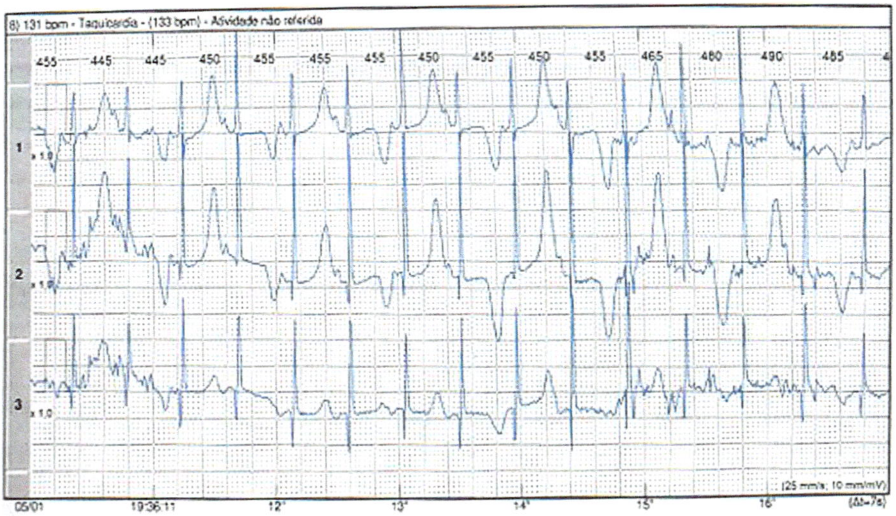

Figura 21.8. Traçado de Holter mostrando macro alternância de onda T em paciente com QT longo – Fonte: Acervo pessoal Dr. Rogério Braga Andalaft.

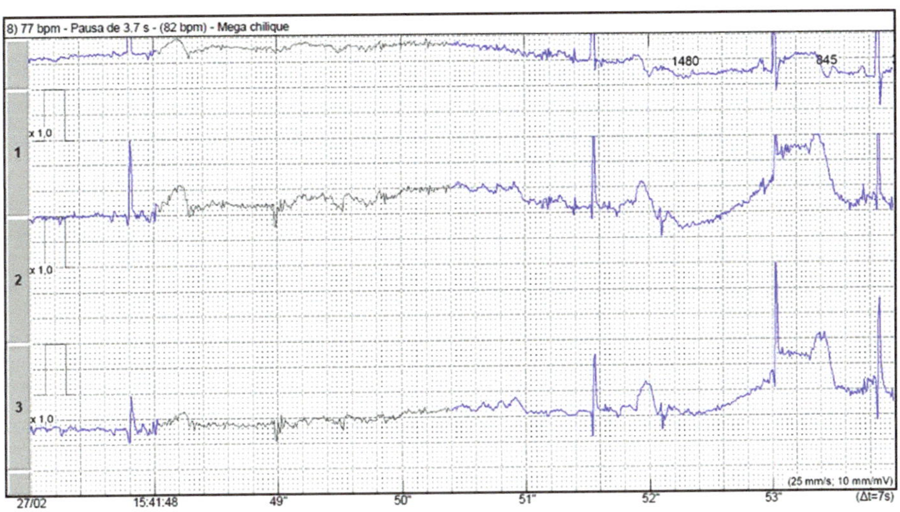

Figura 21.9. Traçado de Holter mostrando episódio de reflexo vagal associado ao choro intenso. Fonte: Acervo pessoal Dr. Rogério Braga Andalaft.

Considerações finais

Ao se analisar o Holter de criança ou adolescente, deve-se observar regras básicas como: verificar precisamente a idade, verificar se há comorbidades, consultar as tabelas de FC assim como interagir com critérios de precocidade e pausas. Deve-se lembrar que nem sempre a presença de arritmias ventriculares terá complexos QRS muito alargados (Figura 21.10), assim como nem sempre frequências cardíacas elevadas corresponderão a arritmias cardíacas. O leitor deve se apoiar nos documentos e diretrizes existentes para um laudo mais assertivo.

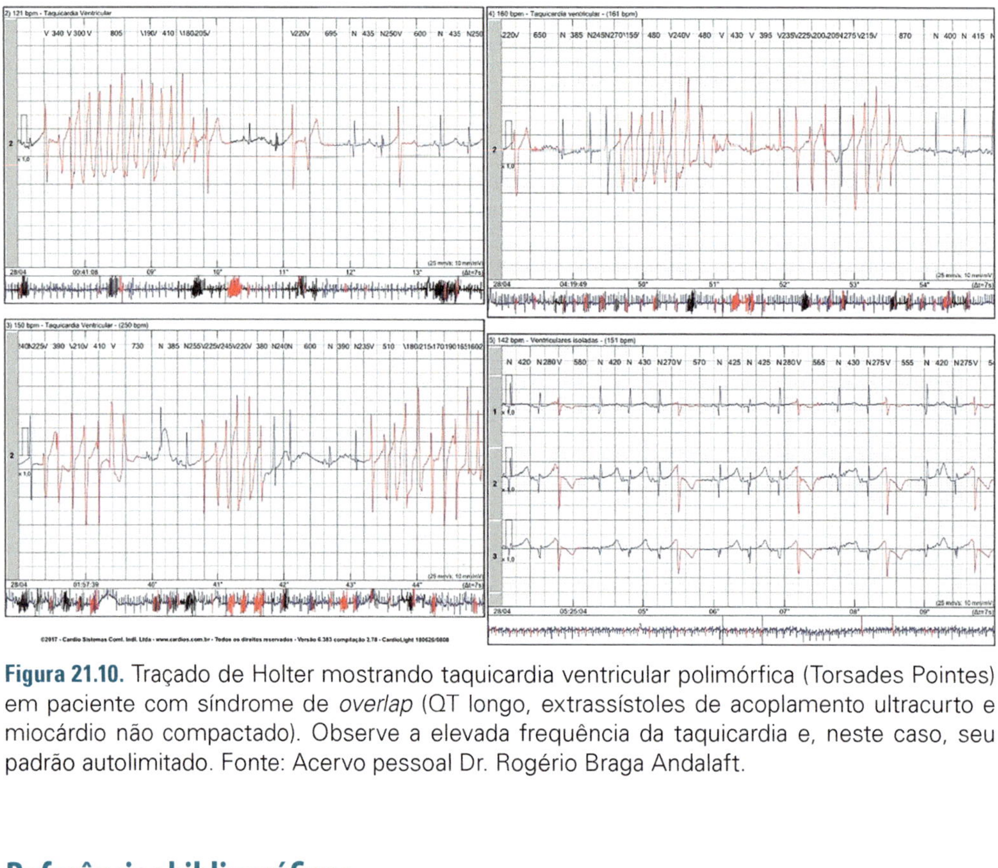

Figura 21.10. Traçado de Holter mostrando taquicardia ventricular polimórfica (Torsades Pointes) em paciente com síndrome de *overlap* (QT longo, extrassístoles de acoplamento ultracurto e miocárdio não compactado). Observe a elevada frequência da taquicardia e, neste caso, seu padrão autolimitado. Fonte: Acervo pessoal Dr. Rogério Braga Andalaft.

Referências bibliográficas

1. Khairy P, Van Hare G, Balaji S, Berul C, Cecchin F, Cohen M, et al. PACES/HRS Expert Consensus Statement on the Recognition and Management of Arrhythmias in Adult Congenital Heart DiseaseHeart Rhythm 2014 Oct;11(10):e102-65. doi: 10.1016/j.hrthm.2014.05.009.
2. Moreira DA, Habib R, Andalaft R. Mecanismos eletrofisilógicos das arritmias cardíacas. In: Armaganijan D, Timerman A. Farmacologia Cardiovascular com suas aplicações terapêuticas. Atheneu 2013; p 275-91.
3. França, FFAC; Andalaft, R Eletrocardiologia: eletrocardiograma de repouso e ambulatorial. In. Timerman, Ari; Bertolami, Marcelo; Ferreira, João Fernando Monteiro. Manual de Cardiologia. São Paulo, Atheneu, 2012. p.711-58.
4. Andalaft R. Utilização dos métodos não invasivos em diagnósticos das arritmias na infância. Relampa. 2012; 25(1): 20-31.
5. Andalaft R, Lopez A, Habib R. Arritmias no pós-operatório de cardiopatias congênitas: diagnóstico e evolução a curto prazo. Rev Soc Cardiol Estado de São Paulo. 2007; 17(2): 67.

6. Magalhães LP, Guimarães ICB, Melo SL, Mateo EIP, Andalaft RB, Xavier LFR, et al. Diretriz de Arritmias Cardíacas em Crianças e Cardiopatias Congênitas SOBRAC e DCC – CP. Arq Bras Cardiol 2016; 107(1Supl.3):1-58.
7. Andalaft R, Lopez A, Habib R. Arritmias no pós-operatório de cardiopatias congênitas: diagnóstico e evolução a curto prazo. Rev Soc Cardiol Estado de São Paulo. 2007; 17(2): 67.
8. Guimarães H, Andalaft R, Carvalho PR, Costa FA, Correa DC, Caldeira P, Abecassis F, et al. Suporte Avançado de Vida em Pediatria - Manual do profissional American Heart Association 2017. Edição em português.
9. Trindade M, Andalaft RB. Fibrilação atrial e Flutter atrial/Atrial fibrillation and atrial flutter. In: Santos ES, Trindade PHDM, Moreira HG. Tratado Dante Pazzanese de Emergências Cardiovasculares. São Paulo: Atheneu, 2016. p.551-91.
10. Baumgartner H, De Backer J, Babu-Narayan SV, Budts W, Chessa M, Diller GP, et al. 2020 ESC Guidelines for the management of adult congenital heart disease: The Task Force for the management of adult congenital heart disease of the European Society of Cardiology (ESC). Endorsed by: Association for European Paediatric and Congenital Cardiology (AEPC), International Society for Adult Congenital Heart Disease (ISACHD) European Heart Journal (2021) 42, 563-645 ESC GUIDELINES doi:10.1093/eurheartj/ehaa554.
11. Valdigem BP, Andalaft RB. Arritmias ventriculares. In: A cardiologia para formação do especialista; (2021), p. 829-38; p. 1088. 1. ed. Editora dos Editores, 2021, p. 829-38.
12. Andalaft RB. Arritmias cardíacas na infância/Cardiac arrhythmias in childhood. In: Timerman A, Sousa AGMR, Fragata AA Filho, Armaganijan D, BertolamiMC, et al. Condutas Terapêuticas do Instituto Dante Pazzanese de Cardiologia. 2. ed. São Paulo: Atheneu, 2014, v.1, p. 1221-48.
13. Andalaft RB, Ragognete RG, Mallmann N. Taquicardias supraventriculares na sala de emergência/Supraventricular tachycardias in the emergency room In: Santos ES, Trindade PHDM, Moreira HG. Tratado Dante Pazzanese de Emergências Cardiovasculares. São Paulo: Atheneu, 2016. p.525-49.
14. Sinhorini ERA, Fonseca JR, Dantas JCD, Senhorini KKM, Andalaft RB, Valdigem BP. Estratificação de risco clínico e invasivo de morte súbita em pacientes com tetralogia de Fallot/Stratification of clinical and invasive risk of sudden death in patients with tetralogy of Fallot In: Souza AGMR, Abizaid ACLS, Amato VL, Meneghelo RS, Sousa JEMR. Nova série monografias: Dante Pazzanese Fundação Adib Jatene. Rio de Janeiro: Elsevier, 2016. 1. ed. p. 321-403.
15. Valdigem B, Moreira DAR, Andalaft R, Santana MV, Sierra-Reyes CA, Mizzacci C. Successful Treatment of Ventricular Arrhythmia in Tetralogy of Fallot Repair Using Catheter Ablation. Brazilian Journal of Cardiovascular Surgery (ONLINE). Fator de Impacto (2021 JCR): 1,2830, v.33, p.418-23, 2018. DOI: 10.21470/1678-9741-2017-0186.
16. Andalaft R. Arritmias Cardíacas em Crianças e Adolescentes. In: Jatene I, Freitas E. Como Tratar - Vol. 4 Cardiologia Pediátrica e Cardiogeriatria. Barueri: Manole, 2010. Cap. 7.
17. Samesima N, God EG, Kruse JCL, Leal MG, França FFAC, Pinho C, et al. Diretriz da Sociedade Brasileira de Cardiologia sobre a Análise e Emissão de Laudos Eletrocardiográficos – 2022. Arq Bras Cardiol. 2022. Epub ahead of print. doi: 10.36660/abc.20220623.
18. Nogueira MF, Andalaft R, Hinkelmann GB, Valdigem B, Pinto VBC, Moretti MP, et al. Electrocardiographic profile of asymptomatic adolescents by the TELE ECG system in Brazil: analysis of 11058 patients. European Heart Journal, Volume 43, Issue Supplement_2. Disponível em: https://doi.org/10.1093/eurheartj/ehac544.395.
19. Andalaft R, Cerutti VB, Lervolino RL, Ragognete RG, Felicioni SP, Almeida C, et al. Diagnósticos de ECG na população pediátrica com ouso de um sistema de tele ECG. Arq Bras Cardiol. 2011. v.97. p.51.

22

A Importância do Holter na Doença de Chagas

Eduardo Arrais Rocha
Helena Nogueira Brasil
Eduardo Augusto Q. A. Rocha
Ieda Prata Costa
Thiago da Rocha Rodrigues

Introdução

A doença de Chagas pode permanecer na forma indeterminada em mais da metade dos pacientes contaminados, sendo que 20-30% podem evoluir durante décadas para as formas diferentes de comprometimento cardíaco (CCh). Indiscutivelmente, trata-se de uma patologia com características únicas, com envolvimento importante do sistema de condução, desde o nó sinusal até o sistema de condução intraventricular, com presença de fibrose miocárdica difusa, promovendo a formação de diversos focos de arritmias ventriculares e consequente aumento do risco de morte súbita.[1]

São diversas as arritmias apresentadas, tais como as extrassístoles atriais e ventriculares, taquicardias ventriculares (TV) lentas ou rápidas e monomórficas ou polimórficas, bem como a fibrilação ventricular que leva à morte súbita. O acometimento do sistema de condução com disfunção sinusal e bloqueios intra e atrioventriculares também é comum. São pacientes de tratamento difícil com antiarrítmicos e betabloqueadores, pois frequentemente evoluem com bradicardia mesmo com doses baixas desses fármacos, necessitando muitas vezes do suporte da estimulação cardíaca para possibilitar otimização do tratamento antiarrítmico.[2]

Outra forma de evolução é a miocardiopatia com insuficiência cardíaca (IC) esquerda e/ou direita, com manuseio clínico também complexo, pois são pacientes mais hipotensos, com denervação autonômica difusa e com poucos estudos demonstrando eficácia do tratamento farmacológico e não farmacológico.

A estratificação clínica por meio da anamnese e do exame clínico, com a determinação dos estágios da cardiopatia (Estágios A, B1 e B2, C e D) e a classificação, segundo o escore de Rassi, são etapas fundamentais para planejamento da investigação, tratamento e seguimento.[2,3]

O estudo eletrofisiológico invasivo pode oferecer informações relevantes sobre a presença de TV sustentada induzível e/ou a presença de distúrbios graves no sistema de condução. Recentemente, em trabalho sobre o tema, observamos TV induzível em 52% dos pacientes e intervalo HV prolongado em 6,8%, sendo que mesmo nos escores de Rassi de baixo risco, observou-se indução de TVS em 35%, principalmente nos casos com síncopes e pré-síncopes.[4]

O Holter representa um método complementar de grande relevância no segmento desses pacientes, devendo ser realizado pelo menos anualmente em casos de CCh com manifestações leves e semestralmente ou antes, em casos com sintomas ou alterações elétricas já presentes. Novas metodologias de monitoramento ambulatorial mais prolongada, como o Holter de 48 hs, o Holter de 7 dias, o Looper externo ou o Looper interno, também podem contribuir para melhor estratificação do risco de morte súbita em casos selecionados.

Procuramos demonstrar abaixo diferentes exemplos clínicos com seus traçados de Holter 24 h ilustrando essas formas diversas de manifestações arrítmicas na Doença de Chagas.

Casos clínicos e traçados eletrocardiográficos e de Holter

Caso 1

Paciente assintomático, seguido no ambulatório de doença de Chagas anualmente, com ECG (Figura 22.1 à esquerda) demonstrando ritmo sinusal com bloqueio incompleto do ramo direito, bloqueio divisional anterossuperior esquerdo em formação, com Holter 24 horas (traçado à direito), sem alterações relevantes. O método mostra-se importante na estratificação de risco e no seguimento dos pacientes com CCh, mesmo nas formas mais leves como estágio B1 (com alterações eletrocardiográficas, mas com função ventricular preservada) (Figura 22.1 à direita).

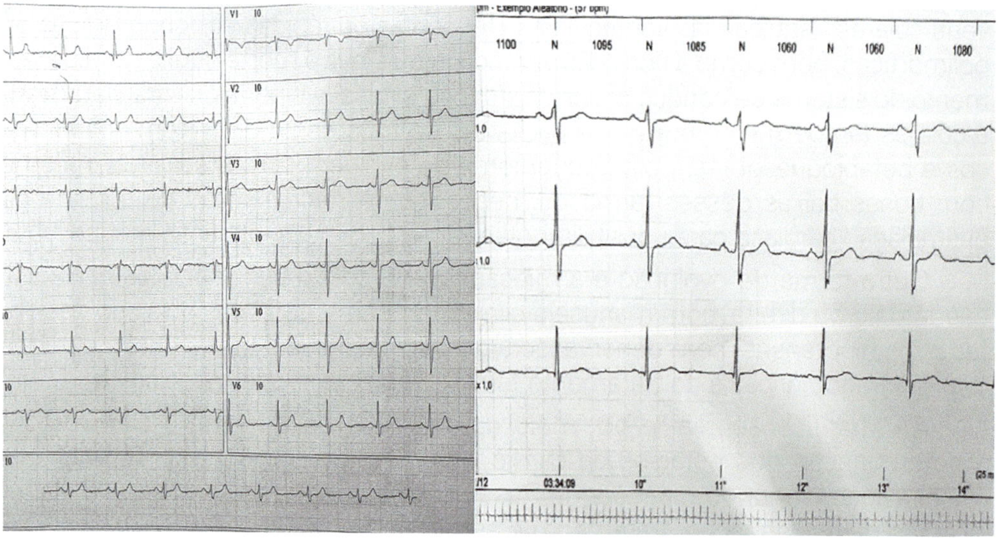

Figura 22.1. À esquerda, ECG mostrando ritmo sinusal, bloqueio incompleto de ramo direito e bloqueio divisional anterossuperior esquerdo em formação. À direita, traçado de Holter sem alteração. Fonte: acervo pessoal dos autores.

Caso 2

Paciente com doença de Chagas, forma cardíaca, estágio B2 (com disfunção ventricular esquerda, mas sem insuficiência cardíaca clínica), escore de Rassi 8, realizou Holter para avaliação de palpitações. No exame, observa-se padrão comum com elevada densidade de ectopias ventriculares, polimórficas, isoladas, pareadas, bigeminadas e com TV não sustentada (TVNS). A avaliação do uso de antiarrítmico deve ser sempre cautelosa, pois muitos pacientes podem apresentar bloqueios AV ou disfunção sinusal associada e tolerarem mal o tratamento, como no exemplo acima em que havia presença de pausas por disfunção sinusal (Figura 22.2).

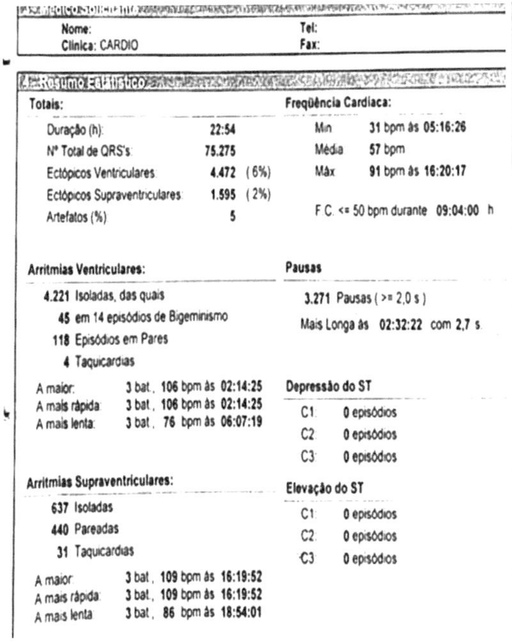

Nome: Tel:
Clínica: CARDIO Fax:

Resumo Estatístico

Totais:

Duração (h):	22:54	
Nº Total de QRS's:	75.275	
Ectópicos Ventriculares:	4.472	(6%)
Ectópicos Supraventriculares:	1.595	(2%)
Artefatos (%)	5	

Freqüência Cardíaca:

Mín 31 bpm às 05:16:26
Média 57 bpm
Máx 91 bpm às 16:20:17

F.C. <= 50 bpm durante 09:04:00 h

Arritmias Ventriculares:

4.221 Isoladas, das quais
45 em 14 episódios de Bigeminismo
118 Episódios em Pares
4 Taquicardias

A maior: 3 bat., 106 bpm às 02:14:25
A mais rápida: 3 bat., 106 bpm às 02:14:25
A mais lenta: 3 bat., 76 bpm às 06:07:19

Pausas

3.271 Pausas (>= 2,0 s)
Mais Longa às 02:32:22 com 2,7 s

Depressão do ST

C1 0 episódios
C2 0 episódios
C3 0 episódios

Arritmias Supraventriculares:

637 Isoladas
440 Pareadas
31 Taquicardias

A maior: 3 bat., 109 bpm às 16:19:52
A mais rápida: 3 bat., 109 bpm às 16:19:52
A mais lenta: 3 bat., 86 bpm às 18:54:01

Elevação do ST

C1 0 episódios
C2 0 episódios
C3 0 episódios

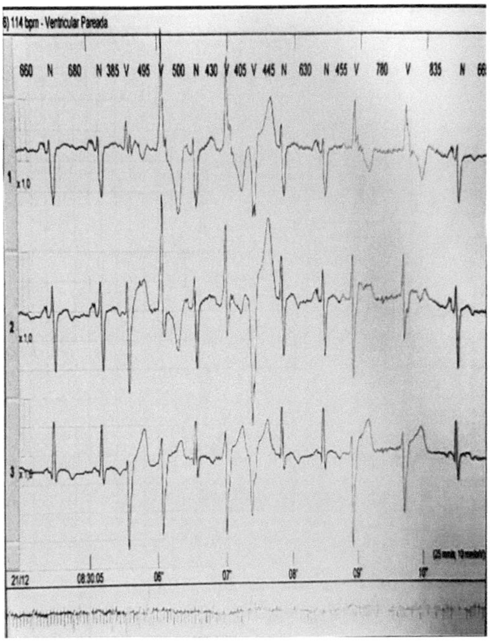

Figura 22.2. À esquerda, folha de rosto de exame de Holter com alta densidade de arritmias ventriculares e, ao mesmo tempo, milhares de pausas > 2,0 segs. À direita, episódio de taquicardia ventricular polimórfica não sustentada. Fonte: acervo pessoal dos autores.

Caso 3

Paciente com sintomas de palpitações de leve intensidade, sem insuficiência cardíaca clínica, fração de ejeção preservada, com área de acinesia ínfero-lateral do ventrículo esquerdo, tendo o Holter demonstrado ectopias ventriculares frequentes e complexas. Em protocolo de pesquisa de nossa instituição,[4] foi realizado estudo eletrofisiológico invasivo com indução com 2 extraestímulos de TVS rápida, com eixo inferior e padrão de bloqueio de ramo direito (originária no VE). Na evolução, optado por implante de cardiodesfibrilador interno automático (Figura 22.3).

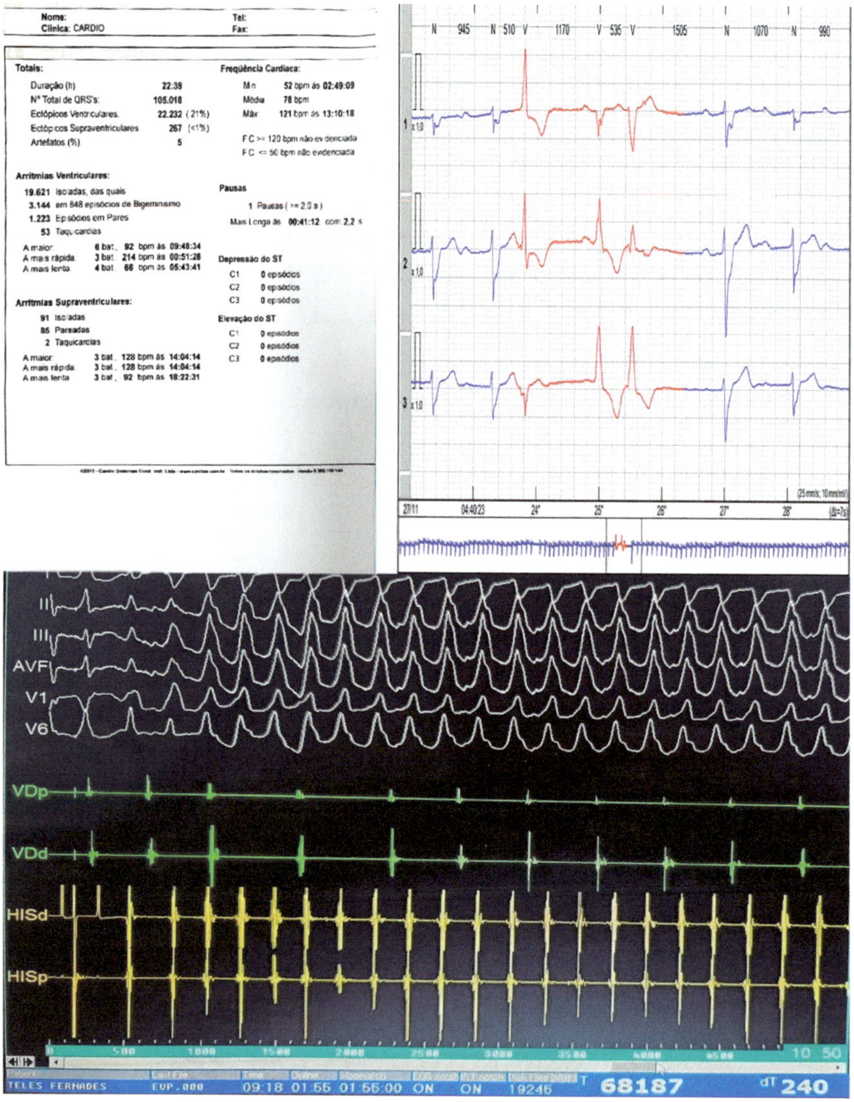

Figura 22.3. Na figura superior esquerda, folha de rosto do exame com alta densidade de arritmias ventriculares. Na figura superior direita, traçado com taquicardia ventricular não sustentada. Na figura inferior, indução de TV monomórfica sustentada no estudo eletrofisiológico. Fonte: acervo pessoal dos autores.

Caso 4

Paciente com CCh, oligossintomático, com elevada densidade de ectopias ventriculares complexas e TVNS lentas e rápidas. Apresentava ainda distúrbio de condução AV e intraventricular. Durante o Holter, apresentou durante a madrugada períodos de BAV 2:1 em que mesmo os batimentos conduzidos mostravam intervalo PR prolongado. Em outros traçados, sequências de Wenckenbach eram também observadas. Optado por estratificação de risco com estudo eletrofisiológico que mostrou grave acometimento do sistema de condução (intervalo HV > 70 ms e presença de duplo-His) e ausência de indução de TV sustentada. Paciente recebeu implante de marca-passo cardíaco definitivo e posterior uso de antiarrítmicos (Figura 22.4).

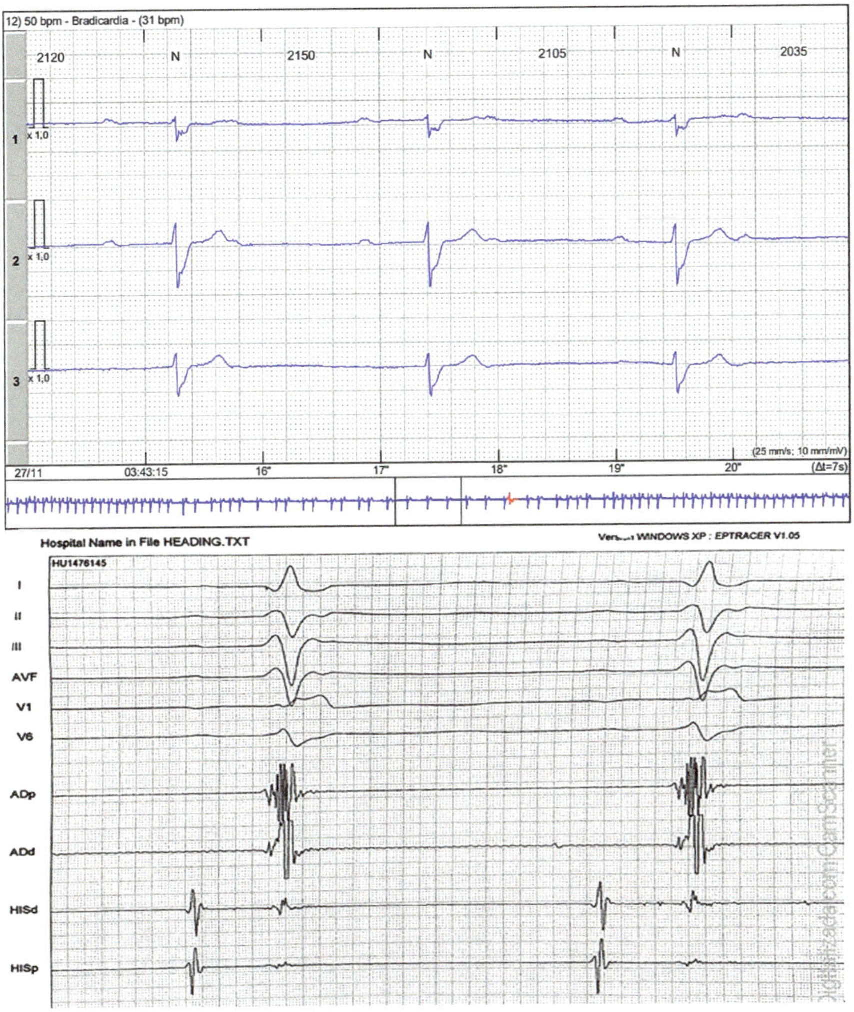

Figura 22.4. A Figura mostra traçado de Holter com bloqueio AV 2:1, BAV de Io grau e distúrbio de condução intraventricular. Figura abaixo, mostra traçado intracavitário com bloqueio intra e infra-hissiano. Fonte: acervo pessoal dos autores.

Caso 5

Paciente de 74 anos, portador de miocardiopatia chagásica, fração de ejeção de 32% e bloqueio de ramo esquerdo. O Holter mostrou ritmo sinusal e TVNS com até 8 batimentos e FC de 155 bpm. A ressonância magnética cardíaca evidenciou 29 g de fibrose miocárdica envolvendo 35% da massa ventricular. A dosagem de NT-PRó-BNP foi de 2.083 e o paciente evoluia com hipotensão e dificuldade de progressão dos fármacos para insuficiência cardíaca. Foi, então, submetido a implante de marca-passo multissítio com desfibrilador. No canto superior esquerdo da Figura 22.5, o ECG pós-ressincronização mostra complexo QRS negativo em D1 e aVL e QRS estreito, o que denota estimulação biventricular efetiva. No canto superior direito da figura, o Holter mostra perda intermitente do comando do VE durante análise de limiar em análise eletrônica do dispositivo. No traçado inferior, observa-se ciclo de TVNS, que se repetia em diversas ocasiões, reduzindo o percentual da estimulação cardíaca necessária para ressincronização, sendo optado por associação de antiarrítmico (Figura 22.5).

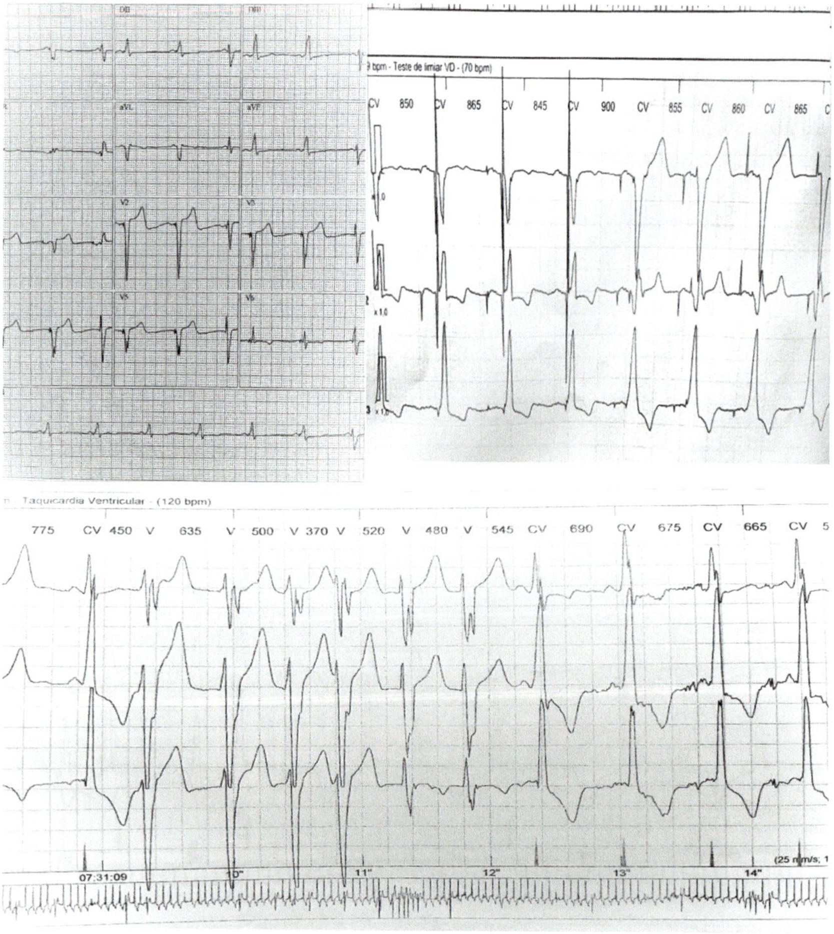

Figura 22.5. Na figura superior esquerda, ECG pós ressincronização. Na figura superior direita, traçado de Holter durante teste de limiar de captura em análise eletrônica do marca-passo. Na figura inferior, traçado de Holter com TVNS. Fonte: acervo pessoal dos autores.

Caso 6

Paciente com CCh e doença do sistema de condução cardíaco, com acometimento tanto da condução atrioventricular como intraventricular (traçado mostrando BAV de 1° grau, BCRD e bloqueio divisional anterossuperior esquerdo). Na Figura 22.6 à direita, observa-se pausa de 4,0 segundos na vigília, secundária ao bloqueio AV avançado súbito, o que caracteriza o chamado bloqueio trifascicular. Geralmente esse tipo de bloqueio está associado à doença importante no sistema de condução His-Purkinje e maior propensão para desenvolver bloqueio atrioventricular total. O paciente foi submetido a implante de marca-passo cardíaco multissítio, pois apresentava fração de ejeção reduzida e insuficiência cardíaca (Figura 22.6).

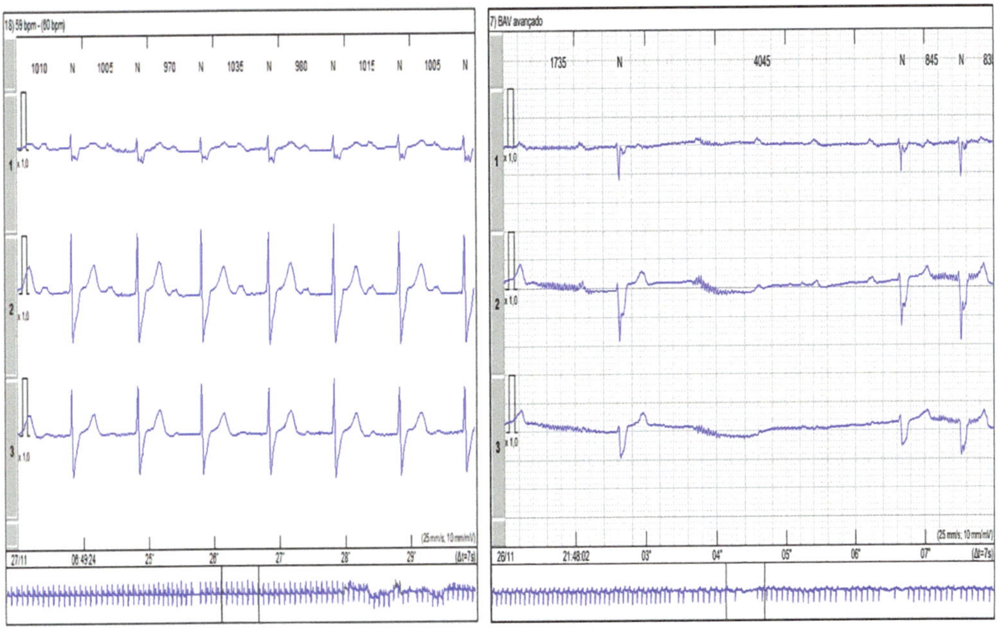

Figura 22.6. À esquerda, ECG com BAV Io grau, BCRD e bloqueio divisional anterossuperior esquerdo. À direita, traçado de Holter com BAV avançado súbito na vigília. Fonte: acervo pessoal dos autores.

Caso 7

Paciente com CCH e marca-passo definitivo dupla-câmara programado em modo DDD. O ECG (traçado superior) evidencia período de comando apenas ventricular. Na análise eletrônica do marca-passo, observa-se estímulo atrial seguido por comando ventricular e, em seguida, taquicardia atrial conduzida pelo marca-passo. No traçado inferior, observa-se a transformação da taquicardia atrial em fibrilação atrial (FA) e o acionamento do mecanismo de *automode switch* (AMS) para a prevenção de deflagração de frequências ventriculares elevadas. A detecção de períodos de FA na análise eletrônica do marca-passo deve suscitar o emprego do Holter para a tentativa de detecção da fibrilação atrial clínica, que indicaria o emprego de anticoagulante oral (Figura 22.7).[5]

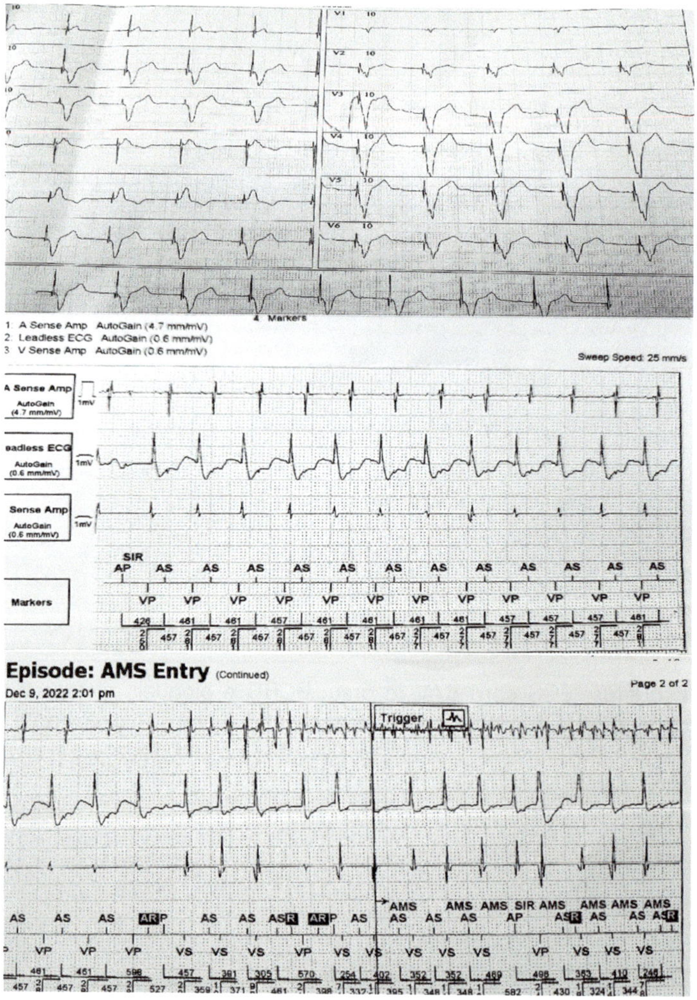

Figura 22.7. A Figura superior mostra ECG12D com o estímulo do marca-passo. A figura do meio mostra registro eletrônico de taquicardia atrial conduzida pelo marca-passo. A figura inferior mostra a detecção de fibrilação atrial pela análise eletrônica do marca-passo. Na análise eletrônica do marca-passo, o canal de marcas mostra as letras AS (*sense* da atividade atrial) e VS (*sense* da atividade ventricular) e VP (*pace* do ventrículo). Fonte: acervo pessoal dos autores.

Caso 8

Paciente masculino de 75 anos, encaminhado após quadro de dramática perda de consciência por cerca de 2 a 3 minutos, com respiração agônica, cianose e convulsões. Portador de sorologia para T. cruzi positiva e ecocardiograma com fração de ejeção de 36%. ECG12D mostrava ritmo sinusal, BAV 1° grau, BCRD e bloqueio divisional anterosuperior esquerdo. A Figura 22.8 mostra Holter com BAV 2° grau Mobitz tipo II seguido por BAV 2:1, na vigília, razão pela qual fora indicado o implante de marca-passo.

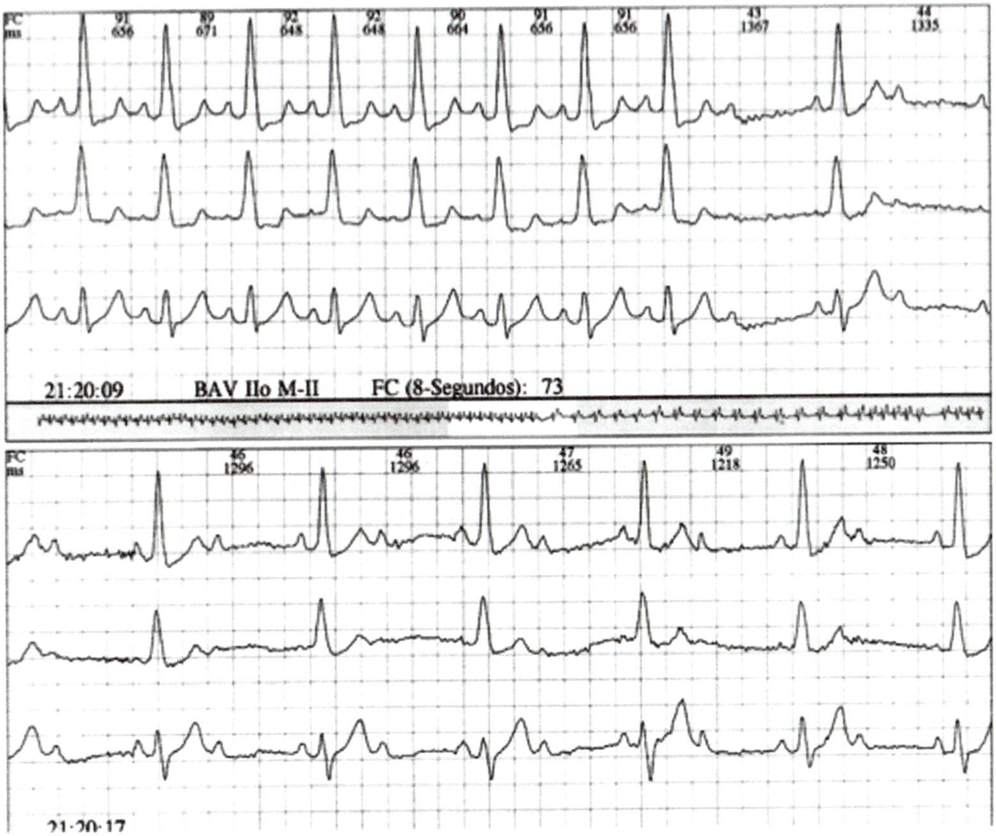

Figura 22.8. Traçado de Holter mostrando QRS largo e súbito BAV 2° grau Mobitz tipo II seguido por BAV 2:1. Fonte: acervo pessoal dos autores.

No entanto, a presença de grave distúrbio de condução AV na cardiopatia chagásica não exclui a possibilidade de síncope por taquiarritmia ventricular. Foi realizado, então, o estudo eletrofisiológico que está ilustrado na Figura 22.9.

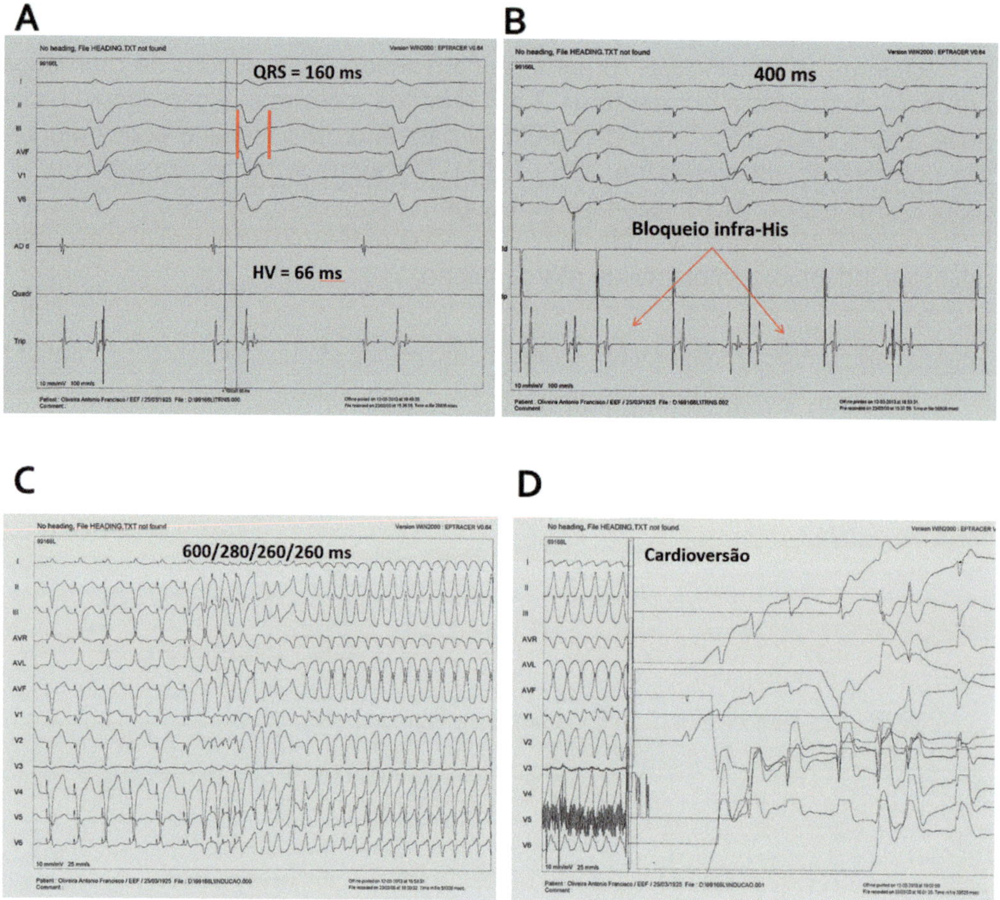

Figura 22.9. A e B mostram aumento do intervalo HV e bloqueio infra-hissiano, com estimulação atrial com ciclo de 400 ms, o que corrobora a indicação de marca-passo. C revela a indução de TV monomórfica sustentada após 3 extraestímulos em apex de VD. D mostra a cardioversão elétrica realizada. Acervo pessoal dos autores.

Ao invés do implante de marca-passo convencional, o paciente foi submetido a implante de CDI. No 1° ano pós-implante, o CDI foi acionado 8 vezes por taquicardia ventricular sustentada.

Caso 9

Paciente de sexo feminino, 54 anos, apresentando vários episódios de pré-síncope e síncopes ocasionais. O ecocardiograma era normal com fração de ejeção de 62%. Sorologia para T. cruzi positiva. O Holter-24 horas mostrou 2.075 pausas de até 2,9 s, tanto na vigília como no sono (Figura 22.10).

A

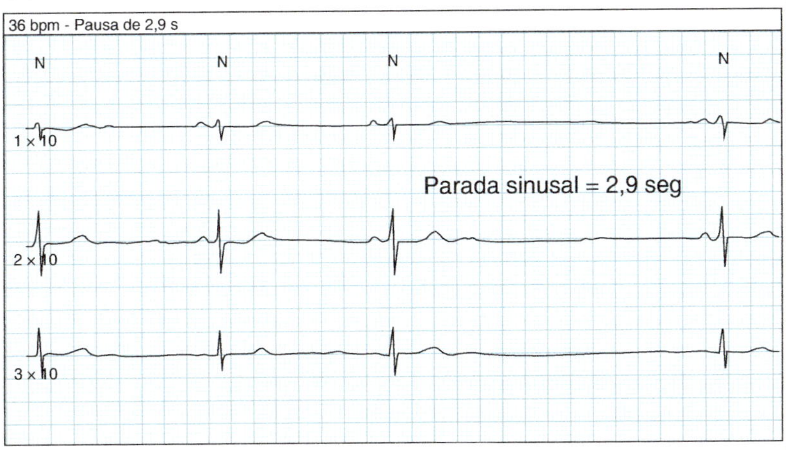

B

SVE	SVE Taqui	Pausa >2,0 s	Big-SV
0	0	0	0
1	0	0	0
2	0	20	0
0	0	18	0
0	0	0	0
1	0	0	0
0	0	0	0
1	0	1	0
0	0	2	0
1	0	1	0
12	0	5	0
0	0	9	0
0	0	12	0
1	0	0	0
0	0	22	0
0	0	368	0
3	0	307	0
5	1	45	0
1	0	272	0
1	0	394	0
1	0	270	0
1	0	307	0
0	0	3	0
0	0	19	0
0	0	0	0
1	1	2075	0

Figura 22.10. A apresenta traçado de Holter com parada sinusal de 2,9 s e B mostra a tabulação horária das pausas > 2,0 s. Após o implante do marca-passo, a paciente não mais apresentou síncopes ou pré-síncopes. Acervo pessoal dos autores.

A Figura 22.11 mostra a análise eletrônica do dispositivo, realizada alguns anos após, mostrando a dependência da paciente ao estímulo atrial do marca-passo.

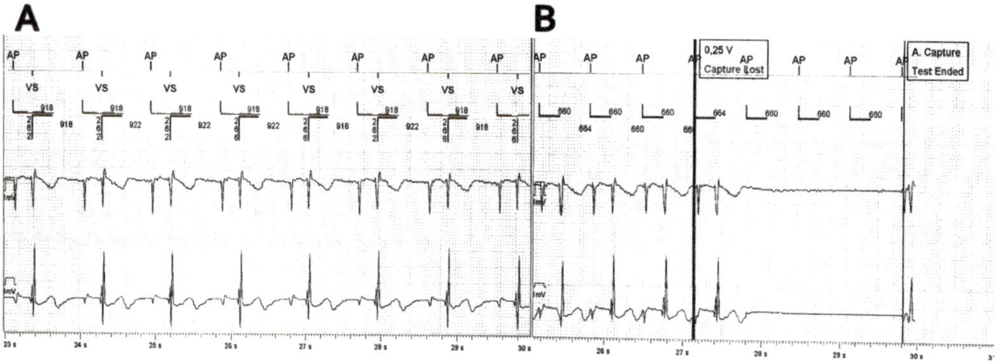

Figura 22.11. A exibe a análise eletrônica do marca-passo com o estímulo atrial conduzido para o ventrículo (na legenda, se vê a marcação AP-VS). Em B, nota-se grande pausa após perda de comando atrial no teste de limiar de captura. Acervo pessoal dos autores.

Considerações finais

A cardiopatia chagásica é uma doença acompanhada por expressiva inflamação e fibrose miocárdica, o que ocasiona extenso substrato arritmogênico em todos os níveis do sistema de condução. Assim, observa-se toda a sorte de taqui e bradiarritmias.

Neste capítulo, foram apresentados 9 casos clínicos que ilustram a importância do Holter no acompanhamento e estratificação de risco destes pacientes. Foram apresentados exemplos de bloqueios atrioventriculares graves, doença do nó sinusal e taquicardias ventriculares.

Segundo escore de risco desenvolvido por Rassi e cols., o achado de TVNS ao Holter aumenta significativamente o risco de morte em seguimento de longo prazo.[6] O Holter, portanto, é propedêutica fundamental na estratificação de risco e planejamento terapêutico dos pacientes com CCh.

Referências bibliográficas

1. Andrade, JPD, Marin-Neto, JA, Paola, AAVD, Vilas-Boas, F, Oliveira, GMM, Bacal, et all. I Diretriz Latino-Americana para o diagnóstico e tratamento da cardiopatia chagásica. Arq.Bras. Cardiol.2011;96(6).
2. Marin-Neto JA, Rassi Jr A, Oliveira GMM, Correia LCL, Ramos Jr AN, Hasslocher-Moreno AM, et all. Diretriz da Sociedade Brasileira de Cardiologia sobre Diagnóstico e Tratamento de Pacientes com Cardiomiopatia da Doença de Chagas. Arq. Bras. Cardiol. 2022; In *SciELO Preprints*. https://doi.org/10.1590/SciELOPreprints.4820.
3. Simões MV, Romano MMD, Schmidt A, Martins KSM, et all. Cardiomiopatia da doença de Chagas. *International Journal of Cardiovascular Sciences*.2018;*31*:173-89.
4. Costa IP. O estudo eletrofisiológico na estratificação de risco em portadores de doença de Chagas classificados segundo escore de Rassi. Dissertação de Mestrado. Orientador Eduardo Arrais Rocha. Defesa 2022. Repositório da Universidade Federal do Ceará (UFC).
5. Teixeira RA, Fagundes AA, Baggio Junior JM, Oliveira JCD, Medeiros PDTJ, Valdigem, et all. Diretriz Brasileira de Dispositivos Cardíacos Eletrônicos Implantáveis. Arq.Bras.Cardiol.*2023;120(1):e20220892.*
6. Rassi A Jr, Rassi A, Little WC, Xavier SS, Rassi SG, Rassi AG, et al. Development and Validation of a Risk Score for Predicting Death in Chagas Heart Disease. New England Journal of Medicine 2006;355:799-808.

23

O Holter nas Doenças Arritmogênicas Hereditárias

Luciana Sacilotto
Ana Luisa Calixto Rodrigues
Natália Quintella Sangiorgi Olivetti

Introdução

As doenças arritmogênicas hereditárias são um grupo heterogêneo de patologias que inclui as canalopatias e as cardiomiopatias hereditárias. Além do eletrocardiograma (ECG) convencional, várias outras modalidades de avaliação eletrocardiográfica contribuem para o diagnóstico e a estratificação de risco não invasiva, sendo as principais o Holter de 24 horas, o gravador de eventos implantável (*looper* implantável) e o teste ergométrico (TE). Este capítulo propõe-se a revisar brevemente os principais conceitos relativos às doenças arritmogênicas hereditárias e, em seguida, discutir o papel do Holter e das outras modalidades de monitoramento eletrocardiográfico na sua avaliação clínica.

Síndrome de Brugada

Definição e critérios diagnósticos

A Síndrome de Brugada (SBr) é uma canalopatia caracterizada por um padrão eletrocardiográfico específico (padrão de Brugada tipo 1 – SBr1) e associada a risco de morte súbita.[1]

Ao ECG, o padrão SBr1 pode ser fixo ou intermitente e caracteriza-se por supradesnivelamento do ponto J com no mínimo 2 mm nas derivações precordiais direitas (V1 a V3), seguido de segmento ST descendente lento retilíneo ou côncavo e onda T negativa e simétrica, sem linha isoelétrica entre o QRS e a onda T. A utilização das derivações precordiais superiores (V1 a V6 posicionadas no 2°, 3° e 4° espaços intercostais) é muito útil para "desmascarar" o SBr1 quando o ECG convencional é não diagnóstico (Figura 23.1). O aparecimento do SBr1 ao ECG pode ser "induzido" por drogas bloqueadoras do canal de sódio (p. ex., ajmalina, propafenona, agentes anestésicos), cocaína, libação alcoólica, febre e estados de predomínio do tônus vagal (p. ex., durante o sono e no período pós prandial).

Os sintomas, quando presentes, incluem respiração noturna agônica, síncope arritmogênica e morte súbita. Essas manifestações são desencadeadas por taquicardia ventricular monomórfica, polimórfica ou fibrilação ventricular (FV). O diagnóstico da SBr é realizado pelo registro eletrocardiográfico do padrão tipo 1 espontâneo ao ECG (convencional ou com derivações superiores) ou utilizando-se o escore de Shanghai (Tabela 23.1).[2]

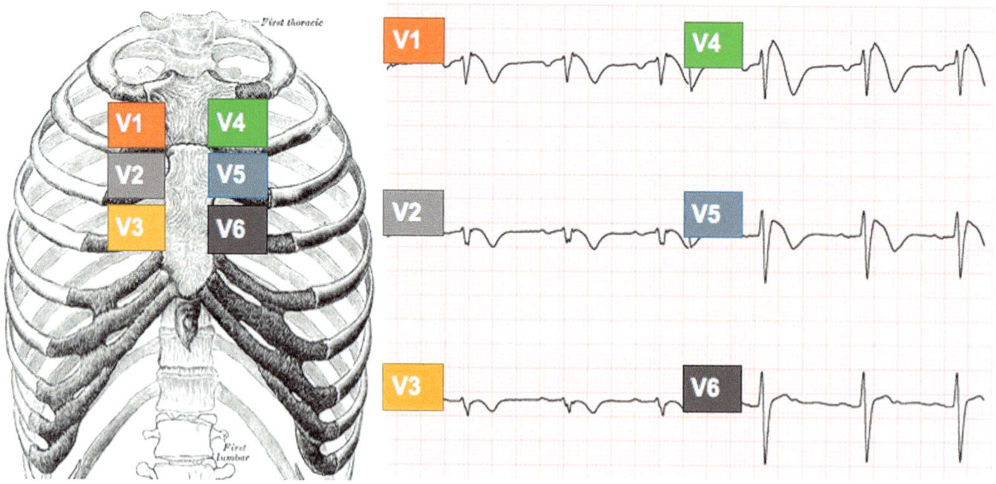

Figura 23.1. Eletrocardiograma com derivações superiores na Síndrome de Brugada. As seis derivações precordiais são alocadas em posição correspondente à via de saída do ventrículo direito. Acervo InCor-HCFMUSP.

Substrato genético e fisiopatologia

A SBr decorre da disfunção dos canais iônicos responsáveis pela despolarização do cardiomiócito (principalmente os canais de sódio). Os primeiros estudos genéticos indicaram que a SBr seria uma herança monogênica autossômica dominante causada por variantes patogênicas no gene SCN5A e que levam à perda de função do canal rápido de sódio (NaV1.5). Seja por ativação tardia ou inativação precoce do canal de sódio, tais variantes atenuam a corrente rápida de sódio (I_{Na}) da fase zero do potencial de ação. A febre, a libação alcoólica e o aumento do tônus vagal contribuem para deprimir a I_{Na}. No entanto, apenas 15 a 30% dos pacientes com diagnóstico clínico definitivo de SBr apresentam variantes patogênicas ou provavelmente patogênicas no gene SCN5A e não há evidência para se estabelecer associação causal definitiva dos demais genes com o fenótipo da SBr.[3] Mais recentemente, estudos de associação genômica ampla (*genome-wide association studies* – GWAS) indicaram que a SBr pode ocorrer como uma herança poligênica, resultando do efeito combinado de múltiplas variantes genéticas comuns.[4] Postula-se que o substrato eletrofisiológico para TV/FV nos portadores de SBr esteja presente principalmente na via de saída do ventrículo direito (VD). Atualmente, a hipótese mais aceita é da despolarização, ou seja, velocidade de condução lenta e potenciais tardios fragmentados levando a fenômenos de reentrada.[5]

Tabela 23.1. Escore de Shanghai para diagnóstico da Síndrome de Brugada	
I. ECG de 12 derivações*	
Padrão tipo 1 espontâneo em derivações convencionais ou superiores	3,5
Padrão tipo 1 induzido por febre em derivações convencionais ou superiores	3,0
Padrões tipo 2 ou 3 que se convertem em tipo 1 com testes farmacológicos	2,0
* É necessária a presença de ao menos um item desta categoria. Considerar apenas o achado de maior pontuação.	
II. História clínica**	
Parada cardíaca inexplicada ou FV/TV polimórfica documentada	3,0
Respiração agônica noturna	2,0
Síncope arrítmica suspeita	2,0
Síncope de mecanismo/etiologia não definidos	1,0
Fibrilação/*flutter* atrial em pacientes com idade inferior a 30 anos sem outra etiologia	0,5
III. História familiar**	
Parente de primeiro ou segundo grau com diagnóstico confirmado de SBr	2,0
Morte súbita cardíaca suspeita (durante a noite, associada a febre ou medicações relacionadas à SBr) em parentes de primeiro ou segundo grau	1,0
Morte súbita cardíaca inexplicada em parentes de primeiro ou segundo grau com menos de 45 anos e com autópsia negativa	0,5
** Considerar apenas o item de maior pontuação nestas categorias.	
IV. Teste genético	
Variante provavelmente patogênica em gene suscetível à SBr	0,5
Escore (obrigatório pelo menos um critério eletrocardiográfico): ≥ 3,5 pontos: SBr provável / definitivo 2,0 - 3,0 pontos: SBr possível < 2,0 pontos: não diagnóstico	

FV: fibrilação ventricular. SBr: síndrome de Brugada. TV: taquicardia ventricular.

Papel do Holter na síndrome de Brugada

Uma vez que o padrão SBr1 espontâneo é dinâmico e está associado a períodos circadianos de predomínio do tônus vagal, a sua detecção pode ser realizada através do Holter de 12 derivações com derivações precordiais superiores (Figura 23.2). De fato, 20% dos portadores de SBr inicialmente diagnosticada por padrão SBr1 induzido por drogas na verdade apresentam SBr1 espontâneo intermitente ao Holter de 12 derivações em período de 24 horas e, entre aqueles com SBr1 espontâneo ao ECG convencional, mais da metade manifesta padrão intermitente.[6] Uma maior carga temporal do padrão tipo 1 ("*Brugada burden*") durante as 24 horas está associada à maior incidência de eventos arrítmicos.[7]

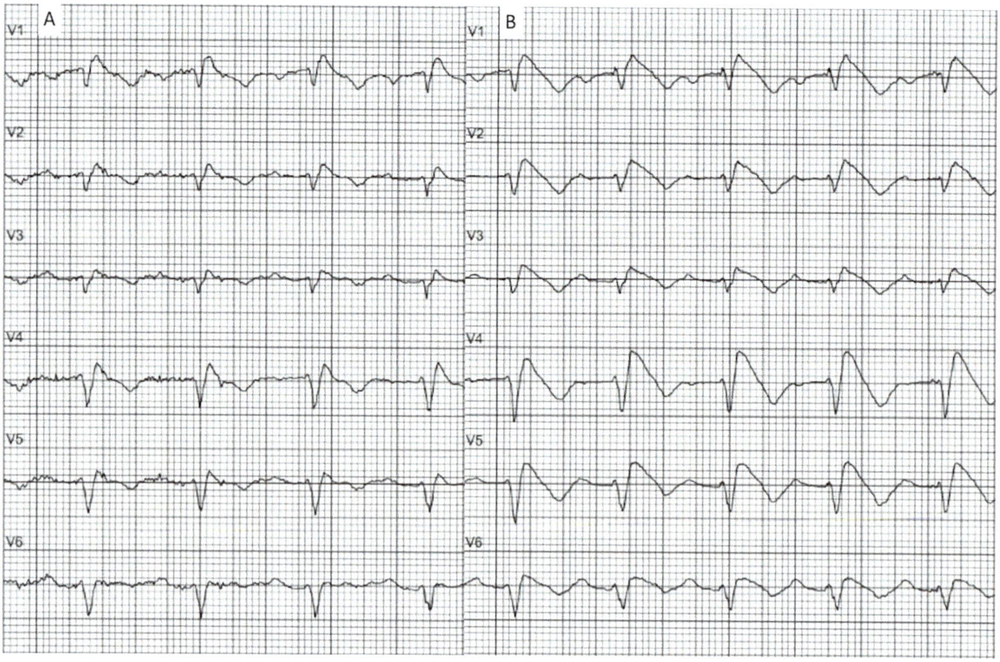

Figura 23.2. Holter de 24 horas com 12 derivações e derivações precordiais superiores. Paciente vítima de PCR recuperada, com ECG seriado sem padrão de SBr1. Nota-se padrão tipo 1 intermitente em registro de derivações superiores, utilizando Holter de 12 derivações. No painel A pela manhã e no painel B após o jantar. Acervo InCor – HCFMUSP.

Entretanto, a disponibilidade do Holter de 12 derivações frequentemente é limitada. O comportamento eletrocardiográfico da SBr no Holter de 3 canais tem sua compreensão dificultada pela heterogeneidade de posicionamento dos eletrodos nos diferentes sistemas de gravação. Consequentemente, o uso do Holter de 3 canais na SBr foi pouco estudado. Uma série de casos analisou o comportamento do segmento ST em portadores de SBr1 espontâneo utilizando um sistema de 3 canais (C1, C2 e C3, correspondendo respectivamente às derivações V1-2, V4-5 e nenhuma derivação específica). Esse estudo identificou um padrão característico de onda S profunda seguida por depressão ascendente do segmento ST, em continuidade com onda T positiva ("sinal em rampa"), semelhante à imagem em espelho do SBr1 observada nas derivações inferiores do ECG convencional (Figura 23.3).[8] Apesar desse achado, o Holter de 3 canais é um método que ainda necessita de validação para o diagnóstico da SBr.

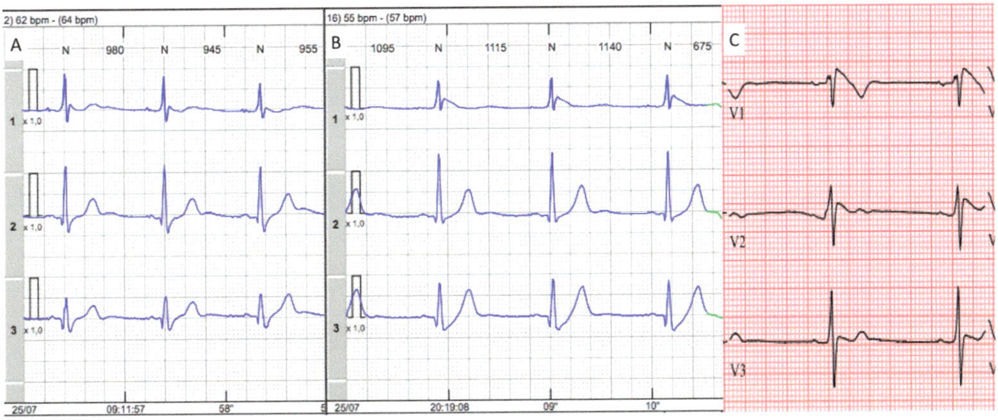

Figura 23.3. Holter de três canais na Síndrome de Brugada. A) Alterações inespecíficas do ponto J. B) O canal 3 demonstra o padrão em rampa que pode ser observado como espelho do padrão de Brugada tipo 1 ao eletrocardiograma convencional (painel C). Acervo InCor – HCFMUSP.

Outras modalidades de avaliação eletrocardiográfica na síndrome de Brugada

Aproximadamente um terço dos pacientes com SBr apresentam síncope, que pode ser neuromediada ou desencadeada por TV/FV. A história clínica detalhada (pródromos e fatores desencadeantes) permite diferenciar síncope arrítmica de síncope não arrítmica na maioria das vezes, mas em 30% dos casos a etiologia permanece incerta. De maneira geral, pacientes com síncope apresentam maior risco de morte súbita do que pacientes assintomáticos.[9] Em uma metanálise, a incidência de morte súbita foi 2,8 por 100/pessoas-ano nos pacientes com síncope arrítmica e 2,2 por 100/pessoas-ano nos pacientes com síncope inexplicada; muito superior aos 0,13 eventos por 100/pessoas-ano nos pacientes assintomáticos.[10]

Em caso de síncope inexplicada, está indicado o *looper* implantável (classe de indicação IIa).[11] Em uma coorte de 50 pacientes com SBr submetidos à monitorização com *looper* implantável, 62% apresentaram síncope/pré síncope em seguimento médio de 28 meses e um evento clinicamente acionável foi identificado em 22%.[12] Em pequenos estudos com portadores de SBr e sintomas atípicos, o loop implantável permitiu diferenciar sintomas desencadeados por TV/FV de sintomas provocados por outros fenômenos comuns na SBr como extrassístoles ventriculares, fibrilação atrial, síncope vasovagal e bradicardia.[13,14] Em caso de registro de TV sustentada ou FV espontâneas, há indicação de cardiodesfibrilador implantável (CDI, classe I).[11]

Síndrome do QT Longo Congênito

Definição e critérios diagnósticos

A síndrome do QT longo congênito (SQTL) é caracterizada por prolongamento do intervalo QT corrigido (iQTc) e risco aumentado de síncope ou morte súbita por TdP/FV. O diagnóstico da SQTL é clínico, sendo baseado no escore de Schwartz (Tabela 23.2).[15]

Tabela 23.2. Escore de Schwartz modificado (2022).

Critérios diagnósticos	Pontos
Alterações eletrocardiográficas*	
a. Intervalo QTc (ms)**	
≥ 480	3,5
460-479	2
450-459 (homens)	1
b. iQTc ≥ 480 ms ao teste ergométrico no 4° minuto da recuperação	1
c. *Torsade-des-pointes*§	2
d. Alternância de onda T	1
e. Onda T entalhada em 3 ou mais derivações	1
f. Baixa frequência cardíaca de repouso para a idade¶	0,5
História clínica	
a. Síncope§	
Com estresse	2
Sem estresse	1
b. Surdez congênita	0,5
História familiar	
a. Familiar com diagnóstico definitivo de SQTL ¥	1
b. Morte súbita inexplicada em familiar de 1° grau com idade ≤ 30 anos ¥	0,5
Teste genético	
a. Variante patogênica para SQTL	3,5
Baixa probabilidade: ≤ 1 ponto Probabilidade intermediária: 1,5 a 3 pontos Alta probabilidade: ≥ 3,5 pontos	

* Na ausência de medicações ou condições que sabidamente podem provocar tais alterações ao ECG.
** Calculado pela fórmula de Bazett
§ Mutualmente exclusivas
¶ Frequência cardíaca abaixo do segundo percentil para a idade
¥ O mesmo familiar não pode ser contabilizado em A e B

QTc: intervalo QT corrigido. SQTL: síndrome do QT longo congênito.

Substrato genético e fisiopatologia

A SQTL é uma doença transmitida como herança monogênica autossômica dominante e, mais raramente, com padrão autossômico recessivo. Atualmente, 11 genes são classificados como genes com evidência forte ou definitiva de associação com a SQTL.[3] As SQTL tipo 1, tipo 2 e tipo 3 representam mais de 90% dos casos (Tabela 23.3). A SQTL tipo 1 é causada por variantes no gene KCNQ1 levando à perda de função do canal de potássio Kv7.1 e atenuação da corrente repolarizante lenta de potássio (I_{Ks}). Caracteriza-se por onda T de base ampla e alargada ao ECG, bem como eventos arrítmicos desencadeados por exercício físico (principalmente natação) e estresse emocional. A SQTL tipo 2 decorre de variantes no gene KCNH2 com perda de função do canal rápido de potássio Kv11.1 (hERG, I_{Kr}). Nesse caso, a onda T geralmente é bífida e de baixa amplitude e os eventos arrítmicos são provocados por ruído súbito (p. ex., toque de telefone ou alarme), principalmente quando desperta o paciente do sono. Já a SQTL tipo 3 é provocada por variante em SCN5A com ganho de função do canal rápido de sódio (NaV1.5). O prolongamento do iQTc no tipo 3 decorre do prolongamento do segmento ST, sendo os eventos deflagrados por situações de vagotonia (sono, repouso, pós-prandial). Embora a caracterização fenotípica tenha correlação com o subtipo genético na SQTL, é importante lembrar que tal correlação é imperfeita e o diagnóstico do subtipo genético deve ser confirmado por teste genético.[1]

Tabela 23.3. Correlação entre genótipo e fenótipo eletrocardiográfico nas Síndromes de QT Longo Congênito tipos 1, 2 e 3.

SQTL tipo 1	SQTL tipo 2	SQTL tipo 3
Gene KCNQ1	Gene KCNH2	Gene SCN5A
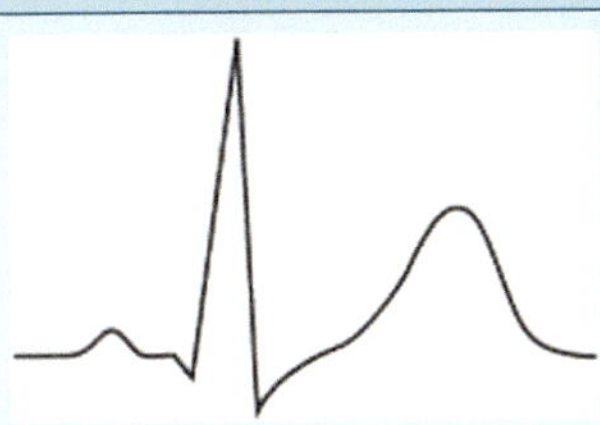	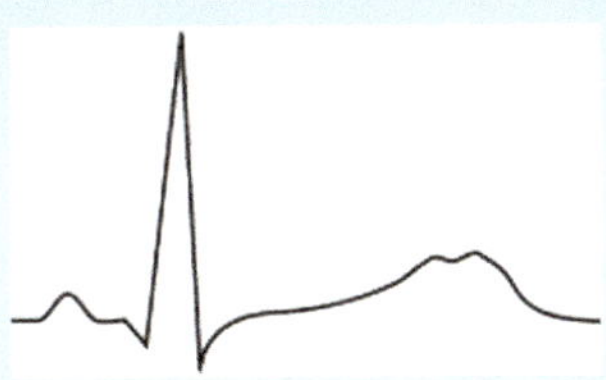	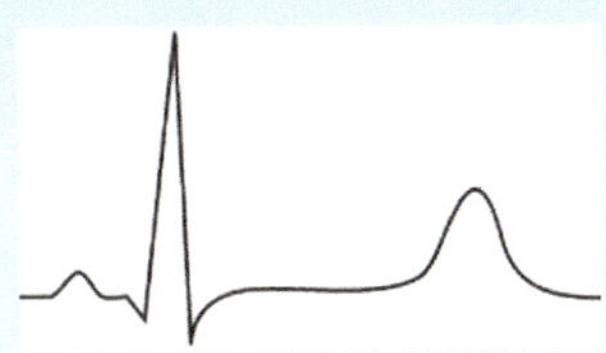
Onda T ampla de base alargada	Onda T bífida e de baixa amplitude	Segmento ST prolongado

Avaliação eletrocardiográfica do intervalo QT

Medida do intervalo QT

Medido do início do QRS até o final da onda T. No ECG convencional, o iQT deve ser medido nas derivações V5 e D2. No Holter de 3 canais, opta-se pelo canal onde o término da onda T for mais facilmente delimitado. A identificação do término da onda T pode ser problemática, principalmente na presença de inversões, onda U ou morfologias atípicas. O método da tangente pode ser utilizado para a definição do término da onda T e exclusão da onda U. (Figura 23.4).

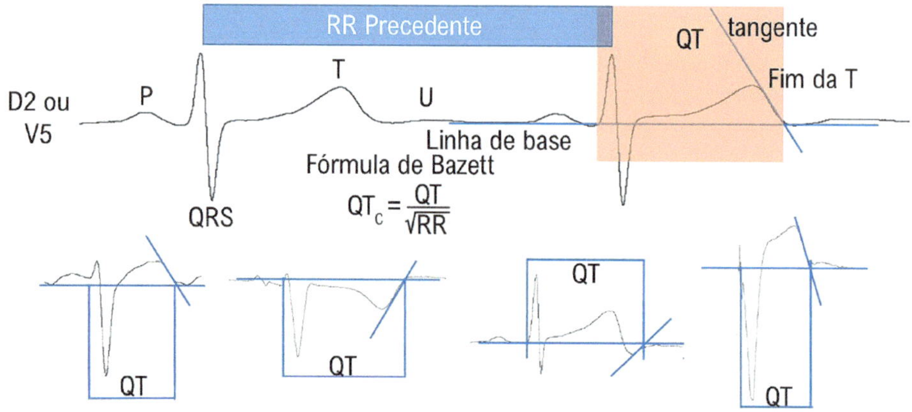

Figura 23.4. Método da tangente para medida do intervalo QT. Para se determinar o final da onda T, deve-se traçar uma reta tangente à porção final da onda T e identificar o ponto onde a tangente intercepta a linha de base. Acervo InCor-HCFMUSP.

Correção do intervalo QT

A duração do iQT é influenciada pela duração do ciclo RR precedente, sendo modulada pela frequência cardíaca (FC). A medida do iQT é mais fidedigna na FC de 60 bpm. Ao Holter, o iQT deve ser medido em FC < 100 bpm e idealmente em FC próxima a 60 bpm. No contexto da SQTL, o método mais utilizado para correção do iQT em função da FC é a fórmula de Bazett:

$$iQT\ corrigido = \frac{iQT\ medido\ (em\ segundos\ ou\ milissegundos)}{\sqrt{intervalo\ RR\ precedente\ (em\ segundos)}}$$

Para correção do iQT durante períodos de irregularidade do ciclo RR (ex. fibrilação atrial, arritmia sinusal), deve-se utilizar a média de algumas medidas em trecho de menor irregularidade dos ciclos.

Papel do Holter na SQTL

O Holter não é um método padronizado para diagnóstico da SQTL, devido à sua baixa acurácia, e não deve ser utilizado isoladamente para descartar o diagnóstico de SQTL.[16] Algoritmos computacionais foram desenvolvidos para quantificar a variação do iQTc batimento a batimento e alterações sutis de morfologia e duração da onda T, mas seu valor diagnóstico e prognóstico ainda necessita de validação.[17,18] No entanto, o Holter pode agregar informação ao detectar prolongamento do iQTc com aumento da frequência cardíaca ou durante o período noturno (Figura 23.5). O estudo "*QT clock*" demonstrou que o iQTc apresenta variações circadianas que são gene especificas. Nesse estudo, pacientes com SQTL tipo 1 tiveram iQTc mais prolongado durante o dia enquanto pacientes com SQTL tipo 2 mostraram maior prolongamento do iQTc durante a madrugada.[17] O Holter pode revelar ainda marcadores de risco para morte súbita como iQTc > 500 ms, macroalternância da onda T e bloqueio atrioventricular 2:1 (Figura 23.6).[15] Embora altamente específicos, tais achados carecem de sensibilidade para identificar pacientes de alto risco.[19] A detecção de arritmias ventriculares e a documentação de sintomas durante a monitorização com Holter são incomuns.

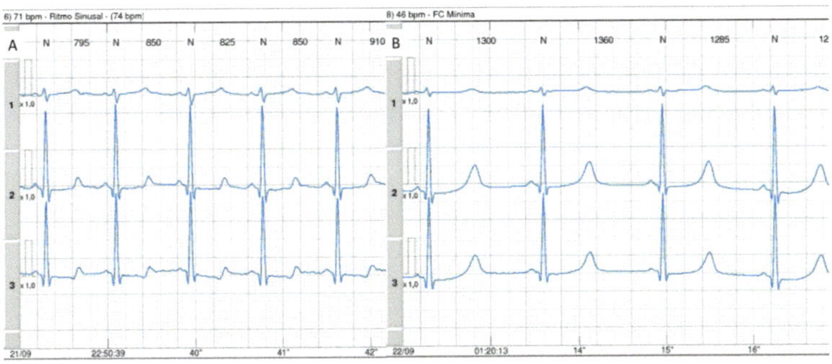

Figura 23.5. Holter de 24 horas em paciente com SQTL tipo 3. Observa-se aumento do iQTc do painel A (acordada) para o painel B (dormindo). Deve-se lembrar, entretanto que a medida do iQTc em bradicardia (FC < 50 bpm) não é adequada. Acervo InCor-HCFMUSP.

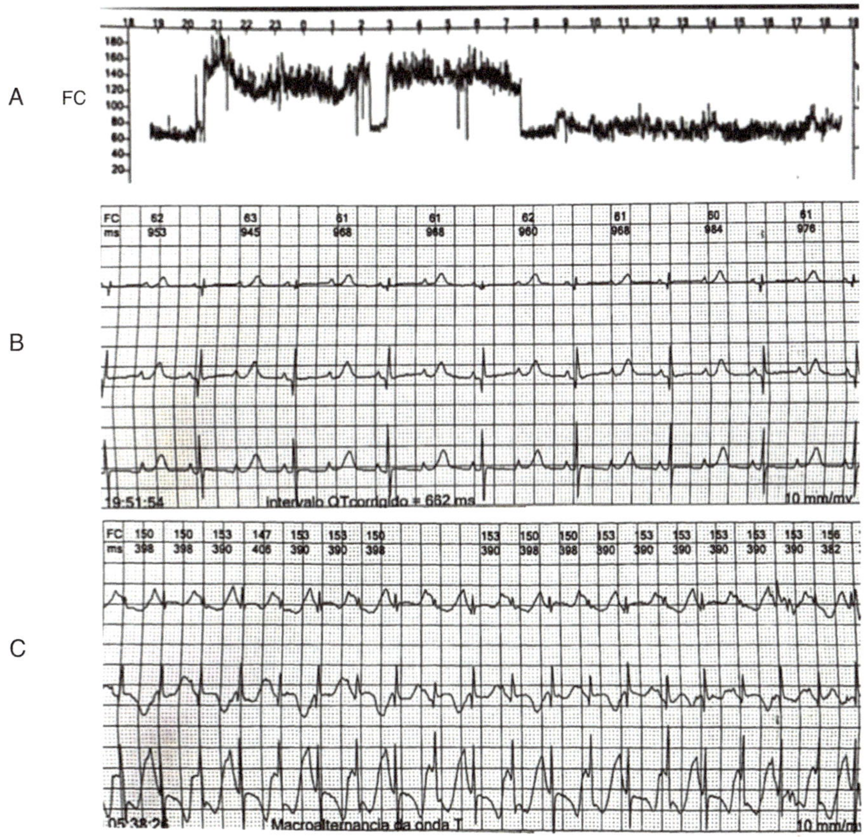

Figura 23.6. Recém-nascido do sexo feminino apresentando-se com bradicardia ao nascimento. Holter de 24 horas realizado com 10 dias de vida mostrou prolongamento acentuado do intervalo QT e períodos de bloqueio atrioventricular 2:1 funcional. A) Histograma de frequência cardíaca mostrando a alternância entre períodos de condução AV 1:1 (FC entre 110 e 160 bpm) e períodos de condução AV 2:1 (FC entre 55 e 80 bpm). B) Condução AV 2:1. A onda P bloqueada incide sobre o segmento ST e antes do início da onda T do batimento ventricular precedente, portanto durante o período refratário absoluto dos ventrículos. C) Condução AV 1:1 com marcroalternância de onda T. Intervalo QT corrigido > 500 ms, BAV 2:1, macroalternância de onda T e apresentação neonatal são sinais de mau prognóstico. Acervo da autoria.

Outras modalidades de avaliação eletrocardiográfica na SQTL

A duração do iQT é influenciada por diversos fatores, como FC e modulação autonômica. À uma primeira avaliação eletrocardiográfica, até 40% dos portadores de SQTL pode ter iQTc normal ou limítrofe.[20] O TE permite avaliar a integridade das correntes I_{Ks} e I_{Kr} durante o esforço e identificar SQTL em indivíduos com iQTc normal ou limítrofe ao ECG de repouso.

Em indivíduos normais, a corrente I_{Ks} é acentuada em FC mais elevada, porque a inativação dos canais Kv7.1 fica incompleta durante a diástole. À medida em que o coração acelera, Kv7.1 se acumula no estado aberto, contribuindo para maior efluxo de potássio e aceleração da repolarização. Além disso, I_{Ks} é estimulada pelas catecolaminas. Em indivíduos com SQTL tipo 1, a corrente I_{Ks} está defeituosa e pouco responsiva à estimulação beta-adrenérgica, principalmente nas células do mesocárdio (reserva de repolarização reduzida). Assim, durante o estímulo adrenérgico, prevalecem forças despolarizantes (I_{Na}, I_{CaL}) nas células mesocárdicas. Ocorre prolongamento adicional do iQTc à medida que a FC aumenta e tal prolongamento é mais pronunciado no mesocárdio (em relação ao epicárdio), com consequente surgimento de dispersão transmural da refratariedade. Durante o TE, portadores de SQTLc tipo 1 apresentam prolongamento do iQTc no pico do esforço e prolongamento progressivo na fase de recuperação.

Já a corrente I_{Kr} é responsável pela adaptação do iQTc às mudanças bruscas de FC. Na SQTL tipo 2 a corrente I_{Kr} está defeituosa e o iQTc falha em se adaptar à elevação brusca da FC na fase inicial do exercício (histerese do iQTc). Em seguida, ocorre recrutamento de I_{Ks}, com subsequente encurtamento do iQTc no pico do exercício. Na SQTL tipo 3, por sua vez, há encurtamento contínuo e progressivo do iQTc durante o esforço, uma vez que I_{Kr} e I_{Ks} estão preservadas, podendo haver uma adaptação supranormal do iQTc. Nesse subtipo, o prolongamento do iQT ocorre principalmente em frequências cardíacas baixas, porque o aumento do tempo de diástole gera prolongamento da fase de platô e, consequentemente, aumento na duração da corrente I_{Na}.

Tal comportamento gene-específico foi demonstrado por um estudo coorte que comparou as variações do iQTc durante o TE em portadores de SQTL geneticamente confirmada com controles. Esse estudo também mostrou que, independentemente do subtipo genético, um iQTc no 4° minuto da recuperação $\geq$ 480 ms tem sensibilidade de 94% e especificidade de 90% para SQTLc em pacientes sem prolongamento do iQTc no ECG de repouso.[20] Por essa razão, o TE com medida do iQTc no 4° minuto da recuperação foi incorporado aos critérios de Schwartz.

Taquicardia Ventricular Polimórfica Catecolaminérgica

Definição e critérios diagnósticos

A taquicardia ventricular polimórfica categolaminérgica (TVPC) caracteriza-se por alta susceptibilidade para arritmias ventriculares malignas induzidas pelo esforço ou emoção em pacientes com coração estruturalmente normal. O diagnóstico é clínico, geralmente, realizado em pacientes jovens (idade média 10,8 anos de idade) que apresentam arritmia ventricular polimórfica ou bidirecional na fase de esforço do TE. A síncope desencadeada pelo estresse adrenérgico, principal sintoma de alarme, frequentemente é confundida com convulsão. Devido ao desafio diagnóstico, recentemente foi sugerida utilização do escore publicado por Giudicessi JR et al (Tabela 23.4).[21]

Tabela 23.4. Escore diagnóstico para TVPC.

Sintomas	Pontos
Morte súbita cardíaca abortada associada a estresse físico ou emocional	2,0
Síncope ou convulsões associadas a estresse físico ou emocional	1,0
Teste ergométrico ou Holter durante esforço	
Taquicardia ventricular bidirecional induzida quando FC > 100 bpm	4,0
Extrassístoles ventriculares bigeminadas ou pareadas bidirecionais induzidas quando FC > 100 bpm	2,0
Extrassístoles ventriculares quando FC > 100 bpm	1,0
Intervalo QTc em FC basal	
QTc ≤ 420 mseg	0,5
421 < QTc < 460 mseg	0
QTc ≥ 460 mseg	- 0,5
Teste genético	
Positivo para variantes patogênicas	4,0
Positivo para variantes possivelmente patogênicas	2,0
Positivo para variantes de significado incerto	0
Negativo para genes relacionados à TVPC (RYR2, CASQ2, TRDN e CALM 1-3)	-1
Holter	
Densidade de extrassistolia ventricular > 2%	- 1,0
Exames de imagem	
Evidência de doença cardíaca isquêmica ou estrutural	- 2,0
Idade	
Evento sentinela em idade ≥ 50 anos	- 1,0
História Familiar	
Parente de primeiro grau com diagnóstico definitivo de TVPC	1,5
Morte súbita cardíaca suspeita (durante esforço, afogamento) com autópsia negativa em parente de primeiro ou segundo grau com idade ≤ 45 anos	1,0
Morte súbita cardíaca inexplicada com autópsia negativa em parente de primeiro ou segundo grau com idade ≤ 45 anos	0,5
Escore (obrigatório ao menos um critério de arritmia ventricular no esforço durante teste ergométrico ou Holter): 3,5-12,0 pontos: Alta probabilidade pré-teste de TVPC (≥ 90%, diagnóstico definitivo/provável de TVPC: 2,0-3,0 pontos: probabilidade intermediária (TVPC possível; probabilidade = 50%) 0,5-1,5 pontos: baixa probabilidade (não diagnóstico) ≤ 0 pontos: sem evidência de TVPC Ausência de pontuação: indeterminado	

QTc: intervalo QT corrigido. TVPC: taquicardia ventricular polimórfica catecolaminérgica.

Substrato genético e fisiopatologia

A TVPC tipo 1 compreende 60 a 70% dos casos, é transmitida como uma herança autossômica dominante e causada por variantes tipo ganho de função no gene da rianodina (RYR2). Essa proteína promove liberação de cálcio do retículo sarcoplasmático para o citosol, participando do acoplamento excitação-contração. Na TVPC tipo 1, há aumento da probabilidade do canal RYR2 encontrar-se no estado aberto, com consequente liberação excessiva de cálcio após a estimulação adrenérgica. Isso precipita uma sobrecarga citosólica de cálcio, gerando atividade deflagrada por pós-potenciais tardios e arritmia ventricular multifocal.[22]

A TVPC tipo 2 compreende aproximadamente 5% dos casos, é transmitida como herança autossômica recessiva e decorre de variantes no gene da calsequestrina 2 (CASQ2). A calsequestrina é uma proteína que se liga ao Ca^{2+} do retículo sarcoplasmático durante a diástole (40 a 50 íons Ca^{2+} por molécula), agindo como um tampão e prevenindo a liberação diastólica de Ca^{2+} pela rianodina. As variantes patogênicas resultam em expressão reduzida ou ausência completa de calsequestrina ou ainda em uma proteína defectiva.[22]

Os genes CALM 1 – 3, TRDN e TECRL foram implicados de forma definitiva na TVPC, porém sua ocorrência é ainda mais rara. Variantes patogênicas em SCN5A, KCNJ2 e PKP2 estão associadas a fenocópias da TVPC.[3,11]

Papel do Holter na TVPC

É fundamental ressaltar que o ECG de repouso é tipicamente normal e que a presença de extrassístoles ventriculares frequentes ao Holter enfraquece a suspeita de TVPC (vide escore de Giudicessi JR et al., Tabela 23.4). Embora a maioria dos eventos arrítmicos seja desencadeada por esforço físico, em alguns pacientes os eventos são precipitados por estresse emocional. Nesses casos, o Holter e o *looper* implantável são úteis para o diagnóstico. Além disso, o Holter é útil em crianças que tenham dificuldade de realizar o TE ou sejam pequenas para caminhar na esteira (Figura 23.7). Em caso de registro de TV sustentada ao Holter de paciente com TVPC confirmada, a FC da arritmia auxilia a programação do CDI, que deve incluir períodos de detecção longos e zona de terapia em FC elevada para evitar que choques desnecessários causem descargas adrenérgicas adicionais e morte.[23]

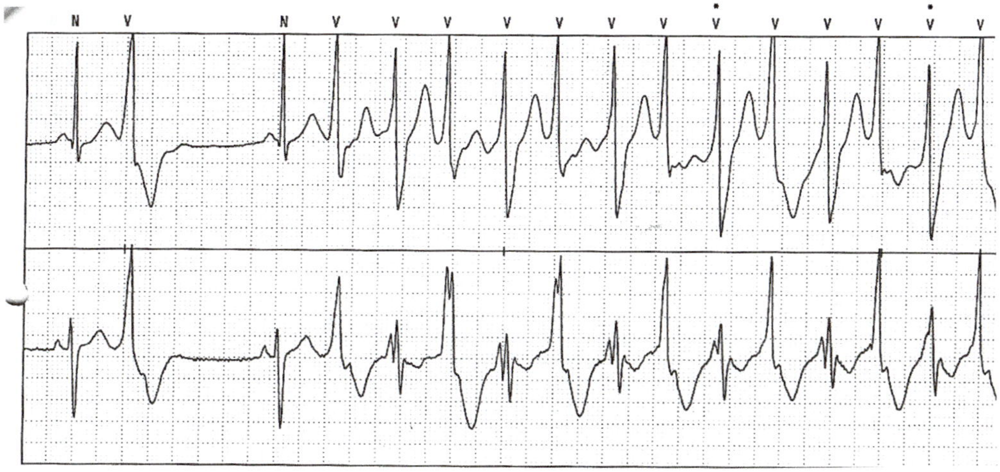

Figura 23.7. Holter em criança com TVPC. Nota-se alteração de morfologia, batimento a batimento, com padrão bidirecional, enquanto a criança brincava. Acervo InCor – HCFMUSP.

Outras modalidades de avaliação eletrocardiográfica na TVPC

O TE é o principal exame para diagnóstico da TVPC.[11] Cerca de 80% dos pacientes com TVPC manifestam arritmias ventriculares durante o exame. As arritmias ventriculares geralmente surgem após um limiar de FC que é reprodutível para cada paciente (geralmente entre 110 e 130 bpm, na ausência de betabloqueador). A densidade e complexidade das arritmias ventriculares aumentam com a progressão da carga de esforço. Extrassístoles e TV não sustentada (TVNS) monomórficas ocorrem nas fases iniciais. Próximo ao pico do esforço, as arritmias ventriculares tornam-se polimórficas. Na TVPC, a TV polimórfica é geralmente bidirecional. Na presença de TV bidirecional, o TE deve ser interrompido, pois esse ritmo pode degenerar para FV. Na fase de recuperação, as arritmias ventriculares diminuem rapidamente ou cessam.[22] É importante ressaltar que a indução de arritmia ventricular ao TE pode não ser reprodutível e, quando há alta suspeição diagnóstica, pode ser necessário repetir o exame.

Cardiomiopatia Hipertrófica

Definição e critérios diagnósticos

A cardiomiopatia hipertrófica (CMH) pode ser definida como hipertrofia ventricular não explicada por condições que levem ao aumento das pressões de enchimento (como hipertensão arterial e disfunções valvares).[11] Essa definição engloba tanto a CMH causada por variantes sarcoméricas quanto as suas fenocópias mais raras (Pompe, Fabry, PRKAG2, Danon e amiloidose).[3] Para o propósito deste capítulo, consideraremos a CMH cuja etiologia seja a presença de variante em genes do sarcômero ou etiologia indeterminada, pois essa entidade é a doença cardiovascular hereditária mais comum no mundo, com prevalência estimada de 1:200 a 1:500.[24] O seu diagnóstico clínico baseia-se na presença de uma espessura ≥ 15 mm em qualquer parede do ventrículo esquerdo (VE) durante a diástole, identificada por meio de ecocardiograma (ECO) ou ressonância magnética cardíaca (RMC), e na ausência de outra doença cardiovascular ou sistêmica capaz de explicar a hipertrofia ventricular.[25] A CMH sarcomérica tem apresentação fenotípica muito heterogênea, podendo incluir desde pacientes assintomáticos até pacientes com dispneia, angina, síncope e morte súbita.

Substrato genético e fisiopatologia

Atualmente, são definitivamente associados à CMH 8 genes que codificam proteínas do sarcômero, a saber MYH7, MYBPC3, TNNI3, TNNT2, TPM1, MYL2, MYL3 e ACTC1. Variantes patogênicas ou provavelmente patogênicas nesses genes explicam a presença de CMH em 60% dos casos com história familiar e 30% dos casos esporádicos. O padrão de herança mais frequente é autossômico dominante.[3] A doença pode se manifestar com combinação variável de disfunção diastólica, obstrução dinâmica da via de saída do VE, regurgitação mitral, isquemia e fibrose miocárdica. Insuficiência cardíaca e fibrilação atrial geralmente ocorrem em estágios avançados. Morte súbita secundária a TV monomórfica sustentada e FV pode ocorrer de maneira precoce.

No contexto da prevenção primária de morte súbita, o risco de arritmia ventricular maligna pode ser estimado pela presença de fatores de risco, sendo os principais a síncope inexplicada nos últimos 6 meses, morte súbita em familiar de 1° grau, e a espessura máxima de parede ventricular ≥ 30 mm. Também são considerados fatores de risco TVNS, resposta pressórica anormal ao TE, aneurisma de VE, fração de ejeção do VE ≤ 50%, realce tardio correspondendo a ≥ 15% da massa do VE, diagnóstico em idade < 30 anos, obstrução da via de saída do VE e variante sarcomérica patogênica ou provavelmente patogênica ao teste genético. De maneira geral, as diretrizes americanas e europeias baseiam-se nesses fatores de risco para indicação de CDI, porém propõe algoritmos diferentes,[11,25] sendo a estratégia europeia baseada em uma calculadora de risco (HCM SCD Risk Calculator - https://doc2do.com/hcm/webHCM.html).[26]

Papel do Holter em cardiomiopatia hipertrófica

O Holter é a principal modalidade utilizada para avaliar a presença de TVNS, permitindo sua identificação em 20-25% dos casos (Figura 23.8). Sua prevalência aumenta com a idade e correlaciona-se com o grau de hipertrofia e fibrose ao ECO/RMC. A calculadora de risco europeia define como TVNS a presença de ≥ 3 batimentos ventriculares consecutivos em FC ≥ 120 bpm e duração < 30 segundos ao Holter (monitoramento mínimo de 24 horas).[26] No entanto, há evidências de que o risco esteja associado a episódios de TVNS mais frequentes, mais rápidos e mais longos. Em um estudo, TVNS se associou de maneira independente com morte súbita e terapia apropriada de CDI apenas quando os episódios eram repetitivos (≥ 3 em 24 horas), em FC > 200 bpm, ou com comprimento > 7 batimentos.(27) Por isso, o algoritmo americano considera como fator de risco a presença, ao Holter de 24 a 48 horas, de pelo menos 3 episódios de TVNS com ≥ 3 batimentos ventriculares consecutivos ou de pelo menos 1 episódio de TVNS prolongada com ≥ 10 batimentos, em FC ≥ 130 bpm.[28] De maneira importante, a presença de TVNS ao Holter não deve ser utilizada como critério isolado para indicação de CDI na CMH.

Embora pacientes com CMH possam se apresentar com dor torácica anginosa, o Holter não é um método adequado para a avaliação de isquemia nesses pacientes. Uma vez que hipertrofia miocárdica cursa com alterações de repolarização, a depressão do segmento ST é muito comum ao ECG de repouso, estando presente em até 62% dos portadores de CMH. Não há evidência de correlação entre infradesnível de ST ao Holter e desfechos clínicos nessa população.[29]

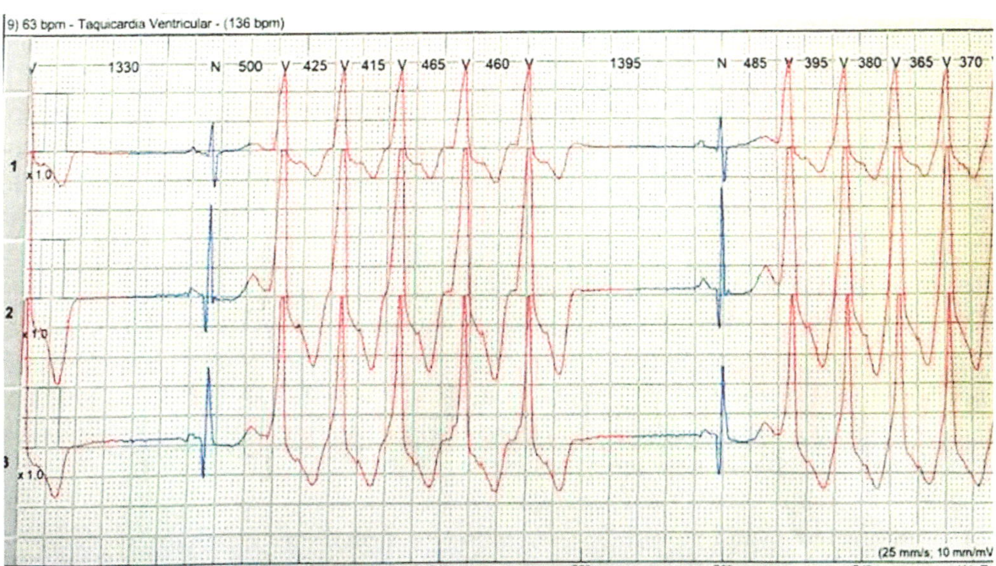

Figura 23.8. Holter em paciente com CMH. Paciente com CMH e septo interventricular de 15 mm, com realce tardio à RMC e assintomático. Presença de TVNS, com FC 130-150 bpm. Acervo InCor-HCFMUSP.

Outras modalidades de avaliação eletrocardiográfica na cardiomiopatia hipertrófica

O papel do *looper* implantável para investigação da síncope inexplicada em CMH está sujeito a debate. As diretrizes americanas recomendam o implante de CDI em portadores de CMH com síncope inexplicada nos últimos 6 meses.[25] As diretrizes europeias, contudo, recomendam o *looper* implantável em portadores de CMH com síncope de etiologia inexplicada e baixo risco estimado pela calculadora, com classe de indicação IIa.[30] Apenas dois estudos coorte prospectivos não randomizados avaliaram o papel do *looper* implantável na CMH. Em um estudo com 50 portadores de CMH de risco baixo a intermediário pela calculadora europeia (risco médio de 3,4% em 5 anos), a detecção de eventos arrítmicos acionáveis foi superior no grupo de pacientes com *looper* implantável do que no grupo sem monitor implantável, principalmente pela maior detecção de fibrilação atrial; a detecção de TV sustentada e implante de CDI foi equivalente nos dois grupos.[31] É importante ressaltar que a prevalência de síncope inexplicada era maior no grupo com *looper* implantável. Em outro estudo com 30 pacientes portadores de CMH e baixo risco (risco médio em 5 anos de 2,3%, 29/30 com risco < 4%), o monitor implantável permitiu o diagnóstico de fibrilação atrial em 30% e de TVNS em 23%.[32] Assim, o rendimento do *looper* implantável para diagnóstico de arritmias ventriculares malignas parece ser baixo na população geral com CMH e baixo risco estimado pela calculadora. No entanto, faltam estudos direcionados para o grupo de portadores de CMH com síncope inexplicada.

Cardiomiopatia Arritmogênica

Definição e critérios diagnósticos

As cardiomiopatias arritmogênicas são um grupo heterogêneo de cardiomiopatias não isquêmicas nas quais as arritmias ventriculares são um fenômeno marcante, podendo ser adquiridas (p. ex., doença de Chagas, miocardite, sarcoidose) ou hereditárias.[33] Para os propósitos deste capítulo, focaremos nas cardiomiopatias arritmogênicas hereditárias do ventrículo direito (CAVD) e do ventrículo esquerdo (CAVE).

Entre as duas, a CAVD é a patologia mais bem caracterizada. A suspeita diagnóstica surge nos quadros de palpitações e/ou síncope durante o esforço físico, parada cardíaca (principalmente durante o esforço físico), extrassístoles ventriculares frequentes e/ou TV com morfologia de bloqueio de ramo esquerdo (BRE), na ausência de causas adquiridas de miocardiopatia. Seu diagnóstico é clínico e deve ser feito através do conjunto de critérios estabelecidos pelo consenso de especialistas conhecido como "*Task Force*" de 2010 (Tabela 23.5).[34] O teste genético complementa o diagnóstico quando identifica variantes nos genes definitivos (PKP2, DSG2, DSC2, DSP). A disfunção miocárdica pode estar confinada ao VD ou ser biventricular.

Tabela 23.5. Critérios diagnósticos de CAVD conforme o Task Force de 2010.

Categoria	Critério Menor	Critério Maior
	I. Imagem	
ECO – acinesia, discinesia ou aneurisma e mais um dos seguintes:	CPT ≥ 36 mm (21 mm/m^2) (homens) CPL ≥ 32 mm (19 mm/m^2) (mulheres)	CPT: 32-36 mm (18-21 mm/m^2) (homens) CPL: 29-32 mm (16-19 mm/m^2) (mulheres)
RMC - acinesia, discinesia ou dissincronismo associados a mais um dos seguintes:	VDFVD ≥ 110 mL/m^2 (homens), VDFVD ≥ 100 mL/m^2 (mulheres) FEVD ≤ 40%	VDFVD: 100-110 mL/m^2 (homens) VDFVD: 90-100 mL/m^2 (mulheres) FEVD: 40-45%
Angiografia	Acinesia, discinesia, aneurisma	-
	II. Caracterização tecidual da parede na biópsia endomiocárdica	
Biópsia endomiocárdica	Miócitos residuais <60% pela análise morfométrica (ou <50% se estimado), com substituição fibrosa do miocárdio da parede livre do VD em ≥1 amostra,	Miócitos residuais 60% a 75% pela análise morfométrica (ou 50% a 65% se estimado), com substituição fibrosa do miocárdio da parede livre do VD em ≥1 amostra
	III. Alterações de repolarização	
Repolarização (em indivíduos > 14 anos)	Inversão de onda T de V1 a V3 ou além na ausência de BRD.	Inversão de onda T de V1 a V3 ou além na presença de BRD.
		Inversão de onda T em V4, V5, V6
	IV. Alterações de despolarização	
Despolarização	Onda épsilon V1-V3	Tempo de ativação terminal ≥ 55 ms
		ECGAR: presença de 1 dos 3 parâmetros (QRS ≤ 110ms ao ECG convencional): QRS f ≥ 114 ms Duração ≥ 38 ms Voltagem ≤ 20
	V. Arritmias ventriculares	
TV ou TVNS com morfologia de BRE (QRS negativo em V1, 2 e 3)	Eixo superior (QRS negativo em D2, D3, aVF e positivo em aVL)	Eixo inferior (QRS positivo em D2, D3, aVF e negativo em aVL) Eixo indeterminado
Holter - densidade de arritmias ventriculares	-	Extrassístoles ventriculares (EEVV) ≥ 500
	VI. História familiar e genética	
História Familiar e Mutação genética	CAVD confirmada por critérios *TFC* em familiar de 1° grau	História CAVD não confirmada
	Confirmação histopatológica em autópsia em familiar de 1° grau	Confirmação histopatológica em autópsia ou cirurgia em familiar de 2° grau
	Mutação patogênica	MSC < 35 anos em familiar de 1° grau

BRD: bloqueio de ramo direito; BRE: bloqueio de ramo esquerdo; CPL: diâmetro do trato de saída do ventrículo direito ao corte paraesternal longitudinal do eixo longo medido na diástole; CPT: diâmetro do trato de saída do ventrículo direito ao corte paraesternal longitudinal do eixo curto medido na diástole; ECGAR: eletrocardiograma de alta resolução; ECO: ecocardiograma; EEVV: extrassístoles ventriculares; FAC: variação racional da área; FEVD: fração de ejeção do ventrículo direito; MSC: morte súbita cardíaca; RMC: ressonância magnética cardíaca; TV: taquicardia ventricular sustentada; TVNS: taquicardia ventricular não sustentada; VDFVD: volume diastólico final do ventrículo direito.

A suspeita diagnóstica de CAVE surge nas cardiomiopatias não atribuíveis a causas adquiridas, com acometimento predominante do VE ou, em alguns casos, biventricular, e uma combinação variável de fibrilação atrial, arritmias ventriculares e doença do sistema de condução. O seu diagnóstico etiológico requer a identificação de variantes genéticas patogênicas ou possivelmente patogênicas através do teste genético.

Tanto na CAVD quanto na CAVE, as arritmias e demais alterações eletrocardiográficas podem preceder as alterações de contratilidade miocárdica. É importante ressaltar que pode haver sobreposição entre os fenótipos da CAVD e CAVE e que essas duas entidades têm sido diferenciadas, não tanto pelo fenótipo, mas principalmente pelo seu substrato genético e fisiopatologia distintos.[33]

Substrato genético e fisiopatologia

CAVD

A CAVD é considerada uma desmossomopatia. Os desmossomos são estruturas celulares responsáveis pela conexão entre o citoesqueleto de dois cardiomiócitos adjacentes, promovendo resistência às forças de cisalhamento. As variantes relacionadas à CAVD ocorrem em genes de proteínas dos desmossomos ou proteínas que interagem com o desmossomo, como canais iônicos e proteínas de ancoragem das miofibrilas. Os genes da placofilina 2 (PKP2), desmoplaquina (DSP), desmogleina 2 (DSG2) e desmocolina 2 (DSC2) respondem pela maioria dos casos. O padrão de herança é autossômico dominante, sendo recessivo apenas nas síndromes cardiocutâneas (doença de Naxos e síndrome de Carvajal). A alteração histológica "clássica" é a substituição fibrogordurosa que acomete tipicamente o epicárdio da parede livre do VD, podendo se estender para a parede anterior da via de saída do VD, o ápice e a parede inferoposterior. Tais alterações se manifestam aos exames de imagem como alterações de contratilidade segmentar do VD (acinesia ou discinesia) associadas à disfunção sistólica global do VD (FAC $\leq$ 33% ao ECO e FEVD $\leq$ 40% à RMC) ou dilatação do VD. O exercício físico intenso acelera a progressão da doença nos pacientes com variantes desmossomais. Variantes em PKP2 estão associadas ao fenótipo clássico de acometimento do VD, mas as variantes em DSG2, DSP e DSC2 cursam mais frequentemente com acometimento biventricular.[35]

CAVE

Causada por variantes que afetam outras estruturas intracelulares, como proteínas do citoesqueleto (filamina C [FLNC] e desmina [DES]), retículo sarcoplasmático (fosfolamban [PLN]), envelope nuclear (lamina A/C [LMNA]) e proteínas envolvidas na transcrição do DNA (proteína ligadora de RNA [RBM20]).[35]

Alterações eletrocardiográficas na CAVD

Os critérios diagnósticos do *Task Force* de 2010 incluem alterações eletrocardiográficas da despolarização e da repolarização, bem como arritmias que são características proeminentes da CAVD (Figura 23.9). Entre as alterações de despolarização, é critério maior para o diagnóstico a presença de ondas épsilon, que consistem em sinais de baixa amplitude registrados na transição entre o final do QRS e o início do segmento ST nas derivações precordiais direita (V1 a V3). Elas correspondem à condução lenta e ativação tardia do epicárdio na VSVD. Eventualmente, as ondas épsilon podem ser reproduzidas ao Holter.[34] A alteração de repolarização típica é a inversão de onda T nas derivações precordiais direitas, em indivíduos com > 14 anos de idade e na ausência de bloqueio de ramo direito. A arritmia ventricular considerada como critério maior para o diagnóstico é a TV sustentada ou não sustentada com padrão de BRE e eixo superior (negativa nas derivações inferiores), presumivelmente originada da parede lateral do VD.[34]

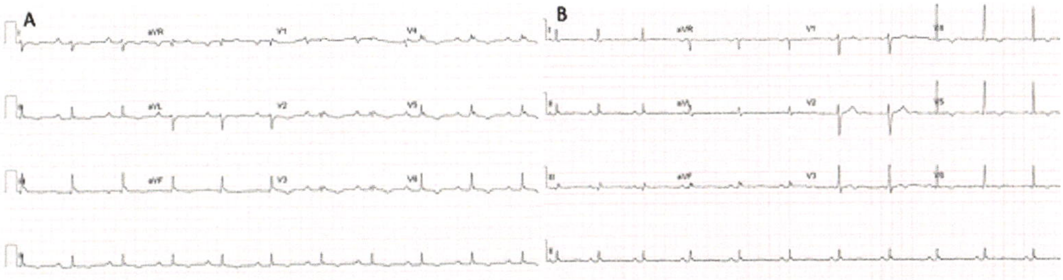

Figura 23.9. Eletrocardiograma em pacientes com cardiomiopatia arritmogênica do ventrículo direito. Em (A), registrados inversão de onda T em derivações precordiais (V1-V6), onda épsilon (V1-V3) e baixa voltagem do QRS. Em (B), observada inversão de onda T em derivações precordiais esquerdas (V4-V6) e inferiores (DII, DIII, aVF). Fonte: Acervo dos autores.

Papel do Holter nas cardiomiopatias arritmogênicas

O Holter integra a avaliação clínica periódica dos pacientes com CAVD, com valor diagnóstico e prognóstico, sendo classe de indicação I.[33] Ao Holter, as extrassístoles ventriculares, TVNS ou TVS, mesmo que em eixo indeterminado, podem ser consideradas critérios diagnósticos menores (vide Tabela 23.5). Pacientes que preenchem os critérios diagnósticos do *Task Force* tem alta incidência de parada cardíaca e TV sustentada (29% ao longo de seguimento de 8 anos em um estudo de pacientes sem CDI).[36] Na estratificação de risco e prevenção primária de MS, a quantidade de extrassístoles ventriculares tem associação crescente com risco (Figura 23.10).[37]

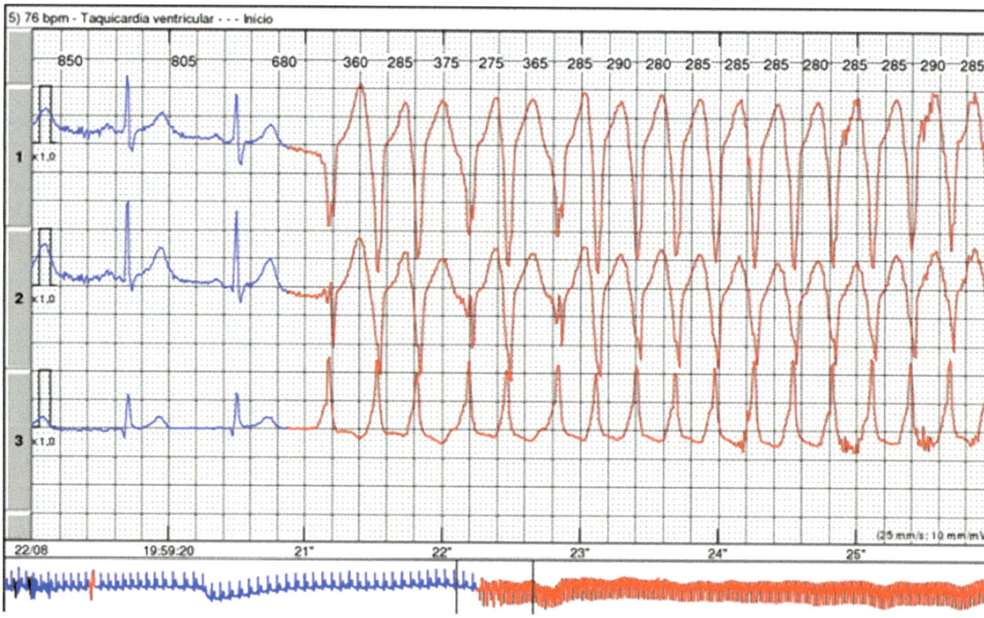

Figura 23.10. Holter em paciente com CAVD. Paciente apresentou como primeira manifestação TVS e monitorização com Holter reproduziu a arritmia, ao repouso. Fonte: Acervo InCor-HCFMUSP.

Na CAVE, a TVNS também é um importante fator de risco para morte súbita e integra a maioria dos algoritmos para decisão quanto à profilaxia primária com CDI.[38] Além disso, o seguimento com Holter nos portadores de variantes em LMNA é fundamental para o diagnóstico de fibrilação atrial e doença do sistema de condução, que são frequentes nessa população. Em caso de bloqueios atrioventriculares com indicação de marca-passo em paciente portador de mutação patogênica em LMNA, deve-se preferir o implante de um dispositivo com capacidade de fornecer tanto terapia antibradicardia quanto terapia antitaquicardia (CDI).

As Tabelas 23.6 e 23.7 detalham dois conjuntos de critérios para decisão quanto à indicação de CDI em profilaxia primária de morte súbita na CAVD e na CAVE. De maneira interessante, as indicações de CDI na CAVE são gene-específicas.

Tabela 23.6. critérios para indicação de CDI como profilaxia primária de morte súbita na CAVD e na CAVE conforme o Consenso da Heart Rhythm Society 2019, com atualizações.[33]

Critérios	Classe de recomendação
Cardiomiopatias arritmogênicas em geral • FEVE ≤ 35% e classe funcional NYHA II a III com expectativa de vida ≥ 01 ano • Síncope presumivelmente causada por arritmia ventricular.	I II a
CAVD • Pacientes que preencham os critérios do Task Force de 2010 e apresentam adicionalmente 3 critérios maiores, 2 critérios maiores e 2 menores ou 1 critério maior e 4 critérios menores para arritmia ventricular* * Critérios maiores: TVNS, TV indutível ao EEF, FEVE ≤ 49% * Critérios menores: sexo masculino, ≥ 1000 EEVV/24h, disfunção sistólica de VD (FAC < 33% ou FEVD < 40%), status de probando, presença de 2 ou mais variantes desmossomais. Se EEVV e TVNS estiverem presentes, apenas TVNS pode ser contabilizada. * ARVC risk calculator > 10% (https://arvcrisk.com)	II a
Fosfolamban (PLN) Presença de FEVE ≤ 45% ou TVNS	II a
Lamina A/C (LMNA) • Dois ou mais dos seguintes critérios: (i) FEVE ≤ 45%, (ii) TVNS, (iii) sexo masculino • Se houver alguma indicação de marca-passo, um CDI com capacidade de estimulação ventricular deve ser implantado	II a
Filamina C (FLNC): FEVE < 45%	II a

CAVD: cardiomiopatia arritmogênica do ventrículo direito; CAVE: cardiomiopatia arritmogênica do ventrículo esquerdo; EEF: estudo eletrofisiológico; EEVV: extrassístoles ventriculares; FEVE: fração de ejeção do VE; FEVD: fração de ejeção do VD; TV: taquicardia ventricular; TVNS: taquicardia ventricular não sustentada.

Tabela 23.7. critérios para indicação de CDI como profilaxia primária de morte súbita na CAVD e na CAVE conforme a Diretriz de Prevenção de Morte Súbita da Sociedade Europeia de Cardiologia 2022.[11]

Critérios	Classe de recomendação
Pacientes que possuem diagnóstico confirmado de CAVD e apresentem: • Síncope arrítmica • Disfunção sistólica grave de VD ou VE • Disfunção sistólica moderada de VD ou VE e TVNS ou TV indutível ao EEF	II a
Portadores de cardiomiopatia dilatada ou hipertrófica com variante patogênica no gene LMNA, se o risco estimado de arritmia ventricular for ≥ 10% em 5 anos e na presença de TVNS, FEVE ≤ 50% ou distúrbio de condução atrioventricular.	II a
Portadores de cardiomiopatia dilatada ou hipertrófica com FEVE ≤ 50% e 2 ou mais fatores de risco (síncope, realce tardio à RMC, TV indutível ao EEF, variantes patogênicas nos genes LMNA, PLN, FLNC e RBM20).	II a

CAVD: cardiomiopatia arritmogênica do ventrículo direito; CAVE: cardiomiopatia arritmogênica do ventrículo esquerdo; EEF: estudo eletrofisiológico; EEVV: extrassístoles ventriculares; FEVE: fração de ejeção do VE; RMC: ressonância magnética cardíaca; TV: taquicardia ventricular; TVNS: taquicardia ventricular não sustentada.

Outras modalidades de avaliação eletrocardiográfica na cardiomiopatia arritmogênica

À semelhança da CMH, o *looper* implantável pode ser estratégico na documentação eletrocardiográfica dos sintomas. Entretanto, deve-se ressaltar o elevado risco de morte súbita em pacientes com CAVD/CAVE, por isso a indicação de CDI não deve ser retardada. O TE pode estimular o aparecimento de extrassístoles ventriculares/TVNS em pacientes com sintomas induzidos pelo exercício e auxilia na identificação do eixo das arritmias, devido à monitorização em 12 derivações.

Conclusão

O Holter de 24 horas é uma ferramenta diagnóstica e prognóstica importante em canalopatias e cardiomiopatias hereditárias, com peculiaridades pertinentes a cada contexto. Os traçados permitem analisar os pacientes em seu ciclo circadiano e o detalhamento do diário das atividades e sintomas agregam ainda mais informações relevantes.

Referências bibliográficas

1. Giudicessi JR, Ackerman MJ, Fatkin D, Kovacic JC. Precision Medicine Approaches to Cardiac Arrhythmias: JACC Focus Seminar 4/5. J Am Coll Cardiol. 2021;77(20):2573-91.
2. Kawada S, Morita H, Antzelevitch C, Morimoto Y, Nakagawa K, Watanabe A, et al. Shanghai Score System for Diagnosis of Brugada Syndrome: Validation of the Score System and System and Reclassification of the Patients. JACC Clin Electrophysiol. 2018;4(6):724-30.
3. Wilde AAM, Semsarian C, Márquez MF, Sepehri Shamloo A, Ackerman MJ, Ashley EA, et al. European Heart Rhythm Association (EHRA)/Heart Rhythm Society (HRS)/Asia Pacific Heart Rhythm Society (APHRS)/Latin American Heart Rhythm Society (LAHRS) Expert Consensus Statement on the state of genetic testing for cardiac diseases. Europace. 2022.
4. Wijeyeratne YD, Tanck MW, Mizusawa Y, Batchvarov V, Barc J, Crotti L, et al. Mutation Type and a Genetic Risk Score Associate Variably With Brugada Syndrome Phenotype in. Circ Genom Precis Med. 2020;13(6):e002911.
5. Wilde AA, Postema PG, Di Diego JM, Viskin S, Morita H, Fish JM, et al. The pathophysiological mechanism underlying Brugada syndrome: depolarization versus repolarization. J Mol Cell Cardiol. 2010;49(4):543-53.
6. Cerrato N, Giustetto C, Gribaudo E, Richiardi E, Barbonaglia L, Scrocco C, et al. Prevalence of type 1 brugada electrocardiographic pattern evaluated by twelve-lead twenty-four-hour holter monitoring. Am J Cardiol. 2015;115(1):52-6.
7. Gray B, Kirby A, Kabunga P, Freedman SB, Yeates L, Kanthan A, et al. Twelve-lead ambulatory electrocardiographic monitoring in Brugada syndrome: Potential diagnostic and prognostic implications. Heart Rhythm. 2017;14(6):866-74.
8. de Andrade AT, Barbosa-Barros R, Nikus K, Raimundo RD, de Abreu LC, Sacilotto L, et al. Transient ascending ST-segment depression and widening of the S wave in 3-channel Holter monitoring-A sign of dromotropic disturbance in the right ventricular outflow tract in the Brugada syndrome: A report of five cases. Ann Noninvasive Electrocardiol. 2022;27(2):e12917.
9. Priori SG, Gasparini M, Napolitano C, Della Bella P, Ottonelli AG, Sassone B, et al. Risk stratification in Brugada syndrome: results of the PRELUDE (PRogrammed ELectrical stimUlation preDictive valuE) registry. J Am Coll Cardiol. 2012;59(1):37-45.
10. Mascia G, Della Bona R, Ameri P, Canepa M, Porto I, Brignole M. Brugada syndrome and syncope: A systematic review. J Cardiovasc Electrophysiol. 2020;31(12):3334-8.
11. Zeppenfeld K, Tfelt-Hansen J, de Riva M, Winkel BG, Behr ER, Blom NA, et al. 2022 ESC Guidelines for the management of patients with ventricular arrhythmias and the prevention of sudden cardiac death. Eur Heart J. 2022;43(40):3997-4126.
12. Scrocco C, Ben-Haim Y, Devine B, Tome-Esteban M, Papadakis M, Sharma S, et al. Role of subcutaneous implantable loop recorder for the diagnosis of arrhythmias in Brugada syndrome: A United Kingdom single-center experience. Heart Rhythm. 2022;19(1):70-8.

13. Kubala M, Aïssou L, Traullé S, Gugenheim AL, Hermida JS. Use of implantable loop recorders in patients with Brugada syndrome and suspected risk of ventricular arrhythmia. Europace. 2012;14(6):898-902.
14. Sakhi R, Assaf A, Theuns DAMJ, Verhagen JMA, Szili-Torok T, Roos-Hesselink JW, et al. Outcome of Insertable Cardiac Monitors in Symptomatic Patients with Brugada Syndrome at Low Risk of Sudden Cardiac Death. Cardiology. 2020;145(7):413-20.
15. Schwartz PJ, Crotti L, Insolia R. Long-QT syndrome: from genetics to management. Circ Arrhythm Electrophysiol. 2012;5(4):868-77.
16. Mauriello DA, Johnson JN, Ackerman MJ. Holter monitoring in the evaluation of congenital long QT syndrome. Pacing Clin Electrophysiol. 2011;34(9):1100-4.
17. Page A, Aktas MK, Soyata T, Zareba W, Couderc JP. "QT clock" to improve detection of QT prolongation in long QT syndrome patients. Heart Rhythm. 2016;13(1):190-8.
18. Sugrue A, Noseworthy PA, Kremen V, Bos JM, Qiang B, Rohatgi RK, et al. Identification of Concealed and Manifest Long QT Syndrome Using a Novel T Wave Analysis Program. Circ Arrhythm Electrophysiol. 2016;9(7).
19. Waddell-Smith KE, Chaptynova AA, Li J, Crawford JR, Hinds H, Skinner JR. Holter Recordings at Initial Assessment for Long QT Syndrome: Relationship to Genotype Status and Cardiac Events. J Cardiovasc Dev Dis. 2022;9(5).
20. Horner JM, Horner MM, Ackerman MJ. The diagnostic utility of recovery phase QTc during treadmill exercise stress testing in the evaluation of long QT syndrome. Heart Rhythm. 2011;8(11):1698-704.
21. Giudicessi JR, Lieve KVV, Rohatgi RK, Koca F, Tester DJ, van der Werf C, et al. Assessment and Validation of a Phenotype-Enhanced Variant Classification Framework to Promote or Demote RYR2 Missense Variants of Uncertain Significance. Circ Genom Precis Med. 2019;12(5):e002510.
22. Priori SG, Mazzanti A, Santiago DJ, Kukavica D, Trancuccio A, Kovacic JC. Precision Medicine in Catecholaminergic Polymorphic Ventricular Tachycardia: JACC Focus Seminar 5/5. J Am Coll Cardiol. 2021;77(20):2592-612.
23. Priori SG, Wilde AA, Horie M, Cho Y, Behr ER, Berul C, et al. HRS/EHRA/APHRS expert consensus statement on the diagnosis and management of patients with inherited primary arrhythmia syndromes: document endorsed by HRS, EHRA, and APHRS in May 2013 and by ACCF, AHA, PACES, and AEPC in June 2013. Heart Rhythm. 2013;10(12):1932-63.
24. Maron BJ, Desai MY, Nishimura RA, Spirito P, Rakowski H, Towbin JA, et al. Diagnosis and Evaluation of Hypertrophic Cardiomyopathy: JACC State-of-the-Art Review. J Am Coll Cardiol. 2022;79(4):372-89.
25. Ommen SR, Mital S, Burke MA, Day SM, Deswal A, Elliott P, et al. 2020 AHA/ACC Guideline for the Diagnosis and Treatment of Patients With Hypertrophic Cardiomyopathy: A Report of the American College of Cardiology/American Heart Association Joint Committee on Clinical Practice Guidelines. Circulation. 2020;142(25):e558-e631.
26. O'Mahony C, Jichi F, Ommen SR, Christiaans I, Arbustini E, Garcia-Pavia P, et al. International External Validation Study of the 2014 European Society of Cardiology Guidelines on Sudden Cardiac Death Prevention in Hypertrophic Cardiomyopathy (EVIDENCE-HCM). Circulation. 2018;137(10):1015-23.
27. Adduci C, Boldini F, Palano F, Musumeci B, De Lucia C, Russo D, et al. Prognostic implications of nonsustained ventricular tachycardia morphology in high-risk patients with hypertrophic cardiomyopathy. J Cardiovasc Electrophysiol. 2020;31(8):2093-8.
28. Maron MS, Rowin EJ, Wessler BS, Mooney PJ, Fatima A, Patel P, et al. Enhanced American College of Cardiology/American Heart Association Strategy for Prevention of Sudden Cardiac Death in High-Risk Patients With Hypertrophic Cardiomyopathy. JAMA Cardiol. 2019;4(7):644-57.
29. Haghjoo M, Mohammadzadeh S, Taherpour M, Faghfurian B, Fazelifar AF, Alizadeh A, et al. ST-segment depression as a risk factor in hypertrophic cardiomyopathy. Europace. 2009;11(5):643-9.
30. Brignole M, Moya A, de Lange FJ, Deharo JC, Elliott PM, Fanciulli A, et al. 2018 ESC Guidelines for the diagnosis and management of syncope. Eur Heart J. 2018;39(21):1883-948.
31. Sakhi R, Huurman R, Theuns DAMJ, Schinkel AFL, Assaf A, Szili-Torok T, et al. Incremental Value of an Insertable Cardiac Monitor in Patients with Hypertrophic Cardiomyopathy with Low or Intermediate Risk for Sudden Cardiac Death. Cardiology. 2021;146(2):207-12.
32. Magnusson P, Mörner S. EvaLuation Using Cardiac Insertable Devices And TelephonE in Hypertrophic Cardiomyopathy (ELUCIDATE HCM): A prospective observational study on incidence of arrhythmias. J Cardiovasc Electrophysiol. 2021;32(1):129-35.
33. Towbin JA, McKenna WJ, Abrams DJ, Ackerman MJ, Calkins H, Darrieux FCC, et al. 2019 HRS expert consensus statement on evaluation, risk stratification, and management of arrhythmogenic cardiomyopathy. Heart Rhythm. 2019;16(11):e301-e72.
34. Marcus FI, McKenna WJ, Sherrill D, Basso C, Bauce B, Bluemke DA, et al. Diagnosis of arrhythmogenic right ventricular cardiomyopathy/dysplasia: proposed modification of the Task Force Criteria. Eur Heart J. 2010;31(7):806-14.

35. Gandjbakhch E, Redheuil A, Pousset F, Charron P, Frank R. Clinical Diagnosis, Imaging, and Genetics of Arrhythmogenic Right Ventricular Cardiomyopathy/Dysplasia: JACC State-of-the-Art Review. J Am Coll Cardiol. 2018;72(7):784-804.
36. Wang W, Cadrin-Tourigny J, Bhonsale A, Tichnell C, Murray B, Monfredi O, et al. Arrhythmic outcome of arrhythmogenic right ventricular cardiomyopathy patients without implantable defibrillators. J Cardiovasc Electrophysiol. 2018;29(10):1396-402.
37. Cadrin-Tourigny J, Bosman LP, Wang W, Tadros R, Bhonsale A, Bourfiss M, et al. Sudden Cardiac Death Prediction in Arrhythmogenic Right Ventricular Cardiomyopathy: A Multinational Collaboration. Circ Arrhythm Electrophysiol. 2021;14(1):e008509.
38. van Rijsingen IA, Arbustini E, Elliott PM, Mogensen J, Hermans-van Ast JF, van der Kooi AJ, et al. Risk factors for malignant ventricular arrhythmias in lamin a/c mutation carriers a European cohort study. J Am Coll Cardiol. 2012;59(5):493-500.

24

Variabilidade Espontânea das Arritmias Ventriculares e sua Interpretação Clínica

Dalmo Antonio Ribeiro Moreira

Introdução

A ectopias ventriculares são evento comum na prática clínica e afetam desde pacientes com coração normal[1,2] até indivíduos com os mais diferentes tipos de cardiopatias. Estudos clínicos demonstram que indivíduos com ectopias ventriculares apresentam maior risco de morte por todas as causas em comparação aos indivíduos com menor média horária de ectopias.[3] Na população geral, estudos que avaliaram a prevalência de ectopias ventriculares demonstraram que a taxa de mortalidade é maior, em comparação com aqueles sem arritmias ventriculares ou com baixa média horária desse distúrbio de ritmo cardíaco.[4] Esses achados foram posteriormente comprovados por metanálises incluindo grande quantidade de pacientes, tanto aqueles submetidos ao Holter de 24 horas[5] como naqueles com arritmias descobertas durante teste ergométrico.[6] Assim, esses achados poderiam indicar que as ectopias ventriculares podem ser uma causa de morte ou então um marcador de coração doente,[7] não identificado por outros métodos de investigação (como ecocardiograma ou ressonância magnética) e desse, modo seu tratamento deveria ser discutido.

Algumas pesquisas sugerem que a frequência e a gravidade das ectopias ventriculares podem estar associadas a um risco aumentado de *morte súbita cardíaca*, um modo de morte associada às arritmias ventriculares (contrariamente à mortalidade por todas as causas). No entanto, a correlação entre o número de ectopias e o risco de morte súbita cardíaca não é direta, e outros fatores, como a condição cardíaca subjacente, idade, sexo, tipo de cardiopatia, e o estado geral do paciente também desempenham um papel importante.[8,9] Um estudo clínico realizado em indivíduos no período pós-infarto do miocárdio, demonstrou que a taxa de morte em indivíduos com arritmias ventriculares caminha paralelamente com o grau de disfunção ventricular, ou seja, maior média arrítmica horária associada a pior fração de ejeção, maior a mortalidade. Nesse caso, a ectopia não seria um único fator, mas sua influência seria modulada pela fração de ejeção (Figura 24.1).[10]

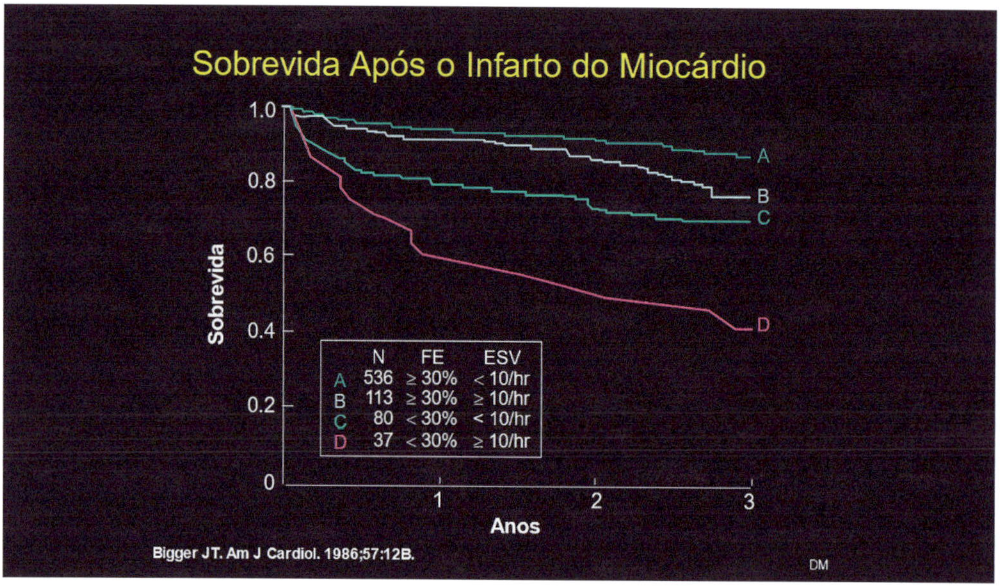

Figura 24.1. Sobrevida de pacientes no período pós-infarto do miocárdio de acordo com o número de ectopias ventriculares e o grau de disfunção ventricular determinada pela fração de ejeção. Observe que a mortalidade aumenta com maior taxa horaria de ectopias ventriculares e pior fração de ejeção (modificado de Bigger JT Jr).[10]

A importância das ectopias ventriculares como determinante de morte surgiu de observações em unidades coronárias na década de 1960, quando se notaram que pacientes internados que apresentavam taxas elevadas de ectopias ao eletrocardiograma ou ao monitor cardíaco, tinham mortalidade maior em comparação com outros sem essa condição.[11] Outros estudos clínicos, particularmente em coronariopatas, confirmaram essa associação[12,13] e, por essa razão, o tratamento dessas ectopias seria um fator determinante importante para que se revertesse aquela trajetória trágica. Entretanto, se a redução de ectopias ventriculares por meio de fármacos, nesses casos, poderia trazer algum benefício, ainda era questionado na prática clínica.

Nessa época ganhava impacto a utilização do Holter de 24 horas como forma, não somente de se estabelecer a correlação dos sintomas e achados eletrocardiográficos mas, também, como ferramenta para se comprovar a eficácia terapêutica de antiarrítmicos na abolição das ectopias ventriculares.[14] Desse modo alguns autores nas décadas de 1970 e 1980 defendiam que a redução das ectopias ventriculares, avaliadas por meio da monitorização eletrocardiográfica contínua de 24 h pelo sistema Holter,[14,15] seria um indicador de sucesso terapêutico e que deveria ser um método objetivo e menos empírico de se avaliar o prognóstico dos pacientes em vigência de terapia antiarrítmica. Um aspecto interessante sobre essa conduta, ela era defendida principalmente por um único grupo de especialistas.[15] Esse conceito foi logo desafiado por algumas publicações nas décadas de 1980 e 1990 que demonstraram que a abolição de arritmias ventriculares com fármacos não somente não reduz mortalidade mas, também, pode causar aumento do risco de efeitos pró-arrítmicos e de morte súbita.[16]

Estudos CAPS e CAST

Um conceito importante na abordagem das arritmias ventriculares é que o aumento da sua quantidade horária estaria associado a maior risco de morte, particularmente a morte súbita, conforme comentado anteriormente. Desse modo acreditava-se que a redução dessas ectopias poderia estar associada a melhora da sobrevida. Assim, uma relação de causa-efeito poderia ser demonstrada quando os pacientes eram submetidos a terapêutica com fármacos potentes na abolição de ectopias. O estudo CAPS (*Cardiac Arrhythmia Pilot Study*)[17] teve vários objetivos, dentre eles definir uma estratégia terapêutica que pudesse suprimir significativamente as arritmias ventriculares a uma taxa aceitável de efeitos adversos; determinar métodos eficientes para localização de pacientes com arritmias complexas; identificar métodos eficientes para avaliar a eficácia da terapêutica antiarrítmica; demonstrar a viabilidade de se recrutar pacientes e mantê-los por tratamento por um período de 1 ano. Esse estudo incluiu 502 pacientes randomizando aproximadamente 100 deles para cada um dos 5 grupos de tratamento, um deles utilizando placebo além de quatro outros utilizando a flecainida e encainida, etmosina e imipramina. Os fármacos com maiores propriedades antiarrítmicas (*PVC killers*) foram a flecainida e encainida. Os resultados do CAPS serviram de base para um estudo maior (CAST, *Cardiac Arrhythmia Supression Trial*)[16] no qual esses medicamentos, além da moricizina seriam empregados no tratamento de pacientes com arritmias ventriculares frequentes e, portanto, com maior risco de morte súbita. O objetivo era testar o conceito de que, reduzindo-se ectopias ventriculares, se reduziria o risco de morte súbita.

O estudo CAST, publicado no final dos anos 1980, demonstrou que o tratamento das ectopias ventriculares em indivíduos no período pós-infarto do miocárdio, associou-se a maior taxa de mortalidade, súbita (por arritmia), cardíaca (choque após infarto do miocárdio ou insuficiência cardíaca) e não cardíaca, em comparação com aqueles que fizeram apenas uso de placebo (Figura 24.2).[16] Isso ocorreu apesar da demonstração de significativa redução da média horária de ectopias ventriculares.

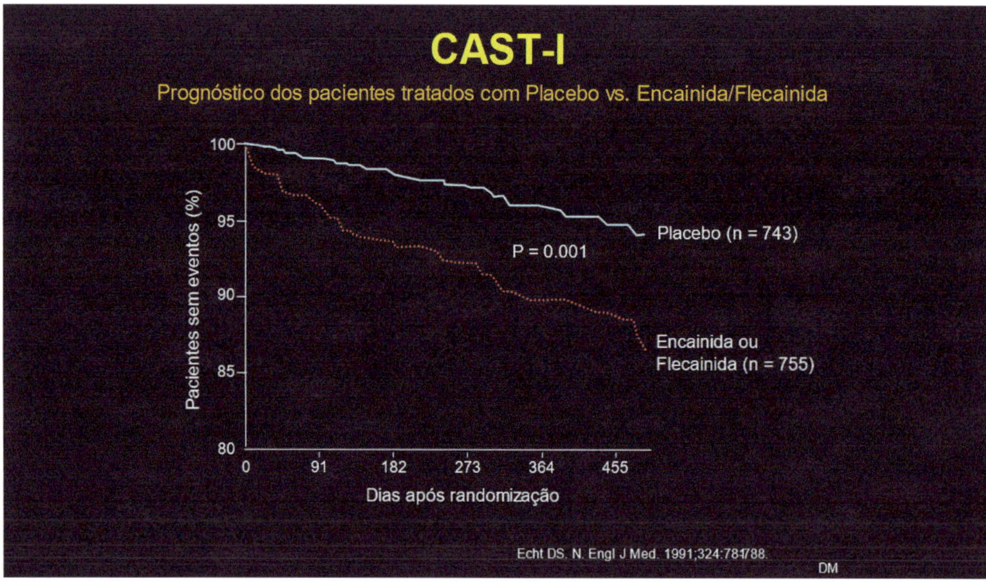

Figura 24.2. Resultados do estudo CAST. Fármacos antiarrítmicos potentes, como a flecainida e encainida estiveram associados à maior risco de morte em comparação aos indivíduos em uso de placebo (CAST).[16]

A flecainida e encainida causaram o dobro de morte na população tratada com relação aos pacientes que fizeram uso de placebo. Deve-se destacar que o estudo incluiu apenas pacientes no período pós-infarto do miocárdio, com ectopias ventriculares frequentes detectadas ao Holter de 24 horas. Muitos deles apresentavam graus variados de disfunção ventricular, caracterizada pela fração de ejeção (que variou entre 25% e 45%). Os autores acreditaram que tais fármacos causaram efeitos pró-arrítmicos os quais estiveram, muito provavelmente, relacionados com a morte daqueles pacientes. Tais efeitos poderiam se manifestar pelo aumento significativo do total de ectopias ventriculares, além de desencadeamento de novas taquicardias ventriculares não presentes antes do uso do fármaco. Um outro fator, o prolongamento do intervalo QT poderia causar taquicardias ventriculares polimórficas do tipo *torsades de pointes*, sendo uma alternativa para explicar aqueles resultados. Como a disfunção ventricular não foi um desfecho analisado nesse estudo, não se sabe o real impacto que esses medicamentos tiveram sobre a fração de ejeção já que, como comentado anteriormente, quando deprimida aumenta o risco de arritmias ventriculares complexas e potencialmente malignas.[10,18]

A maior mortalidade dos pacientes que utilizaram os fármacos antiarrítmicos causou grande surpresa na comunidade médica visto que, o conceito de que a abolição de ectopias estaria associada a maior taxa de sobrevida, fora derrubado pois a expectativa maior naquela época era exatamente o oposto. A partir da publicação do estudo CAST passou-se a recomendar o uso cauteloso dessa classe de medicamentos nos indivíduos com elevada densidade de ectopias ventriculares e com fração de injeção reduzida, particularmente os portadores de insuficiência coronária.

As ectopias ventriculares podem estar relacionadas com o desencadeamento de taquiarritmias ventriculares potencialmente malignas, quer as ectopias sejam desencadeadas por mecanismo reentrante, atividade deflagrada ou hiperautomatismo cardíaco.[2,19] Particularmente em condições nas quais os pacientes apresentam disfunção cardíaca secundária à miocardiopatia isquêmica, miocardiopatia dilatada ou hipertrófica, além da cardiopatia arritmogênica de ventrículo direito, a presença ectopias ventriculares com densidades acima 1.000 extrassístoles por dia é indicativo de risco maior cardiovascular e prognóstico mais sombrio.[20]

Na atualidade, a grande importância relacionada à presença de ectopias ventriculares diz respeito ao risco maior de alguns pacientes desenvolverem um quadro de taquicardiomiopatia. Nessa condição, inúmeros fatores podem estar presentes, mas o principal deles diz respeito à carga de ectopias, geralmente acima de 16% nas 24 horas.[21] Estudos clínicos demonstram que essas ectopias podem, a médio prazo, causar a disfunção contrátil miocárdica culminando em um quadro de insuficiência cardíaca e até morte.[22] Essa condição é reversível na dependência de alguns fatores, tais como a densidade arrítmica e o tempo de duração no qual o paciente ficou exposto a essa carga de ectopias. A diminuição ou abolição das ectopias pode reverter a disfunção cardíaca e restabelecer as condições clínicas normais. Os pacientes mais vulneráveis são particularmente mulheres jovens. Portanto, essa é uma situação na qual definitivamente a quantidade de ectopias influencia o diagnóstico e sua abolição ou redução pela terapia farmacológica ou invasiva utilizando cateteres, melhora o prognóstico dos pacientes acometidos. Por essa razão, a utilização de algum método que quantifique esse efeito seria um importante auxiliar do tratamento.

Variabilidade espontânea das ectopias ventriculares

A teoria que sugeriu que o tratamento das ectopias ventriculares reduzia o risco de morte foi derrubada pelos conceitos trazidos pelo estudo CAST. Entretanto, um fato adicional confirmou tal efeito, quando se demonstrou que as ectopias ventriculares apresentavam elevada variação espontânea nas 24 horas e, quando se comparavam gravações de Holters realizados em dias, semanas e até meses diferentes, a eventual redução das ectopias poderia mimetizar efeito benéfico de um antiarrítmico.[23-25] Em outras palavras, a redução do total de ectopias poderia não ser real, mas sim secundária ao fenômeno de variações espontâneas que as ectopias poderiam apresentar na sua média horária, sem causa aparente. Gravações de Holter de curta duração poderiam, claramente, serem menos efetivas na detecção da frequência e complexidade das ectopias ventriculares, como as formas acopladas e a taquicardia ventricular não sustentada. Vários estudos demonstram que gravações mais longas (uma semana, 10 dias) detectam muito maior carga de ectopias ventriculares (percentagem de ectopias com relação ao total de batimentos registrados no período gravado) do que as de menor duração.[26-28]

Uma outra condição que poderia explicar os resultados de variações das ectopias ventriculares após introdução de terapia farmacológica, estaria relacionada à potência dos antiarrítmicos. Muitos estudos foram realizados comparando-se a eficácia dessa classe de fármacos. O próprio estudo CAPS citado anteriormente[16] demonstrou essa diferença. Esse achado pode ter contribuído para ainda mais confundir a interpretação dos resultados observados pelo Holter com relação à terapia antiarrítmica. Além disso, mecanismos arritmogênicos que não sofrem efeitos dos antiarrítmicos poderia ser uma explicação adicional. Isso ocorreria em pacientes descompensados clinicamente, cujas arritmias podem ser causadas pela distensão ventricular ou até mesmo isquemia.

A abolição total de ectopias pelos medicamentos era uma condição difícil de se obter e, por essa razão, questionava-se qual seria a redução necessária dessas ectopias para ser considerada adequada para se demonstrar real eficácia do tratamento. Muitas publicações vieram a seguir, após a introdução de métodos estatísticos muitos complexos, para responder a essa pergunta, mas, não resistiram ao tempo.[23-25] Apesar de todo esse avanço, observou-se que as variações espontâneas continuavam ocorrendo apesar das fórmulas matemáticas. Fármacos potentes diminuíam as ectopias num segundo Holter, mas não tinham o mesmo sucesso num terceiro. Além disso, ficou claro que quanto mais gravações eram realizadas, menores as chances de o sucesso terapêutico ser alcançado. Por essa razão, do ponto de vista estatístico, não se poderia avaliar a eficácia antiarrítmica porque a variabilidade espontânea das ectopias seria um fenômeno natural, independente da potência dos medicamentos.[29]

Várias dúvidas devem ser consideradas quando se emprega um medicamento para reduzir ectopias. Em primeiro lugar é saber: reduzindo essas arritmias reduz-se também o risco de morte súbita? Os efeitos dos antiarrítmicos seriam diferentes na dependência do tipo de mecanismo arritmogênico envolvido (reentrada, atividade deflagrada, hiperautomatismo)? Há várias informações na literatura indicando que os betabloqueadores reduzem risco de morte e é sabido que não são verdadeiros antiarrítmicos.[30] Qual seria então o mecanismo de seu sucesso terapêutico: melhora da função ventricular; redução da isquemia miocárdica; melhor controle de fatores de risco pró-arritmogênicoscomo a hipertensão arterial; aumento do limiar para fibrilação ventricular graças a ação central de alguns betabloqueadores causando elevação da atividade vagal (como o succinato de metoprolol, por exemplo)? Neste último caso, um segundo conceito que explicaria a redução de mortalidade não seria a abolição de ectopias (ação antiarrítmica) mas sim, uma ação antifibrilatória. A amiodarona, o mais potente fármaco antiarrítmico, exerce a sua função baseado em vários mecanismos, tais como: ação betabloqueadora, antagonismo de canal de cálcio e prolongamento do potencial de ação, permitindo mais tempo para a entrada de cálcio na célula e reduzindo o seu efeito depressor sobre a função ventricular.[32] Metanálises publicadas indicam redução significativa da mortalidade súbita e total com este fármaco sem que necessariamente se considere ação antiarrítmica propriamente.[33,34]

Por fim deveríamos condenar o Holter por ser um procedimento não adequado para avaliar ação antiarrítmica de fármacos? dever-se-ia prolongar o tempo de monitorização por uma semana ou mais dias, para se ter uma melhor ideia da carga arrítmica do paciente e, a partir daí, concluir pelo sucesso terapêutico de medicamentos num segundo período de avaliação? Nessa última condição estudos clínicos têm demonstrado que essa conduta seria a mais racional para reduzir as arritmias ventriculares.[26-28] Particularmente em pacientes com ectopias ventriculares idiopáticas, associadas à quadros de taquicardiomiopatia, a monitorização prolongada pode fornecer informações mais objetivas para se avaliar a eficácia antiarrítmica. Nesse caso, a redução da carga de extrassístoles, após o tratamento, seria o resultado mais fidedigno da eficácia terapêutica. O resultado pode indicar sucesso terapêutico em casos de reduções de cargas arrítmicas, particularmente se essas estiverem acima de 5%.[28]

Conclusões

A avaliação do tratamento de arritmias ventriculares não tem a mesma base científica demonstrada para o tratamento de infecções, na qual um antibiograma orienta o médico escolher o melhor antibiótico. Esse fato se deve às múltiplas causas envolvidas na gênese das ectopias bem como, uma grande variedade de fatores que influencia o seu surgimento. A variabilidade espontânea das arritmias ventriculares é um fenômeno natural que dificulta a intepretação dos resultados de uma terapêutica antiarrítmica. Esse fato deve ser sempre considerado nessas situações. Devido à sua maior prevalência na prática clínica, as ectopias ventriculares idiopáticas estão associadas ao maior risco de taquicardiomiopatia e insuficiência cardíaca. Na atualidade se orienta a monitorização prolongada por 7 a 14 dias para ter um parâmetro de comparação numa segunda fase, após a introdução de um fármaco. Nas arritmias ventriculares secundárias às cardiopatias, isquêmica ou dilatada idiopática, associadas à disfunção ventricular,[18] a utilização de fármacos que melhoram o desempenho da função cardíaca tem demonstrado redução da mortalidade súbita, indicando que as arritmias potencialmente malignas seriam mais um marcador de maior risco de morte do que propriamente a sua causa. Assim o enfoque do tratamento seria outro. As condições adversas nessa condição podem ser revertidas por novos fármacos não antiarrítmicos atualmente empregados no tratamento da insuficiência cardíaca. A carga arrítmica documentada ao Holter poderia ser indicação da gravidade da doença, que seria amenizada com esses medicamentos, cujos efeitos seriam confirmados pela sua redução numa segunda gravação. Estudos clínicos apontam esses resultados iniciais.[35] A variabilidade espontânea nesses casos pode ser resultado do efeito parcial de fármacos em pacientes com descompensação hemodinâmica.

Referências bibliográficas

1. Lee V, Hemingway H, Harb R, Crake T, Lambiase P. The prognostic significance of premature ventricular complexes in adults without clinically apparent heart disease: a meta-analysis and systematic review. Heart 2012; 98: 1290-8.
2. Orini M, van Duijvenboden S, Young WJ, Ramírez J, Jones AR, Tinker A, et al. Premature atrial and ventricular contractions detected on wearable-format electrocardiograms and prediction of cardiovascular events. Eur Heart J Digit Health. 2023;4:112-8.
3. Nguyen KT, Vittinghoff E, Dewland TA, Dukes JW, Soliman EZ, Stein PK, et al. Ectopy on a Single 12-Lead ECG, incident cardiac myopathy, and death in the community. J Am Heart Assoc 2017; 6: e006028.
4. Sajadieh A, Nielsen OW, Rasmussen V, Hein HO, Frederiksen BS, Davanlou M, Hansen JF. Ventricular arrhythmias and risk of death and acute myocardial infarction in apparently healthy subjects of age >or=55 years. Am J Cardiol. 2006;97:1351-7.
5. Ataklte F, Erqou S, Laukkanen J, Kaptoge S. Meta-analysis of ventricular premature complexes and their relation to cardiac mortality in general populations. Am J Cardiol. 2013;112:1263-70.
6. Kim J, Kwon M, Chang J, Harris D, Gerson MC, Hwang SS, Oh SW. Meta-Analysis of Prognostic Implications of Exercise-Induced Ventricular Premature Complexes in the General Population. Am J Cardiol. 2016;118:725-32.
7. Kennedy HL, Pescarmona JE, Bouchard RJ, Goldberg RJ, Caralis DG. Objective evidence of occult myocardial dysfunction in patients with frequent ventricular ectopy without clinically apparent heart disease. Am Heart J. 1982;104:57-65.
8. Jazayeri MA, Emert MP. Sudden Cardiac Death: Who Is at Risk? Med Clin North Am. 2019;103:913-30.
9. Myerburg RJ, Kessler KM, Bassett AL, Castellanos A. A biological approach to sudden cardiac death: structure, function and cause. Am J Cardiol. 1989;63:1512-6.
10. Bigger JT Jr. Relation between left ventricular dysfunction and ventricular arrhythmias after myocardial infarction. Am J Cardiol. 1986;57:8B-14B.
11. Lown B, Wolf M: Approaches to sudden death from coronary heart disease. Circulation 1971;44:130-42.
12. Ruberman W, Weinblatt E, Goldberg JD, Frank CW, Shapiro S: Ventricular premature beats and mortality after myocardial infarction. N Engi J Med 1977;297:750-7.
13. Moss AJ, Davis HT, DeCamilla J, Bayer LW: Ventricular ectopic beats and their relation to sudden and nonsudden cardiac death after myocardial infarction. Circulation 1979;60:998-1003.
14. Harrison DC, Fitzgerald JW, Winkle RA: Ambulatory electrocardiography for diagnosis and treatment of cardiac arrhythmias. N Engi J Med 1976;294:373-80.
15. Graboys TB, Lown B, Podrid PJ, DeSilva R. Long-term survival of patients with malignant ventricular arrhythmias treated with antiarrhythmic drugs. Am J Cardiol 1982;50:437-43.
16. CAST Investigators: Preliminary report: Effect of encainide and flecainide on mortality in a randomized trial of arrhythmia suppression after myocardial infarction. N Engl J Med 1989;321:406-12.
17. The Cardiac Arrhythmia Pilot Study. The CAPS investigators. Am J Cardiol. 1986;57:91-5.
18. Baysal E, Uslu A, Kup A, Saygi M, Doğan R, Pay L, et al. The value of NT-pro-brain natriuretic peptide and left ventricular ejection fraction for prediction of premature ventricular complexes burden. Eur Rev Med Pharmacol Sci. 2023;27:2377-84.
19. Marcus GM. Evaluation and Management of Premature Ventricular Complexes. Circulation 2020;141: 1404-18.
20. Lee PT, Huang TC, Huang MH, Hsu LW, Su PF, Liu YW, Hung MH, Liu PY. The Burden of Ventricular Premature Complex Is Associated With Cardiovascular Mortality. Front Cardiovasc Med. 2022 Feb 3;8:797976.
21. Hasdemir C, Ulucan C, Yavuzgil O, Yuksel A, Kartal Y, Simsek E, et al. Tachycardia-induced cardiomyopathy in patients with idiopathic ventricular arrhythmias: the incidence, clinical and electrophysiologic characteristics, and the predictors. J Cardiovasc Electrophysiol. 2011;22:663-8.
22. Dukes JW, Dewland TA, Vittinghoff E, Mandyam MC, Heckbert SR, Siscovick DS, et al. Ventricular ectopy as a predictor of heart failure and death. J Am Coll Cardiol 2015; 66: 101-9.
23. Morganroth J, Michelson EL, Horowitz LN, Josephson ME,Pearlman AS, Dunkman WB: Limitations of routine long-term electrocardiographic monitoring to assess ventricular ectopic frequency. Circulation 1978;58:408-14.
24. Winkle RA: Antiarrhythmic drug effect mimicked by spontaneous variability of ventricular ectopy. Circulation 1978;57:1116-21.
25. Michelson EL, Morganroth J: Spontaneous variability of complex ventricular arrhythmias detected by long-term electrocardiographic recording. Circulation 1980;61:690-5.
26. Loring Z, Hanna P, Pellegrini CN. Longer Ambulatory ECG Monitoring Increases Identification of Clinically Significant Ectopy. Pacing Clin Electrophysiol. 2016;39:592-7.
27. Hsia BC, Greige N, Patel SK, Clark RM, Ferrick KJ, Fisher JD, et al. Determining the optimal duration for premature ventricular contraction monitoring. Heart Rhythm. 2020;17:2119-25.
28. Mullis AH, Ayoub K, Shah J, Butt M, Suffredini J, Czarapata M, et al. Fluctuations in premature ventricular contraction burden can affect medical assessment and management. Heart Rhythm. 2019;16:1570-4.

29. Anderson JL, Anastasiou-Nana MI, Menlove RL, Moreno FL,Nanas JN, Barker AH: Spontaneous variability in ventricularectopic activity during chronic antiarrhythmic therapy. Circulation1990;82:830-40.
30. Boriani G, Valzania C, Diemberger I, Biffi M, Martignani C, Bertini M, et al. Potential of non-antiarrhythmic drugs to provide an innovative upstream approach to the pharmacological prevention of sudden cardiac death. Expert Opin Investig Drugs. 2007;16:605-23.
31. Gorre F, Vandekerckhove H. Beta-blockers: focus on mechanism of action. Which beta-blocker, when and why? Acta Cardiol. 2010 Oct;65(5):565-70.
32. Hamilton D Sr, Nandkeolyar S, Lan H, Desai P, Evans J, Hauschild C, et al. Amiodarone: A Comprehensive Guide for Clinicians. Am J Cardiovasc Drugs. 2020;20:549-55.
33. Piccini JP, Berger JS, O'Connor CM. Amiodarone for the prevention of sudden cardiac death: a meta-analysis of randomized controlled trials. Eur Heart J. 2009;30:1245-53.
34. Claro JC, Candia R, Rada G, Baraona F, Larrondo F, Letelier LM. Amiodarone versus other pharmacological interventions for prevention of sudden cardiac death. Cochrane Database Syst Rev. 2015; 8;2015(12):CD008093.
35. Mujadzic H, Prousi GS, Napier R, Siddique S, Zaman N. The Impact of Angiotensin Receptor-Neprilysin Inhibitors on Arrhythmias in Patients with Heart Failure: A Systematic Review and Meta-analysis. J Innov Card Rhythm Manag. 2022;13:5164-75.

Índice Remissivo

A

B

C

D

E

F

G

H

I

J

L

M

N

O

P

R

S

T

V

SÉRIE
OS 100 *TRIALS* QUE MUDARAM A HISTÓRIA

OS 100 *TRIALS* QUE MUDARAM A HISTÓRIA DA ONCOLOGIA

São Paulo
2021

Produção editorial e capa: *Villa d'Artes Soluções Gráficas*
Revisão: *Ligia Alves*
Imagens de capa e aberturas de capítulos: *Shutterstock*

Dados Internacionais de Catalogação na Publicação (CIP)
(Câmara Brasileira do Livro, SP, Brasil)

Os 100 Trials que mudaram a história da oncologia / Renata Rodrigues da Cunha Colombo Bonadio ...[et al.]. -- 1. ed. -- São Paulo : Editora dos Editores Eireli, 2021. -- (Série os 100 Trials que mudaram a história da oncologia / coordenação Brenno Rizerio Gomes, Vagner Madrini Junior, Thiago Luis Scudeler)
Outros autores: Guilherme Nader Marta, José Maurício Segundo Correia Mota, Gilberto de Castro Junior, Paulo Marcelo Gehm Hoff

Bibliografia
ISBN 978-65-86098-27-3

1. Câncer - Diagnóstico 2. Oncologia 3. Oncologia - Estudo de casos 4. Oncologia - História I. Bonadio, Renata Rodrigues da Cunha Colombo. II. II. Marta, Guilherme Nader. III. Mota, José Maurício Segundo Correia. IV. Castro Junior, Gilberto de V. Hoff, Paulo Marcelo Gehm. VI. Gomes, Brenno Rizerio VII. Madrini Junior, Vagner. VIII. Scudeler, Thiago Luis. IX. Série.

20-49890 CDD 616.9940981

Índices para catálogo sistemático:

1. Oncologia : Medicina : História 616.9940981

Maria Alice Ferreira - Bibliotecária - CRB-8/7964

Este livro foi criteriosamente selecionado e aprovado por um Editor científico da área em que se inclui. A ***Editora dos Editores*** assume o compromisso de delegar a decisão da publicação de seus livros a professores e formadores de opinião com notório saber em suas respectivas áreas de atuação profissional e acadêmica, sem a interferência de seus controladores e gestores, cujo objetivo é lhe entregar o melhor conteúdo para sua formação e atualização profissional.

Desejamos-lhe uma boa leitura!

eE
editora dos Editores

EDITORA DOS EDITORES
Rua Marquês de Itu, 408 — sala 104 — São Paulo/SP
CEP 01223-000
Rua Visconde de Pirajá, 547 — sala 1.121 — Rio de Janeiro/RJ
CEP 22410-900

+55 11 2538-3117
contato@editoradoseditores.com.br
www.editoradoseditores.com.br

Atendimento
eE
Interativo
(11) 98308-0227

EDITORES DA SÉRIE

Brenno Rizerio Gomes

Vagner Madrini Junior

Thiago Luis Scudeler

SÉRIE

OS 100 *TRIALS* QUE MUDARAM A HISTÓRIA

OS 100 *TRIALS* QUE MUDARAM A HISTÓRIA DA ONCOLOGIA

EDITORES DO VOLUME

Renata Rodrigues da Cunha Colombo Bonadio

Guilherme Nader Marta

José Maurício Segundo Correia Mota

Gilberto de Castro Junior

Paulo Marcelo Gehm Hoff

São Paulo

2021

Instituto do Câncer do Estado de São Paulo Octavio Frias de Oliveira

editora dos Editores

Conteúdo Original

Apresentação da série

A evolução da pesquisa clínica atravessa uma longa e fascinante jornada. Os avanços científicos há décadas alimentam o fértil campo acadêmico, que proporciona novas possibilidades de tratamento e intervenções com o objetivo de reduzir a morbimortalidade.

Os protagonistas de toda essa evolução, no cenário médico, são os *clinical trials*, que escrevem diariamente a história da medicina e alteram a história natural da doença.

Desde o primeiro ensaio clínico registrado de leguminosas nos tempos bíblicos até o primeiro ensaio clínico randomizado controlado de estreptomicina em 1946, a história dos *clinical trials* cobre uma ampla variedade de desafios – científicos, éticos e regulatórios.

Os 100 trials *que mudaram a história da oncologia* faz parte de uma série de livros idealizados pelos editores com o objetivo de reunir os principais artigos publicados dentro da oncologia e que compõem tudo o que entendemos por medicina baseada em evidência.

Os *trials* estão descritos de maneira objetiva, pragmática e concisa. Sempre que oportuno, uma contextualização com outros artigos contemporâneos e que trabalham o mesmo conceito é exposta na forma de tabela.

Este livro carrega o peso da evidência do que se aplica hoje em dia na oncologia e sem dúvida despertará o senso crítico do leitor para avaliar os riscos e benefícios de suas intervenções.

Os Editores da Série

Agradecimentos

Agradecemos a todos os pacientes que participaram e participam de estudos clínicos, os quais permitem o avanço do tratamento oncológico. Agradecemos a todos os pesquisadores das áreas básica, translacional e clínica, que persistem em seus esforços rumo a aprimorar o conhecimento e, assim, as estratégias preventivas e terapêuticas.

Agradecemos ao Instituto do Câncer do Estado de São Paulo (ICESP) e à Faculdade de Medicina do Estado de São Paulo (FMUSP) pelo papel tão importante na formação e/ou desenvolvimento acadêmico e científico dos autores envolvidos nesta obra.

Por fim, agradecemos às nossas famílias pela compreensão e pelo apoio diante de nossos sonhos e projetos.

Os autores

Prefácio

Múltiplos fatores contribuem para a complexidade da prevenção e do tratamento em Oncologia. Um pergunta frequente e, muitas vezes, geradora de angústia para pacientes e médicos é: "Qual o melhor tratamento para o meu tumor?". Na tomada de decisão e planejamento terapêutico são muitas as variáveis a serem consideradas. Nesse cenário, a aplicação de dados advindos da melhor evidência disponível na literatura médica é absolutamente necessária e recomendável. O aumento expressivo da eficácia do tratamento oncológico ocorreu justamente graças a avanços nas áreas de prevenção, ao diagnóstico precoce e à integração entre modalidades terapêuticas locais e sistêmicas.

Nos primórdios, a base da evolução da Oncologia – da Medicina como um todo – foram a observação e a experimentação empírica pouco estruturada, em sequências de tentativas, erros e acertos, que paulatinamente modificaram a prática. O final do século XIX testemunhou importantes avanços científicos na permanente luta da humanidade contra o câncer. Até então, o tratamento da doença se baseava em cirurgias mutilantes. Além do aperfeiçoamento das técnicas cirúrgicas, ocorreu desde então o desenvolvimento de outras modalidades de tratamento.

A possibilidade de se utilizar a radiação como modalidade terapêutica foi inaugurada pelos experimentos de Wilhelm Roentgen, que, em 1895, descobriu que os raios X podiam passar através de materiais impenetráveis à luz. Nos anos seguintes, o avanço nos conhecimentos na área impulsionados pelos trabalhos de Marie Curie e Pierre Curie levaram ao desenvolvimento da radioterapia por feixe externo, amplamente utilizada nos dias atuais. No mesmo período, em 1896, Thomas Beatson publicou um relato de três casos sugerindo que a remoção cirúrgica dos ovários poderia controlar o câncer de mama avançado, fundando as bases da hormonioterapia.

Já o desenvolvimento da quimioterapia contra o câncer foi diretamente impulsionado pelas guerras mundiais. Em 1917, o gás mostarda foi utilizado pelo exército germânico pela primeira vez, na famosa batalha de Ypres. Mas foi apenas em meados de 1940 que Louis Goodman e Alfred Gilman modificaram a estrutura do gás, desenvolvendo a mostarda nitrogenada. Pouco tempo depois, Steward Alexander detectou importante mielossupressão nos sobreviventes da explosão do SS John Harvey, um navio de guerra carregado com gás mostarda. A partir dessa observação,

Goodman e Gilman, em conjunto com Gustaf Lindskog, puderam demonstrar pela primeira vez o efeito antitumoral da mostarda nitrogenada em pacientes com linfomas em 1946.

Cabe ressaltar, ainda, o papel pioneiro de Sydney Farber no desenvolvimento dos análogos de folato. A partir da observação de que o uso de ácido fólico levava ao agravamento do quadro de pacientes com neoplasias hematológicas, Farber desenvolveu o racional para que, em 1948, fosse demonstrado que o uso de agentes antifolato poderia induzir remissão em pacientes com leucemias linfoides agudas. O impacto revolucionário dessas terapias para doenças desprovidas, até então, de tratamentos eficazes impulsionou as pesquisas que levaram ao desenvolvimento das diversas classes de agentes quimioterápicos nos anos seguintes.

Mais recentemente, os conhecimentos adquiridos a partir da caracterização molecular das neoplasias permitiram novas descobertas, inaugurando uma nova era na oncologia ao permitir a personalização dos tratamentos oncológicos. As terapias alvo, voltadas a alterações moleculares específicas de cada tumor, e a imunoterapia, que atua bloqueando mecanismos tumorais de evasão ao sistema imune, têm possibilitado aumentar o controle em longo prazo de diversas neoplasias, inclusive com aumento das chances de cura.

Nesta primeira edição do livro *OS 100 TRIALS QUE MUDARAM A HISTÓRIA DA ONCOLOGIA*, procuramos reunir estudos clínicos que modificaram a prática de alguma forma, que alteraram o paradigma do seu tempo e/ou que fizeram maior diferença diretamente na vida dos pacientes com câncer. Devemos, entretanto, ressaltar que esta não é uma lista exclusiva – muito mais estudos mudaram a história da Oncologia, talvez incontáveis. A bem da verdade, atualmente a Oncologia tem se modificado em tempo real, com novos estudos publicados constantemente.

Como profissionais de saúde, cientistas, pacientes ou familiares e amigos de pacientes, não podemos deixar de externar nossa gratidão a todos os sujeitos de pesquisa incluídos nesses estudos e por todo o esforço global na pesquisa em Oncologia, beneficiando milhões de pessoas por todo o mundo.

Os Editores

Sobre os Editores da série

Thiago Luis Scudeler

Cardiologista pelo Instituto do Coração do Hospital das Clínicas da Faculdade de Medicina da Universidade de São Paulo (InCor – HCFMUSP). Doutor em Ciências – Cardiologia pela Faculdade de Medicina da USP. Médico Assistente do Departamento de Emergência do InCor – HCFMUSP. Professor Colaborador da Faculdade de Medicina da USP. Editor do aplicativo CardioTrials.

Brenno Rizerio Gomes

Cardiologista pelo Instituto do Coração do Hospital das Clínicas da Faculdade de Medicina da Universidade de São Paulo (InCor – HCFMUSP). Médico Assistente do Núcleo de Insuficiência Cardíaca do InCor – HCFMUSP. Editor do aplicativo CardioTrials.

Vagner Madrini Junior

Cardiologista pelo Instituto do Coração do Hospital das Clínicas da Faculdade de Medicina da Universidade de São Paulo (InCor – HCFMUSP). Médico Assistente da Unidade de Miocardiopatias e Doenças da Aorta do InCor – HCFMUSP. Editor do aplicativo CardioTrials.

Editores do volume

Renata Rodrigues da Cunha Colombo Bonadio

- Oncologista Clínica pelo Instituto do Câncer do Estado de São Paulo (ICESP), Faculdade de Medicina da Universidade de São Paulo (FMUSP).
- Preceptora (2019-2020) e Médica Assistente da Oncologia Clínica do ICESP, FMUSP.
- Oncologista Clínica da Rede D'Or – São Paulo, SP.

Guilherme Nader Marta

- Oncologista Clínico pelo Instituto do Câncer do Estado de São Paulo (ICESP), Faculdade de Medicina da Universidade de São Paulo (FMUSP).
- Médico Assistente da Oncologia Clínica do ICESP, FMUSP.
- Oncologista Clínico da Rede D'Or – São Paulo, SP.

José Maurício Segundo Correia Mota

- Oncologista Clínico pelo Instituto do Câncer do Estado de São Paulo (ICESP), Faculdade de Medicina da Universidade de São Paulo (FMUSP), com Doutorado em Oncologia (Faculdade de Medicina de Ribeirão Preto/USP) e especialista em tumores genitourinários (*Memorial Sloan Kettering Cancer Center*).
- Chefe do Grupo de Tumores Genitourinários do ICESP, FMUSP.
- Oncologista Clínico da Rede D'Or – São Paulo, SP.

Gilberto de Castro Junior

- Professor Doutor da Disciplina de Oncologia Clínica da Faculdade de Medicina da Universidade de São Paulo (FMUSP).
- Médico do Serviço de Oncologia Clínica do Instituto do Câncer do Estado de São Paulo (ICESP), onde chefia o Grupo de Oncologia Torácica e Cabeça & Pescoço.
- Médico do Centro de Oncologia do Hospital Sírio-Libanês – São Paulo, SP.

Paulo Marcelo Gehm Hoff

- Professor Titular da Disciplina de Oncologia Clínica do Departamento de Radiologia e Oncologia da Faculdade de Medicina da Universidade de São Paulo (FMUSP).
- Diretor-geral do Instituto do Câncer do Estado de São Paulo – Octávio Frias de Oliveira (ICESP)
- Presidente da Oncologia D'Or.

Coeditores

Daniel Fernandes Saragiotto

- Médico Assistente da Oncologia Clínica do Instituto do Câncer do Estado de São Paulo (ICESP), Faculdade de Medicina da Universidade de São Paulo (FMUSP).
- Vice-coordenador da Residência Médica em Oncologia Clínica da FMUSP.
- Oncologista Clínico da Rede D'Or – São Paulo, SP.

Guilherme Fialho de Freitas

- Oncologista Clínico pelo Instituto do Câncer do Estado de São Paulo (ICESP), Faculdade de Medicina da Universidade de São Paulo (FMUSP).
- Preceptor da Oncologia Clínica do ICESP, FMUSP (2020).
- Oncologista Clínico da Rede D'Or – São Paulo, SP.

Guilherme Harada

- Oncologista Clínico pelo Instituto do Câncer do Estado de São Paulo (ICESP), Faculdade de Medicina da Universidade de São Paulo (FMUSP).
- Preceptor da Oncologia Clínica do Hospital Sírio-Libanês – São Paulo (2019-2020).
- Oncologista Clínico do Hospital Sírio-Libanês – São Paulo, SP.

Karolina Cayres Alvino Macedo

- Oncologista Clínica pelo Instituto do Câncer do Estado de São Paulo (ICESP), Faculdade de Medicina da Universidade de São Paulo (FMUSP).
- Oncologista Clínica do Núcleo de Oncologia da Bahia (NOB), Oncoclínicas.

Laura Testa

- Médica Assistente da Oncologia Clínica do Instituto do Câncer do Estado de São Paulo (ICESP), Faculdade de Medicina da Universidade de São Paulo (FMUSP).
- Chefe do Grupo de Mama do ICESP, FMUSP.
- Oncologista Clínica da Rede D'Or – São Paulo, SP.

Maria Del Pilar Estevez Diz

- Livre-Docente pela Oncologia e Professora Colaboradora da Oncologia da Faculdade de Medicina da Universidade de São Paulo (FMUSP).
- Médica do Serviço de Oncologia Clínica do Instituto do Câncer do Estado de São Paulo (ICESP), onde é Coordenadora de Corpo Clínico e Coordenadora da Oncologia Clínica.
- Oncologista Clínica da Rede D'Or – São Paulo, SP.

Maria Ignez Freitas Melro Braghiroli

- Médica Assistente da Oncologia Clínica do Instituto do Câncer do Estado de São Paulo (ICESP), Faculdade de Medicina da Universidade de São Paulo (FMUSP).
- Oncologista Clínica da Rede D'Or – São Paulo, SP.

Marília Polo Minguete e Silva

- Oncologista Clínica pelo Instituto do Câncer do Estado de São Paulo (ICESP), Faculdade de Medicina da Universidade de São Paulo (FMUSP).
- Preceptora da Oncologia Clínica do ICESP, FMUSP (2020).
- Oncologista Clínica da Rede D'Or – São Paulo, SP.

Mirella Nardo

- Oncologista Clínica pelo Instituto do Câncer da Estado de São Paulo (ICESP), Faculdade de Medicina da Universidade de São Paulo (FMUSP).
- Médica Assistente da Oncologia Clínica do ICESP, FMUSP.
- Oncologista Clínica da Rede D'Or – São Paulo, SP.

Vitor Fiorin de Vasconcellos

- Oncologista Clínico pelo Instituto do Câncer da Estado de São Paulo (ICESP), Faculdade de Medicina da Universidade de São Paulo (FMUSP).
- Doutorado em curso pelo ICESP, FMUSP.
- Oncologista Clínico da Rede Meridional, Medquimheo e Hospital Santa Casa de Misericórdia de Vitória, ES.

Abreviaturas

5-FU	–	5-Fluorouracil
BLS	–	biopsia de linfonodo sentinela
CALGB	–	*Cancer and Leukemia Group B*
CDK	–	quinase dependente de ciclina
Cl Cr	–	*clearance* de creatinina
CPNPC	–	câncer de pulmão não pequenas células
CPPC	–	câncer de pulmão de pequenas células
CPRC	–	câncer de próstata resistente à castração
EA	–	esvaziamento axilar
ECOG-PS	–	*Eastern Cooperative Oncology Group performance status*
EGFR	–	*Epithelial Growth Factor Receptor*
EORTC	–	*European Organisation for Research and Treatment of Cancer*
ETM	–	excisão total do mesorreto
G	–	grau
GOG	–	*Gynecologic Oncology Group*
HER2	–	*Human* Epidermal growth factor Receptor 2
HPV	–	*Human Papiloma Virus*
HR	–	*hazard ratio*
IC 95%	–	intervalo de confiança de 95%
INT	–	*Intergroup*
ITT	–	intenção de tratar
KPS	–	Karnofsky *performance status*
NA	–	não atingida
NCCTG	–	*North Central Cancer Treatment Group*
NSABP	–	*National Surgical Adjuvant Breast and Bowel Project*
OR	–	*odds ratio*
PP	–	por protocolo
PSA	–	antígeno prostático específico
PSOF	–	pesquisa de sangue oculto nas fezes
QRT	–	quimiorradioterapia
QT	–	quimioterapia
RDT/RT	–	radioterapia
RE	–	receptor de estrógeno
RECIST	–	*response evaluation criteria in solid tumors*
RR	–	risco relativo
RS	–	*recurrence score*
RTOG	–	*Radiation Therapy Oncology Group*
SG (*OS*)	–	sobrevida global (*overall survival*)
SLD	–	sobrevida livre de doença
SLP (*PFS*)	–	sobrevida livre de progressão (*progression-free survival*)
SLR	–	sobrevida livre de recidiva
SNC	–	sistema nervoso central
SOC	–	*standard of care*
SWOG	–	*Southwest Oncology Group*
TDA	–	terapia de deprivação androgênica
TKI	–	inibidor de tirosina quinase
TNM	–	*tumor, node, metastasis*
TR (*ORR*)	–	taxa de resposta (*overall response rate*)
TSH	–	hormônio tireoestimulante
VEGFR	–	*Vascular Endothelial Growth Factor Receptor*
WHO	–	*World Health Organization*

Acrônimos

Acrônimo	Estudo
ABC 02	*Advanced Biliary Cancer 02*
ACCORD 11	*Actions Concertées dans les Cancers Colo-Rectaux et Digestifs*
ACT I	*Anal Cancer Trial*
AFFIRM	*A Study Evaluating the Efficacy and Safety of the Investigational Drug MDV3100 (Enzalutamide)*
ALYMPCA	*ALpharadin in SYMPtomatic Prostate CAncer*
BC	*Bladder Cancer 2001*
BOLERO 2	*Breast Cancer Trials of Oral Everolimus-2*
BOND	*Bowel Oncology with Cetuximab Antibody*
BRIM3	*BRAF Inhibitors in Melanoma 3*
CHAARTED	*ChemoHormonal Therapy Versus Androgen Ablation Randomized Trial for Extensive Disease in Prostate Cancer*
Checkmate	*CHECKpoint Pathway and nivoluMAb Clinical Trial Evaluation*
CLEOPATRA	*CLinical Evaluation Of Pertuzumab And TRAstuzumab*
COMBI-d	*Combined BRAF and MEK inhibition versus BRAF inhibition alone in melanoma*
COU-AA-301	*Abiraterone Acetate for treatment of metastatic castration-resistant prostate cancer*
CROSS	*Chemoradiotherapy for Oesophageal Cancer Followed by Surgery Study*
DECISION	*stuDy of sorafEnib in loCally advanced or metastatIc patientS with radioactive Iodine refractory thyrOid caNcer*
ESPAC 1	*European Study Group for Pancreatic Cancer*
EXTREME	*Erbitux in First-Line Treatment of Recurrent or Metastatic Head and Neck Cancer*
FUTURE II	*Females United to Unilaterally Reduce Endo/Ectocervical Disease*
IALT	*International Adjuvant Lung Cancer Trial*
IDEA	*The International Duration Evaluation of Adjuvant Therapy*
IPASS	*Iressa Pan-Asia Study*
KATHERINE	*A Study of Trastuzumab Emtansine Versus Trastuzumab as Adjuvant Therapy in Patients With HER2-Positive Breast Cancer Who Have Residual Tumor in the Breast or Axillary Lymph Nodes Following Preoperative Therapy*
MAGIC	*Medical Research Council Adjuvant Gastric Infusional Chemotherapy*
MOSAIC	*Multicenter International Study of Oxaliplatin/ 5-Fluorouracil/ Leucovorin in the Adjuvant Treatment of Colon Cancer*

Acrônimo	Estudo
NLST	*National Lung Screening Trial*
PACIFIC	*A Phase III, Randomised, Double-blind, Placebo-controlled, Multi-centre, International Study of MEDI4736 as Sequential Therapy in Patients with Locally Advanced, Unresectable Non-Small Cell Lung Cancer (Stage III) Who Have Not Progressed Following Definitive, Platinum-based, Concurrent Chemoradiation Therapy*
PALOMA-2	*Palbociclib: Ongoing Trials in the Management of Breast Cancer-2*
PROMID	*Placebo-Controlled, Double-Blind, Prospective, Randomized Study on the Effect of Octreotide LAR in the Control of Tumor Growth in Patients with Metastatic Neuroendocrine Midgut Tumors*
SHARP	*The Sorafenib Hepatocarcinoma Assessment Randomized Protocol*
STAMPEDE	*Systemic Therapy in Advancing or Metastatic Prostate Cancer: Evaluation of Drug Efficacy*
TAILORx	*Trial Assigning Individualized Options for Treatment*
TAX 327	*Docetaxel plus Prednisone or Mitoxantrone plus Prednisone for Advanced Prostate Cancer*

Sumário

Seção II

Câncer de pulmão

Seção III

Câncer de cabeça e pescoço

Seção IV

Câncer geniturinário

Seção V

Câncer de mama

Seção VI

Câncer ginecológico

Seção VII

Sistema nervoso central

Seção VIII

Sarcoma

Seção IX

Melanoma

Seção X

Agnósticos

Seção XI

Suporte

Seção I

A oncologia gastrointestinal abrange um grupo heterogêneo de neoplasias originadas do trato digestivo. O câncer colorretal é o segundo tipo de câncer mais incidente entre homens e mulheres no Brasil. Trata-se de uma doença potencialmente letal cujo desenvolvimento está associado a fatores genéticos e ambientais e que pode ser prevenida por meio de programas de rastreamento específicos. A combinação dos avanços nas terapias locais e sistêmicas para o câncer colorretal levou a uma importante quebra de paradigma na oncologia: a possibilidade de cura de alguns pacientes com doença metastática. O profundo ganho de conhecimento sobre a biologia das doenças nas últimas décadas também levou a melhorias expressivas na sobrevida de pacientes com neoplasias de esôfago, estômago, fígado e pâncreas, em especial com a incorporação de terapias alvo e da imunoterapia. Finalmente, cabe ressaltar que os tumores gastrointestinais representam um protótipo das doenças cujo manejo deve ser realizado, sempre que possível, de forma multidisciplinar, uma vez que os avanços importantes nos desfechos clínicos dos pacientes só foram possíveis por meio de combinações de modalidades de tratamento cirúrgico, sistêmico e radioterápico.

TUMORES GASTROINTESTINAIS

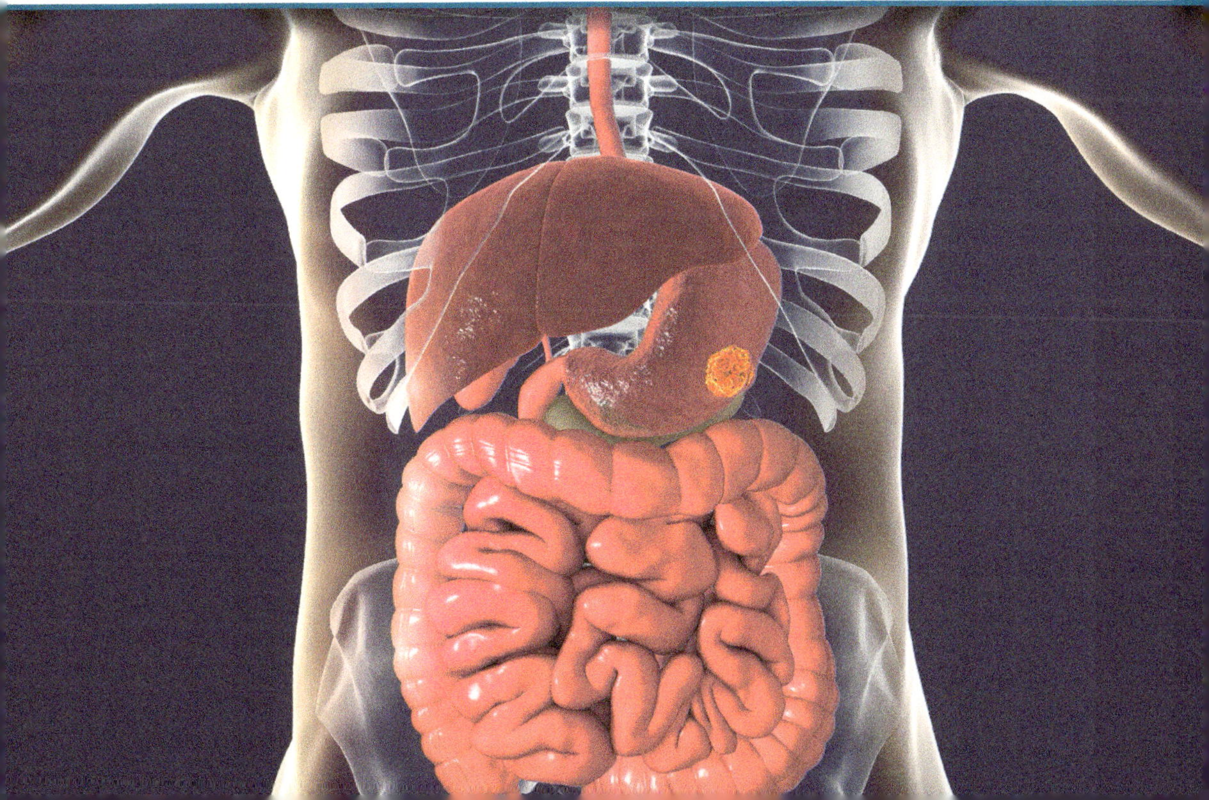

Tumores gastrointestinais – colorretal

CRONOLOGIA DOS *TRIALS* EM CÂNCER COLORRETAL

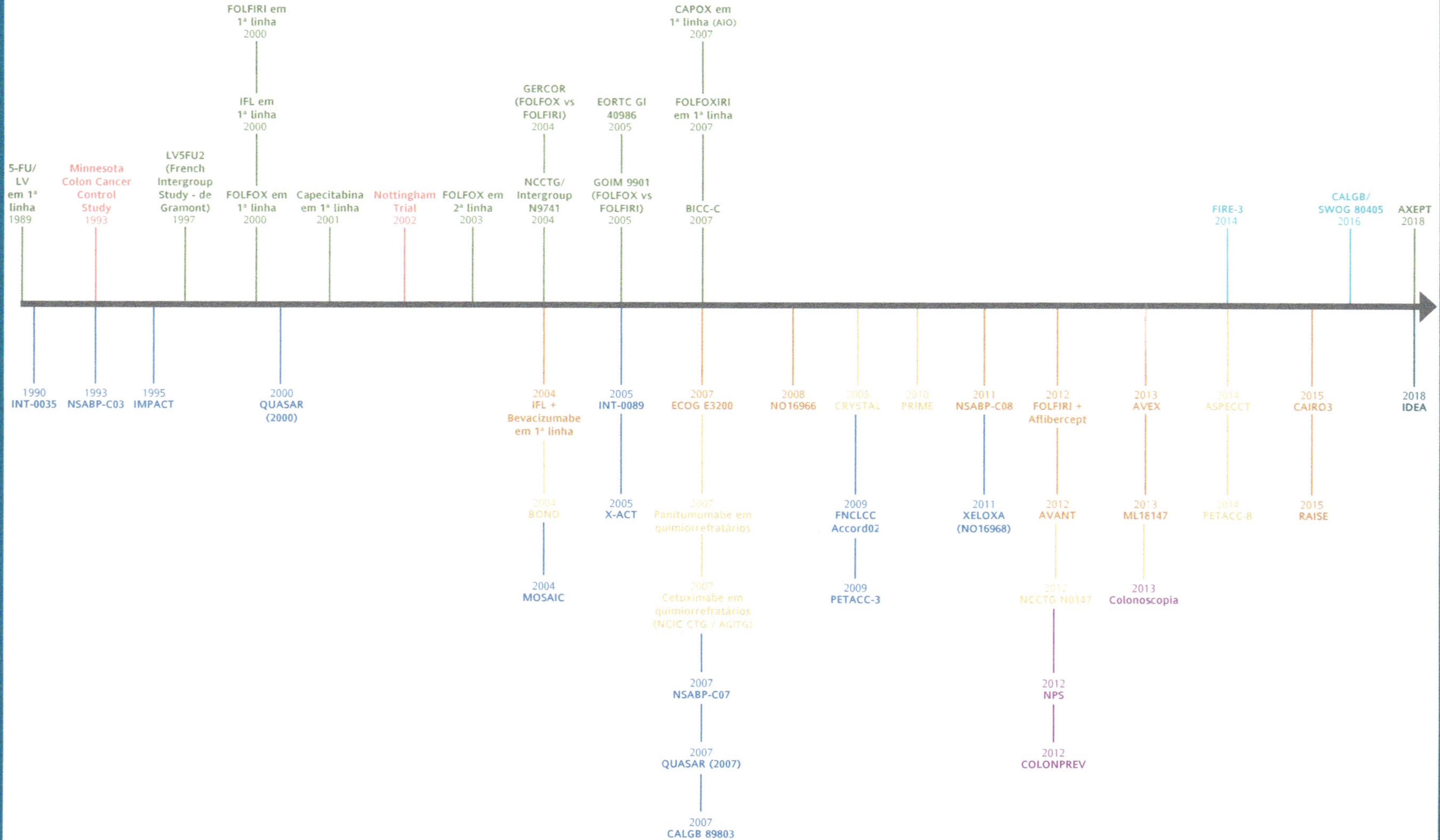

ANO	ESTUDO	TEMA
1989	5-FU/LV em 1ª linha	1ª linha - Doença metastática/recidivada
1990	INT-0035	Quimioterapia adjuvante
1993	NSABP-C03	Quimioterapia adjuvante
1993	Minnesota Colon Cancer Control Study	Rastreamento
1995	IMPACT	Quimioterapia adjuvante
1997	LV5FU2 (French Intergroup Study - de Gramont)	1ª linha - Doença metastática/recidivada
1998	Irinotecano em 2ª linha	2ª linha - Doença metastática/recidivada
2000	FOLFOX em 1ª linha	1ª linha - Doença metastática/recidivada
2000	IFL em 1ª linha	1ª linha - Doença metastática/recidivada
2000	FOLFIRI em 1ª linha	1ª linha - Doença metastática/recidivada
2000	QUASAR (2000)	Quimioterapia adjuvante
2001	Capecitabina em 1ª linha	1ª linha - Doença metastática/recidivada
2002	Nottingham Trial	Rastreamento
2003	FOLFOX em 2ª linha	2ª linha - Doença metastática/recidivada
2004	NCCTG/Intergroup N9741	1ª linha - Doença metastática/recidivada
2004	GERCOR (FOLFOX vs FOLFIRI)	1ª linha - Doença metastática/recidivada
2004	IFL + Bevacizumabe em 1ª linha	Antiangiogênicos
2004	BOND	Anticorpos monoclonais antiEGFR
2004	MOSAIC	Quimioterapia adjuvante
2005	GOIM 9901 (FOLFOX vs FOLFIRI)	1ª linha - Doença metastática/recidivada
2005	EORTC GI 40986	1ª linha - Doença metastática/recidivada
2005	INT-0089	Quimioterapia adjuvante
2005	X-ACT	Quimioterapia adjuvante
2007	BICC-C	1ª linha - Doença metastática/recidivada
2007	FOLFOXIRI em 1ª linha	1ª linha - Doença metastática/recidivada
2007	CAPOX em 1ª linha (AIO)	1ª linha - Doença metastática/recidivada
2007	ECOG E3200	Antiangiogênicos
2007	Panitumumabe em quimiorrefratários	Anticorpos monoclonais antiEGFR
2007	Cetuximabe em quimiorrefratários (NCIC CTG / AGITG)	Anticorpos monoclonais antiEGFR

ANO	ESTUDO	TEMA
2007	NSABP-C07	Quimioterapia adjuvante
2007	QUASAR (2007)	Quimioterapia adjuvante
2007	CALGB 89803	Quimioterapia adjuvante
2008	NO16966	Antiangiogênicos
2009	CRYSTAL	Anticorpos monoclonais antiEGFR
2009	FNCLCC Accord02	Quimioterapia adjuvante
2009	PETACC-3	Quimioterapia adjuvante
2010	PRIME	Anticorpos monoclonais antiEGFR
2011	NSABP-C08	Antiangiogênicos
2011	XELOXA (NO16968)	Quimioterapia adjuvante
2012	FOLFIRI + Aflibercept	Antiangiogênicos
2012	AVANT	Antiangiogênicos
2012	NCCTG N0147	Anticorpos monoclonais antiEGFR
2012	NPS	Rastreamento
2012	COLONPREV	Rastreamento
2013	AVEX	Antiangiogênicos
2013	ML18147	Antiangiogênicos
2013	Colonoscopia	Rastreamento
2014	FIRE-3	Antiangiogênicos / Anticorpos monoclonais antiEGFR
2014	ASPECCT	Anticorpos monoclonais antiEGFR
2014	PETACC-8	Anticorpos monoclonais antiEGFR
2015	CAIRO3	Antiangiogênicos
2015	RAISE	Antiangiogênicos
2016	CALGB/SWOG 80405	Antiangiogênicos / Anticorpos monoclonais antiEGFR
2018	AXEPT	2ª linha - Doença metastática/recidivada
2018	IDEA	Quimioterapia adjuvante

CRONOLOGIA DOS *TRIALS* EM CÂNCER DE RETO

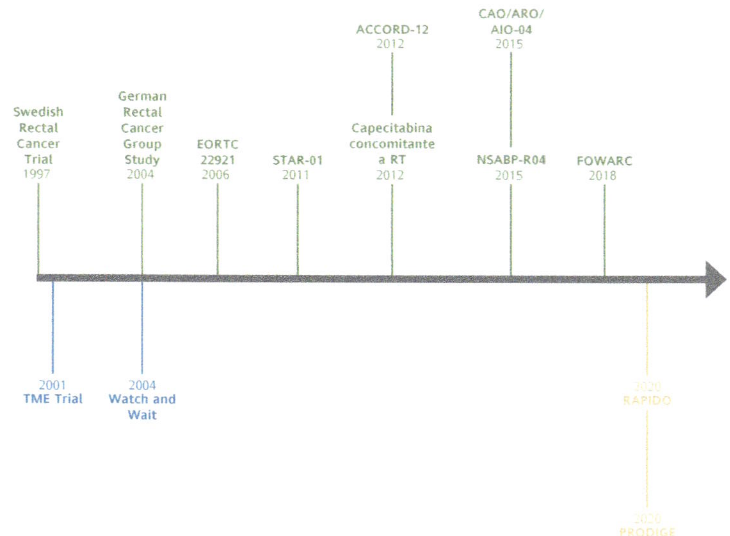

ANO	ESTUDO	TEMA
1997	Swedish Rectal Cancer Trial	Radioterapia/ Quimiorradioterapia
2001	TME Trial	Cirurgia
2004	German Rectal Cancer Group Study	Radioterapia/ Quimiorradioterapia
2004	Watch and Wait	Cirurgia
2006	EORTC 22921	Radioterapia/ Quimiorradioterapia
2011	STAR-01	Radioterapia/ Quimiorradioterapia
2012	Capecitabina concomitante a RT	Radioterapia/ Quimiorradioterapia
2012	ACCORD-12	Radioterapia/ Quimiorradioterapia
2015	NSABP-R04	Radioterapia/ Quimiorradioterapia
2015	CAO/ARO/AIO-04	Radioterapia/ Quimiorradioterapia
2018	FOWARC	Radioterapia/ Quimiorradioterapia
2020	RAPIDO	Terapia neoadjuvante total
2020	PRODIGE	Terapia neoadjuvante total

Estudo

INT-0035

Título	Levamisol e fluorouracil no tratamento adjuvante do carcinoma de cólon ressecado.

Revista: The New England Journal of Medicine.

Data da publicação: Fevereiro de 1990.

Objetivo: Avaliar a eficácia do 5-fluorouracil e levamisol no tratamento adjuvante do câncer de cólon (estádios "Dukes" B2 e C).

Grupos de comparação

Estádio "Dukes C" (atual estádio III pela AJCC).

- Levamisol + 5-fluorouracil (n = 304).
- Levamisol isolado (n = 310).
- Observação (n = 315).

Estádio "Dukes B2" (atual estádio II pela AJCC).*

*Dados publicados posteriormente (1995) no *Journal of Clinical Oncology* (1).

- Levamisol + 5-fluorouracil (n = 159).
- Observação (n = 159).

Métodos

- **Período de recrutamento dos pacientes:** 1984-1987.
- **Desenho do estudo:** Ensaio clínico de fase III, prospectivo randomizado, aberto, multicêntrico. As análises foram realizadas de acordo com o princípio de intenção de tratamento.

  Os pacientes foram divididos em dois grupos (de acordo com estadiamento Dukes, utilizado à época – B2 e C) e, a partir daí, randomizados para os braços de tratamento explicitados acima.

  Para o grupo "Dukes B2", calculou-se que, com um erro alfa bicaudado de 0,05 e um poder de 90% para detectar um HR de 2,0 (grupo controle em relação ao experimental), seriam necessários 150 pacientes em cada braço (total de 300). Já para o grupo "Dukes C", com um erro alfa bicaudado de 0,05 e um poder de 90% para detectar um HR de 1,35 (grupo controle em relação ao experimental), seriam necessários 300 pacientes em cada braço (total de 900).
- **Desfecho primário:** Sobrevida global.

- **Desfechos secundários:** Tempo para recorrência.
- **Seguimento:** 3 anos (mediana).
- **Pacientes recrutados:** N = 1.296.

Critérios de inclusão

- Ressecção em bloco potencialmente curativa de adenocarcinoma de cólon (sem evidência macroscópica ou microscópica de doença residual).
- Presença de um dos dois seguintes fatores de mau prognóstico: invasão se estendendo ao menos até a serosa ou tecido adiposo pericólico (estádio "B2") ou acometimento de linfonodos regionais (estádio "C").
- Cirurgia realizada 1-5 semanas antes da entrada no estudo.

Critérios de exclusão

- Pacientes com adenocarcinoma de reto.
- Malignidade prévia nos últimos 5 anos, com exceção de carcinoma da pele (superficial) ou carcinoma *in situ* do colo uterino.

Dados da população

Grupo de pacientes "**Dukes C**" (atual estádio III) – Publicação original do INT-0035

Características	Grupo Levamisol + 5-FU	Grupo Levamisol	Grupo observação
Idade (anos – mediana)	61	61	60
Sexo masculino (%)	46	57	53
Localização do tumor primário			
▪ Ceco e cólon direito	34	35	31
▪ Flexura e cólon transverso	17	19	14
▪ Cólon esquerdo	4	5	6
▪ Sigmoide e retossigmoide	43	38	47
▪ Múltiplos primários	2	3	3
Envolvimento de órgãos adjacentes	16	23	23
Obstrução	18	20	20
Perfuração	3	3	3
Número de linfonodos			
▪ 1-4	74	71	72
▪ > 4	26	29	28
Diferenciação histológica			
▪ Bem diferenciado	10	12	9
▪ Moderadamente diferenciado	71	71	73
▪ Pouco diferenciado	18	14	17

Resultados

- **Estádio "Dukes C"**
- **Publicação original de 1990 – *The New England Journal of Medicine.***

São apresentados os dados comparando os braços Levamisol + 5-FU vs. observação. O braço Levamisol isolado não teve diferença significativa comparado com o braço observação.

Desfechos – Dukes C	Levamisol + 5-FU	Observação	HR	IC 95%	P
SLR em 3,5 anos (%)	63	47	0,59	0,46-0,77	< 0,0001
SG em 3,5 anos (%)	71	55	0,67	0,50-0,90	0,0064

Estádio "Dukes B2"

Publicação de 1995 no *Journal of Clinical Oncology* (1).

Desfechos – Dukes B2	Levamisol + 5-FU	Observação	HR	IC 95%	P
SLR em 7 anos (%)	79	71	0,69	0,44-1,08	0,10
SG em 7 anos (%)	72	72	–	–	0,83

Perspectivas

O INT-0035 foi o primeiro ensaio clínico randomizado a demonstrar benefício claro em sobrevida global no tratamento adjuvante do câncer de cólon. O levamisol, um agente anti-helmíntico, à época era estudado em tratamentos antineoplásicos em virtude de sua possível ação imunomodulatória.

O INT-0035 foi conduzido de forma a analisar os dados dos estádios Dukes B2 (atual estádio II) e C (atual estádio III) de forma independente. Na publicação original, de 1990, os dados do estádio B2 ainda eram imaturos. Para os pacientes estádio C, o uso de 5-FU e levamisol adjuvantes, por 1 ano, reduziu em 41% o risco de recorrência e em 33% o risco de óbito em 3,5 anos, comparado ao grupo observação. Houve, no mesmo período, um ganho absoluto de cerca de 16% em sobrevida global. Os pacientes que receberam levamisol isolado não apresentaram benefício significativo quando comparados ao grupo observação. Entretanto, o estudo não respondeu à questão se o uso do levamisol era realmente necessário, já que não havia um braço de 5-FU isolado. Em 1995, os dados do estádio Dukes B2 foram publicados, após um seguimento mediano de 7 anos, não sendo evidenciada diferença em SG ou SLR entre os dois grupos (5-FU/levamisol vs. observação) (1).

O ácido folínico (leucovorin) foi avaliado em estudos subsequentes de adjuvância, em virtude da eficácia já comprovada no cenário metastático e devido à sua ação biomoduladora do 5-FU, ao permitir inibição prolongada da enzima timidilato sintase. O estudo

NSABP-C03, publicado em 1993, demonstrou que, em pacientes Dukes B e C, a combinação de 5-FU/leucovorin apresentou ganho em SLD em 3 anos e SG, quando comparado ao esquema MOF (2) (5-FU + lomustina + vincristina – regime utilizado, à época, na doença avançada e com benefício sugerido na adjuvância de tumores de reto no estudo NSABP-R01 (3)). Em 1995, o estudo IMPACT (uma análise combinada de 3 outros estudos) sugeriu, novamente, benefício da combinação 5-FU + ácido folínico adjuvante por 6 meses, quando comparado à observação (4).

Posteriormente, o estudo do grupo colaborativo QUASAR, publicado em 2000, utilizando um desenho fatorial 2x2, comparou duas estratégias: ácido folínico em baixa dose vs. alta dose; e a adição de Levamisol vs. placebo. Não houve diferença em SLD e SG entre as diferentes doses de ácido folínico; e a adição de Levamisol também não melhorou os desfechos (5). Tais dados foram corroborados pelos resultados do INT-0089, que randomizou 3.561 pacientes estádio II de alto risco e estádio III para receber 5-FU/Levamisol por 1 ano (controle) ou 3 outros esquemas experimentais por cerca de 6-8 meses: 5-FU/Leucovorin em baixa dose (esquema Mayo-Clinic), 5-FU/Leucovorin em alta dose (esquema Roswell-Park) e 5-FU/Leucovorin em baixa dose/Levamisol. Após um seguimento mediano de 10 anos, não houve diferença estatisticamente significativa em termos de SLD e SG entre os 4 grupos de tratamento, sugerindo que o tratamento adjuvante poderia ser reduzido para 6-8 meses, empregando regimes com 5-FU/Leucovorin, sem Levamisol (6).

O estudo X-ACT, publicado em 2005, demonstrou a não inferioridade da capecitabina em relação ao 5-FU em bolus/Leucovorin (regime Mayo-Clinic) no tratamento adjuvante do estádio III, confirmando os dados previamente observados na doença metastática (7).

Nenhum dos estudos citados, no entanto, conseguiu demonstrar, de forma inequívoca, o benefício da quimioterapia adjuvante com fluoropirimidinas no estádio II. Duas importantes análises combinadas (uma de 4 estudos do NSABP e o IMPACT-B2) apresentaram resultados conflitantes (8, 9).

Em pacientes com estádio II não selecionados, um estudo do grupo colaborativo QUASAR, de 2007, sugeriu benefício absoluto de cerca de 3% em sobrevida global com 5-FU/ácido folínico vs. observação (10).

Com base em análises retrospectivas de grandes estudos randomizados, é consenso que pacientes com tumores estádio II e instabilidade microssatélite apresentam melhor prognóstico e não derivam benefício de tratamento adjuvante com 5FU isoladamente (11).

A seguir, um resumo dos demais principais estudos de fase III com fluoropirimidinas no tratamento adjuvante do câncer de cólon.

Características	NSABP-C03	QUASAR (2000)	INT-0089	X-ACT	QUASAR (2007)
Período de recrutamento	1987-1989	1994-1997	1988-1992	1998-2001	1994-2003
Número de pacientes	1.081	4.927	3.794	1.987	3.239
Seguimento	3 anos	3 anos	10 anos	3,8 anos	5,5 anos
População	Câncer de cólon ressecado estádios II e III (Dukes B e C)	Câncer colorretal ressecado	Câncer de cólon ressecado estádios II de alto risco e III	Câncer de cólon ressecado estádio III	Câncer colorretal estádio II (pacientes de alto e baixo risco)
Desfecho primário	SLD em 3 anos	Mortalidade por qualquer causa	SG	SLD	Mortalidade por qualquer causa
Resultados	5-FU/LV adjuvante, comparado com esquema MOF, reduziu em 30% o risco de recorrência e em 32% o risco de óbito.	Não houve diferença estatisticamente significativa em sobrevida, comparando-se os esquemas de ácido folínico alta dose vs. baixa dose; ou uso de Levamisol vs. placebo.	Não houve diferença estatisticamente significativa entre os 4 grupos de tratamento: 5-FU + Lev*; 5-FU + LV** alta dose; 5-FU + LV baixa dose e 5-FU + LV baixa dose + Lev.	Capecitabina foi não inferior a 5-FU/LV** (esquema Mayo-Clinic), em termos de SLD, com menor toxicidade.	QT adjuvante com 5-FU/LV** apresentou benefício modesto (ganho absoluto de 3,6% em SG) em pacientes com estádio II não selecionados.
Referência	JCO. 1993;11(10):1879-87 (2)	Lancet. 2000;355:1588-96 (5)	JCO. 2005;23:8671-8678 (6)	NEJM. 2005;352:2696-704 (7)	Lancet. 2007;370:2020-29 (10)

*Lev = Levamisol.

**LV = Leucovorin (ácido folínico).

Conclusão:

O estudo INT-0035 demonstrou que o uso de 5-fluoruracil e levamisol adjuvantes, durante 1 ano, aumentou a sobrevida global em pacientes com câncer de cólon estádio III (Dukes C).

Financiamento:

O estudo foi patrocinado pelo *National Cancer Institute (NCI)*.

Referência:

Moertel CG, et al. *Levamisole and fluorouracil for adjuvant therapy of resected colon carcinoma*. New England Journal of Medicine. 1990;322:352-8.

Estudo

Minnesota Colon Cancer Control Study

Título	Redução da mortalidade por câncer colorretal através do rastreamento por sangue oculto nas fezes.

Revista: The New England Journal of Medicine.

Data da publicação: Maio de 1993.

Objetivo: Avaliar o impacto do rastreamento através da pesquisa de sangue oculto nas fezes (PSOF) na mortalidade por câncer colorretal.

Grupos de comparação

- Rastreamento anual com PSOF (n = 15.570).
- Rastreamento bianual com PSOF (n = 15.587).
- Controle – Observação sem rastreamento preconizado (n = 15.394).

Métodos

- **Período de recrutamento dos participantes:** 1975 - 1977
- **Desenho do estudo:** Estudo prospectivo e randomizado, com recrutamento de participantes voluntários sadios. Calculou-se uma amostra necessária de 15.000 pacientes em cada grupo, a partir de um erro alfa unicaudado de 0,025 e de um poder de 80% para detectar uma redução de 25% na mortalidade por câncer colorretal entre cada um dos grupos de rastreamento e o grupo controle.
- **Desfecho primário:** Mortalidade por câncer colorretal.
- **Desfechos secundários:** Mortalidade por qualquer causa.
- **Seguimento:** 13 anos (publicação inicial).
- **Participantes recrutados:** N= 46.551.

Critérios de inclusão

- Participantes voluntários sadios com idade de 50-80 anos.

Critérios de exclusão

- História pessoal de câncer colorretal, polipose familiar ou retocolite ulcerativa crônica.
- Pessoas sabidamente acamadas ou portadoras de alguma deficiência/incapacidade.

Dados da população

Características dos participantes e do seguimento/ rastreamento	Grupo PSOF anual	Grupo PSOF bianual	Grupo controle
Idade (anos – mediana)	62,3	62,3	62,3
Sexo feminino (%)	51,9	52,2	51,7
Rastreamento completo* (%)	75,2	78,4	–
Completaram ≥ 1 exame de PSOF (%)	90,2	89,9	–
Participantes com PSOF positiva que realizaram colonoscopia (%)	80,9	81,7	–
Achados na colonoscopia (% dos exames) ▪ Câncer colorretal (%) ▪ Pólipos (%)	 1,9 27,5	 2,7 29,5	 – –
% dos casos de câncer colorretal diagnosticados após PSOF positiva	49,5	38,3	1,8

*Porcentagem de exames realizados/exames preconizados (durante os 13 anos: 11 no grupo anual e 6 no grupo bianual).

Resultados

- **Publicação original:** *NEJM*, 1993.

Desfechos	PSOF anual	PSOF bianual	Controle	RR	IC 95%	p
Taxa de mortalidade por câncer colorretal (por 1.000)	5,88	8,33	8,83	0,67* 0,94**	0,50-0,87 0,68-1,31	– –
Taxa de mortalidade por qualquer causa (por 1.000)	216	218	216	–	–	–
Incidência de câncer colorretal em 13 anos (por 1.000)	23	23	26	–	–	–
Incidência de câncer colorretal por estádio em 13 anos (por 1.000) ▪ Estádio I (Dukes A) ▪ Estádio IV (Dukes D)	 6,9 2,3	 5,9 3,0	 5,5 4,4	 – –	 – –	 – –

*RR comparando PSOF anual *versus* grupo controle.
**RR comparando PSOF bianual *versus* grupo controle.

Perspectivas

O *Minnesota Colon Cancer Control Study* foi o primeiro grande estudo randomizado, realizado com mais de 45.000 participantes sadios, que demonstrou o benefício do rastreamento no câncer colorretal, com impacto em mortalidade. Na publicação inicial, após

13 anos de seguimento, o rastreamento anual com PSOF reduziu em 33% a mortalidade por câncer colorretal, quando comparado ao grupo controle – o que não foi observado no grupo bianual, no mesmo período de seguimento. Já na publicação atualizada, com seguimento estendido por 30 anos, ambos os grupos de rastreamento resultaram em redução na mortalidade cumulativa por câncer colorretal (de 32% no grupo anual e 22% no grupo bianual), porém sem impacto em mortalidade por qualquer causa (12). Tais achados foram reproduzidos no *Nottingham Trial*, que randomizou mais de 150.000 participantes voluntários sadios (PSOF bianual *versus* controle), demonstrando uma redução de 13% na mortalidade cumulativa por câncer colorretal em 20 anos no grupo submetido a rastreamento (13).

Posteriormente, outros três importantes estudos publicados demonstraram o benefício da colonoscopia (associada à polipectomia) como estratégia de rastreamento. No NPS (*National Polip Study*), o seguimento de uma coorte prospectiva de pacientes submetidos à polipectomia sugeriu redução na incidência de câncer colorretal e mortalidade relacionada, comparando-se com controle histórico da mortalidade esperada na população geral (14). O estudo de não inferioridade COLONPREV comparou a realização de uma única colonoscopia com o FIT (teste de imunoquímica fecal – método diferente da PSOF) bianual por 10 anos. Não houve diferença na incidência de câncer colorretal entre os dois grupos, porém a aderência ao exame de análise fecal foi maior, enquanto mais adenomas foram diagnosticados no grupo que realizou colonoscopia (15). Outro grande estudo publicado em 2013, que avaliou prospectivamente quase 90 mil participantes de duas grandes coortes de enfermeiras e profissionais de saúde do sexo masculino, demonstrou que a realização de colonoscopia e sigmoidoscopia, comparada à não realização, associou-se a uma redução da incidência de tumores distais, enquanto apenas a colonoscopia foi capaz de reduzir (modestamente) a incidência de tumores proximais. Ambas as estratégias associaram-se à redução de mortalidade por câncer colorretal em geral, enquanto apenas a colonoscopia impactou na mortalidade por tumores proximais (16).

Conclusão:

A realização de pesquisa de sangue oculto nas fezes, anualmente, comparada ao grupo controle (observação), reduziu em 33% a mortalidade por câncer colorretal.

Financiamento:

O estudo foi patrocinado pelo National Cancer Institute e fundos provenientes do Veterans Affairs Merit Review Award Program.

Referência:

Mandel JS, et al. Reducing mortality from colorectal cancer by screening for fecal occult blood. New England Journal of Medicine. 1993;328:1365-71.

Estudo

FOLFOX

Título	Leucovorin e fluorouracil com ou sem oxaliplatina no câncer colorretal avançado.

Revista: Journal of Clinical Oncology.

Data da publicação: Agosto de 2000.

Objetivo: Avaliar o benefício da adição da oxaliplatina ao regime LV5FU2 (5-FU em bolus/infusional + leucovorin) no câncer colorretal metastático sem tratamento prévio.

Grupos de comparação

- LV5FU2 (5-Fluorouracil em bolus e infusional + leucovorin) (n = 210).
- FOLFOX4 (LV5FU2 + oxaliplatina) (n = 210).

Métodos

- **Período de recrutamento dos pacientes:** 1995-1997.
- **Desenho do estudo:** Ensaio clínico de fase III, prospectivo randomizado, aberto, multicêntrico. As análises foram realizadas de acordo com o princípio de intenção de tratamento.

  A amostra foi calculada a partir de um erro alfa bicaudado de 0,05 e um poder de 80% para detectar um aumento de 3 meses na SLP no grupo experimental.
- **Desfecho primário:** Sobrevida livre de progressão.
- **Desfechos secundários:** Sobrevida global, taxa de resposta, toxicidade e qualidade de vida.
- **Seguimento:** 27,7 meses.
- **Pacientes recrutados:** N = 420.

Critérios de inclusão

- Adenocarcinoma colorretal com metástases irressecáveis e ao menos uma lesão mensurável.
- WHO performance status de 0-2.
- Idade de 18-75 anos.
- Funções medular, renal e hepática adequadas.
- Permitida quimioterapia adjuvante prévia se completada no mínimo 6 meses antes da inclusão.

Critérios de exclusão

- Metástases em SNC.
- Outras malignidades.
- Doença restrita a campos de radioterapia prévia.

Dados da população

Características	Grupo FOLFOX4	Grupo LV5FU2
Idade (anos – mediana)	63	63
Sexo (%) ▪ Masculino ▪ Feminino	 60,5 39,5	 58,1 41,9
WHO performance status (%) ▪ 0 ▪ 1 ▪ 2	 43,3 46,2 10,5	 48,6 41,9 9,5
Sítio primário (%) ▪ Cólon ▪ Reto	 71,9 28,1	 70,0 29,0
Metástases (%) ▪ Sincrônicas ▪ Metacrônicas	 64,3 33,3	 66,2 33,3
Sítio de metástase (%) ▪ Fígado ▪ Pulmão ▪ Outro	 86,7 23,4 12,4	 82,4 30,0 11,4
QT adjuvante prévia (%)	20,0	20,5

Resultados

Desfechos	FOLFOX4	LV5FU2	HR	IC 95%	p
SLP mediana (meses)	9,0	6,2	**	**	0,0001
SG mediana (meses)	16,2	14,7	**	**	0,12
Taxa de resposta (%)	50,7%	22,3%	**	**	0,0001
Neutropenia ≥ G3(%)	41,7%	5,3%	–	–	< 0,001
Diarreia ≥ G3(%)	11,9%	5,3%	–	–	0,015
Neuropatia – qualquer grau (%) Neuropatia G3 (%)	68% 18,3%	12% 0%	–	–	– < 0,001
Linhas subsequentes de QT (%) ▪ Oxaliplatina ▪ Irinotecano	58,1% – 29,5%	60,5% 27,6% 20,0%	–	–	–

**Dados não reportados.

Perspectivas

A estratégia de adicionar oxaliplatina aos esquemas já estabelecidos de 5-Fluorouracil no tratamento do câncer colorretal avançado foi avaliada por este e outros estudos importantes, paralelamente aos estudos de irinotecano em 1ª linha (IFL/FOLFIRI, publicados em 2000). Um estudo do mesmo autor (de Gramont), de 1997, já havia sugerido que o regime LV5FU2 (combinação de leucovorin + 5-FU em bolus/infusional a cada 2 semanas) seria superior ao tradicional esquema Mayo Clinic (5-FU em bolus + leucovorin, por 5 dias consecutivos a cada 4 semanas), em termos de taxa de resposta, sobrevida livre de progressão e toxicidades, porém sem diferença em sobrevida global (17). Na publicação referência deste capítulo, o regime FOLFOX4, quando comparado ao esquema LV5FU2, aumentou a SLP em quase 3 meses, com aumento significativo da taxa de resposta (50,7% vs. 22,3%), porém sem diferença estatisticamente significante em SG – o que poderia ser parcialmente explicado pela parcela razoável de pacientes em ambos os braços expostos a linhas ativas de tratamento posteriormente (como oxaliplatina e/ou irinotecano). O benefício observado ocorreu à custa do aumento de toxicidades, especialmente neuropatia, neutropenia e sintomas gastrointestinais (diarreia, náuseas e vômitos), porém sem prejuízo significativo na qualidade de vida. Todavia, pela ausência de benefício em sobrevida global, a aprovação da oxaliplatina pelo órgão regulatório americano (FDA) só ocorreu 2 anos após, baseado nos resultados de uma análise interina de outro estudo, em que o mesmo regime FOLFOX4, em 2ª linha após progressão a IFL, aumentou o tempo para progressão e a taxa de resposta, quando comparado a LV5FU2. Este mesmo estudo corroborou o conceito de que a oxaliplatina não apresenta eficácia como agente isolado, com atividade antitumoral bastante limitada (18).

Posteriormente, em 2004, foi publicado o estudo N9741 (NCCTG/Intergroup), que comparou 3 regimes em 1ª linha – IFL, FOLFOX e IROX (irinotecano + oxaliplatina) – demonstrando a superioridade do FOLFOX comparado ao IFL, em termos de taxa de resposta (45% vs. 31%), SLP (8,7 meses vs. 6,9 meses) e SG (19,5 meses vs. 15,0 meses), todos atingindo significância estatística. O grupo que recebeu IROX apresentou resultados intermediários (taxa de resposta de 35%; SLP de 6,5 meses; SG de 17,4 meses). A partir daí, o FOLFOX tornou-se uma opção de tratamento considerada padrão de 1ª linha nos Estados Unidos. Vale ressaltar, no entanto, que tal estudo não comparou diretamente irinotecano e oxaliplatina, tendo em vista as diferentes formas de administração de 5-FU/LV nos dois braços (19).

Dois outros estudos compararam diretamente os regimes FOLFOX e FOLFIRI (utilizando a mesma forma de administração de 5-FU/LV), não evidenciando diferença significativa entre os dois regimes (20, 21).

A capecitabina (uma fluoropirimidina oral), que já tinha sua eficácia comprovada na doença metastática (equiparando-se ao 5-FU em bolus/LV), também foi avaliada em associação com a oxaliplatina, sendo demonstrado que os regimes CAPOX/XELOX também parecem ter eficácia semelhante ao FOLFOX no câncer colorretal avançado (22, 23).

A combinação do esquema tríplice com as principais drogas citotóxicas ativas no câncer colorretal (5-FU, oxaliplatina e irinotecano) também foi avaliada em estudos subsequentes, demonstrando, em geral, maior atividade, porém à custa de elevada toxicidade, sendo mais indicada em situações especiais que requerem alta taxa de resposta, em pacientes com bom performance status (24).

A seguir, um resumo com outros importantes estudos que avaliaram a oxaliplatina no câncer colorretal avançado:

Características	FOLFOX4 (2ª linha)	NCCTG/Intergroup N9741	Estudo do GERCOR	GOIM 9901 (italiano)
Período de recrutamento	2000-2001	1999-2001	1997-1999	1999-2002
Número de pacientes	463	795	226	360
Seguimento	–	20,4 meses	43,9 meses	31 meses
População	(2ª linha) Câncer colorretal metastático com progressão após IFL	(1ª linha) Câncer colorretal metastático sem tratamento prévio	(1ª e 2ª linhas) Câncer colorretal metastático sem tratamento prévio	(1ª linha) Câncer colorretal metastático sem tratamento prévio
Desfecho primário	Taxa de resposta	Tempo para progressão	SLP2*	Taxa de resposta
Resultados	FOLFOX4 aumentou o tempo para progressão e a taxa de resposta, comparado com LV5FU2. Oxaliplatina isolada não foi superior a LV5FU2.	FOLFOX foi superior aos regimes IFL e IROX, em termos de tempo para progressão, taxa de resposta e sobrevida global.	Sequenciar o tratamento com FOLFOX 6 seguido de FOLFIRI (na progressão) ou FOLFIRI seguido de FOLFOX6 não evidenciou diferenças em SG, TR ou SLP2.	FOLFIRI e FOLFOX4, em 1ª linha, não apresentaram diferenças estatisticamente significativas em taxa de resposta, tempo para progressão e SG; com perfis de toxicidades diferentes.
Referência	J Clin Oncol. 2003;21:2059-69. (18)	J Clin Oncol. 2004;22:23-30 (19)	J Clin Oncol. 2004;22:229-237 (21)	J Clin Oncol. 2005;23:4866-75 (20)

*SLP2 = Sobrevida livre até a 2ª progressão.

Conclusão:

O regime FOLFOX4 (LV5FU2-Oxaliplatina) apresentou benefício na 1ª linha de tratamento do câncer colorretal avançado, demonstrando aumento na sobrevida livre de progressão e taxa de resposta.

Financiamento:

O estudo foi patrocinado pela Debiopharm.

Referência:

de Gramont A, et al. *Leucovorin and Fluorouracil with or without Oxaliplatin as first-line treatment in advanced colorectal cancer*. J Clin Oncol. 2000;18:2938-47.

Estudo

IFL

Título Irinotecano com Fluorouracil e Leucovorin no câncer colorretal metastático.

Revista: The New England Journal of Medicine.

Data da publicação: Setembro de 2000.

Objetivo: Avaliar o benefício da adição do Irinotecano ao esquema de 5-Fluorouracil em bolus e Leucovorin (5-FU/LV) no tratamento de 1ª linha do câncer colorretal metastático, além de avaliar a eficácia do Irinotecano como agente único.

Grupos de comparação

- Irinotecano + 5-Fluorouracil + Leucovorin (IFL semanal) (n = 231).
- 5-Fluorouracil + Leucovorin (5-FU/LV – Mayo Clinic) (n = 226).
- Irinotecano isolado (n = 226).

Métodos

- **Período de recrutamento dos pacientes:** 1996-1998.
- **Desenho do estudo:** Ensaio clínico de fase III, prospectivo randomizado, aberto, multicêntrico. As análises foram realizadas de acordo com o princípio de intenção de tratamento.

  Calculou-se que, com um erro alfa bicaudado de 0,05 e poder de 85% para detectar um incremento de 40% na sobrevida livre de progressão, seriam necessários 220 pacientes em cada grupo.
- **Desfecho primário:** Sobrevida livre de progressão.
- **Desfechos secundários:** Sobrevida global, taxa de resposta e efeitos adversos.
- **Seguimento:** Não reportado.
- **Pacientes recrutados:** N = 683.

Critérios de inclusão

- Confirmação histológica de câncer colorretal, com doença metastática mensurável.
- ECOG performance status de 0-2.
- Funções orgânicas adequadas.
- Permitida quimioterapia adjuvante prévia com 5-Fluorouracil, desde que tenha permanecido ao menos 1 ano sem evidência de doença após o término do tratamento.

Critérios de exclusão

- Tratamento prévio para doença metastática.
- Radioterapia pélvica prévia.

Dados da população

Características	Grupo IFL	Grupo 5-FU/LV (Mayo-Clinic)	Grupo Irinotecano isolado
Idade (anos – mediana)	62	61	61
Sexo (%) ▪ Masculino ▪ Feminino	 65% 34%	 54% 45%	 64% 35%
ECOG performance status (%) ▪ 0 ▪ 1 ▪ 2	 39% 46% 15%	 41% 45% 13%	 46% 46% 8%
Sítio primário (%) ▪ Cólon ▪ Reto	 81% 16%	 85% 14%	 84% 15%
Metástases hepáticas (%)	82%	82%	83%
5-FU adjuvante prévio (%)	11%	8%	10%

Resultados

Desfechos	IFL	5-FU/LV (Mayo-Clinic)	Irino-tecano isolado	HR	IC 95%	p
SLP mediana (meses)	7,0	4,3	4,2	0,64	**	0,004*
SG mediana (meses)	14,8	12,6	12,0	0,88	**	0,04*
Taxa de resposta objetiva confirmada (%)	39%	21%	18%	**	**	< 0,001*
Duração mediana de resposta (meses)	9,2	8,7	9,0	**	**	0,37
Diarreia ≥ G3(%)	22,7%	13,2%	31,0%	–	–	–
Mucosite ≥ G3(%)	2,2%	16,9%	2,2%	–	–	–
Neutropenia ≥ G3 (%)	53,8%	66,2%	31,4%	–	–	–
Neutropenia febril (%)	7,1%	14,6%	5,8%	–	–	–

*p valor para comparação dos grupos IFL *versus* 5-FU/LV (Mayo-Clinic).

**Dados não reportados.

Perspectivas

Este foi um dos primeiros estudos de fase III a demonstrar ganho em sobrevida global com a adição do na 1ª linha de tratamento do câncer colorretal metastático. Até 2000, o tratamento padrão de 1ª linha era baseado em esquemas com 5-fluorouracil e leucovorin, com taxas de resposta variando entre 15-25%, empregando regimes com 5-FU em bolus (como Mayo Clinic e Roswell-Park) ou infusionais (adotados, até então, principalmente em centros europeus) (17, 25, 26).

Inicialmente, o irinotecano (um inibidor da topoisomerase I) teve sua eficácia comprovada no cenário de 2ª linha, por meio de um estudo de fase III realizado em pacientes refratários a 5-FU, conferindo um ganho de cerca de 3 meses em sobrevida global, quando comparado à estratégia de cuidados paliativos/medidas de suporte (27). Um estudo do grupo francês, também publicado em 1998, corroborou sua superioridade na 2ª linha (também após progressão a um regime de 5-FU em bolus ou infusional), quando comparado à reexposição a 5-FU infusional (28).

O estudo de 1ª linha em questão (desenvolvido pelo *Irinotecan Study Group*, nos Estados Unidos) demonstrou que o regime de IFL (irinotecano + 5-FU em bolus + leucovorin semanais; administrados por 4 semanas a cada 6 semanas) apresentou ganho em SLP, SG e taxa de resposta, quando comparado ao esquema de 5-FU/LV (Mayo Clinic, administrado por 5 dias consecutivos a cada 4 semanas). Um terceiro grupo de pacientes recebeu irinotecano monodroga, com resultados de eficácia equiparáveis ao grupo que recebeu apenas 5-FU/LV – no entanto, tal grupo não era o foco da análise estatística e não foi comparado diretamente com os outros dois braços. À época (em 2000), este estudo estabeleceu o regime combinado de três drogas (IFL) como padrão de tratamento em 1ª linha nos Estados Unidos.

Paralelamente, estudos europeus também avaliaram o irinotecano em 1ª linha, porém associado a regimes infusionais de 5-FU. Também publicados em 2000, os resultados do estudo de fase III, reportados por Douillard et al., demonstraram que o regime FOLFIRI (irinotecano + 5-FU infusional + ácido folínico; semanal ou quinzenal), quando comparado ao esquema infusional de 5-FU + folinato de cálcio, determinou um incremento de 3,4 meses em sobrevida global, além de melhora no tempo para progressão e taxa de resposta (29).

A capecitabina (uma fluoropirimidina oral), que já tinha sua eficácia comprovada na doença metastática (equiparando-se ao 5-FU em bolus/LV), também foi avaliada em associação com o irinotecano. Ao contrário das combinações com oxaliplatina, de forma geral, os regimes XELIRI/CAPIRI não são bem tolerados, sendo tradicionalmente preferido o FOLFIRI na prática clínica. No entanto, após muitos resultados desencorajadores (especialmente pelos efeitos colaterais sobrepostos das duas drogas), o estudo AXEPT sugeriu que o esquema mXELIRI (com doses modificadas) possa ser uma opção aceitável aos esquemas infusionais, ao menos em população asiática (22, 30).

A seguir, um resumo com outros estudos importantes que avaliaram o Irinotecano no cenário metastático:

Características	Irinotecano em 2ª linha	Irinotecano em 2ª linha	FOLFIRI em 1ª linha	EORTC GI 40986
Período de recrutamento	1995-1998	1995-1997	1997-1998	1999-2001
Número de pacientes	279	267	387	430
Seguimento	13 meses	15 meses	23,3 meses	2,3 anos
População	(2ª linha) Câncer colorretal metastático com progressão após 5-FU	(2ª linha) Câncer colorretal metastático com falha após 5-FU	(1ª linha) Câncer colorretal metastático	(1ª linha) Câncer colorretal metastático
Desfecho primário	SG	SG	Taxa de resposta	SLP
Resultados	Irinotecano (vs. cuidados paliativos) prolongou em quase 3 meses SG, com ganho em qualidade de vida.	Em pacientes refratários a 5-FU, a 2ª linha com irinotecano (comparado com reexposição a um regime de 5-FU infusional), apresentou ganho em SG.	Comparado com 5-FU infusional/LV, o regime FOLFIRI aumentou a taxa de resposta (49% vs. 31%), tempo para progressão e SG.	A adição de irinotecano ao regime de 5-FU infusional (AIO) aumentou a SLP e taxa de resposta.
Referência	Lancet. 1998;352:1413-8 (27)	Lancet 1998; 352:1407-12 (28)	Lancet 2000; 355: 1041-47 (29)	J Clin Oncol 2005; 23:4856-4865. (31)

Conclusão:

O regime IFL (irinotecano, 5-fluorouracil em bolus e leucovorin) comparado ao esquema Mayo-Clinic (5-FU em bolus/LV), resultou em maior sobrevida global, sobrevida livre de progressão e taxa de resposta na 1ª linha do câncer colorretal metastático.

Financiamento:

O estudo foi patrocinado por *Pharmacia Corporation.*

Referência:

Saltz LB, et al. *Irinotecan plus Fluorouracil and Leucovorin for metastatic colorectal cancer.* New England Journal of Medicine. 2000; 343:905-14.

Estudo

TME Trial (Dutch Colorectal Cancer Group)

Título	Radioterapia pré-operatória combinada com excisão total do mesorreto no câncer de reto ressecável.

Revista: The New England Journal of Medicine.

Data da publicação: Agosto de 2001.

Objetivo: Avaliar a eficácia da radioterapia pré-operatória combinada à técnica cirúrgica padronizada de excisão total do mesorreto em pacientes com câncer de reto.

Grupos de comparação

- Radioterapia neoadjuvante (5 x 5 Gy) + excisão total do mesorreto (n = 924)
- Excisão total do mesorreto (ETM) isolada (n = 937).

Métodos

- **Período de recrutamento dos pacientes:** 1996-1999.
- **Desenho do estudo:** Ensaio clínico de fase III, prospectivo randomizado (1:1), aberto, multicêntrico. As análises do desfecho primário foram realizadas de acordo com o princípio de intenção de tratamento.

  'Calculou-se que, a partir de um erro alfa bicaudado de 0,05 e com poder de 90% para detectar uma redução absoluta de 5% no risco de recorrência local no grupo experimental, seriam necessários 1.026 pacientes.
- **Desfecho primário:** Recorrência local.
- **Desfechos secundários:** Sobrevida global, recorrência a distância, morbidade e mortalidade pós-operatória.
- **Seguimento:** 24,9 meses (mediana).
- **Pacientes recrutados:** N= 1.861.

Critérios de inclusão

- Adenocarcinoma do reto (até 15 cm da borda anal) com confirmação histológica.
- Ausência de metástases a distância.

Critérios de exclusão

- Tumores fixos ou tratados por ressecção local (transanal).
- Malignidade prévia ou coexistente.
- Cirurgia colônica prévia.
- Quimioterapia e/ou radioterapia pélvica prévias.
- Histórico de outra malignidade (com exceção de câncer de pele não melanoma).
- Quimioterapia prévia e/ou radioterapia pélvica prévia.

Dados da população

Características iniciais	Grupo RT + ETM	Grupo ETM isolada
Idade (anos – mediana)	65	66
Sexo (%) ▪ Masculino ▪ Feminino	 64 36	 64 36
Estadiamento TNM (%) ▪ I ▪ II ▪ III ▪ IV	 30 28 33 7	 27 27 36 7
Distância do tumor da borda anal (%) ▪ ≤ 5 cm ▪ 5,1-10 cm ▪ 10,1-15 cm	 27 43 30	 29 40 31

Resultados

- **Publicação original:** *NEJM*, 2001.

Desfechos	RT + ETM	ETM isolada	HR	IC 95%	p
Recorrência local em 2 anos (%)	2,4	8,2	3,42	2,05-5,71	< 0,001
SG em 2 anos (%)	82	81,8	1,02	0,83-1,25	0,84
Recorrência a distância em 2 anos (%)	14,8	16,8	1,02	0,80-1,30	0,87
Complicações perineais (%) (ressecção abdominoperineal)	26	18	–	–	0,05

*p valor sem significância estatística.

Perspectivas

Este foi o primeiro estudo randomizado que empregou a técnica padronizada de excisão total do mesorreto associada a um tratamento neoadjuvante no tratamento do câncer de reto. O emprego de radioterapia neoadjuvante (curso curto/"*short-course*") reduziu a recorrência locorregional, sem impacto em recorrência a distância ou sobrevida global (resultados confirmados na atualização com seguimento estendido de quase 12 anos) (32). Uma análise secundária pré-especificada, publicada nesta mesma atualização, demonstrou a importância da obtenção de uma margem de ressecção circunferencial negativa, já que o emprego da radioterapia não compensou os piores resultados advindos de margens comprometidas. Uma análise exploratória de subgrupos ainda sugeriu maior benefício da RT neoadjuvante nos pacientes estádio III submetidos a cirurgia com margem circunferencial livre.

Tais resultados contrastam com aqueles apresentados previamente pelo grupo sueco (*Swedish Rectal Cancer Trial*, publicado em 1997), em que a RT neoadjuvante + cirurgia (vs. cirurgia isolada), além de reduzir a recorrência local de 27% para 11% em 5 anos, conferiu um ganho absoluto de 10% na SG em 5 anos (58% vs. 48%) (33).

Apesar de todas as ressalvas e limitações inerentes à comparação de dados de dois estudos diferentes, chama a atenção a diferença numérica entre as taxas de recorrência local cumulativa nos braços cirúrgicos: 27% em 5 anos no estudo sueco (submetidos à ressecção anterior ou abdominoperineal, sem exigência de ETM) vs. 11% em 10 anos no estudo holandês (todos submetidos à excisão total do mesorreto). Apesar da inexistência de estudos prospectivos randomizados comparando as técnicas cirúrgicas, alguns estudos menores já sugeriam a superioridade da ETM, por respeitar os planos naturais de dissecção, reduzindo a chance de disseminação local e, consequentemente, de recorrência (34). Portanto, a principal hipótese é a de que o ganho de sobrevida observado no *Swedish Trial* tenha sido suplantado pelo avanço na técnica cirúrgica empregado na ETM no estudo do grupo holandês.

Estudos subsequentes demonstraram que taxas de recorrência local em 5 anos menores que 10% puderam ser atingidas por meio da otimização do tratamento multimodal, combinando-se as estratégias de quimiorradioterapia (neoadjuvante ou adjuvante) e a excisão total do mesorreto (35, 36).

Conclusão:

A radioterapia short-course reduziu o risco de recorrência local em pacientes com câncer de reto submetidos à excisão total do mesorreto, sem impacto em sobrevida global.

Financiamento:

O estudo foi patrocinado por *Dutch Cancer Society, Dutch National Health Council* e *Swedish Cancer Society.*

Referência:

Kapiteijn E, et al. *Preoperative radiotherapy combined with total mesorectal excision for resectable rectal cancer*. New England Journal Medicine. 2001;345:638-46.

Estudo

MOSAIC

Título	Oxaliplatina, Fluoruracil e Leucovorin no tratamento adjuvante do câncer de cólon.

Revista: The New England Journal of Medicine.

Data da publicação: Junho de 2004.

Objetivo: Avaliar o benefício da adição da oxaliplatina no tratamento adjuvante do câncer de cólon estádios II e III.

Grupos de comparação

- 5-Fluoruracil + leucovorin (LV5FU2) por 12 ciclos (n = 1.123).
- 5-Fluoruracil + leucovorin + oxaliplatina (FOLFOX4) por 12 ciclos (n = 1.123).

Métodos

- **Período de recrutamento dos pacientes:** 1998-2001.
- **Desenho do estudo:** Ensaio clínico de fase III, prospectivo randomizado, aberto, multicêntrico. As análises foram realizadas de acordo com o princípio de intenção de tratamento.

  Calculou-se que, com um erro alfa bicaudado de 0,05 e um poder de 90% para detectar uma diferença na sobrevida livre de doença em 3 anos de 73% no grupo controle e de 79% no grupo experimental (adição de oxaliplatina), com uma taxa esperada de estádio II/estádio III de 0,4:0,6, seriam necessários 2.200 pacientes.
- **Desfecho primário:** Sobrevida livre de doença.
- **Desfechos secundários:** Sobrevida global e segurança (incluindo efeitos adversos tardios).
- **Seguimento:** 37,9 meses (mediana).
- **Pacientes recrutados:** N= 2.246.

Critérios de inclusão

- Ressecção completa de câncer de cólon (com comprovação histológica) estádios II (T3 ou T4, N0, M0) ou III (qualquer T, N1 ou N2, M0) – polo inferior do tumor acima da reflexão peritoneal (distando, no mínimo, 15 cm da margem anal).
- Início de tratamento até 7 semanas após a cirurgia.
- Idade de 18-75 anos.
- KPS (Karnofsky performance status) ≥ 60.
- CEA (antígeno carcinoembrionário) < 10 ng/mL.
- Adequadas funções hematológica, hepática e renal.

Critérios de exclusão

- Adenocarcinoma de reto.
- Quimioterapia, radioterapia ou imunoterapia prévias.

Dados da população

Características	Grupo FOLFOX4	Grupo 5-FU/LV LV5FU2
Idade (anos – mediana)	61	60
Sexo masculino (%)	56,1	52,4
Karnofsky performance status (%) ▪ 60-70 ▪ 80-100	 13,4 86,2	 11,9 87,6
Estádio (%) ▪ II ▪ III	 40,2 59,8	 39,9 60,1
Profundidade de invasão (%) ▪ T2 ▪ T3 ▪ T4	 4,5 76,0 19,0	 4,8 75,9 18,5
Obstrução (%)	17,9	19,3
Perfuração (%)	6,9	6,9
Número de linfonodos em estádio III (%) ▪ 1-4 ▪ > 4	 44,4 15,1	 45,7 15,2

Resultados

Desfechos	FOLFOX4	LV5FU2	HR	IC 95%	p
SLD em 3 anos (%) – geral	78,2	72,9	0,77	0,65- 0,91	0,002
SLD – 3 anos – estádio III (%)	72,2	65,3	0,76	0,62- 0,92	-
SLD – 3 anos – estádio II (%)	87,0	84.3	0,80	0,56-1,15	-
SG em 3 anos (%)	87,7	86,6	0,90	0,71-1,13	-
Neuropatia (qualquer grau) (%) Neuropatia ≥ G3 (%)	92,0 12,4	15,6 0,2	–	–	< 0,001 0,001
Neutropenia ≥ G3 (%)	41,1	4,7	–	–	< 0,001
Plaquetopenia (qualquer grau) (%)	77,4	19,0	–	–	< 0,001
Diarreia ≥ G3(%)	10,8	6,6	–	–	< 0,001
Vômitos ≥ G3 (%)	5,8	1,4	–	–	< 0,001

Perspectivas

O estudo MOSAIC é o primeiro ensaio clínico randomizado a demonstrar o benefício da adição da oxaliplatina (combinada com 5-Fluouracil em bolus/infusional e Leucovorin) no tratamento adjuvante do câncer de cólon. Até então, o tratamento adjuvante padrão era o esquema de 5-FU/LV por 6 meses. Na época, a oxaliplatina já tinha eficácia comprovada na doença metastática. Os pacientes tratados com o regime combinado apresentaram uma redução de 23% no risco de recorrência em 3 anos. O desfecho primário SLD em 3 anos foi validado, posteriormente, em uma metanálise, como desfecho substituto para SG em 5 anos no tratamento adjuvante do câncer de cólon (37). A atualização de 10 anos evidenciou uma taxa de sobrevida global de 71,7% no grupo FOLFOX4 e de 67,1% no grupo 5-FU/LV (HR 0,85; p = 0,043) (38).

Vale ressaltar que cerca de 60% dos pacientes incluídos na análise eram estádio III; e que, em uma análise de subgrupo, apenas esses pacientes tiveram ganho estatisticamente significativo em sobrevida livre de doença, apesar de o estudo ser positivo para a população geral. Na publicação atualizada de 2015, uma análise exploratória de SG em 10 anos novamente sugeriu que o benefício da adição de oxaliplatina era restrito aos pacientes com estádio III.

Em relação às principais toxicidades advindas da adição da oxaliplatina, apesar de 92% dos pacientes no grupo experimental terem apresentando neuropatia durante o tratamento, cerca de 12% foram grau 3, com melhora ao longo do seguimento (1,1% após 1 ano). Outros efeitos adversos observados com maior frequência no grupo experimental decorreram de toxicidades hematológicas (principalmente neutropenia e plaquetopenia, porém com baixa incidência de neutropenia febril) e gastrointestinais (diarreia, náuseas e vômitos).

Outros estudos que se seguiram também confirmaram o benefício da oxaliplatina no tratamento adjuvante do câncer de cólon (especialmente estádio III). O estudo NSABP-C07, publicado inicialmente em 2007, também evidenciou ganho em SLD em 3 anos do esquema FLOX (5-FU semanal em bolus/Leucovorin + oxaliplatina), comparado com FULV (5-FU semanal em bolus/Leucovorin) para pacientes estádios II e III – com menos de 30% de estádio II nos dois braços (39). O estudo XELOXA (NO16968), que comparou os regimes XELOX (Capecitabina/Oxaliplatina) e 5-FU/LV (em bolus), também confirmou o benefício em SLD da adição de oxaliplatina como componente no tratamento adjuvante do estádio III (40).

Apesar de os esquemas baseados em oxaliplatina e irinotecano aparentemente apresentarem eficácia semelhante no cenário de doença avançada, nenhum dos 3 estudos de fase III randomizados utilizando a combinação Irinotecano/5-FU/LV (FNCLCC Accord 02, PETACC-3 e CALGB 89803) demonstrou superioridade em termos de SLD em 3 anos, quando comparado ao uso de 5-FU/LV isolados (41-43).

A seguir, um resumo com os principais estudos (além do MOSAIC) que avaliaram a adição de oxaliplatina no cenário adjuvante:

Características	NSAPB-C07	XELOXA (NO16968)
Período de recrutamento	2000-2002	2003-2004
Número de pacientes	2.407	1.886
Seguimento	42,5 meses	55 meses
População	Câncer de cólon estádios II e III ressecados	Câncer de cólon estádio III ressecado
Desfecho primário	SLD em 3 anos	SLD
Resultados	FLOX superior a FULV, com ganho absoluto de 4,3% em SLD em 3 anos	XELOX superior a 5-FU/LV (bolus), com ganho absoluto de 4,4% de SLD em 3 anos
Referência	JCO. 2007;25:2198-204 (39)	JCO. 2011;29:1465-71 (40)

Conclusão:

A adição de oxaliplatina ao regime de 5-Fluoruracil e Leucovorin evidenciou ganho de sobrevida livre de doença em 3 anos no tratamento adjuvante do câncer de cólon (especialmente estádio III).

Financiamento:

O estudo foi patrocinado por Sanofi-Synthelabo.

Referência:

André T, et al. *Oxaliplatin, Fluoruracil and Leucovorin as adjuvant treatment for colon cancer*. New England Journal of Medicine 2004; 350:2343-51.

Estudo

IFL + Bevacizumabe

Título	Bevacizumabe com Irinotecano, Fluoruracil e Leucovorin no câncer colorretal metastático.

Revista: The New England Journal of Medicine.

Data da publicação: Junho de 2004.

Objetivo: Avaliar se a adição de bevacizumabe ao regime IFL melhora a sobrevida em pacientes com câncer colorretal metastático.

Grupos de comparação

- Irinotecano + 5-fluoruracil + leucovorin (IFL) + bevacizumabe (n = 402).
- Irinotecano + 5-fluoruracil + leucovorin (IFL) + placebo (n = 411).

Métodos

- **Período de recrutamento dos pacientes:** 2000-2002.
- **Desenho do estudo:** Ensaio clínico de fase III, prospectivo randomizado, placebo-controlado, multicêntrico. As análises foram realizadas de acordo com o princípio de intenção de tratamento. Não foi permitido crossover entre os braços de tratamento.

  Calculou-se que, com um erro alfa bicaudado de 0,05 e um poder de 80% para detectar um HR de 0,75 para sobrevida global no grupo experimental (IFL + bevacizumabe) comparado com o grupo controle (IFL + placebo), seriam necessários 385 eventos (óbito por qualquer causa).

  Inicialmente, os pacientes foram randomizados em 3 grupos: IFL + placebo; IFL + Bevacizumabe e IFL + bevacizumabe (sem irinotecano), a fim de garantir que o regime IFL + bevacizumabe era seguro. Após 300 pacientes randomizados, o recrutamento no grupo IFL + bevacizumabe foi interrompido, depois de uma análise interina evidenciar que a combinação IFL + bevacizumabe tinha um perfil de segurança aceitável. Os resultados do grupo sem irinotecano não foram reportados na publicação original.
- **Desfecho primário:** Sobrevida global.
- **Desfechos secundários:** Sobrevida livre de progressão, taxa de resposta objetiva (respostas parcial e completa), duração de resposta e qualidade de vida.
- **Seguimento:** Não reportado.
- **Pacientes recrutados:** N = 813.

Critérios de inclusão

- Carcinoma colorretal metastático, com confirmação histológica e doença mensurável.
- Idade ≥ 18 anos.
- ECOG performance status 0 ou 1.
- Expectativa de vida > 3 meses.
- Adequadas funções hematológica, hepática e renal (incluído proteinúria < 500 mg/d).

Critérios de exclusão

- Quimioterapia ou terapia biológica para doença metastática (era permitida quimioterapia adjuvante ou radiossensibilizante com fluoropirimidina mais de 12 meses antes do estudo).
- Radioterapia nos 14 dias antes do início do estudo.
- Cirurgia de grande porte nos 28 dias antes do início do estudo.
- Doença cardiovascular clinicamente significativa.
- Ascite clinicamente detectável.
- Gravidez ou lactação.
- Uso regular de AAS > 325 mg/dia ou outro AINE (anti-inflamatório não esteroidal).
- Coagulopatia prévia ou alguma diátese hemorrágica.
- Uso de anticoagulação plena.
- Metástases conhecidas em SNC.

Dados da população

Características	IFL + placebo	IFL + bevacizumabe
Idade (anos – média)	59,2	59,5
Sexo masculino (%)	60	59
Sítio primário (%)		
▪ Cólon	81	77
▪ Reto	19	23
Número de sítios de metástases (%)		
▪ 1	39	37
▪ > 1	61	63
Tratamento prévio (%)		
▪ Quimioterapia adjuvante	28	24
▪ Radioterapia	14	15

Resultados

Desfechos	IFL + Bevacizumabe	IFL + placebo	HR	IC 95%	P
SG mediana (meses)	20,3	15,6	0,66	-	< 0,001
SG em 1 ano (%)	74,3	63,4	-	-	< 0,001
SLP mediana (meses)	10,6	6,2	0,54	-	< 0,001
Taxa de resposta objetiva (%) ▪ Resposta completa ▪ Resposta parcial	44,8 3,7 41,0	34,8 2,2 32,6	- - -	- - -	0,004
Duração mediana de resposta (meses)	10,4	7,1	0,62		0,001
Qualquer evento adverso G3/4 (%)	84,9	74	-	-	< 0,01
Hipertensão (%) ▪ Qualquer grau ▪ Grau 3	 22,4 11,0	 8,3 2,3	 - -	 - -	 < 0,01 < 0,01
Qualquer evento trombótico (%)	19,4	16,2	-	-	*
Sangramento G3 ou G4 (%)	3,1	2,5	-	-	*
Proteinúria (%) ▪ Qualquer grau ▪ Grau 2 ▪ Grau 3	 26,5 3,1 0,8	 21,7 5,8 0,8	 - - -	 - - -	 * * *
Perfuração gastrointestinal (%)	1,5	0,0	-	-	*

*Sem significância estatística na análise de segurança (requerido p < 0,01).

Perspectivas

Este foi o primeiro grande estudo randomizado de fase 3 a validar o emprego de um agente antiangiogênico como uma opção de tratamento efetiva na Oncologia. O bevacizumabe é um anticorpo monoclonal antiVEGF (fator de crescimento vascular endotelial), com ação antiangiogênica direta e com potencial efeito sinérgico à quimioterapia. À época, o regime IFL havia demonstrado ganho de sobrevida global em relação ao esquema de 5-FU em bolus/leucovorin, tendo se tornado o tratamento padrão de 1ª linha na doença avançada nos Estados Unidos (44). O tratamento com IFL e bevacizumabe em 1ª linha (comparado a IFL e placebo) apresentou ganho absoluto de sobrevida global de 4,7 meses, também com aumento de sobrevida livre de progressão e taxa de resposta, todos com significância estatística. O benefício observado ocorreu à custa de incremento de toxicidades (aumento de 10% de eventos adversos grau 3 e grau 4 no grupo que recebeu bevacizumabe), em geral manejáveis, atribuídos principalmente à hipertensão, diarreia e leucopenia. Outros efeitos observados (neste e em outros estudos) foram sangramentos, perfuração gastrointestinal e eventos trombóticos arteriais.

Os dados de eficácia (sem análise comparativa) dos 110 pacientes do grupo que recebeu 5-FU/LV + bevacizumabe (sem irinotecano) foram publicados, posteriormente, evidenciando SG mediana de 18,3 meses; SLP de 8,8 meses e taxa de resposta de 40%. Este grupo teve seu recrutamento interrompido após análise interina que demonstrou que o regime IFL + bevacizumabe tinha perfil de segurança aceitável (45). Tais dados demonstraram que a combinação de fluoropirimidina e bevacizumabe é ativa em 1ª linha – o que foi corroborado, posteriormente, pelos resultados do estudo de fase 3 AVEX Trial, que demonstrou que a combinação de capecitabina e bevacizumabe foi superior à capecitabina isolada, em termos de SLP e taxa de resposta, no cenário de 1ª linha em câncer colorretal metastático em pacientes idosos (≥ 70 anos) (46).

Outros estudos também demonstraram a eficácia do bevacizumabe quando adicionado a regimes baseados em oxaliplatina – NO16966 (em 1ª linha, com ganho em SLP) e ECOG E3200 (em 2ª linha, com ganho em SG e SLP). Este último ainda demonstrou que o bevacizumabe como agente único não apresenta atividade significativa, não sendo indicado como terapia isolada (47, 48).

O estudo NO16966, supracitado, também sugeriu, em uma análise pré-especificada, que os pacientes que continuavam o tratamento até a progressão apresentavam maior SLP. No entanto, tendo em vista a neuropatia cumulativa decorrente da oxaliplatina, a estratégia de manutenção com fluoropirimidina/bevacizumabe foi avaliada em estudos subsequentes. O mais importante destes é o CAIRO3 (do grupo holandês), que evidenciou que o tratamento de manutenção com capecitabina e bevacizumabe, após 6 ciclos de CAPOX + bevacizumabe, aumentou a SLP, quando comparada à estratégia de observação (49).

Ainda no cenário de doença metastática, o estudo ML18147 demonstrou benefício modesto em SG e SLP ao continuar o bevacizumabe após a progressão (adicionado a outro regime de quimioterapia) (50).

Outros dois antiangiogênicos são aprovados em 2ª linha, em combinação com o regime FOLFIRI, baseados em estudos de fase 3: aflibercept (cerca de 30% dos pacientes haviam recebido bevacizumabe na 1ª linha) e ramucirumabe (estudo RAISE, em que todos os pacientes haviam recebido bevacizumabe previamente) (51, 52).

A despeito do benefício observado no cenário de doença avançada, dois estudos principais (NSABP-C08 e AVANT) avaliaram a adição do bevacizumabe no tratamento adjuvante, não tendo sido observado ganho em SLD em 3 anos (53, 54).

A seguir, um resumo com os principais estudos de bevacizumabe no cenário de doença avançada.

Características	ECOG E3200	NO16966	AVEX	CAIRO3
Período de recrutamento	2001-2003	2004-2005	2007-2010	2007-2012
Número de pacientes	829	1.401	280	558
Seguimento	28 meses	27,6 meses	24,8 meses	48 meses
População	*2ª linha Câncer colorretal metastático previamente tratado com fluoropirimidina e Irinotecano	*1ª linha Câncer colorretal metastático sem tratamento prévio	*1ª linha Câncer colorretal metastático sem tratamento prévio, em pacientes ≥ 70 anos	*1ª linha Câncer colorretal metastático, sem progressão após 6 ciclos de CAPOX e bevacizumabe
Desfecho primário	SG	SLP	SLP	SLP2*
Resultados	Em 2ª linha, FOLFOX4 + bevacizumabe aumentou a SG quando comparado a FOLFOX4 ou bevacizumabe isolados.	Em 1ª linha, a adição de bevacizumabe aos regimes FOLFOX4 ou XELOX aumentou a SLP.	Em 1ª linha, capecitabina + bevacizumabe aumentou a SLP e a taxa de resposta quando comparado a capecitabina isolada.	Após 6 ciclos de CAPOX-Bev, a estratégia de manutenção com capecitabina + bevacizumabe foi superior à observação.
Referência	JCO. 2007;25:1539-44 (47)	JCO. 2008;26:2013-9 (48)	Lancet Oncol. 2013;14:1077-85 (46)	Lancet. 2015;385:1843-52 (49)

*SLP2: Definida como 2ª progressão (após retomada do esquema de indução com CAPOX-Bev). SLP1 era a 1ª progressão (durante a manutenção ou observação após 6 ciclos iniciais de CAPOX-Bev).

Conclusão:

A adição de bevacizumabe ao regime IFL levou a um aumento em sobrevida global, sobrevida livre de progressão e taxa de resposta no tratamento de 1ª linha do câncer colorretal metastático.

Financiamento:

O estudo foi patrocinado pela *Genentech*.

Referência:

Hurwitz H, et al. *Bevacizumab plus Irinotecan, Fluoruracil and Leucovorin for metastatic colorectal cancer*. New England Journal of Medicine. 2004;350:2335-42.

Estudo

BOND

Título Cetuximabe em monoterapia e Cetuximabe combinado a Irinotecano no câncer colorretal metastático refratário a Irinotecano.

Revista: The New England Journal of Medicine.

Data da publicação: Julho de 2004.

Objetivo: Comparar a eficácia do cetuximabe combinado com irinotecano ou em monoterapia em pacientes com câncer colorretal metastático refratários ao irinotecano.

Grupos de comparação

- Cetuximabe + irinotecano (n = 218).
- Cetuximabe monoterapia (n = 111).

Métodos

- **Período de recrutamento dos pacientes:** 2001-2002.
- **Desenho do estudo:** Ensaio clínico de fase III, prospectivo randomizado (2:1), aberto, multicêntrico. As análises foram realizadas de acordo com o princípio de intenção de tratamento. Nos pacientes do braço monoterapia, era permitido crossover após a progressão.

  A amostra foi calculada a partir de um erro alfa bicaudado de 0,05 e um poder de 80%, esperando-se uma taxa de resposta de 5% no grupo monoterapia e de 19% no grupo combinação.
- **Desfecho primário:** Taxa de resposta (confirmada por comitê independente).
- **Desfechos secundários:** Sobrevida global, tempo para progressão, duração de resposta e efeitos adversos.
- **Pacientes recrutados:** N= 329.

Critérios de inclusão

- Confirmação histológica de adenocarcinoma colorretal estádio IV, com doença mensurável e idade > 18 anos.
- Performance status ≥ 60 (Karnofsky).
- Funções hematológica, renal e hepática adequadas.
- Progressão (durante ou 3 meses após) a algum esquema com Irinotecano (mínimo de 6 semanas de tratamento) – Irinotecano 125 mg/m^2 semanal por 4 semanas a cada 6 semanas (monoterapia ou combinado com 5-FU/LV); Irinotecano 180 mg/m^2

a cada 2 semanas em combinação com 5-FU/LV; ou Irinotecano 350 mg/m^2 a cada 3 semanas (monoterapia).

- Evidência imuno-histoquímica da expressão de EGFR.

Dados da população

Características	Grupo Irinotecano e Cetuximabe	Grupo Cetuximabe isolado
Idade (anos – mediana)	59	58
Sexo (%) ▪ Masculino ▪ Feminino	 65,6 34,4	 56,8 43,2
Performance status – Karnofsky (%) ▪ < 80 ▪ 80-100	 11,5 88,5	 13,5 86,5
Tratamento adjuvante prévio (%)	27,1	33,3
Número de tratamentos prévios (%) ▪ 1 ▪ 2 ▪ > 2	 18,8 36,2 45,0	 24,3 36,9 38,7
Tratamento com Irinotecano prévio (%) ▪ 125 mg/m^2/semanal (x4 a cada 6 sem) ▪ 180 mg/m^2 a cada 2 semanas ▪ 350 mg/m^2 a cada 3 semanas	 15,1 56,9 26,1	 18,0 48,6 27,9
Tratamento prévio com Oxaliplatina (%)	61,9	64,0

Resultados

Desfechos	Irinotecano + Cetuximabe	Cetuximabe isolado	HR	IC 95%	p
População ITT (intenção de tratamento)					
Taxa de resposta (%)	22,9	10,8	–	–	0,007
Taxa de controle de doença (%) (Resposta ou doença estável)	55,5	32,4	–	–	< 0,001
Tempo para progressão (meses – mediana)	4,1	1,5	0,54	0,42-0,71	< 0,001
SG mediana (meses)	8,6	6,9	0,91	0,68-1,21	0,48
Subgrupo com progressão durante ou 4 semanas após Irinotecano (pré-estudo)					
Taxa de resposta (%)	25,2	14,1	–	–	0,07

Desfechos	Irinotecano + Cetuximabe	Cetuximabe isolado	HR	IC 95%	p
Subgrupo com tratamento prévio com Oxaliplatina					
Taxa de resposta (%)	22,2	8,5	–	–	0,01
Outros desfechos relevantes					
Taxa de resposta de acordo com reação cutânea (%)					< 0,001
▪ Nenhuma reação cutânea	6,3	0			
▪ Grau 1 ou 2	20,4	11,6			
▪ Grau 3 ou 4	55,2	33,3			

Perspectivas

O BOND foi o primeiro estudo de fase III randomizado a comprovar a eficácia de um anticorpo monoclonal anti-EGFR no câncer colorretal avançado, seja em monoterapia ou combinado a um agente citotóxico. O cetuximabe é um anticorpo monoclonal quimérico IgG1 anti-EGFR, que já havia demonstrado atividade em estudos de fase II prévios. Em uma população refratária ao irinotecano (e mais de 60% também com progressão após oxaliplatina), o uso do cetuximabe isolado conferiu uma taxa de resposta de cerca de 11% – que dobrou quando foi associado ao Irinotecano (cerca de 23%, mesmo em população já exposta), além de uma redução de 46% no risco de progressão. No entanto, não houve diferença em SG. Um estudo subsequente demonstrou ganho absoluto de 1,5 mês em SG em pacientes que receberam cetuximabe isolado vs. cuidados paliativos/medidas de suporte (55).

O panitumumabe, um anticorpo monoclonal humanizado anti-EGFR, também foi avaliado no cenário de pacientes refratários à quimioterapia (ao menos 2 linhas prévias), apresentando taxa de resposta similar (10%) como agente isolado (56).

Ambos os anticorpos foram avaliados, posteriormente, no cenário de 1ª linha. No estudo CRYSTAL, a adição de cetuximabe à 1ª linha com FOLFIRI aumentou discretamente a SLP na população geral (com expressão de EGFR), de 8,0 para 8,9 meses e a taxa de resposta de 38,7% para 46,9%; porém, sem diferença em SG. No entanto, em uma análise de subgrupo pré-especificada, nos pacientes avaliados quanto ao status de mutação no gene KRAS (n = 540; 45% da população total), sugeriu-se que o benefício da adição do cetuximabe era restrito aos pacientes KRAS selvagem. Neste subgrupo, no braço combinado, a SLP aumentou de 8,7 para 9,9 meses e a taxa de resposta de 43,2% para 59,3%. Já nos pacientes KRAS mutados, a SLP e a taxa de resposta foram numericamente inferiores no braço FOLFIRI + cetuximabe, porém sem diferença estatisticamente significante. Mesmo nas análises de subgrupo, não houve diferença em SG, independentemente do status de mutação no gene

KRAS (57). Resultados similares foram observados no estudo PRIME (93% dos pacientes analisados quanto a status KRAS), em que o benefício da adição do panitumumabe à 1ª linha com FOLFOX4 foi restrito a pacientes KRAS selvagem (aumento de SLP de 8,0 para 9,6 meses), com efeito detrimental em SLP na população com KRAS mutado (redução de 8,8 para 7,3 meses). Apesar de SG numericamente maior com FOLFOX4-Panitumumabe em pacientes KRAS selvagem e com FOLFOX4 isolado em pacientes KRAS mutado, essa diferença não atingiu significância estatística (58). Estes estudos consolidaram a indicação de anticorpos anti-EGFR em pacientes KRAS selvagem.

Posteriormente, em 2013, dados provenientes dos estudos PRIME e FIRE-3 sugeriram que, além das mutações no éxon 2 do gene KRAS (códons 12 e 13), outras mutações menos frequentes também conferiam resistência aos anticorpos monoclonais anti-EGFR (mutações no gene NRAS e nos éxons 3 e 4 do gene KRAS) (59).

Em relação à comparação direta entre os dois anticorpos, o estudo de fase III randomizado ASPECCT demonstrou que o cetuximabe e o panitumumabe parecem ter eficácia similar, com algumas diferenças no perfil de toxicidades (o primeiro com mais reações infusionais e o segundo com maior incidência de hipomagnesemia) (60).

Haja vista não haver benefício da combinação de anticorpos monoclonais anti-EGFR e bevacizumabe, dois estudos importantes compararam as duas estratégias em regimes de 1ª linha. No FIRE-3, que avaliou pacientes KRAS selvagem (éxon 2), apesar de não ter sido evidenciada diferença entre taxa de resposta (desfecho primário), a SG foi significativamente maior com o esquema FOLFIRI + cetuximabe (vs. FOLFIRI + bevacizumabe) (61). Já no estudo CALGB/SWOG 80405, em que eram permitidos dois regimes de quimioterapia (mFOLFOX6 – 74%/FOLFIRI – 26%), esse resultado não foi reproduzido – não havendo, na população geral, diferença em SG entre os braços de cetuximabe e bevacizumabe. No entanto, análises exploratórias retrospectivas sugeriram pior sobrevida em tumores do cólon direito (independentemente do tratamento recebido) e interação entre lateralidade e tipo de tratamento biológico recebido, favorecendo, em termos de SG, o uso do cetuximabe em tumores do cólon esquerdo e do bevacizumabe em tumores do cólon direito (62, 63).

O benefício observado dos anticorpos anti-EGFR no cenário metastático não se transpôs para a doença localizada, não havendo indicação de uso como tratamento adjuvante (64, 65).

A seguir, um resumo com outros importantes estudos que avaliaram os anticorpos monoclonais anti-EGFR no câncer colorretal avançado:

Características	CRYSTAL	PRIME	FIRE-3	CALGB/SWOG 80405
Período de recrutamento	2004-2005	2006-2008	2007-2012	2005-2012
Número de pacientes	1.198	1.183	592	1.137*
Seguimento	29,9 meses	13,2 meses	33,0 meses	47,4 meses
População	(1ª linha) Câncer colorretal metastático (com expressão de EGFR) sem tratamento prévio. Análise de subgrupo quanto a status de mutação do gene KRAS (45% dos pacientes)	(1ª linha) Câncer colorretal metastático sem tratamento prévio. Análise estratificada quanto a status de mutação do gene KRAS (93% pacientes)	(1ª linha) Câncer colorretal metastático, sem tratamento prévio, KRAS selvagem (éxon 2 – códons 12 e 13). Esquema de QT com FOLFIRI	(1ª linha) Câncer colorretal metastático, sem tratamento prévio KRAS selvagem. Esquema de QT mFOLFOX 6 ou FOLFIRI
Desfecho primário	SLP	SLP	Taxa de resposta objetiva	SG
Resultados	FOLFIRI + cetuximabe, em 1ª linha, aumentou a SLP e a taxa de resposta, comparado com FOLFIRI isolado. O benefício parece estar limitado a pacientes com KRAS selvagem.	FOLFOX4 + panitumumabe aumentou significativamente a SLP em pacientes KRAS selvagem, com diferença numérica em SG e taxa de resposta (estes últimos sem significância estatística). Nos pacientes KRAS mutado, o panitumumabe foi detrimental em termos de SLP e taxa de resposta.	Não houve diferença estatisticamente significativa para o desfecho primário (taxa de resposta) entre os braços FOLFIRI + bevacizumabe vs. FOLFIRI + cetuximabe. No entanto, a SG foi maior no braço que recebeu anti-EGFR (28,7 vs. 25,0 meses; HR 0,77; p = 0,017).	Não houve diferença em SG, SLP ou taxa de resposta entre os braços de cetuximabe e bevacizumabe na população de análise primária (KRAS selvagem). As análises exploratórias por lateralidade do tumor primário foram citadas no texto acima.
Referência	NEJM. 2009;360:1408-17 (57)	JCO. 2010;28:4697-705 (58)	Lancet Oncol. 2014;15:1065-75 (60)	JAMA. 2017;317:2392-401 (62)

*Número de pacientes na análise primária (comparação de bevacizumabe vs. cetuximabe).

Conclusão:

O BOND foi um estudo pioneiro ao demonstrar que o Cetuximabe apresenta atividade clínica significativa, isolado ou em combinação com o Irinotecano, em população refratária aos regimes de quimioterapia tradicionais.

Financiamento:

O estudo foi patrocinado pela *Merck*.

Referência:

Cunningham D, et al. *Cetuximab monotherapy and Cetuximab plus Irinotecan in Irinotecan-refractory metastatic colorectal cancer.* N Engl J Med. 2004;351:337-45.

Estudo

German Rectal Cancer Group Study

Título	Quimiorradioterapia pré-operatória versus pós-operatória no câncer de reto.

Revista: The New England Journal of Medicine.

Data da publicação: Outubro de 2004.

Objetivo: Comparar quimiorradioterapia neoadjuvante versus adjuvante no tratamento do câncer de reto localmente avançado.

Grupos de comparação

- QRT neoadjuvante (n = 405).
- QRT adjuvante (n = 394).

***Esquema de QRT (Quimiorradioterapia concomitante):**

1. Radioterapia

- 5040 cGy (28 frações de 180 cGy, 5x/semana).
- *Boost* de 540 cGy no leito cirúrgico (no braço de tratamento pós-operatório).

2. Quimioterapia:

- Concomitante: 5-FU infusional 1.000 mg/m^2/dia (D1-D5, por 120 h), nas semanas 1 e 5 da RT.

***Quimioterapia adjuvante (ambos os braços)**

- Adjuvante: 5-FU/LV (bolus) 500 mg/m^2/dia (D1-D5) a cada 4 semanas (x 4 ciclos).

  **4 semanas após a cirurgia no braço de QRT pré-operatória.

  **4 semanas após término da QRT no braço de QRT pós-operatória.

***Cirurgia:**

- Excisão total do mesorreto. No braço de QRT neoadjuvante, realizada 6 semanas após o término do tratamento.

Métodos

- **Período de recrutamento dos pacientes:** 1995-2002.
- **Desenho do estudo:** Ensaio clínico de fase III, prospectivo randomizado (1:1), aberto, multicêntrico. As análises dos desfechos de eficácia foram realizadas de acordo com o princípio de intenção de tratamento.

Calculou-se que, a partir de um erro alfa bicaudado de 0,05 e um poder de 80%, seriam necessários 340 pacientes em cada grupo, para detectar uma diferença absoluta de 10% na sobrevida global em 5 anos.

- **Desfecho primário:** Sobrevida global.
- **Desfechos secundários:** Sobrevida livre de doença, recorrência local, recorrência a distância, complicações pós-operatórias, toxicidades agudas e em longo prazo e preservação esfincteriana.
- **Seguimento:** 45,8 meses (mediana).
- **Pacientes recrutados:** N = 799.

Critérios de inclusão

- Adenocarcinoma do reto ressecável (até 16 cm da borda anal), com confirmação histológica.
- Tumores estádios II e III.

Critérios de exclusão

- Tumores estádios I e IV, excluídos por meio de ultrassonografia endorretal e tomografias computadorizadas de abdome e pelve.
- Idade > 75 anos.
- Histórico de outra malignidade (com exceção de câncer de pele não melanoma);
- Quimioterapia prévia e/ou radioterapia pélvica prévia.

Dados da população

Características iniciais	Grupo QRT pré-operatória	Grupo QRT pós-operatória
Idade (anos – mediana)	62	62
Sexo (%)		
▪ Masculino	71	66
▪ Feminino	29	34
Estadiamento clínico – T (%)		
▪ T1 ou T2	5	5
▪ T3	68	66
▪ T4	6	3
▪ Desconhecido	21	26
Estadiamento clínico – N positivo (%)	41	39
Distância do tumor da borda anal (%)		
▪ < 5 cm	39	30
▪ 5-10 cm	41	43
▪ > 10 cm	12	18

Características relacionadas ao procedimento cirúrgico e conformidade de tratamento	QRT pré-operatória (n = 415)*	QRT pós-operatória (n – 384)*	P
Estadiamento patológico (%) ▪ I ▪ II ▪ III ▪ IV	 25 29 25 6	 18 29 40 7	< 0,001
Tipo de ressecção (%) ▪ Anterior baixa, interesfincteriana ▪ Abdominoperineal	 69 26	 71 23	0,45
Ressecção completa (%)	93	94	0,69
Resposta completa (%)	8	0	< 0,001
Não receberam QRT ▪ Estádio I ▪ Outras razões	< 1 NA 1 (< 1)	28** 18 10	< 0,001
Receberam dose total de RT (%)	92	54	< 0,001
Receberam dose total de QT (%)	89	50	< 0,001

*N correspondente ao tratamento realmente recebido. 28 pacientes, ao todo, solicitaram troca do grupo para o qual foram randomizados (9 no grupo pré-operatório e 19 no grupo pós-operatório).

**28% dos pacientes no grupo submetido à cirurgia como tratamento inicial não receberam QRT pós-operatória (18% pelo estádio I patológico e outros 10% por metástases a distância detectadas no intraoperatório ou complicações pós-operatórias/óbito).

Resultados

Desfechos	QRT pré-operatória	QRT pós-operatória	HR	IC 95%	p
População ITT (intenção de tratamento)					
SG em 5 anos (%)	76	74	0,96	0,70-1,31	0,80
SLD em 5 anos (%)	68	65	0,87	0,67-1,14	0,32
Recorrência local em 5 anos (%)	6	13	0,46	0,26-0,82	0,006
Recorrência a distância em 5 anos (%)	36	38	0,97	0,73-1,28	0,84
Complicações pós-operatórias (%)	36	34	–	–	0,68
Taxas de preservação de esfíncter em pacientes em que seria indicada ressecção abdominoperineal antes da randomização (n = 194)					
Nº de pacientes e % do total	116 (28%)	78 (20%)	–	–	–
Preservação de esfíncter (%)	39	19	–	–	0,004

Desfechos	QRT pré-operatória	QRT pós-operatória	HR	IC 95%	p
Eventos adversos graus 3 e 4 (de acordo com tratamento realmente recebido)					
Agudos			–	–	
▪ Qualquer evento grau 3/4	27	40			0,001
▪ Diarreia	12	18			0,04
Crônicos			–	–	
▪ QUALQUER EVENTO grau 3/4	14	24			0,01
▪ Estenose da anastomose	4	12			0,003

Perspectivas

Este estudo do grupo alemão consolidou a quimiorradioterapia neoadjuvante (baseada em fluoropirimidina) como estratégia preferível no câncer de reto localmente avançado. Apesar de não ter sido evidenciada diferença em sobrevida entre os dois braços, o grupo de QRT neoadjuvante apresentou melhores taxas de controle locorregional (recorrência local 6 vs. 13%), menor toxicidade, maior taxa de preservação de esfíncter (naqueles em que a indicação cirúrgica pré-tratamento seria de amputação abdominoperineal); além de maior porcentagem de pacientes que completaram as duas modalidades de tratamento.

Previamente, na década de 1990, um importante estudo do grupo sueco havia demonstrado benefício em sobrevida global da radioterapia neoadjuvante seguida de cirurgia, quando comparada à cirurgia isolada (à época ainda não padronizada como excisão total do mesorreto). O esquema utilizado de radioterapia foi de curso curto *(short-course, 5 frações de 500 cGy cada)*, seguida de cirurgia precoce (1 semana) – tradicionalmente utilizado em estudos europeus/escandinavos (33). Um estudo holandês subsequente, que avaliou RT curso curto associada à excisão total de messorreto, confirmou a redução da recidiva locorregional, porém sem impacto em sobrevida (66). Até o momento, nenhum estudo demonstrou diferença significativa, em termos de controle locorregional e sobrevida global, entre as estratégias de curso curto ou longo de radioterapia.

Quanto ao benefício de associar quimioterapia ao tratamento multimodal, o estudo EORTC 22921 demonstrou que adicionar 5-FU à RT, independentemente se antes ou após a cirurgia, melhorou o controle locorregional, porém sem impacto em sobrevida, com melhor aderência ao tratamento nos braços que receberam QRT neoadjuvante (36).

Em relação ao esquema de quimioterapia concomitante, a capecitabina se mostrou não inferior ao 5-FU, sendo uma opção como agente radiossensibilizante (67). Já a tentativa de intensificar o regime de concomitância, adicionando agentes como a oxaliplatina apresenta resultados conflitantes entre os estudos (sendo os principais ACCORD-12; STAR-01; NSABP R-04; CAO/ARO/AIO-04 e FOWARC), em termos de resposta patológica completa, SLD e preservação de esfíncter, não sendo empregada como padrão na prática clínica (68-72).

Para pacientes selecionados com tumores distais que apresentaram resposta clínica completa após o tratamento com QRT neoadjuvante, a estratégia de seguimento ativo sem tratamento cirúrgico imediato, em centros especializados, foi associada a menores taxas de estomias temporárias ou definitivas, sem impacto aparente em SG e SLD – sendo uma prática realizada em alguns centros (73). A análise de uma base de dados internacional demonstrou que, com a estratégia *"watch and wait"*, a maioria das recorrências ocorreu nos 2 primeiros anos de seguimento e raramente não foram passíveis de resgate cirúrgico (74).

Por fim, mais recentemente, tem sido também proposta outra forma de tratamento complementar denominada terapia neoadjuvante total (TNT). Com essa estratégia, anteriormente à cirurgia, é realizada quimiorradioterapia e quimioterapia (antes ou após a quimiorradioterapia). Resultados favoráveis dessa estratégia já haviam sido sugeridos em estudos retrospectivos e metanálise (75). Em 2020, dados apresentados de dois estudo randomizados de fase III confirmaram o benefício da TNT. No estudo RAPIDO, avaliou-se a radioterapia de curso curto seguida por quimioterapia (CAPOX ou FOLFOX) neoadjuvante em comparação com a quimiorradioterapia (QRT) neoadjuvante padrão. Ambos eram seguidos por excisão total de mesorreto (TME) e o braço padrão ainda recebia quimioterapia adjuvante após a cirurgia (CAPOX ou FOLFOX). O estudo demonstrou que a TNT está associada a taxas maiores de resposta patológica completa (27,7% vs. 13,8%, $P < 0,001$), além de menor falha de tratamento relacionada a doença e menor taxa de metástases a distância (76). Já no estudo PRODIGE 23, o braço experimental de TNT recebia quimioterapia neoadjuvante com FOLFIRINOX por 6 ciclos seguida de QRT, TME e quimioterapia adjuvante por mais 3 meses. Já o braço padrão recebia QRT, TME e quimioterapia adjuvante por 6 meses. De forma semelhante, essa estratégia de TNT resultou em maiores taxas de resposta patológica completa (27,5% vs. 11,7%, $P < 0,001$), sobrevida livre de doença e sobrevida livre de metástases em comparação com o braço padrão (77).

A seguir, um resumo com outros estudos importantes que avaliaram a terapia neoadjuvante no câncer de reto localmente avançado:

Características	Swedish Rectal Cancer Trial	*Watch and Wait* Tumores Distais	EORTC 22901
Período de recrutamento	1897-1990	1991-2002	1993-2003
Número de pacientes	1.168	265	1.011
Seguimento	60 meses	57,3 meses	64,8 meses
População	Câncer de reto ressecável em pacientes < 80 anos, sem evidência de doença metastática.	Câncer de reto distal ressecável, submetidos a QRT neoadjuvante. Pacientes com resposta clínica completa (27%) foram seguidos sem tratamento cirúrgico imediato e comparados àqueles operados (considerados resposta clínica incompleta), mas com resposta patológica completa.	Câncer de reto ressecável localmente avançado. Randomizados para 4 braços: RT neoadjuvante isolada; QRT neoadjuvante; RT neoadjuvante + QT adjuvante; QRT neoadjuvante + QT adjuvante.
Desfecho primário	SG	SG	SG
Resultados	RT de curso curto (25 Gy), quando comparada a cirurgia isolada, foi associada a um aumento absoluto de 10% na SG em 5 anos e uma redução absoluta de 16% no risco de recorrência local, sem aumento da mortalidade pós-operatória.	Não houve diferença em SG ou SLD entre os pacientes com resposta clínica completa (n = 71) e aqueles operados com resposta patológica completa (n = 22) – este último grupo com maiores taxas de estomias.	Não houve diferença em SG ou SLD. Adicionar QT com 5-FU aumentou o controle locorregional, seja antes ou após a cirurgia. A taxa de aderência ao tratamento neoadjuvante foi significativamente maior.
Referência	NEJM. 1997;336:908-87 (33)	Ann Surg. 2004;240:711-8 (73)	NEJM. 2006;355:114-23 (36)

Conclusão:

Quimiorradioterapia concomitante pré-operatória (neoadjuvante), quando comparada à estratégia pós-operatória (adjuvante), foi associada a melhor controle locorregional e menor toxicidade, porém sem diferença em sobrevida global.

Financiamento:

O estudo foi patrocinado por *Deutsche Krebshilfe*.

Referência:

Sauer R, et al. *Preoperative versus postoperative chemoradiotherapy for rectal cancer.* N Engl J Med. 2004;351:1731-40.

Estudo

Metastasectomia hepática

Título	Cirurgia de resgate para metástases hepáticas irressecáveis de câncer colorretal reduzidas com quimioterapia.

Revista: Annals of Surgery.

Data da publicação: Outubro de 2004.

Objetivo: Avaliar a sobrevida de pacientes pós-ressecção de metástases hepáticas inicialmente irressecáveis de câncer colorretal reduzidas após quimioterapia sistêmica e avaliar fatores prognósticos para um modelo preditivo de sobrevida no cenário pré-operatório.

Grupos de comparação

- Metástases hepáticas inicialmente irressecáveis, que se tornaram ressecáveis após quimioterapia (n = 138).
- Metástases hepáticas irressecáveis mesmo após quimioterapia (n = 966).
- Metástases hepáticas ressecáveis (n = 335).

Métodos

- **Período de recrutamento dos pacientes:** 1988-1999.
- **Desenho do estudo:** Estudo observacional de coorte retrospectiva. Sem cálculo de amostra.
- **Desfechos:** Sobrevida global (dos pacientes submetidos a ressecção de metástases hepáticas inicialmente irressecáveis reduzidas após quimioterapia); sobrevida livre de doença; fatores prognósticos para modelo preditivo de sobrevida.
- **Seguimento:** 48,7 meses.
- **Pacientes recrutados:** N = 1.439.

Critério de inclusão

- Câncer colorretal metastático para fígado.

Dados da população

Características	Metástases hepáticas inicialmente irressecáveis, que se tornaram ressecáveis após quimioterapia
Idade (anos)	57,3
Sexo masculino (%)	55,7
Metástase hepática sincrônica (%)	63
Número médio de metástases hepáticas	4,4
Tamanho médio das metástases (cm)	5,2
Causa de irressecabilidade (%) ▪ Tamanho ▪ Multinodular ▪ Localização inadequada ▪ Doença extra-hepática	 7 56 15 22
> 3 lesões hepáticas (%)	59
Metástase extra-hepática (%) ▪ Pulmão ▪ Linfonodo ▪ Peritônio	 14 7 11
Número mediano de ciclos de quimioterapia	10

Resultados

Desfechos		RR	IC 95%	P
Taxa de conversão para ressecabilidade (%)	12,5	–	–	–
Ressecáveis pós-quimioterapia				
SG em 5 anos (%)	33	–	–	–
SG em 10 anos (%)	23	–	–	–
SLD em 5 anos (%)	22	–	–	–
SLD em 10 anos (%)	17	–	–	–
Fatores prognósticos para SG em análise multivariada	≥ 3 metástases hepáticas	2,34	1,48-3,72	< 0,001
	Primário de reto	1,92	1,21-3,06	0,006
	CA 19.9 pré-operatório > 100 UI/L	2,40	1,31-4,41	0,005
	Tamanho do primário > 10 cm	2,61	1,10-6,20	0,03

Perspectivas

O adenocarcinoma de cólon metastático foi por muito tempo considerado uma doença incurável. Estudos observacionais, porém, mostraram que alguns pacientes com metástases hepáticas e/ ou pulmonares com possibilidade de metastasectomia atingiam desfechos favoráveis, inclusive com possibilidade de cura.

Este estudo, apesar de se tratar de um estudo observacional de coorte, foi importante pela evidência de que até mesmo pacientes com metástases hepáticas consideradas irressecáveis podiam obter bons desfechos após tratamento quimioterápico e redução das metástases permitindo ressecabilidade. No estudo, entre pacientes que se tornaram ressecáveis, 17% permaneceram livres da doença em 10 anos.

Em outro estudo de base populacional, com 13.599 pacientes, em análise controlada para outros fatores prognósticos, pacientes com metástase hepáticas que não fizeram ressecção hepática tiveram risco de óbito 2,78 vezes maior que pacientes ressecados. A sobrevida em 5 anos foi de 32,8% entre pacientes com ressecção hepática vs. 10,5% nos não ressecados ($P < 0{,}001$) (79).

Assim, em adição às melhoras ocorridas no tratamento sistêmico do câncer colorretal, a evolução dos tratamentos de controle local, incluindo a metastasectomia hepática e/ou pulmonar para casos selecionados, contribuíram para a importante melhora dos desfechos desses pacientes ao longo dos últimos anos.

Conclusão:

A quimioterapia permite que 12,5% dos pacientes com metástases hepáticas inicialmente irressecáveis sejam submetidos a cirurgia hepática de resgate.

Financiamento:

Não relatado se o estudo recebeu algum patrocínio.

Referência:

Adam R, et al. *Rescue surgery for unresectable colorectal liver metastases downstaged by chemotherapy*. Annals of Surgery. 2004:644-58.

Estudo

IDEA

Título | Duração da quimioterapia adjuvante no estádio III do câncer de cólon.

Revista: The New England Journal of Medicine.

Data da publicação: Março de 2018.

Objetivo: Realizar, prospectivamente, uma análise combinada de 6 ensaios clínicos de tratamento adjuvante em pacientes com câncer de cólon estádio III para avaliar a hipótese primária de que tratamento adjuvante com FOLFOX ou CAPOX por 3 meses seria não inferior a 6 meses, em termos de sobrevida livre de doença em 3 anos.

Grupos de comparação

FOLFOX

- 3 meses de tratamento (n = 3.870).
- 6 meses de tratamento (n = 3.893).

CAPOX

- 3 meses de tratamento (n = 2.554).
- 6 meses de tratamento (n = 2.517).

Métodos

- **Período de recrutamento dos pacientes:** 2007-2015
- **Desenho do estudo:** Trata-se de uma análise agrupada e pré-planejada de 6 ensaios clínicos de fase 3 randomizados em pacientes com câncer de cólon estádio III, desenvolvida por meio de uma colaboração acadêmica em 12 países. Os estudos foram: CALGB/SWOG 80702, IDEA France, SCOT, ACHIEVE, TOSCA e HORG. As análises foram realizadas de acordo com o princípio de intenção de tratamento modificado (incluídos todos os pacientes randomizados e que receberam, ao menos, uma dose do tratamento).

  Calculou-se que seriam necessários 3.390 eventos de recorrência ou óbito para declarar a não inferioridade do tratamento de 3 meses vs. 6 meses, com um erro alfa unicaudado de 0,025 e um poder de 90%, assumindo-se uma taxa de SLD em 3 anos de 72% no grupo de 6 meses de tratamento. A não inferioridade seria comprovada se o limite superior do intervalo de confiança de 95% do HR não excedesse 1,12 (margem de não inferioridade preestabelecida).
- **Desfecho primário:** Sobrevida livre de doença em 3 anos.

- **Seguimento:** Mediana de 41,8 meses – variou de 34,9 meses (CALGB/SWOG) a 61,7 meses (TOSCA).
- **Pacientes recrutados:** N= 12.834.

Critérios de inclusão

- Cada um dos 6 ensaios clínicos randomizados incluídos tinha seus próprios Critérios de inclusão. Três estudos ainda incluíam pacientes estádio II de alto risco (TOSCA, SCOT e HORG) e um deles incluiu pacientes com tumores de reto (SCOT). No entanto, nesta análise combinada, apenas os pacientes com câncer de cólon estádio III foram avaliados.
- De uma forma geral, os Critérios de inclusão comuns incluíam pacientes com bom *performance status* (ECOG 0-2), submetidos a tratamento cirúrgico e com confirmação histológica de câncer de cólon estádio III.
- Para análise combinada do IDEA, valendo-se do princípio de intenção de tratamento modificado, foram incluídos os pacientes que receberam ao menos uma dose de tratamento (FOLFOX/CAPOX) e que foram randomizados para 3 ou 6 meses.

Critérios de exclusão

- Pacientes randomizados, mas que não receberam nenhuma dose do tratamento proposto.
- Pacientes com estádio II e/ou tumores de reto.

Dados da população

Características	FOLFOX 3 meses (N = 3.870)	FOLFOX 6 meses (N = 3.893)	CAPOX 3 meses (N = 2.554)	CAPOX 6 meses (N = 2.517)
Idade (anos – mediana)	64	64	65	65
Sexo masculino (%)	56,1	55,8	57,5	56,9
T (%)				
▪ T1	4,4	3,9	3,5	3,4
▪ T2	9,0	10,2	9,7	8,5
▪ T3	68,1	67,2	62,9	63,5
▪ T4	18,5	18,7	24,0	24,6
N (%)				
▪ N1	72,0	72,6	71,4	71,3
▪ N2	27,9	27,3	28,5	28,6
Grupo de risco (%)				
▪ T1-T3 e N1 (baixo risco)	60,3	60,1	56,3	56,5
▪ T4 e/ou N2 (alto risco)	39,7	39,9	43,7	43,5
Grau histológico (%)				
▪ Graus 1/2	84,5	85,2	88,0	88,4
▪ Graus 3/4	15,5	14,8	12,0	11,6
N. de linfonodos avaliados (mediana)	19	19	19	19

Resultados

Desfechos	Tratamento por 3 meses	Tratamento por 6 meses	HR	IC 95%	p
SLD – 3 anos (%) **(todos os pacientes)**	74,6	75,5	1,07	1,00-1,15	0,11* 0,045**
Análises de subgrupos (pré-especificadas)					
SLD – 3 anos (%) (subgrupo **FOLFOX**)	73,6	76,0	1,16	1,06-1,26	0,001**
SLD – 3 anos (%) (subgrupo **CAPOX**)	75,9	74,8	0,95	0,85-1,06	–
Análises exploratórias – população geral					
SLD – 3 anos (%) **(baixo risco – T1-T3 e N1)**	83,1	83,3	1,01	0,90- ,12	–
SLD – 3 anos (%) **(alto risco – T4 e/ou N2)**	62,7	64,4	1,12	1,03-1,23	0,01**
Análises exploratórias – FOLFOX					
SLD – 3 anos (%) **(baixo risco – T1-T3 e N1)**	–	–	1,10	0,96-1,26	–
SLD – 3 anos (%) **(alto risco – T4 e/ou N2)**	61,5	64,7	1,20	1,07-1,35	–
Análises exploratórias – CAPOX					
SLD – 3 anos (%) **(baixo risco – T1-T3 e N1)**	85	83,1	0,85	0,71-1,01	–
SLD – 3 anos (%) **(alto risco – T4 e/ou N2)**	64,1	64	1,02	0,89-1,17	–
Outros desfechos relevantes					
Completaram tratamento (%) ▪ FOLFOX ▪ CAPOX	 89,4 84,8	 70,2 64,0	 – –	 – –	 < 0,001 < 0,001
Qualquer evento adverso G3/4 ▪ FOLFOX ▪ CAPOX	 37,6 24,2	 56,9 36,9	 – –	 – –	 < 0,001 < 0,001
Neuropatia graus 3 e 4 ▪ FOLFOX ▪ CAPOX	 2,5 2,6	 15,9 8,9	 – –	 – –	 < 0,001 < 0,001

*p para não inferioridade.

** p para superioridade do esquema de 6 meses.

Perspectivas

Desde 2004, após a publicação do estudo MOSAIC, regimes combinados de fluoropirimidina e oxaliplatina, administrados por 6 meses, tornaram-se o tratamento adjuvante padrão para o câncer de cólon estádio III (78). No entanto, uma parcela considerável dos pacientes evolui com neurotoxicidade persistente secundária à oxaliplatina (dependente de dose cumulativa) – o que torna atrativas as estratégias que buscam abreviar o tempo de adjuvância. Baseado nessa premissa, o estudo IDEA (*International Duration Evaluation of Adjuvant chemotherapy*) foi desenvolvido, incluindo 12.834 pacientes em uma análise prospectiva e combinada de 6 ensaios clínicos. Vale destacar que os regimes de tratamento (FOLFOX ou CAPOX) variavam entre os diversos estudos, assim como algumas características tumorais (como proporção variável de tumores T4) e tempo de seguimento. Em relação à análise primária, em termos de SLD em 3 anos na população geral, o tratamento por 3 meses não foi não inferior a 6 meses, já que o limite superior do intervalo de confiança de 95% (1,15) ultrapassou a margem de não inferioridade preestabelecida de 1,12. No entanto, análises de subgrupo pré-planejadas sugeriram que, em pacientes que receberam CAPOX, o esquema de 3 meses possa ser não inferior a 6 meses – o que não foi observado no subgrupo de pacientes que recebeu FOLFOX.

Conforme esperado, houve maior incidência de eventos adversos graus 3 e 4 no grupo de tratamento por 6 meses, principalmente à custa de neuropatia, mas também de outros eventos adversos como síndrome mão-pé, mucosite, náuseas, diarreia e fadiga.

Tendo em vista o pior prognóstico já conhecido de pacientes com tumores T4 e/ou N2, uma análise exploratória dividiu os pacientes em baixo risco (tumores T1-T3 e N1) e alto risco (T4 e/ou N2). Nos pacientes de alto risco, o tratamento adjuvante por 6 meses foi superior a 3 meses. No entanto, naqueles de baixo risco, os resultados sugerem que o esquema CAPOX por 3 meses possa ser uma opção aceitável (*vide* resultados na tabela anterior).

Conclusão:

Em pacientes com câncer de cólon estádio III submetidos a tratamento adjuvante com FOLFOX ou CAPOX, a não inferioridade do tratamento por 3 meses não foi demonstrada em relação ao esquema padrão por 6 meses. No entanto, sugere-se que, nos pacientes tratados com CAPOX, 3 meses de tratamento seja uma opção aceitável, especialmente em pacientes de baixo risco (tumores T1-T3 e N1). Já os pacientes que receberam FOLFOX por 6 meses (particularmente os de alto risco – tumores T4 e/ou N2) apresentaram SLD em 3 anos superior, quando comparados aos tratados por 3 meses.

Financiamento:

O IDEA foi uma colaboração acadêmica. Cada um dos seis ensaios clínicos foi patrocinado por diferentes instituições/empresas.

Referência:

Grothey A, et al. *Duration of adjuvant chemotherapy for stage III colon cancer*. New England Journal of Medicine. 2018;378:1177-88.

Referências

1. Moertel CG, Fleming TR, Macdonald JS, Haller DG, Laurie JA, Tangen CM, et al. Intergroup study of fluorouracil plus levamisole as adjuvant therapy for stage II/Dukes' B2 colon cancer. J Clin Oncol. 1995;13(12):2936-43.
2. Wolmark N, Rockette H, Fisher B, Wickerham DL, Redmond C, Fisher ER, et al. The benefit of leucovorin-modulated fluorouracil as postoperative adjuvant therapy for primary colon cancer: results from National Surgical Adjuvant Breast and Bowel Project protocol C-03. J Clin Oncol. 1993;11(10):1879-87.
3. Fisher B, Wolmark N, Rockette H, Redmond C, Deutsch M, Wickerham DL, et al. Postoperative adjuvant chemotherapy or radiation therapy for rectal cancer: results from NSABP protocol R-01. J Natl Cancer Inst. 1988;80(1):21-9.
4. Efficacy of adjuvant fluorouracil and folinic acid in colon cancer. International Multicentre Pooled Analysis of Colon Cancer Trials (IMPACT) investigators. Lancet. 1995;345(8955):939-44.
5. Comparison of fluorouracil with additional levamisole, higher-dose folinic acid, or both, as adjuvant chemotherapy for colorectal cancer: a randomised trial. QUASAR Collaborative Group. Lancet. 2000;355(9215):1588-96.
6. Haller DG, Catalano PJ, Macdonald JS, O'Rourke MA, Frontiera MS, Jackson DV, et al. Phase III study of fluorouracil, leucovorin, and levamisole in high-risk stage II and III colon cancer: final report of Intergroup 0089. J Clin Oncol. 2005;23(34):8671-8.
7. Twelves C, Wong A, Nowacki MP, Abt M, Burris H, Carrato A, et al. Capecitabine as adjuvant treatment for stage III colon cancer. N Engl J Med. 2005;352(26):2696-704.
8. Mamounas E, Wieand S, Wolmark N, Bear HD, Atkins JN, Song K, et al. Comparative efficacy of adjuvant chemotherapy in patients with Dukes' B versus Dukes' C colon cancer: results from four National Surgical Adjuvant Breast and Bowel Project adjuvant studies (C-01, C-02, C-03, and C-04). J Clin Oncol. 1999;17(5):1349-55.
9. Efficacy of adjuvant fluorouracil and folinic acid in B2 colon cancer. International Multicentre Pooled Analysis of B2 Colon Cancer Trials (IMPACT B2) Investigators. J Clin Oncol. 1999;17(5):1356-63.
10. Gray R, Barnwell J, McConkey C, Hills RK, Williams NS, Kerr DJ, et al. Adjuvant chemotherapy versus observation in patients with colorectal cancer: a randomised study. Lancet. 2007;370(9604):2020-9.
11. Ribic CM, Sargent DJ, Moore MJ, Thibodeau SN, French AJ, Goldberg RM, et al. Tumor microsatellite--instability status as a predictor of benefit from fluorouracil-based adjuvant chemotherapy for colon cancer. N Engl J Med. 2003;349(3):247-57.
12. Shaukat A, Mongin SJ, Geisser MS, Lederle FA, Bond JH, Mandel JS, et al. Long-term mortality after screening for colorectal cancer. N Engl J Med. 2013;369(12):1106-14.
13. Scholefield JH, Moss SM, Mangham CM, Whynes DK, Hardcastle JD. Nottingham trial of faecal occult blood testing for colorectal cancer: a 20-year follow-up. Gut. 2012;61(7):1036-40.
14. Zauber AG, Winawer SJ, O'Brien MJ, Lansdorp-Vogelaar I, van Ballegooijen M, Hankey BF, et al. Colonoscopic polypectomy and long-term prevention of colorectal-cancer deaths. N Engl J Med. 2012;366(8):687-96.
15. Quintero E, Castells A, Bujanda L, Cubiella J, Salas D, Lanas Á, et al. Colonoscopy versus fecal immunochemical testing in colorectal-cancer screening. N Engl J Med. 2012;366(8):697-706.
16. Nishihara R, Wu K, Lochhead P, Morikawa T, Liao X, Qian ZR, et al. Long-term colorectal-cancer incidence and mortality after lower endoscopy. N Engl J Med. 2013;369(12):1095-105.

17. de Gramont A, Bosset JF, Milan C, Rougier P, Bouché O, Etienne PL, et al. Randomized trial comparing monthly low-dose leucovorin and fluorouracil bolus with bimonthly high-dose leucovorin and fluorouracil bolus plus continuous infusion for advanced colorectal cancer: a French intergroup study. J Clin Oncol. 1997;15(2):808-15.
18. Rothenberg ML, Oza AM, Bigelow RH, Berlin JD, Marshall JL, Ramanathan RK, et al. Superiority of oxaliplatin and fluorouracil-leucovorin compared with either therapy alone in patients with progressive colorectal cancer after irinotecan and fluorouracil-leucovorin: interim results of a phase III trial. J Clin Oncol. 2003;21(11):2059-69.
19. Goldberg RM, Sargent DJ, Morton RF, Fuchs CS, Ramanathan RK, Williamson SK, et al. A randomized controlled trial of fluorouracil plus leucovorin, irinotecan, and oxaliplatin combinations in patients with previously untreated metastatic colorectal cancer. J Clin Oncol. 2004;22(1):23-30.
20. Colucci G, Gebbia V, Paoletti G, Giuliani F, Caruso M, Gebbia N, et al. Phase III randomized trial of FOLFIRI versus FOLFOX4 in the treatment of advanced colorectal cancer: a multicenter study of the Gruppo Oncologico Dell'Italia Meridionale. J Clin Oncol. 2005;23(22):4866-75.
21. Tournigand C, André T, Achille E, Lledo G, Flesh M, Mery-Mignard D, et al. FOLFIRI followed by FOLFOX6 or the reverse sequence in advanced colorectal cancer: a randomized GERCOR study. J Clin Oncol. 2004;22(2):229-37.
22. Hoff PM, Ansari R, Batist G, Cox J, Kocha W, Kuperminc M, et al. Comparison of oral capecitabine versus intravenous fluorouracil plus leucovorin as first-line treatment in 605 patients with metastatic colorectal cancer: results of a randomized phase III study. J Clin Oncol. 2001;19(8):2282-92.
23. Arkenau HT, Arnold D, Cassidy J, Diaz-Rubio E, Douillard JY, Hochster H, et al. Efficacy of oxaliplatin plus capecitabine or infusional fluorouracil/leucovorin in patients with metastatic colorectal cancer: a pooled analysis of randomized trials. J Clin Oncol. 2008;26(36):5910-7.
24. Falcone A, Ricci S, Brunetti I, Pfanner E, Allegrini G, Barbara C, et al. Phase III trial of infusional fluorouracil, leucovorin, oxaliplatin, and irinotecan (FOLFOXIRI) compared with infusional fluorouracil, leucovorin, and irinotecan (FOLFIRI) as first-line treatment for metastatic colorectal cancer: the Gruppo Oncologico Nord Ovest. J Clin Oncol. 2007;25(13):1670-6.
25. Poon MA, O'Connell MJ, Moertel CG, Wieand HS, Cullinan SA, Everson LK, et al. Biochemical modulation of fluorouracil: evidence of significant improvement of survival and quality of life in patients with advanced colorectal carcinoma. J Clin Oncol. 1989;7(10):1407-18.
26. Petrelli N, Douglass HO, Herrera L, Russell D, Stablein DM, Bruckner HW, et al. The modulation of fluorouracil with leucovorin in metastatic colorectal carcinoma: a prospective randomized phase III trial. Gastrointestinal Tumor Study Group. J Clin Oncol. 1989;7(10):1419-26.
27. Cunningham D, Pyrhönen S, James RD, Punt CJ, Hickish TF, Heikkila R, et al. Randomised trial of irinotecan plus supportive care versus supportive care alone after fluorouracil failure for patients with metastatic colorectal cancer. Lancet. 1998;352(9138):1413-8.
28. Rougier P, Van Cutsem E, Bajetta E, Niederle N, Possinger K, Labianca R, et al. Randomised trial of irinotecan versus fluorouracil by continuous infusion after fluorouracil failure in patients with metastatic colorectal cancer. Lancet. 1998;352(9138):1407-12.
29. Douillard JY, Cunningham D, Roth AD, Navarro M, James RD, Karasek P, et al. Irinotecan combined with fluorouracil compared with fluorouracil alone as first-line treatment for metastatic colorectal cancer: a multicentre randomised trial. Lancet. 2000;355(9209):1041-7.
30. Xu RH, Muro K, Morita S, Iwasa S, Han SW, Wang W, et al. Modified XELIRI (capecitabine plus irinotecan) versus FOLFIRI (leucovorin, fluorouracil, and irinotecan), both either with or without

bevacizumab, as second-line therapy for metastatic colorectal cancer (AXEPT): a multicentre, open-label, randomised, non-inferiority, phase 3 trial. Lancet Oncol. 2018;19(5):660-71.

31. Köhne CH, van Cutsem E, Wils J, Bokemeyer C, El-Serafi M, Lutz MP, et al. Phase III study of weekly high-dose infusional fluorouracil plus folinic acid with or without irinotecan in patients with metastatic colorectal cancer: European Organisation for Research and Treatment of Cancer Gastrointestinal Group Study 40986. J Clin Oncol. 2005;23(22):4856-65.

32. van Gijn W, Marijnen CA, Nagtegaal ID, Kranenbarg EM, Putter H, Wiggers T, et al. Preoperative radiotherapy combined with total mesorectal excision for resectable rectal cancer: 12-year follow-up of the multicentre, randomised controlled TME trial. Lancet Oncol. 2011;12(6):575-82.

33. Cedermark B, Dahlberg M, Glimelius B, Påhlman L, Rutqvist LE, Wilking N, et al. Improved survival with preoperative radiotherapy in resectable rectal cancer. N Engl J Med. 1997;336(14):980-7.

34. Maurer CA, Renzulli P, Kull C, Käser SA, Mazzucchelli L, Ulrich A, et al. The impact of the introduction of total mesorectal excision on local recurrence rate and survival in rectal cancer: long-term results. Ann Surg Oncol. 2011;18(7):1899-906.

35. Sauer R, Becker H, Hohenberger W, Rödel C, Wittekind C, Fietkau R, et al. Preoperative versus postoperative chemoradiotherapy for rectal cancer. N Engl J Med. 2004;351(17):1731-40.

36. Bosset JF, Collette L, Calais G, Mineur L, Maingon P, Radosevic-Jelic L, et al. Chemotherapy with preoperative radiotherapy in rectal cancer. N Engl J Med. 2006;355(11):1114-23.

37. Sargent DJ, Wieand HS, Haller DG, Gray R, Benedetti JK, Buyse M, et al. Disease-free survival versus overall survival as a primary end point for adjuvant colon cancer studies: individual patient data from 20,898 patients on 18 randomized trials. J Clin Oncol. 2005;23(34):8664-70.

38. André T, de Gramont A, Vernerey D, Chibaudel B, Bonnetain F, Tijeras-Raballand A, et al. Adjuvant Fluorouracil, Leucovorin, and Oxaliplatin in Stage II to III Colon Cancer: Updated 10-Year Survival and Outcomes According to BRAF Mutation and Mismatch Repair Status of the MOSAIC Study. J Clin Oncol. 2015;33(35):4176-87.

39. Kuebler JP, Wieand HS, O'Connell MJ, Smith RE, Colangelo LH, Yothers G, et al. Oxaliplatin combined with weekly bolus fluorouracil and leucovorin as surgical adjuvant chemotherapy for stage II and III colon cancer: results from NSABP C-07. J Clin Oncol. 2007;25(16):2198-204.

40. Haller DG, Tabernero J, Maroun J, de Braud F, Price T, Van Cutsem E, et al. Capecitabine plus oxaliplatin compared with fluorouracil and folinic acid as adjuvant therapy for stage III colon cancer. J Clin Oncol. 2011;29(11):1465-71.

41. Ychou M, Raoul JL, Douillard JY, Gourgou-Bourgade S, Bugat R, Mineur L, et al. A phase III randomised trial of LV5FU2 + irinotecan versus LV5FU2 alone in adjuvant high-risk colon cancer (FNCLCC Accord02/FFCD9802). Ann Oncol. 2009;20(4):674-80.

42. Van Cutsem E, Labianca R, Bodoky G, Barone C, Aranda E, Nordlinger B, et al. Randomized phase III trial comparing biweekly infusional fluorouracil/leucovorin alone or with irinotecan in the adjuvant treatment of stage III colon cancer: PETACC-3. J Clin Oncol. 2009;27(19):3117-25.

43. Saltz LB, Niedzwiecki D, Hollis D, Goldberg RM, Hantel A, Thomas JP, et al. Irinotecan fluorouracil plus leucovorin is not superior to fluorouracil plus leucovorin alone as adjuvant treatment for stage III colon cancer: results of CALGB 89803. J Clin Oncol. 2007;25(23):3456-61.

44. Saltz LB, Cox JV, Blanke C, Rosen LS, Fehrenbacher L, Moore MJ, et al. Irinotecan plus fluorouracil and leucovorin for metastatic colorectal cancer. Irinotecan Study Group. N Engl J Med. 2000;343(13):905-14.

45. Hurwitz HI, Fehrenbacher L, Hainsworth JD, Heim W, Berlin J, Holmgren E, et al. Bevacizumab in combination with fluorouracil and leucovorin: an active regimen for first-line metastatic colorectal cancer. J Clin Oncol. 2005;23(15):3502-8.
46. Cunningham D, Lang I, Marcuello E, Lorusso V, Ocvirk J, Shin DB, et al. Bevacizumab plus capecitabine versus capecitabine alone in elderly patients with previously untreated metastatic colorectal cancer (AVEX): an open-label, randomised phase 3 trial. Lancet Oncol. 2013;14(11):1077-85.
47. Giantonio BJ, Catalano PJ, Meropol NJ, O'Dwyer PJ, Mitchell EP, Alberts SR, et al. Bevacizumab in combination with oxaliplatin, fluorouracil, and leucovorin (FOLFOX4) for previously treated metastatic colorectal cancer: results from the Eastern Cooperative Oncology Group Study E3200. J Clin Oncol. 2007;25(12):1539-44.
48. Saltz LB, Clarke S, Díaz-Rubio E, Scheithauer W, Figer A, Wong R, et al. Bevacizumab in combination with oxaliplatin-based chemotherapy as first-line therapy in metastatic colorectal cancer: a randomized phase III study. J Clin Oncol. 2008;26(12):2013-9.
49. Simkens LH, van Tinteren H, May A, ten Tije AJ, Creemers GJ, Loosveld OJ, et al. Maintenance treatment with capecitabine and bevacizumab in metastatic colorectal cancer (CAIRO3): a phase 3 randomised controlled trial of the Dutch Colorectal Cancer Group. Lancet. 2015;385(9980):1843-52.
50. Bennouna J, Sastre J, Arnold D, Österlund P, Greil R, Van Cutsem E, et al. Continuation of bevacizumab after first progression in metastatic colorectal cancer (ML18147): a randomised phase 3 trial. Lancet Oncol. 2013;14(1):29-37.
51. Van Cutsem E, Tabernero J, Lakomy R, Prenen H, Prausová J, Macarulla T, et al. Addition of aflibercept to fluorouracil, leucovorin, and irinotecan improves survival in a phase III randomized trial in patients with metastatic colorectal cancer previously treated with an oxaliplatin-based regimen. J Clin Oncol. 2012;30(28):3499-506.
52. Tabernero J, Yoshino T, Cohn AL, Obermannova R, Bodoky G, Garcia-Carbonero R, et al. Ramucirumab versus placebo in combination with second-line FOLFIRI in patients with metastatic colorectal carcinoma that progressed during or after first-line therapy with bevacizumab, oxaliplatin, and a fluoropyrimidine (RAISE): a randomised, double-blind, multicentre, phase 3 study. Lancet Oncol. 2015;16(5):499-508.
53. Allegra CJ, Yothers G, O'Connell MJ, Sharif S, Petrelli NJ, Colangelo LH, et al. Phase III trial assessing bevacizumab in stages II and III carcinoma of the colon: results of NSABP protocol C-08. J Clin Oncol. 2011;29(1):11-6.
54. de Gramont A, Van Cutsem E, Schmoll HJ, Tabernero J, Clarke S, Moore MJ, et al. Bevacizumab plus oxaliplatin-based chemotherapy as adjuvant treatment for colon cancer (AVANT): a phase 3 randomised controlled trial. Lancet Oncol. 2012;13(12):1225-33.
55. Jonker DJ, O'Callaghan CJ, Karapetis CS, Zalcberg JR, Tu D, Au HJ, et al. Cetuximab for the treatment of colorectal cancer. N Engl J Med. 2007;357(20):2040-8.
56. Van Cutsem E, Peeters M, Siena S, Humblet Y, Hendlisz A, Neyns B, et al. Open-label phase III trial of panitumumab plus best supportive care compared with best supportive care alone in patients with chemotherapy-refractory metastatic colorectal cancer. J Clin Oncol. 2007;25(13):1658-64.
57. Van Cutsem E, Köhne CH, Hitre E, Zaluski J, Chang Chien CR, Makhson A, et al. Cetuximab and chemotherapy as initial treatment for metastatic colorectal cancer. N Engl J Med. 2009;360(14):1408-17.
58. Douillard JY, Siena S, Cassidy J, Tabernero J, Burkes R, Barugel M, et al. Randomized, phase III trial of panitumumab with infusional fluorouracil, leucovorin, and oxaliplatin (FOLFOX4) versus FOLFOX4 alone as first-line treatment in patients with previously untreated metastatic colorectal cancer: the PRIME study. J Clin Oncol. 2010;28(31):4697-705.

59. Douillard JY, Oliner KS, Siena S, Tabernero J, Burkes R, Barugel M, et al. Panitumumab-FOLFOX4 tratment and RAS mutations in colorectal cancer. N Engl J Med. 2013;369(11):1023-34.

60. Price TJ, Peeters M, Kim TW, Li J, Cascinu S, Ruff P, et al. Panitumumab versus cetuximab in patients with chemotherapy-refractory wild-type KRAS exon 2 metastatic colorectal cancer (ASPECCT): a randomised, multicentre, open-label, non-inferiority phase 3 study. Lancet Oncol. 2014;15(6):569-79.

61. Heinemann V, von Weikersthal LF, Decker T, Kiani A, Vehling-Kaiser U, Al-Batran SE, et al. FOLFIRI plus cetuximab versus FOLFIRI plus bevacizumab as first-line treatment for patients with metastatic colorectal cancer (FIRE-3): a randomised, open-label, phase 3 trial. Lancet Oncol. 2014;15(10):1065-75.

62. Venook AP, Niedzwiecki D, Lenz HJ, Innocenti F, Fruth B, Meyerhardt JA, et al. Effect of First-Line Chemotherapy Combined With Cetuximab or Bevacizumab on Overall Survival in Patients With KRAS Wild-Type Advanced or Metastatic Colorectal Cancer: A Randomized Clinical Trial. JAMA. 2017;317(23):2392-401.

63. Venook A, al e. Impact of primary tumor location on overall survival and progression-free survival in patients with metastatic colorectal cancer: Analysis of CALGB/SWOG 80405 (Alliance). J Clin Oncol2016. p. suppl; abstr 3504.

64. Alberts SR, Sargent DJ, Nair S, Mahoney MR, Mooney M, Thibodeau SN, et al. Effect of oxaliplatin, fluorouracil, and leucovorin with or without cetuximab on survival among patients with resected stage III colon cancer: a randomized trial. JAMA. 2012;307(13):1383-93.

65. Taieb J, Tabernero J, Mini E, Subtil F, Folprecht G, Van Laethem JL, et al. Oxaliplatin, fluorouracil, and leucovorin with or without cetuximab in patients with resected stage III colon cancer (PETACC-8): an open-label, randomised phase 3 trial. Lancet Oncol. 2014;15(8):862-73.

66. Kapiteijn E, Marijnen CA, Nagtegaal ID, Putter H, Steup WH, Wiggers T, et al. Preoperative radiotherapy combined with total mesorectal excision for resectable rectal cancer. N Engl J Med. 2001;345(9):638-46.

67. Hofheinz RD, Wenz F, Post S, Matzdorff A, Laechelt S, Hartmann JT, et al. Chemoradiotherapy with capecitabine versus fluorouracil for locally advanced rectal cancer: a randomised, multicentre, non--inferiority, phase 3 trial. Lancet Oncol. 2012;13(6):579-88.

68. Aschele C, et al. F inal results of STAR-01: A randomized phase III trial comparing preoperative chemoradiation with or without oxaliplatin in locally advanced rectal cancer. JCO; 2016. p. 15_suppl, 3521-.

69. Allegra C, et al. Final results from NSABP protocol R-04: Neoadjuvant chemoradiation (RT) comparing continuous infusion (CIV) 5-FU with capecitabine (Cape) with or without oxaliplatin (Ox) in patients with stage II and III rectal cancer. JCO; 2014. p. 15_suppl, 3603-.

70. Azria D, Doyen J, Jarlier M, Martel-Lafay I, Hennequin C, Etienne P, et al. Late toxicities and clinical outcome at 5 years of the ACCORD 12/0405-PRODIGE 02 trial comparing two neoadjuvant chemoradiotherapy regimens for intermediate-risk rectal cancer. Ann Oncol. 2017;28(10):2436-42.

71. Rödel C, Graeven U, Fietkau R, Hohenberger W, Hothorn T, Arnold D, et al. Oxaliplatin added to fluorouracil-based preoperative chemoradiotherapy and postoperative chemotherapy of locally advanced rectal cancer (the German CAO/ARO/AIO-04 study): final results of the multicentre, open-label, randomised, phase 3 trial. Lancet Oncol. 2015;16(8):979-89.

72. Yanhong D, et al. Modified FOLFOX6 with or without radiation in neoadjuvant treatment of locally advanced rectal cancer: final results of the Chinese FOWARC multicenter randomized trial. J Clin Oncol; 2018. p. 1f5_suppl, 3502.

73. Habr-Gama A, Perez RO, Nadalin W, Sabbaga J, Ribeiro U, Silva e Sousa AH, et al. Operative versus nonoperative treatment for stage 0 distal rectal cancer following chemoradiation therapy: long-term results. Ann Surg. 2004;240(4):711-7; discussion 7-8.

74. van der Valk MJM, Hilling DE, Bastiaannet E, Meershoek-Klein Kranenbarg E, Beets GL, Figueiredo NL, et al. Long-term outcomes of clinical complete responders after neoadjuvant treatment for rectal cancer in the International Watch & Wait Database (IWWD): an international multicentre registry study. Lancet. 2018;391(10139):2537-45.

75. Petrelli F, Trevisan F, Cabiddu M, Sgroi G, Bruschieri L, Rausa E, et al. Total neoadjuvant therapy in rectal cancer: a systematic review and meta-analysis of treatment outcomes. Ann Surg. 2019.

76. Hospers G, Bahadoer RR, Dijkstra EA, et al. Short-course radiotherapy followed by chemotherapy before TME in locally advanced rectal cancer: The randomized RAPIDO trial. J Clin Oncol 2020; 38:suppl; abstr 4007.

77. Conroy T, Lamfichekh N, Etienne PL, et al. Total neoadjuvant therapy with mFOLFIRINOX versus preoperative chemoradiation in patients with locally advanced rectal cancer: Final results of PRODIGE 23 phase III trial, a UNICANCER GI trial. J Clin Oncol 2020; 38:suppl; abstr 4007.

78. André T, Boni C, Mounedji-Boudiaf L, Navarro M, Tabernero J, Hickish T, et al. Oxaliplatin, fluorouracil, and leucovorin as adjuvant treatment for colon cancer. N Engl J Med. 2004;350(23):2343-51.

79. Cummings LC, Payes JD, Cooper GS. Survival after hepatic resection in metastatic colorectal cancer: a population-based study. Cancer. 2007;109(4):718-26.

Tumores gastrointestinais – não-colorretal

CRONOLOGIA DOS *TRIALS* EM CÂNCER GASTROINTESTINAL NÃO-COLORRETAL

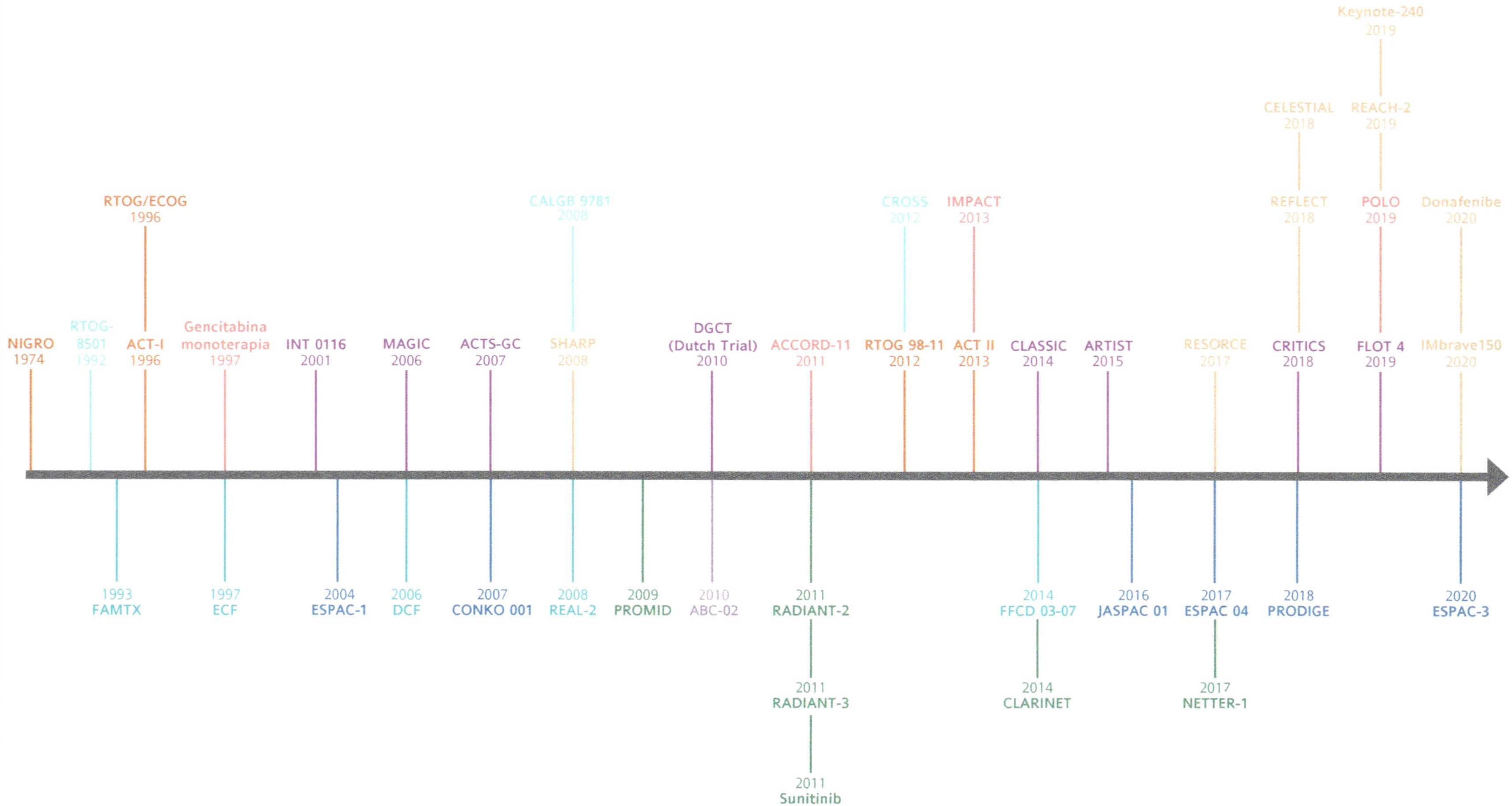

ANO	ESTUDO	TEMA
1974	NIGRO	Canal anal
1992	RTOG-8501	Esôfago
1993	FAMTX	Estômago – Paliativo
1996	ACT-I	Canal anal
1996	RTOG/ECOG	Canal anal
1997	ECF	Estômago – Paliativo
1997	Gencitabina monoterapia	Pâncreas – Paliativo
2001	INT 0116	Estômago – Cirurgia e tratamento complementar
2004	ESPAC-1	Pâncreas – Tratamento complementar
2006	DCF	Estômago – Paliativo
2006	MAGIC	Estômago – Cirurgia e tratamento complementar
2007	ACTS-GC	Estômago – Cirurgia e tratamento complementar
2007	CONKO 001	Pâncreas – Tratamento complementar
2008	REAL-2	Estômago – Paliativo
2008	SHARP	Hepatocarcinoma
2008	CALGB 9781	Esôfago
2009	PROMID	Tumor neuroendócrino
2010	ABC-02	Vias biliares
2010	DGCT (Dutch Trial)	Estômago – Cirurgia e tratamento complementar
2011	ACCORD-11	Pâncreas – Paliativo
2011	RADIANT-2	Tumor neuroendócrino
2011	RADIANT-3	Tumor neuroendócrino
2011	Sunitinib	Tumor neuroendócrino

ANO	ESTUDO	TEMA
2012	RTOG 98-11	Canal anal
2012	CROSS	Esôfago
2013	ACT II	Canal anal
2013	IMPACT	Pâncreas – Paliativo
2014	FFCD 03-07	Estômago – Paliativo
2014	CLASSIC	Estômago – Cirurgia e tratamento complementar
2014	CLARINET	Tumor neuroendócrino
2015	ARTIST	Estômago – Cirurgia e tratamento complementar
2016	JASPAC 01	Pâncreas – Tratamento complementar
2017	ESPAC 04	Pâncreas – Tratamento complementar
2017	RESORCE	Hepatocarcinoma
2017	NETTER-1	Tumor neuroendócrino
2018	CRITICS	Estômago – Cirurgia e tratamento complementar
2018	PRODIGE	Pâncreas – Tratamento complementar
2018	REFLECT	Hepatocarcinoma
2018	CELESTIAL	Hepatocarcinoma
2019	FLOT 4	Estômago – Cirurgia e tratamento complementar
2019	POLO	Pâncreas – Paliativo
2019	REACH-2	Hepatocarcinoma
2019	Keynote-240	Hepatocarcinoma
2020	ESPAC-3	Pâncreas – Tratamento complementar
2020	IMbrave150	Hepatocarcinoma
2020	Donafenibe	Hepatocarcinoma

Estudo

FAMTX

Título	Terapia modificada com 5-Fluorouracil, Doxorrubicina e Metrotexato no câncer gástrico avançado.

Revista: Cancer.

Data da publicação: Janeiro de 1993.

Objetivo: Avaliar se o esquema FAMTX (metrotexato, 5-FU e doxorrubicina) é superior ao tratamento de suporte no câncer gástrico avançado.

Grupos de comparação

- Quimioterapia (metrotexate 1.000 mg/m^2, fluorouracil 1.500 mg/m^2, leucovorin e doxorrubicina 30mg/m^2 a cada 28 dias).
- Tratamento de suporte.

Métodos

- **Período de recrutamento:** 1990-1991.
- **Desenho estudo:** Fase II-III, prospectivo randomizado, unicêntrico. O cálculo de amostra não foi reportado.
- **Desfechos:** Sobrevida global, taxa de resposta, duração de resposta.
- **Seguimento:** Não descrito na publicação.
- **Pacientes recrutados:** N = 40.

Critérios de inclusão

- Carcinoma gástrico avançado ou metastático, confirmado histologicamente por biópsia ou laparotomia.
- Doença mensurável.
- ECOG 0-2.
- Funções hepática, renal, cardíaca e hematológica normais.

Critérios de exclusão

- Idade maior que 75 anos.
- Quimioterapia ou radioterapia prévia.

- Metástase em sistema nervoso central.
- Infecção ativa.

Dados da população

Características	FAMTX (N = 30)	Controle (N = 10)
Idade mediana (anos)	58	57
ECOG 0-1 (N)	21	7
Sexo (M:F)	20:10	7:3
Extensão da doença (N) ▪ Locorregional ▪ Metastático Lesão primária mais metástases Doença metastática mensurável após cirurgia	 9 21 8 13	 4 6 3 3

Resultados

Desfechos	FAMTX	Suporte	HR	IC 95%	P
Taxa de resposta (%) ▪ Resposta parcial ▪ Resposta completa	50 40 10	–	–	–	–
SG mediana (meses)	10	3	–	–	0,001
Duração de resposta (meses)	8	–	–	–	–

Perspectivas

O estudo em questão foi um dos primeiros trabalhos a demonstrar ganho em sobrevida global, comparado a terapia de suporte com o uso de quimioterapia no câncer gástrico avançado. Depois dessa publicação, muitas outras vieram para consolidar o uso de quimioterapia nesse cenário. Em 1997, foi demonstrado que o esquema quimioterápico ECF (epirrubicina, cisplatina e fluorouracil) era superior em taxa de resposta e sobrevida global ao esquema FAMTX (1). O estudo Real-2 avaliou, então, modificações ao esquema de ECF, demonstrando que o uso de capecitabina (X) é não inferior a fluorouracil (F) e de oxaliplatina (O) não inferior a cisplatina (C). A mediana de sobrevida com ECF (controle), ECX, EOF e EOX foram, respectivamente, 9,9 meses, 9,9 meses, 9,3 meses e 11,2 meses (2).

Posteriormente, questionou-se o benefício da adição da epirrucibina. No cenário neoadjuvante, o esquema ECF não trouxe benefício em comparação com o esquema CF (cisplatina e fluorouracil) (3).

Já a adição de Docetaxel à Cisplatina e Fluorouracil (DCF) foi associada a redução de 23% do risco de óbito em comparação com CF, com taxas de resposta de 37% e 25%, respectivamente.

No entanto, isso se deu à custa de aumento importante de toxicidades, principalmente neutropenia febril (4).

Como alternativa à platina, estudos de fase III demonstraram que o tratamento de primeira linha com esquemas com irinotecano e fluorouracil apresentam desfechos de sobrevida livre de progressão e sobrevida global semelhantes a esquemas contendo platina e fluoropirimidina (5, 6). Além disso, em um dos estudos (FFCD 03-07) o tempo para falha do tratamento foi ligeiramente maior com FOLFIRI que ECX (5,1 vs. 4,2 meses, P = 0,008) (6).

Conclusão:

O esquema quimioterápico estudado FAMTX prolonga a sobrevida nos pacientes com câncer gástrico avançado.

Financiamento:

Não descrito na publicação.

Referência:

Murad, AM, el al. *Modified therapy with 5-Fluorouracil, Doxorubicin, and Methotrexate in advanced gastric cancer*. Cancer. 1993;72:37-41.

Estudo

INT 0116

Título	Quimiorradioterapia após cirurgia comparada com cirurgia para adenocarcinoma de estômago ou junção gastroesofágica.

Revista: New England Journal of Medicine.

Data da publicação: Setembro de 2001.

Objetivo: Determinar a eficácia da quimiorradioterapia adjuvante em paciente com câncer gástrico ressecado.

Grupos de comparação

- Cirurgia.
- Cirurgia + 5-fluorouracil (5-FU) mais leucovorin (LV) e RT locorregional

  (5-FU 425 mg/m^2 + LV 20 mg/m^2 por 5 dias; seguido por QRT 4.500 cGy por 5 semanas com 5-FU 400 mg/m^2 + LV 20 mg/m^2 na primeira semana por 4 dias e na última por 3 dias. Um mês após o término da QRT, mais 2 ciclos de 5-FU 425 mg/m^2 + LV 20 mg/m^2).

Métodos

Período de recrutamento: 1991-1998.

Desenho estudo: Fase III, prospectivo randomizado, aberto. Estudo originalmente desenhado para incluir 350 pacientes, com alfabicaudado de 0,05 e poder de 80% para detectar 50% de diferença em sobrevida (HR para óbito de 1,5) e poder de 95% para detectar diferença relativa de 60% em sobrevida livre de progressão (HR 1,6). Devido a um maior recrutamento, foi aprovada uma emenda, definindo poder de 90% para detectar diferença de 40% em SG e 40% em SLP.

Desfechos: Sobrevida global, sobrevida livre de recidiva

Seguimento: 5 anos

Pacientes recrutados: N = 556.

Critérios de inclusão

- Confirmação histológica de adenocarcinoma de estômago ou junção gastroesofágica.
- Ressecção cirúrgica completa (intenção curativa, cirurgia com margens negativas).
- EC IB a IVM0.

- ECOG 0-2.
- Funções orgânicas adequadas.

Dados da população

	Cirurgia + QRT (N = 281)	Cirurgia (N = 275)
Idade mediana (anos)	60	59
ECOG 0 ou 1 (%)	94	94
Sexo masculino (%)	72	71
Raça (%) ■ Branca ■ Negra	 75 16	 73 16
Estadiamento T (%) ■ T1-T2 ■ T3-T4	 31 68	 31 69
N. Linfonodos positivos (%) ■ 0 ■ 1-3 ■ ≥ 4	 14 42 43	 16 41 43
Localização (%) ■ Antro ■ Corpo ■ Cardia	 53 24 21	 56 25 18
Linfadenectomia (%) ■ D0 ■ D1 ■ D2	 54 36 10	

Resultados

Desfechos	Cirurgia + QRT	Cirurgia	HR	IC 95%	P
SG mediana (meses)	36	27	1,35	1,09-1,66	0,005
SG em 3 anos (%)	50	41	–	–	–
SLR mediana (meses)	30	19	1,52	1,23-1,86	< 0,001
Toxicidades ≥ grau 3 (%) ■ Hematológicas ■ Gastrointestinais	 54 33	–	–	–	–
Pacientes com recorrência					
Sítio de recorrência (%) ■ Local ■ Regional ■ Distância	 19 65 33	 29 72 18	–	–	–

Perspectivas

O estudo INT 0116 estabeleceu a adjuvância como tratamento padrão no câncer gástrico ao demonstrar que o risco de óbito era 35% maior no pacientes que não recebiam o tratamento adjuvante. Uma questão muito debatida em relação a este estudo, porém, é que apenas 10% da população foi submetida a cirurgia com linfadenectomia D2.

Outros estudos também demonstraram posteriormente o benefício do tratamento adjuvante. Em população oriental, um estudo de fase III demonstrou que, no câncer gástrico estádio II-III pós-cirurgia com linfadenectomia D2, a fluoropirimidina oral Tegafur/gimeracil/oteracil (S-1) também apresentou benefício em sobrevida global (3 anos: 80,1% versus 70,1% no braço observação; HR 0,68, IC 95% 0,52-0,87, P = 0,003) (7).

Já no estudo coreano CLASSIC, 1035 pacientes estádio II-III submetidos a cirurgia a D2 foram randomizados para realização de adjuvância com capecitabina + oxaliplatina (XELOX) versus cirurgia isolada. A quimioterapia adjuvante com XELOX foi associada a ganho de sobrevida livre de progressão (5 anos: 68% vs. 53%, HR 0,58, IC 95% 0,47-0,72, P < 0,001) e sobrevida global (5 anos: 78% vs. 69%, HR 0,66, IC 95% 0,51-0,85, P = 0,001) (8).

Apesar de estabelecido o papel da quimioterapia adjuvante, ainda persistiam dúvidas quanto ao papel da radioterapia. Outro estudo coreano, o estudo ARTIST, foi realizado com intuito de estabelecer o benefício da associação de radioterapia à quimioterapia no cenário adjuvante após cirurgia com linfadenectomia D2. Os pacientes foram randomizados para quimioterapia com cisplatina e capecitabina (XP) por 6 ciclos ou para o braço de quimiorradioterapia que consistia em 2 ciclos de XP, seguido por QRT com capecitabina concomitante, seguido por mais 2 ciclos de XP. Não houve diferença em sobrevida livre de doença ou sobrevida global. Em análise de subgrupo, porém, naqueles com linfonodo positivo e subtipo intestinal, houve aumento significante da sobrevida livre de doença com a adição de radioterapia (9). No entanto, em análise interina do estudo ARTIST 2 que incluiu apenas pacientes com linfonodo positivo, não houve diferença entre quimiorradioterapia adjuvante (com esquema SOX – S-1 e oxapliplatina) versus quimioterapia (esquema SOX) isolada (10). Foi também negativo o estudo CRITICS, que comparou quimioterapia perioperatória (braço quimioterapia) com quimioterapia pré-operatória e quimiorradioterapia pós-operatória (braço quimiorradioterapia) (11).

A seguir, um resumo de outros estudos importantes que avaliaram o tratamento adjuvante para o câncer gástrico.

Características	ACTS-GC	CLASSIC	ARTIST	CRITICS
Período de recrutamento	2001-2004	2006-2009	2004-2008	2007-2015
Número de pacientes	529	1.035	458	788
Seguimento	24 meses	62,4 meses	84 meses	61,4 meses
População	Adenocarcinoma gástrico estádio II-III submetidos a cirurgia a D2	Adenocarcinoma gástrico estádio II-IIIB submetidos a cirurgia a D2	Adenocarcinoma gástrico estádio IB-IVM0 submetidos a cirurgia a D2	Adenocarcinoma gástrico estádio IB-IVA submetidos a cirurgia a D1 ou D2
Desfecho primário	SG	SLD em 3 anos	SLD	SG
Resultados	Adjuvância com S-1 superior à observação (SG 3 anos 80% vs. 70%; SLR 3 anos 72% vs. 59%)	Adjuvância com XELOX superior à observação (SG 5 anos 78% vs. 69%; SLD 5 anos 68% vs. 53%)	Adição de radioterapia à QT adjuvante (XP) não superior a QT adjuvante isolada	Quimiorradioterapia pós-operatória não foi superior a QT pós-operatória (ambos os braços recebiam QT pré-operatória)
Referência	NEJM. 2007; 357:1810-20 (7)	Lancet Oncol; 2014; 15:1389-96 (8)	JCO. 2015;33:3130-6 (9)	Lancet Oncol. 2018;19:616-28 (11)

Conclusão:

Quimiorradioterapia adjuvante deve ser considerada para todos os pacientes com adenocarcinomas gástricos ou de transição gastroesofágica submetidos a cirurgia curativa e com alto risco para recorrência.

Financiamento:

National Cancer Institute.

Referência:

Macdonald, JS, et al. *Chemoradiotherapy after surgery compared with surgery alone for adenocarcinoma of the stomach or gastroesophageal junction.* New England Journal of Medicine. 2001;325:725-30.

Estudo

ACT I

Título	Câncer epidermoide do canal anal: resultados do estudo randomizado UKCCCR de radioterapia isolada versus radioterapia, 5-fluorouracil e mitomicina.

Revista: The Lancet.

Data da publicação: Outubro de 1996.

Objetivo: Comparar a modalidade de tratamento combinado (5-fluorouracil [5-FU] e mitomicina concomitantes à radioterapia) com a radioterapia isolada em pacientes com câncer de canal anal.

Grupos de comparação

- Radioterapia + quimioterapia:
  - 45 Gy (em 4-5 semanas).
  - 5-FU (1.000 mg/m^2 4 dias ou 750 mg/m^2 5 dias) em infusão contínua na primeira e última semana de RT + dose única de mitomicina 12 mg/m^2 no D1.
- Radioterapia:
  - 45 Gy (em 4-5 semanas).

Observação: Após 6 semanas do término da radioterapia, pacientes com boa resposta recebiam Boost de radioterapia, enquanto os com resposta ruim eram submetidos a cirurgia de resgate.

Métodos

- **Período de recrutamento dos pacientes:** 1987-1994.
- **Desenho do estudo:** Ensaio clínico de fase III, prospectivo randomizado, multicêntrico, aberto. As análises foram feitas de acordo com o princípio de intenção de tratamento.

  Calculou-se que, com um erro alfa unicaudado de 0,05 e um poder de 90% para detectar uma redução de 60% na falha local 6 meses após o término do tratamento, seriam necessários 130 pacientes em cada braço.
- **Desfechos primários:** Taxa de falha local,
- **Desfechos secundários:** Sobrevida global e sobrevida causa específica.

  Seguimento: 42 meses.

  Pacientes recrutados: N = 585.

Critérios de inclusão

- Carcinoma epidermoide de canal anal (ou margem).
- Função renal, hepática e hematológica preservadas.

Critérios de exclusão

- Outra neoplasia primária.
- Tumor candidato a excisão local isolada (T1N0).
- Tratamento prévio.

Dados da população

Características	RT + QT (N = 295)	RT (N = 290)
Idade mediana (anos)	63	65
Sexo feminino (%)	57	53
Canal anal (75%)		
TNM (%) ▪ T1-2 ▪ T3-4 ▪ N+ ▪ M1	 41 56 23 3	 48 51 17 2
Margem (25%)		
TNM (%) ▪ T1-2 ▪ T3-4 ▪ N+ ▪ M1	 52 48 24 4	 54 44 23 3

Resultados

Desfechos	RT + QT	RT	HR/ RR	IC 95%	P
Taxa de falha local em 3 anos (%)	39	61	0,54	0,42-0,69	< 0,001
Sobrevida global em 3 anos (%)	65	58	0,86	0,67-1,11	0,25
Mortalidade por câncer de canal anal em 3 anos (%)	28	39	0,71	0,53-0,95	0,02

Perspectivas

Desde de 1974, Nigro et al. descreveram a experiência com 3 pacientes com câncer de canal anal com resposta completa após terapia com 5-fluorouracil (5-FU) infusional e mitomicina associado a radioterapia (12). Em 1981, uma série com 19 casos com a terapia combinada sugeriu que o tratamento era efetivo para evitar a amputação abdominoperineal em caso de resposta completa (13).

O presente estudo reforçou o benefício de se adicionar a quimioterapia com 5-FU e mitomicina à radioterapia definitiva em termos de controle local e sobrevida câncer de canal anal específica. Outro estudo de fase III também randomizou 110 pacientes para radioterapia definitiva com ou sem adição de quimioterapia (5-FU + mitomicina). De forma semelhante, foi demonstrada redução da taxa de falha local de 18% em 5 anos, além de aumento de 32% da taxa livre de colostomia (14). Assim, a quimiorradioterapia definitiva foi então estabelecida como tratamento padrão para o câncer de canal anal localmente avançado, ficando a cirurgia reservada como terapia de resgate.

Já um estudo RTOG/ECOG contribuiu para consolidar o papel da mitomicina, que, quando adicionada a 5-FU concomitante a radioterapia, resultou em melhora da sobrevida livre de colostomia (71% versus 59%) e da sobrevida livre de doença (73% versus 51%) (15).

Também foi posteriormente estudada a adição da cisplatina ao 5-FU concomitante, com resultados divergentes nos dois principais estudos. No estudo RTOG 98-11, 682 pacientes foram randomizados para quimioterapia de indução com cisplatina e 5-FU, seguida do mesmo esquema concomitante a radioterapia, ou tratamento padrão (5-FU e mitomicina concomitante a radioterapia). O tratamento com cisplatina e 5-FU resultou em piores desfechos de sobrevida livre de doença (5 anos: 57% versus 67%; P = 0,006) e sobrevida global (5 anos: 70% versus 78%, P = 0,026), além de maior necessidade de colostomia (19% versus 12%, P = 0,02) (16, 17). Por outro lado, no estudo ACT II, com 940 pacientes com carcinoma epidermoide de canal anal, não houve diferença em taxa de resposta completa, sobrevida global ou sobrevida livre de progressão (18). Uma hipótese para explicar a diferença entre os dois estudos é que o esquema de indução antes da quimiorradioterapia definitiva no estudo RTOG 98-11 possa ter levado a um impacto negativo nos desfechos.

Assim, a concomitância com 5-FU e mitomicina continua sendo o tratamento padrão. No entanto, 5-FU e cisplatina pode ser considerada alternativa aceitável, especialmente caso haja indisponibilidade de mitomicina.

Conclusão:

O tratamento padrão para a maioria dos pacientes com câncer de canal anal deve ser a combinação de radioterapia com 5-fluorouracil infusional e mitomicina. Cirurgia deve ser reservada para aqueles em que este tratamento falhe.

Financiamento:

Cancer Research Campaign, Imperial Cancer Research Fund e *Medical Research Council (UK).*

Referência:

UKCCCR anal cancer trial working party. *Epidermoid anal cancer: results from the UKCCCR randomised trial of radiotherapy alone versus radiotherapy, 5-fluorouracil, and mitomycin.* The Lancet. 1996;348:1049-54.

Estudo

ABC-02

Título	Cisplatina e Gencitabina versus Gencitabina para o câncer de vias biliares.

Revista: New England Journal of Medicine.

Data da publicação: Abril de 2010.

Objetivo: Avaliar a superioridade da combinação de cisplatina e gencitabina versus Gencitabina isolado no tratamento do câncer de vias biliares avançado.

Grupos de comparação

- Cisplatina 25 mg/m² + gencitabina 1.000mg/m² EV D1 e D8 a cada 21 dias por até 8 ciclos .
- Gencitabina 1.000 mg/m² EV D1, D8 e D15 a cada 28 dias por até 6 ciclos.

Métodos

- **Período de recrutamento dos pacientes:** 2002-2008.
- **Desenho do estudo:** Ensaio clínico de fase III, prospectivo randomizado, multicêntrico, aberto. As análises foram feitas por intenção de tratamento. Calculou-se que com um erro alfa bicaudado de 5% e um poder de 80% para detectar um aumento na sobrevida mediana de 8 para 11 meses seriam necessários 315 eventos. Considerando-se eventuais perdas de seguimentos, estimou-se um total de 400 pacientes.
- **Desfecho primário:** Sobrevida global.
- **Desfechos secundários:** Segurança, sobrevida livre de progressão e taxa de controle tumoral.
- **Seguimento:** 8,2 meses.
- **Pacientes recrutados:** N = 410.

Critérios de inclusão

- Comprovação histológica de carcinoma de via biliar (colangiocarcinoma intra ou extra-hepático, vesícula biliar ou carcinoma ampular).
- Doença avançada (irressecável, recorrente ou metastática).
- Virgem de tratamento sistêmico.
- ECOG 0-2.

Critérios de exclusão

- Disfunções orgânicas laboratoriais limitantes, por exemplo:
- Bilirrubina total > 1,5 vez o limite superior da normalidade.
- Enzimas hepáticas > 5 vezes o limite superior da normalidade.
- *Clearance* de creatinina < 45 mL/min.

Dados da população

Características	Cisplatina e Gencitabina (N = 204)	Gencitabina (N = 206)
Idade mediana (anos)	63	63
Sexo feminino (%)	53	53
Extensão da doença (%) ▪ Localmente avançado ▪ Metastático	 27 73	 24 76
Sítio primário (%) ▪ Vesícula biliar ▪ Ducto biliar	 36 60	 37 58
Tipo histológico (%) ▪ Adenocarcinoma	 91	 93

Resultados

Desfechos	Cisplatina + Gencitabina	Gencitabina	HR	IC 95%	P
SG mediana (meses)	11,7	8,1	0,64	0,52-0,77	< 0,001
SLP mediana (meses)	8	5	0,63	0,51-0,77	0,077
SLP em 6 meses (%)	59,3	42,3			
Taxa de resposta (%)	81,4	71,8	–	–	0,049
Neutropenia G3-4 (%)	25,3	16,6	–	–	0,03
Anemia G3-4 (%)	7,6	3	–	–	0,03
Alteração de função hepática (%)	16,7	27,1	–	–	0,01*

* Esse último pode ser explicado pela menor taxa de resposta tumoral.

Perspectivas

A combinação de cisplatina e gencitabina se tornou o tratamento padrão de primeira linha para neoplasia do trato biliar avançada com base no estudo ABC-02, que mostrou redução de 36% no risco de óbito em comparação com gencitabina isolada. No estudo, a combinação foi realizada por 8 ciclos (24 semanas).

Nenhum outro regime até o momento se comprovou superior à combinação de cisplatina e gencitabina como esquema de primeira linha. Em apresentação preliminar dos dados do estudo japonês FUGA-BT, sugeriu-se que o esquema com gencitabina e S-1 seja não inferior a cisplatina e gencitabina (19).

Recentemente, 9 anos após a publicação do ABC-02, outro estudo mostrou um ganho de sobrevida no câncer de vias biliares. O estudo ABC-06 randomizou 162 pacientes que haviam progredido à cisplatina e gencitabina para receber quimioterapia com FOLFOX (5-fluorouracil e oxaliplatina) ou suporte clínico. Os dados apresentados no 2019 *ASCO Annual Meeting* mostraram benefício estatisticamente significante do FOLFOX em sobrevida global (em 1 ano: 26% vs. 11%) (20).

Conclusão:

Em comparação com gencitabina isolada, cisplatina e gencitabina foram associados a ganho significante em sobrevida sem adição de toxicidade substancial. Cisplatina e gencitabina é opção apropriada de tratamento para pacientes com câncer de trato biliar avançado.

Financiamento:

Lilly Oncology.

Referência:

Valle, J, et al. *Cisplatin plus Gemcitabine versus Gemcitabine for biliary tract cancer.* New England Journal of Medicine. 2010;362:1273-81.

Estudo

ESPAC-1

Título	Estudo randomizado avaliando quimiorradioterapia versus quimioterapia após cirurgia no câncer pancreático.

Revista: New England Journal of Medicine.

Data da publicação: Março de 2004.

Objetivo: Investigar os possíveis benefícios da quimiorradioterapia adjuvante e quimioterapia de manutenção em pacientes com câncer de pâncreas.

Grupos de comparação

- Quimiorradioterapia (QRT) adjuvante (20 Gy em 10 frações + Fluororacil 500 mg/m^2 D1-D3, com repetição após 2 semanas).
- Quimioterapia adjuvante (QT) (Leucovorin 20 mg/m^2 + Fluororacil 425 mg/m^2 D1-D5 a cada 28 dias por 6 ciclos).
- Quimiorradioterapia + quimioterapia adjuvante.
- Observação.

Métodos

- **Período de recrutamento:** 1994-2000.
- **Desenho estudo:** Estudo clínico de fase III, randomizado, multicêntrico, com desenho fatorial dois por dois. Análises realizadas por intenção de tratar.

  Estimou-se que para detectar uma diferença de 20% na taxa de mortalidade em 2 anos, com poder de 90% e um erro alfa de 0,05, seriam necessários 70 pacientes em cada um dos braços (total 280).
- **Desfecho primário:** Taxa de sobrevida em 2 anos.
- **Desfechos secundários:** Incidência de eventos adversos, recorrência e qualidade de vida.
- **Seguimento:** 47 meses.
- **Pacientes recrutados:** N = 289.

Critérios de inclusão

- Pacientes submetidos a ressecção macroscópica, com confirmação histológica de adenocarcinoma ductal de pâncreas.

Dados da população

Características	Quimiorradioterapia (QRT)		Quimioterapia (QT)	
	QRT (N = 145)	Não QRT (N = 144)	QT (N = 147)	Não QT (N = 142)
Idade mediana (anos)	62	61	61	61
Sexo masculino (%)	54	63	56	62
Margens positivas (%)	19	16	19	16
Linfonodos positivos (%)	53	54	50	58
Histologia (%) ▪ Moderadamente diferenciado ▪ Pouco diferenciado	 55 14	 47 22	 50 16	 53 20
Tamanho tumoral mediano (cm)	3	3	3	3
Invasão local na cirurgia (%)	20	21	16	25
Envolvimento de estrutura adjacente no AP (%)	30	32	30	32

Resultados

Quimiorradioterapia adjuvante

Desfechos	QRT	Não QRT	HR	IC 95%	P
SG mediana (meses)	15,9	17,9	1,28	0,99-1,66	0,05
SG em 2 anos (%)	29	41	–	–	–
SG em 5 anos (%)	10	20	–	–	–
Tempo para recidiva mediano (meses)	10,7	15,2	–	–	0,04
SLR em 12 meses (%)	46	55	–	–	

Quimioterapia adjuvante

Desfechos	QT	Não QT	HR	IC 95%	P
SG mediana (meses)	20,1	15,5	0,71	0,55-0,92	0,009
SG em 2 anos (%)	40	30	–	–	–
SG em 5 anos (%)	21	8	–	–	–
Tempo para recidiva mediano (meses)	15,3	9,4	–	–	0,02
SLR em 12 meses (%)	58	43	–	–	

Perspectivas

Devido à característica agressiva da neoplasia de pâncreas, a otimização do tratamento com intuito curativo foi importante na melhora dos desfechos. No estudo ESPAC-1 foi demonstrado efeito detrimental do uso da quimiorradioterapia adjuvante, enquanto a quimioterapia adjuvante com 5-FU e LV foi associada a ganho absoluto na sobrevida global mediana de 4,6 meses. Em 2007, o estudo CONKO-001, um estudo alemão de fase III com 364 pacientes, demonstrou superioridade da Gencitabina adjuvante versus observação, com sobrevida global em 5 anos de 20,7% versus 10,4% favorecendo o grupo quimioterapia (21). O mesmo grupo europeu avaliou no estudo ESPAC-3, com 1.088 pacientes, a superioridade do esquema Gencitabina versus Fluororacil (esquema Mayo Clinic) no cenário adjuvante. A sobrevida foi semelhante nos dois grupos (mediana de 23 versus 23,6 meses), porém com maiores taxas de toxicidade G3 no grupo fluororacil. Assim, sugeriu-se o uso da gencitabina adjuvante como tratamento padrão na ocasião (22). Já na população asiática, o estudo JASPAC 01 comparou o S-1 com gencitabina adjuvante, demonstrando ganho de sobrevida global aos 5 anos de 44,1% para o grupo S-1 e 24,4% para a gencitabina. Não sabemos, porém, se esses resultados são reprodutíveis na população ocidental (23).

Mais recentemente, novos estudos avaliaram o papel da intensificação da quimioterapia adjuvante. No estudo ESPAC-4 foi avaliada a associação da gencitabina com capecitabina versus gencitabina isolada, sendo demonstrado um ganho em sobrevida global com a combinação (mediana: 28 versus 25,5 meses) (24).

Sabendo que nos pacientes com câncer de pâncreas metastático o uso do esquema FOLFIRINOX (fluororacil, leucovorin, irinotecano e oxaliplatina) promove ganho de sobrevida global, esse mesmo esquema foi também avaliado na adjuvância. O estudo PRODIGE mostrou um expressivo benefício do mFOLFIRINOX em comparação com gencitabina em sobrevida livre de progressão (21,6 versus 12,8 meses) e sobrevida global (54,4 versus 35 meses), tornando-se a opção de tratamento adjuvante padrão (25).

A seguir, um resumo dos principais estudos que avaliaram outras estratégias de quimioterapia adjuvante para o câncer de pâncreas.

Características	ESPAC-4	PRODIGE
Período de recrutamento	2008-2014	2012-2016
Número de pacientes	732	493
Seguimento	43,2 meses	33,6 meses
População	Adenocarcinoma de pâncreas submetido a cirurgia R0 ou R1	Adenocarcinoma de pâncreas submetido a cirurgia R0 ou R1
Desfecho primário	SG	SLD
Resultados	Adjuvância com gencitabina e capecitabina superior a gencitabina isolada (SG). Sem diferença de SLP.	Adjuvância com mFOLFIRINOX superior a gencitabina (SG e SLP).
Referência	Lancet. 2017;389:1011-24 (24)	NEJM. 2018;379:2395-406 (25)

Conclusão:

Quimioterapia adjuvante tem benefício em sobrevida em pacientes com câncer de pâncreas ressecado, enquanto quimiorradioterapia adjuvante tem efeito deletério em sobrevida.

Financiamento:

Cancer Research United Kingdom, Recherche de la Société Nationale Française de Gastroentérologie; Consorzio Studi Universitari di Verona, Cariverona, Ministero Università e Ricerca Scientifica e Tecnologica, Rome; Associazione Italiana Ricerca Cancro, Milan, Italy; European Community Grant.

Referência:

Neoptolemos, JP, et al. *A randomized trial of chemoradiotherapy and chemotherapy after resection of pancreatic cancer.* New England Journal of Medicine 2004;350:1200-10.

Estudo

MAGIC

Título	Quimioterapia perioperatória versus cirurgia para o câncer gastroesofágico ressecável.

Revista: New England Journal of Medicine.

Data da publicação: Julho de 2006.

Objetivo: Determinar se o regime de quimioterapia com epirrubicina, cisplatina e fluorouracil antes e depois da cirurgia melhora os desfechos dos pacientes com câncer gástrico operáveis.

Grupos de comparação

- Quimioterapia perioperatória seguida da cirurgia: 3 ciclos pré-operatórios e 3 ciclos pós (Epirrubicina 50 mg/m^2, Cisplatina 60 mg/m^2, Fluorouracil 200 mg/m^2/dia por 21 dias).
- Cirurgia.

Métodos

- **Período de recrutamento:** 2004-2002.
- **Desenho estudo:** Ensaio clínico de fase III, prospectivo randomizado, aberto, multicêntrico. Desenhado para detectar ganho absoluto em sobrevida de 15% no grupo da quimioterapia perioperatória, com alfa bicaudado de 5% e poder de 90%, sendo calculada amostra de 500 pacientes em um período de 4 anos, com aproximadamente 250 óbitos.
- **Desfecho primário:** Sobrevida global.
- **Desfecho secundário:** Sobrevida livre de progressão, avaliação da redução de estadiamento, avaliação pelo cirurgião se cirurgia curativa e qualidade de vida.
- **Seguimento:** 48 meses.
- **Pacientes recrutados:** N = 503.

Critérios de inclusão

- Adenocarcinoma estômago ou terceira porção esôfago estádio II ou maior, sem doença a distância ou doença irressecável, avaliada por tomografias, radiografia de tórax, ultrassonografia ou laparoscopia.
- ECOG 0-1.

Critérios exclusão

- Radioterapia ou quimioterapia prévios.
- Doença cardíaca descompensada.
- *Clearance* de creatinina menor ou igual a 60 mL/min.

Dados da população

Características baseline	QT perioperatória (N = 250)	Cirurgia isolada (N = 253)
Idade mediana (anos)	62	62
Sexo masculino (%)	82	75,5
ECOG 0-1 (%)	100	100
Sítio (%) ■ Estômago ■ Esôfago baixo/junção esofagogástrica	 74 26	 73,9 26,1
Tamanho tumoral mediano (cm)	5	5
Linfadenectomia ■ D1 ■ D2	 23,7 41,1	 18,5 47,1

Resultados

	QT perioperatória	Cirurgia isolada	HR	IC 95%	P
SG em 5 anos (%)	36,3	23	0,75	0,6-0,92	0,009
SLP	–	–	0,66	0,53-0,81	< 0,001
Cirurgia curativa	69,3	66,4	–	–	–
Patologia (TN) ■ **T1-2** ■ **N0-1**	 51,7 84,4	 36,8 70,5	–	–	 0,002 0,01
Diâmetro máximo na patologia (cm)	3	5	–	–	< 0,001
Porcentagem que completou tratamento	41,6	96,4	–	–	–

Perspectivas

O estudo MAGIC demonstrou que a quimioterapia perioperatória com esquema ECF melhora a sobrevida livre de progressão e sobrevida global do câncer gástrico, com redução do risco de óbito de 25%. Assim, além do tratamento adjuvante, o tratamento como quimioterapia perioperatória também se estabeleceu como uma opção de tratamento padrão.

O estudo CRITICS avaliou se adicionar quimiorradioterapia pós-operatória teria benefício nesse contexto. Um total de 778 pacientes foi randomizado para receber quimioterapia pré-operatória e quimiorradioterapia (com capecitabina e cisplatina concomitantes) versus quimioterapia perioperatória (braço controle). O estudo concluiu que, quando há cirurgia adequada, não há benefício da quimiorradioterapia em comparação com quimioterapia pós-operatória (11).

Por outro lado, uma melhora importante de sobrevida foi demonstrada com a intensificação da quimioterapia perioperatória no estudo FLOT4. No estudo, o esquema FLOT (Docetaxel, oxaliplatina,, fluororacil e leucovorin) foi comparado com os esquemas ECF/ ECX (epirrubicina, cisplatina e fluororacil infusional ou capecitabina), sendo demonstrado um aumento da sobrevida global mediana de 35 meses para 50 meses (26). Assim, o esquema FLOT se tornou o regime perioperatório de escolha, quando possível.

A seguir, um resumo desses importantes estudos que avaliaram a quimioterapia perioperatória no câncer gástrico.

Características	CRITICS	FLOT4
Período de recrutamento	2007-2015	2010-2015
Número de pacientes	788	716
Seguimento	61,4 meses	43 meses
População	Adenocarcinoma gástrico ou da junção gastroesofágica EC IB-IVA ressecável	Adenocarcinoma gástrico ou junção gastroesofágica cT2 ou maior ou cN+
Desfecho primário	SG	SG
Resultados	Após a quimioterapia pré-operatória e cirurgia adequada, quimiorradioterapia pós-operatória não é superior a quimioterapia pós-operatória	FLOT perioperatório superior a ECF perioperatório. SLP: 30 vs. 18 meses (HR 0,75, IC 95% 0,62-0,91) SG: 50 vs. 35 meses (HR 0,77, IC 95% 0,63-0,94)
Referência	Lancet Oncol. 2018;19:616-28 (11)	Lancet; 2019;393:1948-57 (26)

Conclusão:

Em pacientes com adenocarcinoma gástrico ou de esôfago baixo operável, a quimioterapia perioperatória com ECF resulta em diminuição do tamanho tumoral e do estádio e melhora a sobrevida livre de progressão e sobrevida global de forma significante.

Financiamento:

Pharmacia e *Medical Research Council.*

Referência:

Cunningham D, et al, for the MAGIC Trial Participants. *Perioperative chemotherapy versus surgery alone for resectable gastroesophageal cancer.* New England Journal of Medicine. 2006;355:11-20.

Estudo

SHARP

Título | Sorafenibe no carcinoma hepatocelular avançado.

Revista: New England Journal of Medicine.

Data da publicação: Julho de 2008.

Objetivo: Avaliar a eficácia e a segurança do uso de sorafenibe em pacientes com carcinoma hepatocelular (CHC) avançado.

Grupos de comparação (randomização 1:1)

- Sorafenibe 40 0mg via oral 2x/dia contínuo.
- Placebo.

Métodos

Período de recrutamento: 2005-2006.

- **Desenho do estudo:** Ensaio clínico de fase III, prospectivo randomizado, multicêntrico, duplo-cego. As análises foram feitas por intenção de tratamento.

  Para os desfechos primários de sobrevida global (SG) e tempo para progressão sintomática, estipulou-se um alfa unicaudado de 0,02 e 0,005, respectivamente. Foram estimados um total de 560 pacientes recrutados e 424 eventos (morte) para se obter um poder de 90% para detecção de aumento de 40% na SG. O estudo foi interrompido na segunda análise interina pré-planejada por decisão do comitê independente de segurança e eficácia.

- **Desfechos primários:** Sobrevida global e tempo para progressão sintomática.
- **Desfechos secundários:** Segurança, taxa de controle da doença e tempo para progressão radiológica.
- **Seguimento:** Não reportado.
- **Pacientes recrutados:** N = 602.

Critérios de inclusão

- Comprovação histológica de carcinoma hepatocelular.
- CHC avançado (não candidato ou com progressão após a terapia locorregional ou cirurgia).
- Virgem de tratamento sistêmico.
- ECOG 0-2.
- Child-Pugh A.
- Lesão mensurável por RECIST.

Critérios de exclusão

- Disfunções orgânicas laboratoriais limitantes.

Dados da população

Características baseline	Sorafenibe (N = 299)	Placebo (N = 303)
Idade mediana (anos)	65	66
Sexo masculino (%)	87	87
ECOG 0-1 (%)	92	93
Causa (%) ▪ Hepatite C ▪ Hepatite B ▪ Álcool	 29 19 26	 27 18 26
Classificação BCLC (%) ▪ B ▪ C	 18 82	 17 83
Child-Pugh A (%)	95	98
Metástase extra-hepática (%) ▪ Linfonodal ▪ Pulmonar	 30 22	 21 19
Invasão vascular macroscópica (%)	36	41
Alfafetoproteína mediana	44,3	99
Terapia prévia ▪ TACE ▪ Cirurgia	 19 29	 20 30

Resultados

Desfechos	Sorafenibe	Placebo	HR	IC 95%	P
SG mediana (meses)	10,7	7,9	0,69	0,55-0,87	< 0,001
Tempo mediano para progressão sintomática (meses)	4,1	4,9	1,08	0,88-1,31	0,077
Tempo mediano para progressão radiológica (meses)	5,5	2,8	0,58	0,45-0,74	< 0,001
Resposta parcial (%)	2	1	–	–	–
Doença estável (%)	71	67	–	–	–
Eventos adversos (%)	80	52	–	–	–
Diarreia qualquer grau (%)	39	11	–	–	–
Síndrome mão-pé qualquer grau (%)	21	3	–	–	–

Perspectivas

O sorafenibe é um inibidor de tirosina quinase com ações em diferentes moléculas, tais como RAF quinase e VEGFR. O estudo SHARP foi o primeiro estudo fase III a demonstrar ganho de sobrevida global com o uso de uma terapia-alvo no tratamento do carcinoma hepatocelular (CHC), apesar de a taxa de resposta parcial obtida ter sido de apenas 2%. Importante salientar que mais de 95% dos participantes apresentavam classificação de Child-Pugh A. Desde a sua publicação, em 2008, até o ano de 2018, o sorafenibe permaneceu como única terapia padrão para a primeira linha de tratamento sistêmico para pacientes portadores de CHC avançado. Em 2018, o estudo REFLECT demonstrou que o uso de lenvatinibe em primeira linha foi não inferior ao sorafenibe em relação à sobrevida global, além de estar associado a maior taxa de resposta, sendo então uma alternativa ao sorafenibe (27). Já outro inibidor de tirosino quinase, o donafenibe foi associado a sobrevida global superior ao sorafenibe em população asiática (12,1 versus 10,3 meses, P = 0.036), apesar de não ter sido demonstrada diferença em sobrevida livre de progressão ou taxa de resposta (28).

No entanto, o maior impacto no tratamento do hepatocarcinoma desde o estudo SHARP ocorreu recentemente com a publicação do estudo IMbrave 150 em 2020. Nesse estudo de fase III, avaliou-se a combinação de atezolizumabe e bevacizumabe em comparação com o sorafenibe em população de 501 pacientes com hepatocarcinoma não ressecável, Child A, não submetida a tratamento sistêmico prévio. A combinação do imunoterápico com o antiangiogênico foi superior ao sorafenibe em taxa de resposta (27% vs. 12%), sobrevida livre de progressão (mediana 6,8 vs. 4,3 meses, HR 0,59, IC 95% 0,47-0,76) e sobrevida global (67% vs. 55% em 1 ano, HR 0,58, IC95% 0,42-0,79). Assim, atezolizumabe associado a bevacizumabe tornou-se opção de tratamento padrão de primeira linha para o hepatocarcinoma não ressecável ou metastático (29).

Como opções de tratamento de segunda linha, diferentes medicações podem ser consideradas, com base em estudos que avaliaram a eficácia desses agentes após a progressão ao sorafenibe.

A seguir, um resumo dos principais estudos que avaliaram tratamentos de segunda linha para o hepatocarcinoma.

Características	RESORCE	CELESTIAL	CheckMate 040*	Keynote-240	REACH-2
Período de recrutamento	2013-2015	2013-2017	2012-2016	2016-2017	2015-2017
Número de pacientes	573	707	262 – nivolumabe; 148 – nivolumabe + ipilimumabe	413	292
Seguimento	7 meses	NR	NR	13,8 meses	7,6 meses
População	CHC Child A pós-progressão a sorafenibe	CHC Child A previamente tratados com sorafenibe	CHC Child A ou B7 pós-uso de sorafenibe (ou com recusa ao uso)	CHC Child A pós-progressão ou intolerância a sorafenibe	CHC Child A com alfafetoproteína > 400 ng/mL pós-progressão a sorafenibe
Desfecho primário	SG	SG	Taxa de resposta (TR)	SLP e SG	SG
Resultados	Regorafenibe superior a placebo (SLP e SG)	Cabozantinibe superior a placebo (SLP e SG)	TR 20% com nivolumabe e 31% com nivolumabe + ipilimumabe	Pembrolizumabe com tendência a ser superior a placebo (não atingiu significância predefinida)	Ramucirumabe superior a placebo (SLP e SG)
Referência	Lancet. 2017;389:56-66 (30)	NEJM. 2018;379:54-63 (31)	Lancet. 2017;389:2492-502 (32) JCO. 2019;37:sup; abstr4012 (33)	JCO. 2019;37:supl;abstr 4004 (34)	Lancet Oncol. 2019;20:282 (35)

* Fase II.

Conclusão:

Em pacientes com hepatocarcinoma avançado, as medianas de sobrevida e de tempo para progressão radiológica foram cerca de 3 meses maiores nos pacientes que receberam sorafenibe que naqueles que receberam placebo.

Financiamento:

Bayer HealthCare Pharmaceuticals.

Referência:

Llovet, JM. *Sorafenib in Advanced Hepatocellular Carcinoma*. New England Journal of Medicine. 2008;359:378-90.

Estudo

PROMID

Título	Estudo randomizado, placebo-controlado, duplo-cego, prospectivo do efeito da Octreotida LAR no controle do crescimento tumoral em neoplasia neuroendócrina de midgut (intestino médio) metastática: um relato do grupo de estudo PROMID.

Revista: Journal of Clinical Oncology.

Data da publicação: Outubro de 2009;

Objetivo: Avaliar, em pacientes com tumores neuroendócrinos (TNE) de *midgut* metastáticos, se o uso da octreotida LAR é capaz de prolongar a progressão tumoral e tem benefício em sobrevida global no *follow-up* prolongado.

Grupos de comparação (randomização 1:1)

- octreotida LAR 30 mg IM a cada 28 dias até progressão tumoral.
- Placebo (cloreto de sódio) IM a cada 28 dias até progressão tumoral.

Métodos

- **Período de recrutamento:** 2001-2008.
- **Desenho do estudo:** Estudo de fase III, prospectivo randomizado, multicêntrico, duplo-cego, placebo-controlado. As análises foram feitas por intenção de tratamento. Foram estimados 162 pacientes para o estudo atingir o poder de 80% para detectar um *hazard ratio* (HR) de 0,60 a favor da octreotida LAR para o desfecho primário de sobrevida livre de progressão (SLP). O erro alfa bicaudado foi de 0,05, sendo estipulado o valor de 0,0122 para análise interina.
- **Desfecho primário:** Tempo para progressão e morte relacionada ao tumor.
- **Desfecho secundário:** Sobrevida global, qualidade de vida, resposta clínica e bioquímica.
- **Seguimento:** Não reportado.
- **Pacientes recrutados:** N = 90.

Critérios de inclusão

- Tumor neuroendócrino metastático ou localmente avançado inoperável.
- Primário de *midgut* (ou de origem desconhecida, mas provável *midgut*).
- Bem diferenciado.

- Sem proposta curativa.
- KPS ≥ 60.

Critérios de exclusão

- Uso prévio de análogo de somatostatina, interferon-alfa, quimioterapia ou quimioembolização.
- Sintomas de tumores funcionantes não compensados.

Dados da população

Características baseline	Octreotida LAR (N = 42)	Placebo (N = 43)
Idade mediana (anos)	63,5	61
Sexo masculino (%)	47	53
Tempo mediano de diagnóstico (meses)	7,5	3,3
Síndrome carcinoide (%)	40,5	37
Ressecção do primário (%)	69	62,8
Ki67 ≤ 2% (%)	97,6	93
Octreoscan positivo (%)	76,2	72,1
Envolvimento hepático (%) ▪ 0% ▪ 0-10% ▪ 10-25% ▪ 25-50% ▪ > 50%	 16,7 59,5 7,1 11,9 4,8	 11,6 62,8 4,7 9,3 11,6

Resultados

Desfechos	Octretide LAR	Placebo	HR	IC 95%	P
SLP mediana (meses)	14,3	6	0,34	0,20-0,59	< 0,001
SG mediana (meses)	84,7	83,7	0,83	0,47-1,46	0,51
Resposta parcial (%)	2,4	2,3	–	–	–
Doença estável em 6 meses (%)	66	37	–	–	0,007

Em análise exploratória de subgrupo, o maior benefício se deu em pacientes com baixo volume de doença metastática hepática e com tumores primários ressecados.

Perspectivas

O estudo PROMID foi o primeiro estudo fase III randomizado que evidenciou benefício com o uso de análogo de somatostatina para paciente com tumores neuroendócrinos metastáticos. O ganho em sobrevida livre de progressão foi clinicamente e estatisticamente significante, com um ganho absoluto de 8 meses. Importante frisar que os pacientes incluídos nesse estudo tinham tumores primários de *midgut*, funcionantes ou não, e o cálculo do tamanho amostral não contemplava poder para demonstrar ganho em sobrevida global.

Posteriormente, o estudo CLARINET, em que foi utilizado lanreotida, outro análogo de somatostatina, confirmou o benefício dessa classe em sobrevida livre de progressão. No estudo, foram incluídos 204 pacientes com tumor neuroendócrino primário de pâncreas, *midgut* ou *hindgut*, bem diferenciado ou moderadamente diferenciado. O lanreotida foi associado a melhora significante da sobrevida livre de progressão, a qual, em 2 anos, foi de 65% versus 33% com placebo (HR 0,47, IC 95% 0,30-0,73, P < 0,001). Em comparação com o estudo PROMID, o estudo CLARINET incluiu maior proporção de pacientes com grande volume de doença hepática (33% com volume tumoral hepático acima de 25%), além de ter incluído também tumores moderadamente diferenciados (36).

Adicionalmente, terapias locais como embolização hepática e cirurgia de *debulking* (redução de volume tumoral) podem ser consideradas no manejo desses pacientes. Outras estratégias de tratamento sistêmico após progressão a análogos de somatostatina tiveram também seus benefícios demostrados para tumores neuroendócrinos bem diferenciados de *midgut* e/ou de pâncreas, tais como o everolimo, o sunitinibe e o lutécio.

A seguir, um resumo de outros importantes estudos que avaliaram tratamentos para tumores neuroendócrinos bem diferenciados avançados, além dos análogos de somatostatina.

Características	RADIANT-2	RADIANT-3	Sunitinib	NETTER-1
Período de recrutamento	2007-2010	2007-2009	2007-2009	2012-2016
Número de pacientes	429	410	171	229
Seguimento	28 meses	17 meses	NR	14 meses
População	TNE bem ou moderadamente diferenciado avançado (com ou sem exposição prévia a análogo de somatostatina)	TNE de pâncreas bem ou moderadamente diferenciado avançado (com ou sem exposição prévia a análogo de somatostatina)	TNE de pâncreas bem diferenciado avançado (com ou sem exposição prévia a análogo de somatostatina)	TNE de *midgut* bem diferenciado metastático com progressão a Octreotide LAR
Desfecho primário	SLP	SLP	SLP	SLP
Resultados	Everolimo + Octreotida LAR superior a placebo + Octreotida LAR (SLP)	Everolimo superior a placebo (SLP)	Sunitinibe superior a placebo (SLP e SG)	Lu-Dotatate + Octreotida LAR superior a Octreotida LAR isolado (SLP e SG)
Referência	Lancet. 2011;378:2005-12 (37)	NEJM. 2011;364:514-23 (38)	NEJM. 2011;364:501-13 (39)	NEJM. 2017;376:125-35 (40)

Conclusão:

O uso da octreotida LAR prolongou o tempo para progressão tumoral em comparação com placebo em tumores neuroendócrinos de *midgut* funcionantes ou não funcionantes.

Financiamento:

Novartis.

Referência:

Rinke A, et al. *Placebo-controlled, double-blind, prospective, randomized study on the effect of octreotide LAR in the control of tumor growth in patients with metastatic neuroendocrine midgut tumors: a report from the PROMID Study Group.* Journal of Clinical Oncology. 2009;27:4656-63.

Estudo

DGCT (Dutch D1D2 Trial)

Título	Tratamento cirúrgico do câncer gástrico: resultados de 15 anos de seguimento do estudo randomizado Dutch D1D2.

Revista: The Lancet Oncology.

Data da publicação: Abril de 2010.

Objetivo: Avaliar o efeito da linfadenectomia D2, comparada com a linfadenectomia D1, na recorrência e sobrevida de pacientes com câncer gástrico tratados com intenção curativa.

Grupos de comparação

- Linfadenectomia D1 (n = 513 randomizados / n = 380 tratados com intenção curativa).

  (Gastrectomia parcial ou total + ressecção de linfonodos perigástricos e omentos maior e menor.)

- Linfadenectomia D2 (n = 483 randomizados / n = 331 tratados com intenção curativa).

  (Gastrectomia parcial ou total + ressecção de linfonodos perigástricos e ao longo do tronco celíaco, além da bolsa omental e folheto anterior do mesocólon transverso.)

Observação: 285 pacientes (29% dos 996 randomizados) foram submetidos a cirurgia paliativa (sem linfadenectomia sistemática) por achados de metástases peritoneais, hepáticas, linfonodos a distância ou doença localmente avançada irressecável.

Métodos

- **Período de recrutamento dos pacientes:** 1989-1993.
- **Desenho do estudo:** Ensaio clínico de fase III, prospectivo randomizado, multicêntrico. As análises foram realizadas de acordo com o princípio de intenção de tratamento, naqueles pacientes tratados com intenção curativa.

  Uma amostra necessária de 1.062 pacientes foi calculada, utilizando-se um erro alfa bicaudado de 0,05 e um poder de 90%, esperando-se uma sobrevida em 5 anos de 20% nos pacientes submetidos a cirurgia D1 e de 32% na cirurgia D2 (ambos tratados com intenção curativa).

- **Desfecho primário:** Sobrevida global.
- **Desfechos secundários:** Sobrevida livre de doença, mortalidade relacionada ao câncer gástrico, recorrência local, recorrência regional, mortalidade pós-operatória.
- **Seguimento:** 15,2 anos.
- **Pacientes recrutados:** N= 996 randomizados / N = 711 tratados com intenção curativa.

Critérios de inclusão

- Adenocarcinoma gástrico com confirmação histológica, sem evidência de doença a distância.
- Idade < 85 anos.
- Condição física adequada para linfadenectomia D1 ou D2.

Critérios de exclusão

- Diagnóstico de câncer prévio ou coexistente.
- Gastrectomia prévia por condições benignas.

Dados da população

Características da população ITT (cirurgia com intenção curativa)	D1 (n = 380)	D2 (n = 331)
Idade mediana (anos)	67	65
Sexo masculino (%)	57	57
Tipo de ressecção (%)		
▪ Total	30	38
▪ Parcial (distal)	69	61
Outras cirurgias (%)		
▪ Esplenectomia	11	38
▪ Pancreatectomia distal	3	30
Ressecção R0 (%)	89	90
Linfonodo positivo (%)	55	56

*Dados complementados com informações disponíveis na 1ª publicação de 1995 e no material suplementar (41).

Resultados

Desfechos	D1	D2	HR	IC 95%	p
Populacão ITT (cirurgia curativa)					
SG em 15 anos (%)	21	29	0,92	0,78-1,09	0,34
Mortalidade por câncer gástrico (%)	48	37	0,74	0,59-0,93	0,01
Recorrência local (%)	22	12	–	–	–
Recorrência regional (%)	19	13	–	–	–
Complicações pós-operatórias (%)	25	43	–	–	< 0,0001
Mortalidade pós-operatória (%)	4	10	–	–	0,004
Taxa de reoperação (%)	8	18	–	–	< 0,00016
Subgrupos					
SG em 15 anos (%) Sem esplenectomia/pancreatectomia	22	35	1,34	1,00-1,65	0,006

Perspectivas

Historicamente, centros asiáticos (especialmente japoneses) já preferiam a linfadenectomia estendida (D2) no tratamento cirúrgico do câncer gástrico, contrapondo-se à ressecção D1, que comumente era utilizada nos centros norte-americanos. Mesmo que alguns estudos retrospectivos já sugerissem melhores desfechos associados ao procedimento D2, nenhum estudo prospectivo randomizado havia demonstrado benefício em sobrevida (42).

O DGCT (*Dutch D1D2)* foi o único estudo randomizado que, após um seguimento de 15 anos, demonstrou que a cirurgia D2, comparada à D1, associou-se à redução na mortalidade por câncer gástrico (37% vs. 48%), além de menores taxas de recorrência local e regional. Não houve, no entanto, diferença em sobrevida global. Vale ressaltar que tal benefício ocorreu à custa de aumento significativo nas taxas de morbidade e mortalidade pós-operatórias. Análise de subgrupos sugeriram pior sobrevida (em ambos os grupos) em pacientes idosos (> 70 anos) e submetidos à esplenectomia e pancreatectomia. Avaliando apenas o subgrupo que não realizou esplenectomia e/ou pancreatectomia, sugeriu-se benefício em SG nos pacientes submetidos à linfadenectomia D2.

Apesar da maior morbimortalidade cirúrgica observada, após tais resultados, a linfadenectomia D2 tornou-se a opção preferível em grande parte dos centros especializados, especialmente após o desenvolvimento de técnicas com preservação do baço e pâncreas. É importante ressaltar que não há benefício para a realização de linfadenectomias mais amplas (como D3, abrangendo linfonodos paraaórticos), em virtude do aumento da morbidade cirúrgica, sem impacto em sobrevida global ou sobrevida livre de recorrência (43).

Conclusão:

Após seguimento mediano de 15 anos, linfadenectomia D2 foi associada a menor recidiva locorregional e mortalidade relacionada a câncer gástrico que cirurgia D1. O procedimento D2 associou-se a maiores taxas de morbidade e mortalidade pós-operatórias.

Financiamento:

Dutch Health Insurance Funds Council e *Netherlands Cancer Foundation*.

Referência:

Songun I, et al. *Surgical treatment of gastric cancer: 15-year follow-up results of the randomized nationwide Dutch D1D2 trial*. Lancet Oncol. 2010;11:439-49.

Estudo

ACCORD-11

Título	FOLFIRINOX versus Gencitabina no câncer de pâncreas metastático.

Revista: New England Journal of Medicine.

Data da publicação: Maio de 2011.

Objetivo: Avaliar a eficácia e a segurança da combinação de quimioterapia baseada em oxaliplatina, irinotecano, fluororacil e leucovorin (FOLFIRINOX) comparado a gencitabina monodroga em primeira linha para pacientes com câncer de pâncreas metastático.

Grupos de comparação (randomização 1:1)

- Gencitabina (1000 mg/m² semanal por 7 semanas, descanso de 1 semana, seguido de semanal por 3 semanas).
- FOLFIRINOX (Oxaliplatina 85 mg/m², Leucovorin 400 mg/m², Irinotecano 180/m², Fluororacil 400/m² em bolus + Fluororacil 2.400 mg/m² em 46h a cada 2 semanas).

Métodos

- **Período de recrutamento:** 2005-2009.
- **Desenho estudo:** Ensaio clínico de fase II-III, prospectivo randomizado, multicêntrico, aberto. Desfecho primário de fase II foi taxa de resposta e desfecho secundário de segurança. Seguiria para fase III caso houvesse mais de 11 respostas nos primeiros 40 pacientes do grupo intervenção. Para a análise de fase III, calculou-se que seriam necessários 360 pacientes, com 250 eventos, para detectar um aumento de sobrevida global mediana de 7 para 10 meses (HR 0,70) com erro alfa bicaudado de 5% e poder de 80%.
- **Desfecho primário:** Sobrevida global.
- **Desfecho secundário:** Sobrevida livre de progressão, resposta tumoral, segurança e qualidade de vida.
- **Seguimento:** 26,6 meses.
- **Pacientes recrutados:** N = 342.

Critérios de inclusão

- Idade superior a 18 anos.
- Adenocarcinoma de pâncreas confirmado histologicamente.
- Doença mensurável.
- Sem uso de quimioterapia previamente.
- ECOG 0-1.
- Funções orgânicas preservadas (hematológica, hepática e renal).

Critérios de exclusão

- Idade acima de 76 anos.
- Carcinoma endócrino ou acinar.
- Radioterapia prévia em lesões-alvo.
- Metástase em SNC
- Histórico de outro câncer primário.
- Infecção ativa, diarreia crônica, histórico significativo de doença cardíaca, gestação e lactação.

Dados da população

Características	FOLFIRINOX (N = 171)	Gencitabina (N = 171)
Idade mediana (anos)	61	61
Sexo masculino (%)	62	61,4
ECOG 0-1 (%)	99,3	100
Localização tumor: (%) ▪ Cabeça ▪ Corpo ▪ Cauda	 39,2 31 26,3	 36,8 33,9 26,3
Número de sítios metástase mediano	2	2
CA 19,9 ≥ 59xLSN (%)	41,5	46,7

Resultados

Desfechos	FOLFIRINOX	Gencitabina	HR	IC 95%	p
SG mediana (meses)	11,1	6,8	0,57	0,45-0,73	< 0,001
SG em 1 ano (%)	48,4	20,6	–	–	–
SLP mediana (meses)	6,4	3,3	0,47	0,37-0,59	< 0,001
SLP em 1 ano (%)	12,1	3,5	–	–	–
Taxa de resposta (%)	31,6	9,4	–	–	< 0,001
Taxa de controle de doença (%)	70,2	50,9	–	–	< 0,001
Duração de resposta mediana (meses)	5,9	3,9	–	–	0,57
Neutropenia grau 3-4 (%)	45,7	21	–	–	< 0,001
Neutropenia ferbril (%)	5,4	1,2	–	–	0,03
Diarreia grau 3-4 (%)	12,7	1,8	–	–	< 0,001
Neuropatia grau 3-4 (%)	9	0	–	–	< 0,001
Elevação ALT grau 3-4 (%)	7,3	20,8	–	–	< 0,001

Perspectivas

Em 1997, foi publicado um artigo que demonstrou que a gencitabina em monoterapia, quando comparada com fluorouracil, apresentava maior benefício clínico (24% versus 5%, P = 0,002) e discreto aumento de sobrevida global (mediana 5,65 versus 4,4 meses, P = 0,002) como tratamento de primeira linha no câncer de pâncreas avançado (44). Assim, por um longo período, a gencitabina monodroga foi o esquema de escolha em primeira linha.

O estudo ACCORD-11, em discussão, trouxe melhora expressiva no tratamento desses pacientes ao mostrar que o esquema FOLFIRINOX reduzia em 43% o risco de óbito em comparação com gencitabina monodroga. Dessa forma, o esquema FOLFIRINOX se tornou uma opção de tratamento padrão em primeira linha. Entretanto, as toxicidades são consideráveis com esse esquema e a bilirrubina elevada contraindica o esquema com irinotecano. Dessa forma, é recomendada a seleção adequada de pacientes para o tratamento, os quais devem apresentar bom performance status, idade inferior a 75 anos e ausência de obstrução de via biliar.

Em 2013, foi demonstrado o ganho de sobrevida com outra combinação, a de gencitabina e nab-paclitaxel. No estudo MPACT, 861 pacientes com adenocarcinoma de pâncreas metastático foram randomizados para tratamento de primeira linha com gencitabina e nab-paclitaxel versus gencitabina monodroga (que era o tratamento padrão quando o estudo foi iniciado). A combinação aumentou a sobrevida livre de progressão mediana de 3,7 para 5,5 meses (HR 0,72, IC 95% 0,58-0,82, P < 0,001) e a sobrevida global mediana de 6,7 para 8,5 meses (HR 0,69, IC 95% 0,62-0,83, P < 0,001). Com tais resultados, a combinação de gencitabina e nab-paclitaxel se tornou outra opção de tratamento de primeira linha para o adenocarcinoma de pâncreas avançado (45).

Mais recentemente, um novo avanço ocorreu no tratamento do câncer de pâncreas avançado. O estudo POLO avaliou o papel do olaparibe de manutenção em pacientes com mutações germinativas de BRCA, as quais ocorrem em 4-7% dos pacientes com câncer de pâncreas. Pacientes que não haviam apresentado progressão com tratamento de primeira linha baseado em platina foram randomizados para olaparibe de manutenção ou observação. Os resultados evidenciaram que o olaparibe quase dobrou a sobrevida livre de progressão mediana (7,4 versus 3,8 meses, HR 0,53, IC 95% 0,35-0,82, P = 0,004), com dados de sobrevida global ainda imaturos (46).

Conclusão:

FOLFIRINOX foi associado a ganho de sobrevida e toxicidade aumentada em comparação com gencitabina, sendo uma opção para o tratamento de pacientes com câncer de pâncreas metastático e bom performance status.

Financiamento:

French Ministry of Health, Amgen e *French National League against Cancer.*

Referência:

Conroy T, et al, for the Groupe Tumeurs Digestives of Unicancer and the PRODIGE Intergroup. *FOLFIRINOX versus Gemcitabine for metastatic pancreatic cancer.* New England Journal of Medicine. 2011;364:1817-25.

Estudo

CROSS

Título	Quimiorradioterapia pré-operatória para câncer de esôfago ou transição esofagogástrica.

Revista: New England Journal of Medicine.

Data da publicação: Maio de 2012.

Objetivo: Avaliar a eficácia e segurança da quimiorradioterapia neoadjuvante em pacientes com câncer de esôfago ou transição esofagogástrica potencialmente ressecáveis.

Grupos de comparação

- Carboplatina AUC 2 + Paclitaxel 50 mg/m^2 semanal por 5 semanas + radioterapia 41.4 Gy em 23 frações, 5 dias por semana → cirurgia.
- Cirurgia isolada.

Métodos

- **Período de recrutamento dos pacientes:** 2004-2008.
- **Desenho do estudo:** Ensaio clínico de fase III, prospectivo randomizado, multicêntrico, aberto. Análises realizadas de acordo com o princípio de intenção de tratar.

  Calculou-se que, com um erro alfa bicaudado de 0,05 e um poder de 80% para detectar um ganho absoluto mediano de 6 meses em sobrevida global, seriam necessários 175 pacientes em cada grupo.
- **Desfecho primário:** Sobrevida global
- **Desfechos secundários:** Sobrevida livre de doença, sobrevida global por subtipo histológico, segurança, taxa de resposta patológica completa por histologia, taxa de ressecção R0.
- **Seguimento:** 45,4 meses.
- **Pacientes recrutados:** N = 368.

Critérios de inclusão

- Carcinoma de células escamosas, adenocarcinoma ou carcinoma indiferenciado de grandes células de esôfago ou TEG potencialmente ressecável.
- Limite tumoral superior pelo menos 3 cm abaixo do esfíncter esofágico superior.
- T1N1 ou T2-3N0-1 e M0 (classificação TNM 6ª edição).

- 18-75 anos.
- Performance status (WHO) ≤ 2.
- Perda de peso ≤ 10%.
- Funções orgânicas preservadas.
- Sem história prévia de câncer ou tratamento com quimio ou radioterapia.

Critérios de exclusão

- Tumor gástrico proximal com mínima invasão esofágica.

Dados da população

Características	Grupo QRT + cirurgia (N = 178)	Grupo cirurgia (N = 188)
Idade (anos)	60	60
Sexo masculino (%)	75	81%
Histologia (%)		
▪ Adenocarcinoma	75	75
▪ CEC	23	23
Localização (%)		
▪ Esôfago		
▪ Proximal	2	2
▪ Médio	14	13
▪ Distal	58	57
▪ TEG	22	26
Estagio clínico (T) (%)		
▪ cT2	15	19
▪ cT3	84	78
Estagio clínico (N) (%)		
▪ cN0	33	31
▪ cN1	65	64
Performance status 0-1 (WHO) (%)	100	100

Resultados

Desfechos	Grupo QRT + cirurgia	Grupo cirurgia	HR	IC 95%	p
Ressecção R0 (%)	92	69	–	–	< 0,001
RPC (%) ▪ Adenocarcinoma ▪ CEC	29 23 49	–	–	–	0,008
SLD mediana (meses)	NA	24,2	0,49	0,35-0,69	< 0,001
SG 5 anos (%)*	47	34	0,65	0,49-0,87	0,003
Complicações pós-QRT (%) ▪ Hematológicas G3 ▪ Neutropenia febril	7 < 1				
Complicações pós-operatórias (%) ▪ Pulmonar ▪ Cardíaca ▪ Mediastinite ▪ Deiscência	46 21 3 22	44 17 6 30			

RPC: resposta patológica completa; NA: não atingida.

*Ambas as histologias se beneficiaram de QRT neoadjuvante: os melhores resultados foram obtidos nos pacientes com CEC tratados com QRT+ cirurgia, e o pior subgrupo foi CEC tratado apenas com cirurgia.

Perspectivas

O estudo CROSS representou um grande marco no tratamento do câncer de esôfago e na transição esofagogástrica.

O benefício foi reforçado com a publicação da atualização do estudo em 2015, na qual a sobrevida global mediana atingida foi de 81,6 versus 21,1 meses na histologia escamosa (HR 0,48, P = 0,008) e de 43,2 versus 27,1 meses (HR 0,73, P = 0,038) no adenocarcinoma (47). Assim, tornou-se o tratamento padrão para pacientes com tumores T1N1 ou T2-3N0-1 e M0.

Até sua publicação, entretanto, diversos estudos haviam sido desenvolvidos para tentar definir o papel da quimiorradioterapia com resultados conflitantes.

O estudo RTOG 85-01 comparou radioterapia definitiva isolada (64 Gy ao longo de 6,5 semanas) com quimiorradioterapia concomitante baseada em 5-fluorouracil e cisplatina nas semanas 1 e 5 da radioterapia (50 Gy) e semanas 8 e 11. Importante ressaltar que aproximadamente 90% dos casos eram de histologia escamosa, mais de 75% T2 e 80% N0. O estudo foi interrompido prematuramente, com 121 pacientes recrutados, quando análise interina mostrou benefício em sobrevida evidente para o tratamento combinado em 5 anos de 27% versus 0%. Em contrapartida, a taxa de persistência ou recorrência em 1 ano de 44% no braço da combinação era inquietante e, consequentemente, limitou o papel da quimiorradioterapia a pacientes inoperáveis (48).

Na busca de melhores resultados, diversos estudos randomizados foram desenhados avaliando o papel do tratamento trimodal. Bosset et al. randomizaram 282 pacientes com carcinoma escamocelular T1N0-1, T2N0-1 ou T3N0 para receberem tratamento combinado baseado em radioterapia 37 Gy e dois ciclos de cisplatina 80 mg/m^2. Embora tenha sido demonstrado benefício em sobrevida livre de doença ($p = 0{,}003$), o estudo foi negativo para o desfecho primário de sobrevida global (49).

Outro estudo importante, o CALGB 9781 foi desenhado para avaliar o papel do tratamento trimodal em 500 pacientes com câncer de esôfago ou TEG estádio I-III. Porém, pelo baixo recrutamento, o estudo foi fechado precocemente com apenas 56 pacientes. A sobrevida global em 5 anos foi de 39% versus 16% a favor do tratamento trimodal, embora sem significância estatística (50).

Por fim, é importante observar que a sobrevida do braço controle alcançada no CROSS (cirurgia) foi superior à dos estudos antecessores, o que nos faz acreditar que a seleção rigorosa dos pacientes (por exemplo, com limite de perda de peso a 10%) associada a melhor programação e técnica cirúrgica contribuíram com os resultados.

Conclusão:

Quimiorradioterapia neoadjuvante resultou em ganho de sobrevida global entre pacientes com câncer de esôfago ou transição esofagogástrica potencialmente curáveis, com taxa de eventos adversos aceitável.

Financiamento:

Dutch Cancer Foundation.

Referência:

van Hagen P, et al. *Preoperative chemoradiotherapy for esophageal or junctional cancer.* New England Journal of Medicine. 2012;366:2074-84.

Referências

1. Webb A, Cunningham D, Scarffe JH, Harper P, Norman A, Joffe JK, et al. Randomized trial comparing epirubicin, cisplatin, and fluorouracil versus fluorouracil, doxorubicin, and methotrexate in advanced esophagogastric cancer. J Clin Oncol. 1997;15(1):261-7.
2. Cunningham D, Starling N, Rao S, Iveson T, Nicolson M, Coxon F, et al. Capecitabine and oxaliplatin for advanced esophagogastric cancer. N Engl J Med. 2008;358(1):36-46.
3. Alderson D, Cunningham D, Nankivell M, Blazeby JM, Griffin SM, Crellin A, et al. Neoadjuvant cisplatin and fluorouracil versus epirubicin, cisplatin, and capecitabine followed by resection in patients with oesophageal adenocarcinoma (UK MRC OE05): an open-label, randomised phase 3 trial. Lancet Oncol. 2017;18(9):1249-60.
4. Van Cutsem E, Moiseyenko VM, Tjulandin S, Majlis A, Constenla M, Boni C, et al. Phase III study of docetaxel and cisplatin plus fluorouracil compared with cisplatin and fluorouracil as first-line therapy for advanced gastric cancer: a report of the V325 Study Group. J Clin Oncol. 2006;24(31):4991-7.
5. Dank M, Zaluski J, Barone C, Valvere V, Yalcin S, Peschel C, et al. Randomized phase III study comparing irinotecan combined with 5-fluorouracil and folinic acid to cisplatin combined with 5-fluorouracil in chemotherapy naive patients with advanced adenocarcinoma of the stomach or esophagogastric junction. Ann Oncol. 2008;19(8):1450-7.
6. Guimbaud R, Louvet C, Ries P, Ychou M, Maillard E, André T, et al. Prospective, randomized, multicenter, phase III study of fluorouracil, leucovorin, and irinotecan versus epirubicin, cisplatin, and capecitabine in advanced gastric adenocarcinoma: a French intergroup (Fédération Francophone de Cancérologie Digestive, Fédération Nationale des Centres de Lutte Contre le Cancer, and Groupe Coopérateur Multidisciplinaire en Oncologie) study. J Clin Oncol. 2014;32(31):3520-6.
7. Sakuramoto S, Sasako M, Yamaguchi T, Kinoshita T, Fujii M, Nashimoto A, et al. Adjuvant chemotherapy for gastric cancer with S-1, an oral fluoropyrimidine. N Engl J Med. 2007;357(18):1810-20.
8. Noh SH, Park SR, Yang HK, Chung HC, Chung IJ, Kim SW, et al. Adjuvant capecitabine plus oxaliplatin for gastric cancer after D2 gastrectomy (CLASSIC): 5-year follow-up of an open-label, randomised phase 3 trial. Lancet Oncol. 2014;15(12):1389-96.
9. Park SH, Sohn TS, Lee J, Lim DH, Hong ME, Kim KM, et al. Phase III trial to compare adjuvant chemotherapy with capecitabine and cisplatin versus concurrent chemoradiotherapy in gastric cancer: final report of the adjuvant chemoradiotherapy in stomach tumors trial, including survival and subset analyses. J Clin Oncol. 2015;33(28):3130-6.
10. Park S, Zang D, Han B, al e. ARTIST 2: Interim results of a phase III trial involving adjuvant chemotherapy and/or chemoradiotherapy after D2-gastrectomy in stage II/III gastric cancer (GC). Journal of Clinical Oncology. 2019. p. no. 15_suppl.4001.
11. Cats A, Jansen EPM, van Grieken NCT, Sikorska K, Lind P, Nordsmark M, et al. Chemotherapy versus chemoradiotherapy after surgery and preoperative chemotherapy for resectable gastric cancer (CRITICS): an international, open-label, randomised phase 3 trial. Lancet Oncol. 2018;19(5):616-28.
12. Nigro ND, Vaitkevicius VK, Considine B. Combined therapy for cancer of the anal canal: a preliminary report. Dis Colon Rectum. 1974;17(3):354-6.
13. Nigro ND, Vaitkevicius VK, Buroker T, Bradley GT, Considine B. Combined therapy for cancer of the anal canal. Dis Colon Rectum. 1981;24(2):73-5.
14. Bartelink H, Roelofsen F, Eschwege F, Rougier P, Bosset JF, Gonzalez DG, et al. Concomitant radiotherapy and chemotherapy is superior to radiotherapy alone in the treatment of locally advanced anal cancer:

results of a phase III randomized trial of the European Organization for Research and Treatment of Cancer Radiotherapy and Gastrointestinal Cooperative Groups. J Clin Oncol. 1997;15(5):2040-9.

15. Flam M, John M, Pajak TF, Petrelli N, Myerson R, Doggett S, et al. Role of mitomycin in combination with fluorouracil and radiotherapy, and of salvage chemoradiation in the definitive nonsurgical treatment of epidermoid carcinoma of the anal canal: results of a phase III randomized intergroup study. J Clin Oncol. 1996;14(9):2527-39.
16. Ajani JA, Winter KA, Gunderson LL, Pedersen J, Benson AB, Thomas CR, et al. Fluorouracil, mitomycin, and radiotherapy vs fluorouracil, cisplatin, and radiotherapy for carcinoma of the anal canal: a randomized controlled trial. JAMA. 2008;299(16):1914-21.
17. Gunderson LL, Winter KA, Ajani JA, Pedersen JE, Moughan J, Benson AB, et al. Long-term update of US GI intergroup RTOG 98-11 phase III trial for anal carcinoma: survival, relapse, and colostomy failure with concurrent chemoradiation involving fluorouracil/mitomycin versus fluorouracil/cisplatin. J Clin Oncol. 2012;30(35):4344-51.
18. James RD, Glynne-Jones R, Meadows HM, Cunningham D, Myint AS, Saunders MP, et al. Mitomycin or cisplatin chemoradiation with or without maintenance chemotherapy for treatment of squamous-cell carcinoma of the anus (ACT II): a randomised, phase 3, open-label, 2 × 2 factorial trial. Lancet Oncol. 2013;14(6):516-24.
19. Morizane C, Okusaka T, Mizusawa J, al e. Randomized phase III study of gemcitabine plus S-1 combination therapy versus gencitabine plus cisplatin combination therpay in advanced biliary cancer: A Japan Oncology Group study. 2018. p. (suppl 4S; abstr 205).
20. Lamarca A, Palmer D, Wasan H, al e. ABC-06 | A randomised phase III, multi-centre, open-label study of Active Symptom Control (ASC) alone or ASC with oxaliplatin / 5-FU chemotherapy (ASC+mFOLFOX) for patients (pts) with locally advanced / metastatic biliary tract cancers (ABC) previously-treated with cisplatin/gemcitabine (CisGem) chemotherapy. Journal of Clinical Oncology. p. (suppl; abstr 4003).
21. Oettle H, Neuhaus P, Hochhaus A, Hartmann JT, Gellert K, Ridwelski K, et al. Adjuvant chemotherapy with gemcitabine and long-term outcomes among patients with resected pancreatic cancer: the CONKO-001 randomized trial. JAMA. 2013;310(14):1473-81.
22. Neoptolemos JP, Stocken DD, Bassi C, Ghaneh P, Cunningham D, Goldstein D, et al. Adjuvant chemotherapy with fluorouracil plus folinic acid vs gemcitabine following pancreatic cancer resection: a randomized controlled trial. JAMA. 2010;304(10):1073-81.
23. Uesaka K, Boku N, Fukutomi A, Okamura Y, Konishi M, Matsumoto I, et al. Adjuvant chemotherapy of S-1 versus gemcitabine for resected pancreatic cancer: a phase 3, open-label, randomised, non-inferiority trial (JASPAC 01). Lancet. 2016;388(10041):248-57.
24. Neoptolemos JP, Palmer DH, Ghaneh P, Psarelli EE, Valle JW, Halloran CM, et al. Comparison of adjuvant gemcitabine and capecitabine with gemcitabine monotherapy in patients with resected pancreatic cancer (ESPAC-4): a multicentre, open-label, randomised, phase 3 trial. Lancet. 2017;389(10073):1011-24.
25. Conroy T, Hammel P, Hebbar M, Ben Abdelghani M, Wei AC, Raoul JL, et al. FOLFIRINOX or Gemcitabine as Adjuvant Therapy for Pancreatic Cancer. N Engl J Med. 2018;379(25):2395-406.
26. Al-Batran SE, Homann N, Pauligk C, Goetze TO, Meiler J, Kasper S, et al. Perioperative chemotherapy with fluorouracil plus leucovorin, oxaliplatin, and docetaxel versus fluorouracil or capecitabine plus cisplatin and epirubicin for locally advanced, resectable gastric or gastro-oesophageal junction adenocarcinoma (FLOT4): a randomised, phase 2/3 trial. Lancet. 2019;393(10184):1948-57.
27. Kudo M, Finn RS, Qin S, Han KH, Ikeda K, Piscaglia F, et al. Lenvatinib versus sorafenib in first-line treatment of patients with unresectable hepatocellular carcinoma: a randomised phase 3 non-inferiority trial. Lancet. 2018;391(10126):1163-73.

28. Bi F, Qin S, Gu S, et al. Donafenib versus sorafenib as first-line therapy in advanced hepatocellular carcinoma: An open-label, randomized, multicenter phase II/III trial. J Clin Oncol 2020; 38:suppl; abstr 4506.
29. Finn RS, Qin S, Ikeda M, et al. Atezolizumab plus bevacizumab in unresectable hepatocellular carcinoma. NEJM 2020;382(20):1894-1905.
30. Bruix J, Qin S, Merle P, Granito A, Huang YH, Bodoky G, et al. Regorafenib for patients with hepatocellular carcinoma who progressed on sorafenib treatment (RESORCE): a randomised, double-blind, placebo-controlled, phase 3 trial. Lancet. 2017;389(10064):56-66.
31. Abou-Alfa GK, Meyer T, Cheng AL, El-Khoueiry AB, Rimassa L, Ryoo BY, et al. Cabozantinib in Patients with Advanced and Progressing Hepatocellular Carcinoma. N Engl J Med. 2018;379(1):54-63.
32. El-Khoueiry AB, Sangro B, Yau T, Crocenzi TS, Kudo M, Hsu C, et al. Nivolumab in patients with advanced hepatocellular carcinoma (CheckMate 040): an open-label, non-comparative, phase 1/2 dose escalation and expansion trial. Lancet. 2017;389(10088):2492-502.
33. Yau T, Kang YK, Kim TA, et al. Nivolumab (NIVO) + ipilimumab (IPI) combination therapy in patients (pts) with advanced hepatocellular carcinoma (aHCC): Results from CheckMate 040. J Clin Oncol 2019; 37:suppl; abstr 4012.
34. Finn R, Ryoo B, Merle P, al e. Results of KEYNOTE-240: phase 3 study of pembrolizumab (Pembro) vs best supportive care (BSC) for second line therapy in advanced hepatocellular carcinoma (HCC). Journal of Clinical Oncology. 2019. p. suppl;abstr 4004.
35. Zhu AX, Kang YK, Yen CJ, Finn RS, Galle PR, Llovet JM, et al. Ramucirumab after sorafenib in patients with advanced hepatocellular carcinoma and increased α-fetoprotein concentrations (REACH-2): a randomised, double-blind, placebo-controlled, phase 3 trial. Lancet Oncol. 2019;20(2):282-96.
36. Caplin ME, Pavel M, Ruszniewski P. Lanreotide in metastatic enteropancreatic neuroendocrine tumors. N Engl J Med. 2014;371(16):1556-7.
37. Pavel ME, Hainsworth JD, Baudin E, Peeters M, Hörsch D, Winkler RE, et al. Everolimus plus octreotide long-acting repeatable for the treatment of advanced neuroendocrine tumours associated with carcinoid syndrome (RADIANT-2): a randomised, placebo-controlled, phase 3 study. Lancet. 2011;378(9808):2005-12.
38. Yao JC, Shah MH, Ito T, Bohas CL, Wolin EM, Van Cutsem E, et al. Everolimus for advanced pancreatic neuroendocrine tumors. N Engl J Med. 2011;364(6):514-23.
39. Raymond E, Dahan L, Raoul JL, Bang YJ, Borbath I, Lombard-Bohas C, et al. Sunitinib malate for the treatment of pancreatic neuroendocrine tumors. N Engl J Med. 2011;364(6):501-13.
40. Strosberg J, El-Haddad G, Wolin E, Hendifar A, Yao J, Chasen B, et al. Phase 3 Trial of 177 Lu-Dotatate for Midgut neuroendocrine tumors. N Engl J Med. 2017;376(2):125-35.
41. Bonenkamp JJ, Songun I, Hermans J, Sasako M, Welvaart K, Plukker JT, et al. Randomised comparison of morbidity after D1 and D2 dissection for gastric cancer in 996 Dutch patients. Lancet. 1995;345(8952):745-8.
42. Cuschieri A, Weeden S, Fielding J, Bancewicz J, Craven J, Joypaul V, et al. Patient survival after D1 and D2 resections for gastric cancer: long-term results of the MRC randomized surgical trial. Surgical Co-operative Group. Br J Cancer. 1999;79(9-10):1522-30.
43. Sasako M, Sano T, Yamamoto S, Kurokawa Y, Nashimoto A, Kurita A, et al. D2 lymphadenectomy alone or with para-aortic nodal dissection for gastric cancer. N Engl J Med. 2008;359(5):453-62.
44. Burris HA, Moore MJ, Andersen J, Green MR, Rothenberg ML, Modiano MR, et al. Improvements in survival and clinical benefit with gemcitabine as first-line therapy for patients with advanced pancreas cancer: a randomized trial. J Clin Oncol. 1997;15(6):2403-13.

45. Von Hoff DD, Ervin T, Arena FP, Chiorean EG, Infante J, Moore M, et al. Increased survival in pancreatic cancer with nab-paclitaxel plus gemcitabine. N Engl J Med. 2013;369(18):1691-703.
46. Golan T, Hammel P, Reni M, Van Cutsem E, Macarulla T, Hall MJ, et al. Maintenance Olaparib for Germline. N Engl J Med. 2019;381(4):317-27.
47. Shapiro J, van Lanschot JJB, Hulshof MCCM, van Hagen P, van Berge Henegouwen MI, Wijnhoven BPL, et al. Neoadjuvant chemoradiotherapy plus surgery versus surgery alone for oesophageal or junctional cancer (CROSS): long-term results of a randomised controlled trial. Lancet Oncol. 2015;16(9):1090-8.
48. Herskovic A, Martz K, al-Sarraf M, Leichman L, Brindle J, Vaitkevicius V, et al. Combined chemotherapy and radiotherapy compared with radiotherapy alone in patients with cancer of the esophagus. N Engl J Med. 1992;326(24):1593-8.
49. Bosset JF, Gignoux M, Triboulet JP, Tiret E, Mantion G, Elias D, et al. Chemoradiotherapy followed by surgery compared with surgery alone in squamous-cell cancer of the esophagus. N Engl J Med. 1997;337(3):161-7.
50. Tepper J, Krasna MJ, Niedzwiecki D, Hollis D, Reed CE, Goldberg R, et al. Phase III trial of trimodality therapy with cisplatin, fluorouracil, radiotherapy, and surgery compared with surgery alone for esophageal cancer: CALGB 9781. J Clin Oncol. 2008;26(7):1086-92.

Seção II

O câncer de pulmão é o tipo de câncer mais incidente e é a principal causa de morte por câncer em todo o mundo. O tabagismo é o fator de risco preponderante para câncer de pulmão: estima-se que cerca de 80 a 90% das mortes por câncer de pulmão sejam decorrentes do hábito de fumar. Historicamente associado a altas taxas de recidiva e a diagnósticos comumente realizados em estádios avançados, o câncer de pulmão teve sua história natural impactada pelo conhecimento de subtipos histológicos e moleculares que permitiram a caracterização de subgrupos de doenças passíveis de tratamentos dirigido. Trata-se, provavelmente, do tipo de câncer mais profundamente impactado pelos avanços do diagnóstico molecular que, atualmente, permeia as decisões terapêuticas iniciais e frequentemente também as decisões sobre linhas de tratamento subsequentes. Esses avanços resultaram em aumentos expressivos da expectativa de vida e da qualidade de vida dos pacientes, consolidados a partir de rápidas mudanças nos padrões de tratamento que modificam continuamente a forma como esses pacientes são tratados.

CÂNCER DE PULMÃO

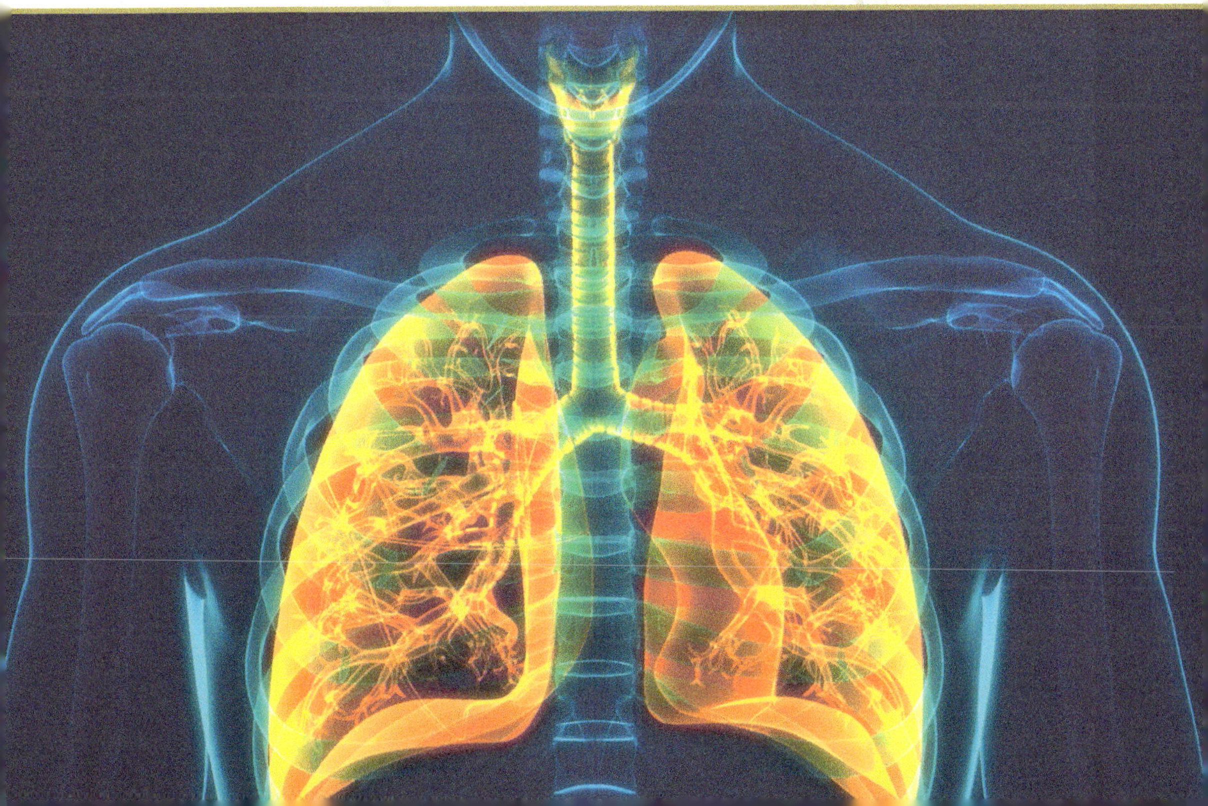

CRONOLOGIA DOS *TRIALS* EM CÂNCER DO PULMÃO

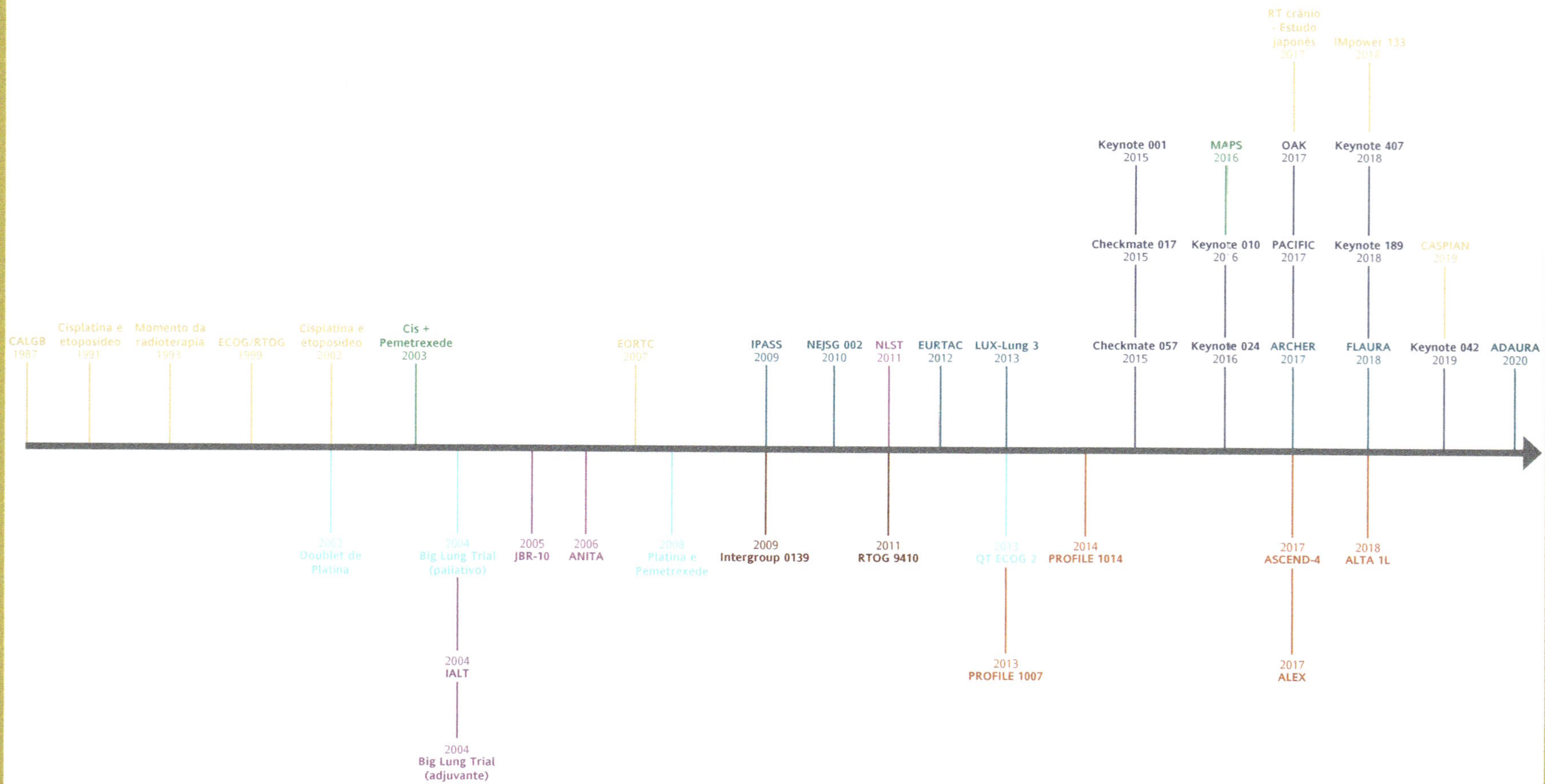

ANO	ESTUDO	TEMA
1987	CALGB	Câncer de pulmão de pequenas células
1991	Cisplatina e etoposídeo	Câncer de pulmão de pequenas células
1993	Momento da radioterapia	Câncer de pulmão de pequenas células
1999	ECOG/RTOG	Câncer de pulmão de pequenas células
2002	Doublet de Platina	NSCLC - Quimioterapia paliativa
2002	Cisplatina e etoposídeo	Câncer de pulmão de pequenas células
2003	ALPI	NSCLC - Quimioterapia adjuvante
2003	Cis + Pemetrexede	Mesotelioma
2004	Big Lung Trial (paliativo)	NSCLC - Quimioterapia paliativa
2004	IALT	NSCLC - Quimioterapia adjuvante
2004	Big Lung Trial (adjuvante)	NSCLC - Quimioterapia adjuvante
2005	JBR-10	NSCLC - Quimioterapia adjuvante
2006	ANITA	NSCLC - Quimioterapia adjuvante
2007	EORTC	Câncer de pulmão de pequenas células
2008	Platina e Pemetrexede	NSCLC - Quimioterapia paliativa
2009	IPASS	NSCLC - AntiEGFR
2009	Intergroup 0139	NSCLC - Quimiorradioterapia
2010	NEJSG 002	NSCLC - AntiEGFR
2011	NLST	Screening
2011	RTOG 9410	NSCLC - Quimiorradioterapia
2012	EURTAC	NSCLC - AntiEGFR
2013	QT ECOG 2	NSCLC - Quimioterapia paliativa
2013	LUX-Lung 3	NSCLC - AntiEGFR

ANO	ESTUDO	TEMA
2013	PROFILE 1007	NSCLC - AntiALK
2014	PROFILE 1014	NSCLC - AntiALK
2015	Checkmate 057	NSCLC - Imunoterapia
2015	Checkmate 017	NSCLC - Imunoterapia
2015	Keynote 001	NSCLC - Imunoterapia
2016	Keynote 024	NSCLC - Imunoterapia
2016	Keynote 010	NSCLC - Imunoterapia
2016	MAPS	Mesotelioma
2017	ARCHER	NSCLC - AntiEGFR
2017	ASCEND-4	NSCLC - AntiALK
2017	ALEX	NSCLC - AntiALK
2017	PACIFIC	NSCLC - Imunoterapia
2017	OAK	NSCLC - Imunoterapia
2017	RT crânio - Estudo japonês	Câncer de pulmão de pequenas células
2018	FLAURA	NSCLC - AntiEGFR
2018	ALTA 1L	NSCLC - AntiALK
2018	Keynote 189	NSCLC - Imunoterapia
2018	Keynote 407	NSCLC - Imunoterapia
2018	IMpower 133	Câncer de pulmão de pequenas células
2019	Keynote 042	NSCLC - Imunoterapia
2019	CASPIAN	Câncer de pulmão de pequenas células
2020	ADAURA	NSCLC - AntiEGFR

Câncer de pulmão não pequenas células

Estudo

Doublet de Platina

Título	Comparação entre quatro esquemas de quimioterapia para câncer de pulmão não pequenas células avançado.

Revista: *New England Journal of Medicine.*

Data da publicação: Janeiro de 2002.

Objetivo: Comparar a eficácia de três regimes de quimioterapia comumente utilizados com o braço controle de cisplatina e paclitaxel.

Grupos de comparação

- Cisplatina + paclitaxel.
- Cisplatina + gencitabina.
- Cisplatina + docetaxel.
- Carboplatina + paclitaxel.

Métodos

- **Período de recrutamento:** 1996-1999.
- **Desenho do estudo:** Ensaio clínico de fase III, prospectivo randomizado, multicêntrico. Para controlar o erro tipo I, o valor de alfa bicaudado nominal utilizado para cada comparação foi de 0,016. Com um poder de 80% para detectar um benefício em sobrevida de 33%, foram calculados 1.070 eventos nos 4 grupos.
- **Desfecho primário:** Sobrevida global.
- **Desfechos secundários:** Sobrevida livre de doença, taxa de resposta.
- **Seguimento:** 8 meses.
- **Pacientes recrutados:** N = 1.207.

Critérios de inclusão

- Câncer de pulmão não pequenas células histologicamente confirmado, com ou sem doença mensurável.
- Estágio IIIB, IV ou recorrente.
- ≥ 18 anos.

- Sem tratamento sistêmico prévio.
- Funções orgânicas preservadas.
- Radioterapia era permitida desde que concluída antes do início da quimioterapia.

Critérios de exclusão

- Uso prévio de quimioterapia.
- Metástases cerebrais não controladas.

Dados da população

Característica	Cisplatina + Paclitaxel (N = 303)	Cisplatina + Gencitabina (N = 301)	Cisplatina + Docetaxel (N = 304)	Carboplatina + Paclitaxel (N = 299)
Idade (anos)	62	64	63	62
Sexo masculino (%)	64	62	63	62
Performance status 0-1 (%)	94	95	94	95
Metástase cerebral (%)	12	14	13	12
Perda de peso ≥ 5% (%)	33	33	33	34
Estágio IV ou recorrente (%)	89	86	86	86
Raça caucasiana (%)	87	84	87	83

Resultados

Desfecho	Cisplatina + Paclitaxel	Cisplatina + Gencitabina	Cisplatina + Docetaxel	Carboplatina + Paclitaxel
Taxa de resposta (%)	21	22	17	17
SG ▪ Mediana (meses) ▪ 1 ano (%) ▪ 2 anos (%)	 7,8 31 10	 8,1 36 13	 7,4 31 11	 8,1 34 11
Tempo para progressão mediana (meses – IC 95%)	3,4 (2,8-3,9)	4,2 (3,7-4,8)*	3,7 (2,9-4,2)	3,1 (2,8-3,9)

* P = 0,001 para comparação com cisplatina e paclitaxel.

Não houve diferença significativa em taxa de resposta ou sobrevida entre os 3 grupos experimentais.

Dos pacientes tratados com carboplatina e paclitaxel, 53% interromperam tratamento por progressão de doença em comparação com 44% dos pacientes com cisplatina + paclitaxel (p < 0,001). Vinte e sete por cento dos pacientes que receberam cisplatina e gencitabina interromperam o tratamento devido a complicações deste em comparação com 15% dos pacientes com cisplatina e paclitaxel (p < 0,001).

Perspectivas

Por ocasião deste estudo ECOG 1594, a sobrevida mediana de pacientes com câncer de pulmão não pequenas células avançado não tratados era apenas 4-5 meses e, em 1 ano, apenas 10% deles estavam vivos.

Apesar da toxicidade oriunda da quimioterapia, estudos randomizados comprovaram benefício em sobrevida em comparação com terapia de suporte exclusiva. Spiro et al. conseguiram demonstrar benefício em sobrevida global (8 versus 5,7 meses; HR 0,77; IC 95% 0,66-0,89; P < 0,001) com quimioterapia baseada em cisplatina em comparação com terapia de suporte para pacientes com câncer de pulmão não pequenas células não candidatos a tratamento curativo (1).

Apesar de positivos, os resultados ainda eram frustrantes, portanto diversos estudos tentaram avaliar o papel da poliquimioterapia. Em metanálise com mais de 11 mil pacientes, foi observado ganho em sobrevida global (HR 0,83; IC 95% 0,79-0,89) e taxa de resposta (HR 0,42; IC 95% 0,37-0,47) ao se adicionar uma segunda droga à monoterapia, sendo que a maioria dos esquemas continha platina. Por outro lado, o uso de uma terceira medicação trouxe apenas ganho em taxa de resposta (HR 0,66; IC 95% 0,58-0,75), *à custa de* mais efeitos colaterais associados (2).

Portanto, para pacientes com bom performance status em que haja indicação de quimioterapia, sugere-se regime de combinação utilizando uma platina (cisplatina ou carboplatina) associada a um segundo agente citotóxico por 4-6 ciclos, podendo ser feito uso de terapia de manutenção após.

Na tentativa de avaliar diferença entre os principais regimes de quimioterapia de terceira geração, Schiller et al. desenvolveram o estudo de fase III acima apresentado, conhecido como ECOG 1594. Não foi observada diferença em sobrevida entre os três braços experimentais e o tratamento padrão com cisplatina e paclitaxel. Embora o tempo para progressão de doença tenha sido significativamente maior para cisplatina e gencitabina, isso ocorreu à custa de maior toxicidade, em especial nefrotoxicidade, que limitava a adequada dose de quimioterapia a ser administrada.

Outro detalhe desse estudo que merece destaque é a diferença em sobrevida global mediana entre os pacientes com ECOG performance status 0, 1 e 2 de 10,8, 7,1 e 3,9 meses, respectivamente (p < 0,001). Além disso, toxicidades são particularmente problemáticas em pacientes com performance status ruim, e pacientes com ECOG performance status 2 passaram a ser excluídos do estudo após resultados precoces demonstrarem maior suscetibilidade a eventos adversos no primeiro mês. No entanto, estudo subsequente mostrou que, mesmo para pacientes ECOG 2, o uso de combinação baseada em platina (carboplatina e pemetrexede) está associado a ganho de sobrevida em comparação com monoterapia (pemetrexede isolado) (3).

Outro estudo importante também visou comparar dois esquemas de quimioterapia baseados em platina. Em estudo de fase III de não inferioridade, 1.725 pacientes com câncer de pulmão não pequenas células avançado foram randomizados para quimioterapia com cisplatina e pemetrexede versus cisplatina e gencitabina. O estudo mostrou sobrevida superior com cisplatina e pemetrexede para pacientes com adenocarcinoma (mediana 12,6 versus 10,9 meses; P = 0,03) e carcinoma de grandes células (mediana 10,4 versus 6,7 meses; P = 0,03). Em pacientes com carcinoma escamoso, por outro lado, houve superioridade do esquema com cisplatina e gencitabina (sobrevida mediana 10,8 versus 9,4 meses; P = 0,05) (4). Desde então, para o câncer de pulmão não pequenas células não escamoso, o esquema com platina e pemetrexede tornou-se um dos padrões mais aceitos e mais empregados na comunidade oncológica.

Conclusão:

Nenhum dos quatro esquemas de quimioterapia mostrou-se superior no tratamento sistêmico do câncer de pulmão não pequenas células avançado.

Financiamento:

National Institutes of Health.

Referência:

Schiller JH, et al. *Comparison of four chemotherapy regimens for advanced non–small-cell lung cancer*. New England Journal of Medicine. 2002;346:92-8.

Estudo

IALT

Título	Quimioterapia adjuvante baseada em cisplatina em pacientes com câncer de pulmão não pequenas células completamente ressecado.

Revista: *New England Journal of Medicine.*

Data da publicação: Janeiro de 2004.

Objetivo: Comparar o efeito em sobrevida global da quimioterapia adjuvante baseada em platina e alcaloide da vinca ou etoposídeo em comparação com o do braço controle, sem quimioterapia.

Grupos de comparação

- Quimioterapia: Cisplatina + alcaloide da vinca (vindesina, vinblastina, vinorelbina) ou etoposídeo por 3-4 ciclos.
- Controle sem quimioterapia adjuvante.

Métodos

- **Período de recrutamento dos pacientes:** 1995-2000.
- **Desenho do estudo:** Ensaio clínico de fase III, prospectivo randomizado, multicêntrico. Análises realizadas de acordo com o princípio de intenção de tratar. Calculou-se que, com um erro alfa bicaudado de 0,05 e um poder de 83% para detectar um ganho de 5% em sobrevida global em 5 anos, seriam necessários 3.300 pacientes.
- **Desfecho primário:** Sobrevida global.
- **Desfechos secundários:** Sobrevida livre de doença, segurança.
- **Seguimento:** 56 meses.
- **Pacientes recrutados:** N = 1.867.

Critérios de inclusão

- Câncer de pulmão não pequenas células estádio I, II ou III (conforme AJCC 1986) completamente ressecados.
- 18-75 anos.
- Sem história prévia de câncer (exceto pele não melanoma ou colo de útero *in situ*) ou tratamento com quimioterapia ou radioterapia.

Características	Grupo quimioterapia (N = 932)	Grupo controle (N = 935)
Idade (anos)	59	59
Sexo masculino (%)	80,7	80,2
Histologia (%)		
▪ CEC	45,9	47,5
▪ Adenocarcinoma	41,4	39,4
Tipo de cirurgia (%)		
▪ Pneumonectomia	34,8	34,6
▪ Lobectomia	63,8	64,5
Estádio patológico (%)		
▪ Estágio I	35,7	37,2
▪ Estágio II	24,7	23,8
▪ Estágio III		
T3N0	9	7,8
T3N1	4,1	4,0
T1N2	3,5	242,6
▪ T2N2	15,3	17,1
▪ T3N2	6,4	5,8
▪ T4N0	0,6	0,6
▪ T4N1	0,3	0,9
▪ T4N2	0,2	0,3
Performance status 0-1 (WHO) (%)	92,3	93,2

Resultados

Desfechos	Grupo quimio-terapia	Grupo controle	HR	IC 95%	p
SLD em 5 anos (%)	39,4	34,3	0,83	0,74-0,94	< 0,003
SG em 5 anos (%)	44,5	40,4	0,86	0,76-0,98	< 0,03
Eventos adversos G4 (%)	22,6	–	–	–	–
Neutropenia febril	17,5	–	–	–	–

Perspectivas

Diversos estudos randomizados foram desenvolvidos na tentativa de avaliar o papel da quimioterapia adjuvante para câncer de pulmão inicial, uma vez que o principal sítio de recidiva após ressecção é à distância. Em 1995 foi publicada uma metanálise com dados individuais de mais de 4.300 pacientes tratados com quimioterapia adjuvante baseada em cisplatina na qual se observou ganho absoluto não significativo na taxa de sobrevida em 5 anos de 5% (5). Embora negativo, esse estudo impulsionou o desenvolvimento de outros estudos randomizados, com resultados conflitantes.

O estudo IALT foi um deles, e, embora tenha mostrado um benefício absoluto em sobrevida global em 5 anos de 4,1% e de sobrevida livre de doença de 5,1% na publicação inicial de 2004, após um follow-up de 7,5 anos houve perda do benefício em sobrevida global (6).

Em 2005, foi publicado outro estudo randomizado desenvolvido pelo *National Cancer Institute of Canada* (JBR-10), no qual se alocaram 482 pacientes com tumores estágio IB-II ressecados para receber cisplatina e vinorelbina, ou observação. Foi observado um ganho percentual absoluto de 15% em sobrevida global em 5 anos, favorecendo a quimioterapia adjuvante (69% vs. 54%; HR 0,69; p = 0,009) à custa de maior toxicidade, principalmente hematológica. Em análise de subgrupo, o benefício se restringiu aos pacientes com estádio II (7). Porém, em publicação atualizada de 2010, em análise *post hoc*, sugeriu-se benefício em tumores ≥ 4 cm (8).

Outro estudo, também com resultados positivos, conhecido como ANITA, randomizou 840 pacientes com tumores estágios I, II ou IIIA para tratamento cirúrgico exclusivo, ou seguido de cisplatina e vinorelbina adjuvantes. Após um follow up mediano de 76 meses, foi observado ganho absoluto em sobrevida global em 5 anos de 8,6% (mediana 65,7 vs. 43,7 meses; HR 0,80; IC 95% 0,66-0,96; p = 0,017). Sobrevida em 5 anos por estágios foi 62% vs. 63% (I), 52% vs. 39% (II) e 42% vs. 26% (III) nos grupos experimental e controle, respectivamente (9).

A metanálise LACE (*Lung Adjuvant Cisplatin Evaluation*) incluiu os cinco principais estudos de adjuvância: os já citados ANITA, JBR-10 e IALT, além do *Big Lung Trial* e ALPI – estes últimos negativos (10, 11). Nessa análise agrupada com mais de 4.500 pacientes foi observada uma redução no risco de morte de 11% e benefício absoluto em 5 anos de 5,4% (HR 0,89; IC 95% 0,82-0,96). Importante ressaltar que o benefício variou de acordo com o estágio da doença, com tendência a ser prejudicial para pacientes com estágio IA (HR 1,40; IC 95% 0,95-2,06). Para pacientes com estágio IB, o HR foi 0,93 (IC 95% 0,78-1,10), portanto com benefício incerto. A principal toxicidade foi hematológica, e a taxa de toxicidade grau 3 relatada foi de 66% (12).

Assim, analisando todos esses dados, o benefício da quimioterapia adjuvante baseada em combinação de cisplatina nos tumores IB e/ou ≥ 4 cm ainda é controverso, embora para tumores ≥ estágio II esse benefício esteja estabelecido. Já para tumores estágio IA, não há dados na literatura que justifiquem o uso de quimioterapia pós-operatória.

A seguir, um resumo dos outros principais ensaios clínicos randomizados que avaliaram o papel da quimioterapia adjuvante no câncer de pulmão.

Características	ALPI	Big Lung Trial	JBR-10	ANITA
Período de recrutamento	1994-1999	1995-2001	1994-2001	1994-2000
Número de pacientes	1.209	381	482	840
Seguimento	64,5 meses	34,6 meses	~ 62,4 meses	76 meses

Características	ALPI	Big Lung Trial	JBR-10	ANITA
População	Câncer de pulmão não pequenas células estádio I-IIIA	Câncer de pulmão não pequenas células estádio I-IV submetidos à ressecção cirúrgica	Câncer de pulmão não pequenas células estádio IB-II	Câncer de pulmão não pequenas células estádio IB-IIIA
Desfecho primário	SG	SG	SG	SG
Resultados	Quimioterapia adjuvante com MVP (mitomicina, vindesina e cisplatina) não superior à observação	Quimioterapia adjuvante baseada em platina não superior à observação	Cisplatina e vinorelbina adjuvante superior à observação (SLP e SG)	Cisplatina e vinorelbina adjuvante superior à observação (SLD e SG)
Referência	JNCI. 2003;95:1453-61 (10)	Eur J Cardiothorac. Surg. 2004;26:173-82 (11)	NEJM. 2005;352:2589-97 (7)	Lancet Oncol. 2006;7:719-27 (9)

Finalmente, a utilização da classificação molecular em pacientes com câncer de pulmão não pequenas células vem ganhando espaço também no cenário adjuvante. Em uma análise inicial de estudo de fase III (ADAURA), duplo-cego controlado por placebo de 682 pacientes com EGFR-mutado, estádio IB a IIIA submetidos à ressecção completa (com alguns pacientes recebendo quimioterapia adjuvante), aqueles randomizados para receber osimertinibe (até recorrência ou período máximo de 3 anos) apresentaram ganho em SLD em dois anos em relação ao placebo (89 versus 53%; HR 0,21, IC 95% 0,16-0,28) No subgrupo de pacientes com doença em estágio II a IIIA, as taxas de SLD em dois anos foram 90 e 44%, respectivamente (HR 0,17, IC 95% 0,12-0,23) (13). A magnitude do benefício em SLD demonstrada nesse estudo nos leva a questionar se o osimertinibe se tornará tratamento padrão nesse cenário clínico, embora os dados de sobrevida global, importante desfecho em estudos de adjuvância, ainda não estejam disponíveis.

Conclusão:

Quimioterapia adjuvante baseada em cisplatina por 3-4 ciclos trouxe ganho em sobrevida global para pacientes com câncer de pulmão não pequenas células completamente ressecados.

Financiamento:

Institut Gustave-Roussy, Association pour la Recherche sur le Cancer (2015), Programme Hospitalier de Recherche Clinique (95009), Association pour la Recherche sur le Cancer Pulmonaire, Fédération Nationale des Groupements des Entreprises Françaises dans la Lutte contre le Cancer, Ligue Nationale Contre le Cancer, Eli-Lilly-France, the Swiss Institute of Applied Cancer Research e *University Paris XI.*

Referência:

Arriagada R, et al. *Cisplatin-based adjuvant chemotherapy in patients with completely resected non-small-cell lung cancer.* New England Journal of Medicine. 2004;350:351-60.

Estudo

Intergroup 0139

Título	Radioterapia e quimioterapia com ou sem ressecção cirúrgica em câncer de pulmão não pequenas células estágio III.

Revista: *Lancet Oncology.*

Data da publicação: Agosto de 2009.

Objetivo: Avaliar se ressecção cirúrgica após quimiorradioterapia definitiva resultaria em melhora da sobrevida, bem como avaliar perfil de toxicidade e padrão de recidiva.

Grupos de comparação (randomização 1:1)

- Quimiorradioterapia (cisplatina + etoposídeo/45 Gy) de indução seguida de cirurgia.
- Quimiorradioterapia isolada (cisplatina + etoposídeo/. 61 Gy) .

Métodos

- **Período de recrutamento dos pacientes:** 1994-2001.
- **Desenho do estudo:** Ensaio clínico de fase III, prospectivo randomizado, multicêntrico. Análises realizadas de acordo com o princípio de intenção de tratar, utilizando apenas os pacientes elegíveis.

  Calculou-se que, com um erro alfa bicaudado de 0,05 e poder de 93% para detectar um ganho absoluto de 10% em sobrevida global, seriam necessários 612 pacientes (556 elegíveis) e 507 eventos. Devido ao recrutamento lento, essa amostra foi recalculada por orientação do *Data Safety and Monitoring Committee* (DSMC) para 510 pacientes (484 elegíveis).
- **Desfecho primário:** Sobrevida global.
- **Desfechos secundários:** Sobrevida livre de progressão, segurança e padrão de recidiva.
- **Seguimento:** 22,5 meses.
- **Pacientes recrutados:** N = 429.

Critérios de inclusão

- Câncer de pulmão não pequenas células estádio IIIA (T1-T3 N2), com comprovação patológica de envolvimento nodal.
- Doença tecnicamente ressecável (avaliação por cirurgião torácico.

- Função pulmonar preservada.
- Karnofsky performance status 90-100, ou 70-80 e albumina pelo menos 0,85x o valor normal e menos de 10% de perda de peso nos últimos 3 meses.
- 18-75 anos.

Critérios de exclusão

- História prévia de câncer (exceto pele não melanoma ou colo de útero *in situ*).
- Tratamento prévio com quimioterapia ou radioterapia.

Dados da população

Características	Grupo QRT + cirurgia (N = 202)	Grupo QRT (N = 194)
Idade (anos)	59	61
Sexo masculino (%)	64,9	62,4
Histologia (%) ▪ CEC ▪ Adenocarcinoma ▪ Grandes células	 31,7 39,1 14,4	 33,5 42,3 12,4
Perda de peso > 10 kg em 6 meses (%)	3,5	5,2
Estágio T – n (%) ▪ T1 ▪ T2 ▪ T3	 24,8 64,4 10,9	 24,2 62,4 13,4
Número de cadeias linfonodais afetadas (%) ▪ 1 ▪ 2	 75,7 19,3	 75,3 20,1
Karnofsky performance status 90-100 (%)	88,6	87,1

Resultados

Desfechos	QRT + cirurgia	QRT	HR	IC 95%	P
SLP ▪ Mediana (meses) ▪ 5 anos (%)	 12,8 22,4	 10,5 11,1	0,77	0,62-0,96	0,017
SG mediana (meses)	23,6	22,2	0,87	0,70-1,10	0,24
Toxicidade G3-4 (%) ▪ Neutropenia ▪ Esofagite ▪ Pneumonite ▪ Náusea/vômitos	 38,1 9,9 8,9 14,4	 41,2 22,7 14,4 13,4	–	–	–

Perspectivas

Pacientes com câncer de pulmão não pequenas células estágio IIIA com linfonodos mediastinais ipsilaterais envolvidos (N2) possuem prognóstico reservado. Para a maioria dos pacientes, o tratamento indicado é quimioterapia associada a radioterapia. O tratamento concomitante, ou quimiorradiação, apesar de associado a maior toxicidade, mostrou-se superior ao sequencial no estudo de fase III randomizado RTOG 9410 (sobrevida global mediana de 17,0 versus 14,6 meses, P = 0,04) (14).

O estudo do Intergroup avaliou o papel da cirurgia pós-quimiorradioterapia definitiva, com resultado negativo, não tendo sido demonstrado benefício da realização de cirurgia em termos de sobrevida. Em análise de subgrupo exploratória, porém, houve benefício para pacientes submetidos a lobectomia em vez de pneumectomia, possivelmente pela alta mortalidade pós-operatória nos pacientes submetidos a pneumectomia.

Assim, o estudo consolidou o tratamento com quimiorradioterapia definitiva como tratamento padrão para o câncer de pulmão localizado com acometimento linfonodal N2. O papel da cirurgia após a quimiorradiação em caráter neoadjuvante ainda é controverso, e a sequência de tratamentos deve sempre ser discutida em equipe multidisciplinar, especialmente se considerarmos que a dose da radioterapia deve ser limitada a 45 Gy (lobectomia) se a cirurgia é planejada.

Além disso, diversos estudos avaliando o papel de quimioterapia de consolidação após concomitância, ou, até mesmo, doses mais altas de radioterapia não atingiram resultados animadores. Exemplo disso é o estudo do Hoosier Oncology Group and U.S. Oncology publicado no Journal of Clinical Oncology em 2008. Foi um estudo de fase III com 147 pacientes em estágio IIIA/B randomizados para tratamento com quimiorradioterapia concomitante baseada em cisplatina e etoposídeo seguida de 3 ciclos de Docetaxel de consolidação ou placebo. O estudo foi negativo para seu desfecho primário, uma vez que não houve benefício em sobrevida decorrente do uso do docetaxel de consolidação (15).

Poucos avanços no tratamento desses pacientes ocorreram ao longo de anos, até a publicação do estudo PACIFIC, um estudo de fase III que levou à aprovação do durvalumabe – anticorpo anti-PD-L1 – de manutenção após o tratamento definitivo com quimiorradioterapia, que será comentado separadamente (16).

Conclusão:

Quimioterapia concomitante à radioterapia com ou sem ressecção (preferencialmente lobectomia) são opções para pacientes com câncer de pulmão de células não pequenas no estágio IIIA (N2).

Financiamento:

National Cancer Institute.

Referência:

Albain KS, et al. *Radiotherapy plus chemotherapy with or without surgical resection for stage III non-small cell lung cancer*. Lancet. 2009;374:379-386.

Estudo

IPASS

Título	Gefitinibe ou carboplatina e paclitaxel em adenocarcinoma de pulmão.

Revista: *New England Journal of Medicine.*

Data da publicação: Agosto de 2009.

Objetivo: Comparar a eficácia e a segurança de gefitinibe comparado à quimioterapia (carboplatina e paclitaxel) em primeira linha no tratamento de pacientes não tabagistas, ou ex-tabagistas com baixa carga tabágica, do leste asiático, com adenocarcinoma de pulmão avançado. Além disso, foi avaliado o papel da mutação em *EGFR* como preditor de eficácia do gefitinibe ou quimioterapia.

Grupos de comparação

- Gefitinibe 250 mg via oral até progressão de doença ou toxicidade limitante
- Carboplatina AUC 5-6 + Paclitaxel 200 mg/m^2 a cada 3 semanas por 6 ciclos.

Métodos

- **Período de recrutamento dos pacientes:** 2006-2007.
- **Desenho do estudo:** Ensaio clínico de fase III, prospectivo randomizado, multicêntrico, de não inferioridade. A análise foi realizada com o princípio de intenção de tratar.

  Para demonstrar não inferioridade, o intervalo de confiança de 95% deveria estar abaixo do nível predefinido de não inferioridade de 1,2. Estimou-se que, com 944 eventos de progressão de doença, o estudo teria um poder de 80% para demonstrar não inferioridade, com um erro alfa bicaudado de 5%. Se o intervalo de confiança de 95% estivesse também abaixo de 1,0, com valor de P inferior a 0,05, superioridade também poderia ser concluída na mesma análise, sem prejuízo estatístico.
- **Desfecho primário:** Sobrevida livre de progressão.
- **Desfechos secundários:** Taxa de resposta objetiva, sobrevida global, segurança.
- **Seguimento:** 5,6 meses.
- **Pacientes recrutados:** N = 1.217.

Critérios de inclusão

- Câncer de pulmão não pequenas células estádio IIIB ou IV com características de adenocarcinoma.

- ≥ 18 anos.
- Não tabagistas (< 100 cigarros ao longo da vida) ou ex-tabagistas com baixa carga (≤ 10 anos-maço, que tivessem cessado há pelo menos 15 anos).
- Sem uso prévio de quimioterapia ou imunobiológico (permitida quimioterapia adjuvante com término > 6 meses e sem platina).
- Performance status 0-2 (WHO).

Dados da população

Características	Grupo Gefitinibe (N = 609)	Grupo quimioterapia (N = 608)
Idade (anos)	57	57
Sexo feminino (%)	79,5	79,1
Histologia adenocarcinoma (%)	95,4	97,2
Estágio ▪ IIIB ▪ IV	 24,6 75,4	 23,7 76,2
Não tabagista (%)	93,8	93,6
Performance status 0-1 (WHO) (%)	90	87,3

Resultados

Análise de mutação em *EGFR* foi avaliada em 437 pacientes (35,9%), das quais 261 (59,7%) foram positivas: 140 (53,6%) apresentavam deleção do exon 19, 111 (42,5%) mutação no exon 21 (L858R) e 11 (4,2%) mutação no exon 20 (T790M).

Desfechos	Grupo Gefitinibe	Grupo quimioterapia	HR/OR	IC 95%	p
SLP em 12 meses (%)	24,9	6,7	0,74	0,65-0,85	< 0,001
SLP mediana (meses)	5,7	5,8			
SLP mediana (meses) ▪ *EGFR* mutado ▪ *EGFR* selvagem	 9,5 1,5	 6,3 6,5	 0,48 2,85	 0,36-0,64 2,05-3,95	 < 0,001 < 0,001
Taxa de resposta (%)	43	32,3	1,59	1,25-2,01	< 0,001
SG mediana (meses)	18,8	17,4	0,90	0,79-1,02	–
Eventos adversos G3-4 (%)	28,7	61	–	–	–
Neutropenia G3-4 (%)	3,7	67,1	–	–	–

Perspectivas

O estudo IPASS representou um grande marco no tratamento do adenocarcinoma de pulmão metastático. Até então, o tratamento padrão de primeira linha baseava-se em quimioterapia com *doublet* de platina. Utilizando o racional de estudos prévios que demonstraram que pacientes não tabagistas ou de baixa carga tabágica, do sexo feminino, de origem asiática e com características histológicas de adenocarcinoma costumavam responder a inibidores de tirosina quinase (TKI) do receptor do fator de crescimento epidérmico (EGFR), os autores desenvolveram o estudo IPASS a fim de comprovar esse benefício em população enriquecida em pacientes cujos tumores albergam mutações ativadoras de *EGFR* (17, 18).

Embora não tenha sido observado ganho em sobrevida global mesmo quando estratificado para o status mutacional, é importante ressaltar que 65% dos pacientes do braço quimioterapia receberam posteriormente gefitinibe (*crossover*). Por sua vez, em pacientes tratados com gefitinibe, as taxas de resposta foram de 71,2% e 1,1% para pacientes com ou sem mutação de EGFR, respectivamente. Diversos estudos de fase III confirmaram o benefício do gefitinibe e de outros EGFR-TKIs no câncer de pulmão avançado *EGFR* mutado (abaixo), gerando opções em relação a qual deles deve ser usado inicialmente e qual a melhor sequência de tratamento. Mais recentemente, dois estudos de fase III demonstraram ganhos de sobrevida com o uso de dacomitinibe (EGFR-TKI de segunda geração) e do osimertinibe (EGFR-TKI de terceira geração).

No estudo ARCHER 1050, foram randomizados 452 pacientes para receber tratamento com dacomitinibe ou gefitinibe. Houve ganho em sobrevida livre de progressão favorecendo o braço do dacomitinibe (14,7 versus 9,2 meses; HR 0,59; IC 95% 0,47-0,74) e ganho em sobrevida global de 34 versus 27 meses em atualização (HR 0,76; IC 95% 0,58-0,99). Porém, houve também maior toxicidade de graus 3 ou 4, como dermatite e diarreia, com o dacomitinibe (19, 20).

O osimertinibe já era aprovado previamente para pacientes com progressão a um EGFR-TKI na primeira linha e que apresentassem mutação de resistência T790M (estudo conhecido como AURA3). O estudo FLAURA randomizou 556 pacientes *EGFR* mutados para tratamento em primeira linha com osimertinibe ou inibidor de EGFR de primeira geração (gefitinibe ou erlotinibe). Foi observado ganho em sobrevida livre de progressão de 18,9 versus 10,2 meses (HR 0,46; IC 95% 0,37-0,57). Os dados finais do estudo confirmaram, ainda, benefício de sobrevida global, de 38,6 versus 31,8 meses (HR 0,79; IC 95% 0,64-0,99). Além disso, as toxicidades de graus ≥ 3 foram inferiores no braço osimertinibe (34% versus 45%) (21, 22).

A seguir, um resumo de importantes estudos que avaliaram o uso de inibidores de tirosina quinase antiEGFR no câncer de pulmão.

Características	NEJSG 002	EURTAC	LUX-Lung 3	ARCHER 1050	FLAURA
Período de recrutamento	2006-2009	2007-2011	2009-2011	2013-2015	2014-2016
Número de pacientes	228	174	345	452	556
Seguimento	17 meses	18,9 meses	16,4 meses	22,1 meses	~12 meses
População	NSCLC metastático EGFR-mutado virgem de tratamento	NSCLC metastático EGFR-mutado virgem de tratamento	Adenocarcinoma de pulmão avançado EGFR-mutado	NSCLC avançado EGFR-mutado virgem de tratamento	NSCLC avançado EGFR-mutado virgem de tratamento
Desfecho primário	SLP	SLP	SLP	SLP	SLP
Resultados	Gefitinibe superior a carboplatina + paclitaxel	Erlotinibe superior a platina com docetaxel ou gencitabina	Afatinibe superior a cisplatina + pemetrexede	Dacomitinibe superior a gefitinibe	Osimertinibe superior a TKI de 1ª geração (erlotinibe ou gefitinibe)
Referência	NEJM. 2010;362:2380-8 (23)	Lancet Oncol. 2012;12:239-46 (24)	JCO. 2013;31:3327-34 (25)	Lancet Oncol. 2017;18:1454-66 (19)	NEJM. 2018;378:113-25 (21)

Conclusão:

Gefitinibe é superior a carboplatina-paclitaxel como tratamento de primeira linha de pacientes com adenocarcinoma de pulmão não tabagistas ou ex-tabagistas de baixa carga tabágica do leste asiático. A presença de mutação em *EGFR* é um forte preditor de resposta ao tratamento com gefitinibe.

Financiamento:

AstraZeneca.

Referência:

Mok TS, et al. *Gefitinib or Carboplatin–Paclitaxel in pulmonary adenocarcinoma.* New England Journal of Medicine. 2009;361:947-57.

Estudo

PROFILE 1007

Título	Crizotinibe versus quimioterapia no câncer de pulmão avançado ALK-positivo.

Revista: *New England Journal of Medicine.*

Data da publicação: Junho de 2013.

Objetivo: Avaliar a eficácia do crizotinibe em comparação com quimioterapia em pacientes com câncer de pulmão não pequenas células avançado/metastático ALK-positivo previamente tratados com quimioterapia baseada em platina.

Grupos de comparação

- Crizotinibe 250 mg 2 vezes ao dia.
- Quimioterapia com pemetrexede ou docetaxel.

Métodos

- **Período de recrutamento dos pacientes:** 2010-2012.
- **Desenho do estudo:** Ensaio clínico de fase III, prospectivo randomizado, multicêntrico, aberto. Análises realizadas conforme princípio de intenção de tratar. Foi estimado que, com um total de 217 eventos (morte ou progressão), o estudo teria 90% de poder para detectar uma aumento de 56% na sobrevida livre de progressão com crizotinibe em comparação com a quimioterapia com um alfa unicaudado de 0,025. Os pacientes foram estratificados de acordo com o ECOG (0 ou 1 versus 2), a presença ou ausência de metástases cerebrais e uso prévio de inibidores de EGFR-TKI.
- **Desfecho primário:** Sobrevida livre de progressão.
- **Desfechos secundários:** Sobrevida global, taxa de resposta, qualidade de vida e segurança.
- **Seguimento:** 12 meses.
- **Pacientes recrutados:** N = 347.

Critérios de inclusão

- Câncer de pulmão não pequenas células ALK-positivo avançado ou metastático com progressão a quimioterapia baseada em platina.
- ≥ 18 anos.
- Funções orgânicas preservadas.

- ECOG PS 0-2.
- Doença mensurável por RECIST 1.1.

Critérios de inclusão

- Metástase cerebral sintomática.

Dados da população

Características	Crizotinibe (N = 173)	Quimioterapia (N = 174)
Idade mediana (anos)	51	49
Sexo masculino (%)	43	45
Adenocarcinoma (%)	95	93
Raça (%) ▪ Branca ▪ Asiática	 52 46	 52 45
Metastático (%)	95	91
Não tabagista (%)	62	62
Metástases cerebrais (%)	35	34
Performance status 0-1 (ECOG) (%)	91	92

Resultados

Desfechos	Crizotinibe	QT	HR/OR	IC 95%	p
SLP mediana (meses)	7,7	3	0,49	0,37-0,64	< 0,001
Taxa de resposta (%)	65	20	–	–	< 0,001
Duração de resposta (meses)	32,1	24,4	–	–	–
SG mediana (meses)	20,3	22,8	1,02	0,68-1,54	0,54
Eventos adversos G3-4 (%)	33	32	–	–	–
Descontinuação por eventos adversos (%)	6	10	–	–	–
Elevação de transaminases G3-4 (%)	16	2	–	–	–

Perspectivas

A incidência de rearranjo ALK é de 3-5% no câncer de pulmão não pequenas células e se assemelha ao perfil populacional dos tumores EGFR mutados (predominância em jovens, não tabagistas e histologia adenocarcinoma). O estudo de fase II de braço único PROFILE 1005 já havia demonstrado eficácia e segurança do crizotinibe, um inibidor de tirosina quinase antiALK, no câncer de pulmão não pequenas células avançado com rearranjo de ALK (26).

O estudo PROFILE 1007 confirmou que o crizotinibe confere maior taxa de resposta e sobrevida livre de progressão em comparação a docetaxel ou pemetrexede após progressão à primeira linha de quimioterapia, com redução de 51% do risco de progressão ou óbito. Assim, o estudo reforçou a incorporação da terapia alvo direcionada ao ALK na prática clínica.

No contexto de primeira linha de tratamento foi publicado em 2014 o estudo de fase III conhecido como PROFILE 1014. Neste estudo, 343 pacientes com câncer de pulmão não pequenas células de histologia não escamosa ALK-positivo foram alocados para receber crizotinibe 250 mg 2x/dia até progressão de doença ou toxicidade limitante ou *doublet* de platina. Além de ganho em taxa de resposta (74 vs. 45%) e maior duração de resposta (11,3 vs. 5,3 meses), houve também benefício em sobrevida livre de progressão (10,9 vs. 7 meses; HR 0,45; IC 95% 0,35-0,60; P < 0,001). Por outro lado, não houve ganho estatisticamente significante em sobrevida global, o que pode estar associado ao uso de inibidor de tirosina quinase direcionado ao ALK em linhas subsequentes entre pacientes do braço controle (*crossover*). Desta forma, o crizotinibe tornou-se também uma opção de tratamento padrão de primeira linha em pacientes com rearranjo ALK (27).

Contudo, desde então, novos e mais potentes inibidores de ALK com melhor atividade sistêmica e até mesmo em sistema nervoso central foram desenvolvidos. O ceritinibe é um inibidor de tirosina quinase de segunda geração aproximadamente 20 vezes mais potente que o crizotinibe. Essa droga foi avaliada no estudo de fase III ASCEND-4 em primeira linha e demonstrou atividade superior à da quimioterapia baseada em platina. O estudo foi positivo para seu desfecho primário com benefício em sobrevida livre de progressão de 16,6 versus 8,1 meses (HR 0,55; IC 95% 0,42-0,73; P < 0,001). Além disso, houve ganho em taxa de resposta global (72,5% vs. 26,7%), bem como em taxa de resposta intracraniana (72,7% vs. 27,3%). Porém, é importante ressaltar uma incidência de eventos adversos de graus 3-4 maior no braço do ceritinibe (65% x 40%), embora eventos adversos levando à interrupção do tratamento tenham ocorrido em apenas 5% dos casos (28).

Outro importante estudo de fase III publicado em 2017 – estudo ALEX – alocou 303 pacientes com rearranjo *ALK* em primeira linha para receber tratamento com alectinibe ou crizotinibe. Houve ganho em sobrevida livre de progressão (desfecho primário) com mediana de 35 versus 11 meses (HR 0,47; IC 95% 0,34-0,65; P < 0,001). Esse resultado foi observado também em resposta intracraniana: 59% para o alectinibe versus 26% para o crizotinibe, incluindo resposta completa de 45% versus 9%, respectivamente. Além disso, também houve redução da incidência de metástase em SNC em 12 meses: 41,4% com crizotinibe versus 9,4% com alectinibe. Ressalta-se o fato de que menos efeitos adversos graus 3-5 foram relatados com alectinibe (41% vs. 50%). Os dados de sobrevida global, embora negativos, ainda estão imaturos (29).

Por fim, um inibidor de tirosina quinase de última geração, o brigatinibe, também mostrou-se superior ao crizotinibe em primeira linha, conforme dados do estudo ALTA-1L. À semelhança do estudo ALEX, também houve benefício em sobrevida livre de progressão (67% vs. 43% em 1 ano; HR 0,49; IC 0,33-0,74; P < 0,001), taxa de resposta objetiva (71% vs. 60%) e taxa de resposta intracraniana (78% vs. 29%), porém com mais eventos adversos de grau ≥ 3 (61% vs. 55%) (30).

A seguir, um resumo de importantes estudos que avaliaram o uso de inibidores de tirosina quinase ALK no câncer de pulmão não pequenas células avançado com rearranjo de ALK.

Características	PROFILE 1014	ASCEND-4	ALEX	ALTA 1L
Período de recrutamento	2011-2013	2013-2015	2014-2016	2016-2017
Número de pacientes	343	376	303	275
Seguimento	17 meses	19,7 meses	18 meses	10 meses
População	NSCLC não escamoso avançado ALK-positivo virgem de tratamento sistêmico	NSCLC não escamoso avançado ALK-positivo virgem de tratamento sistêmico	NSCLC avançado ALK-positivo virgem de tratamento sistêmico	NSCLC avançado ALK-positivo sem tratamento prévio com inibidor de ALK
Desfecho primário	SLP	SLP	SLP	SLP
Resultados	Crizotinibe superior à quimioterapia de 1ª linha baseada em platina e pemetrexede	Ceritinibe superior à quimioterapia de 1ª linha baseada em platina e pemetrexede	Alectinibe superior a crizotinibe	Brigatinibe superior a crizotinibe
Referência	NEJM. 2014;371:2167-77 (27)	Lancet. 2017;389:917929 (28)	NEJM. 2017;377:829-38 (29)	NEJM. 2018;379:2027-39 (30)

Conclusão:

Crizotinibe é superior à quimioterapia padrão para pacientes com câncer de pulmão não pequenas células avançado com rearranjo de ALK previamente tratados.

Financiamento:

Pfizer.

Referência:

Shaw AL, et al. *Crizotinib versus chemotherapy in advanced ALK-positive lung cancer.* New England Journal of Medicine. 2013;368:2385-94.

Estudo

NLST

Título	Redução da mortalidade por câncer de pulmão com rastreio baseado em tomografia computadorizada de baixa dose.

Revista: *New England Journal of Medicine.*

Data da publicação: Agosto de 2011.

Objetivo: Determinar se o rastreio realizado com tomografia computadorizada (TC) de tórax de baixa dose reduz a mortalidade do câncer de pulmão entre população de alto risco, quando comparado à radiografia de tórax.

Grupos de comparação (randomização 1:1)

- TC de baixa dose.
- Radiografia de tórax.

Métodos

- **Período de recrutamento:** 2002-2004.
- **Desenho do estudo:** Ensaio clínico de fase III, prospectivo randomizado, multicêntrico. A análise primária foi realizada de acordo com o princípio de intenção de rastrear.

  Estimou-se que o estudo teria um poder de 90% para detectar uma redução da mortalidade de 21% em favor da tomografia em baixa dose. Imagens eram realizadas 3 vezes com intervalo de 1 ano (T0, T1, T2). Qualquer nódulo não calcificado de pelo menos 4 mm visto pela tomografia de baixa dose ou qualquer nódulo não calcificado visto na radiografia de tórax era classificado como positivo para rastreio. Outras anormalidades como adenopatia ou derrame pleural também eram consideradas suspeitas.
- **Desfecho primário:** Taxa de mortalidade por câncer de pulmão.
- **Desfechos secundários:** Taxa de mortalidade por qualquer causa; incidência de câncer de pulmão.
- **Seguimento:** 6,5 anos.
- **Pacientes recrutados:** N = 53.454.

Critérios de inclusão

- 55-74 anos.
- História de tabagismo atual ou tabagismo prévio com cessação nos últimos 15 anos, pelo menos 30 anos-maço.

Critérios de exclusão

- Diagnóstico prévio de câncer de pulmão.
- Pacientes submetidos a tomografia de tórax nos últimos 18 meses.
- História de hemoptise no último ano.

Perda de peso não explicada de mais de 6,8 kg no último ano.

Dados da população

Características	TC baixa dose (N = 26.722)	Radiografia (N = 26.732)
Idade (anos)		
▪ 55-59	42,8	42,7
▪ 60-64	30,6	30,7
▪ 65-69	17,8	17,8
▪ 70-74	8,8	8,8
Sexo masculino (%)	59	59
Tabagismo ativo (%)	48,1	48,3

Resultados

Desfechos	TC baixa dose	Radiografia	RR	IC 95%	P
Aderência (%)	95	93	–	–	–
Taxa de rastreio positivo (%)			–	–	–
▪ T0	27,3	9,2			
▪ T1	27,9	6,2			
▪ T2	16,8	5,0			
Taxa cumulativa de falso positivo (%)	96,4	94,5	–	–	–
Taxa de complicação (%)	1,4	1,6	–	–	–
Incidência câncer de pulmão – N (por 100.000 pessoas-ano)	1.060 (645)	941 (572)	1,13	1,03-1,23	-
Mortalidade global	1.877	2.000	6,7%*	1,2-13,6	0,02
Mortalidade câncer específica (por 100.000 pessoas-ano)	247	309	20%* NNT: 360**	6,8-26,7	0,004

*Redução relativa da taxa de óbito.

**NNT: número necessário para rastrear com TC baixa dose para prevenir 1 morte por câncer de pulmão.

Perspectivas

O câncer de pulmão é a principal causa de mortalidade relacionada a câncer no mundo. Esse fato, associado a resultados favoráveis em redução de mortalidade com rastreamento (diagnóstico precoce, entendido como prevenção secundária) para câncer de cólon, mama e colo de útero, estimularam o desenvolvimento de estudos para rastreio do câncer de pulmão.

TC de baixa dose é um estudo sem contraste obtido com uma única inspiração máxima com duração do exame inferior a 25 segundos a partir do qual imagens de alta resolução são reconstruídas.

Os resultados publicados do NLST mostram que a TC de baixa dose reduziu o risco relativo de morte por câncer de pulmão em 20% quando comparado à radiografia de tórax. A redução da mortalidade global absoluta em torno de 7% aparentemente se deve à redução da mortalidade relacionada ao câncer de pulmão.

A questão do custo-efetividade ainda é um desafio, haja vista o alto custo associado ao rastreio e, especialmente, do seguimento dos vários testes falso-positivos identificados com a TC de baixa dose.

De toda forma, diante do benefício da TC de baixa dose no rastreio desse câncer de alta incidência e letalidade, o exame passou a ser recomendado para os indivíduos que preencham os Critérios de inclusão do estudo. Lembrar que a prevenção primária, ou parada do tabagismo, não pode ser substituída pela TC de rastreamento.

Conclusão:

O rastreio com tomografia computadorizada de baixa dose reduziu a mortalidade por câncer de pulmão.

Financiamento:

National Cancer Institute.

Referência:

National Lung Screening Trial Research Team, Aberle DR, et al. *Reduced lung-cancer mortality with low-dosecomputed tomographic screening.* New England Journal of Medicine. 2011;365:395-409.

Estudo

KEYNOTE-001

Título	Pembrolizumabe para o tratamento do câncer de pulmão não pequenas células.

Revista: *New England Journal of Medicine.*

Data da publicação: Maio de 2015.

Objetivo: Avaliar a eficácia e a segurança do pembrolizumabe para o tratamento do câncer de pulmão não pequenas células (NSCLC) e definir o nível de expressão tumoral de PD-L1 com maior probabilidade de benefício com o pembrolizumabe.

Grupos de comparação (braço único)

- Pembrolizumabe 2 mg/kg ou 10 mg/kg a cada 2 semanas ou 10 mg/kg a cada 2 semanas.

Métodos

- **Período de recrutamento dos pacientes:** 2012-2014.
- **Desenho do estudo:** Ensaio clínico prospectivo fase I, de braço único, multicêntrico.

  Calculou-se que seria necessário tratar 75 pacientes com pembrolizumabe (10 mg/kg a cada 3 semanas) para excluir uma taxa de resposta de 15% ou menos, com um erro alfa unicaudado de 0,025 e um poder de 80%.
- **Desfechos primários:** segurança, perfil de efeito colateral, atividade antitumoral do pembrolizumabe.
- **Seguimento:** 10,9 meses.
- **Pacientes recrutados:** 495.

Critérios de inclusão

- Câncer de pulmão não pequenas células localmente avançado ou metastático.
- ≥ 18 anos.
- ECOG 0-1.
- Funções orgânicas preservadas.

Critérios de exclusão

- Uso de imunossupressores sistêmicos.

- Doença autoimune ativa.
- História de pneumonite.

Dados da população

Características	Pembrolizumabe (N = 495)
Idade (anos)	64
Sexo masculino (%)	52,7
Histologia (%) ▪ Escamoso ▪ Não escamoso	 17,2 81
Não tabagista (%)	25,5
Metástases cerebrais (%)	10,3
EGFR mutado (%)	15,5
Número de linhas prévias (%) ▪ 0 ▪ 1-2 ▪ ≥ 3	 19 39 42

Resultados

O valor de corte de expressão de PD-L1 em células tumorais selecionado foi de 50%.

Desfechos – amostra global	População global	População com PD-L1 ≥ 50%
SLP mediana (meses)	3,7	6,3
SG mediana (meses)	12	NA
Taxa de resposta (%)	19,4	45,2
Duração de resposta mediana (meses)	12,5	12,5
Eventos adversos qualquer grau (%)	70,9	
Eventos adversos G3-4 (%)	9,5	
Hipotireoidismo qualquer grau (%)	6,9	
Pneumonite qualquer grau (%)	3,6	

NA = não alcançada.

Perspectivas

O estudo KEYNOTE-001 foi o primeiro estudo a avaliar pembrolizumabe em pacientes com câncer de pulmão não pequenas células avançado, demonstrando eficácia e segurança em pacientes previamente tratados ou virgens de tratamento. Até 2014, apenas 5,5% dos pacientes com câncer de pulmão não pequenas células com doença metastática estavam vivos em 5 anos. O estudo KEYNOTE-001 é um marco ao elevar essa taxa para 25% em pacientes com PD-L1 maior ou igual a 50%, sendo pioneiro e abrindo uma nova possibilidade terapêutica para esses pacientes.

Além disso, esse estudo foi de extrema importância por validar prospectivamente o papel da imuno-histoquímica para PD-L1 (*Tumor Proportion Score – TPS*) como um biomarcador preditivo de resposta ao pembrolizumabe. Entre os pacientes com PD-L1 maior ou igual a 50%, que representavam 23,2% dos pacientes, a taxa de resposta aumentou para 45,2%, a sobrevida livre de progressão foi 6,3 meses e a sobrevida global não foi atingida.

Em 2019, foi publicada a atualização de 5 anos desse estudo. Entre os pacientes virgens de tratamento e com expressão de PD-L1 maior ou igual a 50%, 29,6% estavam vivos em 5 anos. Em pacientes previamente tratados com a mesma expressão de PD-L1, 25% estavam vivos em 5 anos comparado com 12,6% com expressão de PD-L1 de 1-49%. Apenas 3,5% dos pacientes com PD-L1 negativo estavam vivos nesse período. Importante destacar também a linha de tratamento na qual o pembrolizumabe foi aplicado. Os pacientes que já haviam recebido algum tratamento sistêmico prévio tiveram uma mediana de sobrevida global de 16,8 meses. Já os pacientes que iniciaram pembrolizumabe de primeira linha tiveram resposta com mediana de duração de 38,9 meses. Os efeitos colaterais imunomediados ocorreram em 17% dos pacientes, sendo hipotireoidismo o mais comum e o mais grave, pneumonite. Este foi o seguimento mais longo de pacientes com câncer de pulmão não pequenas células tratados com pembrolizumabe (31).

Conclusão:

Pembrolizumabe tem um perfil de efeitos colaterais aceitável e apresenta atividade antitumoral em pacientes com câncer de pulmão não pequenas células avançado. A expressão tumoral de PD-L1 de pelo menos 50% se correlaciona com melhor eficácia do pembrolizumabe.

Financiamento:

Merck Sharp & Dohme (MSD).

Referência:

Garon EB, et al. *Pembrolizumab for the treatment of non-small-cell lung cancer.* New England Journal of Medicine. 2015;372:2018-28.

Estudo

CheckMate 057

Título	Nivolumabe versus Docetaxel no câncer de pulmão não pequenas células não escamoso avançado.

Revista: *New England Journal of Medicine.*

Data da publicação: Outubro de 2015.

Objetivo: Avaliar a eficácia do nivolumabe em comparação com docetaxel no câncer de pulmão não pequenas células (NSCLC) não escamoso avançado previamente tratado.

Grupos de comparação (randomização 1:1)

- Nivolumabe 3 mg/kg a cada 2 semanas.
- Docetaxel 75 mg/m^2 a cada 3 semanas.

Métodos

- **Período de recrutamento dos pacientes:** 2012-2013.
- **Desenho do estudo:** Ensaio clínico prospectivo randomizado, fase III, aberto, multicêntrico. As análises foram realizadas por intenção de tratar.

  O cálculo amostral não foi descrito.
- **Desfecho primário:** Sobrevida global.
- **Desfechos secundários:** Taxa de resposta, sobrevida livre de progressão, eficácia de acordo com nível de expressão de PD-L1, desfechos reportados por pacientes.
- **Seguimento:** 13,2 meses.
- **Pacientes recrutados:** 792.

Critérios de inclusão

- Câncer de pulmão não pequenas células não escamoso estádio IIIB, IV ou recidivado.
- Progressão de doença ou recidiva durante ou após uma linha de quimioterapia baseada em platina.
- ≥ 18 anos.
- ECOG 0-1.
- Funções orgânicas adequadas.
- Pacientes com mutação ativadora de *EGFR* ou translocação de *ALK* eram permitidos se tivessem também recebido uma linha prévia de inibidor de tirosina quinase.

Critérios de exclusão

- Doença autoimune.
- Doença pulmonar intersticial sintomática.
- Imunossupressão sistêmica.
- Tratamento prévio com agentes antitumorais estimuladores do sistema imune.
- Uso prévio de docetaxel.

Dados da população

Características	Nivolumabe (N = 292)	Docetaxel (N = 290)
Idade (anos)	61	64
Sexo masculino (%)	52	58
Estágio (%) ▪ IIIB ▪ IV	 7 93	 8 92
Não tabagista (%)	20	21
EGFR mutado (%)	15	13
ALK translocado (%)	4	3
Número de linhas prévias de tratamento (%) ▪ 1 ▪ 2	 88 12	 89 11

Resultados

Desfechos	Nivolumabe	Docetaxel	HR	IC 95%	P
SG mediana (meses)	12,2	9,4	0,73	0,59-0,89	0,002
SG 1 ano (%)	51	39			
SLP mediana (meses)	2,3	4,2	0,92	0,77-1,11	0,39
SLP 1 ano (%)	19	8			
Taxa de resposta (%)	19	12	–	–	0,02
Eventos adversos G3-4 (%)	10	54	–	–	–
Descontinuação por toxicidade (%)	5	15	–	–	–

Perspectivas

Apesar do aumento no número de drogas para tratamento de câncer de pulmão de células não pequenas, como pemetrexede e inibidores de tirosina-quinase para pacientes com mutação *driver*, docetaxel permaneceu por muitos anos como a terapia padrão de segunda linha. A mudança nesse cenário ocorreu justamente com a introdução da imunoterapia.

O estudo Checkmate 057 demonstrou ganho de sobrevida global de 2,8 meses do nivolumabe em relação à terapia padrão com docetaxel, com melhor perfil de tolerância e toxicidade. Deve-se destacar que a imunoterapia foi numericamente inferior em relação à mediana de sobrevida livre de progressão (SLP) quando comparada à quimioterapia. Esse padrão de mediana de SLP inferior no braço de imunoterapia se repete em outros estudos e em diferentes tumores (32, 33). No entanto, deve-se destacar que, entre os pacientes que respondem, a duração mediana de resposta é de 17,2 meses com nivolumabe e 5,6 meses com docetaxel, sendo que, em 1 ano, a taxa de sobrevida livre de progressão é de 19% com imunoterapia e 8% com a terapia padrão.

Outro ponto de destaque: esse estudo também demonstrou o papel do PD-L1 como biomarcador preditivo positivo à imunoterapia, com maiores taxas de resposta verificadas em pacientes com maior expressão de PD-L1. No entanto, houve ganho de sobrevida global entre todos os pacientes que expressavam PD-L1 (≥ 1%, ≥ 5% e ≥ 10%).

Desenho muito semelhante, mas com pacientes com carcinoma de células escamosas de pulmão avançado, conhecido como Checkmate 017, também demonstrou ganho de sobrevida global do nivolumabe em relação ao docetaxel, com ganho de 3,2 meses (HR 0,59; p < 0,001). O PD-L1 também se confirmou como biomarcador preditivo, mas houve ganho de sobrevida independente da sua expressão (34).

Outros dois estudos consolidaram a imunoterapia como terapia padrão de segunda linha, após progressão à primeira linha com quimioterapia baseada em platina. O estudo KEYNOTE-010 demonstrou o benefício em sobrevida global do pembrolizumabe em relação ao docetaxel, no entanto nesse estudo foram incluídos apenas pacientes com PD-L1 positivo (≥ 1%) (35). Já o estudo OAK comparou o atezolizumabe com docetaxel, com ganho de sobrevida global independente da expressão de PD-L1 (32). Nesses estudos KEYNOTE-010 e OAK foram incluídos pacientes com carcinoma de pulmão não pequenas células, seja de histologia escamosa ou não escamosa.

A seguir, uma tabela comparativa com os desfechos dos principais estudos de imunoterapia em segunda linha em câncer de pulmão.

	N	Sobrevida global (meses)				Sobrevida livre de progressão (meses)			
		Anti-PD-L1	Docetaxel	HR	p	Anti-PD-L1	Docetaxel	HR	p
CheckMate 017	272	9,2	6,0	0,59	< 0,001	3,5	2,8	0,62	< 0,001
CheckMate 057	582	12,2	9,4	0,72	< 0,001	2,3	4,2	0,92	0,39
KEYNOTE-010	1.034	10,4*	8,5	0,71*	0,008*	3,9*	4,0	0,88*	0,07*
OAK	850	13,8	9,6	0,73	0,0003	2,8	4,0	0,95	–

* Pembrolizumabe 2 mg/kg.

Conclusão:

Entre pacientes com câncer de pulmão não pequenas células não escamoso com progressão durante ou após quimioterapia baseada em platina, o nivolumabe apresenta sobrevida global superior ao docetaxel.

Financiamento:

Bristol-Myers Squibb.

Referência:

Borghaei H, et al. *Nivolumab versus Docetaxel in advanced nonsquamous non-small-cell lung cancer.* New England Journal of Medicine. 2015;373:1627-39.

Estudo

KEYNOTE-024

Título	Pembrolizumabe versus quimioterapia para câncer de pulmão não pequenas células PD-L1 positivo.

Revista: *New England Journal of Medicine.*

Data da publicação: Novembro de 2016.

Objetivo: Avaliar a eficácia do pembrolizumabe em comparação com quimioterapia de primeira linha no câncer de pulmão não pequenas células (CPNPC) avançado com expressão tumoral de PD-L1 maior ou igual a 50%.

Grupos de comparação (randomização 1:1)

- Pembrolizumabe 200 mg a cada 3 semanas por 35 ciclos.
- Quimioterapia baseada em platina por 4-6 ciclos, de acordo com escolha do investigador entre as opções: carboplatina + pemetrexede; cisplatina + pemetrexede; carboplatina + gencitabina; cisplatina + gencitabina; carboplatina e paclitaxel (pemetrexede de manutenção foi permitido após os regimes de combinação contendo pemetrexede).

Métodos

- **Período de recrutamento dos pacientes:** 2014-2015.
- **Desenho do estudo:** Ensaio clínico prospectivo randomizado, fase III, aberto, multicêntrico. As análises foram realizadas por intenção de tratar.

  Com um erro alfa unicaudado de 2,5%, calculou-se que, com 175 eventos de progressão ou óbito, o estudo teria um poder de 97% para detectar redução de progressão ou óbito com pembrolizumabe em comparação com quimioterapia com um HR de 0,55.
- **Desfecho primário:** Sobrevida livre de progressão.
- **Desfechos secundários:** Sobrevida global, taxa de resposta, segurança.
- **Seguimento:** 11,2 meses.
- **Pacientes recrutados:** 305.

Critérios de inclusão

- Câncer de pulmão não pequenas células confirmado por histologia ou citologia, estádio IV.
- Sem tratamento sistêmico prévio para doença metastática.
- PD-L1 ≥ 50%.

- ≥ 18 anos.
- ECOG 0-1.
- Pelo menos uma lesão mensurável por RECIST.
- Expectativa de vida de pelo menos 3 meses.

Critérios de exclusão

- Mutação de *EGFR* ou translocação de *ALK*.
- Uso de corticoterapia ou imunossupressores.
- Metástase cerebral não tratada.
- Doença autoimune com necessidade de tratamento sistêmico nos últimos 2 anos.
- Doença pulmonar intersticial ativa.
- História de pneumonite com necessidade de corticoterapia.

Dados da população

Características	Pembrolizumabe (N = 154)	Quimioterapia (N = 151)
Idade (anos)	64,5	66
Sexo masculino (%)	59,7	62,9
Histologia (%) ▪ Escamoso ▪ Não escamoso	 18,8 81,2	 17,9 82,1
Não tabagista (%)	3,2	12,6
Metástases cerebrais (%)	11,7	6,6

Resultados

Desfechos	Pembrolizumabe	QT	HR	IC 95%	P
SLP mediana (meses)	10,3	6	0,50	0,37-0,68	< 0,001
SLP 6 meses (%)	62,1	50,3			
SG mediana (meses)	NA	NA	0,60	0,41-0,89	0,005
SG 6 meses (%)	80,2	72,4			
Taxa de resposta (%)	44,8	27,8	–	–	
Duração de resposta mediana (meses)	NA	6,3			
Eventos adversos qualquer grau (%)	73,4	90	–	–	–
Eventos adversos G3-4 (%)	26,6	53,3	–	–	–

NA = não alcançada.

Perspectivas

O estudo Keynote-024 foi o primeiro a demonstrar ganho de sobrevida global de imunoterapia em primeira linha de CPCNP em comparação **à** quimioterapia baseada em platina, em pacientes sem mutação ativadora de *EGFR* ou translocação de *ALK*. Deve-se destacar a maior taxa de resposta com pembrolizumabe (44,8% vs. 27,8%) e o menor número de eventos adversos de qualquer grau (73,4% x 90%). Além disso, foi permitido *crossover* para imunoterapia após progressão **à** quimioterapia, confirmando a importância do uso da imunoterapia antiPD-1 na primeira linha de tratamento.

Na atualização mais recente de sobrevida global, a mediana de sobrevida global com pembrolizumabe foi 30 meses, comparado com 14,2 meses com quimioterapia (HR 0,63; IC 95% 0,47-0,86), sendo que 82 pacientes do braço quimioterapia realizaram *crossover* para pembrolizumabe. Os eventos adversos graus 3-5 foram menos frequentes com imunoterapia (31,2% vs. 53,3%) (36).

A monoterapia com pembrolizumabe em primeira linha também foi comparada **à** quimioterapia no estudo Keynote-042, no entanto com a inclusão de pacientes com PD-L1 maior ou igual a 1%. O estudo randomizou 1.274 pacientes com CPNPC avançado com expressão de PD-L1 (TPS – *tumor proportion score*) ≥ 1% para tratamento de primeira linha com pembrolizumabe em monoterapia ou quimioterapia baseada em platina. Após um seguimento mediano de 12,8 meses, a sobrevida global com pembrolizumabe foi significativamente maior nos 3 grupos analisados, estratificados de acordo com a expressão de PD-L1 por TPS (≥ 50% HR 0,69, 0,56-0,85, p = 0,0003; ≥ 20% 0,77, 0,64-0,92, p = 0,0020; ≥ 1% 0,81, 0,71-0,93, p = 0,0018).

Este estudo validou o uso de pembrolizumabe em monoterapia para primeira linha em pacientes com TPS de PD-L1 maior ou igual a 1% (37).

A seguir, uma tabela comparativa resumindo os dois estudos com pembrolizumabe em monoterapia no tratamento de primeira linha do CPNPC:

	KEYNOTE-024		KEYNOTE-042	
	Pembrolizumabe	Quimioterapia	Pembrolizumabe	Quimioterapia
Idade mediana (anos)	64,5	66	63	63
Sexo Masculino (%)	59,7	62,9	70,6	71
Leste Asiático (%)	13,6	12,6	29	29
ECOG 1 (%)	64,3	64,9	68,9	69,9
Não tabagista (%)	3,2	12,6	22,3	22
Escamoso (%)	18,8	17,9	38,1	39,1
SLP mediana (meses) – TPS ≥ 50% – TPS ≥ 1%	10,3	6	7,1 5,4	6,4 6,5
SG mediana (meses) – TPS ≥ 50% – TPS ≥ 1%	30	14,2	20 16,7	12,2 12,1

Conclusão:

Entre pacientes com câncer de pulmão não pequenas células avançado com expressão de PD-L1 de pelo menos 50% nas células tumorais, pembrolizumabe foi associado a maiores sobrevida livre de progressão e sobrevida global e menos eventos adversos que quimioterapia baseada em platina.

Financiamento:

Merck.

Referência:

Reck M, et al. *Pembrolizumab versus chemotherapy for PD-L1–positive non-small-cell lung cancer*. New England Journal of Medicine. 2016;375:1823-33.

Estudo

KEYNOTE-189

Título	Pembrolizumabe mais quimioterapia para câncer de pulmão não pequenas células metastático.

Revista: *New England Journal of Medicine.*

Data da publicação: Maio de 2018.

Objetivo: Avaliar a eficácia do pembrolizumabe associado à quimioterapia (platina e pemetrexede) em comparação com placebo e quimioterapia em primeira linha no câncer de pulmão não pequenas células (NSCLC) não escamoso com qualquer nível de expressão de PD-L1.

Grupos de comparação (randomização 2:1)

- Pembrolizumabe 200 mg a cada 3 semanas por 35 ciclos + quimioterapia (platina + pemetrexede).
- Placebo + quimioterapia (platina + pemetrexede).

Métodos

- **Período de recrutamento dos pacientes:** 2016-2017.
- **Desenho do estudo:** Ensaio clínico prospectivo randomizado, fase III, placebo-controlado, multicêntrico. As análises foram realizadas por intenção de tratar. Calculou-se um total de 570 pacientes para um poder de 90% para demonstrar HR 0,70 para progressão ou óbito com erro alfa unicaudado de 0,0095 e HR 0,70 para óbito com erro alfa unicaudado de 0,0155.
- **Desfechos coprimários:** Sobrevida global e sobrevida livre de progressão.
- **Desfechos secundários:** Taxa de resposta, duração de resposta, segurança.
- **Seguimento:** 10,5 meses.
- **Pacientes recrutados:** 965.

Critérios de inclusão

- Câncer de pulmão não pequenas células não escamoso metastático.
- Sem tratamento sistêmico prévio para doença metastática.
- ≥ 18 anos.

- ECOG 0-1.
- Pelo menos uma lesão mensurável por RECIST.

Critérios de exclusão

- Mutação de *EGFR* ou translocação de *ALK*.
- Uso de imunossupressores.
- Metástase cerebral sintomática
- Doença autoimune ativa.
- História de pneumonite com necessidade de corticoterapia.
- Radioterapia > 30 Gy em pulmão nos últimos 6 meses.

Dados da população

Características	Pembrolizumabe + QT (N = 410)	Placebo + QT (N = 151)
Idade (anos)	65	63,5
Sexo masculino (%)	62	52,9
Adenocarcinoma (%)	96,1	96,1
Não tabagista (%)	11,7	12,1
Metástases cerebrais (%)	17,8	17
Expressão tumoral de PD-L1 (%) ▪ < 1% ▪ ≥ 1% ▪ 1-49% ▪ ≥ 50%	 31 63,4 31,2 32,2	 30,6 62,1 28,2 34

Resultados

Desfechos	Pembro-lizumabe + QT	Placebo + QT	HR	IC 95%	P
SG mediana (meses)	NA	11,3	0,49	0,38-0,64	< 0,001
SG 1 ano (%)	69,2	49,4			
SLP mediana (meses)	8,8	4,9	0,52	0,43-0,64	< 0,001
SLP 1 ano (%)	34,1	17,3			
Taxa de resposta (%)	47,6	18,9	–	–	< 0,001
Duração de resposta mediana (meses)	11,2	7,8	–	–	–
Eventos adversos G3-4 (%)	67,2	65,8	–	–	–
Descontinuação por eventos adversos (%)	20,2	10,4	–	–	–

NA = não alcançada.

Em análise de subgrupo, pacientes com todos os níveis de expressão de PD-L1 tiveram benefício em SG e SLP.

Perspectivas

O KEYNOTE-189 foi o primeiro estudo fase 3 a demonstrar benefício em sobrevida global da associação de quimioterapia e imunoterapia concomitantes em primeira linha de câncer de pulmão de células não pequenas (CPCNP) não escamoso. É importante destacar o benefício em todos os subgrupos analisados, inclusive na população com PD-L1 negativo. Junto com os dados do KEYNOTE-024 (38), esse estudo consolida a importância do uso de imunoterapia na primeira linha desses pacientes.

Na atualização com mediana de seguimento de 18,7 meses, pembrolizumabe associado a quimioterapia manteve o benefício em sobrevida global, com mediana de 22 meses comparado a 10,7 meses (HR 0,56, 0,45-0,70, p < 0,00001), independentemente da expressão de PD-L1 e mesmo com 54% dos pacientes do braço de quimioterapia isolada tendo recebido imunoterapia em segunda linha (39).

O benefício da associação quimioterapia e pembrolizumabe também foi demonstrado em primeira linha em pacientes com carcinoma de pulmão de células escamosas. No estudo KEYNOTE-407, 559 pacientes foram randomizados para quimioterapia com Carboplatina e paclitaxel ou nab-paclitaxel, ou a associação do mesmo esquema de quimioterapia com pembrolizumabe. O estudo demonstrou benefício em sobrevida global de 15,9 meses com imunoterapia versus 11,3 meses com quimioterapia isolada (HR = 0,64; IC 95% 0,49-0,85; P < 0,001). O benefício se manteve independente da expressão de PD-L1 (40).

Após a publicação da associação de quimioterapia e imunoterapia, gerou-se uma discussão quanto ao tratamento em primeira linha de CPCNP, principalmente entre os pacientes com PD-L1 ≥ 50%, uma vez que não existem até o momento estudos comparando diretamente a associação de quimioterapia e imunoterapia com imunoterapia isolada. Dessa forma, a individualização de cada caso deve ser realizada, considerando aspectos como necessidade de taxa de resposta, sintomas, performance status e toxicidades.

A seguir, uma tabela comparativa com os principais aspectos dos estudos KEYNOTE-024 e KEYNOTE-189 (com enfoque nos pacientes com PD-L1 ≥ 50% no estudo KEYNOTE-189):

	Eventos adversos ≥ 3	Taxa de resposta	SG (HR)	SLP (HR)	SLP2 (HR)
KEYNOTE-024 Pembrolizumabe monoterapia (n = 305)	31%	45%	0,63	0,5	0,54
KEYNOTE-189 Pembrolizumabe + quimioterapia (n = 616)			PD-L1 ≥ 50% (n = 202)		
	72%	62%	0,59	0,36	0,47

Conclusão:

Entre pacientes com câncer de pulmão células não pequenas não escamoso metastático sem mutação de *EGFR* ou translocação de *ALK*, a adição de pembrolizumabe à quimioterapia padrão baseada em platina e pemetrexede resultou em aumento de sobrevida global e sobrevida livre de progressão em comparação com quimioterapia isolada.

Financiamento:

Merck.

Referência:

Gandhi/, L, et al. *Pembrolizumab plus chemotherapy in metastatic non-small-cell lung cancer*. New England Journal of Medicine. 2018;378:2078-92.

Estudo

PACIFIC

Título	Durvalumabe após quimiorradioterapia em câncer de pulmão não pequenas células estágio III.

Revista: *New England Journal of Medicine.*

Data da publicação: Novembro de 2017.

Objetivo: Comparar o efeito em sobrevida global e sobrevida livre de progressão do durvalumabe de manutenção após quimiorradioterapia definitiva com o placebo.

Grupos de comparação:

- Durvalumabe a cada 2 semanas por 12 meses.
- Placebo.

Métodos

- **Período de recrutamento dos pacientes:** 2014-2016.
- **Desenho do estudo:** Ensaio clínico de fase III, prospectivo randomizado, multicêntrico, placebo-controlado. Análises realizadas de acordo com o princípio de intenção de tratar.

  Aproximadamente 702 pacientes seriam necessários com randomização 2:1 a fim de obter 458 eventos de sobrevida livre de progressão e 491 de sobrevida global. Foi estimado um poder de 95% para detectar um *hazard ratio* para progressão de doença ou óbito de 0,67 e um poder de 85% para um *hazard ratio* para óbito de 0,73 com um alfa bicaudado de 0,025 para cada desfecho coprimário.
- **Desfechos coprimários:** Sobrevida global e sobrevida livre de progressão.
- **Desfechos secundários:** Taxa de resposta objetiva, duração da resposta, tempo para óbito ou metástase a distância, sobrevida global em 2 anos, segurança.
- **Seguimento:** 14,5 meses.
- **Pacientes recrutados:** N = 709.

Critérios de inclusão

- Câncer de pulmão não pequenas células estádio III (AJCC sétima edição) não tratados com cirurgia radical com intenção curativa.
- ≥ 18 anos.

- Tratamento com pelo menos 2 ciclos de quimioterapia baseada em platina concomitante à radioterapia definitiva (54 a 66 Gy).
- Sem progressão ao tratamento definitivo (quimiorradioterapia).
- Performance status 0-1 (WHO).
- Última dose de radioterapia dentre 1-42 dias antes da randomização.

Critérios de exclusão

- Exposição prévia a anticorpo antiPD-1 ou PD-L1.
- Uso de imunoterapia ou qualquer droga investigacional até 4-6 semanas antes da primeira dose.
- Doença autoimune ativa ou prévia (até 2 anos) ou história de imunodeficiência.
- Doença concomitante descontrolada.
- Toxicidade não resolvida ≥ grau 2.
- Pneumonite grau ≥ 2 após quimiorradioterapia.

Dados da população

Características	Grupo Durvalumabe (N = 473)	Grupo placebo (N = 236)
Idade (anos)	64	64
Sexo masculino (%)	70,2	70
Histologia (%)		
▪ CEC	47,1	43
▪ Não escamoso	52,9	57
Estágio		
▪ IIIA	52,9	52,7
▪ IIIB	44,5	45,1
Quimioterapia prévia (%)		
▪ Indução	25,8	28,7
▪ concomitante à radioterapia	99,8	99,6
Melhor resposta à QT (%)		
▪ Resposta completa	1,9	3
▪ Resposta parcial	48,7	46,8
▪ Doença estável	46,6	48,1
Radioterapia prévia (%)		
▪ ≥ 54 a ≤ 66 Gy	92,9	91,6
▪ > 66 a ≤ 74 Gy	6,3	8
Ex-tabagista (%)	74,4	75,1
Performance status 0-1 (WHO) (%)	99,6	99,6

Resultados

Desfechos	Grupo Durva-lumabe	Grupo placebo	HR	IC 95%	P
SLP em 12 meses (%)	55,9	35,3	0,52	0,42-0,65	< 0,001
SLP mediana (meses)	16,8	5,6	0,52	0,42-0,65	< 0,001
Duração mediana da resposta (meses)	NA	13,8	0,43	0,22-0,84	–
Taxa de resposta (%)	28,4	16	–	–	< 0,001
Tempo para óbito ou metástase a distância (meses)	23,2	14,6	0,52	0,39-0,69	< 0,001
Eventos adversos G3-4 (%)	29,9	26,1	–	–	–
Pneumonite G3-4 (%)	3,4	2,6	–	–	–

Perspectivas

Aproximadamente um terço dos pacientes com câncer de pulmão não pequenas células são diagnosticados com estágio III. Historicamente, pacientes com doença irressecável (geralmente IIIA N2 *bulky*, IIIB ou IIIC) eram tratados com combinação de quimioterapia baseada em platina concomitante à radioterapia definitiva.

Diversos estudos avaliando o papel de quimioterapia de consolidação após concomitância ou, até mesmo, doses mais altas de radioterapia não atingiram resultados animadores. Exemplo disso é o estudo do *Hoosier Oncology Group and U.S. Oncology* publicado na *Journal of Clinical Oncology* em 2008. Foi um estudo de fase 3 com 147 pacientes em estágio IIIA/B randomizados para tratamento com quimiorradioterapia concomitante baseada em cisplatina e etoposídeo seguida de 3 ciclos de docetaxel de consolidação ou placebo. O estudo foi negativo para seu desfecho primário, uma vez que não houve benefício em sobrevida decorrente do uso do docetaxel de consolidação, além da ocorrência de mais eventos adversos nos pacientes que receberam tal medicação (15).

Dessa forma, apesar dos esforços, o prognóstico continuava bastante ruim, uma vez que a maioria dos pacientes evoluía com progressão de doença (progressão a distância) após o tratamento definitivo: em 5 anos, apenas 15-30% dos pacientes estavam vivos. Poucos avanços no tratamento desses pacientes ocorreram ao longo de anos, até a publicação do estudo PACIFIC.

O durvalumabe é um anticorpo monoclonal humano IgG1 que bloqueia a ligação do PD-L1 ao PD-1 e CD80, permitindo o reconhecimento e destruição tumoral pelas células T. A evidência de dados pré-clínicos de que o uso de quimioterapia e radioterapia poderiam levar a maior expressão de PD-L1 nas células tumorais – o qual é um marcador preditivo de resposta à imunoterapia – estimulou o desenvolvimento do estudo pelos autores (41, 42).

Os resultados positivos foram confirmados na atualização publicada também na *New England Journal of Medicine* em 2018, após um follow-up mediano de 25,2 meses. A sobrevida livre de progressão foi 17,2 meses no braço durvalumabe versus 5,6 meses para o placebo (HR 0,51, IC 95% 0,41-0,63).

Ademais, foi observado ganho em sobrevida global, não descrita na publicação inicial: em 12 meses, a taxa de sobrevida global alcançada foi 83,1% com durvalumabe versus 75,3% no grupo placebo e, em 24 meses, 66,3% versus 55,6%, respectivamente (HR 0,68; IC 99,73% 0,47-0,997; P = 0,0025) (16).

Assim, o estudo foi positivo para os seus desfechos coprimários e tornou-se o tratamento padrão até o momento para pacientes que não apresentem progressão ao tratamento inicial com quimiorradioterapia definitiva. Importante ressaltar que, em análise de subgrupo, o benefício se manteve independente do status de PD-L1 em amostra tumoral antes do início do tratamento.

Conclusão:

O estudo demonstrou ganho em sobrevida global e livre de progressão com uso do durvalumabe após quimiorradioterapia concomitante em pacientes com câncer de pulmão não pequenas células estágio III não candidatos à cirurgia.

Financiamento:

AstraZeneca.

Referência:

Antonia SJ, et al. *Durvalumab after chemoradiotherapy in stage III non-small-cell lung cancer.* New England Journal of Medicine. 2017;377:1919-192.

Câncer de pulmão pequenas células

Estudo

CALGB

Título	Quimioterapia com ou sem radioterapia em câncer de pulmão pequenas células, doença limitada.

Revista: *New England Journal of Medicine.*

Data da publicação: Abril de 1987.

Objetivo: Avaliar os efeitos da radioterapia e importância do momento a ser adicionada à quimioterapia.

Grupos de comparação (randomização 1:1:1)

- **Braço 1:** radioterapia + quimioterapia iniciando no primeiro dia do primeiro ciclo.
- **Braço 2:** quimioterapia por 3 ciclos a cada 21 dias + radioterapia iniciada no primeiro dia do quarto ciclo.
- **Braço 3:** quimioterapia isolada.

Observação: Todos os braços receberam também radioterapia profilática em sistema nervoso central. A quimioterapia consistia em ciclofosfamida, etoposídeo e vincristina com doxorrubicina em ciclos alternados com etoposídeo a partir do 7º ciclo, mantida até completar 18 meses de tratamento.

Métodos

- **Período de recrutamento dos pacientes:** 1981-1984.
- **Desenho do estudo:** Ensaio clínico de fase III, prospectivo randomizado, multicêntrico. O cálculo de amostra não foi reportado.
- **Desfecho primário:** Sobrevida global.
- **Desfechos secundários:** Taxa de resposta, sobrevida livre de falha, sobrevida livre de doença.
- **Seguimento:** 17,3 meses.
- **Pacientes recrutados:** N = 426.

Critérios de inclusão

- Câncer de pulmão pequenas células doença limitada confirmado histologicamente.
- Sem uso prévio de radioterapia ou quimioterapia.
- Performance status 0-3 (critérios de CALGB).

Critérios de exclusão

- História de infarto agudo do miocárdio nos últimos 6 meses.

Dados da população

Características	Braço I QT + RT C1 (N = 125)	Braço II QT + RT C4 (N = 145)	Braço III QT (N = 129)
Idade mediana (anos)	60	60	60
Sexo masculino (%)	62	63	66
Performance status (CALGB) (%) ■ 0 ■ 1 ■ 2-3	 38 48 13	 42 45 9	 42 46 12
Perda de peso > 10% (%)	14	11	9

Resultados

Desfechos	QT+RT C1	QT+RT C4	QT	HR	IC 95%	P
SG mediana (meses)	13,1	14,6	13,6	–	–	0,0099*
Sobrevida livre de falha 2 anos (%)	15	25	8	–	–	< 0,001**
SLP mediana (meses)	13,4	12	10,5	–	–	0,42
Resposta completa (%)	59(49)	82(58)	46(36)	–	–	0,001
Resposta parcial (%)	36(30)	36(25)	36(28)	–	–	–
Doença estável (%)	18(14)	13(9)	31(24)	–	–	–
Eventos adversos (%) ■ Neutropenia ■ < 1.000 (C 1-3) ■ < 1.000 (C 4-6) ■ Mucosite ■ Náusea ■ Neuromuscular ■ Sepse	 35 19 12 22 21 25	 9 25 11 14 23 21	 11 11 0 25 17 10	 –	 –	 –

* Sobrevida global significativamente inferior no braço III. Houve tendência a melhora da sobrevida com o regime II em comparação ao regime I (p = 0,078).

** Sobrevida livre de falha foi significativamente inferior para o braço III.

Não houve diferença significativa nas frequências de respostas completas entre os regimes I e II (P = 0,13).

Perspectivas

A quimioterapia é o pilar principal do tratamento do câncer de pulmão de pequenas células (CPPC) pelo aspecto sistêmico da doença, mas o controle local torácico determina melhor resultado terapêutico.

Os dados do estudo apresentado foram reforçados através da metanálise publicada por Pignon et al. com mais de 2.400 pacientes com doença limitada, que observou um benefício de sobrevida global em 3 anos de 5,4% e RR de morte de 0,86 com a adição de radioterapia torácica em comparação com quimioterapia exclusiva (CI 95% 0,78-0,94, P = 0,001) (43).

Em relação ao momento ideal para iniciar a radioterapia, um estudo randomizado do NCI Canadense avaliou a radioterapia torácica com dose de 40 Gy/15fx iniciada precocemente durante a quimioterapia em comparação ao início ao final da QT: os resultados de sobrevida global mediana foram significativamente melhores no braço da radioterapia precoce, 21 meses versus 16 meses (44).

A dose de 45 Gy hiperfracionada em 15 dias, com 2 aplicações diárias de 1,5 Gy, foi sugerida por estudo de fase III do ECOG/RTOG. Tal estratégia foi comparada a radioterapia convencional com dose de 45 Gy em 25 frações diárias de 1,8 Gy, ambos combinados com quimioterapia baseada em EP. A sobrevida global em 5 anos foi de 26% no hiperfracionamento versus 16% no tratamento convencional (45).

É também importante destacar o papel da radioterapia no controle de sistema nervoso central (SNC) no câncer de pulmão pequenas células, no qual a taxa de falha em SNC é elevada. O papel da radioterapia profilática de crânio (PCI) foi avaliada em uma metanálise de 7 estudos randomizados com 987 pacientes que alcançaram resposta completa após tratamento. A incidência absoluta de metástases em SNC em 3 anos foi 33% nos pacientes que receberam PCI versus 59% naqueles que não receberam. Além disso, foi observado incremento na taxa de sobrevida global de 15,3% para 20,7% no grupo da PCI (46).

Já para pacientes com doença extensa que responderam a quimioterapia, a recomendação atual de PCI é controversa devido a resultados divergentes de estudos.

A seguir, um resumo dos dois principais estudos que avaliaram o uso de radioterapia de crânio profilática no câncer de pulmão doença extensa.

Características	EORTC	Takahashi et al. (estudo japonês)
Período de recrutamento	2001-2006	2009-2013
Número de pacientes	284	224
Seguimento	Não reportado	11 meses
População	CPPC doença extensa com resposta após quimioterapia	CPPC doença extensa com resposta após quimioterapia
Desfecho primário	Tempo para metástases cerebrais sintomáticas	SG
Resultados	PCI superior à observação em redução de metástases cerebrais sintomáticas e SG (1 ano: 27,1% vs. 13,3%)	PCI não foi superior à observação. *Pacientes eram acompanhados com ressonância magnética de crânio a cada 3 meses e tratados caso fosse identificada metástase em SNC
Referência	NEJM. 2007;357:664-72 (47)	Lancet Oncol. 2017;18: 663-71 (48)

Conclusão:

A adição de radioterapia à quimioterapia no tratamento do CPPC doença limitada resultou em maior taxa de resposta completa e sobrevida, com aumento aceitável de toxicidades.

Financiamento:

National Institution of Health e *T. J. Martell Foundation for Cancer and Leukemia Research.*

Referência:

Perry MC, et al. *Chemotherapy with or without radiation therapy in limited small-cell carcinoma of the lung.* New England Journal of Medicine. 1987;316:912-8.

Estudo

Cisplatina e Etoposídeo

Título	Estudo randomizado de Ciclofosfamida, Doxorrubicina e Vincristina versus Cisplatina e Etoposídeo versus alternância desses regimes em câncer de pulmão de pequenas células.

Revista: *Journal of the National Cancer Institute.*

Data da publicação: Junho de 1991.

Objetivos

1. Determinar se a alternância de quimioterapia prolongaria a sobrevida.
2. Avaliar se Ciclofosfamida, Adriamicina e Vincristina (CAV) e Etoposídeo mais Cisplatina (EP) são regimes sem resistência cruzada.
3. Avaliar se CAV e EP teriam atividade equivalente em câncer de pulmão pequenas células (CPPC).

Grupos de comparação (randomização 1:1:1)

- Ciclofosfamida, Adriamicina e Vincristina (CAV).
- Etoposídeo e Cisplatina (EP).
- Ciclofosfamida, Adriamicina e Vincristina alternando com Etoposídeo e Cisplatina (CAV/EP) .

Métodos

- **Período de recrutamento dos pacientes:** 1985-1988.
- **Desenho do estudo:** Ensaio clínico de fase III, prospectivo randomizado.

  O estudo foi desenhado com uma amostra fixa de 100 pacientes por braço de tratamento a fim de observar 250 eventos (óbito). Com um erro alfa bicaudado de 5%, o estudo teria um poder de 90% para detectar um HR de 1,67 entre os braços.
- **Desfecho primário:** Sobrevida global.
- **Desfechos secundários:** Taxa de resposta, duração da resposta.
- **Seguimento:** 39 meses
- **Pacientes recrutados:** N = 288.

Critérios de inclusão

- CPPC comprovado histológica ou citologicamente.
- Sem tratamento prévio.
- Doença mensurável.
- ECOG performance status 0-3.
- < 75 anos.
- Funções orgânicas preservadas.

Critérios de exclusão

- Outra neoplasia maligna ativa.
- História de infarto agudo do miocárdio nos últimos 3 meses.
- Outra doença cardíaca com necessidade de tratamento.

Dados da população

Características	CAV (N = 97)	EP (N = 97)	CAV/EP (N = 94)
Idade (anos)	63	64	64
Sexo masculino (%)	83	80	81
Estágio (%)			
▪ Doença extensa	50	48	53
▪ Doença limitada	50	52	47
Número de sítios de metástase (%)			
▪ 0-1	77	88	88
▪ ≥ 2	23	11	12
Sítios de metástase (%)			
▪ Ossos	22	21	11
▪ Fígado	16	6	13
▪ Pulmão	17	6	11
▪ SNC	5	9	5
▪ Medula óssea	8	4	4
Performance status (ECOG) (%)			
▪ 0-1	64	69	70
▪ 2	17	15,5	18
▪ 3	19	15,5	12

Resultados

Desfecho	CAV (N = 97)	EP (N = 97)	CAV/EP (N = 94)	HR	IC 95%	P
Taxa de resposta (%)						
▪ Global	55	78	76	–	–	< 0,005
▪ Completa	15	14	16	–	–	–
Duração da resposta (meses)	6,2	6,4	8,9	–	–	–
SG mediana (meses)	9,9	9,9	11,8	–	–	–
SG em 2 anos (%)	10,4	11,5	21,4	–	–	0,059
SG mediana (doença extensa)	8,7	8,3	9,0	–	–	–
SG mediana (doença limitada)	12,4	11,7	16,8	–	–	–
Toxicidade						
▪ Neutropenia (%)	78	46	72			
▪ Náusea n (%)	64	68	58			< 0,001

Pacientes no braço CAV/EP tiveram sobrevida mediana significativamente superior aos do braço CAV (p = 0,027), porém a diferença entre CAV/EP e EP não foi significante (P =0,056), assim como também não houve diferença entre CAV e EP (P = 0,805).

Perspectivas

O CPPC é altamente responsivo à quimioterapia, que prolonga a sobrevida quando comparada ao tratamento de suporte exclusivo.

Após a comprovação da atividade antineoplásica da ciclofosfamida em CPPC, estudos randomizados demonstraram superioridade das combinações em relação ao agente único. Livingston e colaboradores sugeriram a combinação denominada CAV (ciclofosfamida 1.000 mg/m^2, doxorrubicina 45 mg/m^2 e vincristina 2 mg dose total), que se tornou o regime de escolha na época (49). Após a identificação do etoposídeo como agente importante em CPPC, várias modificações do regime CAV, incluindo etoposídeo, foram testadas.

O presente estudo trouxe o esquema EP como opção de tratamento em primeira linha ao demonstrar elevadas taxas de resposta com o regime, semelhante ao esquema alternado EP/CAV. Apesar da tendência a maior sobrevida global com o regime alternado, o mesmo se deu à custa de toxicidade elevada.

Outro estudo de fase III com 436 pacientes com câncer de pulmão pequenas células, com doença limitada ou extensa, também comparou EP ao esquema ciclofosfamida, antracíclico (epirrubicina) e vincristina (CEV). O regime EP foi associado a maior sobrevida em comparação com CEV (mediana 14,4 versus 8 meses, P = 0,001), reforçando o uso do EP como esquema quimioterápico de escolha (50).

Baseado nesses estudos, quimioterapia com etoposídeo associado a cisplatina ou carboplatina constituíram-se em uma opção de tratamento padrão de primeira linha para o carcinoma de pulmão de pequenas células.

Conclusão:

Os resultados favoreceram o regime de quimioterapia alternada de CAV/EP, apesar de as diferenças não terem sido dramáticas.

Financiamento:

Grant-in-Aid for Cancer Research from the Ministry of Health and Welfare.

Referência:

Fukuoka M, et al. *Randomized trial of cyclophosphamide, doxorubicin, and vincristine versus cisplatin and etoposide versus alternation of these regimens in small-cell lung cancer.* J Natl Cancer Inst. 1991;83:855-61.

Estudo

IMpower 133

Título	Atezolizumabe e quimioterapia na primeira linha de câncer de pulmão de pequenas células doença extensa.

Revista: *New England Journal of Medicine.*

Data da publicação: Setembro de 2018.

Objetivo: Avaliar a eficácia e segurança do atezolizumabe em associação a carboplatina e etoposídeo em primeira linha de tratamento de pacientes com câncer de pulmão pequenas células doença extensa.

Grupos de comparação (randomização 1:1)

- Carboplatina AUC 5 D1 + Etoposídeo 100 mg/m^2 D1-3 + Atezolizumab 1.200 mg a cada 21 dias por 4 ciclos, seguido de Atezolizumabe de manutenção até progressão ou toxicidade limitante.
- Carboplatina AUC 5 D1 + Etoposídeo 100 mg/m^2 D1-3 + placebo a cada 21 dias por 4 ciclos, seguido de placebo de manutenção até progressão ou toxicidade limitante.

Observação: Durante a fase de manutenção era permitida irradiação de sistema nervoso central profilática, mas não radioterapia torácica.

Métodos

- **Período de recrutamento dos pacientes:** 2016-2017.
- **Desenho do estudo:** Ensaio clínico de fase I/III, prospectivo randomizado, duplo cego, multicêntrico, controlado por placebo. Análises realizadas por intenção de tratar.

  Calculou-se que seriam necessários 306 óbitos para um poder de 91%, com um alfa bicaudado de 0,045, a fim de detectar um HR de 0,68 em favor do atezolizumabe. Uma primeira análise interina de sobrevida global foi realizada quando 238 óbitos haviam ocorrido, com alfa bicaudado de 0,0193.
- **Desfecho primário:** Sobrevida global e sobrevida livre de progressão.
- **Desfechos secundários:** Taxa de resposta avaliada, duração de resposta.
- **Seguimento:** 13,9 meses.
- **Pacientes recrutados:** N = 403.

Critérios de inclusão

- Câncer de pulmão pequenas células doença extensa confirmado por histologia ou citologia.
- Doença mensurável.
- ECOG performance status 0-1.
- Sem tratamento sistêmico prévio.
- Metástase em sistema nervoso central tratada, assintomática.

Critérios de exclusão

- História de doença autoimune.
- Uso prévio de agonista de CD137 ou inibidor de checkpoint.

Dados da população

Características	Atezolizumabe (N = 201)	Placebo (N = 202)
Idade (anos)	64	64
Sexo masculino (%)	64,2	65,3
Tabagismo (%)		
▪ Nunca fumou	4,5	1,5
▪ Ativo	36,8	37,1
▪ Ex-tabagista	58,7	61,4
Metástase SNC (%)	8,5	8,9
Tratamento prévio (%)		
▪ Quimioterapia	4	5,9
▪ Radioterapia	12,4	13,9
▪ Cirurgia	16,4	12,4
Carga mutacional (%)		
▪ < 10 mutações/Mb	41	38,2
▪ ≥ 10 mutações/Mb	59	61,8
▪ < 16 mutações/Mb	76,9	77,5
▪ ≥ 16 mutações/Mb	23,1	22,5

Resultados

Desfechos	Atezolizumabe	Placebo	HR	IC 95%	P
SG					
▪ Mediana (meses)	12,3	10,3	0,70	0,54-0,91	0,007
▪ 1 ano (%)	51,7	38,2			
SLP mediana (meses)	5,2	4,3	0,77	0,62-0,96	0,02
Resposta completa (%)	2,5	1,0	–	–	–

▶▶

Desfechos	Atezolizumabe	Placebo	HR	IC 95%	P
Resposta parcial (%)	57,7	63,4	–	–	–
Doença estável (%)	42	43	–	–	–
Duração da resposta mediana (meses)	4,2	3,9	–	–	–
Eventos adversos (%) ▪ Neutropenia ▪ Anemia ▪ Imunomediados	 22,7 14,1 39,9	 24,5 12,2 24,5	–	–	–

Perspectivas

O tratamento padrão em primeira linha de pacientes com câncer de pulmão pequenas células doença extensa até então era a quimioterapia com a combinação de cisplatina e etoposídeo. Embora a quimioterapia confira taxas de resposta elevadas, as progressões são frequentemente precoces e os tratamentos de segunda linha são insatisfatórios.

Poucos avanços foram registrados para CPPC desde os anos 1990. Em 2018, a publicação do estudo IMpower133 mostrou então um ganho de sobrevida, com redução de 30% do risco de óbito por meio da adição do atezolizumabe, um imunoterápico antiPD-L1, à quimioterapia.

Apesar de o câncer de pulmão pequenas células apresentar cargas mutacionais elevadas, anteriormente a este estudo, os resultados haviam sido desanimadores com o uso da imunoterapia para essa neoplasia. No tratamento de primeira linha, estudo que avaliou a adição do antiCTLA-4 ipilimumabe a quimioterapia foi negativo (51).

Diante dessa doença de prognóstico reservado, o ganho demonstrado com a adição do atezolizumabe levou à incorporação dessa combinação (carboplatina, etoposídeo e atezolizumabe) como tratamento padrão de primeira linha para CPPC doença extensa.

Conclusão:

A adição de atezolizumabe a quimioterapia de primeira linha para pacientes com câncer de pulmão pequenas células doença extensa resultou em aumento de sobrevida global e livre de progressão comparado com a quimioterapia isolada.

Financiamento:

F. Hoffmann-La Roche/Genentech.

Referência:

Horn L, et. al. *First-Line Atezolizumab plus chemotherapy in extensive-stage small-cell lung cancer.* New England Journal of Medicine. 2018;379:2220-9.

Mesotelioma

Estudo

Cisplatina e Pemetrexede

Título	Estudo fase 3 de pemetrexede em combinação com cisplatina versus cisplatina isolada em pacientes com mesotelioma pleural maligno.

Revista: *Journal of Clinical Oncology.*

Data da publicação: Julho de 2013.

Objetivo: Comparar o efeito em sobrevida global da combinação de pemetrexede e cisplatina com cisplatina isolada em pacientes com mesotelioma pleural maligno.

Grupos de comparação

- Pemetrexede 500 mg/m^2 e cisplatina 75 mg/m^2 (n = 226).
- Cisplatina 75.mg/m^2 (n = 222).

Métodos

- **Período de recrutamento dos pacientes:** 1999-2001.
- **Desenho do estudo:** Ensaio clínico de fase III, prospectivo randomizado, multicêntrico. Análises realizadas de acordo com o princípio de intenção de tratar, com alfa de 0,05 e intervalo de confiança 95%. Devido a uma análise interina, a comparação dos tempos de sobrevida foi realizada com alfa de 0,476.
- **Desfechos primário:** Sobrevida global.
- **Desfechos secundários:** Sobrevida livre de progressão, tempo para falha de tratamento, taxa de resposta, duração da resposta.
- **Seguimento:** 24 meses.
- **Pacientes recrutados:** N = 456.

Critérios de inclusão

- Mesotelioma pleural comprovado histologicamente.
- Não candidatos à cirurgia curativa.
- ≥ 18 anos.
- Expectativa de vida ≥ 12 semanas.
- Doença mensurável.
- KPS ≥ 70.

Critérios de exclusão

- Quimioterapia prévia.
- Segundo tumor primário.
- Metástase cerebral.
- Se incapacidade de interromper drogas anti-inflamatórias.

Dados da população

Características	Pemetrexede + Cisplatina (N = 226)	Cisplatina (N = 222)
Idade (anos)	60	61
Sexo masculino (%)	81,4	81,5
Performance status (%) ▪ 70 ▪ 80 ▪ 90/100	 16,4 31,9 51,8	 14 29,7 56,3
Histologia (%) ▪ Epitelial ▪ Sarcomatoide ▪ Misto Não especificado	 68,1 8 16,4 7,5	 59,4 6,3 16,2 4,1
Estádio (%) ▪ I ▪ II ▪ III ▪ IV	 7,1 15,6 32,4 45,1	 6,3 15 30,9 48,2

Resultados

Desfechos	Pemetrexede + Cisplatina (N = 226)	Cisplatina (N = 222)	HR	P
SG mediana (meses)	12,1	9,3	0,77	0,02
SG 1 ano (%)	50,3	38,0		
SLP mediana (meses)	5,7	3,9	0,68	0,001
Taxa de resposta (%)	41,3	16,7	–	< 0,001
Eventos adversos G3-4 (%) ▪ Neutropenia ▪ Plaquetopenia ▪ Náusea ▪ Fadiga	 27,9 5,8 14,6 10,2	 2,3 0 6,3 8,6	 – – – –	 < 0,001 < 0,001 0,005 0,628

Perspectivas

Mesotelioma pleural maligno é a neoplasia maligna primária mais comum da pleura, e sua ocorrência é tipicamente relacionada **à** exposição ao asbesto (52). A ressecção cirúrgica é possível em uma minoria dos pacientes, e pouco menos de 15% dos pacientes estão vivos em 5 anos. Para os pacientes que não são candidatos **à** cirurgia e recebem cuidados paliativos exclusivos, a mediana de sobrevida global é de cerca de 6 meses (53).

Este foi o primeiro estudo a demonstrar ganho de sobrevida global comparado **à** cisplatina monodroga, com um ganho de 2,8 meses a favor da combinação com pemetrexede, com tolerância e manejo de toxicidades aceitáveis, tornando o uso de pemetrexede e cisplatina o padrão de tratamento por muitos anos.

Em 2016, foi publicado o estudo MAPS, que avaliou a adição de bevacizumabe ao tratamento padrão de cisplatina e pemetrexede. No estudo MAPS, 448 pacientes foram randomizados para cisplatina, pemetrexede e bevacizumabe, ou apenas cisplatina e pemetrexede. O estudo apresentou ganho de sobrevida global a favor do braço contendo o agente antiangiogênico, com mediana de 18,8 meses versus 16,1 meses (HR = 0,77, 0,62-0,95; p = 0,0167). Dessa forma, apesar do pequeno ganho de sobrevida, essa foi a maior sobrevida global alcançada no tratamento dessa neoplasia. Assim, a adição de bevacizumabe à quimioterapia com cisplatina e pemetrexede é uma das opções atuais de tratamento dessa doença (54).

Conclusão:

Em pacientes com mesotelioma pleural maligno, o tratamento com cisplatina e pemetrexede e suplementação vitamínica resulta em maior sobrevida, tempo para progressão e taxa de resposta que a cisplatina isolada.

Financiamento:

Lilly.

Referência:

Vogelzang NJ, et al. *Phase III study of pemetrexed in combination with Cisplatin versus Cisplatin alone in patients with malignant pleural mesothelioma.* Journal of Clinical Oncology. 2003;21(14):2636-44.

Referências

1. Spiro SG, Rudd RM, Souhami RL, Brown J, Fairlamb DJ, Gower NH, et al. Chemotherapy versus supportive care in advanced non-small cell lung cancer: improved survival without detriment to quality of life. Thorax. 2004;59(10):828-36.
2. Delbaldo C, Michiels S, Syz N, Soria JC, Le Chevalier T, Pignon JP. Benefits of adding a drug to a single-agent or a 2-agent chemotherapy regimen in advanced non-small-cell lung cancer: a meta-analysis. JAMA. 2004;292(4):470-84.
3. Zukin M, Barrios CH, Pereira JR, Ribeiro ReA, Beato CA, do Nascimento YN, et al. Randomized phase III trial of single-agent pemetrexed versus carboplatin and pemetrexed in patients with advanced non-small-cell lung cancer and Eastern Cooperative Oncology Group performance status of 2. J Clin Oncol. 2013;31(23):2849-53.
4. Scagliotti GV, Parikh P, von Pawel J, Biesma B, Vansteenkiste J, Manegold C, et al. Phase III study comparing cisplatin plus gemcitabine with cisplatin plus pemetrexed in chemotherapy-naive patients with advanced-stage non-small-cell lung cancer. J Clin Oncol. 2008;26(21):3543-51.
5. Chemotherapy in non-small cell lung cancer: a meta-analysis using updated data on individual patients from 52 randomised clinical trials. Non-small Cell Lung Cancer Collaborative Group. BMJ. 1995;311(7010):899-909.
6. Arriagada R, Dunant A, Pignon JP, Bergman B, Chabowski M, Grunenwald D, et al. Long-term results of the international adjuvant lung cancer trial evaluating adjuvant Cisplatin-based chemotherapy in resected lung cancer. J Clin Oncol. 2010;28(1):35-42.
7. Winton T, Livingston R, Johnson D, Rigas J, Johnston M, Butts C, et al. Vinorelbine plus cisplatin vs. observation in resected non-small-cell lung cancer. N Engl J Med. 2005;352(25):2589-97.
8. Butts CA, Ding K, Seymour L, Twumasi-Ankrah P, Graham B, Gandara D, et al. Randomized phase III trial of vinorelbine plus cisplatin compared with observation in completely resected stage IB and II non-small-cell lung cancer: updated survival analysis of JBR-10. J Clin Oncol. 2010;28(1):29-34.
9. Douillard JY, Rosell R, De Lena M, Carpagnano F, Ramlau R, Gonzáles-Larriba JL, et al. Adjuvant vinorelbine plus cisplatin versus observation in patients with completely resected stage IB-IIIA non-small-cell lung cancer (Adjuvant Navelbine International Trialist Association [ANITA]): a randomised controlled trial. Lancet Oncol. 2006;7(9):719-27.
10. Scagliotti GV, Fossati R, Torri V, Crinò L, Giaccone G, Silvano G, et al. Randomized study of adjuvant chemotherapy for completely resected stage I, II, or IIIA non-small-cell Lung cancer. J Natl Cancer Inst. 2003;95(19):1453-61.
11. Waller D, Peake MD, Stephens RJ, Gower NH, Milroy R, Parmar MK, et al. Chemotherapy for patients with non-small cell lung cancer: the surgical setting of the Big Lung Trial. Eur J Cardiothorac Surg. 2004;26(1):173-82.
12. Pignon JP, Tribodet H, Scagliotti GV, Douillard JY, Shepherd FA, Stephens RJ, et al. Lung adjuvant cisplatin evaluation: a pooled analysis by the LACE Collaborative Group. J Clin Oncol. 2008;26(21):3552-9.
13. Herbst R, Tsuboi M, John T, al. e. Osimertinib as adjuvant therapy in patients with stage IB-IIIA EGFR mutation positive NSCLC after complete tumor resection: ADAURA. J Clin Oncol; 2020;38:8_suppl.LBA5.
14. Curran WJ, Paulus R, Langer CJ, Komaki R, Lee JS, Hauser S, et al. Sequential vs. concurrent chemoradiation for stage III non-small cell lung cancer: randomized phase III trial RTOG 9410. J Natl Cancer Inst. 2011;103(19):1452-60.

15. Hanna N, Neubauer M, Yiannoutsos C, McGarry R, Arseneau J, Ansari R, et al. Phase III study of cisplatin, etoposide, and concurrent chest radiation with or without consolidation docetaxel in patients with inoperable stage III non-small-cell lung cancer: the Hoosier Oncology Group and U.S. Oncology. J Clin Oncol. 2008;26(35):5755-60.
16. Antonia SJ, Villegas A, Daniel D, Vicente D, Murakami S, Hui R, et al. Overall Survival with Durvalumab after Chemoradiotherapy in Stage III NSCLC. N Engl J Med. 2018;379(24):2342-50.
17. Shepherd FA, Rodrigues Pereira J, Ciuleanu T, Tan EH, Hirsh V, Thongprasert S, et al. Erlotinib in previously treated non-small-cell lung cancer. N Engl J Med. 2005;353(2):123-32.
18. Thatcher N, Chang A, Parikh P, Rodrigues Pereira J, Ciuleanu T, von Pawel J, et al. Gefitinib plus best supportive care in previously treated patients with refractory advanced non-small-cell lung cancer: results from a randomised, placebo-controlled, multicentre study (Iressa Survival Evaluation in Lung Cancer). Lancet. 2005;366(9496):1527-37.
19. Wu YL, Cheng Y, Zhou X, Lee KH, Nakagawa K, Niho S, et al. Dacomitinib versus gefitinib as first-line treatment for patients with EGFR-mutation-positive non-small-cell lung cancer (ARCHER 1050): a randomised, open-label, phase 3 trial. Lancet Oncol. 2017;18(11):1454-66.
20. Mok TS, Cheng Y, Zhou X, Lee KH, Nakagawa K, Niho S, et al. Improvement in Overall Survival in a Randomized Study That Compared Dacomitinib With Gefitinib in Patients With Advanced Non-Small-Cell Lung Cancer and EGFR-Activating Mutations. J Clin Oncol. 2018;36(22):2244-50.
21. Soria JC, Ohe Y, Vansteenkiste J, Reungwetwattana T, Chewaskulyong B, Lee KH, et al. Osimertinib in Untreated EGFR-Mutated Advanced Non-Small-Cell Lung Cancer. N Engl J Med. 2018;378(2):113-25.
22. Ramalingam S, Gray J, Ohe Y, al e. Osimertinib vs comparator EGFR-TKI as first-line treatment for EGFRm advanced NSCLC (FLAURA): Final overall survival analysis. ESMO 2019 Congress. p. Abstract LBA5_PR.
23. Maemondo M, Inoue A, Kobayashi K, Sugawara S, Oizumi S, Isobe H, et al. Gefitinib or chemotherapy for non-small-cell lung cancer with mutated EGFR. N Engl J Med. 2010;362(25):2380-8.
24. Rosell R, Carcereny E, Gervais R, Vergnenegre A, Massuti B, Felip E, et al. Erlotinib versus standard chemotherapy as first-line treatment for European patients with advanced EGFR mutation-positive non-small-cell lung cancer (EURTAC): a multicentre, open-label, randomised phase 3 trial. Lancet Oncol. 2012;13(3):239-46.
25. Sequist LV, Yang JC, Yamamoto N, O'Byrne K, Hirsh V, Mok T, et al. Phase III study of afatinib or cisplatin plus pemetrexed in patients with metastatic lung adenocarcinoma with EGFR mutations. J Clin Oncol. 2013;31(27):3327-34.
26. Crinò L, Kim D, Riely G, al e. Initial phase II results with crizotinib in advanced <i style="">ALK -positive non-small cell lung cancer (NSCLC): PROFILE 1005. Journal of Clinical Oncology; 2011. p. 15_suppl.7514.
27. Solomon BJ, Mok T, Kim DW, Wu YL, Nakagawa K, Mekhail T, et al. First-line crizotinib versus chemotherapy in ALK-positive lung cancer. N Engl J Med. 2014;371(23):2167-77.
28. Soria JC, Tan DSW, Chiari R, Wu YL, Paz-Ares L, Wolf J, et al. First-line ceritinib versus platinum-based chemotherapy in advanced ALK-rearranged non-small-cell lung cancer (ASCEND-4): a randomised, open-label, phase 3 study. Lancet. 2017;389(10072):917-29.
29. Peters S, Camidge DR, Shaw AT, Gadgeel S, Ahn JS, Kim DW, et al. Alectinib versus Crizotinib in Untreated ALK-Positive Non-Small-Cell Lung Cancer. N Engl J Med. 2017;377(9):829-38.
30. Camidge DR, Kim HR, Ahn MJ, Yang JC, Han JY, Lee JS, et al. Brigatinib versus Crizotinib in ALK-Positive Non-Small-Cell Lung Cancer. N Engl J Med. 2018;379(21):2027-39.

31. Garon EB, Hellmann MD, Rizvi NA, Carcereny E, Leighl NB, Ahn M-J, et al. Five-Year Overall Survival for Patients With Advanced Non Small-Cell Lung Cancer Treated With Pembrolizumab: Results From the Phase I KEYNOTE-001 Study. Journal of Clinical Oncology. 2019;37(28):2518-27.

32. Rittmeyer A, Barlesi F, Waterkamp D, Park K, Ciardiello F, von Pawel J, et al. Atezolizumab versus docetaxel in patients with previously treated non-small-cell lung cancer (OAK): a phase 3, open-label, multicentre randomised controlled trial. The Lancet. 2017;389(10066):255-65.

33. Bellmunt J, de Wit R, Vaughn DJ, Fradet Y, Lee J-L, Fong L, et al. Pembrolizumab as Second-Line Therapy for Advanced Urothelial Carcinoma. New England Journal of Medicine. 2017;376(11):1015-26.

34. Brahmer J, Reckamp KL, Baas P, Crinò L, Eberhardt WEE, Poddubskaya E, et al. Nivolumab versus Docetaxel in Advanced Squamous-Cell Non–Small-Cell Lung Cancer. New England Journal of Medicine. 2015;373(2):123-35.

35. Herbst RS, Baas P, Kim D-W, Felip E, Pérez-Gracia JL, Han J-Y, et al. Pembrolizumab versus docetaxel for previously treated, PD-L1-positive, advanced non-small-cell lung cancer (KEYNOTE-010): a randomised controlled trial. The Lancet. 2016;387(10027):1540-50.

36. Reck M, Rodríguez–Abreu D, Robinson AG, Hui R, Csőszi T, Fülöp A, et al. Updated Analysis of KEYNOTE-024: Pembrolizumab Versus Platinum-Based Chemotherapy for Advanced Non–Small-Cell Lung Cancer With PD-L1 Tumor Proportion Score of 50% or Greater. Journal of Clinical Oncology. 2019;37(7):537-46.

37. Mok TSK, Wu Y-L, Kudaba I, Kowalski DM, Cho BC, Turna HZ, et al. Pembrolizumab versus chemotherapy for previously untreated, PD-L1-expressing, locally advanced or metastatic non-small--cell lung cancer (KEYNOTE-042): a randomised, open-label, controlled, phase 3 trial. The Lancet. 2019;393(10183):1819-30.

38. Reck M, Rodríguez-Abreu D, Robinson AG, Hui R, Csőszi T, Fülöp A, et al. Pembrolizumab versus Chemotherapy for PD-L1-Positive Non-Small-Cell Lung Cancer. N Engl J Med. 2016;375(19):1823-33.

39. Gadgeel SM, Garassino MC, Esteban E, Speranza G, Felip E, Hochmair MJ, et al. KEYNOTE-189: Updated OS and progression after the next line of therapy (PFS2) with pembrolizumab (pembro) plus chemo with pemetrexed and platinum vs placebo plus chemo for metastatic nonsquamous NSCLC. Journal of Clinical Oncology. 2019;37(15_suppl):9013-.

40. Paz-Ares L, Luft A, Vicente D, Tafreshi A, Gümüş M, Mazières J, et al. Pembrolizumab plus Chemotherapy for Squamous Non–Small-Cell Lung Cancer. New England Journal of Medicine. 2018;379(21):2040-51.

41. Zhang P, Su DM, Liang M, Fu J. Chemopreventive agents induce programmed death-1-ligand 1 (PD-L1) surface expression in breast cancer cells and promote PD-L1-mediated T cell apoptosis. Mol Immunol. 2008;45(5):1470-6.

42. Deng L, Liang H, Burnette B, Beckett M, Darga T, Weichselbaum RR, et al. Irradiation and anti-PD-L1 treatment synergistically promote antitumor immunity in mice. J Clin Invest. 2014;124(2):687-95.

43. Pignon JP, Arriagada R, Ihde DC, Johnson DH, Perry MC, Souhami RL, et al. A meta-analysis of thoracic radiotherapy for small-cell lung cancer. N Engl J Med. 1992;327(23):1618-24.

44. Murray N, Coy P, Pater JL, Hodson I, Arnold A, Zee BC, et al. Importance of timing for thoracic irradiation in the combined modality treatment of limited-stage small-cell lung cancer. The National Cancer Institute of Canada Clinical Trials Group. J Clin Oncol. 1993;11(2):336-44.

45. Turrisi AT, Kim K, Blum R, Sause WT, Livingston RB, Komaki R, et al. Twice-daily compared with once--daily thoracic radiotherapy in limited small-cell lung cancer treated concurrently with cisplatin and etoposide. N Engl J Med. 1999;340(4):265-71.

46. Aupérin A, Arriagada R, Pignon JP, Le Péchoux C, Gregor A, Stephens RJ, et al. Prophylactic cranial irradiation for patients with small-cell lung cancer in complete remission. Prophylactic Cranial Irradiation Overview Collaborative Group. N Engl J Med. 1999;341(7):476-84.

47. Slotman B, Faivre-Finn C, Kramer G, Rankin E, Snee M, Hatton M, et al. Prophylactic cranial irradiation in extensive small-cell lung cancer. N Engl J Med. 2007;357(7):664-72.

48. Takahashi T, Yamanaka T, Seto T, Harada H, Nokihara H, Saka H, et al. Prophylactic cranial irradiation versus observation in patients with extensive-disease small-cell lung cancer: a multicentre, randomised, open-label, phase 3 trial. Lancet Oncol. 2017;18(5):663-71.

49. Livingston RB, Moore TN, Heilbrun L, Bottomley R, Lehane D, Rivkin SE, et al. Small-cell carcinoma of the lung: combined chemotherapy and radiation: a Southwest Oncology Group study. Ann Intern Med. 1978;88(2):194-9.

50. Sundstrøm S, Bremnes RM, Kaasa S, Aasebø U, Hatlevoll R, Dahle R, et al. Cisplatin and etoposide regimen is superior to cyclophosphamide, epirubicin, and vincristine regimen in small-cell lung cancer: results from a randomized phase III trial with 5 years' follow-up. J Clin Oncol. 2002;20(24):4665-72.

51. Reck M, Luft A, Szczesna A, Havel L, Kim SW, Akerley W, et al. Phase III Randomized Trial of Ipilimumab Plus Etoposide and Platinum Versus Placebo Plus Etoposide and Platinum in Extensive-Stage Small-Cell Lung Cancer. J Clin Oncol. 2016;34(31):3740-8.

52. Ban CJ, Shi HZ, Zhang YH. Improvement of Malignant Pleural Mesothelioma Prognosis: Early Diagnosis and Multimodality Treatment. Chin Med J (Engl). 2017;130(1):1-3.

53. Ruffie PA. Pleural mesothelioma. Curr Opin Oncol. 1991;3(2):328-34.

54. Zalcman G, Mazieres J, Margery J, Greillier L, Audigier-Valette C, Moro-Sibilot D, et al. Bevacizumab for newly diagnosed pleural mesothelioma in the Mesothelioma Avastin Cisplatin Pemetrexed Study (MAPS): a randomised, controlled, open-label, phase 3 trial. The Lancet. 2016;387(10026):1405-14.

Seção III

A prevalência e os subtipos de câncer de cabeça e pescoço são distintos ao redor do mundo devido à distribuição variada de seus principais fatores de risco. O tabagismo permanece como importante fator de risco, havendo ainda efeito sinérgico, com aumento do risco, quando associado ao etilismo. Além disso, agentes virais também são relevantes nessa neoplasia. O papilomavírus humano (HPV) está associado a câncer de orofaringe, tendo sido responsável pelo aumento da incidência dessa neoplasia entre homens mais jovens nos Estados Unidos nos últimos anos. Já o vírus Epstein-Barr (EBV) tem forte relação com o carcinoma de nasofaringe, o qual apresenta prevalência elevada em alguns países asiáticos. Atualmente, para o câncer de cabeça e pescoço localizado, a cirurgia e/ou a radioterapia, com cisplatina concomitante nos casos de doença localmente avançada, seguem como bases do tratamento. Já para a doença avançada irressecável ou metastática, terapia alvo e imunoterapia foram incorporadas às opções de tratamento padrão nos últimos anos, de forma semelhante ao que ocorreu em outras neoplasias.

CÂNCER DE CABEÇA E PESCOÇO

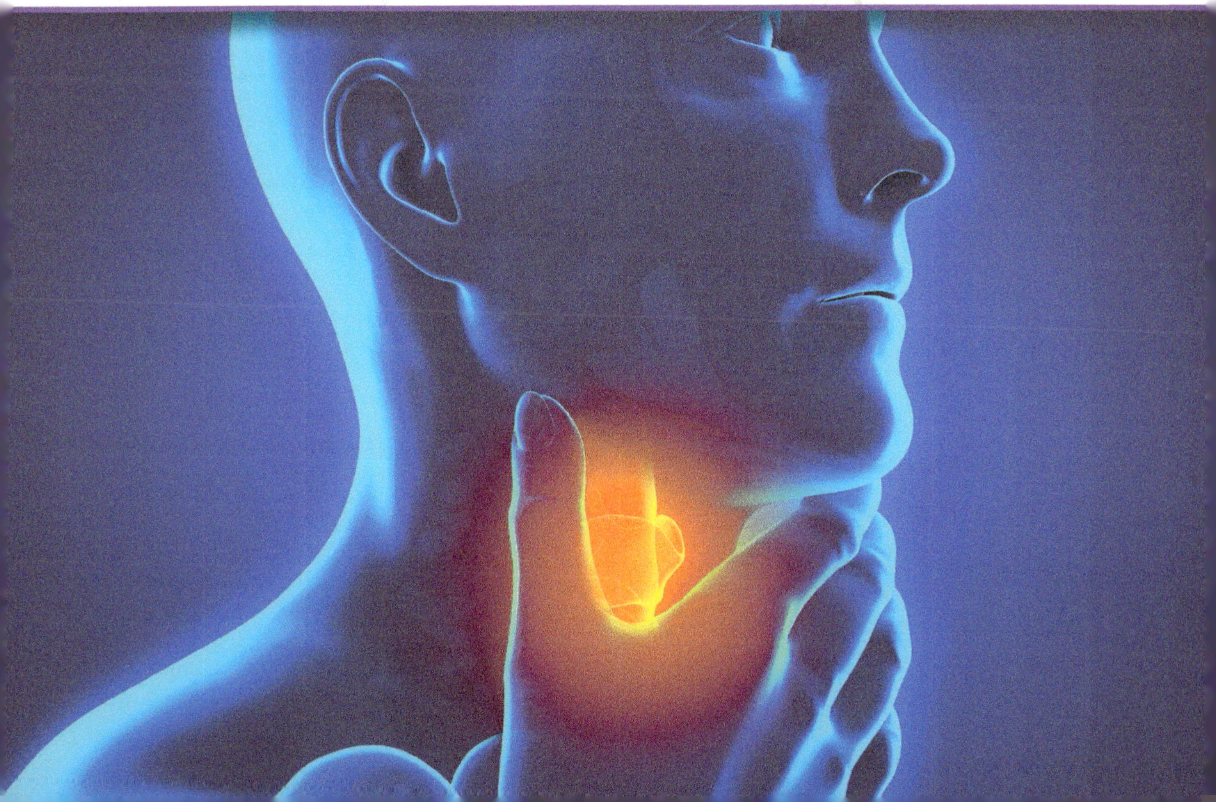

CRONOLOGIA DOS *TRIALS* EM CÂNCER DE CABEÇA E PESCOÇO

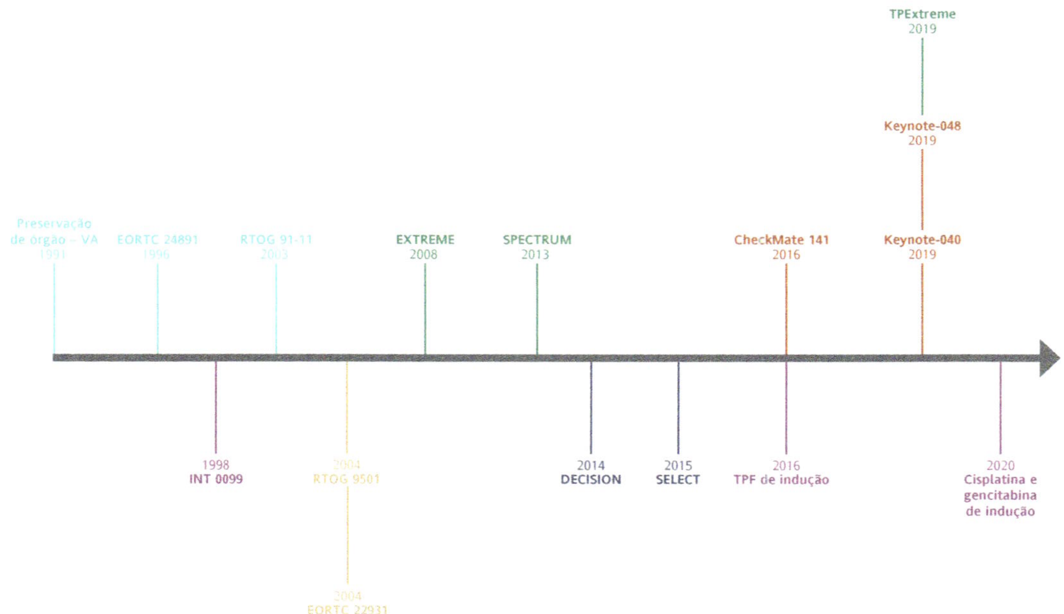

ANO	ESTUDO	TEMA
1991	Preservação de órgão – VA	Preservação de órgão
1996	EORTC 24891	Preservação de órgão
1998	INT 0099	Nasofaringe
2003	RTOG 91-11	Preservação de órgão
2004	RTOG 9501	Quimiorradioterapia adjuvante
2004	EORTC 22931	Quimiorradioterapia adjuvante
2008	EXTREME	Terapia-alvo
2013	SPECTRUM	Terapia-alvo
2014	DECISION	Tireoide
2015	SELECT	Tireoide
2016	CheckMate 141	Imunoterapia
2016	TPF de indução	Nasofaringe
2019	Keynote-040	Imunoterapia
2019	Keynote-048	Imunoterapia
2019	TPExtreme	Terapia-alvo
2019	Cisplatina e gencitabina de indução	Nasofaringe

Estudo

RTOG 9501

Título Comparação entre quatro esquemas de quimioterapia para câncer de pulmão não pequenas células avançado.

Revista: *New England Journal of Medicine.*

Data da publicação: Maio de 2004.

Objetivo: Avaliar a taxa de controle locorregional da radioterapia e da quimioterapia concomitantes na adjuvância de carcinoma escamoso de cabeça e pescoço de alto risco, pós-cirurgia com intenção curativa.

Grupos de comparação (randomização 1:1)

- Radioterapia isolada – 60 a 66 Gy em 30 a 33 frações.
- Radioterapia – 60 a 66 Gy em 30 a 33 frações + Cisplatina 100 mg/m^2 dias 1,22 e 43.

Métodos

- **Período de recrutamento dos pacientes:** 1995-2000.
- **Desenho do estudo:** Ensaio clínico de fase III, prospectivo randomizado, multicêntrico. As análises foram realizadas por intenção de tratamento. Calculou-se que, com um erro alfa bicaudado de 0,05 e um poder de 80% para detectar uma melhora da taxa de controlo locorregional de 15%, seriam necessários 398 pacientes no estudo.
- **Desfecho primário:** Controle tumoral locorregional.
- **Desfechos secundários:** Sobrevida global, sobrevida livre de doença e efeitos adversos.
- **Seguimento:** 45,9 meses.
- **Pacientes recrutados:** N = 459.

Critérios de inclusão

- Carcinoma de células escamosas com origem em cavidade oral, orofaringe, laringe ou hipofaringe.
- Pacientes foram submetidos a ressecção macroscópica completa.
- Ter pelo menos uma característica de alto risco: invasão de 2 ou mais linfonodos, extensão nodal extracapsular, margens comprometidas.
- KPS ≥ 60.
- Leucócitos ≥ 3.500/mm^3.

- Plaquetas ≥ 100.000/mm³.
- Depuração de creatinina ≥ 50 mL/min.

Dados da população

Características	Radioterapia (N = 231)	Radioterapia + quimioterapia (N = 228)
Idade mediana (anos)	55	56
▪ ≥ 70 anos (%)	7	5
Característica de alto risco (%)		
▪ Margem positiva	19	17
▪ ≥ 2 ou mais linfonodos	81	83
Sexo masculino (%)	86	86
Raça (%)		
▪ Caucasiana	73	76
▪ Negra	18	21
Diferenciação do tumor (%)		
▪ Intermediário	56	55
▪ Alto	34	33
Sítio do tumor (%)		
▪ Cavidade oral	30	24
▪ Orofaringe	37	48
▪ Hipofaringe	12	7
▪ Supraglote	15	14
▪ Glote	5	5

Resultados

Desfechos	RT + QT	RT	HR	IC 95%	P
Recidiva locorregional (%)	19	30	0,6	0,41-0,91	0,001
Taxa de controle locorregional em 2 anos (%)	82	72	–	–	–
Metástase a distância	20	23	–	–	0,46
SLD (% de falha)	70	60	0,78	0,61-0,99	0,04
SG	–	–	0,84	0,65-1,09	0,19
Eventos adversos G3-4 (%)	77	34	–	–	< 0,001

Perspectivas

O estudo RTOG 9501 foi publicado na mesma edição do NEJM do estudo EORTC 22931 (1), que também buscou avaliar o papel da adição da quimioterapia à radioterapia adjuvante no câncer de cabeça e pescoço ressecado. No estudo do EORTC, alto risco foi definido como presença de uma das seguintes alterações: margens cirúrgicas positivas, extravasamento extranodal, acometimento nodal nos níveis 4 ou 5 em caso de primário em cavidade oral ou orofaringe, acometimento perineural ou vascular. Assim, apenas margem positiva e extravasamento extranodal estavam presentes em ambos os estudos. Os esquemas de radioterapia e quimioterapia foram idênticos nos dois estudos. Diferentemente do RTOG, o objetivo primário no estudo EORTC foi sobrevida livre de progressão.

Após mediana de seguimento de 34 meses, a sobrevida livre de doença em 3 anos no estudo EORTC foi de 41% no grupo radioterapia isolada e de 59% no grupo de terapia combinada (P = 0,009). Além disso, houve um significativo ganho de sobrevida global e controle de doença locorregional com a adição de quimioterapia.

Dessa forma, ambos os estudos reforçam a importância da intensificação de tratamento em pacientes de alto risco em tumores de cabeça e pescoço. Para esse grupo, após cirurgia com intenção curativa, a adição de cisplatina à radioterapia é mais eficaz em termos de controle locorregional, sobrevida livre de doença e sobrevida global que radioterapia isolada.

Conclusão:

Entre pacientes com câncer de cabeça e pescoço ressecado, a adjuvância com quimioterapia e radioterapia concomitantes aumenta as taxas de controle locorregional e sobrevida livre de doença. O tratamento combinado é associado a um aumento de efeitos adversos.

Financiamento:

National Cancer Institute.

Referência:

Cooper JS, et al. *Postoperative concurrent radiotherapy and chemotherapy for high-risk squamous-cell carcinoma of the head and neck.* New England Journal of Medicine. 2004;350:1937-44.

Estudo

Preservação de órgão

Título	Quimioterapia de indução mais radioterapia comparado com cirurgia mais radioterapia em pacientes com câncer de laringe avançado.

Revista: *New England Journal of Medicine.*

Data da publicação: Junho de 1991.

Objetivo: Comparar os resultados de quimioterapia de indução seguida de radioterapia definitiva versus laringectomia convencional e radioterapia adjuvante.

Grupos de comparação (randomização 1:1)

- 3 ciclos de cisplatina (100 mg/m²) e fluorouracil (1.000 mg/m² infusão contínua por 5 dias) (a cada 21 dias) seguidos de radioterapia.
- Laringectomia e radioterapia adjuvante.

Métodos

- **Período de recrutamento:** Não reportado.
- **Desenho do estudo:** Ensaio clínico de fase III, prospectivo, randomizado, multicêntrico. As análises foram realizadas de acordo com o princípio de intenção de tratamento. Pacientes com resposta parcial ou completa após 2 ciclos de quimioterapia recebiam o terceiro ciclo, no entanto pacientes com doença estável ou progressão de doença eram submetidos a ressecção cirúrgica e radioterapia.
- **Desfechos:** Sobrevida global, sobrevida livre de progressão, taxa de preservação de laringe.
- **Seguimento:** 33 meses.
- **Pacientes recrutados:** N= 332.

Critérios de inclusão

- Carcinoma de células escamosas de laringe comprovado por biópsia, previamente não tratado, estádio III ou IV (de acordo com AJCC 1985).
- Pacientes com adequada função cardíaca, pulmonar, nutricional e auditiva.
- KPS ≥ 50.
- Leucócitos ≥ 4.000/mm³.

- Plaquetas ≥ 100.000/mm³.
- Cl Cr ≥ 1 mL/seg.

Critérios de exclusão

- Pacientes com carcinoma T1N1, tumor irressecável, metastático, radioterapia prévia ou outra neoplasia prévia.

Dados da população

Características	QT + RT (N = 166)	Cirurgia + RT (N = 166)
Estádio (%)		
▪ III	56	57
▪ IV	44	43
Tamanho do tumor		
▪ T1,2	9,6	9
▪ T3	64,5	65,7
▪ T4	25,3	25,3
Acometimento linfonodal		
▪ N0	51,8	56,6
▪ N1	20,5	15,7
▪ N2	9,6	12,7
▪ N3	18,1	15,1
Sítio do tumor		
▪ Glótico	36,7	38
▪ Supraglótico	63,3	62

Resultados

Desfechos	QT + RT	Cirurgia + RT	HR	IC 95%	P
Resposta parcial pós-2 ciclos de QT (%)	54	–	–	–	–
Resposta completa pós-2 ciclos de QT (%)	31	–	–	–	–
SG 2 anos (%)	68	68	–	–	0,98
SLP	–	–	–	–	0,11
Recidiva local (%)	12	2	–	–	0,001
Metástase a distância (%)	11	17	–	–	0,001
Taxa de preservação de laringe (%)	64	–	–	–	–

Perspectivas

Até a publicação deste estudo, o padrão de tratamento para CEC de laringe localmente avançado era laringectomia total, com ou sem radioterapia, sendo um tratamento associado a elevada morbidade funcional. Este foi o primeiro estudo a mostrar que a quimioterapia de indução seguida de radioterapia está associada à preservação de laringe e sobrevida semelhante a cirurgia, com diferentes padrões de recidiva.

A possibilidade de preservação de órgão com quimioterapia possibilitou que novos estudos fossem realizados. O Estudo EORTC 24891 randomizou pacientes com CEC de seio piriforme ou hipofaringe para quimioterapia de indução, com o mesmo esquema de cislatina e fluoruoracil, seguida de radioterapia *versus* cirurgia seguida de radioterapia (2). Na atualização do estudo, a sobrevida global em 10 anos no grupo que realizou cirurgia foi de 13,8% comparado com 13,1% no grupo que realizou quimioterapia. A taxa de preservação de laringe em 5 e 10 anos foi de 21,9% e 8,7%, respectivamente.

Para avaliar o papel da quimioterapia e radioterapia no tratamento de preservação de laringe, o estudo RTOG 91-11 foi conduzido para investigar 3 esquemas de tratamentos baseados em radioterapia: quimioterapia de indução com cisplatina e fluorouracil seguida de radioterapia (idêntico aos estudos prévios), radioterapia concomitante com quimioterapia com cisplatina e radioterapia isolada. A taxa de preservação de laringe foi significativamente superior entre os pacientes que receberam radioterapia concomitante com cisplatina em comparação aos pacientes que realizaram quimioterapia de indução seguido de radioterapia ou apenas radioterapia isolada (84% vs. 72% vs. 67%, respectivamente). A taxa de controle locorregional foi também superior no grupo de tratamento concomitante (78% vs. 61% com indução vs. 56% na radioterapia isolada). Deve-se destacar que pacientes com alto volume de doença T4 (definido como invasão de cartilagem ou estendendo-se por mais do que 1 cm da base da língua) não eram elegíveis, visto que possuem pior prognóstico com terapias de preservação de órgão (3).

De forma semelhante, o papel da quimioterapia concomitante a radioterapia no câncer de cabeça e pescoço se consolidou após o estudo MACH-NC, uma importante metanálise publicada por Pignon, et al. Em atualização com inclusão de 87 estudos randomizados e 16.485 pacientes, a adição da quimioterapia ao tratamento locorregional do câncer de cabeça e pescoço resultou em ganho absoluto de sobrevida de 4,5% em 5 anos (HR 0,88; P < 0,001). Novamente, o maior benefício ocorreu quando a quimioterapia foi realizada de forma concomitante (ganho absoluto de 6,5% em 5 anos; HR 0,81; P < 0,001) (4).

Conclusão:

Os resultados sugerem um novo papel da quimioterapia em pacientes com câncer de laringe avançado e indicam que uma estratégia de tratamento com quimioterapia de indução e radioterapia definitiva é eficaz na preservação de laringe de uma elevada proporção de pacientes, sem comprometer a sobrevida.

Financiamento:

Cooperative Studies Program of the Veterans Affairs Medical Research Service; Bristol-Myers Squibb Company; Adria Laboratories.

Referência:

Wolf GT, et al. *Induction chemotherapy plus radiation compared with surgery plus radiation in patients with advanced laryngeal cancer*. New England Journal of Medicine. 1991;324:1685-90.

Estudo
INT 0099

Título	Quimiorradioterapia versus radioterapia em pacientes com câncer de nasofaringe avançado: Estudo Fase 3 Randomizado Intergrupo 0099.

Revista: *Journal of Clinical Oncology.*

Data da publicação: Abril de 1998.

Objetivo: Comparar quimiorradioterapia versus radioterapia isolada em pacientes com câncer de nasofaringe.

Grupos de comparação

- Radioterapia – 70 Gy – associada a quimioterapia com cisplatina 100 mg/m^2 nos D1, D22 e D43, seguido de quimioterapia adjuvante com cisplatina 80 mg/m^2 no D1 e Fluorouracil 1000 mg/m^2/dia de D1 a D4, a cada 4 semanas por 3 ciclos
- Radioterapia – 70 Gy.

Métodos

- **Período de recrutamento dos pacientes:** 1989-1995
- **Desenho do estudo:** Ensaio clínico de fase III, prospectivo randomizado, multicêntrico. As análises foram realizadas por intenção de tratamento. A amostra estimada do estudo foi de 270 pacientes, com um erro alfa unicaudado de 0,05. Análises interinas foram planejadas após 56% e 78% dos pacientes recrutados.
- **Desfechos primários:** Sobrevida global e sobrevida livre de progressão.
- **Desfechos secundários:** Toxicidade, taxa de resposta.
- **Seguimento:** 2,7 anos.
- **Pacientes recrutados:** 147.

Critérios de inclusão

- Câncer de nasofaringe estádio III ou IV, sem evidência de metástase sistêmica.
- Ausência de tratamento prévio com quimioterapia e radioterapia.
- Ausência de história prévia de câncer, exceto por carcinoma *in situ* de colo uterino ou câncer de pele não melanoma.
- Leucócitos > 4.000, plaquetas > 100.000, creatinina < 1,6 e/ou Cl creatinina > 60 mL/min.
- ECOG-PS 0-2.

Dados da população

Características	QT/RT (N = 78)	RT (N= 69)
Idade (anos)	50	52
Sexo masculino (%)	67	77
Estádio (%) ▪ III ▪ IV	 9 91	 9 91
Estádio T (%) ▪ 1 ▪ 2 ▪ 3 ▪ 4	 10 17 28 45	 9 14 33 43
Estádio N (%) ▪ 0 ▪ 1 ▪ 2 ▪ 3	 18 10 42 19	 22 16 49 13
ECOG-PS (%) ▪ 0-1 ▪ 2	 92 8	 90 10

Resultados

Desfechos	QT/RT	RT	HR	IC 95%	P
SG (meses)	NA	34	2,5	1,29-4,84	0,005
SG 3 anos (%)	78	47			
SLP mediana (meses)	NA	15	4,34	2,47-7,69	<0,001
SLP 3 anos (%)	69	24			
Taxa de resposta completa (%)	49	36	–	–	0,14
Completou tratamento (%)	73	91	–	–	–
Evento adverso G3-4 (%)	75	50			

NA = não atingida.

Perspectivas

Este é o primeiro estudo randomizado a demonstrar ganho de sobrevida global com o uso de quimiorradioterapia concomitante seguida de quimioterapia adjuvante, comparado com radioterapia isolada. Com o benefício do tratamento combinado de quimioterapia e radioterapia, o estudo foi interrompido após análise interina.

Para confirmar o benefício da quimioterapia concomitante a radioterapia e adjuvante, uma metanálise foi realizada pelo grupo colaborativo de carcinoma de nasofaringe. Com dados publicados em 2006 e atualizados em 2015, a metanálise demonstrou que a adição de quimioterapia a radioterapia aumenta sobrevida global (HR = 0,79, p < 0,0001), com benefício absoluto em 5 anos de 6,3%. Comparado à radioterapia isolada, houve benefício em sobrevida global demonstrado da quimiorradioterapia seguida de quimioterapia adjuvante (HR 0,65, IC 95% 0,56-0,76) e quimiorradioterapia sem quimioterapia adjuvante (HR 0,8, IC 95% 0,70-0,93). No entanto, não houve benefício demonstrado com quimioterapia adjuvante isolada (HR 0,87, IC 95% 0,68-1,12) ou quimioterapia de indução isolada (HR 0,96, IC 95% 0,80-1,16) (5).

Mais recentemente, novos esquemas de quimioterapia de indução tiveram benefício comprovado em câncer de nasofaringe localmente avançado. O primeiro deles com cisplatina, fluorouracil e docetaxel (TPF). Em estudo fase III, randomizado, chinês, os pacientes foram randomizados para TPF de indução seguido de quimiorradioterapia ou quimiorradioterapia isolada. Os pacientes submetidos a quimioterapia de indução apresentaram benefício em sobrevida livre de progressão (HR 0,68, IC 95% 0,48-0,97), sobrevida global (HR 0,59, IC 95% 0,36-0,95) e sobrevida livre de falha à distância (HR 0,59, IC 95% 0,37-0,96) (6).

Em 2019, foi publicado o estudo com cisplatina e gencitabina de indução, e novamente houve ganho de sobrevida com o tratamento mais intensivo. O estudo randomizou 480 pacientes para cisplatina e gencitabina de indução seguido de quimiorradioterapia ou quimiorradioterapia isolada. Após seguimento de 42,7 meses, a sobrevida livre de recorrência em 3 anos foi de 85,3% no grupo indução comparado a 76,5% com radioterapia isolada (HR 0,51; IC 95% 0,34-0,77; P = 0,001). A sobrevida global em 3 anos foi 94,6% e 90,3%, respectivamente (HR 0,43; IC 95% 0,24-0,77) (7).

Dessa forma, diversos esquemas de quimioterapia demonstraram ganho como tratamento de indução ou adjuvante. Assim, deve-se individualizar cada caso para definição da melhor abordagem. Novos estudos estão em andamento para avaliar a implementação da carga viral de EBV na decisão terapêutica e o uso de imunoterapia para intensificação ao tratamento.

Conclusão:

A quimiorradioterapia seguida de quimioterapia adjuvante é superior em sobrevida livre de progressão e sobrevida global a radioterapia isolada para pacientes com carcinoma de nasofaringe avançado.

Financiamento:

Public Health Service Cooperative Agreement.

Referência:

Al-Sarraf M, et al. *Chemoradiotherapy versus radiotherapy in patients with advanced nasopharyngeal cancer: phase III randomized Intergroup study 0099*. Journal of Clinical Oncology. 1998;16:1310-7.

Estudo

Extreme

Título	Quimioterapia baseada em platina mais cetuximabe em câncer de cabeça e pescoço.

Revista: *New England Journal of Medicine.*

Data da publicação: Setembro de 2008.

Objetivo: Avaliar a eficácia de cetuximabe e quimioterapia baseada em platina como tratamento de primeira linha em pacientes com carcinoma escamoso de cabeça e pescoço recorrente ou metastático.

Grupos de comparação (randomização 1:1)

- Cisplatina ou carboplatina + fluorouracil + cetuximabe por 6 ciclos, seguido de cetuximabe de manutenção.
- Cisplatina ou carboplatina + fluorouracil por 6 ciclos.

Métodos

- **Período de recrutamento dos pacientes:** 2004-2005.
- **Desenho do estudo:** Ensaio clínico de fase III, prospectivo randomizado, multicêntrico. As análises foram realizadas por intenção de tratamento. Calculou-se que, com um erro alfa bicaudado de 0,05 e um poder de 80% para detectar uma melhora na mediana de sobrevida de 36%, seriam necessários 340 eventos (óbitos) no estudo.
- **Desfecho primário:** Sobrevida global.
- **Desfechos secundários:** Sobrevida livre de progressão, taxa de resposta, controle de doença, tempo para falha de tratamento, duração de resposta e segurança.
- **Seguimento:** 19,1 meses.
- **Pacientes recrutados:** N = 442.

Critérios de inclusão

- Carcinoma de células escamosas de cabeça e pescoço com sítio primário em cavidade oral, orofaringe, hipofaringe ou laringe, metastático ou avançado do ponto de vista locorregional, sem proposta de tratamento curativo.
- ≥ 18 anos.
- Inele**gível** para terapia local.

- Pelo menos 1 lesão mensurável.
- Pacientes com adequada função hematológica, renal e hepática.
- KPS ≥ 70.
- Tecido tumoral disponível para avaliação de expressão de EGFR.

Critérios de exclusão

- Cirurgia ou radioterapia nas 4 semanas prévias à inclusão.
- Quimioterapia sistêmica prévia, a menos que fosse parte de tratamento multimodal para doença localmente avançada com término há mais de 6 meses.
- Carcinoma de nasofaringe.
- Outras terapias antineoplásicas concomitantes.

Dados da população

Características	Cetuximabe + platina-fluorouracil (N = 220)	Platina-fluorouracil (N = 220)
Idade (anos)	56	57
Sexo masculino (%)	89	92
Sítio de tumor primário (%) ■ Orofaringe ■ Hipofaringe ■ Laringe ■ Cavidade oral ■ Outros	 36 13 27 21 4	 31 15 24 19 10
Extensão de doença (%) ■ Recorrência locorregional apenas ■ Metastático	 53 47	 54 46
Tratamento prévio (%) ■ Quimioterapia ■ Radioterapia	 41 85	 36 86
Porcentagem de EGFR detectado (%) ■ > 0 a < 40 ■ ≥ 40	 15 83	 16 82

Resultados

Desfechos	Cetuximabe + platina-fluorouracil	Platina-fluorouracil	HR ou OR	IC 95%	p
SG (meses)	10,1	7,4	0,8	0,64-0,99	0,04
SLP mediana (meses)	5,6	3,3	0,54	0,43-0,67	< 0,001
Melhor resposta global (%)	36	20	2,33	1,50-3,60	< 0,001
Controle de doença (%)	81	60	2,88	1,87-4,44	< 0,001
Tempo para falha de tratamento (meses)	4,8	3,0	0,59	0,48-0,73	< 0,001
Duração de resposta (meses)	5,6	4,7	0,76	0,5-1,17	0,21

Perspectivas

Desde a introdução da cisplatina para tratamento de carcinoma de células escamosas de cabeça e pescoço recorrente ou metastático na década de 1970, este foi o primeiro com ganho significativo de sobrevida global em primeira linha. A adição de cetuximabe trouxe um ganho de 2,7 meses em sobrevida global, com uma redução de 20% no risco relativo de morte, quando comparado à quimioterapia isolada.

Na atualização de 5 anos de seguimento, 31 pacientes (14%) no braço cetuximabe e 25 pacientes (11%) no braço quimioterapia obtiveram sobrevida maior que 2 anos, evidenciando o prognóstico ruim desses paciente em longo prazo, mesmo em uso de cetuximabe (8).

Importante destacar que outros agentes antiEGFR já foram testados nesse cenário, com resultados negativos. O estudo SPECTRUM avaliou o uso de panitumumabe associado a quimioterapia com cisplatina e fluorouracil e foi negativo para sobrevida global, com um ganho numérico de 11,1 meses comparado a 9 meses no grupo com quimioterapia isolada, mas não estatisticamente significante (p = 0,1403) (9).

Devido à necessidade de infusão contínua de fluorouracil e à toxicidade associada ao tratamento EXTREME, com até 20% dos pacientes interrompendo o tratamento devido à toxicidade, novos esquemas foram estudados. Na 2019 *ASCO Annual Meeting*, foi apresentado o estudo TPExtreme, que avaliou o uso de docetaxel em substituição ao fluorouracil no esquema EXTREME. O trabalho randomizou 539 pacientes para 6 ciclos do esquema EXTREME ou 4 ciclos do esquema experimental TPEx, com cisplatina, docetaxel e cetuximabe. O estudo foi negativo para o desfecho primário de superioridade em sobrevida global, com medianas de 14,5 meses com TPEx comparado a 13,4 meses com EXTREME (10). Apesar da ausência de significância estatística, o uso de taxano pode ser uma opção, dada a sobrevida global semelhante, com menor toxicidade.

Conclusão:

A adição de cetuximabe **à** quimioterapia baseada em platina e fluorouracil tem benefício em sobrevida global em pacientes com carcinoma de células escamosas de cabeça e pescoço recorrente ou metastático em comparação **à** quimioterapia isolada.

Financiamento:

Merck.

Referência:

Vermorken JB, et al. *Platinum-based chemotherapy plus cetuximab in head and neck cancer*. New England Journal of Medicine. 2008;359:1116-27.

Estudo

Decision

Título	Sorafenibe em câncer de tireoide diferenciado localmente avançado ou metastático iodo-refratário: estudo fase 3, duplo-cego, randomizado.

Revista: The Lancet.

Data da publicação: Abril de 2014.

Objetivo: Avaliar a eficácia e a segurança de sorafenibe no tratamento de pacientes com câncer de tireoide diferenciado.

Grupos de comparação (randomização 1:1)

- Sorafenibe – 400 mg 2 vezes ao dia.
- Placebo.

Métodos

- **Período de recrutamento dos pacientes:** 2009-2011.
- **Desenho do estudo:** Ensaio clínico de fase III, prospectivo randomizado, duplo-cego, multicêntrico. As análises foram realizadas por intenção de tratamento. Calculou-se que, com um erro alfa unicaudado de 0,01 e um poder de 90% para detectar um aumento de 55,5% em sobrevida livre de progressão no grupo sorafenibe comparado com placebo, seriam necessários 420 pacientes.
- **Desfecho primário:** Sobrevida livre de progressão.
- **Desfechos secundários:** Sobrevida global, tempo para progressão, taxa de resposta objetiva, taxa de controle de doença, duração de resposta.
- **Seguimento:** 16,2 meses.
- **Pacientes recrutados:** N = 419 pacientes.

Critérios de inclusão

- **Câncer de** tireoide diferenciado localmente avançado ou metastático iodo-refratário (papilífero, colicular – incluindo células de Hurthle –, pouco diferenciado) que tivessem progredido dentro dos últimos 14 meses, de acordo com RECIST.
- No mínimo uma lesão mensurável por tomografia computadorizada ou ressonância magnética de acordo com RECIST.

- ≥ 18 anos.
- ECOG-PS 0-2.
- Pacientes com adequada função hematológica, renal e hepática.
- TSH sérico < 0,5.
- **Câncer de** tireoide iodo-refratário definido como: presença de ao menos uma lesão sem captação de iodo; pacientes cujos tumores tivessem captação de iodo e progrediram após um tratamento com iodo radioativo dentro dos últimos 16 meses, ou progrediram após dois tratamentos com iodo com 16 meses entre eles (sendo o último tratamento há mais de 16 meses), ou receberam dose cumulativa de iodo radioativo ≥ 600 mCi.

Critérios de exclusão

- Uso prévio de terapia-alvo, talidomida ou quimioterapia para câncer de tireoide.

Dados da população

Características	Sorafenibe (N = 207)	Placebo (N = 210)
Idade (anos)	63	63
Sexo (%)		
▪ Feminino	49,8	54,8
Região (%)		
▪ Europa	59,9	59,5
▪ América do Norte	17,4	17,1
▪ Asia	22,7	23,3
Metástase (%)		
▪ Localmente avançado	3,4	3,8
▪ Metástase a distância	96,6	96,2
Histologia (%)		
▪ Papilífero	57	56,7
▪ Folicular (células de Hurthle)	17,9	17,6
▪ Folicular (não células de Hurthle)	6,3	9
▪ Pouco diferenciado	11,6	7,6
▪ Bem diferenciado	1,0	0,5
ECOG-PS (%)		
▪ 0	62,8	61,4
▪ 1	33,3	35,2
▪ 2	3,4	2,9

Resultados

Desfechos	Sorafenibe	Placebo	HR	IC 95%	P
SG (meses)	NA	NA	0,8	0,54-1,19	0,14
SLP mediana (meses)	10,8	5,8	0,59	0,45-0,76	< 0,001
Taxa de resposta (%)	12,2	0,5	–	–	< 0,001
Taxa de controle de doença (%)	54,1	33,8	–	–	< 0,001
Tempo para progressão (meses)	11,1	5,7	0,56	0,43-0,72	< 0,001
Eventos adversos graves (%)	37,2	26,3	–	–	–

NA = não alcançado.

Perspectivas

Este foi o primeiro estudo fase III positivo em carcinoma diferenciado de tireoide iodo-refratário. O estudo atingiu seu objetivo primário, com um ganho de 5 meses na mediana de sobrevida livre de progressão de sorafenibe comparado com placebo. Deve-se destacar o caráter indolente dessa neoplasia, sendo a mediana de sobrevida global, mesmo no grupo placebo, não atingida. E, apesar de a maioria dos pacientes em uso de sorafenibe apresentar redução do tumor, apenas 12,2% atingiram resposta parcial.

Outro inibidor de tirosina quinase, lenvatinibe, também foi estudado nesse mesmo cenário. O estudo SELECT foi um estudo fase III, duplo-cego, multicêntrico que randomizou 261 pacientes para lenvatinibe ou placebo. A mediana de sobrevida livre de progressão foi de 18,3 meses no grupo lenvatinibe e de 3,6 meses no grupo placebo (HR 0,21, IC 0,14-0,31, P < 0,001). Em termos de taxa de resposta, o grupo lenvatinibe apresentou 64,8% comparado a 1,5% no grupo placebo, uma diferença importante em relação ao estudo com sorafenibe. No entanto, em termos de toxicidade, o lenvatinibe apresentou importantes efeitos adversos: 67,8% dos pacientes apresentaram hipertensão, 59,4% diarreia, 59% astenia e 50,2% diminuição de apetite. Ocorreram 6 óbitos relacionados à droga. Dessa forma, a seleção dos pacientes para o tratamento deve ser criteriosa, visto o caráter indolente em muitos casos (11).

Conclusão:

Sorafenibe aumentou a sobrevida livre de progressão de pacientes com carcinoma diferenciado de tireoide iodo-refratário comparado com placebo.

Financiamento:

Bayer HealthCare Pharmceuticals and Onyx Pharmaceuticals.

Referência:

Brose MS, et al. *Sorafenib in radioactive iodine-refractory, locally advanced or metastatic differentiated thyroid cancer: a randomised, double-blind, phase 3 trial.* The Lancet. 2014;384:319-28.

Estudo

CheckMate 141

Título | Nivolumabe para carcinoma de cabeça e pescoço recorrente.

Revista: *New England Journal of Medicine.*

Data da publicação: Novembro de 2016.

Objetivo: Avaliar o nivolumabe em segunda linha em pacientes com carcinoma escamoso de cabeça e pescoço refratários a platina.

Grupos de comparação (randomização 2:1)

- Nivolumabe 3 mg/kg.
- Terapia sistêmica em monoterapia padrão (metotrexato, docetaxel ou cetuximabe),

Métodos

- **Período de recrutamento dos pacientes:** 2014-2015.
- **Desenho do estudo:** Ensaio clínico de fase III, prospectivo randomizado, multicêntrico. As análises foram realizadas por intenção de tratamento. Calculou-se que, com um erro alfa bicaudado de 0,05 e um poder de 90% para detectar um HR de 0,667 para sobrevida global da comparação de nivolumabe com a terapia padrão, seriam necessários 360 pacientes e um total de 278 óbitos.
- **Desfecho primário:** Sobrevida global.
- **Desfechos secundários:** Sobrevida livre de progressão, taxa de resposta objetiva, tempo para resposta, associações entre nível de PD-L1 e status de HPV e sobrevida global, sobrevida livre de progressão e taxa de resposta.
- **Seguimento:** 5,1 meses.
- **Pacientes recrutados:** N = 361.

Critérios de inclusão

- Carcinoma de células escamosas de cabeça e pescoço recorrente de cavidade oral, orofaringe, hipofaringe ou laringe.
- Progressão tumoral ou recorrência dentro de 6 meses após a última dose de quimioterapia contendo platina como terapia adjuvante ou terapia para doença metastática.
- ≥ 18 anos.
- ECOG-PS 0 ou 1.

- Pelo menos 1 lesão mensurável por RECIST 1.1.
- Pacientes com adequada função hematológica, renal e hepática.

Critérios de exclusão

- Metástase cerebral.
- Doença autoimune.
- Imunossupressão sistêmica.
- Infecção por HIV, hepatite B ou C.
- Tratamento prévio com imunoterapia.

Dados da população

Características	Nivolumabe (N = 240)	Terapia padrão (N = 121)
Idade (anos)	59	61
Sexo masculino (%)	82,1	85,1
Sítio de tumor primário (%)		
▪ Laringe	14,2	12,4
▪ Cavidade oral	45	55,4
▪ Faringe	38,3	29,8
N. de linhas prévias sistêmicas (%)		
▪ 1	44,2	47,9
▪ 2	33,3	37,2
▪ ≥ 3	22,5	14,9
Tratamento prévio (%)		
▪ Quimioterapia	41	36
▪ Radioterapia	85	86

Resultados

Desfechos	Nivolumabe	Terapia padrão	HR	IC 95%	P
SG (meses)	7,5	5,1	0,7	0,51- 0,96	0,01
SLP mediana (meses)	2	2,3	0,89	0,7-1,13	0,32
Taxa de resposta (%)	13,3	5,8	–	–	–
Tempo para resposta (meses)	2,1	2,0	–	–	–
SG de acordo com status p16 (meses)					
▪ Positivo	9,1	4,4	0,56	0,32-0,99	–
▪ Negativo	7,5	5,8	0,73	0,42-1,25	–
SG de acordo com PD-L1 (meses)					
▪ ≥ 1%	8,7	4,6	0,55	0,36-0,83	–
▪ < 1%	5,7	5,1	0,89	0,54-1,45	–

Perspectivas

Entre os pacientes com carcinoma de células escamosas de cabeça e pescoço com progressão após quimioterapia baseada em platina, o tratamento com nivolumabe resultou em significativo ganho de sobrevida global, com maior magnitude entre os pacientes PD-L1 positivo e p16-positivo.

Outro antiPD1, o pembrolizumabe, também foi avaliado nesse cenário. O estudo KEYNOTE-040 randomizou pacientes com carcinoma de células escamosas de cabeça e pescoço para pembrolizumabe ou terapia padrão com quimioterapia em segunda linha. A mediana de sobrevida global foi 8,4 meses com pembrolizumabe comparado a 6,9 meses com tratamento padrão (12).

Visto o ganho de sobrevida global com imunoterapia em segunda linha, a imunoterapia foi também avaliada em primeira linha. O KEYNOTE-048 é um estudo multicêntrico que investigou pembrolizumabe isoladamente ou em combinação com quimioterapia (fluoruracil + carboplatina ou cisplatina) no cenário do carcinoma de células escamosas de cavidade oral, orofaringe, hipofaringe ou laringe, metastático ou recidivado, em comparação com esquema EXTREME (platina, 5-fluorouracil e cetuximabe). O estudo foi positivo e demonstrou ganho de sobrevida global na comparação de pembrolizumabe monoterapia (200 mg EV a cada 3 semanas) comparado a EXTREME, nos pacientes cuja neoplasia apresentava CPS (*combined positive score*) ≥ 1 (12,3 meses vs. 10,3 meses; HR = 0,78; P = 0,008) e ≥ 20 (mediana 14,9 meses vs. 10,7 meses; HR = 0,61; P < 0,001). Da mesma forma, o estudo foi positivo na comparação de pembrolizumabe + quimioterapia vs. EXTREME, independentemente da expressão de PD-L1 avaliada por CPS (13,0 meses vs. 10,7 meses; HR 0,77; P = 0,003). Em termos de resposta, pembrolizumabe isoladamente ofereceu uma taxa de resposta inferior em comparação com a taxa de resposta com EXTREME (19% vs. 35%), enquanto a combinação pembrolizumabe + quimioterapia teve uma resposta semelhante (36% vs. 35%). Chama aa atenção que a duração de resposta foi significantemente superior nos pacientes respondedores tratados com pembrolizumabe (23,4 meses), em comparação a EXTREME (4,5 meses), o que não se observou com a combinação pembrolizumabe + quimioterapia (6,7 meses). O perfil de segurança favorece pembrolizumabe isoladamente em comparação com o regime EXTREME, enquanto a combinação pembrolizumabe + quimioterapia apresentou toxicidade semelhante ao esquema com cetuximabe (13).

Dessa forma, a imunoterapia evidencia seu importante papel no cenário metastático do carcinoma escamoso de cabeça e pescoço. No entanto, permanece necessária a identificação de biomarcadores para a seleção correta dos pacientes que se beneficiarão desse tratamento.

Conclusão:

Entre os pacientes com carcinoma de células escamosas de cabeça e pescoço refratários a platina, o tratamento com nivolumabe resultou em ganho de sobrevida global comparado a quimioterapia com agente único.

Financiamento:

Bristol-Myers Squibb,

Referência:

Ferris RL, et al. *Nivolumab for recurrent squamous-cell carcinoma of the head and neck.* New England Journal of Medicine. 2016;375:1856-67.

Referências

1. Bernier J, Domenge C, Ozsahin M, Matuszewska K, Lefèbvre JL, Greiner RH, et al. Postoperative irradiation with or without concomitant chemotherapy for locally advanced head and neck cancer. N Engl J Med. 2004;350(19):1945-52.
2. Lefebvre JL, Chevalier D, Luboinski B, Kirkpatrick A, Collette L, Sahmoud T. Larynx preservation in pyriform sinus cancer: preliminary results of a European Organization for Research and Treatment of Cancer phase III trial. EORTC Head and Neck Cancer Cooperative Group. J Natl Cancer Inst. 1996;88(13):890-9.
3. Forastiere AA, Goepfert H, Maor M, Pajak TF, Weber R, Morrison W, et al. Concurrent chemotherapy and radiotherapy for organ preservation in advanced laryngeal cancer. N Engl J Med. 2003;349(22):2091-8.
4. Pignon JP, le Maître A, Maillard E, Bourhis J, Group M-NC. Meta-analysis of chemotherapy in head and neck cancer (MACH-NC): an update on 93 randomised trials and 17,346 patients. Radiother Oncol. 2009;92(1):4-14.
5. Blanchard P, Lee A, Marguet S, Leclercq J, Ng WT, Ma J, et al. Chemotherapy and radiotherapy in nasopharyngeal carcinoma: an update of the MAC-NPC meta-analysis. The Lancet Oncology. 2015;16(6):645-55.
6. Sun Y, Li W-F, Chen N-Y, Zhang N, Hu G-Q, Xie F-Y, et al. Induction chemotherapy plus concurrent chemoradiotherapy versus concurrent chemoradiotherapy alone in locoregionally advanced nasopharyngeal carcinoma: a phase 3, multicentre, randomised controlled trial. The Lancet Oncology. 2016;17(11):1509-20.
7. Zhang Y, Chen L, Hu G-Q, Zhang N, Zhu X-D, Yang K-Y, et al. Gemcitabine and Cisplatin Induction Chemotherapy in Nasopharyngeal Carcinoma. New England Journal of Medicine. 2019;381(12):1124-35.
8. Vermorken JB, Remenar E, Hitt R, Kawecki A, Rottey S, Knierim L, et al. Platinum-based chemotherapy (CT) plus cetuximab in recurrent or metastatic squamous cell carcinoma of the head and neck cancer (R/M-SCCHN): 5-year follow-up data for the extreme trial. Journal of Clinical Oncology. 2014;32(15_suppl):6021-.
9. Vermorken JB, Stöhlmacher-Williams J, Davidenko I, Licitra L, Winquist E, Villanueva C, et al. Cisplatin and fluorouracil with or without panitumumab in patients with recurrent or metastatic squamous-cell carcinoma of the head and neck (SPECTRUM): an open-label phase 3 randomised trial. The Lancet Oncology. 2013;14(8):697-710.
10. Guigay J, Fayette J, Mesia R, Lafond C, Saada-Bouzid E, Geoffrois L, et al. TPExtreme randomized trial: TPEx versus Extreme regimen in 1st line recurrent/metastatic head and neck squamous cell carcinoma (R/M HNSCC). Journal of Clinical Oncology. 2019;37(15_suppl):6002-.
11. Schlumberger M, Tahara M, Wirth LJ, Robinson B, Brose MS, Elisei R, et al. Lenvatinib versus Placebo in Radioiodine-Refractory Thyroid Cancer. New England Journal of Medicine. 2015;372(7):621-30.

12. Cohen EEW, Soulières D, Le Tourneau C, Dinis J, Licitra L, Ahn M-J, et al. Pembrolizumab versus methotrexate, docetaxel, or cetuximab for recurrent or metastatic head-and-neck squamous cell carcinoma (KEYNOTE-040): a randomised, open-label, phase 3 study. The Lancet. 2019;393(10167):156-67.

13. Burtness B, Harrington KJ, Greil R, Soulières D, Tahara M, de Castro G, Jr., et al. Pembrolizumab alone or with chemotherapy versus cetuximab with chemotherapy for recurrent or metastatic squamous cell carcinoma of the head and neck (KEYNOTE-048): a randomised, open-label, phase 3 study. The Lancet.

Seção IV

O trato geniturinário é formado pela próstata, rins, bexiga e sistema urinário (uretra, pelve renal e ureteres), pênis e testículos. O câncer de próstata é a neoplasia mais comum entre homens e a segunda em mortalidade, enquanto o câncer de testículo é o tipo mais comum entre homens abaixo dos 40 anos. O tratamento das neoplasias geniturinárias tem evoluído de forma significativa, impactando positivamente os desfechos e a qualidade de vida dos pacientes. Entretanto, a heterogeneidade desse grupo de neoplasias faz com que as estratégias de tratamento variem sobremaneira conforme a histologia específica e as alterações moleculares subjacentes. Agentes hormonais, imunoterapia, quimioterapia, radiofarmacêuticos e terapia alvo molecular tomam parte no arsenal terapêutico contra essas neoplasias. Os mais relevantes estudos clínicos na área de oncologia geniturinária são estudados nesta seção, focando naqueles que mais contribuíram para aumentar as taxas de cura e melhorar o prognóstico dos pacientes com essas neoplasias.

CÂNCER GENITURINÁRIO

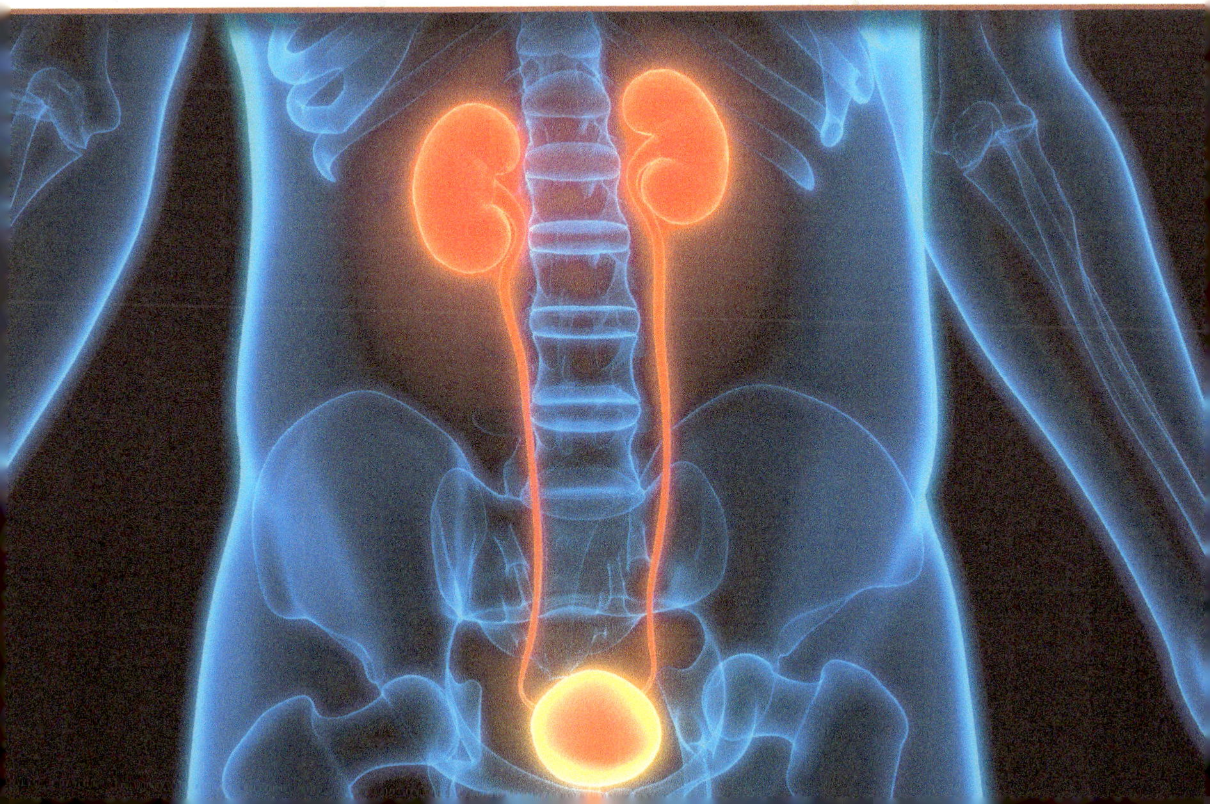

CRONOLOGIA DOS *TRIALS* EM CÂNCER DE PRÓSTATA

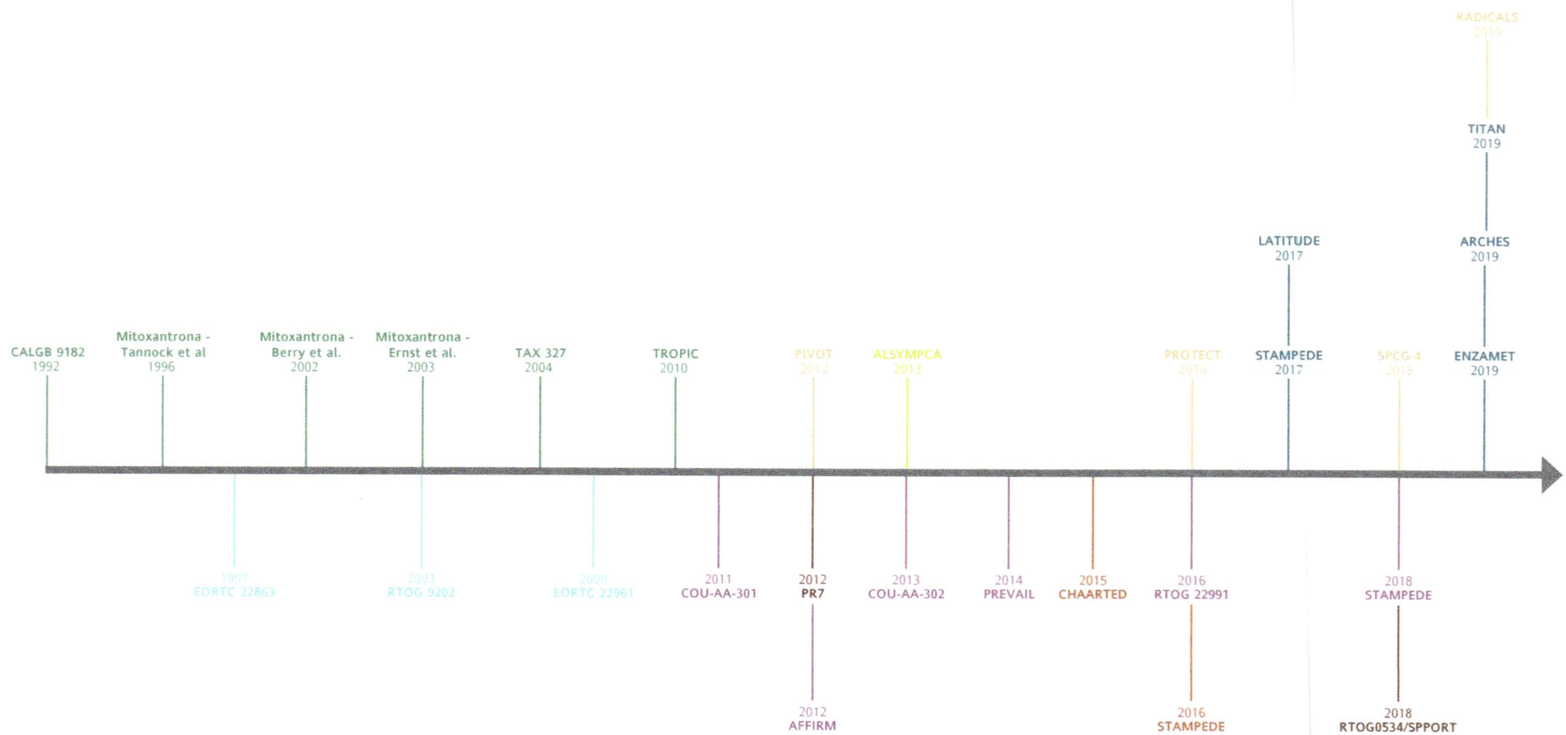

ANO	ESTUDO	TEMA
1992	CALGB 9182	Quimioterapia CPRC
1996	Mitoxantrona - Tannock et al	Quimioterapia CPRC
1997	EORTC 22863	Hormonioterapia adjuvante
2002	Mitoxantrona - Berry et al.	Quimioterapia CPRC
2003	Mitoxantrona - Ernst et al.	Quimioterapia CPRC
2003	RTOG 9202	Hormonioterapia adjuvante
2004	TAX 327	Quimioterapia CPRC
2009	EORTC 22961	Hormonioterapia adjuvante
2010	TROPIC	Quimioterapia CPRC
2011	COU-AA-301	Hormonioterapia CPRC
2012	PIVOT	Doença localizada
2012	PR7	Recidiva bioquímica
2012	AFFIRM	Hormonioterapia CPRC
2013	COU-AA-302	Hormonioterapia CPRC
2013	ALSYMPCA	Radiofármaco

ANO	ESTUDO	TEMA
2014	PREVAIL	Hormonioterapia CPRC
2015	CHAARTED	Quimioterapia CPSC
2016	RTOG 22991	Hormonioterapia CPRC
2016	PROTECT	Doença localizada
2016	STAMPEDE	Quimioterapia CPSC
2017	STAMPEDE	Hormonioterapia CPSC
2017	LATITUDE	Hormonioterapia CPSC
2018	SPCG-4	Doença localizada
2018	STAMPEDE	Doença avançada - RT
2018	RTOG0534/SPPORT	Recidiva bioquímica
2019	ENZAMET	Hormonioterapia CPSC
2019	ARCHES	Hormonioterapia CPSC
2019	TITAN	Hormonioterapia CPSC
2019	RADICALS	Doença localizada

CRONOLOGIA DOS *TRIALS* EM TUMORES GENITOURINÁRIOS NÃO PRÓSTATA

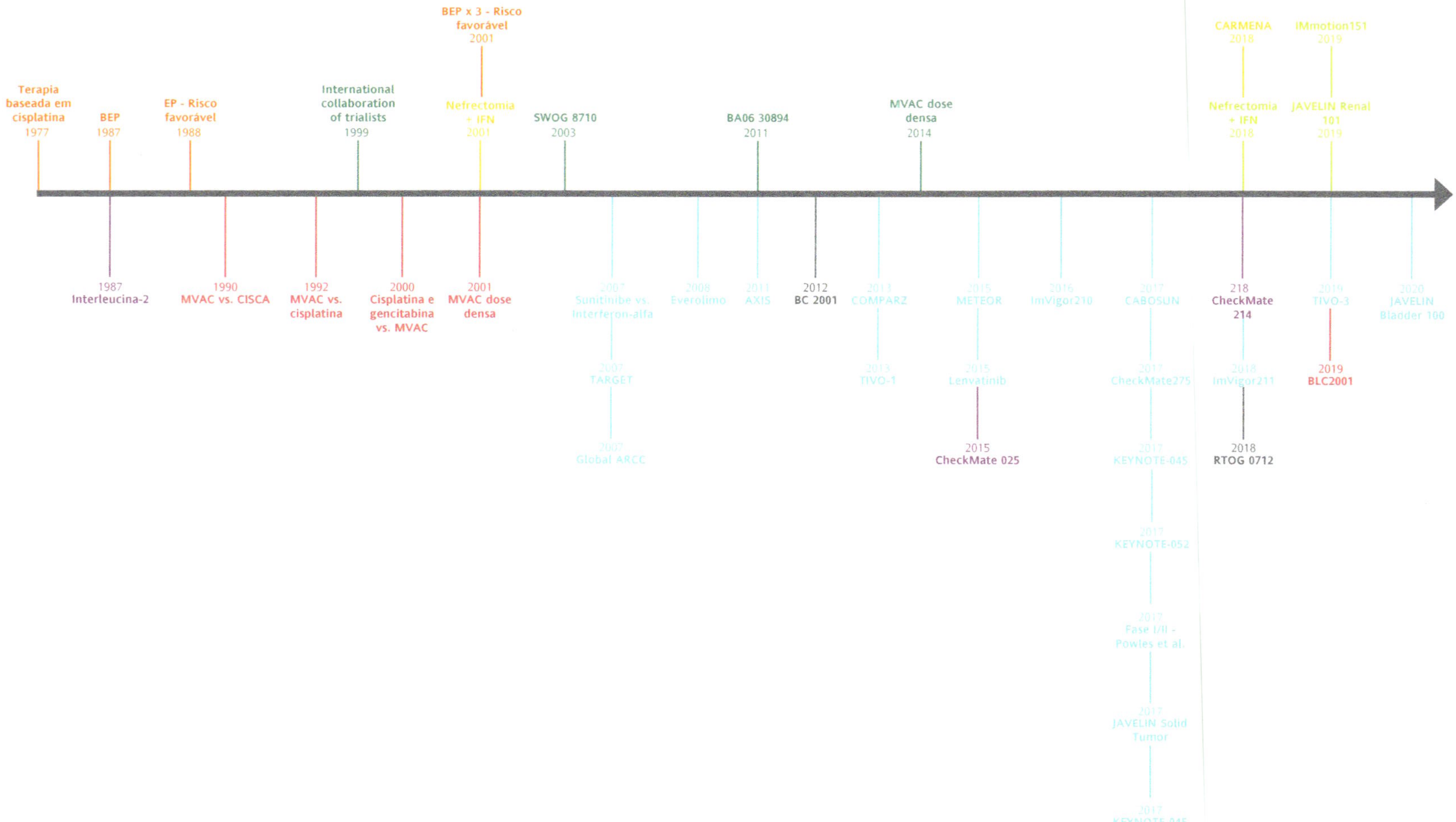

ANO	ESTUDO	TEMA
1977	Terapia baseada em cisplatina	Testículo
1987	Interleucina-2	Rim - Imunoterapia
1987	BEP	Testículo
1988	EP - Risco favorável	Testículo
1990	MVAC vs. CISCA	Bexiga - Quimioterapia paliativa
1992	MVAC vs. cisplatina	Bexiga - Quimioterapia paliativa
1999	International collaboration of trialists	Bexiga - Quimioterapia neo/adjuvante
2000	Cisplatina e gencitabina vs. MVAC	Bexiga - Quimioterapia paliativa
2001	Nefrectomia + IFN	Rim - Cirurgia
2001	BEP x 3 - Risco favorável	Testículo
2001	MVAC dose densa	Bexiga - Quimioterapia paliativa
2003	SWOG 8710	Bexiga - Quimioterapia neo/adjuvante
2007	Sunitinibe vs. Interferon-alfa	Rim - Terapia-alvo
2007	TARGET	Rim - Terapia-alvo
2007	Global ARCC	Rim - Terapia-alvo
2008	Everolimo	Rim - Terapia-alvo
2011	AXIS	Rim - Terapia-alvo
2011	BA06 30894	Bexiga - Quimioterapia neo/adjuvante
2012	BC 2001	Bexiga - Quimiorradioterapia definitiva
2013	COMPARZ	Rim - Terapia-alvo
2013	TIVO-1	Rim - Terapia-alvo
2014	MVAC dose densa	Bexiga - Quimioterapia neo/adjuvante

ANO	ESTUDO	TEMA
2015	METEOR	Rim - Terapia-alvo
2015	Lenvatinib	Rim - Terapia-alvo
2015	CheckMate 025	Rim - Imunoterapia
2016	ImVigor210	Bexiga - Imunoterapia
2017	CABOSUN	Rim - Inibidores de tirosino quinase
2017	CheckMate275	Bexiga - Imunoterapia
2017	KEYNOTE-045	Bexiga - Imunoterapia
2017	KEYNOTE-052	Bexiga - Imunoterapia
2017	Fase I/II - Powles et al.	Bexiga - Imunoterapia
2017	JAVELIN Solid Tumor	Bexiga - Imunoterapia
2017	KEYNOTE-045	Bexiga - Imunoterapia
2018	KEYNOTE-426	Rim - Imunoterapia + terapia-alvo
2018	CheckMate 214	Rim - Imunoterapia
2018	CARMENA	Rim - Cirurgia
2018	ImVigor211	Bexiga - Imunoterapia
2018	RTOG 0712	Bexiga - Quimiorradioterapia definitiva
2019	TIVO-3	Rim - Inibidores de tirosino quinase
2019	JAVELIN Renal 101	Rim - Imunoterapia + terapia-alvo
2019	IMmotion151	Rim - Imunoterapia + terapia-alvo
2019	BLC2001	Bexiga - Terapia alvo antiFGFR
2020	JAVELIN Bladder 100	Bexiga - Imunoterapia

Câncer de próstata

Estudo

EORTC 22863

Título	Aumento de sobrevida em pacientes com câncer de próstata localizado tratado com radioterapia e gosserrelina.

Revista: *New England Journal of Medicine.*

Data da publicação: Julho de 1997.

Objetivo: Avaliar desfechos clínicos em pacientes com câncer de próstata localizado tratados com radioterapia versus radioterapia com hormonioterapia adjuvante.

Grupos de comparação (randomização 1:1)

- Radioterapia,
- Radioterapia + Gosserrelina adjuvante por 3 anos*.

*Mais ciproterona por 1 mês, com início 1 semana antes da gosserrelina.

Métodos:

- **Período de recrutamento:** 1987-1995.
- **Desenho do estudo:** Estudo de fase III, randomizado, multicêntrico, aberto. As análises foram feitas por intenção de tratamento. O tamanho amostral foi calculado para detectar uma diferença de 40% para 55% na taxa de sobrevida livre de doença em 5 anos com o tratamento experimental, estimando-se um poder de 80% e erro alfa de 5%.
- **Desfecho primário:** Sobrevida livre de doença.
- **Desfechos secundários:** Sobrevida global, tempo até primeira falha de tratamento após resposta, sobrevida livre de progressão bioquímica e toxicidade.
- **Seguimento mediano:** 45 meses.
- **Pacientes recrutados:** N = 415.

Critérios de inclusão:

- Ter menos de 80 anos.
- Biópsia com adenocarcinoma de próstata com as características:
- T1/T2 N0 ou Nx com grau histológico 3 ou
- T3/T4 N0.

Critérios de exclusão:

- Exames de imagem mostrando doença metastática (incluindo doença em linfonodos ilíacos comuns e/ou para-aórticos).
- Ter recebido tratamento prévio para câncer de próstata.
- Evidência de outro câncer (exceto carcinoma basocelular de pele).

Dados da população

Característica	Radioterapia (N = 198)	Tratamento combinado (N = 203)
Idade (anos)	70	71
Classificação T (%)		
T2	9	7
T3	82	82
T4	9	9
Gleason (%)		
5-6	19	24
7-10	36	33
Desconhecido	37	38
N (%)		
N0	88	89
N+	3	4
Desconhecido	9	7

Resultados

Desfecho	RT + gosserrelina	RT	HR	IC 95%	P
SG em 5 anos (%)	79	62	0,50	0,33-0,76	0,001
SLD em 5 anos (%)	85	48	0,22	0,15-0,33	< 0,001
Sobrevida livre de recidiva local em 5 anos (%)	97	77	0,19	0,10-0,37	< 0,001

Perspectivas

Este foi o primeiro estudo (EORTC 22863) a demonstrar ganho de sobrevida com hormonioterapia adjuvante à radioterapia em pacientes com câncer de próstata localizado. O esquema de tratamento utilizado foi gosserrelina 3,6 mg a cada 4 semanas por via subcutânea por 36 meses, com acetato de ciproterona 150 mg ao dia durante o primeiro mês, iniciando 1 semana antes da gosserrelina. O seguimento estendido de 10 anos confirmou os achados iniciais, com taxa de sobrevida livre de doença de 47,7% vs 22,7% (HR 0,42, IC95% 0,33-0,55) e de sobrevida global de 58,1% vs. 39,8% (HR 0,60, IC95% 0,45-0,80) (1).

Desde então, muitos estudos buscaram avaliar qual o tempo de duração ótimo da hormonioterapia adjuvante à radioterapia. Com base nos dados apresentados na tabela a seguir, considera-se aceitável uma duração de 24 a 36 meses da hormonioterapia adjuvante para pacientes de alto risco. Para pacientes selecionados, é possível considerar tratamento mais curto ao redor de 18 meses. Para pacientes de risco intermediário tratados com radioterapia, consideramos o uso de hormonioterapia por 6 meses, com base nos estudos EORTC 22991 e PCS III (2, 3).

A seguir, um resumo dos principais estudos que avaliaram o tempo de duração da hormonioterapia adjuvante para o câncer de próstata localizado pós-radioterapia:

Características	EORTC 22961	RTOG 9202	Nabid, et al.	RADAR
Período de recrutamento	1997-2001	1992-1995	2000-2008	2003-2007
Número de pacientes	970	1.554	630	1.071
Seguimento mediano	6,4 anos	19,6 anos	9,4 anos	10,4 anos
População	Adenocarcinoma de próstata localmente avançado	Adenocarcinoma de próstata cT2c-T4 N0-Nx M0	Adenocarcinoma de próstata localizado de alto risco	Adenocarcinoma de próstata T2b-4, N0 M0 ou T2a, N0 M0 se Gleason ≥ 7 e PSA ≥ 10 µg/L
Desfecho primário	SG	SLD	SG e qualidade de vida	Mortalidade câncer de próstata específica
Resultados	Hormonioterapia adjuvante por 6 meses inferior a 36 meses	Hormonioterapia adjuvante por 24 meses superior a 4 meses (SLD e SG)	Hormonioterapia adjuvante por 36 meses não foi superior a 18 meses	Hormonioterapia adjuvante por 18 meses superior a 6 meses
Referência	NEJM. 2009;360:2516-27 (4)	Int J Radiat Oncol Biol Phys. 2017;98:296-303 (5)	Eur Urol. 2018;74:432-41 (6)	Lancet Oncol. 2019;20:267-81 (7)

Conclusão:

Hormonioterapia adjuvante está associada a maior sobrevida global em pacientes com câncer de próstata localizado de alto risco tratados com radioterapia externa.

Financiamento:

European Organization for Research and Treatment of Cancer (EORTC).

Referência:

Bolla M, et al. *Improved survival in patients with locally advanced prostate cancer treated with radiotherapy and goserelin.* New England Journal of Medicine. 1997;337:295-300.

Estudo

TAX 327

Título	Docetaxel mais prednisona ou mitoxantrona mais prednisona para câncer de próstata avançado.

Revista: *New England Journal of Medicine.*

Data da publicação: Outubro de 2004.

Objetivo: Comparar sobrevida global em pacientes com câncer de próstata avançado resistente à hormonioterapia tratados com docetaxel mais prednisona versus mitoxantrona mais prednisona.

Grupos de comparação (randomização 1:1:1)

- Docetaxel (75 mg/m^2 a cada 3 semanas) mais prednisona (5 mg 2 vezes ao dia) (máximo de 10 ciclos).
- Docetaxel (30 mg/m^2 semanal por 5 semanas a cada 6 semanas) mais prednisona (5 mg 2 vezes ao dia) (máximo de 5 ciclos).
- Mitoxantrona (12 mg/m^2 a cada 3 semanas) mais prednisona (5 mg 2 vezes ao dia) (máximo de 10 ciclos).

Métodos:

- **Período de recrutamento:** 2000-2002.
- **Desenho do estudo:** Estudo de fase III, randomizado, multicêntrico, aberto. As análises foram feitas por intenção de tratamento. O tamanho amostral foi calculado como 1.002 pacientes para detectar uma redução de 25% no risco de morte entre os grupos que receberam docetaxel combinados e o grupo que recebeu mitoxantrona, com um poder de 90% e alfa bicaudado de 0,05.
- **Desfechos primários:** Sobrevida global.
- **Desfechos secundários:** Dor, níveis de PSA, qualidade de vida.
- **Seguimento mediano:** 20,7 meses.
- **Pacientes recrutados:** N = 1.006.

Critérios de inclusão:

- Ter câncer de próstata confirmado por análise histológica ou citológica.
- Ter doença metastática com progressão à hormonioterapia (doença resistente à castração).

- Progressão de doença confirmada por pelo menos 3 medidas consecutivas de PSA em elevação com diferença de pelo menos 1 semana entre elas ou progressão clínica ou progressão radiológica.
- KPS 60% ou maior.
- Funções orgânicas preservadas.

Critérios de exclusão:

- Tratamento prévio com agentes citotóxicos (exceto estramustina).
- Diagnóstico de outro câncer nos últimos 5 anos (exceto carcinoma basocelular de pele).
- Metástases cerebrais ou leptomeníngeas.
- Neuropatia periférica grau 2 ou maior.

Dados da população

Característica	Docetaxel a cada 3 semanas (N = 335)	Docetaxel semanal (N = 334)	Mitoxantrona (N = 337)
Idade			
Mediana (anos)	68	69	68
≥ 75 anos (%)	20	21	20
Gleason (%)			
≤ 7	42	40	42
8-10	31	31	28
Desconhecido	26	29	30
Tratamento prévio (%)			
Prostatectomia	19	24	21
Radioterapia	52	44	51
Estramustina	19	18	20
KPS ≤ 70% (%)	13	12	14
Extensão de doença (%)			
Metástases ósseas	90	91	92
Doença visceral	22	24	22

Resultados

Desfecho	Docetaxel a cada 3 semanas	Docetaxel semanal	Mitoxantrona	HR	IC 95%	P
SG mediana	19,2	17,1	16,3	0,83*	0,70-0,99	0,04
Redução de dor (%)	35	31	22	–	–	0,01[1] 0,08[2]
Resposta por PSA (%)	45	48	32	–	–	< 0,01[1] < 0,01-[2]
Melhora de qualidade de vida (%)	22	23	13	–	–	< 0,01[1] < 0,01[2]
≥ 1 evento adverso sério (%)	26	29	20	–	–	
Neutropenia febril (%)	3	0	2	-	-	

* Comparação docetaxel (ambos grupos) versus mitoxantrona. Docetaxel a cada 3 semanas versus mitoxantrona: HR 0,76, IC95% 0,62-0,94. Docetaxel semanal versus bitoxantrona: HR 0,91, IC 95% 0,75-1,11.

[1] Comparação docetaxel a cada 3 semanas versus mitoxantrona.

[2] Comparação docetaxel semanal versus mitoxantrona.

Perspectivas

Este estudo sucede uma série de outros estudos que falharam em demonstrar aumento de sobrevida global com mitoxantrona mas demonstraram respostas por PSA e melhora sintomática, principalmente com paliação da dor em uma parcela significativa de pacientes (38-39%) (8-11).

O estudo TAX 327 foi o primeiro a evidenciar um ganho de sobrevida global com tratamento quimioterápico em indivíduos com câncer de próstata resistente à castração (CPRC) metastático e inaugurou uma nova era no tratamento desses pacientes. O seguimento estendido confirmou os ganhos em sobrevida global (12).

Posteriormente, o tratamento com cabazitaxel teve também seu benefício demonstrado para o câncer de próstata metastático. No estudo TROPIC, 755 homens com câncer de próstata resistente à castração após progressão a docetaxel foram randomizados para cabazitaxel ou mitoxantrona. O grupo cabazitaxel foi superior a mitoxantrona, com sobrevida global (desfecho primário) mediana de 15,1 meses versus 12,7 meses (HR 0,70, IC 95% 0,59-0,83, P < 0,001), tornando-se uma opção nesse cenário (13). Já em pacientes com CPRC sem tratamento quimioterápico prévio, o cabazitaxel não foi superior ao docetaxel (14).

Conclusão:

Quimioterapia com docetaxel a cada 3 semanas foi associado a maior sobrevida global e melhores taxas de resposta em termos de dor, nível de PSA e qualidade de vida em comparação com mitoxantrona.

Financiamento:

Aventis.

Referência:

Tannock IF, et al. *Docetaxel plus prednisone or mitoxantrone plus prednisone for advanced prostate cancer*. New England Journal of Medicine. 2004;351:1502-12.

Estudo

COU-AA-301

Título	Abiraterona e aumento de sobrevida no câncer de próstata metastático.

Revista: *New England Journal of Medicine.*

Data da publicação: Maio de 2011.

Objetivo: Avaliar se abiraterona aumenta sobrevida global em pacientes com câncer de próstata metastático resistente à castração após tratamento com quimioterapia.

Grupos de comparação (randomização 2:1)

- Acetato de abiraterona 1.000 mg ao dia + prednisona 5 mg 2 vezes ao dia.
- Placebo + prednisona 5 mg 2 vezes ao dia.

Métodos:

- **Período de recrutamento:** 2008-2009.
- **Desenho do estudo:** Estudo de fase III, randomizado, multicêntrico, duplo-cego. As análises foram feitas por intenção de tratamento. O cálculo do tamanho amostral foi de 1.158 pacientes e assumiu um poder de 85% e alfa bicaudado de 0,05 para detectar uma redução do risco de morte de 20%.
- **Desfecho primário:** Sobrevida global.
- **Desfechos secundários:** Tempo para progressão bioquímica (PSA), sobrevida livre de progressão radiológica, taxa de resposta de PSA.
- **Seguimento mediano:** 12,8 meses.
- **Pacientes recrutados:** N = 1.195.

Critérios de inclusão:

- Ter câncer de próstata confirmado por análise histológica ou citológica.
- Tratamento prévio com docetaxel.
- Máximo de 2 linhas de quimioterapia prévias.
- Progressão de doença definido por:
- Dois aumentos consecutivos de PSA ou
- Progressão radiológica.
- Testosterona sérica < 50 ng/dL.
- ECOG 0, 1 ou 2.

Critérios de exclusão:

- Albumina < 3 g/dL.
- AST ou ALT ≥ 2,5 vezes o limite superior da normalidade (≥ 5 vezes o limite superior da normalidade se presença de metástases hepáticas).
- Hepatite viral sintomática ou doença hepática crônica ativa.
- Hipertensão arterial sistêmica não controlada.
- História de doença adrenal ou hipofisária.
- Doença cardíaca significativa.
- Uso prévio de cetoconazol.

Dados da população

Característica	Abiraterona + prednisona (N = 797)	Placebo + prednisona (N = 398)
Idade (anos)	69	69
Sítio de metástases (%)		
Osso	89	90
Linfonodos	45	41
Fígado	11	8
ECOG 0-1 (%)	90	89
Linhas de tratamento quimioterápico prévio (%)		
1	70	69
2	30	31
PSA mediano (ng/dL)	128,8	137,7

Resultados

Desfecho	Abiraterona + prednisona	Placebo + prednisona	HR	IC 95%	P
SG mediana (meses)	14,8	10,9	0,65	0,54-0,77	< 0,001
Tempo mediano de tratamento (meses)	8	4	–	–	–
Resposta por PSA (%)	29	6	–	–	< 0,001
Resposta radiológica (%)	14	3	–	–	< 0,001
Tempo mediano para progressão por PSA (meses)	10,2	6,6	0,58	0,46-0,73	< 0,001
SLP radiológica mediana (meses)	5,6	3,6	0,67	0,58-0,78	< 0,001
Eventos adversos (%) ▪ Retenção de fluidos ▪ Hipocalemia	 31 17	 22 8			

Perspectivas

O estudo COU-AA-301 demonstrou que a intensificação do tratamento hormonal aumenta a sobrevida de pacientes com câncer de próstata metastático resistente à castração previamente expostos à quimioterapia citotóxica. Os achados desse estudo foram confirmados após seguimento mais prolongado de 20,2 meses (15). Esse ensaio foi o primeiro a demonstrar que a intensificação do tratamento hormonal poderia aumentar a sobrevida em pacientes com câncer de próstata resistente à castração. Posteriormente, em 2013, o estudo COU-AA-302 demonstrou que a combinação de abiraterona + prednisona em comparação com placebo + prednisona aumentou a sobrevida global em pacientes com câncer de próstata resistente à castração não previamente tratados com quimioterapia (16). De forma semelhante, os estudos AFFIRM e PREVAIL demonstraram que enzalutamida, um bloqueador da sinalização de andrógenos, aumentou a sobrevida global em pacientes com câncer de próstata metastático resistente à castração previamente expostos ou não à quimioterapia, respectivamente (17, 18).

Conclusão:

Abiraterona + prednisona aumentou a sobrevida global de pacientes com câncer de próstata resistente à castração previamente expostos à quimioterapia citotóxica, em comparação com placebo + prednisona.

Financiamento:

Cougar Technology

Referências:

De Bono JS, et al. *Abiraterone and increased survival in metastatic prostate cancer.* New England Journal of Medicine. 2011;364:1995-2005.

Estudo

AFFIRM

Título	Aumento de sobrevida com enzalutamida em câncer de próstata após quimioterapia.

Revista: *New England Journal of Medicine.*

Data da publicação: Setembro de 2012.

Objetivo: Avaliar se enzalutamida aumenta a sobrevida global em pacientes com câncer de próstata metastático resistente à castração após tratamento com quimioterapia.

Grupos de comparação (randomização 2:1)

- Enzalutamida 160 mg ao dia.
- Placebo.

Métodos:

- **Período de recrutamento dos pacientes:** 2009-2010.
- **Desenho do estudo:** Estudo de fase III, randomizado, multicêntrico, duplo-cego. As análises foram feitas por intenção de tratamento. O cálculo do tamanho amostral foi de 1.170 pacientes e assumiu um poder de 90% e alfa bicaudado de 0,05 para detectar uma redução do risco de morte de 24%.
- **Desfecho primário:** Sobrevida global.
- **Desfecho secundário:** resposta por PSA, resposta radiológica, qualidade de vida, tempo para progressão bioquímica, sobrevida livre de progressão radiológica, tempo até primeiro evento esquelético
- **Seguimento mediano:** 14,4 meses.
- **Pacientes recrutados:** N = 1.195.

Critérios de inclusão:

- Ter câncer de próstata confirmado por análise histológica ou citológica.
- Tratamento prévio com docetaxel.
- Progressão de doença definida pelo PCWG2.
- Testosterona sérica < 50 ng/Dl.
- ECOG 0, 1 ou 2.

Critérios de exclusão

- Tratamento prévio com antagonistas de receptor de andrógenos (bicalutamida, nilutamida, flutamida), inibidores de 5-alfa-redutase (finasterida, dutasterida), estrógenos.
- História de convulsão.

Dados da população

Característica	Enzalutamida (N = 800)	Placebo (N = 399)
Idade mediana (anos)	69	69
Sítio de metástases (%)		
Osso	92,2	91,5
Linfonodos	55,8	55
Fígado	11,6	8,5
Pulmão	15,4	14,8
ECOG 0-1 (%)	91,3	92,0
Linhas de tratamento quimioterápico prévio (%)		
1	72,4	74,2
2	24,5	23,8
PSA mediano (ng/dL)	107,7	128,3

Resultados

Desfecho	Enzalutamida	Placebo	HR	IC 95%	P
SG mediana (meses)	18,4	13,6	0,63	0,53-0,75	< 0,001
Resposta por PSA (≥ 50%) (%)	54%	2%	–	–	< 0,001
Resposta por PSA (≥ 90%) (%)	25%	1%	–	–	< 0,001
Resposta radiológica em tecidos moles (%)	29%	4%	–	–	< 0,001
Tempo mediano para progressão por PSA (meses)	8,3	3,0	0,25	0,20-0,30	< 0,001
SLP radiológica mediana (meses)	8,3	2,9	0,40	0,35-0,47	< 0,001
Tempo mediano para primeiro evento ósseo (meses)	16,7	13,3	0,69	0,57-0,84	< 0,001
Eventos adversos (%) ▪ Convulsão ▪ Cefaleia ▪ Evento adverso sério	 < 1 12 34	 0 6 39	–	–	–

Perspectivas

O estudo AFFIRM foi o primeiro a demonstrar ganho de sobrevida global com a enzalutamida comparada a placebo em pacientes com câncer de próstata resistente à castração previamente tratados com quimioterapia citotóxica. Importante salientar que esse ensaio foi interrompido precocemente após análise interina pré-planejada, com 80% dos eventos de óbito, ter demonstrado ganho de sobrevida global significante. Os pacientes do braço placebo puderam migrar para o braço enzalutamida após a abertura dos dados do estudo.

Posteriormente, o estudo PREVAIL demonstrou 29% de redução do risco de morte com enzalutamida em comparação a placebo em pacientes não previamente expostos à quimioterapia (18). Dois outros estudos menores com publicações mais recentes (TERRAIN e STRIVE) demonstraram melhores desfechos com enzalutamida em comparação com a bicalutamida no cenário de câncer de próstata metastático resistente à castração (19, 20). Em conjunto, esses Resultados confirmam a eficácia da enzalutamida no tratamento de pacientes com câncer de próstata resistente à castração.

Conclusão:

Enzalutamida aumentou a sobrevida global em comparação a placebo em pacientes com câncer de próstata metastático resistente à castração previamente tratados com quimioterapia citotóxica.

Financiamento:

Medivation e *Astellas Pharma Global Development*.

Referência:

Scher HI, et al. *Increased survival with enzalutamide in prostate cancer after chemotherapy*. New England Journal of Medicine. 2012;367:1187-97.

ESTUDO
ALSYMPCA

Título	Alfa-emissor rádio-223 e sobrevida em câncer de próstata metastático.

Revista: *New England Journal of Medicine.*

Data da publicação: Julho de 2013.

Objetivo: Avaliar a eficácia e segurança do rádio-223 em pacientes com câncer de próstata metastático resistente à castração.

Grupos de comparação (randomização 2:1)

- Rádio-223 6 aplicações a cada 4 semanas + melhor tratamento clínico*.
- Placebo + melhor tratamento clínico*.

* Melhor tratamento clínico era definido por cada centro participante, permitindo-se radioterapia, tratamento com glicocorticoides, antiandrógenos, cetoconazol, dietilestilbestrol ou estramustina.

Métodos:

- **Período de recrutamento:** 2008-2011.
- **Desenho do estudo:** Estudo de fase III, randomizado, multicêntrico, duplo-cego. As análises foram feitas por intenção de tratamento. O cálculo do tamanho amostral foi de 900 pacientes e assumiu um poder de 90% e alfa bicaudado de 0,05 para detectar uma redução do risco de morte de 24%. A análise final de sobrevida global foi planejada após 640 eventos morte. Uma análise interina com 320 eventos morte foi pré-planejada. A análise interina ocorreu com 314 eventos morte, e um nível bicaudado de significância estatística menor ou igual a 0,0028 seria necessário para o término do estudo antes do previsto. Após a interrupção precoce do estudo ter atingido a significância estatística na análise interina, a análise de eficácia desse estudo foi realizada após 528 eventos morte, antes de haver *crossover* dos pacientes previamente alocados no braço placebo para o braço de rádio-223.
- **Desfecho primário:** Sobrevida global.
- **Desfechos secundários:** Tempo para elevação de fosfatase alcalina, resposta de fosfatase alcalina, tempo até evento ósseo sintomático, normalização de fosfatase alcalina, tempo para aumento de PSA.
- **Seguimento:** Seguimento de 3 anos foi previamente planejado.
- **Pacientes recrutados:** N = 921 pacientes.

Critérios de inclusão:

- Ter câncer de próstata confirmado por análise histológica.
- Doença resistente à castração.
- Presença de 2 ou mais metástases ósseas detectadas por cintilografia óssea.
- Doença óssea sintomática (uso regular de medicação analgésica ou necessidade de radioterapia por dor óssea em até 12 semanas).
- PSA igual ou maior que 5 ng/dL.
- ECOG 0, 1 ou 2.
- Tratamento prévio com docetaxel ou não ter possibilidade de receber docetaxel por motivos clínicos ou de disponibilidade da droga.
- ECOG 0, 1 ou 2.
- Expectativa de vida maior ou igual a 6 meses.

Critérios de exclusão

- Presença de metástases viscerais.
- Uso de quimioterapia citotóxica nas últimas 4 semanas ou pacientes que não se recuperaram de toxicidades de quimioterapia prévia.
- Uso de radioisótopos nas últimas 24 semanas.
- Transfusão sanguínea ou uso de eritropoietina nas últimas 4 semanas.
- Linfadenopatia maior que 3 cm no menor diâmetro.
- Iminência de síndrome de compressão medular.

Dados da população

Característica	Rádio-223 (N = 614)	Placebo (N = 307)
Idade mediana (anos)	71	71
Uso atual de bisfosfonados (%)	41	40
Extensão de metástases ósseas (%)		
< 6	16	12
6-20	43	48
> 20	32	30
Superscan	9	10
ECOG 0-1 (%)	87	86
Uso prévio de docetaxel (%)	57	57

*Padrão *superscan* definido como presença de captação difusa e intensa do radiotraçador com ausência de atividade no *background* ou renal.

Resultados

Desfecho	Rádio-223	Placebo	HR	IC 95%	P
SG mediana (meses)	14	11,2	0,70	0,55-0,80	0,002
Tempo para 1° evento esquelético sintomático (meses)	15,6	9,8	0,66	0,52-0,83	< 0,001
Tempo para elevação de fosfatase alcalina (meses)	7,4	3,8	0,17	0,13-0,22	< 0,001
Tempo para aumento de PSA (meses)	3,6	3,4	0,64	0,54-0,77	< 0,001
Redução do PSA em 30% ou maior na semana 12 (%)	16	6	–	–	< 0,001
Normalização nos níveis de fosfatase alcalina (%)	34	1	–	–	< 0,001
Redução nos níveis de fosfatase alcalina em 30% ou mais (%)	47	3	–	–	< 0,001
Evento adverso grau 3 ou 4 (%)	56	62	–	–	–
Anemia (%)	31	31			
Trombocitopenia (%)	12	6			
Neutropenia (%)	5	1			
Diarreia (%)	25	15	–	–	–

Perspectivas

O estudo ALSYMPCA demonstrou ganho de sobrevida global com uso de rádio-223 para pacientes com câncer de próstata metastático resistente à castração com metástases ósseas sintomáticas. Nesse estudo, não foi permitida a inclusão de pacientes com metástases viscerais, embora a presença de linfonodomegalias de até 3 cm no menor eixo tenha sido permitida. Esse foi o primeiro estudo de fase III a confirmar benefício em sobrevida global com uso de radiofarmacêuticos para câncer de próstata metastático. Desde então, outros estudos investigaram combinações de rádio-223 com antiandrogênicos modernos. Houve um grande desapontamento da comunidade com os Resultados do estudo ERA 223, o qual tinha como objetivo primário avaliar a sobrevida livre de eventos ósseos sintomáticos em pacientes tratados com abiraterona + prednisona/prednisolona + rádio-223 ou placebo. Esse estudo foi interrompido prematuramente após uma análise interina ter demonstrado um aumento significativo na frequência de fraturas com o tratamento combinado (29% vs. 11%) (21). Entretanto, deve-se destacar o fato de que o uso de agentes de proteção óssea (bisfosfonados ou denosumabe) era permitido apenas se o paciente já estivesse fazendo uso previamente à inclusão no estudo, e o uso desses agentes foi menos frequente entre aqueles que tiveram fraturas. Houve, porém, uma proporção elevada de pacientes com fraturas mesmo entre aqueles que receberam agentes de proteção óssea (15% no grupo rádio-223 + abiraterona + prednisona/prednisolona e 7% no grupo placebo + abiraterona + prednisona/prednisolona), o que poderia sugerir o uso de esteroides como um fator causal de aumento do risco de fraturas nesse grupo de pacientes. O estudo EORTC 1333/PEACE III está avaliando a combinação de enzalutamida com ou sem rádio-223 e notou um risco cumulativo de fraturas em 12 meses de 37,4% vs. 12,4%, respectivamente. Após uma emenda do estudo tornando obrigatório o uso de denosumabe ou bisfosfonados, o risco de fratura caiu para 0% em ambos os grupos (22). Atualmente, o estudo DORA (NCT03574571) está avaliando a combinação de docetaxel + prednisona com ou sem rádio-223.

Conclusão:

Rádio-223 aumentou sobrevida global em comparação a placebo em pacientes com câncer de próstata resistente à castração com metástases ósseas exclusivas sintomáticas.

Financiamento:

Algeta e Bayer HealthCare Pharmaceuticals.

Referência:

Parker C, et al. *Alpha emitter radium-223 and survival in metastatic prostate cancer.* New England Journal of Medicine. 2013;369:213-23.

Estudo

CHAARTED

Título	Tratamento quimio-hormonal no câncer de próstata metastático hormônio-sensível.

Revista: *New England Journal of Medicine.*

Data da publicação: Agosto de 2015.

Objetivo: Avaliar se a adição de docetaxel à terapia de deprivação androgênica (TDA) aumenta a sobrevida global em pacientes com câncer de próstata metastático hormônio-sensível.

Grupos de comparação (randomização 1:1)

- Docetaxel (75 mg/m^2 a cada 3 semanas) por 6 ciclos + TODA.
- TDA isolado.

Métodos:

- **Período de recrutamento:** 2006-2012.
- **Desenho do estudo:** Estudo de fase III, randomizado, multicêntrico, aberto. As análises foram feitas por intenção de tratamento. O estudo passou por duas emendas. Inicialmente, apenas pacientes com alto volume de doença metastática eram aceitos, e o estudo incluiria 568 pacientes. Após recrutamento inicial de 53 pacientes, uma emenda foi realizada para aceitar também a inclusão de pacientes com baixo volume de doença metastática, e o estudo passou a ter tamanho amostral de 600 pacientes. Nessa emenda, foi incluída estratificação por volume de doença metastática.

  Doença metastática de alto volume foi definida como a presença de pelo menos um dos critérios:

  Presença de metástases viscerais.

  Presença de 4 ou mais lesões metastáticas ósseas, sendo pelo menos uma fora da coluna vertebral e ossos pélvicos.

  A última emenda foi realizada após a inclusão de 579 pacientes e aumentou o tamanho amostral requerido para 780 pacientes, projetando um aumento de 33,3% na sobrevida global mediana entre os grupos de teste, com um alfa unicaudado de 2,5% e poder de 80%.
- **Desfecho primário:** Sobrevida global.

- **Desfecho secundário:** Queda de PSA, tempo para câncer de próstata castração resistente, tempo para progressão clínica.
- **Seguimento mediano:** 28,9 meses.
- **Pacientes recrutados:** N = 790 pacientes.

Critérios de inclusão

- Ter câncer de próstata confirmado por análise histológica ou clínica sugestiva de câncer de próstata com elevação de PSA.
- Evidência radiológica de doença metastática.
- ECOG 0, 1 ou 2.
- Uso de TDA adjuvante prévio era permitido desde que a duração do tratamento fosse de 24 meses ou menos e que a progressão tivesse ocorrido em mais do que 12 meses de término do tratamento.
- Pacientes que estavam recebendo TDA poderiam ser incluídos, desde que o início de TDA fosse menor do que 120 dias da randomização.
- Funções orgânicas adequadas.

Dados da população

Característica	Docetaxel + TDA (N = 397)	TDA (N = 393)
Idade mediana (anos)	64	63
Gleason (%)		
4-6	5,3	5,3
7	24,2	21,1
8-10	60,7	61,8
ECOG 0-1 (%)	98,5	98,5
Tratamento prévio (%)		
Radioterapia	6,8	8,4
Prostatectomia	20,4	18,6
Tempo mediano para o início de TDA para randomização (meses)	1,2	1,3
Alto volume de metástases (%)	66,2	63,8
Metástases viscerais (%)	14,4	16,8

Resultados

Desfecho	Docetaxel + TDA	TDA	HR	IC 95%	P
SG mediana (meses)	57,6	44	0,61	0,47-0,80	< 0,001
Alto volume	49,2	32,2	0,60	0,45-0,81	< 0,001
Baixo volume	NA	NA	0,60	0,32-1,13	0,110
Tempo para doença resistente à castração (meses)	20,2	11,7	0,61	0,51-0,72	< 0,001
Tempo para progressão clínica (meses)	33,0	19,8	0,61	0,50-0,75	< 0,001
Eventos adversos (%) ▪ Grau 3 ▪ Grau 4 ▪ Grau 5	 16,7 12,6 0,3	–	–	–	–

NA = não atingida.

Perspectivas

O estudo CHAARTED foi o primeiro a demonstrar que a intensificação do tratamento no cenário de câncer de próstata metastático sensível à castração poderia aumentar a sobrevida global. O estudo foi posteriormente atualizado com um seguimento mediano de 53,7 meses e confirmou o benefício (HR 0,72, IC 95% 0,59-0,89, sobrevida global mediana 57,6 vs. 47,2 meses).

A análise de subgrupos sugeriu que pacientes com alto volume de doença metastática (*vide* acima a definição) beneficiaram-se do tratamento com 6 ciclos de docetaxel em adição à TDA (HR 0,63, IC 95% 0,50-0,79, sobrevida global mediana 51,2 vs. 34,4 meses), enquanto não foi observado benefício nos pacientes com baixo volume de doença metastática (HR 1,04, IC 95% 0,70-1,55) (23).

Resultados de um dos braços do estudo STAMPEDE (comentado em separado) corroboraram os dados de sobrevida global em pacientes metastáticos, demonstrando também ganho de sobrevida com a adição do docetaxel à TDA no câncer de próstata castração-sensível (HR 0,78, IC 95% 0,66-0,93, sobrevida global mediana 81 vs. 71 meses) (24). Entretanto, uma nova análise do estudo STAMPEDE tem desafiado o entendimento prévio de que apenas pacientes com alto volume de doença metastática, tendo em vista que não foi demonstrada interação entre "volume de doença metastática" pelos critérios do CHAARTED com sobrevida global em pacientes que receberam docetaxel (25)

Outras estratégias também têm demonstrado benefício da intensificação de tratamento na doença castração-sensível. O estudo LATITUDE, por exemplo, evidenciou ganho de sobrevida global com adição de abiraterona/prednisona a TDA em pacientes com câncer de próstata castração-sensível de alto risco (presença de pelo menos 2 dos seguintes critérios: metástases viscerais, Gleason maior ou igual a 8, ou 3 ou mais metástases ósseas) (26). Posteriormente, uma análise secundária do estudo STAMPEDE evidenciou ganho de sobrevida global em pacientes com alto/baixo volume e com alto/baixo risco com o tratamento com abiraterona/prednisona (27). Mais recentemente, estudos têm demonstrado melhora de desfechos clínicos com outras estratégias hormonais, como enzalutamida e apalutamida, nesse cenário (estudos ENZAMET, ARCHES e TITAN) (28-30).

Conclusão:

Adição de 6 ciclos de docetaxel à terapia de privação androgênica aumenta sobrevida global de pacientes com câncer de próstata metastático sensível à castração de alto volume.

Financiamento:

National Cancer Institute, Sanofi, ECOG-ACRIN.

Referência:

Sweeney CJ, et al. *Chemohormonal therapy in metastatic hormone-sensitive prostate cancer*. New England Journal of Medicine. 2015;373:737-746.

Estudo

PROTECT

Título	Desfechos 10 anos após monitoramento, cirurgia, ou radioterapia para câncer de próstata localizado.

Revista: *New England Journal of Medicine.*

Data da publicação: Outubro de 2016.

Objetivo: Avaliar a mortalidade por câncer de próstata em pacientes com câncer de próstata localizado que realizaram monitoramento, cirurgia ou radioterapia.

Grupos de comparação (randomização 1:1:1)

- Monitoramento ativo.
- Cirurgia.
- Radioterapia.

Métodos

- **Período de recrutamento:** 1999-2009.
- **Desenho do estudo:** Estudo de fase III, randomizado, multicêntrico, aberto. As análises foram feitas por intenção de tratamento. O tamanho amostral foi calculado para detectar uma diferença de 46% na mortalidade por câncer de próstata entre tratamento radical e monitoramento ativo, com um poder de 80% e alfa de 5%, assumindo-se uma mortalidade de 10% em 10 anos com monitoramento ativo e 5,4% com tratamento radical.
- **Desfecho primário:** Mortalidade por câncer de próstata em um seguimento mediano de 10 anos.
- **Desfecho secundário:** Mortalidade por todas as causas, falha ao tratamento local, incidência de metástases, progressão clínica, complicações relacionadas ao tratamento, qualidade de vida.
- **Seguimento mediano:** 10 anos.
- **Pacientes recrutados:** N = 1.643.

Critérios de inclusão:

- PSA ≥ 3 ng/dL.
- Biópsia prostática evidenciando câncer de próstata.
- Ausência de doença metastática em exames de imagem.
- T1c/T2.

Critérios de exclusão:

- PSA > 20 ng/dL.
- Exames de imagem mostrando doença metastática.
- Doença localmente avançada (T3/T4).

Dados da população

Característica	Monitoramento ativo (N = 545)	Radioterapia (N = 545)	Prostatectomia (N = 553)
Idade (anos)	62	62	62
PSA mediano	4,6	4,6	4,7
Gleason (%)			
6	77	78	76
7	20	20	22
8-10	2	3	2
Estádio clínico (%)			
T1c	75	79	74
T2	25	21	26

Resultados

Pacientes que receberam tratamento conforme a randomização nos 9 meses iniciais:

- **Monitoramento ativo:** 88%.
- **Cirurgia:** 71%.
- **Radioterapia:** 74%.

Pacientes que receberam tratamento conforme randomização ao final do tempo de seguimento:

- **Monitoramento ativo:** 54,8%.
- **Cirurgia:** 85%.
- **Radioterapia:** 85%.

Desfecho	Monitoramento ativo	Radioterapia	Prostatectomia	P
Mortes por câncer de próstata (N)	8	5	4	–
Sobrevida específica por câncer de próstata (%) ▪ Em 5 anos ▪ Em 10 anos	 99,4 98,9	 100 99,0	 100 99,6	–
Mortes por câncer de próstata por 1.000 pessoas-ano	1,5	0,9	0,7	0,48
Progressão clínica por 1.000 pessoas-ano	22,9	8,9	9,0	< 0,001
Doença metastática por 1.000 pessoas-ano	6,3	2,4	3,0	0,004
Mortalidade por 1.000 pessoas-ano	10,9	10,1	10,3	0,870

Perspectivas

O estudo PROTECT evidenciou a baixa mortalidade em pacientes com câncer de próstata localizado, tendo sido observadas apenas 17 mortes por câncer de próstata durante o período de seguimento. Não houve diferença na mortalidade por câncer de próstata entre os grupos de monitoramento ativo, radioterapia e prostatectomia radical.

Esses Resultados são, em certa medida, conflitantes com os dados do estudo escandinavo SPCG-4, que evidenciou uma redução do risco de morte absoluto de 11% após um período prolongado de seguimento (23 anos). Entretanto, devemos destacar que o SPCG-4 incluiu pacientes com estadiamento mais avançado, tendo sido apenas 10% dos casos detectados através de triagem por PSA (31).

Dessa forma, os Resultados do PROTECT assemelham-se mais ao do estudo PIVOT, que não demonstrou diferença em sobrevida após um seguimento mínimo de 12 anos, apesar de a mortalidade ter sido ainda menor no estudo PROTECT (32).

O estudo PROTECT demonstrou não haver diferença de mortalidade entre prostatectomia e radioterapia, tendo sido o primeiro estudo randomizado com grande número de pacientes comparando diretamente esses dois tipos de tratamento. Por outro lado, o estudo demonstrou que monitoramento ativo está mais associado ao desenvolvimento de doença metastática. O número necessário para tratamento (NNT) foi de 27 para evitar 1 doença metastática com cirurgia e 33 com radioterapia, em comparação ao grupo que recebeu monitoramento ativo. Nessa mesma edição do *New England Journal of Medicine*, um segundo artigo relacionado ao PROTECT foi publicado, reportando desfechos relacionados à qualidade de vida. Prostatectomia foi mais associada a disfunção sexual e incontinência urinária, enquanto radioterapia foi mais associada a alterações gastrointestinais e sintomas urinários, incluindo sangramentos, noctúria e polaciúria (33). Entre as limitações do estudo, devemos destacar o fato de que a técnica cirúrgica e os exames de imagem para estadiamento evoluíram muito desde o início do recrutamento do estudo no final da década de 1990, o que pode impactar na interpretação do estudo à luz da prática atual.

Conclusão:

A mortalidade em 10 anos de pacientes com câncer de próstata localizado é baixa. Tratamento cirúrgico e radioterápico estão relacionados a desfechos similares em termos de mortalidade e ocorrência de metástases nesse período de seguimento. A estratégia de monitoramento ativo foi mais associada ao desenvolvimento de doença metastática que o tratamento radical.

Financiamento:

UK National Institute for Health Research Health Technology Assessment Programme.

Referência:

Hamdy FC, et al. *10-year outcomes after monitoring, surgery, or radiotherapy for localized prostate cancer*. New England Journal of Medicine. 2016;375:1415-24.

Estudo

STAMPEDE

Título	Terapia sistêmica no câncer de próstata avançado ou metastático: avaliação da eficácia de drogas (STAMPEDE).

Revista: Múltiplas publicações (referências).

Objetivo: Avaliar a eficácia de diferentes tratamentos na doença localizada de alto risco ou metastática sensível à castração.

Grupos de comparação

- A: padrão de tratamento (SOC) = TDA ou orquiectomia bilateral (± RT) (± docetaxel).
- B: SOC + ácido zoledrônico.
- C: SOC + docetaxel.
- D: SOC + celecoxibe.
- E: SOC + ácido zoledrônico + docetaxel.
- F: SOC + ácido zoledrônico + celecoxibe.
- G: SOC + abiraterona.
- H: SOC + RT (doença metastática).
- J: SOC + enzalutamida + abiraterona.
- K: SOC + metformina.
- L: SOC + tE2 (estradiol transdérmico).

Métodos

- **Período de recrutamento:** 2005 até o presente.
- **Desenho do estudo:** O STAMPEDE é um estudo inovador composto de múltiplos braços de tratamento e tem um desenho adaptativo (adapta o grupo controle de acordo com o novo padrão de tratamento estabelecido) e flexível (permite inclusão de novos braços de tratamento).

  Para cada braço de tratamento, foram desenhadas 3 fases de estudo, cada fase analisando desfechos primários específicos que precisam ser atingidos para mudança para o próximo estágio:
  1) Segurança (n = 30 a 50 pacientes por braço): Toxicidade e segurança.
  2) Atividade: Sobrevida livre de falha – falha por PSA (PSA > 4 ng/mL e PSA > 50% do nadir), progressão local, progressão nodal, progressão de metástases preexistentes ou

desenvolvimento de novas metástases, ou morte por câncer de próstata. Tal estágio funciona como uma triagem para a avaliação de quais braços de tratamento devem ser expandidos para o estágio posterior de eficácia.

3) Eficácia: Sobrevida global.

- **Pacientes recrutados:** N > 10.000 pacientes até o momento.

Critérios de inclusão

- Ter câncer de próstata confirmado por análise histológica.
- Intenção de iniciar tratamento com terapia de deprivação androgênica.
- Estádio
- Doença metastática *de novo*.
- Doença linfonodo-positivo.
- Doença localizada de alto risco (2 de 3 critérios abaixo):
- T3/T4.
- Gleason 8 a 10.
- PSA maior ou igual a 40 ng/mL.
- Doença previamente tratada recorrente de alto risco (pelo menos 1 critério abaixo):
- PSA maior ou igual a 4 ng/mL e com tempo de duplicação de PSA menor que 6 meses.
- PSA maior ou igual a 20 ng/mL.
- Linfonodo-positivo.
- Metastático.
- Performance status pela Organização Mundial da Saúde 0, 1 ou 2.

Critérios de exclusão

- Tratamento sistêmico prévio para doença localmente avançada ou metastática.
- Metástases cerebrais ou leptomeníngeas.
- Cirurgia nas últimas 4 semanas prévias à randomização.

Status dos braços do estudo e Resultados principais

Braço	Tratamento	Comparador	Abertura	Fechamento	Resultado	Referência
B	SOC + ácido zoledrônico	TDA isolado (A)	2005	2013	Sem ganho em sobrevida livre de falha e SG	Lancet. 2016;387:1163-77 (24)
C	SOC + docetaxel	TDA isolado (A)	2005	2013	Ganho em sobrevida livre de falha e SG	Lancet. 2016;387:1163-77 (24)
D	SOC + celecoxibe	TDA isolado (A)	2005	2011	Não aumentou sobrevida livre de falha	Lancet Oncol. 2012;13:549-58 (34) JCO. 2017;35:1530-41 (35)
E	SOC + ácido zoledrônico + docetaxel	TDA isolado (A)	2005	2013	Ganho em sobrevida livre de falha e SG	Lancet. 2016;387:1163-77 (24)
F	SOC + ácido zoledrônico + celecoxibe	–	2005	2011	Braços contendo celecoxibe foram descontinuados em 2011 após análise do braço D	Lancet Oncol. 2012;13:549-58 (34) JCO. 2017;35:1530-41 (35)
G	SOC + abiraterona	TDA isolado (A)	2011	2014	Ganho em sobrevida livre de falha e SG	NEJM. 2017;377:338-51 (36)
H	SOC + RT (M1)	TDA isolado (A)*	2013	2016	Ganho em sobrevida livre de falha; sem ganho em SG na população geral (ganho de SG na população de baixo volume pelo critério do estudo CHAARTED)	Lancet. 2018;2353-66 (37)
J	SOC + enzalutamida + abiraterona	–	2014	2016	Aguardando Resultados	Não publicado
K	SOC + metformina	–	2016	atual	Aguardando Resultados	Não publicado
L	SOC + tE2	–	2017	atual	Aguardando Resultados	Não publicado

SOC: *standard of care* (tratamento padrão); tE2: estradiol transdérmico; *docetaxel foi permitido a partir de dezembro de 2015 (18% dos pacientes receberam).

Perspectivas

O estudo STAMPEDE (*Systemic Therapy in Advancing or Metastatic Prostate Cancer: Evaluation of Drug Efficacy*) é único em seu gênero. Esse grande estudo britânico iniciado em 2005 foi desenhado para incluir pacientes em múltiplos braços de tratamento e realizar múltiplas comparações entre as diferentes estratégias, já tendo incluído mais de 10.000 participantes. O mesmo tem um desenho adaptativo e flexível, incorporando os novos padrões de tratamento como braços de comparação das novas estratégias adotadas.

Inicialmente, o estudo foi desenhado com os braços de A a F, tentando-se demonstrar qual seria o papel de 3 tratamentos isolados ou em combinação no câncer de próstata sensível à castração: celecoxibe, ácido zoledrônico e docetaxel, comparados ao padrão (TDA isolado). Análises subsequentes demonstraram ausência de evidência de ganho de sobrevida global com o uso de ácido zoledrônico e celecoxibe (35). Entretanto, os braços C e E (SOC + docetaxel ou SOC + docetaxel + ácido zoledrônico) apresentaram ganho de sobrevida em relação ao controle.

Em 2011, seguindo-se aos estudos demonstrando benefício com abiraterona na doença avançada resistente à castração, um novo braço foi incorporado ao STAMPEDE (braço G: SOC + abiraterona). Os Resultados desse novo grupo de tratamento foram publicados em 2017 no *New England Journal of Medicine*, e demonstraram ganho de sobrevida global com o uso de abiraterona no câncer de próstata sensível à castração. Importante salientar que esse ganho em sobrevida global foi demonstrado apenas na população metastática (36). O grupo de pacientes com doença não metastática tratado com abiraterona teve ganho em sobrevida livre de falha, mas sem ganho em sobrevida global em análise de subgrupo. Uma análise *post hoc* demonstrou que pacientes com doença metastática incluídos no STAMPEDE derivaram benefício com abiraterona de maneira independente da classificação de risco pelo critério do estudo LATITUDE ou da classificação de volume de doença (pelo critério do estudo CHAARTED) (38). Esses Resultados foram aceitos pela comunidade médica e estabeleceram a abiraterona como uma opção de tratamento para a doença metastática castração sensível independente do "volume" ou "risco".

Em 2013, um novo braço de tratamento foi acrescentado ao STAMPEDE. O braço H do STAMPEDE (RT para o primário da próstata) incluía apenas pacientes com doença metastática sem tratamento prévio do tumor primário e foi comparado com o tratamento padrão (TDA isolado). A partir de dezembro de 2015, o uso prévio de docetaxel foi permitido (18% dos pacientes receberam docetaxel) para acomodar os Resultados então recém-publicados do estudo CHAARTED. A análise do braço H foi negativa para o seu desfecho primário de sobrevida global. Entretanto, análises de subgrupo previamente planejadas demonstraram ganho de sobrevida global entre aqueles pacientes que receberam RT para a próstata e tinham baixo volume de doença metastática, de acordo com os critérios do CHAARTED. Isso corroborou os Resultados do estudo HORRAD publicados anteriormente (37, 39).

Resultados ainda são aguardados dos braços J (SOC + abiraterona + enzalutamida), K (SOC + metformina) e L (SOC + estradiol transdérmico).

Conclusão:

O estudo STAMPEDE é um grande estudo adaptativo e flexível, composto por múltiplos braços de tratamento em pacientes com câncer de próstata metastático ou localizado de alto risco. Esse estudo demonstrou até o momento ganhos de sobrevida global com docetaxel (braços C e E) e abiraterona (braço G). Recentemente, a análise do braço H (RT para próstata em doença metastática) demonstrou ganho de sobrevida global no subgrupo de pacientes com baixo volume de doença.

Financiamento:

Cancer Research UK, Pfizer, Novartis, Sanofi-Aventis, Medical Research Council (UK), Astellas, Clovis, Novartis.

Referência:

James ND, et al. *Addition of docetaxel, zoledronic acid, or both to first-line long-term hormone therapy in prostate cancer (STAMPEDE): survival results from an adaptive, multiarm, multistage, platform randomised controlled trial.* Lancet. 2016;387:1163-7.

Câncer de rim

Estudo

Sunitinibe vs Interferon-alfa

Título	Sunitinibe versus interferon-alfa em carcinoma metastático de células renais.

Revista: *New England Journal of Medicine.*

Data da publicação: Janeiro de 2007.

Objetivo: Avaliar a eficácia do sunitinibe em comparação ao interferon-alfa em pacientes com carcinoma metastático de células renais.

Grupos de comparação (randomização 1:1)

- Sunitinibe 50 mg ao dia por 4 semanas seguida de 2 semanas sem tratamento (ciclo a cada 6 semanas).
- Interferon-alfa (9 mU subcutâneo 3 vezes por semana).

Métodos

- **Período de recrutamento:** 2004-2005.
- **Desenho do estudo:** Estudo de fase III, randomizado, multicêntrico, aberto. As análises foram feitas por intenção de tratamento. O cálculo do tamanho amostral foi de 471 pacientes para detectar um aumento da sobrevida livre de progressão mediana de 4,7 meses para 6,2 meses, com um poder de 90% e nível de significância bicaudado de 0,05.
- **Desfecho primário:** Sobrevida livre de progressão.
- **Desfechos secundários:** Taxa de resposta, sobrevida global, desfechos reportados por paciente e segurança.
- **Seguimento mediano:** Não reportado.
- **Pacientes recrutados:** N = 750.

Critérios de inclusão

- Ter carcinoma renal com componente de células claras.
- Presença de doença metastática mensurável.
- ECOG 0 ou 1.
- Funções hematológica, renal, hepática e cardíaca adequadas.
- Não ter recebido tratamento sistêmico prévio.

Dados da população

Característica	Sunitinibe (N = 375)	Interferon-alfa (N = 375)
Idade mediana (anos)	62	59
ECOG 0-1 (%)	100	100
Nefrectomia prévia (%)	91	89
Sítios de metástases (%)		
Pulmão	78	79
Fígado	26	24
Ossos	39	30
Linfonodos	58	53
Classificação de risco (MSKCC) (%)		
0 (favorável)	38	34
1-2 (intermediário)	56	59
3 ou mais (pobre)	6	7

Resultados

Desfecho	Sunitinibe	Interferon-alfa	HR	IC 95%	p
SLP mediana (meses)	11	5	0,42	0,32-0,54	< 0,001
SG mediana (meses)	NA	NA	0,65	0,47-0,94	0,020
Resposta radiológica (%) ▪ Resposta completa ▪ Resposta parcial ▪ Doença estável	 0 31 48	 0 6 47	–	–	< 0,001
Tempo mediano de duração de tratamento (meses)	6	4	–	–	–
Interrupção do tratamento por eventos adversos (%)	8	13	–	–	0,050
Evento adverso grau 3 ou 4 (%) ▪ Fadiga ▪ Diarreia ▪ Hipertensão ▪ Síndrome mão-pé	 7 5 8 5	 12 0 1 0	–	–	< 0,050

NA = não alcançada.

Perspectivas

Este estudo demonstrou melhor sobrevida livre de progressão e taxas de resposta com sunitinibe em comparação com interferon-alfa e inaugurou a era dos inibidores de tirosina quinase antiVEGFR para pacientes com câncer renal de células claras metastático. Antes dele, apenas tratamentos à base de citocinas (interferon-alfa e interleucina-2) estavam disponíveis para a doença metastática. Em 2009, foi publicado o seguimento mais prolongado desse estudo demonstrando ganho de sobrevida global (HR 0,818, IC 95% 0,669-0,999) (40). Desde então, foram publicados vários estudos para primeira linha ou linhas posteriores com outras terapias alvo antiVEGFR, seja com inibidores de tirosina quinase, como pazopanibe, sorafenibe, cabozantinibe, axitinibe, lenvatinibe e tivozanibe, ou inibidores de mTOR, como everolimo e tensirolimo (41-48). Importante salientar que, no contexto de múltiplas opções de tratamento aprovados para um determinado cenário, uma vez não havendo prejuízo na eficácia, o perfil de tolerância e eventos adversos pode ser um delineador da escolha da terapia a ser utilizada. Nessa linha, o estudo COMPARZ evidenciou que pazopanibe é não inferior a sunitinibe quanto a sobrevida livre de progressão na primeira linha para tratamento do carcinoma renal de células claras metastático, com perfil de toxicidade mais favorável e melhores índices de qualidade de vida (41).

A seguir, um resumo de outros importantes estudos de fase III com inibidores de tirosina quinase ou inibidores de mTOR para o carcinoma renal avançado.

Características	TARGET	Global ARCC	Everolimo	AXIS	METEOR	TIVO-3
Período de recrutamento	2003-2005	2003-2005	2006-2007	2008-2010	2013-2014	2016-2017
Número de pacientes	903	626	410	723	658	350
Seguimento mediano	6,6 meses	NR	NR	NR	18,7 meses	19 meses
População	Carcinoma renal avançado resistente a citocina	Carcinoma renal avançado sem tratamento prévio	Carcinoma renal avançado com progressão a sunitinibe, sorafenibe ou ambos	Carcinoma renal avançado com progressão a 1ª linha	Carcinoma renal avançado com progressão a antiVEGFR	Carcinoma renal avançado com pelo menos 2 linhas prévias de tratamento
Desfecho primário	SG	SG	SLP	SLP	SLP	SLP
Resultados	Sorafenibe superior a placebo (SLP). Atualização sugeriu benefício em SG quando ajustado para *cross over*	Tensirolimo superior a interferon (SLP e SG)	Everolimo superior a placebo (SLP)	Axitinibe superior a sorafenibe (SLP)	Cabozantinibe superior a everolimo (SLP e SG)	Tivozanibe superior a sorafenibe (SLP)
Referência	NEJM. 2007;356:125-34 (48) JCO. 2009;27:3312-8 (49)	NEJM. 2007;356:2271-81 (50)	Lancet 2008; 372:449–56 (51)	Lancet. 2011; 378:1931-9 (44)	The Lancet Oncology. 2016;17:917-27 (42)	The Lancet Oncology. 2019: Dec 03 [online] (47)

Conclusão:

Tratamento com sunitinibe promoveu melhores desfechos (sobrevida livre de progressão, e respostas radiológicas) em comparação ao interferon-alfa em pacientes com câncer renal metastático.

Financiamento:

Pfizer.

Referência:

Motzer RJ, et al. *Sunitinib versus interferon alfa in metastatic renal-cell carcinoma.* New England Journal of Medicine 2007; 356:115-24.

Estudo

CheckMate 214

Título	Nivolumabe mais ipilimumabe versus sunitinibe no carcinoma de células renais avançado.

Revista: *New England Journal of Medicine.*

Data de publicação: Abril de 2018.

Objetivo: Avaliar a eficácia do nivolumabe mais ipilimumabe em comparação ao sunitinibe em pacientes com carcinoma de células renais avançado.

Grupos de comparação (randomização 1:1)

- Nivolumabe (3 mg/kg) + ipilimumabe (1 mg/kg) a cada 3 semanas por 4 ciclos, seguido de nivolumabe a cada 2 semanas.
- Sunitinibe 50 mg ao dia por 4 semanas seguida de 2 semanas sem tratamento (novo ciclo a cada 6 semanas).

Métodos

- **Período de recrutamento:** 2014-2016.
- **Desenho do estudo:** Estudo de fase III, randomizado, multicêntrico, aberto. Os três desfechos coprimários analisados foram: taxa de resposta objetiva, sobrevida livre de progressão e sobrevida global entre os pacientes de risco IMDC (*International Metastatic RCC Database Consortium*) intermediário e desfavorável. Os principais desfechos secundários foram taxa de resposta objetiva, sobrevida livre de progressão e sobrevida global na população por intenção de tratamento, além da proporção de pacientes com eventos adversos entre os pacientes que receberam tratamento. Para o cálculo do tamanho amostral, consideraram-se 1.070 pacientes no total para incluir um total de 820 pacientes com risco intermediário ou desfavorável pelo IMDC. O nível de significância foi dividido entre os 3 desfechos coprimários: taxa de resposta objetiva (alfa = 0,001), sobrevida livre de progressão (alfa = 0,009) e sobrevida global (alfa = 0,040). Sobrevida global foi analisada com um poder de 90% para detectar uma redução do risco de morte de 23% em comparação ao grupo controle.
- **Desfechos coprimários:** Sobrevida global, taxa de resposta e sobrevida livre de progressão entre pacientes de risco intermediário de desfavorável.
- **Desfechos secundários:** Sobrevida global, taxa de resposta e sobrevida livre de progressão na população geral por intenção de tratar; segurança.

- **Seguimento mediano:** 25,2 meses na população de risco intermediário e desfavorável.
- **Pacientes recrutados:** N = 1.096 (N = 839 com risco intermediário ou desfavorável pelo IMDC).

Critérios de inclusão

- Ter carcinoma renal com componente de células claras.
- Presença de doença avançada mensurável (por RECIST 1.1).
- KPS 70% ou maior.
- Função hematológica, renal, hepática e cardíaca adequadas.
- Não ter recebido tratamento sistêmico prévio para câncer renal.

Critérios de exclusão

- Metástases em sistema nervoso central.
- Presença de doença autoimune.
- Uso de glucocorticoides (equivalente a > 10 mg/dia de prednisona) ou uso de imunossupressores.

Dados da população

Característica	Risco intermediário e desfavorável		População por intenção de tratamento	
	Nivolumabe + ipilimumabe (N = 425)	Sunitinibe (N = 422)	Nivolumabe + ipilimumabe (N = 550)	Sunitinibe (N = 546)
Idade mediana (anos)	61	61	62	62
Classificação de risco (IMDC) (%)				
Favorável	0	0	23	23
Intermediário	79	79	61	61
Desfavorável	21	21	17	16
Expressão de PD-L1 ≥ 1 (%)	26	29	23	25
Radioterapia prévia (%)	12	12	11	13
Nefrectomia prévia (%)	80	76	82	80
Sítios de metástases (%)				
Pulmão	69	70	69	68
Linfonodos	45	51	45	49
Ossos	22	23	20	22
Fígado	21	21	18	20

Resultados

Desfechos primários (população de risco intermediário e desfavorável):

Desfecho	Nivolumabe + ipilimumabe	Sunitinibe	HR	IC 99%	P
SG mediana (meses)	NA	26	0,63	0,44-0,89	< 0,001
SG em 1 ano (%)	80	72			
SLP mediana (meses)	11,6	8,4	0,82	0,64-1,05	0,030
Resposta objetiva (%) ▪ Resposta completa	42 9	27 1	–	–	< 0,001

NA = não alcançada.

Desfechos secundários (população por intenção de tratamento):

Desfecho	Nivolumabe + ipilimumabe	Sunitinibe	HR	IC 99%	P
SG mediana (meses)	NA	32,9	0,68	0,49-0,95	< 0,001
SG em 1 ano (%)	83	77			
SLP mediana (meses)	12,4	12,3	0,98	0,79-1,23	0,850
Resposta objetiva (%)	39	32	–	–	0,020

NA = não alcançada.

Análise exploratória (pacientes com risco favorável):

Desfecho	Nivolumabe + ipilimumabe	Sunitinibe	HR	IC 99%	P
SG mediana (meses)	NA	32,9	1,45	0,51-4,12	0,270
SG em 1 ano (%)	94	96			
SLP mediana (meses)	15,3	25,1	2,18	1,29-3,68	< 0,001
Resposta objetiva (%)	29	52	–	–	< 0,001

NA = não alcançada.

Eventos adversos relacionados ao tratamento:

	Ipilimumabe + nivolumabe		Sunitinibe	
Evento adverso (%)	Qualquer grau	Grau 3 ou 4	Qualquer grau	Grau 3 ou 4
Qualquer evento adverso	93	46	87	63
Diarreia	27	4	52	5
Rash	22	1	13	0
Hipotireoidismo	16	< 1	25	< 1
Eritrodisestesia palmoplantar	< 1	0	43	9
Hipertensão	2	<1	40	16

Perspectivas

O interesse em imunoterapia para câncer renal teve início nos anos 1980, quando Steven Rosenberg conduziu os primeiros ensaios clínicos de interleucina-2 recombinante, uma citocina capaz de expandir linfócitos T *in vivo* e *in vitro*, e notou que uma pequena proporção de pacientes com câncer renal avançado teve respostas exuberantes ao tratamento (52-54). Entretanto, o tratamento com interleucina-2 em altas doses está relacionado a grande toxicidade e é potencialmente letal. Posteriormente, o desenvolvimento de inibidores de antiPD-(L)1 e antiCTLA-4 impactou significativamente no tratamento do câncer renal. Em 2015, nivolumabe isolado provou-se superior a everolimo no tratamento da doença avançada após a progressão a inibidores de VEGFR, conforme dados do estudo CheckMate 025 (55). O estudo CheckMate 214 foi o primeiro a demonstrar ganho de sobrevida com imunoterapia combinada (ipilimumabe mais nivolumabe) na primeira linha para câncer renal avançado. Esse estudo teve 3 desfechos coprimários, todos na população de risco intermediário e desfavorável pelos critérios do IMDC: taxa de resposta objetiva, sobrevida livre de progressão e sobrevida global. Os autores demonstraram uma redução do risco de morte de 37% entre aqueles pacientes que receberam ipilimumabe + nivolumabe em comparação ao braço controle com sunitinibe. Houve também ganhos expressivos em resposta objetiva (42% vs. 27%), com 9% atingindo respostas completas no grupo experimental. Por outro lado, entre os pacientes com risco favorável (análise exploratória do estudo), os desfechos foram superiores com o uso de sunitinibe (resposta objetiva de 29% vs. 52%).

Uma publicação posterior com uma mediana de seguimento de 32,4 meses confirmou achados semelhantes, com uma taxa de resposta completa de 11% com a combinação de imunoterapia vs. 1% com sunitinibe entre os pacientes de risco intermediário e desfavorável (56). Atualmente, existe grande interesse na melhor compreensão dos mecanismos de resistência primária e secundária à imunoterapia do câncer renal, assim como no desenvolvimento de fatores preditivos para aperfeiçoar a seleção de pacientes para o tratamento com esses agentes.

Conclusão:

Ipilimumabe mais nivolumabe está associado a maior sobrevida global e maiores taxas de resposta que o sunitinibe nos pacientes com câncer renal avançado de risco intermediário e desfavorável sem tratamento prévio.

Financiamento:

Bristol-Myers Squibb e *Ono Pharmaceutical.*

Referência:

Motzer RJ, et al. *Nivolumab plus ipilimumab versus sunitinib in advanced renal-cell.*

Estudo

CARMENA

Título | Sunitinibe isolado ou após nefrectomia no carcinoma renal metastático (CARMENA).

Revista: *New England Journal of Medicine.*

Data da publicação: Agosto de 2018.

Objetivo: Avaliar a não inferioridade de sunitinibe isolado como primeira linha de tratamento em relação a nefrectomia seguida de sunitinibe no carcinoma renal de células claras metastático.

Grupos de comparação (randomização 1:1)

- Sunitinibe*.
- Nefrectomia seguida de sunitinibe#.

*50 mg via oral em ciclos de 6 semanas (4 semanas em tratamento e 2 semanas sem tratamento).
#Sunitinibe era iniciado 3 a 6 semanas após a cirurgia.

Métodos

- **Período de recrutamento:** 2009-2017.
- **Desenho do estudo:** Estudo de fase III, randomizado, multicêntrico, aberto, de não inferioridade. As análises foram feitas por intenção de tratamento. Foram estimados 576 pacientes com um total de 456 mortes para o estudo atingir poder de 80% e um alfa unicaudado de 0,05. A margem superior de não inferioridade foi estipulada em 1,20.
- **Desfecho primário:** Sobrevida global
- **Desfechos secundários:** Sobrevida livre de progressão, taxa de resposta e segurança.
- **Seguimento mediano:** 50,9 meses.
- **Pacientes recrutados:** N = 450

Critérios de inclusão

- Carcinoma de células claras renais metastático de novo ou recorrente EC IV.
- Virgem de tratamento sistêmico.
- Risco intermediário ou alto pelos critérios do *Memorial Sloan Kettering Cancer Center*
- ECOG-PS 0-1.
- Candidato a nefrectomia cirúrgica e tratamento com sunitinibe.

Critérios de exclusão

- Metástases sintomáticas em sistema nervoso central.
- Comorbidades não controladas ou disfunções orgânicas cardiovasculares graves.
- Uso de anticoagulantes.

Dados da população

Característica	Sunitinibe (N = 224)	Nefrectomia + sunitinibe (N = 226)
Idade mediana (anos)	62	63
Mediana do tumor primário (mm)	86	88
Mediana de sítios de metástases (mm)	2	2
Mediana de volume tumoral (mm)	144	140
Sítios de metástases (%)		
Pulmão	73	79
Ossos	37	35
Linfonodos	39	35
Outros	41	36
Classificação de risco (MSKCC) (%)		
1-2 (intermediário)	59	56
3-6 (desfavorável)	41	44
Nefrectomias realizadas (%)	17	93
Tempo mediano para nefrectomia	11,1 meses	19 dias

Resultados

Desfecho	Sunitinibe	Nefrectomia + sunitinibe	HR	IC 95%	p
SG mediana (meses)	18,9	13,9	0,89	0,71-1,10	< 0,001*
SLP mediana (meses)	8,4	7,2	0,82	0,77-1,00	< 0,001
Resposta objetiva (%)	29	27	–	–	< 0,001
Eventos adversos G3-G4 (%)	42,7	32,8	–	–	0,040

*Não inferioridade.

Em análise de subgrupo de caráter exploratório, o benefício da associação se manteve independentemente das categorias de risco conforme MSKCC.

Perspectivas

Estudos clínicos publicados no início dos anos 2000 sugeriram que a nefrectomia citorredutora associada ao tratamento com citocinas aumentava a sobrevida global em pacientes com câncer renal metastático quando comparado ao tratamento sistêmico isolado (57, 58). Contudo, a terapia sistêmica até então era limitada e não se tinha disponibilidade do uso de TKI antiVEGFR ou inibidores de pontos de checagem imunológicos. O estudo CARMENA foi o primeiro estudo de fase III randomizado com tamanho amostral suficiente para analisar o papel da cirurgia do tumor renal primário em pacientes com metástases a distância no contexto de terapias-alvo modernas e demonstrou a não inferioridade de sunitinibe isolado em comparação a nefrectomia seguida de sunitinibe. Cabe salientar que, no grupo de pacientes alocados para o braço nefrectomia seguida de sunitinibe, 7,1% não foram submetidos a nefrectomia e 17,7% nunca receberam sunitnibe. Já no grupo de pacientes alocados para sunitinibe, 4,9% nunca receberam o tratamento sistêmico e 17,0% foram submetidos a nefrectomia citorredutora subsequente. Isso exemplifica a heterogeneidade clínica do carcinoma renal, e sugere que uma parcela pequena de pacientes ainda possa se beneficiar da cirurgia citorredutora, especialmente aqueles com sintomatologia local, urgência cirúrgica ou doença com evolução clínica indolente.

Conclusão:

O uso de sunitinibe isolado foi não inferior a sequência terapêutica nefrectomia citorredutora e sunitinibe em pacientes com carcinoma renal metastático de risco intermediário ou desfavorável.

Financiamento:

Assistance Publique–Hôpitaux de Paris, Programme Hospitalier de Recherche Clinique Cancer–Ministère de la Santé e *Pfizer*.

Referência:

Mégean A, et al. *Sunitinib alone or after nephrectomy in metastatic renal-cell carcinoma.* New England Journal of Medicine. 2018;379:417-27.

Estudo

KEYNOTE-426

Título	Pembrolizumabe associado a aitinibe versus sunitinibe para carcinoma de células claras renais avançado.

Revista: *New England Journal of Medicine.*

Data da publicação: Março de 2019.

Objetivo: Avaliar a superioridade da associação de pembrolizumabe (imunoterapia anti-PD1) com axitinibe (inibidor de tirosina quinase antiVEGFR) em relação ao sunitinibe no tratamento de primeira linha de pacientes com carcinoma de células claras renais metastáticos.

Grupos de comparação (randomização 1:1)

- Pembrolizumabe 200 mg endovenoso a cada 3 semanas (máximo de 35 ciclos) + axitinibe 5-10 mg (doses crescentes se tolerância) via oral 2x/dia.
- Sunitinibe 50 mg via oral em ciclos de 6 semanas (4 semanas consecutivas 50 mg 1x/dia, seguido de 2 semanas sem tratamento).

Métodos

- **Periodo de recrutamento:** 2016-2018.
- **Desenho do estudo:** Estudo de fase III, randomizado, multicêntrico, aberto, de superioridade. As análises foram feitas por intenção de tratamento. Foram estimados 861 pacientes para o estudo atingir poder de 99% para detectar um *hazard ratio* (HR) de 0,60 a favor da combinação pembrolizumabe e axitinibe para o desfecho composto de sobrevida livre de progressão (SLP) ou sobrevida global (SG). O valor de p unicaudado foi de 0,025 tanto para análise interina quanto ao final do estudo, sendo o valor de alfa 0,002 para SLP e o valor de alfa de 0,023 para SG. Na primeira análise interina, para se declarar o braço experimental como superior em relação ao braço padrão, seria necessário atingir para SG um valor de P < 0,0001 e para SLP valor de P < 0,0013.
- **Desfecho primário composto:** Sobrevida livre de progressão e sobrevida global (comitê independente).
- **Desfechos secundários:** Taxa de resposta, duração de resposta e segurança.
- **Seguimento mediano:** 12,8 meses.
- **Pacientes recrutados:** N = 861.

Critérios de inclusão

- Carcinoma de células claras renais metastático de novo ou recorrente estágio clínico IV.
- Não ter recebido tratamento sistêmico prévio.
- KPS ≥ 70.

Critérios de exclusão

- Metástase em sistema nervoso central sintomática.
- Descontrole de hipertensão arterial ou comorbidades cardiovasculares graves nos últimos 12 meses.
- Doenças autoimunes ativas.

Dados da população

Característica	Pembrolizumabe + axitinibe (N = 429)	Sunitinibe (N = 425)
Idade mediana (anos)	62	61
Nefrectomia prévia (%)	82	83
Número de órgãos envolvidos (%)		
1	21	20
2	37	37
≥ 3	42	44
Sítios de metástases (%)		
Pulmão	72	72
Fígado	15	16
Ossos	23	24
Linfonodos	46	46
Adrenal	15	17
Classificação de risco (IMDC) (%)		
0 (favorável)	27	27
1-2 (intermediário)	58	59
3-6 (desfavorável)	12	9
Componente sarcomatoide (%)	18	18
PD-L1 ≥ 1 (CPS)* (%)	59	62

*CPS, *combined positive score* (células tumorais, macrófagos e linfócitos) por imuno-histoquímica com anticorpo 22C3 (*Agilent Technologies*).

Resultados

Desfecho	Pembro-lizumabe+ axitinibe	Sunitinibe	HR	IC 95%	P
SG mediana (meses)	NA	NA	0,53	0,38-0,74	< 0,001
SG em 1 ano (%)	89,9	78,3			
SLP mediana (meses)	15	11,1	0,69	0,57-0,84	< 0,001
Resposta objetiva (%)	59	35,7	–	–	< 0,001
Eventos adversos G3-G5 (%) ■ Diarreia ■ Eritrodisestesia palmoplanta ■ Aumento de ALT	75,8 9 5 13	70,6 4,7 3,8 3	–	–	–
Descontinuação do tratamento por eventos adversos (%)	30,5	13,9	–	–	–

NA = não alcançada.

Em análise de subgrupo de caráter exploratório, o benefício da associação se manteve em todas as categorias de risco conforme IMDC.

Perspectivas

O estudo KEYNOTE-426 evidenciou pela primeira vez que a combinação de imunoterapia com agente antiVEGFR está associada a maior sobrevida global e sobrevida livre de progressão em comparação a agente antiVEGFR isolado no tratamento de primeira linha de tratamento de pacientes com câncer renal de células claras metastático. Em caráter gerador de hipóteses, esse ganho se deu em todos os subgrupos de risco do IMDC e independentemente da expressão de PD-L1. Cabe salientar que outras combinações de imunoterapia com antiangiogênico também apresentaram impacto positivo, com benefício demonstrado da combinação de axitinibe e avelumabe (estudo JAVELIN Renal 101), bem como de atezolizumabe e bevacizumabe (estudo IMmotion151) (59, 60).

Conclusão:

Entre pacientes com carcinoma renal de células claras metastáticos, a combinação de pembrolizumabe e axitinibe em primeira linha resulta em maior sobrevida global, sobrevida livre de progressão e taxas de resposta maiores que o tratamento com sunitinibe isolado.

Financiamento:

Merck Sharp & Dohme.

Referência:

Rini BI, et al. *Pembrolizumab plus axitinib versus sunitinib for advanced renal-cell carcinoma.* New England Journal of Medicine. 2019;380: 1116-1127.

Câncer de bexiga

Estudo
MVAC *versus* cisplatina/gencitabina

Título	Gencitabina e cisplatina versus metotrexato, vinblastina, doxorrubicina e cisplatina em câncer de bexiga avançado ou metastático: Resultados de um estudo de fase 3 multicêntrico, randomizado e multinacional.

Revista: *Journal of Clinical Oncology.*

Data da publicação: Setembro de 2000.

Objetivo: Comparar a sobrevida global com o uso de cisplatina e gencitabina versus metotrexato, vinblastina, doxorrubicina e cisplatina (MVAC) em pacientes com câncer de bexiga avançado ou metastático.

Grupos de comparação (randomização 1:1)

- CG (1 ciclo a cada 21 dias, máximo de 6 ciclos):
  - Cisplatina 70 mg/m² D2.
  - Gencitabina 1.000 mg/m² D1, D8, D15.

- MVAC (1 ciclo a cada 28 dias, máximo de 6 ciclo):
  - Metotrexato 30 mg/m² D1, D15, D22.
  - Vimblastina 3 mg/m² D2, D15, D22.
  - Doxorrubicina 30 mg/m² D2.
  - Cisplatina 70 mg/m² D2.

Métodos:

- **Período de recrutamento dos pacientes:** 1996-1998.
- **Desenho do estudo:** Estudo de fase III, randomizado, multicêntrico, aberto. O tamanho amostral planejado foi de 400 pacientes, o que seria capaz de detectar uma diferença no risco de morte de 33% com um poder de 80% e erro alfa bicaudado de 5%.
- **Desfecho primário:** Sobrevida global.
- **Desfechos secundários:** Tempo para progressão de doença, tempo para falha ao tratamento, taxa de resposta, duração de resposta, toxicidade, mudança em performance status e peso, qualidade de vida e uso de recursos médicos.

- **Seguimento mediano:** 19 meses
- **Pacientes recrutados:** N = 405.

Critérios de inclusão

- Ter carcinoma urotelial comprovado histologicamente.
- Ter doença mensurável.
- Ter doença localmente avançada (T4b, N2 ou N3) ou metastática.
- KPS maior ou igual a 70.
- Funções renal e hematológica preservada.

Critérios de exclusão

- Uso prévio de quimioterapia sistêmica ou imunoterapia sistêmica (era permitido tratamento intravesical prévio e radioterapia, desde que completadas pelo menos 4 semanas antes do registro no estudo).
- Metástases em sistema nervoso central.
- Derrame pleural ou ascite clinicamente significante (a não ser que drenados antes da infusão do metotrexato).

Dados da população

Característica	CG (N = 203)	MVAC (N = 202)
Homens (%)	78,8	79,2
Caucasianos (%)	98,0	97,5
TNM (%)		
TxNxM0	29,5	35,.6
TxNxM1	69,5	62,9
Metástases viscerais (%)	48,8	46,0
4 ou mais sítios de doença (%)	20,7	17,3
Tratamento prévio (%)		
Terapia intravesical	13,8	11,4
Cistectomia	37,9	39,1
Radioterapia	13,3	11,4

Resultados

Desfecho	CG	MVAC	HR	IC 95%	p
SG mediana (meses)	13,8	14,8	1,04	0,82-1,32	0,75
Tempo para progressão de doença (meses)	7,4	7,4	1,05	0,85-1,30	0,66
Tempo para falha ao tratamento (meses)	5,8	4,6	0,89	0,72-1,30	0,20
Taxa de resposta (%) Resposta completa	49,4 12,2	45,7 11,9	–	–	0,51
Eventos adversos G3-4 (%) ▪ Neutropenia febril ▪ Trombocitopenia ▪ Diarreia	 2 57 3	 14 20,6 8,3	–	–	–
Necessidade de ajuste de dose (%)	37	63	–	–	–
Óbitos relacionados ao tratamento (%)	1	3	–	–	–

Perspectivas

Desde a década de 1990, MVAC era o tratamento padrão para pacientes com câncer de bexiga metastático ou avançado, tendo em vista ter demonstrado ganho em sobrevida global quando comparado com cisplatina isoladamente, apesar de maior toxicidade (61, 62). Posteriormente, foi demonstrado que o esquema de MVAC em dose densa com suporte de G-CSF poderia estar relacionado à menor toxicidade com eficácia semelhante (63).

O presente estudo foi importante por demonstrar o papel de um regime de tratamento mais simples com apenas dois agentes citotóxicos. Apesar de o desenho estatístico não contemplar uma comparação de não inferioridade, o estudo demonstrou achados semelhantes em termos de eficácia de cisplatina/gencitabina versus MVAC, com perfil de toxicidade a favor do esquema com cisplatina/gencitabina. Por conseguinte, essa modalidade de tratamento foi adotada como uma opção padrão para o tratamento de primeira linha para carcinoma urotelial metastático ou avançado em pacientes elegíveis à cisplatina.

Conclusão:

Cisplatina/gencitabina demonstrou desfechos de eficácia semelhantes ao esquema com MVAC em pacientes com carcinoma urotelial avançado ou metastático, com perfil de toxicidade e tolerância mais favorável.

Financiamento:

Eli Lilly and Company.

Referência:

Von der Maase H, et al. *Gemcitabine and cisplatin versus methotrexate, vinblastine, doxorubicin, and cisplatin in advanced or metastatic bladder cancer: results of a large, randomized, multinational, multicenter, Phase III Study*. Journal of Clinical Oncology. 2000;18:3068-77.

Estudo

SWOG 8710

Título	Quimioterapia neoadjuvante mais cistectomia comparada com cistectomia isolada para câncer de bexiga localmente avançado.

Revista: *New England Journal of Medicine.*

Data da publicação: Agosto de 2003.

Objetivo: Avaliar se quimioterapia neoadjuvante com esquema MVAC aumenta a sobrevida em pacientes com câncer de bexiga localmente avançado.

Grupos de comparação (randomização 1:1)

- MVAC (1 ciclo a cada 28 dias, 3 ciclos); seguido de cistectomia radical:
  - Metotrexato 30 mg/m² D1, D15, D22.
  - Vimblastina 3 mg/m² D2, D15, D22.
  - Doxorrubicina 30 mg/m² D2.
  - Cisplatina 70 mg/m² D2.
- Cistectomia radical apenas

Métodos

- **Período de recrutamento:** 1987-1998.
- **Desenho do estudo:** Estudo de fase III, randomizado, multicêntrico, aberto. O tamanho amostral planejado foi de 298 pacientes, o que seria capaz de detectar uma diferença no risco de morte de 50% com um poder de 80% e erro alfa unicaudado de 5%.
- **Desfecho primário:** Sobrevida global.
- **Desfecho secundário:** Resposta patológica (*downstaging*).
- **Seguimento mediano:** 8,7 anos.
- **Pacientes recrutados:** N = 317 (10 excluídos posteriormente por inelegibilidade).

Critérios de inclusão

- Ter carcinoma urotelial comprovado por histologia.
- T2-T4, N0, M0.
- Ser candidato a cistectomia radical.

- Funções renal, hematológica e hepática preservadas.
- SWOG performance status 0 ou 1.

Critérios de exclusão

- Ter recebido radioterapia pélvica anteriormente.
- Tumor vesical invadindo parede pélvica.

Dados da população

Característica	MVAC neoadjuvante e cistectomia (N = 153)	Cistectomia isolada (N = 154)
Idade mediana (anos)	63	63
Sexo masculino (%)	83	81
Idade e estágio TNM (%)		
< 65 anos e T2	17	23
< 65 anos e T3 ou T4a	39	34
≥ 65 anos e T2	23	17
≥ 65 e T3 ou T4a	22	27

Resultados

Desfecho	MVAC neoadjuvante e cistectomia	Cistectomia isolada	HR	IC 95%	P
SG mediana (meses)	77	46	1,33	1,00-1,76	0,06
SG em 5 anos (%)	57	43			
SG estratificada para estádio (meses) ▪ T2 ▪ T3-T4a	 105 75	 75 24	–	–	0,05
Ausência de doença residual (%)	38	15	–	–	< 0,01

Perspectivas

Esse estudo cooperativo (SWOG 8710) demonstrou que 3 ciclos de MVAC antes da cistectomia associaram-se a menor mortalidade em pacientes com câncer de bexiga localmente avançado (pelo menos T2, sem doença linfonodal). Foram 317 pacientes randomizados ao longo de um período de recrutamento que durou 11 anos, o que pode denotar certa resistência à época com o esquema de tratamento proposto. Atualmente, podemos afirmar que a quimioterapia neoadjuvante do câncer de bexiga tornou-se a realidade da maior parte dos centros oncológicos.

Outros estudos confirmaram o benefício de quimioterapia baseada em cisplatina no cenário neoadjuvante (64, 65). O uso de um esquema mais intensivo (MVAC em dose densa) com suporte de fatores de crescimento de colônia (pegfilgrastim) também foi investigado no cenário neoadjuvante, tendo sido demonstrados desfechos de eficácia semelhantes, mas com um melhor perfil de toxicidade e menor tempo para a cirurgia (66, 67).

Baseados nos estudos em doença metastática, muitos centros adotaram o esquema com duas drogas (CG: cisplatina e gencitabina) no cenário neoadjuvante. Estudos de vida real têm implicado Resultados semelhantes entre CG e MVAC, com perfil de toxicidade favorecendo o esquema mais simples (68-70). Um estudo de fase II do *Memorial Sloan Kettering Cancer Center* avaliou o esquema cisplatina + gencitabina em dose densa (gencitabina 2.500 mg/m^2 no D1 + cisplatina 35 mg/m^2 D1 e D2 a cada 2 semanas por 6 semanas), tendo demonstrado *downstaging* (< pT2) em 57% dos casos (71). Um estudo randomizado prospectivo do SWOG (S1314) avaliou o papel do escore molecular COXEN como preditor de resposta patológica completa em 167 pacientes randomizados para MVAC dose densa ou CG. O estudo foi negativo para o seu objetivo de demonstrar o COXEN como preditor de resposta, mas por outro lado demonstrou que a proporção de pacientes com resposta completa (35% vs. 32%, respectivamente) ou *downstaging* (< pT2, 50% vs. 56%, respectivamente) foi semelhante entre pacientes tratados com MVAC dose densa ou CG (72).

Conclusão:

Quimioterapia neoadjuvante com MVAC seguida de cistectomia radical está associada a maior sobrevida em pacientes com câncer de bexiga localmente avançado quando comparado à cistectomia radical isolada.

Financiamento:

National Cancer Institute e *Department of Health and Human Services.*

Referências:

Grossman HB, et al. *Neoadjuvant chemotherapy plus cystectomy compared with cystectomy alone for locally advanced bladder cancer*. New England Journal of Medicine. 2003;349:859-66.

Estudo

BC 2001

Título Radioterapia com ou sem quimioterapia para câncer de bexiga musculoinvasivo.

Revista: *New England Journal of Medicine.*

Data da publicação: Abril de 2012.

Objetivo: Avaliar se quimioterapia concomitante à radioterapia é superior a radioterapia isolada como terapia de preservação de bexiga no carcinoma urotelial musculoinvasivo após ressecção transuretral máxima de tumor de bexiga (RTUb).

Grupos de comparação (randomizado 1:1:1:1 – desenho de estudo fatorial 2x2):

- Os 4 braços neste estudo foram:
  - Radioterapia* isolada com volume padrão (envolvimento vesical completo).
  - Radioterapia* isolada com volume-modificado (sem envolvimento vesical).
  - Quimiorradioterapia*# concomitante com volume padrão (envolvimento vesical completo).
  - Quimiorradioterapia*# concomitante com volume-modificado (sem envolvimento vesical).

*Dois fracionamentos de radioterapia foram permitidos no estudo: dose total de 55 Gy em 20 frações ou dose total de 64 Gy em 32 frações (escolha do investigador).

#O esquema de quimioterapia utilizado no estudo foi Mitomicina 12mg/m² no D1 da radioterapia e 5-FU 500mg/m²/dia em infusão contínua por 5 dias seguidos concomitante às frações 1-5 (semana 1) e 16-20 (semana 4) de radioterapia.

Métodos

- **Período de recrutamento:** 2001-2008.
- **Desenho do estudo:** Estudo de fase III, randomizado, multicêntrico, aberto. O desfecho primário foi sobrevida livre de recorrência local (bexiga ou linfonodal pélvica). O tamanho amostral após emenda do protocolo foi de 350 pacientes com 140 eventos estimados, o que seria capaz de detectar uma diferença absoluta de 15% na taxa de sobrevida livre de recorrência local em 2 anos com um poder de 80% e erro alfa unicaudado de 5%.
- **Desfecho primário:** Taxa de sobrevida livre de recorrência local.
- **Desfechos secundários:** Sobrevida global, toxicidades, taxa de cistectomia de salvamento.
- **Seguimento mediano:** 69,9 meses.
- **Pacientes recrutados:** N = 360 pacientes.

Critérios de inclusão

- Neoplasia de bexiga com comprovação histológica (adenocarcinoma, células transicionais ou células escamosas).
- T2-T4a, N0, M0.
- Era permitido realização de quimioterapia neoadjuvante baseada em cisplatina.
- Taxa de filtração glomerular > 25 mL por minuto.
- Função hematológica e hepática preservada.
- WHO performance status 0-2.

Critérios de exclusão

- Ter recebido RT pélvica anteriormente.
- Doença inflamatória intestinal.
- Gravidez atual.

Dados da população

Característica	QRT (N = 182)	RT (N = 178)
Idade mediana (anos)	72	71
Sexo masculino (%)	82	79
Estádio T-N (%)		
2	84	80
3	11	14
4a	4	4
Dose de radioterapia (%)		
55 Gy em 20 fr	39	39
64 Gy em 32 fr	61	61
QT neoadjuvante (%)	31	34
Massa residual pós RTUb (%)	26	29

QRT: quimiorradioterapia; RT: RT isolada.

Resultados

Desfecho	QRT	RT	HR	IC 95%	P
Taxa de SLR local em 2 anos (%)	67	54	0,68	0,48-0,96	0,03
SLD invasiva em 2 anos (%)	32	18	0,57	0,37-0,90	0,01
SG em 5 anos (%)	48	35	0,82	0,63-1,09	0,16
Cistectomia de salvamento em 2 anos (%)	11,4	16,8	–	–	0,07
Eventos adversos G3-5 (%)	36,0	27,5	–	–	–

QRT: quimiorradioterapia; RT: RT isolada.

Perspectivas

A terapia neoadjuvante baseada em cisplatina seguida de cistectomia radical é o tratamento padrão para a neoplasia de bexiga musculoinvasiva. Contudo, para pacientes inelegíveis à cisplatina, com alto risco de morbimortalidade relacionada a cirurgia e/ou que recusam cirurgia, o tratamento trimodal com ressecção transuretral máxima seguida de quimiorradioterapia definitiva pode ser uma alternativa adequada para alguns pacientes.

A estratégia trimodal foi consolidada no estudo BC 2001. Observou-se que a quimiorradioterapia é superior à radioterapia isolada quanto à taxa de recorrência local e à taxa de recorrência de doença invasiva em 2 anos, sendo esses achados mantidos após seguimento de cerca de 10 anos (73). De fato, não houve diferença quanto à sobrevida global nesse estudo, porém o estudo não tinha poder para detectar diferença nesse desfecho secundário. Importante salientar que, na amostra desse estudo, cerca de 80% dos pacientes apresentavam doença cT2, não era permitida a inclusão de pacientes com doença linfonodal, e, no caso de recidiva local exclusiva, a cistectomia radical de salvamento era indicada.

Quanto ao regime de quimioterapia a ser empregado concomitante à radioterapia, o estudo BC 2001 utilizou 5-FU em infusão contínua associado à mitomicina. Outras opções de quimioterapia radiossensibilizante têm sido avaliadas, e a melhor opção ainda não está definida (74, 75).

Conclusão:

A quimioterapia com fluorouracil e mitomicina C combinada com radioterapia aumenta o controle locorregional do câncer de bexiga, em comparação com a radioterapia isolada, sem aumento significativo de eventos adversos.

Financiamento:

Cancer Research UK e *National Institute for Health Research*.

Referência:

James ND, et al. *Radiotherapy with or without chemotherapy in muscle-invasive bladder cancer*. New England Journal of Medicine. 2012;366:1477-88.

Estudo

KEYNOTE-045

Título	Pembrolizumabe como tratamento de segunda linha para carcinoma urotelial avançado.

Revista: *New England Journal of Medicine.*

Data da publicação: Março de 2017.

Objetivo: Avaliar a superioridade do uso de pembrolizumabe em relação à terapia citotóxica de escolha do investigador para a terapia de segunda linha para com câncer de bexiga avançado ou metastático.

Grupos de comparação (randomização 1:1)

- Pembrolizumabe 200 mg (1 ciclo a cada 21 dias, máximo de 2 anos)
- Quimioterapia citotóxica de escolha do investigador:
  - Paclitaxel 175 mg/m^2 a cada 21 dias.
  - Docetaxel 75 mg/m^2 a cada 21 dias.
  - Vinflunina 320 mg/m^2 a cada 21 dias.

Métodos

- **Período de recrutamento:** 2014-2015.
- **Desenho do estudo:** Estudo de fase III, randomizado, multicêntrico, aberto. Os desfechos coprimários foram sobrevida livre de progressão e sobrevida global. O tamanho amostral planejado foi de 470 pacientes, o que seria capaz de detectar uma diferença no risco de morte de 32% com um poder de 88% e erro alfa unicaudado de 2,5%. O estudo foi interrompido precocemente na segunda análise interina após revisão do comitê de segurança, uma vez que o braço pembrolizumabe ultrapassou o limite de superioridade preestabelecido para sobrevida global.
- **Desfechos coprimários:** Sobrevida global e sobrevida livre de progressão.
- **Desfecho secundários:** Taxa de resposta e duração de resposta na população geral e na população com PD-L1 ≥ 10; segurança.
- **Seguimento mediano:** 14,1 meses.
- **Pacientes recrutados:** N = 542.

Critérios de inclusão

- Ter carcinoma urotelial comprovado por histologia.
- Progressão de doença:
  - Após terapia baseada em platina para doença avançada ou
  - Recorrência dentro de 12 meses do término de terapia neoadjuvante ou adjuvante baseada em platina para doença musculoinvasiva localizada.
- ECOG-PS entre 0-2.
- Funções renal e hematológica preservada.

Critérios de exclusão

- Uso prévio de 3 ou mais terapias sistêmicas prévias.
- Uso prévio de terapia antiPD-1, antiPD-L1 ou antiCTLA-4.

Dados da população

Característica	Pembrolizumabe (N = 270)	Quimioterapia (N = 270)
Idade mediana (anos)	67	65
Sexo masculino (%)	74	74
Células de transição na histologia (%)	69	73
Primário de bexiga/uretra (%)	86	86
Metástases viscerais (%)	89	86
PD-L1 $\geq$ 10 (CPS tumor) (%)	28	34

Resultados

Desfecho	Pembrolizumabe	QT	HR	IC 95%	p
SG mediana (meses)	10,3	7,4	0,73	0,59-0,91	0,002
SLP mediana (meses)	2,1	3,3	0,98	0,81-1,19	0,42
SLP em 12 meses (%)	16,8	6,2			
Taxa de resposta (%)	21,1	11,4	–	–	0,001
Eventos adversos graves (%) ▪ Pneumonite	15 2,3	49 0	–	–	–

Perspectivas

Pacientes com carcinoma urotelial avançado que progrediram após terapia baseada em platina tradicionalmente tinham opções de tratamento limitadas à quimioterapia de segunda linha com baixas taxas de resposta. O estudo KEYNOTE-045 evidenciou ganho de sobrevida global e em taxa de resposta de pembrolizumabe sobre quimioterapia citotóxica de segunda linha, de forma independente do escore de PD-L1. Além disso, o perfil de toxicidade e escores de qualidade de vida foram mais favoráveis ao esquema com pembrolizumabe. Com isso, esse estudo contribuiu para tornar a imunoterapia como uma opção padrão de segunda linha para o tratamento carcinoma urotelial metastático após progressão à quimioterapia baseada em platina.

Uma série de estudos de fase I-II demonstrou atividade de outros inibidores de *checkpoint* imune no carcinoma urotelial avançado (avelumabe, durvalumabe, nivolumabe, atezolizumabe) (76-80). Apesar disso, no estudo de fase III IMvigor 211, o atezolizumabe não se mostrou superior a quimioterapia de segunda linha para paciente com carcinoma urotelial avançado refratário a platina e com expressão de PD-L1 (IC2/3) (81). Outros estudos demonstraram o papel da imunoterapia na primeira linha para pacientes inelegíveis à cisplatina (80, 82).

Análises interinas dos estudos KEYNOTE-361 (NCT02853305) e IMvigor 130 (NCT02807636) mostrando reduzida sobrevida global em pacientes com tumores que expressavam PD-L1 abaixo dos pontos de coorte (para o pembrolizumabe: CPS ≥ 10% e para o atezolizumabe: ≥ 5% nas células imunes) levou o *Food and Drug Administration* a restringir a aprovação desses agentes apenas para pacientes com doença PD-L1 positiva em junho de 2018.

Mais recentemente, demonstrou-se o benefício da imunoterapia em um outro cenário para o carcinoma urotelial. O estudo JAVELIN Bladder 100 avaliou o uso do avelumab de manutenção para o carcinoma urotelial avançado que não tenha apresentado progressão a quimioterapia de primeira linha baseada em platina. Os Resultados apresentados no ASCO *Annual Meeting* em 2020 mostraram ganho de sobrevida global com o avelumabe de manutenção quando comparado com cuidados clínicos exclusivos (mediana 21,4 vs. 14,3 meses, HR 0,69, IC 95% 0,56-0,86, P < 0,001), Tal ganho foi de maior magnitude entre pacientes com tumores PD-L1+ (mediana não alcançada vs, 17,1 meses, HR 0,56, IC 95% 0,40-0,79, P < 0,001) (83). Após esse estudo, o avelumabe de manutenção após a quimioterapia de primeira linha baseada em platina torna-se uma nova opção de tratamento padrão.

Conclusão:

Pembrolizumabe aumentou sobrevida global com menor frequência de eventos adversos relacionados ao tratamento quando comparado à quimioterapia de segunda linha para carcinoma urotelial avançado após progressão à platina.

Financiamento:

Merck.

Referência:

Bellmunt J, el al. *Pembrolizumab as second-line therapy for advanced urothelial carcinoma.* New England Journal of Medicine. 2017;376:1015-26.

Tumores germinativos

Estudo

Terapia baseada em cisplatina

Título	Combinação de cis-diaminodicloroplatina, vinblastina e bleomicina no tratamento do câncer testicular disseminado.

Revista: *Annals of Internal Medicine.*

Data da publicação: Setembro de 1977.

Objetivo: Avaliar se a quimioterapia baseada em cisplatina poderia aumentar a taxa de resposta completa e taxa de cura de pacientes com tumores de células germinativas primários de testículo.

Braço único de intervenção

- Quimioterapia combinada com esquema PVB:
- Cisplatina 20 mg/m² D1-D5 q21d por 3-5 ciclos.
- Vinblastina 0,2 mg/kg D1 e D2 q21d (por 5 ciclos) e manutenção de 0,3 mg/kg q28d por até 2 anos.
- Bleomicina 30 UI no D2, D9 e D16 por 4 ciclos.

Métodos

- **Período de recrutamento:** 1974-1977.
- **Desenho do estudo:** Série de casos com os 50 primeiros pacientes tratados com o esquema PVB na Universidade de Indiana.
- **Desfechos:** Taxa de resposta, taxa de cura, segurança.
- **Seguimento:** Não reportado.
- **Pacientes recrutados:** N = 50 (47 receberam o tratamento).

Critérios de inclusão

- Tumor de células germinativas.
- Neoplasia primária do testículo.

Critérios de exclusão

- Doença mensurável.
- Não ter doença refratária a nenhum dos agentes citotóxicos do esquema PVB.

Dados da população

Característica	Receberam PVB (N = 47)
Idade mediana (anos)	26
Extensão da doença (%)	
Pulmonar mínima	21
Pulmonar avançada	19
Pulmonar e abdominal mínima	19
Abdominal avançada	35
Beta-HCG elevado	6
Histologia do tumor primário (%)	
Seminoma puro	8
Carcinoma embrionário, com ou sem seminoma	53
Teratoma	4
Teratocarcinoma com embrionário ou coriocarinoma	19
Coriocarcinoma com carcinoma embrionário	10
Saco vitelínico	4

Resultados

Desfecho primário

- Taxa de resposta completa:
  - 35 de 47 pacientes (74%)
  - 29 de 35 pacientes (82% dos que tiveram resposta completa e 62% dos pacientes tratados) permanecem livres de doença após 30 meses.
  - 4 pacientes faleceram em remissão completa.

Observação: Três pacientes dos 50 inicialmente incluídos no estudo foram considerados não avaliáveis pelos autores, pois faleceram nas 2 primeiras semanas do início do tratamento.

Desfechos secundários

- Taxa de sobrevida global: 64% em 5 anos.
- Taxa de resposta parcial:
  - 12 de 47 pacientes (26%) com resposta parcial.
  - 5 dos 12 pacientes com resposta parcial ficaram livres de doença após tratamento cirúrgico.

  - 38 de 47 pacientes (80%) permaneceram vivos, sendo que 32 pacientes (68%) permanecem livres de doença com 30 meses de seguimento.

- Segurança/eventos adversos:
  - Náusea/vômito moderada a grave em todos os pacientes.
  - 3 pacientes com nefrotoxicidade, sendo 1 com necessidade de terapia de substituição renal.
  - 1 óbito relacionado à fibrose pulmonar por bleomicina (recebeu equivocadamente 420 UI de bleomicina no total).
  - Mialgia na metade dos pacientes.
  - Trombocitopenia < 100.000 em 4 pacientes, sem necessidade de transfusão.
  - Anemia em 4 pacientes periodicamente necessitaram de concentrado de hemácias.
  - 18 pacientes com neutropenia febril com necessidade de internação hospitalar com 1 óbito.

Perspectivas

Esse estudo foi a primeira descrição de elevada taxa de remissão completa com agentes citotóxicos em um tumor sólido maligno. A adição de quimioterapia baseada em cisplatina ao regime de vinblastina e bleomicina em pacientes com neoplasia de células germinativas metastática promoveu uma taxa de sobrevida global de 64% em 5 anos. Isso representa um ganho de 1 log na taxa de cura em relação ao regime com D-actinomicina, clorambucil e metotrexato, tido como padrão naquele período (84). Com base nesses Resultados, o *US Food and Drug Administration* (FDA) aprovou a comercialização da cisplatina mesmo na ausência de um ensaio clínico randomizado. Após esse estudo inicial, o tratamento de primeira linha dos tumores germinativos passou por múltiplos aperfeiçoamentos. Em 1987, foi demonstrada maior tolerabilidade e eficácia numericamente superior com a substituição da vimblastina por etoposídeo no esquema anterior (85). O número de ciclos necessários de bleomicina, etoposídeo e cisplatina (BEP) também foi alvo de estudos. Estudos demonstraram que 3 ciclos de BEP podem ser suficientes para pacientes com risco favorável (86-88). Por outro lado, desintensificação do tratamento com omissão da bleomicina (esquema EP) em pacientes com risco favorável também demonstrou elevadas taxas de cura e menor toxicidade (88-90).

Conclusão:

O uso de cisplatina combinado a duas outras drogas citotóxicas promoveu a remissão completa em 74% dos pacientes com tumores de testículo avançados e uma sobrevida global de 64% em 5 anos.

Financiamento:

Cougar Technology.

Referência:

Einhorn LH and Donohue J. *Cis-diamminedichloroplatinum, vinblastine, and bleomycin combination chemotherapy in disseminated testicular cancer.* Annals of Internal Medicine. 1977;87(3):293.

Referências

1. Bolla M, Van Tienhoven G, Warde P, Dubois JB, Mirimanoff RO, Storme G, et al. External irradiation with or without long-term androgen suppression for prostate cancer with high metastatic risk: 10-year results of an EORTC randomised study. Lancet Oncol. 2010;11(11):1066-73.
2. Bolla M, Maingon P, Carrie C, Villa S, Kitsios P, Poortmans PM, et al. Short Androgen Suppression and Radiation Dose Escalation for Intermediate- and High-Risk Localized Prostate Cancer: Results of EORTC Trial 22991. J Clin Oncol. 2016;34(15):1748-56.
3. Nabid A, Carrier N, Vigneault E, al e. A phase III trial of short-term androgen deprivation therapy in intermediate-risk prostate cancer treated with radiotherapy. Journal of Clinical Oncology; 2015. p. 15_suppl(5019).
4. Bolla M, de Reijke TM, Van Tienhoven G, Van den Bergh AC, Oddens J, Poortmans PM, et al. Duration of androgen suppression in the treatment of prostate cancer. N Engl J Med. 2009;360(24):2516-27.
5. Lawton CAF, Lin X, Hanks GE, Lepor H, Grignon DJ, Brereton HD, et al. Duration of Androgen Deprivation in Locally Advanced Prostate Cancer: Long-Term Update of NRG Oncology RTOG 9202. Int J Radiat Oncol Biol Phys. 2017;98(2):296-303.
6. Nabid A, Carrier N, Martin AG, Bahary JP, Lemaire C, Vass S, et al. Duration of Androgen Deprivation Therapy in High-risk Prostate Cancer: A Randomized Phase III Trial. Eur Urol. 2018;74(4):432-41.
7. Denham JW, Joseph D, Lamb DS, Spry NA, Duchesne G, Matthews J, et al. Short-term androgen suppression and radiotherapy versus intermediate-term androgen suppression and radiotherapy, with or without zoledronic acid, in men with locally advanced prostate cancer (TROG 03.04 RADAR): 10-year results from a randomised, phase 3, factorial trial. Lancet Oncol. 2019;20(2):267-81.
8. Tannock IF, Osoba D, Stockler MR, Ernst DS, Neville AJ, Moore MJ, et al. Chemotherapy with mitoxantrone plus prednisone or prednisone alone for symptomatic hormone-resistant prostate cancer: a Canadian randomized trial with palliative end points. J Clin Oncol. 1996;14(6):1756-64.
9. Berry W, Dakhil S, Modiano M, Gregurich M, Asmar L. Phase III study of mitoxantrone plus low dose prednisone versus low dose prednisone alone in patients with asymptomatic hormone refractory prostate cancer. J Urol. 2002;168(6):2439-43.
10. Kantoff PW, Halabi S, Conaway M, Picus J, Kirshner J, Hars V, et al. Hydrocortisone with or without mitoxantrone in men with hormone-refractory prostate cancer: results of the cancer and leukemia group B 9182 study. J Clin Oncol. 1999;17(8):2506-13.
11. Ernst DS, Tannock IF, Winquist EW, Venner PM, Reyno L, Moore MJ, et al. Randomized, double-blind, controlled trial of mitoxantrone/prednisone and clodronate versus mitoxantrone/prednisone and placebo in patients with hormone-refractory prostate cancer and pain. J Clin Oncol. 2003;21(17):3335-42.
12. Berthold DR, Pond GR, Soban F, de Wit R, Eisenberger M, Tannock IF. Docetaxel plus prednisone or mitoxantrone plus prednisone for advanced prostate cancer: updated survival in the TAX 327 study. J Clin Oncol. 2008;26(2):242-5.
13. de Bono JS, Oudard S, Ozguroglu M, Hansen S, Machiels JP, Kocak I, et al. Prednisone plus cabazitaxel or mitoxantrone for metastatic castration-resistant prostate cancer progressing after docetaxel treatment: a randomised open-label trial. Lancet. 2010;376(9747):1147-54.
14. Oudard S, Fizazi K, Sengeløv L, Daugaard G, Saad F, Hansen S, et al. Cabazitaxel Versus Docetaxel As First-Line Therapy for Patients With Metastatic Castration-Resistant Prostate Cancer: A Randomized Phase III Trial-FIRSTANA. J Clin Oncol. 2017;35(28):3189-97.
15. Fizazi K, Scher HI, Molina A, Logothetis CJ, Chi KN, Jones RJ, et al. Abiraterone acetate for treatment of metastatic castration-resistant prostate cancer: final overall survival analysis of the COU-AA-301 randomised, double-blind, placebo-controlled phase 3 study. Lancet Oncol. 2012;13(10):983-92.

16. Ryan CJ, Smith MR, de Bono JS, Molina A, Logothetis CJ, de Souza P, et al. Abiraterone in metastatic prostate cancer without previous chemotherapy. N Engl J Med. 2013;368(2):138-48.

17. Scher HI, Fizazi K, Saad F, Taplin ME, Sternberg CN, Miller K, et al. Increased survival with enzalutamide in prostate cancer after chemotherapy. N Engl J Med. 2012;367(13):1187-97.

18. Beer TM, Armstrong AJ, Rathkopf DE, Loriot Y, Sternberg CN, Higano CS, et al. Enzalutamide in metastatic prostate cancer before chemotherapy. N Engl J Med. 2014;371(5):424-33.

19. Penson DF, Armstrong AJ, Concepcion R, Agarwal N, Olsson C, Karsh L, et al. Enzalutamide Versus Bicalutamide in Castration-Resistant Prostate Cancer: The STRIVE Trial. J Clin Oncol. 2016;34(18):2098-106.

20. Shore ND, Chowdhury S, Villers A, Klotz L, Siemens DR, Phung, et al. Efficacy and safety of enzalutamide versus bicalutamide for patients with metastatic prostate cancer (TERRAIN): a randomised, double-blind, phase 2 study. Lancet Oncol. 2016;17(2):153-63.

21. Smith M, Parker C, Saad F, Miller K, Tombal B, Ng QS, et al. Addition of radium-223 to abiraterone acetate and prednisone or prednisolone in patients with castration-resistant prostate cancer and bone metastases (ERA 223): a randomised, double-blind, placebo-controlled, phase 3 trial. Lancet Oncol. 2019;20(3):408-19.

22. Tombal B, Loriot Y, Saad F, al e. Decreased fracture rate by mandating bone-protecting agents in the EORTC 1333/PEACE III trial comparing enzalutamide and Ra223 versus enzalutamide alone: An interim safety analysis. Journal of Clinical Oncology; 2019. p. 15_suppl.5007.

23. Kyriakopoulos CE, Chen YH, Carducci MA, Liu G, Jarrard DF, Hahn NM, et al. Chemohormonal Therapy in Metastatic Hormone-Sensitive Prostate Cancer: Long-Term Survival Analysis of the Randomized Phase III E3805 CHAARTED Trial. J Clin Oncol. 2018;36(11):1080-7.

24. James ND, Sydes MR, Clarke NW, Mason MD, Dearnaley DP, Spears MR, et al. Addition of docetaxel, zoledronic acid, or both to first-line long-term hormone therapy in prostate cancer (STAMPEDE): survival results from an adaptive, multiarm, multistage, platform randomised controlled trial. Lancet. 2016;387(10024):1163-77.

25. Clarke NW, Ali A, Ingleby FC, Hoyle A, Amos CL, Attard G, et al. Addition of docetaxel to hormonal therapy in low- and high-burden metastatic hormone sensitive prostate cancer: long-term survival results from the STAMPEDE trial. Ann Oncol. 2019.

26. Fizazi K, Tran N, Fein L, Matsubara N, Rodriguez-Antolin A, Alekseev BY, et al. Abiraterone plus Prednisone in Metastatic, Castration-Sensitive Prostate Cancer. N Engl J Med. 2017;377(4):352-60.

27. Hoyle A, Ali S, James N, al. e. LBA4 Effects of abiraterone acetate plus prednisone/prednisolone in high and low risk metastatic hormone sensitive prostate cancer. Annals of Oncology; 2018. p. (suppl_8):mdy424-033.

28. Davis ID, Martin AJ, Stockler MR, Begbie S, Chi KN, Chowdhury S, et al. Enzalutamide with Standard First-Line Therapy in Metastatic Prostate Cancer. N Engl J Med. 2019;381(2):121-31.

29. Armstrong A, Szmulewitz R, Petrylak D, al. e. ARCHES: A randomized, phase III study of androgen deprivation therapy with enzalutamide or placebo in men with metastatic hormone-sensitive prostate cancer. Journal of Clinical Oncology; 2019. p. 2974-86.

30. Chi KN, Agarwal N, Bjartell A, Chung BH, Pereira de Santana Gomes AJ, Given R, et al. Apalutamide for Metastatic, Castration-Sensitive Prostate Cancer. N Engl J Med. 2019;381(1):13-24.

31. Bill-Axelson A, Holmberg L, Garmo H, Taari K, Busch C, Nordling S, et al. Radical Prostatectomy or Watchful Waiting in Prostate Cancer - 29-Year Follow-up. N Engl J Med. 2018;379(24):2319-29.

32. Wilt TJ, Brawer MK, Jones KM, Barry MJ, Aronson WJ, Fox S, et al. Radical prostatectomy versus observation for localized prostate cancer. N Engl J Med. 2012;367(3):203-13.

33. Donovan JL, Hamdy FC, Lane JA, Mason M, Metcalfe C, Walsh E, et al. Patient-Reported Outcomes after Monitoring, Surgery, or Radiotherapy for Prostate Cancer. N Engl J Med. 2016;375(15):1425-37.
34. James ND, Sydes MR, Mason MD, Clarke NW, Anderson J, Dearnaley DP, et al. Celecoxib plus hormone therapy versus hormone therapy alone for hormone-sensitive prostate cancer: first results from the STAMPEDE multiarm, multistage, randomised controlled trial. Lancet Oncol. 2012;13(5):549-58.
35. Mason MD, Clarke NW, James ND, Dearnaley DP, Spears MR, Ritchie AWS, et al. Adding Celecoxib With or Without Zoledronic Acid for Hormone-Naïve Prostate Cancer: Long-Term Survival Results From an Adaptive, Multiarm, Multistage, Platform, Randomized Controlled Trial. J Clin Oncol. 2017;35(14):1530-41.
36. James ND, de Bono JS, Spears MR, Clarke NW, Mason MD, Dearnaley DP, et al. Abiraterone for Prostate Cancer Not Previously Treated with Hormone Therapy. N Engl J Med. 2017;377(4):338-51.
37. Parker CC, James ND, Brawley CD, Clarke NW, Hoyle AP, Ali A, et al. Radiotherapy to the primary tumour for newly diagnosed, metastatic prostate cancer (STAMPEDE): a randomised controlled phase 3 trial. Lancet. 2018;392(10162):2353-66.
38. Hoyle AP, Ali A, James ND, Cook A, Parker CC, de Bono JS, et al. Abiraterone in "High-" and "Low-risk" Metastatic Hormone-sensitive Prostate Cancer. Eur Urol. 2019;76(6):719-28.
39. Boevé LMS, Hulshof MCCM, Vis AN, Zwinderman AH, Twisk JWR, Witjes WPJ, et al. Effect on Survival of Androgen Deprivation Therapy Alone Compared to Androgen Deprivation Therapy Combined with Concurrent Radiation Therapy to the Prostate in Patients with Primary Bone Metastatic Prostate Cancer in a Prospective Randomised Clinical Trial: Data from the HORRAD Trial. Eur Urol. 2019;75(3):410-8.
40. Motzer RJ, Hutson TE, Tomczak P, Michaelson MD, Bukowski RM, Oudard S, et al. Overall survival and updated results for sunitinib compared with interferon alfa in patients with metastatic renal cell carcinoma. J Clin Oncol. 2009;27(22):3584-90.
41. Motzer RJ, Hutson TE, Cella D, Reeves J, Hawkins R, Guo J, et al. Pazopanib versus sunitinib in metastatic renal-cell carcinoma. N Engl J Med. 2013;369(8):722-31.
42. Choueiri TK, Escudier B, Powles T, Mainwaring PN, Rini BI, Donskov F, et al. Cabozantinib versus Everolimus in Advanced Renal-Cell Carcinoma. N Engl J Med. 2015;373(19):1814-23.
43. Choueiri TK, Halabi S, Sanford BL, Hahn O, Michaelson MD, Walsh MK, et al. Cabozantinib Versus Sunitinib As Initial Targeted Therapy for Patients With Metastatic Renal Cell Carcinoma of Poor or Intermediate Risk: The Alliance A031203 CABOSUN Trial. J Clin Oncol. 2017;35(6):591-7.
44. Rini BI, Escudier B, Tomczak P, Kaprin A, Szczylik C, Hutson TE, et al. Comparative effectiveness of axitinib versus sorafenib in advanced renal cell carcinoma (AXIS): a randomised phase 3 trial. Lancet. 2011;378(9807):1931-9.
45. Motzer RJ, Hutson TE, Glen H, Michaelson MD, Molina A, Eisen T, et al. Lenvatinib, everolimus, and the combination in patients with metastatic renal cell carcinoma: a randomised, phase 2, open-label, multicentre trial. Lancet Oncol. 2015;16(15):1473-82.
46. Motzer RJ, Nosov D, Eisen T, Bondarenko I, Lesovoy V, Lipatov O, et al. Tivozanib versus sorafenib as initial targeted therapy for patients with metastatic renal cell carcinoma: results from a phase III trial. J Clin Oncol. 2013;31(30):3791-9.
47. Rini BI, Pal SK, Escudier BJ, Atkins MB, Hutson TE, Porta C, et al. Tivozanib versus sorafenib in patients with advanced renal cell carcinoma (TIVO-3): a phase 3, multicentre, randomised, controlled, open-label study. Lancet Oncol. 2019.
48. Escudier B, Eisen T, Stadler WM, Szczylik C, Oudard S, Siebels M, et al. Sorafenib in advanced clear-cell renal-cell carcinoma. N Engl J Med. 2007;356(2):125-34.

49. Escudier B, Eisen T, Stadler WM, Szczylik C, Oudard S, Staehler M, et al. Sorafenib for treatment of renal cell carcinoma: Final efficacy and safety results of the phase III treatment approaches in renal cancer global evaluation trial. J Clin Oncol. 2009;27(20):3312-8.

50. Hudes G, Carducci M, Tomczak P, Dutcher J, Figlin R, Kapoor A, et al. Temsirolimus, interferon alfa, or both for advanced renal-cell carcinoma. N Engl J Med. 2007;356(22):2271-81.

51. Motzer RJ, Escudier B, Oudard S, Hutson TE, Porta C, Bracarda S, et al. Efficacy of everolimus in advanced renal cell carcinoma: a double-blind, randomised, placebo-controlled phase III trial. Lancet. 2008;372(9637):449-56.

52. Rosenberg SA, Mulé JJ, Spiess PJ, Reichert CM, Schwarz SL. Regression of established pulmonary metastases and subcutaneous tumor mediated by the systemic administration of high-dose recombinant interleukin 2. J Exp Med. 1985;161(5):1169-88.

53. Rosenberg SA, Lotze MT, Muul LM, Leitman S, Chang AE, Vetto JT, et al. A new approach to the therapy of cancer based on the systemic administration of autologous lymphokine-activated killer cells and recombinant interleukin-2. Surgery. 1986;100(2):262-72.

54. Rosenberg SA, Lotze MT, Muul LM, Chang AE, Avis FP, Leitman S, et al. A progress report on the treatment of 157 patients with advanced cancer using lymphokine-activated killer cells and interleukin-2 or high-dose interleukin-2 alone. N Engl J Med. 1987;316(15):889-97.

55. Motzer RJ, Escudier B, McDermott DF, George S, Hammers HJ, Srinivas S, et al. Nivolumab versus Everolimus in Advanced Renal-Cell Carcinoma. N Engl J Med. 2015;373(19):1803-13.

56. Motzer RJ, Rini BI, McDermott DF, Arén Frontera O, Hammers HJ, Carducci MA, et al. Nivolumab plus ipilimumab versus sunitinib in first-line treatment for advanced renal cell carcinoma: extended follow-up of efficacy and safety results from a randomised, controlled, phase 3 trial. Lancet Oncol. 2019;20(10):1370-85.

57. Flanigan RC, Salmon SE, Blumenstein BA, Bearman SI, Roy V, McGrath PC, et al. Nephrectomy followed by interferon alfa-2b compared with interferon alfa-2b alone for metastatic renal-cell cancer. N Engl J Med. 2001;345(23):1655-9.

58. Mickisch GH, Garin A, van Poppel H, de Prijck L, Sylvester R, Group EOfRaToCEG. Radical nephrectomy plus interferon-alfa-based immunotherapy compared with interferon alfa alone in metastatic renal-cell carcinoma: a randomised trial. Lancet. 2001;358(9286):966-70.

59. Motzer RJ, Penkov K, Haanen J, Rini B, Albiges L, Campbell MT, et al. Avelumab plus Axitinib versus Sunitinib for Advanced Renal-Cell Carcinoma. N Engl J Med. 2019;380(12):1103-15.

60. Rini BI, Powles T, Atkins MB, Escudier B, McDermott DF, Suarez C, et al. Atezolizumab plus bevacizumab versus sunitinib in patients with previously untreated metastatic renal cell carcinoma (IMmotion151): a multicentre, open-label, phase 3, randomised controlled trial. Lancet. 2019;393(10189):2404-15.

61. Loehrer PJ, Einhorn LH, Elson PJ, Crawford ED, Kuebler P, Tannock I, et al. A randomized comparison of cisplatin alone or in combination with methotrexate, vinblastine, and doxorubicin in patients with metastatic urothelial carcinoma: a cooperative group study. J Clin Oncol. 1992;10(7):1066-73.

62. Logothetis CJ, Dexeus FH, Finn L, Sella A, Amato RJ, Ayala AG, et al. A prospective randomized trial comparing MVAC and CISCA chemotherapy for patients with metastatic urothelial tumors. J Clin Oncol. 1990;8(6):1050-5.

63. Sternberg CN, de Mulder PH, Schornagel JH, Théodore C, Fossa SD, van Oosterom AT, et al. Randomized phase III trial of high-dose-intensity methotrexate, vinblastine, doxorubicin, and cisplatin (MVAC) chemotherapy and recombinant human granulocyte colony-stimulating factor versus clas-

sic MVAC in advanced urothelial tract tumors: European Organization for Research and Treatment of Cancer Protocol no. 30924. J Clin Oncol. 2001;19(10):2638-46.

64. Griffiths G, Hall R, Sylvester R, Raghavan D, Parmar MK, Trialists ICo, et al. International phase III trial assessing neoadjuvant cisplatin, methotrexate, and vinblastine chemotherapy for muscle-invasive bladder cancer: long-term results of the BA06 30894 trial. J Clin Oncol. 2011;29(16):2171-7.

65. Neoadjuvant cisplatin, methotrexate, and vinblastine chemotherapy for muscle-invasive bladder cancer: a randomised controlled trial. International collaboration of trialists. Lancet. 1999;354(9178):533-40.

66. Plimack ER, Hoffman-Censits JH, Viterbo R, Trabulsi EJ, Ross EA, Greenberg RE, et al. Accelerated methotrexate, vinblastine, doxorubicin, and cisplatin is safe, effective, and efficient neoadjuvant treatment for muscle-invasive bladder cancer: results of a multicenter phase II study with molecular correlates of response and toxicity. J Clin Oncol. 2014;32(18):1895-901.

67. Choueiri TK, Jacobus S, Bellmunt J, Qu A, Appleman LJ, Tretter C, et al. Neoadjuvant dose-dense methotrexate, vinblastine, doxorubicin, and cisplatin with pegfilgrastim support in muscle-invasive urothelial cancer: pathologic, radiologic, and biomarker correlates. J Clin Oncol. 2014;32(18):1889-94.

68. Zargar H, Espiritu PN, Fairey AS, Mertens LS, Dinney CP, Mir MC, et al. Multicenter assessment of neoadjuvant chemotherapy for muscle-invasive bladder cancer. Eur Urol. 2015;67(2):241-9.

69. Huo J, Ray-Zack MD, Shan Y, Chamie K, Boorjian SA, Kerr P, et al. Discerning Patterns and Quality of Neoadjuvant Chemotherapy Use Among Patients with Muscle-invasive Bladder Cancer. Eur Urol Oncol. 2019;2(5):497-504.

70. Nguyen TT, Huillard O, Dabi Y, Anract J, Sibony M, Zerbib M, et al. Neoadjuvant Chemotherapy in Patients With Muscle-Invasive Bladder Cancer and Its Impact on Surgical Morbidity and Oncological Outcomes: A Real-World Experience. Front Surg. 2018;5:58.

71. Iyer G, Balar AV, Milowsky MI, Bochner BH, Dalbagni G, Donat SM, et al. Multicenter Prospective Phase II Trial of Neoadjuvant Dose-Dense Gemcitabine Plus Cisplatin in Patients With Muscle-Invasive Bladder Cancer. J Clin Oncol. 2018;36(19):1949-56.

72. Flaig T, Tangen C, Daneshmand S, al e. SWOG S1314: A randomized phase II study of co-expression extrapolation (COXEN) with neoadjuvant chemotherapy for localized, muscle-invasive bladder cancer. Journal of Clinical Oncology; 2019. p. 15_suppl.4506.

73. Hall E, Hussain S, Porta N, al e. BC2001 long-term outcomes: A phase III randomized trial of chemoradiotherapy versus radiotherapy (RT) alone and standard RT versus reduced high-dose volume RT in muscle-invasive bladder cancer. Journal of Clinical Oncology; 2017. p. 6_suppl.280

74. Coppin CM, Gospodarowicz MK, James K, Tannock IF, Zee B, Carson J, et al. Improved local control of invasive bladder cancer by concurrent cisplatin and preoperative or definitive radiation. The National Cancer Institute of Canada Clinical Trials Group. J Clin Oncol. 1996;14(11):2901-7.

75. Coen JJ, Zhang P, Saylor PJ, Lee CT, Wu CL, Parker W, et al. Bladder Preservation With Twice-a-Day Radiation Plus Fluorouracil/Cisplatin or Once Daily Radiation Plus Gemcitabine for Muscle-Invasive Bladder Cancer: NRG/RTOG 0712-A Randomized Phase II Trial. J Clin Oncol. 2019;37(1):44-51.

76. Patel MR, Ellerton J, Infante JR, Agrawal M, Gordon M, Aljumaily R, et al. Avelumab in metastatic urothelial carcinoma after platinum failure (JAVELIN Solid Tumor): pooled results from two expansion cohorts of an open-label, phase 1 trial. Lancet Oncol. 2018;19(1):51-64.

77. Powles T, O'Donnell PH, Massard C, Arkenau HT, Friedlander TW, Hoimes CJ, et al. Efficacy and Safety of Durvalumab in Locally Advanced or Metastatic Urothelial Carcinoma: Updated Results From a Phase 1/2 Open-label Study. JAMA Oncol. 2017;3(9):e172411.

78. Sharma P, Retz M, Siefker-Radtke A, Baron A, Necchi A, Bedke J, et al. Nivolumab in metastatic urothelial carcinoma after platinum therapy (CheckMate 275): a multicentre, single-arm, phase 2 trial. Lancet Oncol. 2017;18(3):312-22.

79. Rosenberg JE, Hoffman-Censits J, Powles T, van der Heijden MS, Balar AV, Necchi A, et al. Atezolizumab in patients with locally advanced and metastatic urothelial carcinoma who have progressed following treatment with platinum-based chemotherapy: a single-arm, multicentre, phase 2 trial. Lancet. 2016;387(10031):1909-20.

80. Balar AV, Galsky MD, Rosenberg JE, Powles T, Petrylak DP, Bellmunt J, et al. Atezolizumab as first-line treatment in cisplatin-ineligible patients with locally advanced and metastatic urothelial carcinoma: a single-arm, multicentre, phase 2 trial. Lancet. 2017;389(10064):67-76.

81. Powles T, Durán I, van der Heijden MS, Loriot Y, Vogelzang NJ, De Giorgi U, et al. Atezolizumab versus chemotherapy in patients with platinum-treated locally advanced or metastatic urothelial carcinoma (IMvigor211): a multicentre, open-label, phase 3 randomised controlled trial. Lancet. 2018;391(10122):748-57.

82. Balar AV, Castellano D, O'Donnell PH, Grivas P, Vuky J, Powles T, et al. First-line pembrolizumab in cisplatin-ineligible patients with locally advanced and unresectable or metastatic urothelial cancer (KEYNOTE-052): a multicentre, single-arm, phase 2 study. Lancet Oncol. 2017;18(11):1483-92.

83. Powles T, Park S, Voog E, al e. Maintenance avelumab + best supportive care (BSC) versus BSC alone after platinum-based first-line (1L) chemotherapy in advanced urothelial carcinoma (UC): JAVELIN Bladder 100 phase III interim analysis.: J Clin Oncol; 2020. p. s uppl; abstr LBA1.

84. Li MC, Whitmore WF, Golbey R, Grabstald H. Effects of combined drug therapy on metastatic cancer of the testis. JAMA. 1960;174:1291-9.

85. Williams SD, Birch R, Einhorn LH, Irwin L, Greco FA, Loehrer PJ. Treatment of disseminated germ-cell tumors with cisplatin, bleomycin, and either vinblastine or etoposide. N Engl J Med. 1987;316(23):1435-40.

86. Einhorn LH, Williams SD, Loehrer PJ, Birch R, Drasga R, Omura G, et al. Evaluation of optimal duration of chemotherapy in favorable-prognosis disseminated germ cell tumors: a Southeastern Cancer Study Group protocol. J Clin Oncol. 1989;7(3):387-91.

87. de Wit R, Roberts JT, Wilkinson PM, de Mulder PH, Mead GM, Fosså SD, et al. Equivalence of three or four cycles of bleomycin, etoposide, and cisplatin chemotherapy and of a 3- or 5-day schedule in good-prognosis germ cell cancer: a randomized study of the European Organization for Research and Treatment of Cancer Genitourinary Tract Cancer Cooperative Group and the Medical Research Council. J Clin Oncol. 2001;19(6):1629-40.

88. Culine S, Kerbrat P, Kramar A, Théodore C, Chevreau C, Geoffrois L, et al. Refining the optimal chemotherapy regimen for good-risk metastatic nonseminomatous germ-cell tumors: a randomized trial of the Genito-Urinary Group of the French Federation of Cancer Centers (GETUG T93BP). Ann Oncol. 2007;18(5):917-24.

89. Kondagunta GV, Bacik J, Bajorin D, Dobrzynski D, Sheinfeld J, Motzer RJ, et al. Etoposide and cisplatin chemotherapy for metastatic good-risk germ cell tumors. J Clin Oncol. 2005;23(36):9290-4.

90. Bosl GJ, Geller NL, Bajorin D, Leitner SP, Yagoda A, Golbey RB, et al. A randomized trial of etoposide + cisplatin versus vinblastine + bleomycin + cisplatin + cyclophosphamide + dactinomycin in patients with good-prognosis germ cell tumors. J Clin Oncol. 1988;6(8):1231-8.

Seção V

Do século XIX, quando se mostrou que a remoção cirúrgica dos ovários poderia controlar o câncer de mama, até a presente data, uma série de descobertas melhorou progressivamente a compreensão desse tipo de câncer, revolucionando seu tratamento. O câncer de mama segue como o mais incidente e a principal causa de morte por câncer entre mulheres. Uma série de fatores hereditários e externos contribui para o aumento do risco dessa doença. Felizmente, seu rastreamento, principalmente por meio da mamografia, é bem estabelecido, contribuindo para o diagnóstico precoce e para melhores desfechos. É importante destacar que o câncer de mama engloba na verdade um grupo heterogêneo de neoplasias com diferentes comportamentos biológicos. O avanço de análises moleculares permitiu maior entendimento dos diferentes subtipos e tem também auxiliado na caracterização do comportamento dessas neoplasias, colaborando, por exemplo, na predição do risco de recorrência de um câncer de mama localizado. Novas terapias se desenvolvem continuamente, levando a melhores sobrevida e qualidade de vida para as pacientes. Destacam-se, nesse sentido, terapias alvo que têm sido incorporadas à prática clínica nos últimos anos, incluindo novas terapias anti-HER2 para o câncer de mama HER2-positivo e a adição de inibidores de CDK 4/6 à hormonioterapia para o câncer de mama receptor hormonal-positivo.

CÂNCER DE MAMA

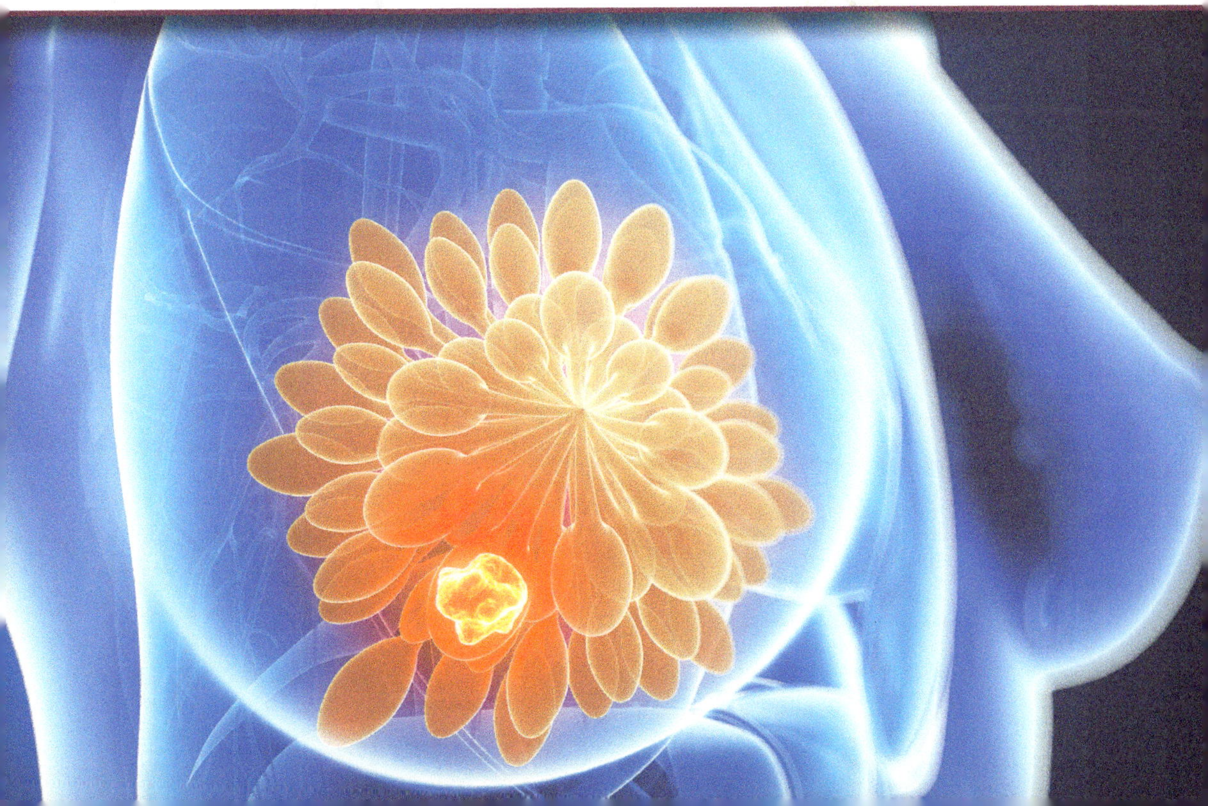

CRONOLOGIA DOS *TRIALS* EM CÂNCER DE MAMA

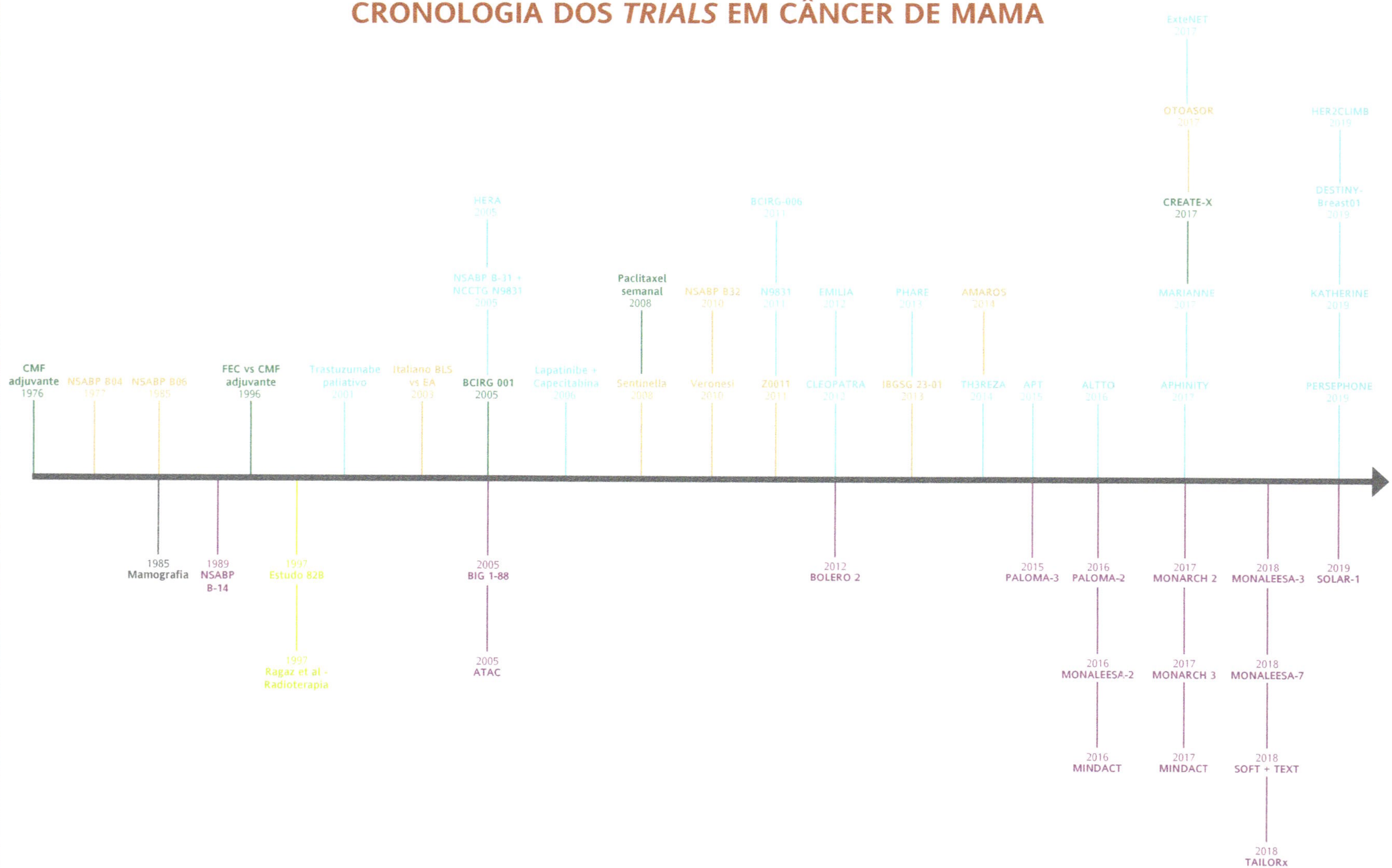

ANO	ESTUDO	TEMA
1976	CMF adjuvante	Quimioterapia
1977	NSABP B04	Cirurgia
1985	Mamografia	Screening
1985	NSABP B06	Cirurgia
1989	NSABP B-14	Hormonioterapia
1996	FEC vs CMF adjuvante	Quimioterapia
1997	Estudo 82B	Radioterapia
1997	Ragaz et al - Radioterapia	Radioterapia
2001	Trastuzumabe paliativo	Terapia anti-HER2
2003	Italiano BLS vs EA	Cirurgia
2005	BCIRG 001	Quimioterapia
2005	BIG 1-88	Hormonioterapia
2005	NSABP B-31 + NCCTG N9831	Terapia anti-HER2
2005	HERA	Terapia anti-HER2
2005	ATAC	Hormonioterapia
2006	Lapatinibe + Capecitabina	Terapia anti-HER2
2008	Sentinella	Cirurgia
2008	Paclitaxel semanal	Quimioterapia
2010	Veronesi	Cirurgia
2010	NSABP B32	Cirurgia
2011	Z0011	Cirurgia
2011	N9831	Terapia anti-HER2
2011	BCIRG-006	Terapia anti-HER2
2012	BOLERO 2	Hormonioterapia
2012	CLEOPATRA	Terapia anti-HER2
2012	EMILIA	Terapia anti-HER2

ANO	ESTUDO	TEMA
2013	IBGSG 23-01	Cirurgia
2013	PHARE	Terapia anti-HER2
2014	TH3REZA	Terapia anti-HER2
2014	AMAROS	Cirurgia
2015	PALOMA-3	Hormonioterapia
2015	APT	Terapia anti-HER2
2016	PALOMA-2	Hormonioterapia
2016	MONALEESA-2	Hormonioterapia
2016	MINDACT	Score de recidiva
2016	ALTTO	Terapia anti-HER2
2017	MONARCH 2	Hormonioterapia
2017	MONARCH 3	Hormonioterapia
2017	APHINITY	Terapia anti-HER2
2017	MARIANNE	Terapia anti-HER2
2017	CREATE-X	Quimioterapia
2017	OTOASOR	Cirurgia
2017	ExteNET	Terapia anti-HER2
2018	MONALEESA-3	Hormonioterapia
2018	MONALEESA-7	Hormonioterapia
2018	SOFT + TEXT	Hormonioterapia
2018	TAILORx	Score de recidiva
2019	SOLAR-1	Hormonioterapia
2019	PERSEPHONE	Terapia anti-HER2
2019	KATHERINE	Terapia anti-HER2
2019	DESTINY-Breast01	Terapia anti-HER2
2019	HER2CLIMB	Terapia anti-HER2

Estudo

CMF Adjuvante

Título	Combinação de quimioterapia como tratamento adjuvante em câncer de mama operável.

Revista: *New England Journal of Medicine.*

Data da publicação: Fevereiro de 1976.

Objetivo: Avaliar o efeito terapêutico da administração prolongada de CMF (ciclofosfamida, metotrexate e fluorouracil) na sobrevida livre de doença em mulheres com câncer de mama operável com alto risco de recorrência.

Grupos de comparação (randomização 1:1)

- Ciclofosfamida, metotrexate e fluorouracil.
- Nenhum tratamento adjuvante.

Métodos

- **Período de recrutamento dos pacientes:** 1973-1975.
- **Desenho do estudo:** Ensaio clínico de fase III, prospectivo randomizado, unicêntrico. As pacientes foram randomizadas para receber 12 ciclos de CMF ou nenhum tratamento sistêmico adicional após a mastectomia radical. Nenhum paciente foi submetido à radioterapia pós-operatória. As análises estatísticas avaliaram tanto a proporção absoluta de recorrência em cada grupo como a distribuição das recorrências ao longo do tempo.
- **Desfecho primário:** Primeira evidência de falha ao tratamento, representada por recidiva local, regional ou a distância.
- **Seguimento:** 14 meses.
- **Pacientes recrutados:** N = 391.

Critérios de inclusão

- Pacientes com câncer de mama submetidas a mastectomia radical com intuito curativo.
- Presença de pelo menos um linfonodo axilar positivo (com confirmação histológica).
- Estadiamento da neoplasia primária T1a a T3a estadiamento linfonodal clínico de N0 a N1b.
- Estadiamento negativo para doença metastática.

Critérios de exclusão

- Idade acima de 75 anos.
- Gravidez ou lactação.
- Tratamentos prévios para a neoplasia de mama.
- Neoplasias concomitantes ou prévias (exceto carcinoma basocelular ou espinocelular de pele tratados).
- Câncer de mama bilateral.
- Histologia diferente de carcinoma.
- Tumores T3b ou T4 definidos como: neoplasias com fixação à fáscia peitoral ou músculo, invasão de pele ou parede torácica.
- Tumores N2 ou N3 definidos como: acometimento de linfonodos axilares ipsilaterais aderidos entre si ou a outras estruturas ou linfonodos supraclaviculares ou infraclaviculares ou edema de membro superior.

Dados da população

Características	Grupo controle (N = 207)	Grupo CMF (N = 179)
Idade (%) ■ ≤ 49 anos ■ ≥ 50 anos	 41,3 58,6	 45,9 54,1
Linfonodos (%) ■ 1-3 ■ ≥ 4	 69,9 30,1	 67,1 32,9
Pós-menopausa (%)	54,2	54,1
Estádio (%) ■ T1 ■ T2 ■ T3	 12,3 75,9 11,7	 8,7 73,9 17,4

Resultados

Desfechos	Grupo controle	Grupo CMF	p
Taxa de recorrência (%)	24,0	5,3	< 0,001
Local de recorrência inicial (%) ■ Locorregional* ■ Óssea ■ Pulmão/pleura ■ Fígado	 16,3 51,0 16,0 11,6	 27,3 42,4 0 9,1	

* Incluindo recorrência em parede torácica, linfonodos supraclaviculares ipsilaterais ou ambos.

Perspectivas

A demonstração de que a terapia citotóxica sistêmica é capaz de reduzir de forma significativa o risco de recorrência de pacientes submetidas a ressecção cirúrgica colocou a quimioterapia como um dos pilares do tratamento da doença localizada. O estudo apresentado foi um dos primeiros a apresentar eficácia do tratamento adjuvante.

A atualização dos Resultados desse estudo após 20 anos de seguimento demonstrou que pacientes que receberam quimioterapia adjuvante apresentaram taxas significativamente melhores de sobrevida livre de recidiva (RR 0,65; IC 95% 0,51-0,83; P < 0,001) e sobrevida global (RR 0,76; IC 95%, 0,60-0,97 ; P 0,03) (1).

Uma metanálise posterior avaliou 13.442 mulheres que participaram de estudos de quimioterapia adjuvante e confirmou a redução da mortalidade com uso da quimioterapia (P = 0,003). Além disso, a metanálise também mostrou que esquemas de combinação foram mais eficazes na redução da mortalidade que esquemas de agente único (P = 0,001) (2).

Estudos subsequentes trouxeram para a prática clínica diferentes esquemas de quimioterapia adjuvante. Porém, o esquema CMF avaliado no estudo em questão continua atualmente sendo uma opção de adjuvância para casos selecionados.

Conclusão:

Quimioterapia citotóxica baseada em ciclofosfamida, metotrexato e 5-fluorouracil reduz o risco de recorrência após mastectomia em pacientes com câncer de mama com alto risco de recorrência.

Financiamento:

Instituto Nazionale Tumori.

Referência:

Bonadonna G, et al. *Combination chemotherapy as an adjuvant treatment in operable breast cancer.* New England Journal of Medicine. 1976;294:405-10.

Estudo

Estudo sueco de mamografia

Título	Redução de mortalidade por câncer de mama após rastreamento com mamografia.

Revista: *The Lancet.*

Data da publicação: Abril de 1985.

Objetivo: Avaliar a eficácia da mamografia em reduzir a mortalidade por câncer de mama.

Grupos de comparação

- Realização de mamografia a cada 2 ou 3 anos (a depender da faixa etária).
- Não realização de mamografia.

Métodos

- **Período de recrutamento dos pacientes:** 1977-1984.
- **Desenho do estudo:** Ensaio clínico de fase III, prospectivo randomizado, placebo- multicêntrico. A randomização ocorreu entre comunidades da duas regiões da Suécia (e não em nível individual). O método de rastreamento utilizado foi a mamografia com incidência única (médio-lateral oblíqua).
- **Desfecho primário:** Sobrevida câncer específica.
- **Desfechos secundários:** Proporção de pacientes diagnosticadas com estádios II ou maior.
- **Seguimento:** 6 anos (médio).
- **Pacientes recrutados:** N = 134.867.

Critérios de inclusão

- Sexo feminine.
- Idade 40-74 anos.
- Habitantes das regions de Östergötland e Kopparberg, Suécia.

Critérios de exclusão

- Mulheres acima de 74 anos apresentaram adesão abaixo de 50% ao programa de rastreamento e foram excluídas da análise.

Dados da população

Características	Grupo rastreamento	Grupo controle
Idade (anos) 40-59 anos 60-74 anos	 55,9% 44,1%	 57,6% 42,3%
Realização de mamografia de rastreamento	89%	13%

Resultados

Desfechos	Grupo rastreamento	Grupo controle	RR	IC 95%	P
Proporção de diagnóstico de câncer de mama em estádio II ou maior (%)	0,52	0,66	0,75	0,65-0,87	< 0,001
Mortalidade por câncer de mama (%)	0,11	0,15	0,69	0,51-0,92	0,013
Mortalidade por câncer de mama (por idade) ▪ 40-49 anos ▪ 50-74 anos			 1,26 0,61	 (0,56-2,84) (0,44-0,84)	 NS 0,003

NS: não significante.

Perspectivas

Em 1977, o Serviço Nacional de Saúde da Suécia iniciou um estudo randomizado de base populacional em 2 regiões do país para avaliar o impacto da mamografia na redução da mortalidade por câncer de mama, resultando na primeira evidência da eficácia do rastreamento mamográfico em reduzir a mortalidade por câncer de mama. Nesse estudo, a redução de mortalidade por câncer de mama foi de 31%, havendo também redução de 25% da taxa de diagnóstico de câncer de mama em estágios avançados (estádio II ou superior).

Outros 8 ensaios clínicos randomizados, incluindo mais de 650.000 mulheres no total, foram conduzidos e reportaram dados de mortalidade. Todos utilizaram a mamografia com ou sem exame clínico das mamas. A análise conjunta de seus dados por meio de metanálise demonstrou uma redução de risco relativo de 20% na mortalidade por câncer de mama em mulheres convidadas para o programa de rastreamento em comparação com os controles (3).

Deve-se atentar, contudo, para o fato de a maior parte desses estudos ter sido realizada décadas atrás, quando os tratamentos para o câncer de mama eram menos eficazes do que os de que dispomos atualmente. Além disso, cabe ponderar a morbidade associada aos Resultados falso-positivos, que podem levar a testes e tratamentos desnecessários.

Conclusão:

O rastreamento para câncer de mama para mulheres entre 40 e 74 anos com mamografia a cada 2 ou 3 anos está associado a redução de risco de morte por câncer de mama.

Financiamento:

Serviço Nacional de Saúde da Suécia.

Referência:

Tabár L, et al. *Reduction in mortality from breast cancer after mass screening with mammography. Randomised trial from the Breast Cancer Screening Working Group of the Swedish National Board of Health and Welfare.* Lancet. 1985;1:829-32.

Estudo

NSABP B-06

Título	Resultados após 5 anos de estudo randomizado comparando mastectomia total com mastectomia segmentar com ou sem radioterapia no tratamento do câncer de mama.

Revista: *New England Journal of Medicine.*

Data da publicação: Março de 1985.

Objetivo: Avaliar (1) a eficácia da mastectomia segmentar para preservação de mama; (2) se a radioterapia reduz a incidência de neoplasia ipsilateral após mastectomia segmentar; (3) se a cirurgia conservadora resulta em maior risco de recidiva a distância ou morte quando comparada com a mastectomia; (4) a importância clínica da multicentricidade.

Grupos de comparação

- Mastectomia total (MT).
- Mastectomia segmentar (MS).
- Mastectomia segmentar seguida de radioterapia (MS-RDT).

Métodos

- **Período de recrutamento dos pacientes:** 1976-1978.
- **Desenho do estudo:** Ensaio clínico de fase III, prospectivo randomizado, multicêntrico. As análises foram realizadas por intenção de tratamento. Mastectomia total incluía a remoção da mama junto à fáscia peitoral e o conteúdo axilar. Mastectomia segmentar se referia à ressecção do tumor com margens livres. Pacientes submetidas a MS cujas margens foram comprometidas por neoplasia foram submetidas a MT subsequente. A radioterapia em pacientes do grupo MS-RDT foi realizada com campos que incluíam o tecido mamário residual, pele, músculo, drenagem linfática e a cicatriz cirúrgica. Todas as pacientes foram submetidas a linfadenectomia axilar, e aquelas com um ou mais linfonodos axilares positivos receberam quimioterapia com melfalan e 5-fluorouracil.

  O cálculo de amostra não foi reportado.
- **Desfechos:** Sobrevida livre de doença, sobrevida livre de doença a distância, sobrevida global.
- **Pacientes recrutados:** N = 1.843.

Critérios de inclusão

- Neoplasia confinada à mama ou à mama e linfonodos axilares ipsilaterais.
- Estádio clínico I e II (tumores ≤ 4 cm).

- Neoplasia deveria ser móvel em relação à pele, músculo peitoral e parede torácica.
- Axila clinicamente negativa ou com linfonodos palpáveis móveis em relação à parede torácica e feixe neurovascular.
- Tamanho mamário e localização do tumor que permitissem Resultados estéticos aceitáveis após a ressecção.

Critérios de exclusão

- Tumores maiores que 4 cm.
- Sinais de invasão de pele, músculo peitoral ou parede torácica.

Dados da população

Características	MT (N = 713)	MS (N = 719)	MS-RDT (N = 731)
Idade ≥ 50 anos (%)	42,3	41,2	43,8
Status nodal (%)			
▪ Negativo	61,8	61,7	63,4
▪ Positivo	38,2	38,3	36,6
1-3	25,9	24,8	25,6
4-9	9,4	9,2	8,5
≥ 10	2,9	4,3	2,5
Tamanho tumoral (%)			
▪ 0-2 cm	52,9	49,4	51,5
▪ 2,1-4 cm	44,5	48,4	46,1

Resultados:

- Comparação entre mastectomia total e mastectomia segmentar e entre mastectomia total e mastectomia segmentar e radioterapia.

Desfechos	MT	MS	MS-RDT
Pacientes com linfonodos negativos			
SLD (% ± EP)*	71,9 ± 3,5	61,8 ± 3,5 (P 0,7)	81,4 ± 2,9 (P 0,1)
SLD a distância (% ± EP)*	81,3 ± 3,0	72,8 ± 3,4 (P 0,2)	85,3 ± 2,6 (P 0,2)
SG (% ± EP)*	81,7 ± 3,9	90,7 ± 2,4 (P 0,05)	91,6 ± 2,1 (P 0,09)
Pacientes com linfonodos positivos			
SLD (% ± EP)*	57,9 ± 5,3	54,8 ± 5,7 (P 0,4)	57,5 ± 5,4 (P 0,6)
SLD a distância (% ± EP)*	58,6 ± 5,6	63,8 ± 5,7 (P 0,2)	61,3 ± 5,4 (P 1,0)
SG (% ± EP)*	66,4 ± 5,3	73,8 ± 5,3 (P 0,3)	75,2 ± 4,5 (P 0,4)

* Estimativas 5 anos após a cirurgia. EP: erro padrão.

Comparação entre mastectomia segmentar e mastectomia segmentar seguida de radioterapia.

Desfechos	MS	MS-RDT	P
Pacientes com linfonodos negativos			
SLD (% ± EP)*	67,8 ± 3,7	80,9 ± 3,0	0,005
SLD a distância (% ± EP)*	72,8 ± 3,6	82,5 ± 3,4	0,02
SG (% ± EP)*	90,3 ± 2,5	91,1 ± 2,2	0,8
Pacientes com linfonodos positivos			
SLD (% ± EP)*	56,5 ± 6,0	61,3 ± 5,8	0,9
SLD a distância (% ± EP)*	65,9 ± 5,9	64,5 ± 5,8	0,4
SG (% ± EP)*	74,3 ± 5,5	78,8 ± 4,5	0,8

*Estimativas 5 anos após a cirurgia.
EP: erro padrão.

Perspectivas

A busca pela redução da morbidade causada pelas terapias locais para o câncer de mama sem comprometer sua eficácia foi objeto de intensa investigação nas últimas décadas. Os dados iniciais do estudo NSABP B-04 sugeriram que pacientes tratadas com mastectomia total sem linfadenectomia axilar e sem remoção de músculo peitoral não apresentam aumento do risco de metástases a distância ou morte quando comparadas com aquelas tratadas com mastectomia radical à Halsted (4).

Dados desse e de outros estudos impulsionaram a idealização do estudo acima apresentado (NSABP B-06), que demonstrou que, em pacientes com tumores de até 4 cm, a cirurgia conservadora (mastectomia segmentar) com margens cirúrgicas livres não apresentou Resultados inferiores à mastectomia total em termos de SLD, SLD a distância e sobrevida global em 5 anos e que a adição de radioterapia à mastectomia segmentar foi associada a melhores desfechos. Na atualização dos Resultados desse estudo com 20 anos de seguimento, demonstrou-se que a incidência cumulativa de recorrência na mama ipsilateral foi de 14,3% nas mulheres submetidas a mastectomia e irradiação mamária, em comparação com 39,2% nas mulheres submetidas a mastectomia sem irradiação ($P < 0,001$). Não foram observadas diferenças estatisticamente significantes entre os três grupos de mulheres em relação à sobrevida livre de doença, sobrevida livre de doença distante ou sobrevida global (5).

Uma metanálise de dados individuais incluindo 28.405 mulheres incluídas em 64 estudos clínicos comparando terapias locais para o câncer de mama inicial demonstrou que a adição de radioterapia à cirurgia resultou em: (1) uma taxa de recorrência local três vezes menor do que aquela obtida com a cirurgia isolada; (2) redução da mortalidade por câncer de mama (OR 0,94; IC 95% 0,88-1,00; P = 0,03); (3) semelhantes taxas de sobrevida global em 10 anos (40,3% vs. 41,4%; P = 0,3). Finalmente, não foram encontradas diferenças significativas na sobrevida global em 10 anos nos estudos de mastectomia versus cirurgia conservadora mais radioterapia ou naqueles que avaliaram cirurgia mais extensa versus cirurgia menos extensa (6).

Conclusão:

Mastectomia segmentar seguida de radioterapia é uma estratégia segura para pacientes com neoplasia mamária com até 4 cm submetidas à ressecção com margens livres.

Financiamento:

National Surgical Adjuvant Breast and Bowel Project.

Referência:

Fisher B, et al. *Five-year results of a randomized clinical trial comparing total mastectomy and segmental mastectomy with or without radiation in the treatment of breast cancer.* New England Journal of Medicine. 1985;312:665-73.

Estudo

NSABP B-14

Título	Um ensaio clínico randomizado avaliando o tamoxifeno no tratamento de pacientes com câncer de mama linfonodo-negativo que apresentam tumores receptor de estrógeno-positivo.

Revista: *New England Journal of Medicine.*

Data da publicação: Fevereiro de 1989.

Objetivo: Avaliar a eficácia do tratamento adjuvante com tamoxifeno no câncer de mama receptor de estrógeno-positivo linfonodo-negativo.

Grupos de comparação

- Tamoxifeno por 5 anos.
- Placebo por 5 anos.

Métodos

- **Período de recrutamento dos pacientes:** 1982-1987.
- **Desenho do estudo:** Ensaio clínico de fase III, prospectivo randomizado, placebo-controlado, multicêntrico. Entre os pacientes randomizados, os com critérios de elegibilidade confirmada e com um tempo mínimo de seguimento foram incluídos na análise.

  O estudo não relata o cálculo da amostra.
- **Desfechos:** Sobrevida livre de doença, sobrevida global.
- **Seguimento:** Não reportado.
- **Pacientes recrutados:** N = 2.818 (2.644 incluídos na análise desta publicação)

Critérios de inclusão

- Câncer de mama operado linfonodo-negativo.
- Receptor de estrógeno-positivo (≥ 10 fmol).
- ≤ 70 anos.

Dados da população

Características	Tamoxifeno (N = 1.318)	Placebo (N = 1.326)
Idade (anos)	55	55
Cirurgia (%) ▪ Mastectomia ▪ Setorectomia e radioterapia	 62 38	 62 38
Tamanho do tumor (cm) (%) ▪ 0-2 ▪ ≥ 2	 57 43	 58 42
Receptor de estrógeno (fmol) (%) ▪ 10-49 ▪ ≥ 50	 45 55	 45 55
Receptor de progesterona (fmol) (%) ▪ 0-49 ▪ ≥ 50	 45 55	 48 52

Resultados

Desfechos	Tamoxifeno	Placebo	OR	IC 95%	p
SLD em 4 anos (%)	83	77	1,75	1,38-2,22	< 0,001
SG em 4 anos (%)	93	92	–	–	0,3
Recidiva local (N)	7	37	–	–	< 0,001
Recidiva a distância (N)	73	117	–	–	< 0,001
Câncer de mama contralateral (N)	13	29	–	–	0,008

Perspectivas

O benefício do uso de tamoxifeno já havia sido anteriormente demonstrado em estudos pequenos como tratamento paliativo. O NSABP B-14 mostrou o benefício do tamoxifeno adjuvante para pacientes com receptor de estrógeno-positivo e linfonodo-negativo, resultando em melhora da sobrevida livre de doença. Em atualização, com seguimento mais prolongado, demonstrou-se também ganho de sobrevida com o tamoxifeno (HR 0,80, IC 95% 0,71-0,91, P < 0,001) (7).

O benefício do tamoxifeno foi reforçado por metanálises subsequentes. Em metanálise de 20 estudos randomizados, com total de 21.457 pacientes, no câncer de mama receptor de estrógeno-positivo, o tamoxifeno adjuvante foi associado a redução de 39% do risco de recidiva (P < 0,001), de 38% do risco de câncer de mama contralateral (P < 0,001) e de 22% do risco de óbito por qualquer causa (P < 0,001). Além disso, o benefício demonstrado ocorreu independente do status do receptor de progesterona, da idade, do status linfonodal ou do uso de quimioterapia, reforçando o uso de hormonioterapia como tratamento adjuvante padrão no câncer de mama receptor de estrógeno-positivo (8).

Posteriormente, estudou-se o uso de inibidores de aromatase na adjuvância para mulheres na pós-menopausa. No estudo BIG 1-98, o letrozol adjuvante resultou em ganho absoluto de 3,4% na sobrevida livre de doença em 5 anos em comparação com o tamoxifeno (9, 10). No estudo ATAC, o Anastrozol teve ganho semelhante (11). Apenas em 2015, uma metanálise com 31.920 pacientes demonstrou ganho de sobrevida global absoluta de 2,7% em 10 anos (12).

Já para pacientes na pré-menopausa, os estudos SOFT e TEXT demonstraram superioridade da adição de supressão ovariana a hormonioterapia adjuvante (tamoxifeno ou exemestano) em comparação com tamoxifeno isolado, em termos de sobrevida livre de doença e sobrevida global. O ganho se deu, no entanto, à custa de maior toxicidade. Benefício mais expressivo foi observado entre pacientes de maior risco, tais como aquelas que tiveram indicação de quimioterapia e as com menos de 35 anos (13).

Conclusão:

Uso de tamoxifeno adjuvante melhora a sobrevida livre de doença no câncer de mama receptor de estrógeno-positivo linfonodo-negativo.

Financiamento:

National Cancer Institute e *American Cancer Society*.

Referência:

Fisher B, et al. *A randomized clinical trial evaluating tamoxifen in the treatment of patients with node-negative breast cancer who have estrogen-receptor–positive tumors.* New England Journal of Medicine. 1989;320:479-84.

Estudo

FEC vs CMF adjuvante – mama

Título	Ciclofosfamida, metotrexato e 5-fluorouracil adjuvante versus quimioterapia com 5-fluorouracil, epirrubicina e ciclofosfamida em mulheres na pré-menopausa com câncer de mama ressecável com linfonodos axilares positivos: Resultados de um estudo randomizado.

Título:

Revista: *Journal of Clinical Oncology.*

Data da publicação: Janeiro de 1996.

Objetivo: Avaliar se a substituição do metotrexato no regime CMF por epirrubicina (FEC) resulta em melhores taxas de sobrevida livre de recorrência e sobrevida global em pacientes com câncer de mama primário operável linfonodo-positivo.

Grupos de comparação (randomização 1:1)

- Fluorouracil + epirrubicina + ciclofosfamida (FEC).
- Ciclofosfamida + metotrexate + fluorouracil (CMF).

Métodos

- **Período de recrutamento dos pacientes:** 1984-1992.
- **Desenho do estudo:** Ensaio clínico de fase III, prospectivo randomizado, multicêntrico. As análises foram realizadas por intenção de tratamento.

  Para demonstrar-se um aumento da sobrevida em 5 anos de 50% para 60% com um poder de 80% e um erro alfa bicaudado de 0,05, calculou-se uma amostra de 750 pacientes.
- **Desfechos primários:** Sobrevida global (SG) e sobrevida livre de recorrência (SLR).
- **Desfecho secundário:** Toxicidade.
- **Seguimento:** 4,5 anos.
- **Pacientes recrutados:** N = 759.

Critérios de inclusão

- Câncer de mama ressecável.
- Acometimento de linfonodo axilar.
- Pré-menopausa.

Critérios de exclusão

- Malignidade prévia.
- Câncer de mama bilateral.
- Comorbidades impeditivas à administração das medicações do estudo.

Dados da população

Características	CMF (N = 379)	FEC (N = 380)
Idade (anos)	44	44
Estádio clínico (%) ▪ T0-T2 ▪ T3-T4	 83 17	 84 16
Número de linfonodos positivos (%) ▪ ≤ 3 ▪ > 4	 64 36	 69 31
Receptor de estrógeno positivo (%)	66	63

Resultados

Desfechos	Grupo FEC	Grupo CMF	P
Probabilidade de não recidiva (%) ▪ CMF1 vs FEC1 ▪ CMF2 vs FEC2	35,2 45,0 43,7	36,4 39,4 26,5	0,61 0,22 0,03
Probabilidade de sobrevida (%) ▪ CMF1 vs FEC1 ▪ CMF2 vs FEC2	21,3 24,4 19,6	17,9 23,3 12,0	0,13 0,96 0,02
Náuseas e vômitos (%)	46	22	< 0,001
Alopécia (%)	41	9	< 0,001

Perspectivas

Este estudo buscou avaliar o papel da epirrubicina em comparação com metotrexate, em combinação com 5-fluorouracil e ciclofosfamida. Os desfechos globais nos grupos FEC e CMF foram semelhantes. No entanto, quando se compararam diferentes esquemas de administração de FEC, o esquema FEC2 (5-FU 600 mg/m^2 D1 e D8, epirrubicina 50 mg/m^2 D1 e ciclofosfamida 600 mg/m^2 D1 e D8, a cada 4 semanas por 6 ciclos), com maior dose-intensidade e maior dose cumulativa de fluorouracil e ciclofosfamida, foi associado a ganho em sobrevida global e sobrevida livre de recorrência. Esses Resultados foram amplamente aceitos e integrados à prática clínica, além de terem sido validados por Resultados de estudos subsequentes compilados em uma metanálise (14).

Após a inclusão dos antracíclicos como terapia padrão no tratamento quimioterápico adjuvante em pacientes com câncer de mama de alto risco, estudos subsequentes demonstraram benefício adicional com a adição de taxanos (docetaxel ou paclitaxel) aos regimes baseados em antraciclina. Em 2005, foram publicados os dados do estudo BCIRG 001, no qual 1.491 pacientes com câncer de mama com linfonodos positivos foram randomizadas para receber quimioterapia adjuvante com o esquema TAC (docetaxel, doxorrubicina e ciclofosfamida) ou FAC (fluorouracil, doxorrubicina e ciclofosfamida), sendo demonstrada redução de 28% no risco de recorrência (P < 0,001) e redução de 30% no risco de morte em 5 anos (P = 0,008) (15). Da mesma maneira, estudos que avaliaram a utilização de outro taxano, o paclitaxel, também demonstraram benefício com adição dessa droga em comparação a esquemas baseados apenas em antraciclinas.

Estudos realizados em paralelo avaliaram diferentes regimes de administração de antraciclinas e taxanos, sendo realizadas ambas as medicações concomitantes ou de forma sequencial. Em metanálise avaliando o efeito da quimioterapia sequencial versus concomitante, incluindo dados de 6 ensaios randomizados com mais de 11.000 mulheres, demonstrou que o uso das drogas de forma sequencial (antraciclina seguido de taxano, ou vice-versa) resultou em aumento da sobrevida livre de recorrência (RR 0,87, IC 95% 0,80-0,94), em comparação com regimes concomitantes (16).

A dose-intensidade é determinante na eficácia terapêutica, ou seja, a relação entre a dose administrada e a frequência das aplicações parece ter implicações nos desfechos obtidos. Um estudo avaliou 4.950 mulheres com neoplasia de mama de alto risco de recorrência submetidas a 4 ciclos de antracíclicos, após os quais foram randomizadas para receber paclitaxel ou docetaxel administrados em intervalos de 3 semanas por 4 ciclos ou em intervalos de 1 semana por 12 ciclos. A administração do paclitaxel semanal foi associado a ganho de sobrevida global (HR 1,32; P 0,01) (17).

Conclusão:

O regime FEC2, no qual a epirrubicina substituiu o metotrexato no CMF, é o regime quimioterápico adjuvante preferível para pacientes na pré-menopausa com câncer de mama operatório positivo para linfonodo axilar.

Financiamento:

Pharmacia e Cancer Research Campaign.

Referência:

Coombes RC, et al. *Adjuvant cyclophosphamide, methotrexate, and fluorouracil versus fluorouracil, epirubicin, and cyclophosphamide chemotherapy in premenopausal women with axillary node-positive operable breast cancer: results of a randomized trial.* Journal of Clinical Oncology. 1996;14:35-45.

Estudo

82B

Título	Radioterapia pós-operatória em mulheres com câncer de mama de alto risco na pré-menopausa tratadas quimioterapia adjuvante.

Revista: *New England Journal of Medicine.*

Data da publicação: Outubro de 1997.

Objetivo: Avaliar o impacto da adição de radioterapia à mastectomia total com dissecção axilar e quimioterapia adjuvante sobre o controle locorregional, a probabilidade de metástases a distância e sobrevida global em pacientes na pré-menopausa de alto risco.

Grupos de comparação

- Quimioterapia (esquema CMF) por 8 ciclos seguida de radioterapia.
- Quimioterapia isolada (esquema CMF) por 9 ciclos.

Métodos

- **Período de recrutamento dos pacientes:** 1982-1989.
- **Desenho do estudo:** Ensaio clínico de fase III, prospectivo randomizado, multicêntrico. As análises foram realizadas por intenção de tratamento. O tratamento cirúrgico foi mastectomia total e linfadenectomia axilar. Após a cirurgia, as pacientes eram randomizadas para radioterapia mais ciclofosfamida, metotrexato e 5-fluorouracil (CMF) ou CMF isoladamente. A radioterapia foi realizada na parede torácica, incluindo a cicatriz cirúrgica e linfonodos regionais.

  O cálculo de amostra não foi reportado.
- **Desfechos:** Sobrevida global (SG), sobrevida livre de doença (SLD), recidiva locorregional e metástases a distância.
- **Seguimento:** 114 meses.
- **Pacientes recrutados:** N = 1.708.

Critérios de inclusão

- Câncer de mama de alto risco, definido pela presença de um ou mais dos critérios abaixo:
  - Tamanho do tumor primário > 5 cm.
  - Acometimento de linfonodos axilares.
  - Invasão de pele ou fáscia peitoral.

- Pré-menopausa (definida no estudo por amenorreia por menos de 5 anos ou histerectomia antes dos 55 anos).

Critérios de exclusão

- CPós-menopausa.
- CPresença de metástases a distância.

Dados da população

Características	RDT e CMF (N = 852)	CMF (N = 856)
Idade (%)		
< 40	18	20
40-59	54	55
50-59	28	25
Tamanho (%)		
< 21 mm	40	39
> 21-50 mm	47	43
> 50 mm	12	16
Número de linfonodos comprometidos (%)		
Nenhum	42	41
1-3	25	27
> 3	32	31

Resultados

Desfechos	CMF + RT	CMF	RR	IC 95%	p
SLD em 10 anos (%)	48	24	0,59*	0,51-0,67	< 0,001
SG em 10 anos (%)	54	45	0,71*	0,62-0,82	< 0,001
Recorrência locorregional (%)	9	32	3,7	2,9-4,7	< 0,001
Recorrência a distância (%)	34	26	0,8	0,7-0,9	< 0,001

*Em análise multivariada.

Perspectivas

Embora o papel da radioterapia em reduzir os índices de recorrência locais e a mortalidade por câncer de mama já estivesse consolidada, o seu papel no tratamento de pacientes com alto risco de recorrência submetidas a mastectomia total com esvaziamento axilar foi consolado pelo estudo dinamarquês 82B, o qual demonstrou que a adição de radioterapia à quimioterapia adjuvante após mastectomia total e dissecção axilar foi capaz de reduzir as recorrências locorregionais e melhorar a sobrevida. Cabe salientar que esse estudo incluiu apenas pacientes na pré-menopausa e utilizou um esquema de quimioterapia adjuvante diferente dos mais utilizados atualmente.

Publicado no mesmo volume do NEJM, outro estudo menor (N = 318) buscou avaliar o papel da RDT adjuvante em pacientes na pré-menopausa com linfonodos comprometidos. As pacientes foram randomizadas para (1) quimioterapia adjuvante (CMF) mais radioterapia locorregional ou (2) quimioterapia isoladamente. Após 15 anos de acompanhamento, as pacientes que receberam radioterapia tiveram uma redução de 33% na taxa de recorrência (RR, 0,67; IC95%, 0,50-0,90) e uma redução de 29% na mortalidade por câncer de mama (RR, 0,71; IC 95%, 0,51-0,99), em comparação com as mulheres tratadas apenas com quimioterapia (18). Em conjunto, esses dados consolidam o papel da RDT adjuvante em pacientes com câncer de mama de alto risco na pré-menopausa submetidas a mastectomia total e quimioterapia.

Conclusão:

A adição de RDT pós-operatória em pacientes submetidas à mastectomia total e quimioterapia adjuvante reduz recorrências locorregionais e prolonga a sobrevivência em mulheres na pré-menopausa com câncer de mama de alto risco.

Financiamento:

Sem informação.

Referência:

Overgaard M, et al. *Postoperative radiotherapy in high-risk premenopausal women with breast cancer who receive adjuvant chemotherapy*. New England Journal of Medicine. 1997;337:949-55.

Estudo

Trastuzumabe paliativo

Título	Uso de quimioterapia associada a um anticorpo monoclonal anti-HER2 para câncer de mama metastático com amplificação de HER2.

Revista: *New England Journal of Medicine.*

Data da publicação: Março de 2001.

Objetivo: Avaliar a eficácia e a segurança do tratamento com trastuzumabe e quimioterapia em primeira linha para o câncer de mama metastático HER2-positivo.

Grupos de comparação

- Trastuzumabe + quimioterapia.
- Quimioterapia isolada.
- O tratamento quimioterápico poderia ser antracíclico e ciclofosfamida ou paclitaxel.

Métodos

- **Período de recrutamento dos pacientes:** 1995-1997.
- **Desenho do estudo:** Ensaio clínico de fase III, prospectivo randomizado, aberto, multicêntrico. As análises foram realizadas de acordo com o princípio de intenção de tratamento.

  Calculou-se que, com um erro alfa bicaudado de 0,05 e poder de 90% para detectar uma melhora no tempo para progressão de doença mediano de 50% (HR 0,75), considerando um tempo para progressão de doença mediano de 8 meses no braço de quimioterapia isolada, seriam necessários 450 pacientes no estudo.
- **Desfecho primário:** Tempo para progressão de doença e eventos adversos.
- **Desfechos secundários:** Taxa de resposta, duração de resposta, tempo para falha do tratamento e sobrevida global.
- **Seguimento:** 30 meses.
- **Pacientes recrutados:** N = 496.

Critérios de inclusão

- Câncer de mama HER2-positivo (imuno-histoquímica 2+ ou 3+ em pelo menos 10% das células tumorais) metastático.
- Sem quimioterapia prévia para doença metastática.

Critérios de exclusão

- Câncer de mama bilateral.
- Metástases cerebrais não tratadas.
- Metástases ósseas osteoblásticas.
- Efusão pleural ou ascite como única evidência de doença.
- Segundo neoplasia primária.
- KPS < 60.
- Gestação ou uso de outro agente investigacional nos últimos 30 das antes do início do estudo.

Dados da população

Características	AC + trastuzumabe (N = 143)	AC isolado (N = 138)	Paclitaxel + trastuzumabe (N = 92)	Paclitaxel Isolado (N = 96)
Idade (anos)	54	54	51	51
KPS 90-100 (%)	66	66	76	65
Quimioterapia adjuvante (%)	57	37	97	100
Hormonioterapia (%)	62	57	55	56
Intervalo livre de doença mediano (meses)	24,5	22,8	22,4	18,9
HER2 3+ (%)	76	70	74	80
Número de sítios metastáticos ≥ 3 (%)	40	29	31	35

Resultados

Desfechos	QT + trastuzumabe	QT isolada	HR	IC 95%	p
TTP mediana (meses)	7,4	4,6	0,51	0,41-0,63	< 0,001
Tempo para falha do tratamento (meses)	6,9	4,5	0,58	0,47-0,70	< 0,001
Taxa de resposta (%)	50	32	–	–	< 0,001
Duração de resposta (meses)	9,1	6,1	–	–	< 0.001
SG (meses)	25,1	20,3	0,80	0,64-1,00	0,046
Disfunção cardíaca (%)	27 (AC+H) 13 (TH)	8 (AC) 1 (T)	–	–	–
Insuficiência cardíaca classe III-IV (%)	16 (AC+H) 2 (TH)	3 (AC) 1 (T)	–	–	–

AC: antraciclina e ciclofosfamida; H: trastuzumabe; T: paclitaxel.

Perspectivas

O trastuzumabe foi o primeiro anticorpo monoclonal a ser incorporado na prática clínica do tratamento de tumores sólidos. Anteriormente, o rituxumabe, um anticorpo monoclonal antiCD20, já havia sido aprovado para uso em tumores hematológicos em 1997. Até então, a base do tratamento sistêmico do câncer se restringia de forma geral ao tratamento com quimioterapia citotóxica ou manipulações hormonais

A amplificação de HER2 ocorre em 25 a 30% dos casos de câncer de mama e está associada a maior agressividade. As terapias anti-HER2 alteraram significativamente o tratamento e o prognóstico dessa neoplasia.

A adição do trastuzumabe em primeira linha paliativa demonstrou benefício clínico em taxa de resposta, SLP e SG, reduzindo em 20% o risco de óbito. O estudo, porém, já alertou para o risco aumentado de disfunção cardíaca no uso do trastuzumabe concomitante a antracíclico.

Posteriormente, uma série de outros estudos demonstrou o benefício do trastuzumabe e de outras terapias anti-HER em diferentes cenários do tratamento do câncer de mama HER2-positivo (comentadas junto com o artigo CLEOPATRA adiante).

Conclusão:

O trastuzumabe aumenta o benefício clínico da quimioterapia de primeira linha no câncer de mama metastático com amplificação de HER2.

Financiamento:

Genentech.

Referência:

Slamon DJ, et al. *Use of chemotherapy plus a monoclonal antibody against HER2 for metastatic breast cancer that overexpresses HER2.* New England Journal of Medicine. 2001;344(11):783-92.

Estudo Italiano BLS vs EA

Título	Comparação entre biópsia de linfonodo sentinela e dissecção axilar de rotina no câncer de mama.

Revista: *New England Journal of Medicine.*

Data da publicação: Agosto de 2003.

Objetivo: Determinar a capacidade da biópsia de linfonodo sentinela de reduzir a necessidade de esvaziamento axilar em mulheres com câncer de mama.

Grupos de comparação

- Esvaziamento axilar (EA).
- Biópsia de linfonodo sentinela (BLS) seguida de EA apenas se o linfonodo sentinela estivesse comprometido.

Métodos

- **Período de recrutamento dos pacientes:** 1998-1999.
- **Desenho do estudo:** Ensaio clínico de fase III, prospectivo randomizado, unicêntrico.

  Assumiu-se que 30% das 250 pacientes recrutadas tivessem LS positivo, que 175 pacientes tivessem um resultado negativo e que a taxa de recorrência axilar fosse de aproximadamente 5% naquelas com LS negativo. Assim, calculou-se que, com um erro alfa bicaudado de 0,05, o estudo teria um poder de 84% para distinguir entre uma porcentagem aceitável (5%) e uma porcentagem inaceitável (10%) de mulheres LS negativo desenvolvessem metástases linfonodais em 5 anos de seguimento.
- **Desfecho primário:** Poder preditivo do linfonodo sentinela, medido em termos da porcentagem de casos de envolvimento axilar detectado pela BLS em relação à porcentagem encontrada pelo EA.
- **Desfechos secundários:** Qualidade de vida, o número de metástases em linfonodos axilares durante o período de seguimento nas pacientes no BLS negativo, sobrevida livre de doença (SLD) e sobrevida global (SG)
- **Seguimento:** 46 meses.
- **Pacientes recrutados:** N = 649.

Critérios de inclusão

- Pacientes entre 40-75 anos.
- Câncer de mama com maior diâmetro ≤ 2 cm.

Critérios de exclusão

- Câncer multicêntrico.
- Paciente submetidas à biópsia excisional.

Dados da população

Características	BLS (N = 259)	EA (N = 257)
Idade (%) 40-55 anos 56-75 anos	 50,6 50,8	 47,8 52,1
Diâmetro do tumor (%) < 1,0 cm 1,1-1,5 cm > 1,5 cm	 25,1 46,3 28,6	 25,3 47,9 26,8
Receptor de estrógeno positivo (%)	91,9	91,8
Grau histológico (%) I II III	 31,9 49,8 18,3	 31,9 46,9 21,3

Resultados

Desfechos	BLS	EA	P
BLS positiva (%)	35,5	32,3	–
BLS negativo com linfonodo comprometido identificado pós EA	–	4,6	–
Sensibilidade	91,2	–	–
Especificidade	100	–	–
Eventos relacionados ao câncer de mama (por 1.000 por ano)	10,1	16,4	0,26
Sobrevida global	–	–	0,15

Perspectivas

O esvaziamento axilar (EA) adiciona importante morbidade ao tratamento das pacientes com câncer de mama, principalmente devido ao risco de desenvolvimento de linfedema, dor, parestesias e menor mobilidade de membro. O estudo acima apresentado foi um dos pioneiros a desafiar a necessidade de se realizar EA rotineiramente em pacientes com tumores iniciais. Ao demonstrar a acurácia diagnóstica da biópsia de linfonodo sentinela (BLS) e a segurança de não se realizar EA rotineira em pacientes com BLS negativa, esses dados serviram de base para o desenvolvimento de diversos outros estudos que, em conjunto, levaram à redução da realização de EA e, desse modo, impactaram significativamente a qualidade de vida das pacientes.

Atualmente, a BLS substituiu o EA como avaliação inicial dos linfonodos axilares em pacientes com câncer de mama precoce.

A discussão sobre a necessidade de abordagem axilar caminhou para estudos que avaliaram o papel da linfadenectomia axilar em pacientes com linfonodos positivos na BLS.

A seguir, um resumo de estudos que compararam BLS versus EA em pacientes com LS negativo.

Características	Sentinella	NSABP B32	Veronesi, et al.
Período de recrutamento	1998-2001	1999-2004	1998-1999
Número de pacientes	248	5.611	516
Seguimento	66 meses	95,6 meses	95 meses
População	Câncer de mama ≤ 3 cm com linfonodos clinicamente negativos	Câncer de mama com linfonodos clinicamente negativos	Câncer de mama ≤ 2 cm
Desfecho primário	SLD	SG	SLD
Resultados	Sem diferença entre BLS e EA, caso BLS negativa	Sem diferença entre BLS e EA, caso BLS negativa	Sem diferença entre BLS e EA, caso BLS negativa
Referência	Ann Oncol. 2009;20:1001-7 (19)	Lancet Oncol. 2010;11:927-33 (20)	Ann Surg. 2010;251:595-600 (21)

A seguir, um resumo de estudos que compararam EA versus nenhum tratamento cirúrgico adicional para axila em pacientes com BLS positivo.

Características	IBCSG 23-01	Z0011
Período de recrutamento	2001-2010	1999-2004
Número de pacientes	934	856
Seguimento	60 meses	111 meses
População	Câncer de mama primário < 5 cm com ≥ 1 LS com micrometástases na BLS	Câncer de mama T1-T2 com 1-2 LS positivos na BLS
Desfecho primário	SLD	SG
Resultados	Não esvaziar axila foi não inferior ao esvaziamento axilar	Sem diferença entre esvaziar axila e não esvaziar axila
Referência	Lancet Oncol. 2013;14:297-305 (22)	Ann Surg. 2016;264:413-20 (23)

Por último, segue a tabela sobre estudos que compararam EA com RT axilar em pacientes com BLS positivos.

Características	AMAROS	OTOASOR
Período de recrutamento	2001-2010	2002-2009
Número de pacientes	4.823	2.106
Seguimento	6,1 anos	8 anos
População	Câncer de mama T1-2 e cN0	Câncer de mama cT ≤ 3 cm e cN0
Desfecho primário	Recidiva axilar em 5 anos	Recidiva axilar
Resultados	Radioterapia axilar apresentou desfechos semelhantes ao esvaziamento axilar	Radioterapia de linfonodos regionais é não inferior a esvaziamento axilar
Referência	The Lancet Oncol. 2014;15:1303-10 (24)	Eur J Surg Oncol. 2017;43:672-9 (25)

Com esses dados em conjunto, a linfadenectomia axilar tem sido menos prevalente, sendo utilizada em casos selecionados, principalmente naqueles com axila clinicamente positiva.

Conclusão:

A biópsia do linfonodo sentinela é um método seguro e preciso para rastreamento de linfonodos axilares em mulheres com câncer de mama precoce.

Financiamento:

European Institute of Oncology.

Referência:

Veronesi U, et al. *A Randomized comparison of sentinel-node biopsy with routine axillary dissection in breast cancer.* New England Journal of Medicine. 2003;349:546-53.

Estudo

Trastuzumabe adjuvante – NSABP B-31 e NCCTG N9831

Título	Trastuzumabe com quimioterapia adjuvante para o câncer de mama HER2-positivo operável.

Revista: *New England Journal of Medicine.*

Data da publicação: Outubro de 2005.

Objetivo: Avaliar a eficácia do tratamento adjuvante com trastuzumabe em adição a quimioterapia para o câncer de mama HER2-positivo.

Grupos de comparação

- B-31
  - Doxorrubicina e ciclofosfamida (4 ciclos), seguida por paclitaxel (a cada 3 semanas por 4 ciclos) e trastuzumabe (por 52 semanas, iniciando no D1 de paclitaxel).
  - Doxorrubicina e ciclofosfamida (4 ciclos), seguida por paclitaxel (a cada 3 semanas por 4 ciclos).

- N9831
  - Doxorrubicina e ciclofosfamida (4 ciclos), seguida por paclitaxel (semanal por 12 semanas) (grupo A).
  - Doxorrubicina e ciclofosfamida (4 ciclos), seguida por paclitaxel (semanal por 12 semanas), seguido por trastuzumabe(por 52 semanas) (grupo B) – este grupo foi excluído na análise combinada dos dois estudos, já que o trastuzumabe não era realizado concomitante à quimioterapia.
  - Doxorrubicina e ciclofosfamida (4 ciclos), seguida por paclitaxel (semanal por 12 semanas) e trastuzumabe (por 52 semanas, iniciando no D1 de paclitaxel) (grupo B).

Métodos

- **Período de recrutamento dos pacientes:** 2000-2005.
- **Desenho do estudo:** Análise combinada de dois estudos clínicos de fase III, prospectivos randomizados, abertos, multicêntricos. As análises foram realizadas de acordo com o princípio de intenção de tratamento.

  Calculou-se que, com um erro alfa de 0,05 e um poder de 90% para detectar uma melhora na SLD de 25%, seriam necessários 710 eventos. Uma análise interina estava programada após a ocorrência de 355 eventos. Após a análise interina, o comitê independente recomendou fechamento dos estudos e disponibilização dos Resultados.

- **Desfecho primário:** Sobrevida livre de doença.
- **Desfechos secundários:** Sobrevida global, tempo para recidiva a distância, morte por câncer de mama, câncer de mama contralateral e outras segundas neoplasias primárias.
- **Seguimento:** 2 anos (2,4 anos no B-31 e 1,5 anos no N9831).
- **Pacientes recrutados:** N = 3.351.

Critérios de inclusão

- Câncer de mama HER2-positivo (imuno-histoquímica 3+ ou FISH – hibridização *in situ*).
- Doença de alto risco: acima de 2 cm se receptor de estrógeno ou de progesterona positivo; acima de 1 cm se receptores de estrógeno e progesterona negativos; ou, linfonodo positivo.
- Ressecção completa do tumor primário e esvaziamento axilar (ou biópsia de linfonodo sentinela).
- Função hematopoiética, hepática e renal preservadas.
- FEVE igual ou maior que o limite inferior da normalidade.

Critérios de exclusão

- Evidência clínica ou radiológica de doença metastático.
- Doença cardíaca prévia (angina, arritmia, anormalidade de condução severa, doença valvar clinicamente significante, cardiomegalia ou hipertrofia de ventrículo esquerdo, hipertensão mal controlada, infarto miocárdico, insuficiência cardíaca, cardiomiopatia).

Dados da população

Características	Grupo controle		Grupo trastuzumabe	
	B-31 (N = 864)	N9831 (N = 807)	B-31 (N = 872)	N9831 (N = 808)
Idade				
▪ < 50 (%)	51,6	51,1	51,6	49,7
▪ ≥ 50 (%)	48,4	48,9	48,4	50,3
Linfonodo positivo (%)	100	87,4	100	89
Receptor de estrógeno positivo (%)	52,8	52,8	51,9	51,2
Receptor de progesterona positivo (%)	41,4	41,3	39	39,4
Tamanho do tumor				
▪ 2.1-4 cm (%)	42,7	46,1	44,7	47,3
▪ > 4 cm (%)	14,4	12,6	16,7	14,2
Alto grau (%)	65,6	71,0	68,3	69,7
Esquema de paclitaxel				
▪ Cada 3 semanas	92,4	0	93,2	0
▪ Semanal	7,6	100	6,8	100

Resultados

Desfechos	Grupo trastuzumabe	Grupo controle	HR	IC 95%	P
SLD 3 anos (%)	87,1	75,4	0,48	0,39-0,5	< 0,001
SG 3 anos (%)	94,3	91,7	0,67	0,48-0,93	0,015
Sobrevida livre de recidiva a distância em 3 anos (%)	90,4	81,5	0,47	0,37-0,61	< 0,001
Tempo para recidiva	–	–	0,47	0,38-0,59	< 0,001
Morte por câncer de mama (N)	53	79	0,66	0,47-0,94	0,02
Câncer de mama contralateral (N)	4	6	0,64	0,18-2,27	0,48
Outras segundas neoplasias primárias (N)	5	20	0,24	0,09-0,64	0,002

Perspectivas

Essa análise combinada de dois estudos confirmou o benefício do uso de trastuzumabe adjuvante em concomitância com a quimioterapia, reduzindo pela metade as taxas de recidiva e em um terço a mortalidade.

O estudo HERA publicado no mesmo período avaliou a adição do trastuzumabe por um ano ou dois anos de forma sequencial à quimioterapia em comparação com quimioterapia isolada. De forma semelhante, os Resultados confirmaram benefício do trastuzumabe adjuvante em SLD. Já o uso de trastuzumabe por 2 anos não teve ganho adicional em comparação com o uso por 1 ano (26, 27). Outros estudos que avaliaram o tempo de trastuzumabe adjuvante estão apresentados em tabela a seguir.

Posteriormente, na comparação dos braços B (trastuzumabe sequencial a quimioterapia) e C (trastuzumabe concomitante a quimioterapia) do estudo N9831, sugeriu a superioridade da concomitância em relação ao tratamento sequencial, com SLD em 6 anos de 84,4% e 80,1%, respectivamente, apesar de não ter sido atingida significância estatística (28).

É importante mencionar que um regime sem antracíclicos foi também avaliado no estudo APT. Pacientes com câncer de mama HER2-positivo de até 3 cm e com linfonodo negativo receberam tratamento adjuvante com paclitaxel e trastuzumabe. Os Resultados favoráveis, com SLD em 3 anos de 98,7%, estabeleceram esse regime como uma opção de tratamento para pacientes que preencham os critérios do estudo (29). Já para pacientes de maior risco, o esquema TCH (docetaxel, carboplatina e trastuzumabe) é também alternativa aceitável em caso de contraindicação a antraciclina, conforme dados do estudo BCIRG-006 (30).

A tentativa de utilizar duplo bloqueio anti-HER2 no cenário adjuvante tem Resultados menos animadores: o uso de lapatinibe em combinação com trastuzumabe no estudo ALTTO não demonstrou benefício; o uso do pertuzumabe concomitante teve Resultados modestos e possivelmente relevante apenas nas pacientes com linfonodos positivos; neratinibe sequencial por 1 ano após o término do trastuzumabe também teve Resultados modestos (31-33).

A seguir, um resumo dos principais ensaios clínicos randomizados que avaliaram o tempo de uso do trastuzumabe adjuvante no câncer de mama HER-2 positivo.

Características	PHARE	HERA	PERSEPHONE
Período de recrutamento	2006-2010	2001-2005	2007-2015
Número de pacientes	3.384	5.102	2.045
Seguimento	3,5 anos	11 anos	5,4 anos
População	Câncer de mama HER2-positivo operado	Câncer de mama HER2-positivo operado	Câncer de mama HER2-positivo operado
Desfecho primário	SLD – não inferioridade com margem de 1,15	SLD	SLD – não inferioridade com margem de 3% para SLD em 4 anos
Resultados	6 meses de trastuzumabe adjuvante não é não inferior a 1 ano, com margem de não inferioridade de 1,15	2 anos de trastuzumabe adjuvante não foi superior a 1 ano	6 meses de trastuzumabe adjuvante é não inferior a 1 ano, com margem de não inferioridade de 1,316
Referência	Lancet Oncol. 2013;14:741-8 (34)	The Lancet. 2017;389:1195-205 (27)	The Lancet. 2019;393:2599-612 (35)

Conclusão:

O tratamento adjuvante com trastuzumabe combinado com o paclitaxel, após doxorrubicina e ciclofosfamida, melhora os desfechos de mulheres com câncer de mama HER2-positivo operadas.

Financiamento:

Genentech e NCI *(National Cancer Institute)*.

Referência:

Romond EH, et al. *Trastuzumab plus adjuvant chemotherapy for operable HER2-positive breast cancer*. New England Journal of Medicine. 2005;353(16):1673-84.

Estudo

CLEOPATRA

Título	Pertuzumabe, trastuzumabe e docetaxel no câncer de mama metastático HER2-positivo.

Revista: *New England Journal of Medicine.*

Data da publicação: Janeiro de 2012.

Objetivo: Avaliar a eficácia e a segurança do tratamento com pertuzumabe, trastuzumabe e docetaxel em primeira linha para o câncer de mama metastático HER2-positivo.

Grupos de comparação (randomização 1:1)

- Pertuzumabe + trastuzumabe + docetaxel.
- Placebo + trastuzumabe + docetaxel.

Métodos

- **Período de recrutamento dos pacientes:** 2008-2010.
- **Desenho do estudo:** Ensaio clínico de fase III, prospectivo randomizado, placebo-controlado, multicêntrico. As análises foram realizadas de acordo com o princípio de intenção de tratamento.

  Calculou-se que, com um erro alfa bicaudado de 0,05 e um poder de 80% para detectar uma melhora da sobrevida livre de progressão mediana de 33% (HR 0,75), seriam necessários 381 eventos e um total de 800 pacientes no estudo.
- **Desfecho primário:** Sobrevida livre de progressão.
- **Desfechos secundários:** Sobrevida global, sobrevida livre de progressão avaliada pelo investigador, taxa de resposta objetiva e segurança.
- **Seguimento:** 19,3 meses.
- **Pacientes recrutados:** N = 808.

Critérios de inclusão

- Câncer de mama HER2-positivo (imuno-histoquímica 3+ ou imuno-hibridização in situ – FISH – com razão de amplificação ≥ 2,0) metastático ou com recorrência local irressecável.
- ≥ 18 anos.
- Fração de ejeção do ventrículo esquerdo ≥ 50%.
- ECOG 0-1.
- Pacientes poderiam ter recebido uma linha de tratamento hormonal paliativo e poderiam ter recebido quimioterapia neoadjuvante ou adjuvante com ou sem trastuzumabe

desde que tenha havido intervalo de pelo menos 12 meses do término da neoadjuvância/adjuvância até o diagnóstico de doença metastática.

Critérios de exclusão

- Outros tratamentos para câncer de mama metastático além dos expostos acima.
- Metástase em sistema nervoso central.
- Exposição prévia a dose cumulativa de doxorrubicina acima de 360 mg/m^2.
- Queda prévia de fração de ejeção do ventrículo esquerdo abaixo de 50% durante ou após tratamento prévio com trastuzumabe.
- Condições médicas concomitantes não controladas.

Dados da população

Características	Pertuzumabe (N = 402)	Placebo (N = 406)
Idade (anos)	54	54
Sexo feminino (%)	99,5	100
Raça ▪ Caucasiana (%) ▪ Asiática (%)	 57,9 32,8	 60,9 31,8
Metástase visceral (%)	77,8	78,1
Receptor de estrógeno positivo (%)	49	47
Quimioterapia neo/adjuvante (%)	40,4	37,3
Trastuzumabe neo/adjuvante (%)	10,1	11,7

Resultados

Desfechos	Pertuzumabe	Placebo	HR	IC 95%	P
SLP mediana (meses)	18,5	12,4	0,62	0,51-0,75	< 0,001
SLP mediana avaliada pelo investigador (meses)	18,5	12,4	0,65	0,54-0,78	< 0,001
SG (meses)	NA	NA	0,64	0,47-0,88	0,005*
Taxa de resposta (%)	80,2	69,3	–	–	0,001
Disfunção sistólica de ventrículo esquerdo ≥ G3 (%)	2,8	1,2	–	–	–
Diarreia qualquer grau (%)	66,8	46,3	–	–	–
Neutropenia febril (%)	13,8	7,6	–	–	–

*Não atingiu nível de significância preestabelecido no momento dessa análise.

Perspectivas

O estudo CLEOPATRA é o primeiro ensaio clínico randomizado a demonstrar o benefício do duplo bloqueio anti-HER2 como tratamento paliativo do câncer de mama metastático HER2-positivo. O trastuzumabe e o pertuzumabe se ligam a diferentes subdomínios da porção extracelular do HER. O trastuzumabe se liga ao subdomínio IV, prejudicando a sinalização de vias mitogênicas e ativando citotoxicidade celular. Já o pertuzumabe se liga ao subdomínio II e impede a dimerização do HER2. Assim, com mecanismos complementares, o bloqueio de HER2 é intensificado, resultando em importante benefício clínico, com aumento de 6,1 meses na sobrevida livre de progressão mediana.

O benefício da combinação ficou claro após atualização do estudo, na qual se demonstrou um ganho expressivo de 15,7 meses na sobrevida global mediana com o duplo bloqueio (56,5 meses versus 40,8 meses; HR 0,68, IC 95% 0,56-0,84, P < 0,001). Assim, a combinação de trastuzumabe, pertuzumabe e taxano se tornou a primeira linha padrão de tratamento para pacientes com câncer de mama metastático HER2-positivo.

Por fim, dada a importância do bloqueio de HER2, uma série de outras terapias anti-HER2 teve sua eficácia demonstrada e estão disponíveis na prática clínica. O trastuzumabe emtansina (T-DM1), por exemplo, é um conjugado de anticorpo-droga, contendo trastuzumabe e uma droga antimicrotúbulo (DM1) que teve seu benefício demonstrado em segunda linha e terceira linha (estudos Emilia e TH3REZA). Novos agentes recentemente demostraram benefício no cenário metastático como o Tucatinib, com atividade inclusive em pacientes com metástase cerebral (um sítio frequente de metástase nessas pacientes) e o Deruxtecan, um conjugado droga-anticorpo com aprovação pelo FDA para pacientes politratadas, baseado em resultado de estudo fase II (36, 37).

A seguir, um resumo dos principais ensaios clínicos randomizados que avaliaram terapias anti-HER2, além do trastuzumabe, no câncer de mama metastático HER-2 positivo.

Características	Lapatinibe + Capecitabina (Geyer, et al.)	EMILIA	TH3REZA	MARIANNE	HER2CLIMB
Período de recrutamento	2004-2005	2009-2011	2011-2012	2010-2012	2016-2019
Número de pacientes	324	991	602	1.095	480
Seguimento	–	13 meses	7 meses	35 meses	14 meses
População	Câncer de mama HER2+ localmente avançado/ metastático pós progressão a antracíclico, taxano e trastuzumabe	Câncer de mama HER2+ avançado previamente tratado com taxano e trastuzumabe	Câncer de mama HER2+ avançado previamente tratado com trastuzumabe e lapatinibe paliativo (ao menos 2 terapias anti-HER2)	Câncer de mama HER2+ avançado sem tratamento prévio para doença avançada (1ª linha)	Câncer de mama HER2+ avançado previamente tratado com trastuzumabe, pertuzumabe e T-DM1
Desfecho primário	Tempo para progressão	SLP, SG e segurança	SLP e SG	SLP	SLP
Resultados	Lapatinibe + capecitabina superior a capecitabina isolada	T-DM1 superior a lapatinibe + capecitabina	T-DM1 superior ao tratamento de escolha do médico	T-DM1 e T-DM1 + pertuzumabe foram não inferiores a trastuzumabe + taxano	Tucatinibe + trastuzumabe + capecitabina superior a placebo + trastuzumabe + capecitabina
Referência	N Engl J Med. 2006;355:2733-43 (38)	N Engl J Med. 2012;367:1783-91 (39)	Lancet Oncol. 2014;15:689-99 (40)	J Clin Oncol. 2017;35:141-8 (41)	N Engl J Med. 2020;382:597-609 (36)

Conclusão:

O tratamento de primeira linha com pertuzumabe, trastuzumabe e docetaxel no câncer de mama metastático HER2-positivo prolonga significativamente a sobrevida livre de progressão em comparação com placebo, trastuzumabe e docetaxel. Não há aumento de toxicidades cardíacas.

Financiamento:

La Roche/Genentech.

Referência:

Baselga J, et al. *Pertuzumab plus trastuzumab plus docetaxel for metastatic breast cancer.* New England Journal of Medicine. 2012;366:109-19.

Estudo

BOLERO 2

Título	Everolimo no câncer de mama avançado receptor hormonal-positivo na pós-menopausa.

Revista: *New England Journal of Medicine.*

Data da publicação: Fevereiro de 2012.

Objetivo: Avaliar a eficácia e a segurança de everolimo com exemestano no câncer de mama avançado receptor hormonal-positivo refratário a inibidores de aromatase não esteroidais.

Grupos de comparação (randomização 2:1)

- Everolimo e exemestano.
- Placebo e exemestano.

Métodos

- **Período de recrutamento dos pacientes:** 2009-2011.
- **Desenho do estudo:** Ensaio clínico de fase III, prospectivo randomizado, placebo-controlado, multicêntrico.

  Calculou-se que, com um erro alfa unicaudado de 2,5% e um poder de 90% para detectar HR 0,74 para SLP, seriam necessários 528 eventos e um total de 705 pacientes no estudo.
- **Desfecho primário:** Sobrevida livre de progressão
- **Desfechos secundários:** Sobrevida global, taxa de resposta, taxa de benefício clínico, tempo para deterioração do ECOG performance status, segurança e qualidade de vida.
- **Seguimento:** Não reportado
- **Pacientes recrutados:** N= 724.

Critérios de inclusão

- Câncer de mama RE-positivo HER2-negativo avançado na pós-menopausa refratário a letrozol/anastrozol (recidiva durante ou até 12 meses após o término do tratamento adjuvante ou até 1 mês pós-tratamento paliativo).
- Outras hormonioterapias e até uma linha de quimioterapia eram permitidas.
- Doença mensurável por RECIST ou doença predominantemente óssea na ausência de doença mensurável.

- ECOG 0-2.
- Funções orgânicas e hematológica adequada.

Critérios de exclusão

- História de metástase cerebral.
- Tratamento prévio com exemestano ou inibidor de mTOR.

Dados da população

Características	Everolimo + exemestano (N = 485)	Placebo + exemestano (N = 239)
Idade mediana (anos)	62	61
Raça caucasiana (%)	74	78
Intervalo livre de doença mediano (meses)	58	57
Sensível a hormonioterapia previamente (%)	84	84
Doença visceral (%)	56	56
≥ 3 sítios de metástase (%)	36	37
ECOG 0 ou 1 (%)	98	97

Resultados

Desfechos	Everolimo + exemestano	Placebo + exemestano	HR	IC 95%	P
SLP mediana (meses)	6,9	2,8	0,43	0,35-0,54	< 0,001
Taxa de resposta (%)	9,5	0,4	–	–	< 0,001
Taxa de benefício clínico (%)	79,6	59	–	–	–
Eventos adversos de qualquer grau (%) ▪ Estomatite ▪ Pneumonite	 56 12	 11 0	–	–	–
Eventos adversos sérios (%)	23	12	–	–	–
Descontinuação por eventos adversos (%)	19	4	–	–	–

*Dados de SG imaturos nesta publicação.

Perspectivas

Um dos principais mecanismos de resistência à hormonoterapia é a ativação da via do PI3K (fosfatidilinositol 3-quinase) – Akt – mTOR (proteína-alvo da rapamicina).

O BOLERO-2 foi o primeiro estudo de fase III que mostrou benefício ao utilizar uma terapia-alvo para reverter a resistência ou potencializar a eficácia da hormonioterapia. Com a adição do everolimo, um inibidor de mTOR, ao exemestano, houve redução de 57% no risco de progressão ou óbito em comparação com exemestano isolado.

Posteriormente, foram estudados outros inibidores da via PI3K – Akt – mTOR, assim como a inibição de outra via (ciclina D – CDK 4/6 [quinase dependente de ciclina] – Rb [retinoblastoma]). O estudo SOLAR-1 foi um estudo de fase III que avaliou a adição do alpelisibe, um inibidor de PI3K, ao fulvestranto, para pacientes com câncer de mama avançado receptor hormonal-positivo previamente tratados com hormonioterapia. Duas coortes foram avaliadas: uma com mutação de PIK3CA e outra sem a mutação. O benefício da adição de alpelisibe foi demonstrado em pacientes com mutação de PIK3CA, com SLP de 11 meses com alpelisibe e fulvestranto e 5,7 meses com fulvestranto isolado (HR 0,65, IC 95% 0,50-0,85, P < 0,001). Já entre pacientes sem mutação de PIK3CA, não houve diferença entre os braços (42). Assim, o alpelisibe é mais uma opção de terapia-alvo que pode ser adicionada a hormonioterapia, neste caso para pacientes com a mutação de PIK3CA.

Conclusão:

Everolimo com exemestano melhora a sobrevida livre de progressão em comparação com exemestano isolado em pacientes com câncer de mama avançado receptor hormonal-positivo previamente tratados com inibidor de aromatase não esteroidal.

Financiamento:

Novartis.

Referência:

Baselga J, et al. *Everolimus in postmenopausal hormone receptor–positive advanced breast cancer.* New England Journal of Medicine. 2012;366:520-9.

Estudo
PALOMA-2

Título Palbociclibe e letrozol no câncer de mama avançado.

Revista: *New England Journal of Medicine.*

Data da publicação: Novembro de 2016.

Objetivo: Avaliar a eficácia e a segurança do palbociclibe com letrozol na primeira linha do câncer de mama avançado receptor de estrógeno-positivo HER2-negativo.

Grupos de comparação (randomização 2:1)

- Palbociclibe e letrozol.
- Placebo e letrozol.

Métodos

- **Período de recrutamento dos pacientes:** 2013-2014.
- **Desenho do estudo:** Ensaio clínico de fase III, prospectivo randomizado, placebo-controlado, multicêntrico. As análises foram realizadas por intenção de tratamento.

  Calculou-se que, com um erro alfa unicaudado de 0,025 e um poder de 90% para detectar melhora da sobrevida livre de progressão mediana de 44% (HR 0,69), seriam necessários 347 eventos e um total de 650 pacientes no estudo.
- **Desfecho primário:** Sobrevida livre de progressão.
- **Desfechos secundários:** Sobrevida global, taxa de resposta, taxa de benefício clínico, desfechos reportados por pacientes, efeitos farmacocinéticos e segurança.
- **Seguimento:** 23 meses.
- **Pacientes recrutados:** N = 666.

Critérios de inclusão

- Câncer de mama avançado RE-positivo HER2-negativo.
- Pós-menopausa.
- Uso prévio neoadjuvante/adjuvante de inibidor de aromatase não esteroidal era permitida desde que não tenha havido recorrência durante ou até 12 meses após o término.
- ECOG 0-2.
- Doença mensurável por RECIST ou apenas lesões ósseas.

Critérios de exclusão

- Doença visceral sintomática com risco de complicações ameaçadoras a vida em curto prazo.

Dados da população

Características	Palbociclibe e letrozol (N = 444)	Placebo e letrozol (N = 222)
Idade mediana (anos)	62	61
Raça caucasiana (%)	77,5	77,5
ECOG 0-1 (%)	98,0	98,6
Intervalo livre de doença (%)		
▪ Metastática ao diagnóstico	37,6	36,5
▪ ≤ 12 meses	22,3	21,6
▪ > 12 meses	40,1	41,9
Metástase visceral (%)	48,2	49,5
Número de sítios de metástase ≥ 3 (%)	42,5	46,9
Quimioterapia neo/adjuvante (%)	48,0	49,1
Hormonioterapia neo/adjuvante (%)	56,1	56,8
▪ Inibidor de aromatase neo/adjuvante	27,5	26,2

Resultados

Desfechos	Palbociclibe e letrozol	Placebo e letrozol	HR ou OR	IC 95%	P
SLP mediana (meses)	24,8	14,5	0,58	0,46-0,72	< 0,001
SG*	–	–	–	–	–
Taxa de resposta (%)	42,1	34,7	1,4	0,98-2,01	0,06
Taxa de benefício clínico** (%)	84,9	70,3	2,39	1,58-3,59	< 0,001
Duração de resposta (meses)	22,5	16,8	–	–	–
Neutropenia G3-4 (%)	66,4	1,4	–	–	–
Eventos adversos sérios (%)	19,6	12,6	–	–	–
Descontinuação por eventos adversos (%)	9,7	5,9	–	–	–

*Dados de SG imaturos nesta publicação.

**Resposta completa, resposta parcial ou doença estável por pelo menos 24 semanas.

Perspectivas

Apesar do benefício da hormonioterapia no câncer de mama receptor hormonal-positivo, é frequente a resistência primária ou adquirida. O racional para estudo dos inibidores de CDK 4/6 (quinase dependente de ciclina) veio da observação de que alterações da via ciclina D – CDK 4/6 – Rb (retinoblastoma) ocorre com frequência no câncer de mama com resistência a hormonioterapia.

O PALOMA-2 foi o primeiro estudo de fase III confirmando o benefício da adição de um inibidor de CDK 4/6, o palbociclibe, à hormonioterapia em primeira linha no câncer de mama receptor hormonal-positivo. Uma série de estudos demonstrou o benefício de outros inibidores de CDK 4/6 (ribociclibe e abemaciclibe), assim como de seu uso em diferentes linhas de tratamento.

Em primeira linha, o ganho com a adição de inibidores de CDK 4/6 a inibidores de aromatase foi consistente com as diferentes drogas, com redução de cerca de 40% na SLP, representando um ganho expressivo na SLP mediana de cerca de 10 meses.

Em 2019, foram apresentados os primeiros dados que mostraram ganho também em sobrevida global da adição de inibidores de CDK 4/6. O estudo MONALEESA-7 avaliou o ribociclibe combinado a hormonioterapia (goserrelina e inibidor de aromatase ou tamoxifeno) para mulheres pré-menopausa com câncer de mama avançado. Em atualização, demonstrou-se sobrevida global em 42 meses de 70,2% no braço ribociclibe versus 46,0% com hormonioterapia isolada (HR 0,71, 95% 0,54-0,95, P = 0,009) (43). Em seguida, dados apresentados na *ESMO 2019 Annual Meeting* mostraram também ganho de sobrevida com ribociclibe adicionado ao fulvestranto em primeira ou segunda linha para mulheres na pós-menopausa (MONALEESA-3) e com abemaciclibe adicionado a fulvestranto pós-progressão a hormonioterapia, independente do status menopausal (MONARCH 2) (44, 45).

A seguir, um resumo dos ensaios clínicos randomizados que avaliaram a adição de inibidores de CDK 4/6 a hormonioterapia paliativa no câncer de mama avançado receptor hormonal-positivo em primeira linha.

Características	MONALEESA-2	MONARCH 3	MONALEESA-3	MONALEESA-7
Período de recrutamento	2014-2015	2014-2015	2015-2016	2014-2016
Número de pacientes	668	493	726	672
Seguimento	15,3 meses	17,8 meses	20,4 meses	19,2 meses
População	Câncer de mama avançado RH-positivo HER2-negativo sem HT paliativa prévia	Câncer de mama avançado RH-positivo HER2-negativo sem HT paliativa prévia	Câncer de mama avançado RH-positivo HER2-negativo sem HT paliativa prévia ou até uma linha de HT prévia	Câncer de mama avançado RH-positivo HER2-negativo pré-menopausa sem HT paliativa prévia
Desfecho primário	SLP	SLP	SLP	SLP
Resultados	Ribociclibe + letrozol superior a letrozol isolado (SLP)	Abemaciclibe + inibidor de aromatase superior a inibidor de aromatase isolado (SLP)	Ribociclibe + fulvestranto superior a fulvestranto isolado (SLP)	Ribociclibe + HT (goserrelina + tamoxifeno/inibidor de aromatase) superior a HT isolada (SLP e SG - em atualização)
Referência	NEJM. 2016;375:1738-48 (46)	JCO. 2017;35:3638-46 (47)	JCO. 2018;36:2465-72 (48)	The Lancet Oncol. 2018;19:904-15 (49)

A seguir, um resumo dos ensaios clínicos randomizados que avaliaram a adição de inibidores de CDK 4/6 a hormonioterapia paliativa no câncer de mama avançado receptor hormonal-positivo em linhas subsequentes.

Características	PALOMA-3	MONARCH 2	MONALEESA-3
Período de recrutamento	2013-2014	2014-2015	2015 2016
Número de pacientes	521	669	726
Seguimento	5,6 meses	19,5 meses	20,4 meses
População	Câncer de mama avançado RH-positivo HER2-negativo com progressão/recidiva pós HT	Câncer de mama avançado RH-positivo HER2-negativo com progressão/recidiva pós HT	Câncer de mama avançado RH-positivo HER2-negativo sem tratamento sistêmico paliativo prévio ou até uma linha de HT prévia
Desfecho primário	SLP	SLP	SLP
Resultados	Palbociclibe + fulvestranto superior a fulvestranto isolada (SLP)	Abemaciclibe + fulvestranto superior a fulvestranto isolado (SLP e SG – em atualização)	Ribociclibe + fulvestranto superior a fulvestranto isolado (SLP e SG – em atualização)
Referência	NEJM. 2015;373:209-19 (50)	JCO. 2017;35:2875-84 (51)	JCO. 2018;36:2465-72 (48)

Conclusão:

O tratamento de primeira linha com palbociclibe e letrozol aumenta a sobrevida livre de progressão em comparação com letrozol isolada em pacientes com câncer de mama avançado RE-positivo HER2-negativo.

Financiamento:

Pfizer.

Referência:

Finn RS, et al. *Palbociclib and letrozole in advanced breast cancer.* New England Journal of Medicine. 2016;375:1925-36.

Estudo

TAILORx

Título	Quimioterapia adjuvante guiada por um ensaio de expressão de 21 genes no câncer de mama.

Revista: *New England Journal of Medicine.*

Data da publicação: Junho de 2018.

Objetivo: Determinar se a quimioterapia adjuvante é benéfica para mulheres com uma *recurrence score* (RS) entre 11 e 25.

Grupos de comparação (randomização 1:1)

- Terapia endócrina adjuvante.
- Quimioterapia seguida de terapia endócrina adjuvante (terapia quimioendócrina).

Métodos

- **Período de recrutamento dos pacientes:** 2006-2010.
- **Desenho do estudo:** Ensaio clínico de fase III de não inferioridade, prospectivo randomizado, multicêntrico.

As pacientes incluídas tiveram amostras de suas neoplasias avaliadas por painel de expressão gênica de 21 genes. Mulheres com RS igual ou inferior a 10 foram designadas para receber apenas terapia endócrina e as mulheres com uma pontuação igual ou superior a 26 foram designadas para terapia quimioendócrina. As mulheres com uma pontuação média de 11 a 25 foram randomizadas para receber terapia endócrina ou terapia quimioendócrina.

Um aumento de risco 32,2% maior de recorrência de doença invasiva, segundo câncer primário ou morte como resultado da não administração de quimioterapia (*hazard ratio* 1,322), foi pré-especificado como inaceitável, considerando uma taxa de sobrevida livre de doença invasiva em 5 anos de 90% com terapia quimioendócrina e de 87% ou menos com terapia endócrina.

Devido ao risco de que a não adesão ao tratamento atribuído pudesse dificultar a determinação de uma margem de não inferioridade apropriada, o teste de não inferioridade usou uma hipótese nula de ausência de diferença (aos moldes dos estudos de superioridade), mas com um erro tipo I maior (erro alfa unicaudado de 10%) e erro tipo II menor (erro beta de 5%) do que os habitualmente utilizados. As análises foram realizadas de acordo com o princípio de intenção de tratamento.

Devido a uma taxa de não adesão (12%) maior que a inicialmente prevista (5%), o tamanho da amostra a ser randomizada aumentou 73%, resultando em um tamanho de amostra alvo de 6517.

- **Desfecho primário:** Sobrevida livre de doença invasiva (SLDI), definida como ausência de recorrência de doença invasiva, segundo câncer primário ou morte.
- **Desfechos secundários:** Sobrevida livre de recorrência a distância (SLRD), sobrevida livre de recorrência locorregional ou a distância (SLR) e sobrevida global (SG).
- **Seguimento:** 90 meses
- **Pacientes recrutados:** N = 6.711.

Critérios de inclusão

- Idade: 18 a 75 anos.
- Câncer de mama com expressão de receptores hormonais e HER2 negativo.
- Ausência de linfonodos axilares comprometidos.
- Critério de recomendação ou consideração da quimioterapia adjuvante de acordo com os guidelines do *National Comprehensive Cancer Network*.

Critérios de exclusão

- Presença de linfonodos axilares acometidos.
- Ausência de expressão de receptores hormonais.
- Hiperexpressão de HER2.

Dados da população

Características	Terapia endócrina (N = 3.399)	Terapia quimioendócrina (N = 3.312)
Idade mediana (anos) ▪ ≤ 50 anos (%)	55 34	55 33
Pré-menopausa (%)	36	36
Tamanho do tumor (cm, mediana)	1,5	1,5
Risco clínico (%) ▪ Baixo ▪ Alto	 74 26	 73 27
Receptor de estrógeno positivo (%)	49	47
Cirurgia (%) ▪ Mastectomia ▪ Cirurgia conservadora	 28 72	 28 72

Resultados

Desfechos	Terapia endócrina	Terapia quimio-endócrina	HR	IC 95%	P
SLDI (meses) SLDI em 9 anos (%)	– 83,3	– 84,3	1,08 –	0,94-1,24 –	0,26 –
SLRD (meses) SLRD em 9 anos (%)	– 94,5	– 95,0	1,10 –	0,85-1,41 –	0,48 –
SLR (meses) SLR em 9 anos (%)	– 92,2	– 92,9	1,11 –	– –	0,33 –
SG (meses) SG em 9 anos (%)	– 93,9	– 93,8	0,99 –	– –	0,89 –

Perspectivas

O tratamento quimioterápico adjuvante baseado em antracíclicos e taxanos em pacientes com câncer de mama aumenta a sobrevida global e a sobrevida câncer-específica, porém também está associado a toxicidades precoces e tardias. Por essa razão, diversos estudos têm buscado avaliar formas de estratificar as pacientes de modo a identificar subgrupos de pacientes de maior risco de recorrência, nos quais os benefícios da quimioterapia adjuvante provavelmente superam os riscos a ela associados, assim como selecionar pacientes de bom prognóstico que poderiam receber apenas hormonioterapia e serem poupadas das toxicidades relacionadas à quimioterapia. Classicamente, alguns fatores clínicos e patológicos (tamanho, grau histológico, acometimento linfonodal, dentre outros) foram utilizados para definir o risco de recorrência e a indicação de quimioterapia. Contudo, o aprimoramento de técnicas de genômica e transcriptômica evidenciou que, sob o ponto de vista molecular, as neoplasias mamárias apresentam significativa heterogeneidade.

O *recurrence score* (RS) utilizado no estudo acima foi desenvolvido a partir da identificação dos 250 genes candidatos mais promissores descritos na literatura, dos quais 16 genes (mais 5 genes de referência) foram selecionados e utilizados para compor uma fórmula matemática cuja soma é conhecida como RS. Seu valor clínico já havia sido demonstrado utilizando os blocos de pacientes tratadas no NSABP B20, que randomizou pacientes com tumores com receptores hormonais positivos e linfonodos negativos para receber CMF seguido de tamoxifeno ou apenas tamoxifeno. Nessa validação ficou claro que as pacientes com RS maior que 30 tinham benefício absoluto de cerca de 15% com quimioterapia. As pacientes com valores menores que 18 não tinham benefício significativo. O valor intermediário (18-30) nessa validação era incerto e nesse cenário se propôs esse estudo. Os valores do nível intermediário foram ajustados para que, se o benefício começasse a ser significativo em valores menores, isso pudesse ser detectado (52).

Os Resultados do TAILORX demonstraram que a terapia endócrina não é inferior à terapia quimioendócrina na população avaliada com RS entre 11 e 25, apresentado desfechos semelhantes em termos de SLDI, SLR e SG. Desse modo, ficou demonstrado que é poupar uma porção significativa das pacientes da quimioterapia. Uma análise subsequente demonstrou que, em um subgrupo de pacientes (≤ 50 anos, com RS entre 16 e 20), a integração das características clínicas às moleculares poderia contribuir para refinar ainda mais a escolha da melhor terapia adjuvante a ser indicada (53).

Além do painel de 21 genes, outras plataformas de avaliação da expressão gênica foram desenvolvidas e validadas, dentre as quais podemos citar o EndoPredict, PAM50, Breast Cancer Index (BCI) e o painel de 70 genes de Amsterdã (Mammaprint). No estudo MINDACT, 6.693 mulheres, da quais aproximadamente 80% não apresentavam acometimento linfonodal e 20% tinham um a três linfonodos positivos, foram submetidas a avaliação de risco por critérios clínicos (usando Adjuvant! Online) e pelo teste Mammaprint. Pacientes com riscos clínicos e genômicos discordantes foram randomizadas para receber ou não quimioterapia adjuvante. Na análise da população por intenção de tratamento, aquelas que apresentavam alto risco clínico e baixo perfil genômico, a taxa de sobrevida livre de metástases em 5 anos foi de 95,9% com quimioterapia e 94,4% sem quimioterapia (HR 0,78, IC 95% 0,50-1,21). Além disso, não foram demonstradas diferenças estatisticamente significantes quanto à sobrevida livre de metástases a distância no grupo de baixo risco clínico e alto risco genômico (54). Desse modo, as evidências acumuladas demonstram o papel dos testes genéticos na estratificação prognóstica de pacientes com câncer de mama localizado, configurando-se em importantes instrumentos para o refinamento da seleção de terapia adjuvante.

Conclusão:

As terapias endócrina e quimioendócrina adjuvantes tiveram eficácia semelhante em mulheres com câncer de mama com receptores hormonais-positivos, HER2-negativo, sem acometimento linfonodal axilar e com um RS intermediário no painel de 21 genes, embora algum benefício da quimioterapia tenha sido encontrado em algumas mulheres com menos de 50 anos de idade.

Financiamento:

National Cancer Institute and others.

Referência:

Sparano JA, et al. *adjuvant chemotherapy guided by a 21-gene expression assay in breast cancer.* New England Journal of Medicine. 2018;379:111-21.

Estudo

KATHERINE

Título	Trastuzumabe emtansina para o câncer de mama invasivo residual HER2-positivo.

Revista: *New England Journal of Medicine.*

Data da publicação: Fevereiro de 2019.

Objetivo: Avaliar a eficácia do tratamento adjuvante com T-DM1 (trastuzumabe emtansina) para o câncer de mama HER2-positivo com doença residual invasiva após tratamento com quimioterapia e terapia anti-HER2 neoadjuvante e cirurgia.

Grupos de comparação (randomização 1:1)

- T-DM1 por 14 ciclos.
- Trastuzumabe por 14 ciclos.

Métodos

- **Período de recrutamento dos pacientes:** 2013-2015.
- **Desenho do estudo:** Ensaio clínico de fase III, prospectivo randomizado, aberto, multicêntrico. As análises foram realizadas por intenção de tratamento.

  Calculou-se que, com um erro alfa bicaudado de 0,05 e um poder de 80% para detectar melhora da sobrevida livre de doença invasiva em 3 anos de 70% para 76,5% (HR 0,75), seriam necessários 384 eventos e um total de 1.484 pacientes no estudo.
- **Desfecho primário:** Sobrevida livre de doença invasiva (recidiva ipsilateral, locorregional ou a distância, câncer de mama contralateral ou morte por qualquer causa).
- **Desfechos secundários:** Sobrevida livre de doença invasiva e de segunda neoplasia primária, sobrevida livre de doença, sobrevida global, sobrevida livre de recidiva a distância e segurança.
- **Seguimento:** 41 meses.
- **Pacientes recrutados:** N = 1.486.

Critérios de inclusão

- Câncer de mama HER2-positivo histologicamente confirmado, não metastático.
- T1-T4, N0-N3 (exceto T1aN0 e T1bN0).

- Doença residual invasiva confirmada por patologia após neoadjuvância com quimioterapia baseada em taxano e trastuzumabe.
- Pelo menos 6 ciclos de neoadjuvância, com pelo menos 9 semanas de quimioterapia baseada em taxano e 9 semanas de trastuzumabe.
- Antraciclinas, alquilantes e outros agentes anti-HER2 eram permitidos na neoadjuvância.

Critérios de exclusão

- Doença residual grosseira após mastectomia ou margem positiva após cirurgia conservadora.
- Progressão de doença durante neoadjuvância.
- Disfunção cardiopulmonar (insuficiência cardíaca classe ≥ II da New York Heart Association – NYHA – ou história de redução de FEVE < 40% em terapia prévia).

Dados da população

Características	T-DM1 (N = 743)	Trastuzumabe (N = 743)
Idade mediana (anos)	49	49
Raça caucasiana (%)	71,5	74,2
Inoperável na apresentação clínica	25,6	24,9
Receptor hormonal positivo	72,7	71,9
Uso prévio de antraciclina	75,9	77,9
Terapia anti-HER2 neoadjuvante ▪ Trastuzumabe ▪ Trastuzumabe + pertuzumabe	 80,2 18,7	 80,8 17,9

Resultados

Desfechos	T-DM1	Trastu-zumabe	HR ou OR	IC 95%	P
SLD invasiva em 3 anos (%)	88,3	77,0	0,50	0,39-0,64	< 0,001
Sobrevida livre de recidiva a distância em 3 anos (%)	89,7	83,0	0,60	0,45-0,79	–
SG – N. de eventos (%)	5,7	7,5	0,70	0,47-1,05	0,08
Eventos adversos ≥ G3 (%)	25,7	15,4	–	–	–
Eventos adversos sérios (%)	12,7	8,1	–	–	–
Descontinuação por eventos adversos (%)	18,0	2,1	–	–	–

Perspectivas

Este foi o primeiro estudo a demonstrar benefício de intensificar o tratamento adjuvante em pacientes câncer de mama HER2-positivo com doença residual após neoadjuvância. No entanto, outro fator importante desse estudo é que ele altera a forma de pensar o tratamento complementar do câncer de mama.

O tratamento neoadjuvante não difere do tratamento adjuvante em termos de sobrevida. Até então, o uso da neoadjuvância tinha outros objetivos, tais como reduzir o volume de doença, permitir cirurgias mais conservadoras, mensurar a eficácia do tratamento sistêmico. Assim, era considerada principalmente na presença de tumores primários grandes e/ou linfonodos positivos.

Com os Resultados do KATHERINE, o tratamento neoadjuvante passou a ser considerado para uma proporção maior de pacientes, já que a resposta à neoadjuvância poderá ser utilizada para modular a escolha da terapia anti-HER2 adjuvante. Nesse estudo, o uso de T-DM1 adjuvante para pacientes com doença residual pós neoadjuvância reduziu pela metade o risco de recidiva de câncer de mama ou óbito comparado com o trastuzumabe.

Essa mudança de perspectiva tem também se aplicado ao câncer de mama HER2-negativo. O estudo CREATE-X avaliou o uso de capecitabina adjuvante para pacientes com câncer de mama HER2-negativo com doença residual após quimioterapia neoadjuvante e cirurgia. Os Resultados mostraram benefício da capecitabina adjuvante em sobrevida livre de doença (5 anos: 74,1% vs. 67,6%, HR 0,70, IC 95% 0,53-0,92, P = 0,01) e sobrevida global (5 anos: 89,2% vs. 83,6%, HR 0,59, IC 95% 0,39-0,90, P = 0,01). Em análise de subgrupo, sugeriu-se maior magnitude de benefício entre pacientes com tumores triplo-negativo (SLP 5 anos 69,8% vs. 56,1%, HR 0,58, IC 95% 0,39-0,87) (55).

Conclusão:

Em pacientes com câncer de mama precoce (localizado) HER2-positivo com doença residual após término de neoadjuvância, o tratamento adjuvante com T-DM1 é superior ao trastuzumabe em SLD invasiva (redução de 50% do risco de recidiva de câncer de mama ou óbito).

Financiamento:

F. Hoffmann–La Roche/Genentech.

Referência:

von Minckwitz G, et al. *Trastuzumab emtansine for residual invasive HER2-positive breast cancer*. New England Journal of Medicine. 2019;380(7):617-28.

Referências

1. Bonadonna G, Valagussa P, Moliterni A, Zambetti M, Brambilla C. Adjuvant cyclophosphamide, methotrexate, and fluorouracil in node-positive breast cancer: the results of 20 years of follow-up. N Engl J Med. 1995;332(14):901-6.
2. Group EBCTC. Effects of adjuvant tamoxifen and of cytotoxic therapy on mortality in early breast cancer. An overview of 61 randomized trials among 28,896 women. N Engl J Med. 1988;319(26):1681-92.
3. Screening IUPoBC. The benefits and harms of breast cancer screening: an independent review. Lancet. 2012;380(9855):1778-86.
4. Fisher B, Montague E, Redmond C, Barton B, Borland D, Fisher ER, et al. Comparison of radical mastectomy with alternative treatments for primary breast cancer. A first report of results from a prospective randomized clinical trial. Cancer. 1977;39(6 Suppl):2827-39.
5. Fisher B, Anderson S, Bryant J, Margolese RG, Deutsch M, Fisher ER, et al. Twenty-year follow-up of a randomized trial comparing total mastectomy, lumpectomy, and lumpectomy plus irradiation for the treatment of invasive breast cancer. N Engl J Med. 2002;347(16):1233-41.
6. Group EBCTC. Effects of radiotherapy and surgery in early breast cancer. An overview of the randomized trials. N Engl J Med. 1995;333(22):1444-55.
7. Fisher B, Jeong JH, Bryant J, Anderson S, Dignam J, Fisher ER, et al. Treatment of lymph-node-negative, oestrogen-receptor-positive breast cancer: long-term findings from National Surgical Adjuvant Breast and Bowel Project randomised clinical trials. Lancet. 2004;364(9437):858-68.
8. Davies C, Godwin J, Gray R, Clarke M, Cutter D, Darby S, et al. Relevance of breast cancer hormone receptors and other factors to the efficacy of adjuvant tamoxifen: patient-level meta-analysis of randomised trials. Lancet. 2011;378(9793):771-84.
9. Thürlimann B, Keshaviah A, Coates AS, Mouridsen H, Mauriac L, Forbes JF, et al. A comparison of letrozole and tamoxifen in postmenopausal women with early breast cancer. N Engl J Med. 2005;353(26):2747-57.
10. Mouridsen H, Giobbie-Hurder A, Goldhirsch A, Thürlimann B, Paridaens R, Smith I, et al. Letrozole therapy alone or in sequence with tamoxifen in women with breast cancer. N Engl J Med. 2009;361(8):766-76.
11. Howell A, Cuzick J, Baum M, Buzdar A, Dowsett M, Forbes JF, et al. Results of the ATAC (Arimidex, Tamoxifen, Alone or in Combination) trial after completion of 5 years' adjuvant treatment for breast cancer. Lancet. 2005;365(9453):60-2.
12. (EBCTCG) EBCTCG. Aromatase inhibitors versus tamoxifen in early breast cancer: patient-level meta-analysis of the randomised trials. Lancet. 2015;386(10001):1341-52.
13. Francis PA, Pagani O, Fleming GF, Walley BA, Colleoni M, Láng I, et al. Tailoring adjuvant endocrine therapy for premenopausal breast cancer. N Engl J Med. 2018;379(2):122-37.
14. (EBCTCG) EBCTCG. Effects of chemotherapy and hormonal therapy for early breast cancer on recurrence and 15-year survival: an overview of the randomised trials. Lancet. 2005;365(9472):1687-717.
15. Martin M, Pienkowski T, Mackey J, Pawlicki M, Guastalla JP, Weaver C, et al. Adjuvant docetaxel for node-positive breast cancer. N Engl J Med. 2005;352(22):2302-13.
16. (EBCTCG) EBCTCG. Increasing the dose intensity of chemotherapy by more frequent administration or sequential scheduling: a patient-level meta-analysis of 37 298 women with early breast cancer in 26 randomised trials. Lancet. 2019;393(10179):1440-52.
17. Sparano JA, Wang M, Martino S, Jones V, Perez EA, Saphner T, et al. Weekly paclitaxel in the adjuvant treatment of breast cancer. N Engl J Med. 2008;358(16):1663-71.

18. Ragaz J, Jackson SM, Le N, Plenderleith IH, Spinelli JJ, Basco VE, et al. Adjuvant radiotherapy and chemotherapy in node-positive premenopausal women with breast cancer. N Engl J Med. 1997;337(14):956-62.

19. Canavese G, Catturich A, Vecchio C, Tomei D, Gipponi M, Villa G, et al. Sentinel node biopsy compared with complete axillary dissection for staging early breast cancer with clinically negative lymph nodes: results of randomized trial. Ann Oncol. 2009;20(6):1001-7.

20. Krag DN, Anderson SJ, Julian TB, Brown AM, Harlow SP, Costantino JP, et al. Sentinel-lymph-node resection compared with conventional axillary-lymph-node dissection in clinically node-negative patients with breast cancer: overall survival findings from the NSABP B-32 randomised phase 3 trial. Lancet Oncol. 2010;11(10):927-33.

21. Veronesi U, Viale G, Paganelli G, Zurrida S, Luini A, Galimberti V, et al. Sentinel lymph node biopsy in breast cancer: ten-year results of a randomized controlled study. Ann Surg. 2010;251(4):595-600.

22. Galimberti V, Cole BF, Zurrida S, Viale G, Luini A, Veronesi P, et al. Axillary dissection versus no axillary dissection in patients with sentinel-node micrometastases (IBCSG 23-01): a phase 3 randomised controlled trial. Lancet Oncol. 2013;14(4):297-305.

23. Giuliano AE, Ballman K, McCall L, Beitsch P, Whitworth PW, Blumencranz P, et al. Locoregional recurrence after sentinel lymph node dissection with or without axillary dissection in patients with sentinel lymph node metastases: long-term follow-up from the American College of Surgeons Oncology Group (Alliance) ACOSOG Z0011 Randomized Trial. Ann Surg. 2016;264(3):413-20.

24. Donker M, van Tienhoven G, Straver ME, Meijnen P, van de Velde CJ, Mansel RE, et al. Radiotherapy or surgery of the axilla after a positive sentinel node in breast cancer (EORTC 10981-22023 AMAROS): a randomised, multicentre, open-label, phase 3 non-inferiority trial. Lancet Oncol. 2014;15(12):1303-10.

25. Sávolt Á, Péley G, Polgár C, Udvarhelyi N, Rubovszky G, Kovács E, et al. Eight-year follow up result of the OTOASOR trial: The Optimal Treatment Of the Axilla - Surgery Or Radiotherapy after positive sentinel lymph node biopsy in early-stage breast cancer: A randomized, single centre, phase III, non--inferiority trial. Eur J Surg Oncol. 2017;43(4):672-9.

26. Piccart-Gebhart MJ, Procter M, Leyland-Jones B, Goldhirsch A, Untch M, Smith I, et al. Trastuzumab after adjuvant chemotherapy in HER2-positive breast cancer. N Engl J Med. 2005;353(16):1659-72.

27. Cameron D, Piccart-Gebhart MJ, Gelber RD, Procter M, Goldhirsch A, de Azambuja E, et al. 11 years' follow-up of trastuzumab after adjuvant chemotherapy in HER2-positive early breast cancer: final analysis of the HERceptin Adjuvant (HERA) trial. Lancet. 2017;389(10075):1195-205.

28. Perez EA, Suman VJ, Davidson NE, Gralow JR, Kaufman PA, Visscher DW, et al. Sequential versus concurrent trastuzumab in adjuvant chemotherapy for breast cancer. J Clin Oncol. 2011;29(34):4491-7.

29. Tolaney SM, Barry WT, Dang CT, Yardley DA, Moy B, Marcom PK, et al. Adjuvant paclitaxel and trastuzumab for node-negative, HER2-positive breast cancer. N Engl J Med. 2015;372(2):134-41.

30. Slamon D, Eiermann W, Robert N, Pienkowski T, Martin M, Press M, et al. Adjuvant trastuzumab in HER2-positive breast cancer. N Engl J Med. 2011;365(14):1273-83.

31. Piccart-Gebhart M, Holmes E, Baselga J, de Azambuja E, Dueck AC, Viale G, et al. Adjuvant lapatinib and trastuzumab for early human epidermal growth factor receptor 2-positive breast cancer: results from the randomized phase III Adjuvant Lapatinib and/or Trastuzumab Treatment Optimization Trial. J Clin Oncol. 2016;34(10):1034-42.

32. von Minckwitz G, Procter M, de Azambuja E, Zardavas D, Benyunes M, Viale G, et al. Adjuvant pertuzumab and trastuzumab in early HER2-positive breast cancer. N Engl J Med. 2017;377(2):122-31.

33. Martin M, Holmes FA, Ejlertsen B, Delaloge S, Moy B, Iwata H, et al. Neratinib after trastuzumab--based adjuvant therapy in HER2-positive breast cancer (ExteNET): 5-year analysis of a randomised, double-blind, placebo-controlled, phase 3 trial. Lancet Oncol. 2017;18(12):1688-700.

34. Pivot X, Romieu G, Debled M, Pierga JY, Kerbrat P, Bachelot T, et al. 6 months versus 12 months of adjuvant trastuzumab for patients with HER2-positive early breast cancer (PHARE): a randomised phase 3 trial. Lancet Oncol. 2013;14(8):741-8.
35. Earl HM, Hiller L, Vallier AL, Loi S, McAdam K, Hughes-Davies L, et al. 6 versus 12 months of adjuvant trastuzumab for HER2-positive early breast cancer (PERSEPHONE): 4-year disease-free survival results of a randomised phase 3 non-inferiority trial. Lancet. 2019;393(10191):2599-612.
36. Murthy RK, Loi S, Okines A, Paplomata E, Hamilton E, Hurvitz SA, et al. Tucatinib, Trastuzumab, and Capecitabine for HER2-Positive Metastatic Breast Cancer. N Engl J Med. 2020;382;597-609.
37. Modi S, Saura C, Yamashita T, Park YH, Kim SB, Tamura K, et al. Trastuzumab deruxtecan in previously treated HER2-positive breast cancer. N Engl J Med. 2019.
38. Geyer CE, Forster J, Lindquist D, Chan S, Romieu CG, Pienkowski T, et al. Lapatinib plus capecitabine for HER2-positive advanced breast cancer. N Engl J Med. 2006;355(26):2733-43.
39. Verma S, Miles D, Gianni L, Krop IE, Welslau M, Baselga J, et al. Trastuzumab emtansine for HER2-positive advanced breast cancer. N Engl J Med. 2012;367(19):1783-91.
40. Krop IE, Kim SB, Martin AG, LoRusso PM, Ferrero JM, Badovinac-Crnjevic T, et al. Trastuzumab emtansine versus treatment of physician's choice in patients with previously treated HER2-positive metastatic breast cancer (TH3RESA): final overall survival results from a randomised open-label phase 3 trial. Lancet Oncol. 2017;18(6):743-54.
41. Perez EA, Barrios C, Eiermann W, Toi M, Im YH, Conte P, et al. Trastuzumab emtansine with or without pertuzumab versus trastuzumab plus taxane for human epidermal growth factor receptor 2-positive, advanced breast cancer: primary results from the phase III MARIANNE Study. J Clin Oncol. 2017;35(2):141-8.
42. André F, Ciruelos E, Rubovszky G, Campone M, Loibl S, Rugo HS, et al. Alpelisib for PIK3CA-mutated, hormone receptor–positive advanced breast cancer. N Engl J Med. 2019;380(20):1929-40.
43. Im SA, Lu YS, Bardia A, Harbeck N, Colleoni M, Franke F, et al. Overall Survival with ribociclib plus endocrine therapy in breast cancer. N Engl J Med. 2019;381(4):307-16.
44. Lu Y, Bardia A, Vázquez R, al e. 308PD Updated overall survival (OS) and quality of life (QoL) in premenopausal patients (pts) with advanced breast cancer (ABC) who received ribociclib (RIB) or placebo (PBO) plus goserelin and a nonsteroidal aromatase inhibitor (NSAI) in the MONALEESA-7 (ML-7) trial. Annals of Oncology; 2019. p. (Supplement_5):mdz242-003.
45. Sledge G, Toi M, Neven P, al. e. LBA6_PR MONARCH 2: Overall survival of abemaciclib plus fulvestrant in patients with HR+, HER2-advanced breast cancer. 2019. p. (Supplement_5):mdz394-006.
46. Hortobagyi GN, Stemmer SM, Burris HA, Yap YS, Sonke GS, Paluch-Shimon S, et al. Ribociclib as first-line therapy for HR-positive, advanced breast cancer. N Engl J Med. 2016;375(18):1738-48.
47. Goetz MP, Toi M, Campone M, Sohn J, Paluch-Shimon S, Huober J, et al. MONARCH 3: abemaciclib as initial therapy for advanced breast cancer. J Clin Oncol. 2017;35(32):3638-46.
48. Slamon DJ, Neven P, Chia S, Fasching PA, De Laurentiis M, Im SA, et al. Phase III randomized study of ribociclib and fulvestrant in hormone receptor-positive, human epidermal growth factor receptor 2-negative advanced breast cancer: MONALEESA-3. J Clin Oncol. 2018;36(24):2465-72.
49. Tripathy D, Im SA, Colleoni M, Franke F, Bardia A, Harbeck N, et al. Ribociclib plus endocrine therapy for premenopausal women with hormone-receptor-positive, advanced breast cancer (MONALEESA-7): a randomised phase 3 trial. Lancet Oncol. 2018;19(7):904-15.
50. Turner NC, Ro J, André F, Loi S, Verma S, Iwata H, et al. Palbociclib in hormone-receptor-positive advanced breast cancer. N Engl J Med. 2015;373(3):209-19.

51. Sledge GW, Toi M, Neven P, Sohn J, Inoue K, Pivot X, et al. MONARCH 2: Abemaciclib in combination with fulvestrant in women with HR+/HER2- advanced breast cancer who had progressed while receiving endocrine therapy. J Clin Oncol. 2017;35(25):2875-84.
52. Paik S, Shak S, Tang G, Kim C, Baker J, Cronin M, et al. A multigene assay to predict recurrence of tamoxifen-treated, node-negative breast cancer. N Engl J Med. 2004;351(27):2817-26.
53. Sparano JA, Gray RJ, Ravdin PM, Makower DF, Pritchard KI, Albain KS, et al. Clinical and genomic risk to guide the use of adjuvant therapy for breast cancer. N Engl J Med. 2019;380(25):2395-405.
54. Cardoso F, van't Veer LJ, Bogaerts J, Slaets L, Viale G, Delaloge S, et al. 70-gene signature as an aid to treatment decisions in early-stage breast cancer. N Engl J Med. 2016;375(8):717-29.
55. Masuda N, Lee SJ, Ohtani S, Im YH, Lee ES, Yokota I, et al. Adjuvant capecitabine for breast cancer after preoperative chemotherapy. N Engl J Med. 2017;376(22):2147-59.

Seção VI

As neoplasias ginecológicas compreendem um grupo de neoplasias originadas dos órgãos do sistema reprodutor feminino. O câncer de colo de útero é geralmente causado pela infecção persistente por alguns tipos do papilomavírus humano (HPV). Trata-se do terceiro tumor maligno mais frequente na população feminina e da quarta causa de morte de mulheres por câncer no Brasil. Sua relevância epidemiológica como importante causa de morbimortalidade em países em desenvolvimento se contrapõe ao fato de se tratar de uma doença prevenível por meio de programas de vacinação e de rastreamento que, embora eficazes, ainda não atingem uma parte de nossa população. Já as neoplasias de ovários e de endométrio são representadas por uma heterogeneidade de tipos histológicos, com comportamentos biológicos diversos. Os avanços recentes na compreensão da patogênese das neoplasias ovarianas, em especial sobre o papel dos genes envolvidos nas vias de recombinação homóloga, levaram à identificação de subgrupos de neoplasias passíveis de tratamentos alvo dirigidos, especialmente com a incorporação dos inibidores de PARP e terapias antiangiogênicas. De modo geral, os avanços obtidos no tratamento das neoplasias ginecológicas ocorreram por meio da combinação de terapias sistêmicas, cirúrgicas e radioterápicas que, atuando de forma integrada, vêm possibilitando melhorar os resultados dos tratamentos oferecidos às pacientes.

CÂNCER GINECOLÓGICO

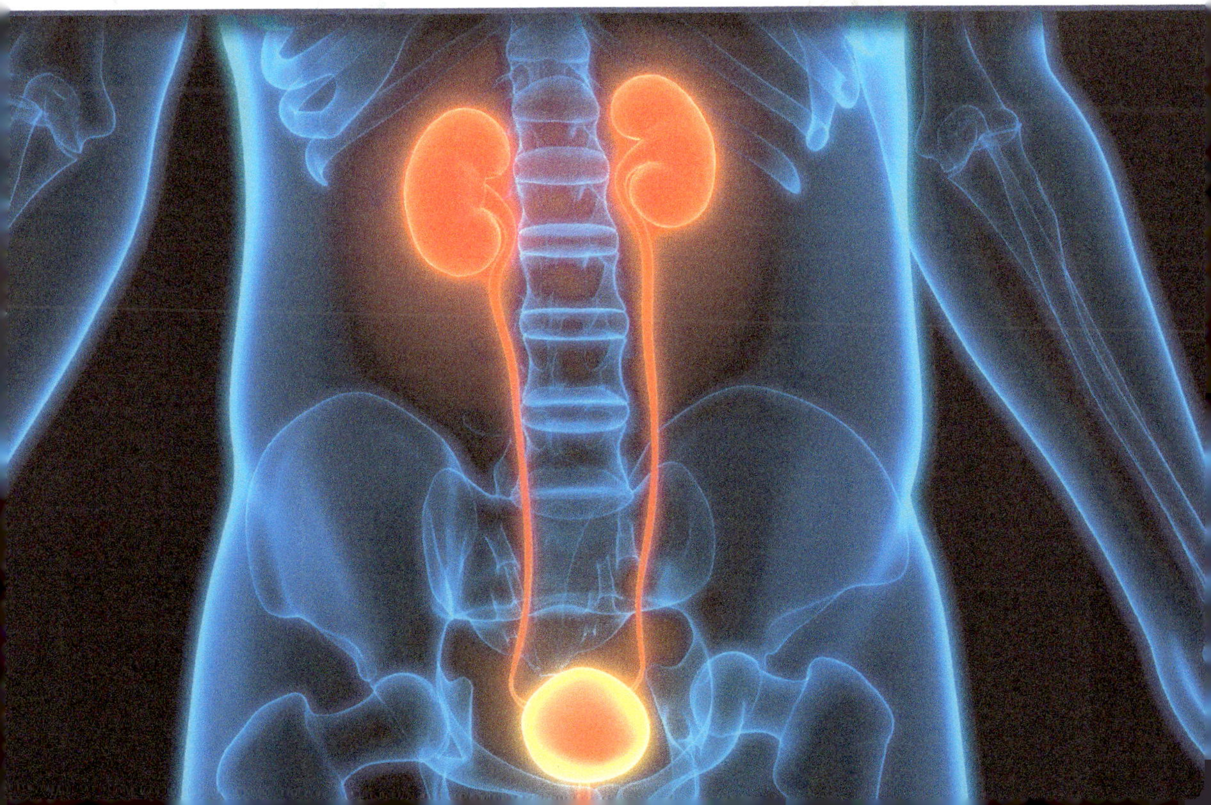

CRONOLOGIA DOS *TRIALS* EM CÂNCER GINECOLÓGICO

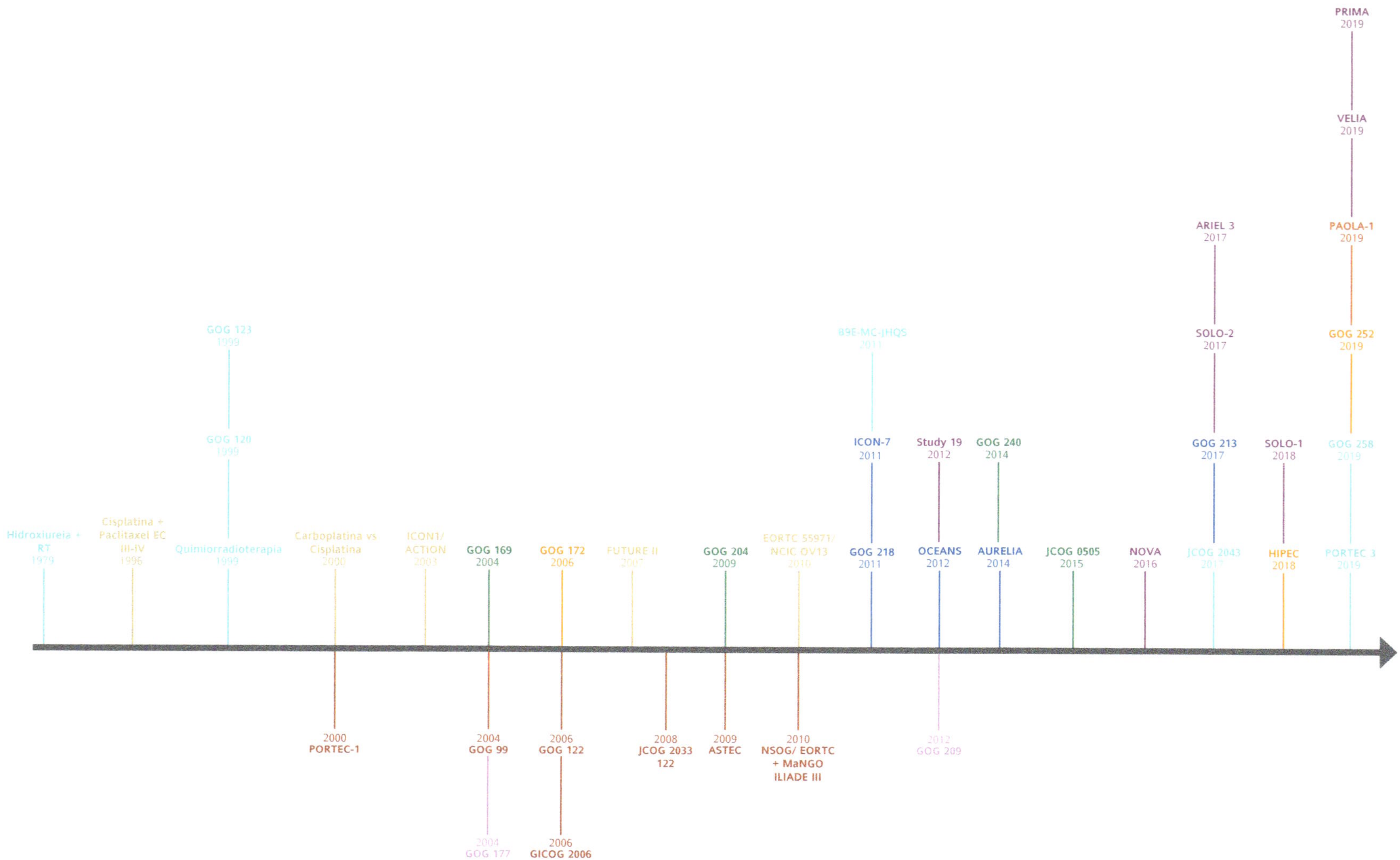

ANO	ESTUDO	TEMA
1979	Hidroxiureia + RT	Colo de útero - Tratamento definitivo/ complementar
1996	Cisplatina + Paclitaxel EC III-IV	Ovário - Quimioterapia
1999	Quimiorradioterapia	Colo de útero - Tratamento definitivo/ complementar
1999	GOG 120	Colo de útero - Tratamento definitivo/ complementar
1999	GOG 123	Colo de útero - Tratamento definitivo/ complementar
2000	PORTEC-1	Endométrio - Tratamento adjuvante
2000	Carboplatina vs Cisplatina	Ovário - Quimioterapia
2003	ICON1/ACTION	Ovário - Quimioterapia
2004	GOG 99	Endométrio - Tratamento adjuvante
2004	GOG 177	Endométrio - Tratamento paliativo
2004	GOG 169	Colo de útero - Tratamento paliativo
2006	GOG 122	Endométrio - Tratamento adjuvante
2006	GICOG 2006	Endométrio - Tratamento adjuvante
2006	GOG 172	Ovário - Quimioterapia intraperitoneal
2007	FUTURE II	Colo de útero - Vacina HPV
2008	JCOG 2033	Endométrio - Tratamento adjuvante
2009	ASTEC	Endométrio - Tratamento adjuvante
2009	GOG 204	Colo de útero - Tratamento paliativo
2010	NSOG/ EORTC + MaNGO ILIADE III	Endométrio - Tratamento adjuvante
2010	EORTC 55971/NCIC OV13	Ovário - Quimioterapia
2011	GOG 218	Ovário - Antiangiogênico
2011	ICON-7	Ovário - Antiangiogênico

ANO	ESTUDO	TEMA
2011	B9E-MC-JHQS	Colo de útero - Tratamento definitivo/ complementar
2012	GOG 209	Endométrio - Tratamento paliativo
2012	OCEANS	Ovário - Antiangiogênico
2012	Study 19	Ovário - Inibidor de PARP
2014	AURELIA	Ovário - Antiangiogênico
2014	GOG 240	Colo de útero - Tratamento paliativo
2015	JCOG 0505	Colo de útero - Tratamento paliativo
2016	NOVA	Ovário - Inibidor de PARP
2017	JCOG 2043	Endométrio - Tratamento adjuvante
2017	GOG 213	Ovário - Antiangiogênico
2017	SOLO-2	Ovário - Inibidor de PARP
2017	ARIEL 3	Ovário - Inibidor de PARP
2018	HIPEC	Ovário - Quimioterapia intraperitoneal
2018	SOLO-1	Ovário - Inibidor de PARP
2019	PORTEC 3	Endométrio - Tratamento adjuvante
2019	GOG 258	Endométrio - Tratamento adjuvante
2019	GOG 252	Ovário - Quimioterapia intraperitoneal
2019	PAOLA-1	Ovário - Antiangiogênico + Inibidor de PARP
2019	VELIA	Ovário - Inibidor de PARP
2019	PRIMA	Ovário - Inibidor de PARP

Câncer de endométrio

Estudo

GOG 122

Título	Estudo fase III de radioterapia de abdome total versus quimioterapia com doxorrubicina e cisplatina no carcinoma de endométrio avançado: um estudo do Grupo de Ginecologia Oncológica.

Revista: *Journal of Clinical Oncology.*

Data da publicação: Setembro de 2006.

Objetivo: Comparar a radioterapia de abdome total e a quimioterapia com doxorrubicina e cisplatina para mulheres com carcinoma de endométrio estádio III a IV (com doença residual máxima de 2 cm no pós-operatório).

Grupos de comparação (randomização 1:1)

- Quimioterapia com doxorrubicina (60 mg/m^2) e cisplatina (50 mg/m^2) a cada 3 semanas por 7 ciclos, seguido por mais um ciclo de cisplatina.
- Radioterapia de abdome total 30 Gy em 20 frações mais *boost* de 15 Gy.

Métodos

- **Período de recrutamento dos pacientes:** 1992-2000.
- **Desenho do estudo:** Ensaio clínico de fase III, prospectivo randomizado, aberto, multicêntrico. As análises foram realizadas por intenção de tratar.

  Calculou-se que, com um erro alfa bicaudado de 0,05 e um poder de 80% para detectar uma redução de 33% no *hazard-ratio* com a quimioterapia, seriam necessários 192 eventos e um total de 240 pacientes no estudo. A amostra foi aumentada após revisão dos pressupostos estatísticos originais que mostrou que o HR diminuía ao longo do tempo.
- **Desfecho primário:** Sobrevida livre de progressão.
- **Desfecho secundário:** Sobrevida global.
- **Seguimento:** 74 meses.
- **Pacientes recrutados:** N = 396.

Critérios de inclusão

- Carcinoma de endométrio estádio III ou IV.
- Estadiamento cirúrgico, com histerectomia abdominal total e salpingo-ooforectomia bilateral.

- Ausência de tumor residual maior que 2 cm.
- GOG performance status 0-3.
- Funções renal, hepática e hematológica preservadas.
- Fração de ejeção cardíaca normal.

Critérios de exclusão

- Doença recorrente.
- Metástase hematogênica.
- Linfonodo inguinal comprometido.
- História de radioterapia pélvica ou abdominal ou quimioterapia.

Dados da população

Características	Quimioterapia (N = 194)	Radioterapia (N = 202)
Idade > 60 anos (%)	16,4	14,4
GOG-PS 0-1 (%)	95,4	94,1
Tipo histológico ▪ Endometrioide (%) ▪ Seroso (%)	 47,4 20,6	 52,5 21,3
Grau 3 (%)	52,6	52
Estádio (%) ▪ IIIA ▪ IIIB ▪ IIIC ▪ IVA/IVB	 18 2,1 51,5 28,4	 28,2 2 44,6 25,2
Tumor residual grosseiro > 1 cm (%)	3,6	2

Resultados

Desfechos	Quimioterapia	Radioterapia	HR	IC 95%	P
SLP em 5 anos (%)	50	38	0,71	0,55-0,91	< 0,01
SG em 5 anos (%)	55	42	0,68	0,52-0,89	< 0,01
Recidiva pélvica (%)	18	13	–	–	–
Recidiva intra-abdominal (%)	14	16	–	–	–
Recidiva hepática ou extra-abdominal (%)	18	22	–	–	–
Descontinuação por toxicidade (%)	17	3	–	–	–

Perspectivas

O estudo GOG 122 demonstrou o benefício da quimioterapia adjuvante para o carcinoma de endométrio estádio III-IV, com ganho absoluto de sobrevida de 13% em 5 anos em comparação com a radioterapia de abdome total. No entanto, ocorreram mais toxicidades com o esquema quimioterápico com cisplatina e doxorrubicina. Extrapolando-se dados de doença metastática, o regime de quimioterapia adjuvante mais comumente utilizado já vinha sendo carboplatina e paclitaxel. Mais recentemente, o estudo JCOG 2043 demonstrou desfechos semelhantes no tratamento adjuvante com platina e taxano em comparação com cisplatina e doxorrubicina (1).

Para pacientes com estádios iniciais (I-II) de alto risco, alguns estudos (PORTEC-1, GOG 99, ASTEC) demonstraram benefício da radioterapia adjuvante na diminuição de recidivas locorregionais (2-4). Já nos estádios III-IV, o estudo GOG 258 avaliou a adição de quimiorradioterapia (com cisplatina concomitante) à quimioterapia adjuvante (carboplatina e paclitaxel) (5). Os Resultados não demonstraram benefício da adição de quimiorradioterapia em termos de sobrevida livre de doença ou sobrevida global. Enquanto recidivas locorregionais foram mais comuns com a quimioterapia isolada, mais recidivas a distância ocorreram no braço de quimiorradioterapia.

Por outro lado, em estudos que avaliaram o uso de quimioterapia em estádios mais iniciais, os Resultados são controversos. Em análises de subgrupo desses estudos o benefício da quimioterapia adjuvante parece limitado aos pacientes com estádio III.

A seguir, um resumo dos principais ensaios clínicos randomizados que avaliaram o uso de quimioterapia adjuvante no câncer de endométrio estádios I-III de alto risco.

Características	GICOG 2006	JCOG 2033	NSOG/EORTC + MaNGO ILIADE III	PORTEC 3
Período de recrutamento	1990-1997	1994-2000	1996-2007	2006-2013
Número de pacientes	345	385	540	686
Seguimento	95,5 meses	60 meses	Não relatado	72,6 meses
População	Carcinoma de endométrio de alto risco (estádio IC grau 3, II grau 3, com invasão miometrial > 50%, estádio III)	Carcinoma de endométrio de alto risco (estádio IC-IIIC com invasão miometrial > 50%)	Carcinoma de endométrio de alto risco	Carcinoma de endométrio de alto risco (estádio I grau 3 com invasão miometrial profunda ou invasão angiolinfática; estádios II-III; seroso ou células claras estádios I-III)
Desfecho primário	SLP	SG	SLP	SG e sobrevida livre de falha (SLF)
Resultados	Quimioterapia adjuvante (cisplatina, doxorrubicina e ciclofosfamida) não superior à radioterapia pélvica	Quimioterapia adjuvante (cisplatina, doxorrubicina e ciclofosfamida) não superior à radioterapia pélvica. Ganho de SG em subgrupo de risco intermediário-alto (estádio IC com > 70 anos ou grau 3; estádios II-IIIA)	Quimioterapia adjuvante superior à radioterapia pélvica (SLP e sobrevida câncer específica)	Quimiorradioterapia (cisplatina + radioterapia) seguido de QT (carboplatina + paclitaxel) superior à radioterapia isolada (SLF e SG). Análise de subgrupo com ganho significante para estádio III e para subtipo seroso.
Referência	Br J Cancer. 2006;95:266-71 (6)	Gynecol Oncol. 2008;108:226-33 (7)	Eur J Cancer. 2010;46:2422-31 (8)	The Lancet Oncol. 2019;20:1273-85 (9)

Conclusão:

Quimioterapia com doxorrubicina e cisplatina melhora a sobrevida livre de progressão e a sobrevida global em comparação com radioterapia de abdome total.

Financiamento:

National Cancer Institute.

Referência:

Randall ME, et al. *Randomized phase III trial of whole-abdominal irradiation versus doxorubicin and cisplatin chemotherapy in advanced endometrial carcinoma: a Gynecologic Oncology Group study.* Journal of Clinical Oncology. 24(1):36-44.

Estudo

GOG 177

Título	Estudo de fase III de doxorrubicina e cisplatina com ou sem paclitaxel mais filgrastim no carcinoma de endométrio avançado: um estudo do Grupo de Ginecologia Oncológica.

Revista: *Journal of Clinical Oncology.*

Data da publicação: Junho de 2004.

Objetivo: Avaliar a eficácia da adição de paclitaxel a doxorrubicina e cisplatina em aumentar a sobrevida global no carcinoma de endométrio recorrente ou avançado.

Grupos de comparação (randomização 1:1)

- TAP: doxorrubicina + cisplatina + paclitaxel, com filgrastim.
- AP: doxorrubicina + cisplatina.

Métodos

- **Período de recrutamento dos pacientes:** 1998-2000.
- **Desenho do estudo:** Ensaio clínico de fase III, prospectivo randomizado, aberto, multicêntrico. As análises foram realizadas por intenção de tratar.

  Foi calculado que, com um erro alfa bicaudado de 0,05 e um poder de 85% para detectar uma queda de 33% no risco de óbito, seriam necessários 175 eventos e um total de 240 pacientes no estudo.
- **Desfecho primário:** Sobrevida global.
- **Desfechos secundários:** Sobrevida livre de progressão, taxa de resposta.
- **Seguimento:** 32 meses.
- **Pacientes recrutados:** N = 273.

Critérios de inclusão

- Câncer de endométrio recidivado ou estádios III-IV sem tratamento prévio com quimioterapia.
- GOG performance status 0-2.
- Terapia prévia com radioterapia, hormônios ou agentes biológicos eram permitidos.
- Funções orgânicas e hematológicas adequadas.
- Fração de ejeção do ventrículo esquerdo ≥ 50%.

Critérios de exclusão

- Doenças médicas graves, como infecção não controlada ou angina.
- Neuropatia.
- Segunda malignidade (exceto pele não melanoma) nos últimos 5 anos.

Dados da população

Características	TAP (N = 134)	AP (N = 129)
Idade > 60 anos (%)	64,9	63,6
GOG-PS 0-1 (%)	91,8	88,4
Tipo histológico (%) ▪ Endometrioide ▪ Seroso	 63,4 19,4	 65,1 14,7
Grau 3 (%)	53	45,7
Estádio (%) ▪ IV ▪ Recidiva	 26,9 58,2	 21,3 71,3
Radioterapia prévia (%)	46,3	51,2

Resultados

Desfechos	TAP	AP	HR/OR	IC 90%	P
SG mediana (meses)	15,3	12,3	0,75	0,57-0,98	0,037
SLP mediana (meses)	8,3	5,3	0,60	0,46-0,78	< 0,01
Taxa de resposta (%)	57	34	2,7	1,5-4,6	< 0,01
Descontinuação por toxicidade (%)	24	9	–	–	–
Neutropenia febril (%)	3	2	–	–	–
Neuropatia (%)	39	5	–	–	–

Perspectivas

Este estudo contribuiu para estabelecer a quimioterapia com platina e taxano como o esquema de escolha para o carcinoma de endométrio avançado. A adição de taxano reduziu em 25% o risco de óbito das pacientes, porém as toxicidades foram mais frequentes com o esquema de 3 drogas, com maior taxa de descontinuação do tratamento.

Posteriormente, o estudo GOG 209 avaliou a não inferioridade do tratamento de primeira linha com carboplatina e paclitaxel em comparação com cisplatina, doxorrubicina e paclitaxel (10). O estudo mostrou que o esquema com carboplatina e paclitaxel apresenta desfechos de taxa de resposta, SLP e SG semelhantes ao esquema TAP. Além disso, o esquema com duas drogas é mais bem tolerado, com menos toxicidades.

Conclusão:

Quimioterapia com cisplatina, doxorrubicina e paclitaxel (TAP) aumenta a taxa de resposta, a sobrevida livre de progressão e a sobrevida global em comparação com cisplatina e doxorrubicina (AP).

Financiamento:

National Cancer Institute.

Referência:

Fleming GF, et al. *Phase III trial of doxorubicin plus cisplatin with or without paclitaxel plus filgrastim in advanced endometrial carcinoma: a Gynecologic Oncology Group study.* Journal of Clinical Oncology. 2014;22:2159-66.

Câncer de ovário

Estudo

Cisplatina e paclitaxel

Título	Ciclofosfamida e cisplatina comparado com paclitaxel e cisplatina em pacientes com câncer de ovário estádio III e estádio IV.

Revista: *New England Journal of Medicine.*

Data da publicação: Janeiro de 1996.

Objetivo: Avaliar a eficácia do tratamento com paclitaxel e cisplatina em comparação com ciclofosfamida e cisplatina no câncer de ovário estádios III e IV.

Grupos de comparação (randomização 1:1)

- Cisplatina + paclitaxel.
- Cisplatina + ciclofosfamida.

Métodos

- **Período de recrutamento dos pacientes:** Não relatado.
- **Desenho do estudo:** Ensaio clínico de fase III, prospectivo randomizado, aberto, multicêntrico. As análises foram realizadas por intenção de tratar.

  O estudo não descreve o cálculo da amostra.
- **Desfechos:** Sobrevida livre de progressão, sobrevida global, resposta clínica.
- **Seguimento:** 37 meses.
- **Pacientes recrutados:** N = 386.

Critérios de inclusão

- Câncer de ovário epitelial estádio III com doença residual pós-cirurgia (massa residual maior que 1 cm) ou estádio IV.
- GOG performance status 0-2.
- Funções orgânicas e hematológicas preservadas.
- Até 6 semanas após o procedimento cirúrgico, caso este tenha sido realizado.

Critérios de exclusão

- Quimioterapia prévia.
- Radioterapia prévia.

- Outro câncer prévio (exceto câncer de pele não melanoma).
- Arritmia cardíaca.

Dados da população

Características	Cisplatina + paclitaxel (N = 184)	Cisplatina + ciclofosfamida (N = 202)
Idade (anos)	60	59
GOG-PS 0-1 (%)	81	83
Tipo histológico ▪ Seroso (%) ▪ Endometrioide (%)	 64 13	 76 8
Grau 3 (%)	52	51
Estádio (%) ▪ III ▪ IV	 64 36	 67 33
Ascite (%)	86	89

Resultados

Desfechos	Cisplatina + paclitaxel	Cisplatina + ciclofosfamida	HR	IC 95%	P
SLP mediana (meses)	18	13	0,7	0,5-0,8	< 0,001
SG mediana (meses)	24	38	0,6	0,5-0,8	< 0,001
Taxa de resposta (%)	73	60	–	–	–
Taxa de resposta completa (%)	51	31	–	–	0,01
Neutropenia ≥ G3 (%)	92	83	–	–	–

Perspectivas

Este estudo estabeleceu como padrão a quimioterapia de primeira linha para pacientes com câncer de ovário avançado baseada em platina e paclitaxel, a qual foi associada a redução do risco de óbito de 40% da mortalidade em comparação com platina e ciclofosfamida.

Posteriormente, o benefício de quimioterapia adjuvante baseada em platina foi também confirmada em estádios iniciais na análise combinada dos estudos ICON1 e ACTION. Em comparação com a observação, a quimioterapia adjuvante resultou em ganho absoluto de 8% em 5 anos na população do estudo representada principalmente por pacientes nos estádios I-II de alto risco (11).

Como alternativa à cisplatina, um estudo de fase III sugeriu boa eficácia e melhor tolerabilidade do esquema com carboplatina e paclitaxel como tratamento de primeira linha. Assim, essa combinação (carboplatina e paclitaxel) é utilizada com frequência na prática clínica (12).

Conclusão:

Uso de paclitaxel na terapia de primeira linha para o câncer de ovário estádio III com ressecção incompleta e estádio IV prolonga a sobrevida livre de progressão e a sobrevida global.

Financiamento:

National Cancer Institute.

Referência:

McGuire WP, et al. *Cyclophosphamide and cisplatin compared with paclitaxel and cisplatin in patients with stage III and stage IV ovarian cancer.* New England Journal of Medicine. 1996;334:1-6.

Estudo

EORTC 55971/NCIC OV13

Título	Quimioterapia neoadjuvante ou cirurgia primária no câncer de ovário estádios IIIC ou IV.

Revista: *New England Journal of Medicine.*

Data da publicação: Setembro de 2010.

Objetivo: Comparar a quimioterapia neoadjuvante baseada em platina, seguida de cirurgia de intervalo e quimioterapia adjuvante versus a cirurgia primária seguida de quimioterapia adjuvante baseada em platina no câncer de ovário avançado.

Grupos de comparação

- Quimioterapia neoadjuvante baseada em platina por 3 ciclos → cirurgia citorredutora de intervalo → quimioterapia adjuvante por 3 ciclos.
- Cirurgia citorredutora primária → quimioterapia adjuvante baseada em platina por 6 ciclos.

Métodos

- **Período de recrutamento dos pacientes:** 1998-2006.
- **Desenho do estudo:** Ensaio clínico de fase III, prospectivo randomizado, aberto, multicêntrico. As análises foram realizadas por intenção de tratar.

  Calculou-se que, com um erro alfa unicaudado de 0,05 e um poder de 80% para detectar não inferioridade, considerando-se um HR menor que 1,25 para não inferioridade, seriam necessários 498 eventos e um total de 704 pacientes no estudo.
- **Desfecho primário:** Sobrevida global.
- **Desfechos secundários:** Sobrevida livre de progressão, qualidade de vida, eventos adversos.
- **Seguimento:** 4,7 anos.
- **Pacientes recrutados:** N = 670.

Critérios de inclusão

- Câncer epitelial de ovário, peritônio ou tuba uterina, estádios IIIC ou IV, com confirmação histológica (ou com aspirado por agulha fina compatível com adenocarcinoma e presença de massa pélvica, metástase extrapélvica de pelo menos 2 cm, metástase em linfonodo não regional ou prova de doença estádio IV ou relação CA-125:CEA maior que 25).

- WHO performance status 0-2.

Critérios de exclusão

- Doenças incapacitantes que contraindiquem cirurgia citorredutora ou quimioterapia baseada em platina.

Dados da população

Características	Quimioterapia neoadjuvante (N = 334)	Cirurgia primária (N = 336)
Idade (anos)	63	62
WHO-PS 0-1 (%)	86,8	87,5
Tipo histológico (%) ■ Seroso ■ Indiferenciado	 58,1 26,9	 65,5 20,5
Pouco diferenciado (%)	38,9	43,2
Estádio (%) ■ III ■ IV	 75,7 24,3	 76,5 22,9
CA 125 mediano (U/mL)	1.180	1.130

Resultados

Desfechos	Quimioterapia neoadjuvante	Cirurgia primária	HR*	IC 90%	P*
SLP mediana (meses)	12	12	1,01	0,89-1,15	–
SG mediana (meses)	30	29	0,98	0,84-1,13	0,01
SG mediana em análise por protocolo (meses)	–	–	1,00	0,85-1,16	0,01
Óbito pós-operatório (%)	0,7	2,5	–	–	–
Hemorragia G3-4 (%)	4,1	7,4	–	–	–

*P para não inferioridade.

Perspectivas

Esse estudo demonstrou que a quimioterapia neoadjuvante seguida de cirurgia de intervalo é uma opção aceitável no câncer de ovário estádios IIIC ou IV. Em análise exploratória subsequente, sugeriu-se que pacientes com estádio IIIC e menor volume de doença (≤ 45 mm) teriam benefício em sobrevida com a cirurgia primária, enquanto aqueles com estádio IV e grandes volumes de doença metastática se beneficiariam da quimioterapia neoadjuvante (13).

Outro dado reforçado por esse estudo é a importância da citorredução completa. A ausência de tumor residual após cirurgia foi forte preditor de melhor sobrevida em análise multivariada.

Alternativa também considerada para o câncer de ovário, a quimioterapia intraperitoneal apresenta Resultados controversos em estudos de fase III, e é necessário centro especializado para sua realização.

A seguir, um resumo dos principais ensaios clínicos randomizados que avaliaram o uso de quimioterapia intraperitoneal, incluindo a quimioterapia intraperitoneal hipertérmica (HIPEC), no câncer de ovário.

Características	GOG 172	HIPEC	GOG 252
Período de recrutamento	1998-2001	2007-2016	2009-2011
Número de pacientes	429	245	1.560
Seguimento	~50 meses	56,4 meses	84,8 meses
População	Câncer de ovário ou primário de peritônio estádio III sem doença residual > 1cm	Câncer epitelial de ovário, tuba uterina ou primário de peritônio estádio III que receberam quimioterapia neoadjuvante	Câncer epitelial de ovário, tuba uterina ou primário de peritônio estádios II-IV até 12 semanas após citorredução máxima
Desfecho primário	SLP e SG	SLR	SLP
Resultados	Cisplatina e paclitaxel intraperitoneal + paclitaxel endovenoso superior a cisplatina e paclitaxel endovenoso (SLP e SG)	Adição de HIPEC à cirurgia de intervalo superior a cirurgia de intervalo isolada (SLR e SG)	Quimioterapia intraperitoneal (com cisplatina ou carbopaltina) não foi superior à quimioterapia endovenosa. Todos os grupos recebiam bevacizumabe
Referência	NEJM. 2006; 354:34-43 (14)	NEJM. 2018;378:230-40 (15)	JCO. 2019;37:1380-90 (16)

Conclusão:

Quimioterapia neoadjuvante seguida de cirurgia citorredutora de intervalo é não inferior à cirurgia primária seguida de quimioterapia para câncer de ovário estádios IIIC-IV.

Financiamento:

National Cancer Institute.

Referência:

Vergote I, et al. *Neoadjuvant chemotherapy or primary surgery in stage IIIC or IV ovarian cancer.* New England Journal of Medicine. 2010;363:943-53.

Estudo
GOG 218

Título	Incorporação do bevacizumabe no tratamento primário do câncer de ovário.

Revista: *New England Journal of Medicine.*

Data da publicação: Dezembro de 2011.

Objetivo: Avaliar a eficácia da adição do bevacizumabe ao tratamento de primeira linha no câncer de ovário estádios III ou IV.

Grupos de comparação (randomização 1:1:1)

- Bevacizumabe adjuvante: a cada 3 semanas, carboplatina (AUC 6) + paclitaxel (175 mg/m^2) por 6 ciclos + bevacizumabe (15 mg/kg) do ciclo 2 ao 6 e placebo do ciclo 7 ao 22.
- Bevacizumabe adjuvante e manutenção: A cada 3 semanas, carboplatina (AUC 6) + paclitaxel (175 mg/m^2) por 6 ciclos + bevacizumabe (15 mg/kg) do ciclo 2 ao 22.
- Controle: a cada 3 semanas, carboplatina (AUC 6) + paclitaxel (175 mg/m^2) por 6 ciclos + placebo do ciclo 2 ao 22.

Métodos

- **Período de recrutamento dos pacientes:** 2005-2009.
- **Desenho do estudo:** Ensaio clínico de fase III, prospectivo randomizado, placebo-controlado, multicêntrico. As análises foram realizadas de acordo com o princípio de intenção de tratamento.

  Calculou-se que, com um erro alfa unicaudado de 0,025 e um poder de 90% para detectar uma redução de 23% no risco de progressão com os regimes com bevacizumabe em comparação com controle, seriam necessários 375 eventos e um total de 1800 pacientes no estudo.
- **Desfecho primário:** Sobrevida livre de progressão.
- **Desfechos secundários:** Sobrevida global, qualidade de vida, segurança.
- **Seguimento:** 17,4 meses.
- **Pacientes recrutados:** N = 1.873.

Critérios de inclusão

- Câncer epitelial de ovário, peritônio ou tuba uterina, estádio III com ressecção incompleta ou estádio IV, com confirmação histológica, sem tratamento prévio.
- GOG performance status 0-2.

Critérios de exclusão

- História de eventos vasculares clinicamente significantes.
- História de obstrução intestinal.

Dados da população

Características	Bevacizumabe inicial (N = 625)	Bevacizumabe inicial e manutenção (N = 623)	Controle (N = 625)
Idade (anos)	60	60	60
Raça caucasiana	83	83,6	84,2
GOG-PS 0-1 (%)	93,6	91,9	93,3
Tipo histológico seroso	83	84,1	86,6
Grau 3 (%)	74,4	73,8	71,2
Estádio (%) ▪ III ▪ IV	 73,8 26,2	 73,5 26,5	 75,5 24,5

Resultados

Desfechos	Bevacizumabe inicial	Bevacizumabe inicial e manutenção	Controle	HR*	IC 95%	p
SLP mediana (meses)	11,2	14,1	10,3	0,71	0,62-0,82	< 0,001
SLP mediana (meses) com exceção de aumento de CA-125	–	18,0	12,0	0,64	0,55-0,75	< 0,001
SG mediana (meses)	38,7	39,7	39,3	0,91	0,72-1,15	0,45
HAS ≥ G2 (%)	2,8	2,6	1,2	–	–	< 0,001

* Resultados de comparação entre bevacizumabe inicial e manutenção versus controle.

Perspectivas

O papel do VEGF (fator de crescimento vascular endotelial) e da angiogênese no desenvolvimento e na progressão do câncer foi sugerido em diversas neoplasias. O estudo GOG-218 foi um dos primeiros estudos que demonstraram o benefício do uso de terapia antiangiogênica com o bevacizumabe, um anticorpo monoclonal antiVEGF, no câncer de ovário. Além disso, o estudo trouxe o conceito da terapia de manutenção no câncer de ovário.

Simultaneamente ao GOG-218, foi publicado o estudo ICON-7, que também avaliou o uso de bevacizumabe (7,5 mg/kg) concomitante à quimioterapia, seguido de manutenção por mais 12 ciclos, no câncer de ovário estádios I-IV. Nessa população mais ampla, foi também demonstrada redução de 21% no risco de progressão ou óbito com adição do bevacizumabe. Além disso, no grupo de alto risco (estádio III com doença residual ou estádio IV), foi sugerido benefício em sobrevida global, com mediana de 36,6 meses no braço bevacizumabe versus 28,8 meses no braço controle (HR 0,64, IC 95% 0,48-0,85, P = 0,002) (17).

Posteriormente, o benefício do bevacizumabe foi demonstrado no câncer de ovário recidivado sensível ou resistente à platina.

A seguir, um resumo dos principais ensaios clínicos randomizados que avaliaram o uso do bevacizumabe no câncer de ovário recidivado sensível ou resistente à platina.

Características	OCEANS	GOG 213	AURELIA
Período de recrutamento	2007-2010	2007-2011	2009-2011
Número de pacientes	484	674	361
Seguimento	24 meses	49,6 meses	13,9 meses
População	Câncer de ovário recidivado sensível a platina	Câncer de ovário recidivado sensível a platina	Câncer de ovário resistente a platina
Desfecho primário	SLP	OS	SLP
Resultados	Bevacizumabe + QT (carboplatina e gencitabina), seguido de bevacizumabe de manutenção, superior a QT isolada (PFS)	Bevacizumabe + QT (carboplatina e paclitaxel), seguido de bevacizumabe de manutenção, superior a QT isolada	Bevacizumabe + QT (doxorrubicina lipossomal, paclitaxel ou topotecano) superior a QT isolada (SLP)
Referência	JCO. 2012;30:2039-45 (18)	Lancet Oncol. 2017;18:779-91 (19)	JCO. 2014;32:1302-8 (20)

Conclusão:

Uso de bevacizumabe durante e até 10 meses após a quimioterapia com carboplatina e paclitaxel prolonga em 4 meses a sobrevida livre de progressão mediana em pacientes com câncer epitelial de ovário avançado.

Financiamento:

National Cancer Institute e *Genentech*.

Referência:

Burger RA, et al. *Incorporation of bevacizumab in the primary treatment of ovarian cancer.* New England Journal of Medicine. 2011;365:2473-83.

Estudo

Study 19

Título	Terapia de manutenção com olaparibe no câncer de ovário recidivado sensível a platina.

Revista: *New England Journal of Medicine.*

Data da publicação: Abril de 2012.

Objetivo: Avaliar a eficácia do tratamento de manutenção com olaparibe para o carcinoma seroso de ovário de alto grau recidivado sensível a platina.

Grupos de comparação (randomização 1:1)

- Olaparibe.
- Placebo.

Métodos

- **Período de recrutamento dos pacientes:** 2008-2010.
- **Desenho do estudo:** Ensaio clínico de fase II, prospectivo randomizado, placebo-controlado, multicêntrico. As análises foram realizadas por intenção de tratar.

  Calculou-se que, com um erro alfa unicaudado de 0,20 e um poder de 80% para detectar um aumento na sobrevida livre de progressão mediana de 33% (HR 0,75) seriam necessários 137 eventos e um total de 250 pacientes no estudo.
- **Desfecho primário:** Sobrevida livre de progressão.
- **Desfechos secundários:** Tempo para progressão (conforme RECIST ou CA-125), taxa de resposta objetiva, taxa de controle da doença, porcentagem de mudança do tamanho da lesão-alvo tumoral nas semanas 12 e 24, sobrevida global.
- **Seguimento:** Não reportado.
- **Pacientes recrutados:** N = 295.

Critérios de inclusão

- Câncer epitelial seroso de alto grau de ovário, peritônio ou tuba uterina recidivado, sensível a platina (resposta objetiva à terapia prévia baseada em platina por pelo menos 6 meses).
- ≥ 18 anos.

- Pelo menos dois tratamentos quimioterápicos baseados em platina (com resposta objetiva por RECIST ou CA-125 ao tratamento mais recente).
- ECOG PS 0-2.
- Funções orgânicas preservadas.

Critérios de exclusão

- Carcinoma de ovário de baixo grau.
- Uso prévio de inibidor de PARP (poliADP ribose polimerase).

Dados da população

Características	Olaparibe (N = 136)	Placebo (N = 129)
Idade (anos)	58	59
ECOG-PS 0-1 (%)	97,8	96,9
Primário de ovário (%)	87,5	84,5
Resposta ao regime de platina mais recente (%) ▪ Completa ▪ Parcial	 41,8 58,1	 48,8 51,2
Mutação de BRCA 1 ou 2 (%)	22,8	21,7
Número mediano de regimes quimioterápicos prévios	3	3

Resultados

Desfechos	Olaparibe	Placebo	HR/OR	IC 95%	P
SLP mediana (meses)	8,4	4,8	0,35	0,25-0,49	< 0,001
Tempo para progressão mediana (meses)	8,3	3,7	0,35	0,25-0,47	< 0,001
Taxa de resposta objetiva (%)	12	4	3,36	0,75-23,7	0,12
SG mediana (meses)	29,7	29,9	0,94	0,63-1,39	0,75
Eventos adversos G3-4 (%)	35,3	20,3	–	–	–
Anemia qualquer grau (%)	16,9	4,7	–	–	–

Perspectivas

O Study 19 teve grande importância como prova de conceito ao demonstrar uma redução expressiva de 65% no risco de progressão ou óbito com o uso de um inibidor de PARP (poliADP ribose polimerase) de manutenção em comparação com placebo no câncer de ovário recidivado sensível a platina.

A proteína PARP participa do reparo de quebras de DNA de fita-simples. Alguns grupos, como aqueles com defeitos em outras vias de reparo do DNA (como na deficiência de recombinação homóloga – HRD –, a qual ocorre, por exemplo, em pacientes com mutação de *BRCA*) e aqueles sensíveis a platina, são especialmente sensíveis aos inibidores da PARP.

Após o estudo 19, uma série de estudos de fase III confirmou o benefício da terapia de manutenção com inibidor de PARP no câncer de ovário sensível a platina tanto após o tratamento de primeira linha (olaparibe, niraparibe, veliparibe) quanto após recidiva (olaparibe, niraparibe e rucaparibe).

Em 2020, demonstrou-se, pela primeira vez em estudo de fase III, ganho de sobrevida global com o uso de um inibidor de PARP para o câncer de ovário recidivado sensível a platina. O estudo SOLO-2 avaliou o uso do olaparibe nesse cenário para pacientes com mutação de BRCA. Resultados da atualização do estudo demonstraram um aumento expressivo de 12,9 meses em sobrevida global com o uso do olaparibe de manutenção em comparação com placebo (21).

Por fim, considerando que o bevacizumabe também teve seu benefício demonstrado como tratamento de manutenção, em 2019, foram apresentados dados do estudo PAOLA-1 que avaliou a adição de olaparibe ao bevacizumabe de manutenção após tratamento de primeira linha baseado em platina. Os Resultados mostraram benefício da adição de olaparibe em sobrevida livre de progressão, com ganho significante na população com mutação patogênica de BRCA (SLP mediana 37,2 versus 21,7 meses, HR 0,31, IC 95% 0,20-0,47) e com deficiência de recombinação homóloga sem mutação de BRCA (SLP mediana 28,1 versus 16,6 meses, HR 0,43, IC 95% 0,28-0,66) (22).

A seguir, um resumo dos principais ensaios clínicos randomizados que avaliaram o uso de inibidores de PARP de manutenção no tratamento de primeira linha do câncer de ovário.

Características	SOLO1	VELIA	PRIMA	PAOLA
Período de recrutamento	2013-2015	2015-2017	2016-2018	2015-2017
Número de pacientes	391	1140	733	806
Seguimento	~40 meses	28 meses	13,8 meses	~23 meses
População	Câncer de ovário com mutação de *BRCA* e resposta parcial ou completa ao tratamento de primeira linha com quimioterapia baseada em platina	Câncer de ovário em tratamento de primeira linha com quimioterapia baseada em platina	Câncer de ovário com resposta parcial ou completa ao tratamento de primeira linha com quimioterapia baseada em platina	Câncer de ovário com resposta parcial ou completa ao tratamento de primeira linha com quimioterapia baseada em platina e bevacizumabe
Desfecho primário	SLP	SLP	SLP	SLP
Resultados	Olaparibe de manutenção superior a placebo (SLP).	Veliparibe adicionado à quimioterapia baseada em platina e seguido de veliparibe de manutenção superior a placebo (SLP). Maior magnitude de efeito na mutação de *BRCA* e na HRD.	Niraparibe de manutenção superior a placebo (SLP), independente da presença ou ausência de HRD. Maior magnitude de efeito na HRD.	Adição de olaparibe a bevacizumabe de manutenção superior a placebo (SLP).
Referência	NEJM. 2018;379:2495-505 (23)	NEJM 2019;381:2403-15. (24)	NEJM. 2019;381:2391-492. (25)	Annals of Oncol. 2019;30(Suppl_5): mdz394-053 (22)

A seguir, um resumo dos principais ensaios clínicos randomizados que avaliaram o uso de inibidores de PARP de manutenção no câncer de ovário recidivado sensível a platina.

Características	NOVA	SOLO-2	ARIEL3
Período de recrutamento	2013-2016	2013-2014	2014-2016
Número de pacientes	553	295	564
Seguimento	16,9 meses	22 meses	Não reportado
População	Câncer de ovário recidivado sensível a platina	Câncer de ovário recidivado sensível a platina com mutação de *BRCA*	Câncer de ovário recidivado sensível a platina
Desfecho primário	SLP	SLP	SLP
Resultados	Niraparibe de manutenção superior a placebo (SLP). Maior magnitude de efeito na mutação de *BRCA* e na HRD.	Olaparibe de manutenção superior a placebo (SLP e SG).	Rucaparibe de manutenção superior a placebo (SLP). Maior magnitude de efeito na mutação de *BRCA* e na HRD.
Referência	NEJM. 2016;375:2154-64 (26)	The Lancet Oncol. 2017;18:1274-84 (27) JCO 2020; suppl; abstr6002 (21)	Lancet. 2017;390:1949-61 (28)

Conclusão:

O tratamento de manutenção com olaparibe aumenta a sobrevida livre de progressão de pacientes com câncer seroso de alto grau de ovário sensível a platina.

Financiamento:

AstraZeneca.

Referência:

Ledermann J, et al. *Olaparib maintenance therapy in platinum-sensitive relapsed ovarian cancer.* New England Journal of Medicine. 2012;366:1382-92.

Câncer de colo uterino

Estudo

Quimiorradioterapia

Título	Radioterapia pélvica com quimioterapia concomitante, comparada a radioterapia pélvica e para-aórtica para câncer de colo uterino de alto risco.

Revista: New England Journal of Medicine.

Data Publicação: Abril de 1999.

Objetivo: Avaliar se há aumento de sobrevida das pacientes com neoplasia colo uterino com a associação de quimioterapia à radioterapia, comparada à radioterapia isolada.

Grupos de comparação (randomização 1:1)

- Radioterapia.
- Radioterapia + quimioterapia.

Métodos

- **Período de recrutamento:** 1990-1997.
- **Desenho estudo:**

  Estudo Fase III, prospectivo, randomizado.

  Estudo desenhado para detectar uma redução de 33% taxa anual de óbito, poder de 80% e alfa bicaudado 0,05. 33% redução taxa óbito ocasionaria um aumento 10% taxa sobrevida global, para isso foi calculada amostra de 400 pacientes, em um período de 4 anos, com seguimento por mais 4 anos. Análise interina programada quando atingido recrutamento de 50% das pacientes; dados poderiam ser reportados se houvessem diferença importante entre os grupos.

  Análises realizadas por intenção de tratar.
- **Desfecho primário:** Sobrevida global.
- **Desfecho secundário Sobrevida livre de progressão.**
- **Seguimento:** 43 meses

  Pacientes recrutados: N = 403.

Critérios de inclusão

- Mulheres qualquer idade neoplasia de colo uterino.
- EC IIB a IVA (FIGO) ou IB e IIA com pelo menos 5 cm ou comprovação com biópsia linfonodo pélvico.

- Histologias: CEC, adenocarcinoma, adenoescamoso.
- KPS ≥ 60,
- Hemograma, ureia, creatinina e bilirrubina normais.

Critérios de exclusão

- Doença extrapélvica ou em linfonodos para-aórticos.
- Outro câncer, excluindo basocelular.
- Contraindicação a quimioterapia.
- Histologia rara.
- Antecedente de histerectomia.
- Estadiamento transperitoneal para câncer do colo uterino.
- Radioterapia pélvica ou quimioterapia prévia.

Dados da população

Características	QRT (N = 202)	RT Isolada (N = 201)
Idade mediana (anos)	47	47
Etnia (%) ▪ Branca ▪ Negra ▪ Hispânica	 51 24 20	 45 29 22
Karnofsky performance score < 90 (%)	15	20
Histologia – carcinoma células escamosas (%)	90	90
Pouco diferenciado (%)	38	38
Estadiamento FIGO – n (%) ▪ IB ▪ IIA ▪ IIB ▪ III ▪ IVA	 28 06 36 27 03	 27 07 36 30 01
Linfonodos pélvicos comprometidos (%)	24	32
Tamanho tumor ≥ 5 cm (IB e IIA) (%)	94	86

Resultados

Desfechos	QRT	RT isolada	HR	IC 95%	P
SG em 5 anos	73%	58%	–	–	0,004
SLD em 5 anos	67%	40%	0,48	0,35-0,66	< 0,001
Recidiva a distância em 5 anos	14%	33%	0,39	0,24-0,63	< 0,001
Recidiva locorregional em 5 anos	19%	35%	0,47	0,31-0,71	< 0,001

Perspectivas

A quimioterapia concomitante a radioterapia no câncer de colo uterino avançado foi avaliada em diversos estudos. Em 1979, foi publicado um dos primeiros estudos nesse cenário, avaliando associação de hidroxiureia a RT, demonstrando aumento de SG e SLP; por ser um estudo antigo, havia grandes diferenças técnicas em relação à radioterapia, assim como do estadiamento clínico (29). O Grupo GOG (*Gynecologic Oncology Group*), no GOG 120, estudou a combinação de cisplatina e fluoracil e hidroxiureia em 3 braços: cisplatina monodroga, cisplatina + fluoracil + hidroxiureia e hidroxiureia monodroga em pacientes estádios FIGO IIB, III ou IVB, demonstrando aumento significativo de sobrevida global e sobrevida livre de progressão nos braços em que foi associada platina. Houve redução do risco de óbito de 39% e 42%, respectivamente, nos grupos (RT + cisplatina) e (RT + cisplatina + fluoracil + hidroxiureia) comparados com (RT + hidroxiureia). Pelo perfil de toxicidade, foi favorecido o uso de cisplatina concomitante à radioterapia (30).

No estudo em discussão, houve benefício com uso de cisplatina 70 mg/m^2 D1 e fluorouracil 400 mg/m^2 D1-D5 por 2 ciclos concomitante à radioterapia. Em 2011 foi publicada a avaliação da associação de gencitabina à cisplatina concomitante à RT com 2 ciclos de QT adjuvante versus QRT com cisplatina, demonstrando aumento de SG e SLP, porém com aumento importante de toxicidades, incluindo 2 óbitos relacionados ao tratamento, sendo assim não é considerado como tratamento padrão (31).

Outro estudo contemporâneo na população de pacientes com câncer de colo do útero estádio clínico IB *bulky* (≥ 4cm), avaliou o uso de RT versus RT + cisplatina semanal por 6 ciclos, seguido de histerectomia, demonstrando redução do risco de progressão e óbito respectivamente de 49% e 46% para o braço com associação de QT (32). Apesar de serem estudos antigos, com diferentes técnicas de radioterapia e estadiamento, eles demonstraram o papel da quimioterapia concomitante à radioterapia no cenário de doença localmente avançada.

A seguir, um resumo dos principais ensaios clínicos randomizados que avaliaram a adição de quimioterapia baseada em platina concomitante a radioterapia para o câncer de colo de útero.

Variáveis	GOG 120	GOG 123	B9E-MC-JHQS
Período de Recrutamento	1992-1997	1992-1997	2002-2004
Número pacientes	526	374	515
Seguimento	35 meses	35 meses	46,9 meses
População	Câncer de colo uterino estádios IIB, III, IVB	Câncer de colo uterino estádios IB *bulky* (tumor ≥ 4 cm)	Câncer de colo uterino estádios IIB-VA
Desfecho primário	SLP e SG	SLP e SG	SLP
Resultados	Regimes de concomitância com cisplatina (cisplatina isolada ou cisplatina + fluorouracil + hidroxiureia) superiores a regime sem platina (hidroxiureia) (SLP e SG)	Adição de cisplatina a radioterapia seguida de histerectomia superior a radioterapia isolada seguida de histerectomia (SLP e SG)	Adição de gencitabina à cisplatina concomitante a RT e seguido de QT adjuvante (cisplatina e gencitabina) superior a QRT padrão (com cisplatina concomitante) (SLP e SG), entretanto, com toxicidade limitante
Referência	NEJM. 1999;340:1144-53 (30)	NEJM. 1999;340:1154-61 (32)	J Clin Oncol. 2011;29:1678-85 (31)

Conclusão:

A adição de quimioterapia ao esquema de radioterapia para câncer de colo uterino estádios IB a IVA resultou em ganho em sobrevida global e em sobrevida livre de progressão, sendo definido como tratamento padrão para esse subgrupo de pacientes.

Financiamento:

National Cancer Institute.

Referência:

Morris M, et al. *Pelvic radiation with concurrent chemotherapy compared with pelvic and para-aortic radiation for high-risk cervical cancer.* New England Journal of Medicine. 1999;340:1137-4.

Estudo

GOG 169

Título	Estudo de cisplatina com ou sem paclitaxel em pacientes com carcinoma escamoso de colo uterino estádio IVB, recorrente ou persistente: Estudo do Grupo de Ginecologia Oncológica.

Revista: *Journal of Clinical Oncology.*

Data Publicação: Abril de 2004.

Objetivo: Determinar se a associação de Cisplatina e paclitaxel melhoram desfechos de taxa resposta, sobrevida livre de progressão ou sobrevida global quando comparada à cisplatina em monoterapia em pacientes com câncer de colo uterino subtipo escamoso, estádio IVB, recorrente ou persistente.

Grupos de comparação

- Cisplatina 50 mg/m^2 + paclitaxel 135 mg/m^2.
- Cisplatina 50 mg/m^2.

Métodos

- **Período de recrutamento:** 1997-1999.
- **Desenho estudo:** Estudo fase III, randomizado. Considerado significativo com a adição de paclitaxel à cisplatina, ganho de 15% de SLP. Amostra de 238 pacientes (119 em cada grupo), proporcionariam 80% chance detectar essa magnitude de efeito, com alfa unicaudado de 0,05.
- **Desfechos:** Taxa de resposta, sobrevida livre de progressão, sobrevida global, toxicidades e qualidade de vida.
- **Seguimento:** 22 meses.
- **Pacientes recrutados:** N = 264.

Critérios de inclusão

- Doença mensurável por exame físico ou imagem (tomografia, radiografia ou ressonância).
- FIGO IVB recorrente ou persistente sem possibilidade de tratamento curativo com cirurgia ou radioterapia.
- Neutrófilos acima de 1.500, plaquetas ≥ 100.000, função renal com creatinina ≤ 2,0 e função hepática bilirrubina ≤ 1,5 vez o limite superior da normalidade (LSN), AST e FA ≤ 3 vezes LSN.

- ECOG 0-2.
- Pacientes já recuperadas de possíveis toxicidades da cirurgia, RDT e QRT, com pelo menos 6 semanas da última aplicação de QT e ao menos 3 semanas da radioterapia.
- História prévia de neoplasia somente se ausência de evidência de doença ao menos 5 anos e sem uso de quimioterapia ou radioterapia prévia.

Critérios de exclusão

- Histologia não escamosa ou sem doença mensurável.
- Hidronefrose bilateral, sem possibilidade de derivação urinária com cateter duplo J ou nefrostomia.
- Tratamento prévio com QT, exceto em caso de concomitância com RT.
- Pacientes gestantes ou lactantes.
- Metástase cranioespinal.

Dados da população

Características	Cisplatina + paclitaxel (N = 130)	Cisplatina (N = 134)
Idade mediana (anos)	48,5	46
Etnia (%) ▪ Branca ▪ Negra	 57,6 36,1	 68,6 21,6
Performance ECOG 0-1 (%)	86,9	91,7
Grau 3 (%)	33	28,3
Radioterapia prévia (%)	90,7	91,7
Quimioterapia prévia (%)	23,8	29,8
Doença a distância (%)	46,9	36,5
Número mediano de ciclos QT	5	4

Resultados

Desfechos	Cisplatina + paclitaxel	Cisplatina	HR	IC 95%	p
SG mediana (meses)	9,7	8,8	–	–	–
SLP mediana (meses)	4,8	2,8	–	–	< 0,001
Taxa resposta objetiva (%) ▪ Completo ▪ Parcial	36 15 21	19 6 13	–	–	0,002

Perspectivas

O tratamento do câncer de colo uterino avançado ou recorrente continua sendo um desafio. A duração de resposta ao tratamento é, em geral, menor que 4 meses. O estudo GOG 169 avaliou o uso de terapia combinada de cisplatina e paclitaxel com cisplatina em monoterapia, demonstrando melhores taxas de resposta e sobrevida livre de progressão, sem demonstrar aumento de sobrevida global para a combinação.

Em seguida o estudo GOG 204 de fase III, randomizado, comparou 4 *doublets* de platina (cisplatina/paclitaxel, cisplatina/vinorelbine, cisplatina/gencitabina e cisplatina/topotecano), e não demonstrou superioridade de nenhum dos 3 *doublets* experimentais quando comparados a cisplatina e paclitaxel, seguindo este como tratamento padrão (33).

Devido à toxicidade da cisplatina, o estudo conduzido pelo Japanese-GOG (JGOG 0505) avaliou pacientes com ou sem uso de cisplatina previamente, randomizadas para: cisplatina/paclitaxel ou carboplatina/paclitaxel. Entre pacientes que haviam recebido cisplatina anteriormente, o uso de carboplatina/paclitaxel foi não inferior a cisplatina/paclitaxel, sendo demonstrada sobrevida global de 17,5 versus 18,3 meses, respectivamente. Já nas pacientes virgens de cisplatina, o *doublet* cisplatina/paclitaxel foi superior, com sobrevida global de 23,2 versus 13 meses, respectivamente (34).

Conclusão:

A adição de paclitaxel a cisplatina é superior a cisplatina monodroga, atingindo maior taxa de resposta, sobrevida livre de progressão e qualidade de vida sustentada, sem aumento em sobrevida global nas pacientes com câncer de colo uterino metastático, persistente ou recorrente.

Financiamento:

National Cancer Institute.

Referência:

Moore DH, et al. *Phase III study of cisplatin with or without paclitaxel in stage ivb, recurrent, or persistent squamous cell carcinoma of the cervix: a Gynecologic Oncology Group Study*. J Clin Oncol. 2003. 22:3113-9.

Estudo

GOG 240

Título	Ganho de sobrevida com bevacizumabe no câncer de colo uterino avançado.

Revista: *New England Journal of Medicine.*

Data Publicação: Fevereiro de 2014.

Objetivo: Avaliação da efetividade do bevacizumabe em combinação de quimioterapia com e sem platina em pacientes com câncer de colo uterino recorrente, persistente ou metastático.

Grupos de comparação

- Cisplatina (50 mg/m^2) + paclitaxel (135 ou 175 mg/m^2) (C + P).
- Topotecano (0,75 mg/m^2 D1-D3) + paclitaxel (175 mg/m^2) (T + P).
- Cisplatina (50 mg/m^2) + paclitaxel (135 ou 175 mg/m^2) + bevacizumabe 15 mg/kg (C + P + B).
- Topotecano (0,75 mg/m^2 D1-D3) + paclitaxel (175 mg/m^2) + bevacizumabe (15 mg/kg) (T + P + B).

Métodos

- **Período de recrutamento:** 2009-2012.
- **Desenho estudo:** Estudo fase III, randomizado, EUA e Espanha. Análise foi realizada por intenção de tratar, estratificado por: performance, uso prévio de platina associada a radioterapia e status da doença (recorrência, persistência ou doença avançada).

  Calculada amostra de 450 pacientes, com aproximadamente 346 óbitos esperados com um poder de 90% para detectar uma redução no risco de morte de ao menos 30% em qualquer um dos tratamentos experimentais, com alfa unicaudado de 2,5%.
- **Desfecho primário:** Sobrevida global e frequência e severidade dos eventos adversos associados a cada regime.
- **Desfecho secundário:** Sobrevida livre de progressão e taxa de resposta.
- **Seguimento:** 20,8 meses.
- **Pacientes recrutados:** N = 452.

Critérios inclusão

- Câncer de colo uterino metastático, persistente ou recorrente.
- ECOG 0-1.

- Função renal, hepática e medular dentro do limite da normalidade.
- Doença mensurável por RECIST.

Critérios exclusão

- Uso de quimioterapia prévia na doença recorrente ou avançada.
- Ferida não cicatrizada.
- Sangramento ativo ou tromboembolismo sem anticoagulação adequada.
- Candidatos a qualquer terapia com intuito curativo.

Dados da população

Características	C + P (N = 114)	C + P + B (N = 115)	T + P (N = 111)	T + P + B (N = 112)
Idade mediana (anos)	45	47	48	49
ECOG-PS 0-1 (%)	100	100	100	100
Histologia – escamoso (%)	71	70,4	63	67,8
Doença recorrente (%)	78	71,3	68,4	69,6
Uso prévio platina (%)	74,5	76,5	72,9	73,2

Resultados

SLP e SG conforme esquema de quimioterapia					
Desfecho	Cisplatina	Topotecano	HR	IC 95%	P
SLP mediana (meses)	7,6	5,7	1,39	1,09-1,77	0,008
SG mediana (meses)	15	12,5	1,2	0,98-1,76	0,88

Comparação entre população total: quimioterapia com ou sem bevacizumabe					
Desfecho	QT + bev	QT	HR	IC 95%	P
SLP mediana (meses)	17	13,3	0,71	0,54-0,95	0,004
SG mediana (meses)	8,2	5,9	0,67	0,54-0,82	0,002

Comparação entre esquemas de quimioterapia com ou sem bevacizumabe					
Desfecho	CP + bev	CP	HR	IC 95%	P
SG mediana (meses)	17,5	14,3	0,68	0,48-0,97	0,04
Desfecho	TP + bev	TP	HR	IC 95%	P
SG mediana (meses)	16,2	12,7	0,74	0,53-1,05	0,09

CP: cisplatina + paclitaxel; TP: topotecano + paclitaxel.

Eventos adversos principais			
	Quimioterapia	QT + bev	P
Gastrointestinais exceto fístula (%)	44	52	0,10
Fístula (grau ≥ 3) (%) ■ Gastrointestinal ■ Geniturinário ■ Total	 0 < 1 < 1	 3 3 6	 0,02 0,12 0,002
Hipertensão (grau ≥ 2) (%)	2	25	< 0,001
Tromboembolismo (%)	1	8	0,001

Perspectivas

Esse estudo avaliou se um *doublet* não baseado em platina poderia ter a mesma eficácia que um *doublet* com platina e se haveria benefício da adição de bevacizumabe à terapia citotóxica. Com o ganho de sobrevida global mediano de cerca de 4 meses, o estudo estabeleceu a adição de bevacizumabe à quimioterapia baseada em platina como esquema padrão em primeira linha.

Terapias subsequentes após progressão à primeira linha são baseadas em agentes ativos em monoterapia, sem definição de tratamento padrão. No KEYNOTE-028, estudo fase II, que investigou a atividade e segurança do uso do pembrolizumabe em múltiplos tipos de tumores, no câncer de colo uterino avançado com expressão de PDL-1 foi observada taxa de resposta de 14,6%, com casos de resposta duradoura mantida (35).

Conclusão:

A adição de bevacizumabe a quimioterapia em pacientes com câncer de colo uterino recidivado, persistente ou metastático foi associado a ganho de sobrevida global.

Financiamento:

National Cancer Institute.

Referência:

Tewari KS, et al. *Improved survival with bevacizumab in advanced cervical cancer.* New England Journal of Medicine. 2014;370:734-43.

Estudo

FUTURE II

Título	Vacina contra papilomavírus humano na prevenção de lesões de alto grau de colo uterino.

Revista: *New England Journal of Medicine.*

Data Publicação: Abril de 2007.

Objetivo: Avaliar a eficácia da vacina quadrivalente contra o vírus HPV subtipos 6,11,16 e 18 para prevenção de lesões de alto grau do colo uterino associadas ao HPV-16 e HPV-18.

Grupos de comparação

- Vacina quadrivalente HPV-6/11/16/18, partícula viral: 1º dia, 2º mês e 6º mês.
- Placebo: 1º dia, 2º mês e 6º mês.

Métodos

- **Período de recrutamento:** 2002-2003.
- **Desenho estudo:** Estudo Fase III, randomizado, duplo-cego, placebo controlado, multicêntrico. Para determinar poder adequado na análise interina, foi realizado alfa unicaudado de 0,0102 e para a análise final, com poder de ao menos 90%, alfa unicaudado de 0,02055 para eficácia real da vacina de 80-90%. Cálculo de amostra foi baseado na taxa de evento anual relacionado ao HPV-16 de 0,19% e ao HPV-18 de 0,038%, com total de 11.500 pacientes.
- **Desfecho primário:** Neoplasia intraepitelial cervical grau 2 ou 3, adenocarcinoma *in situ* ou câncer de colo uterino relacionado a HPV-16 ou HPV-18.
- **Seguimento:** 3 anos.
- **Pacientes recrutados:** N = 12.167.

Critérios de inclusão

- Mulheres de 15-26 anos.
- Número de 6 parceiros sexuais ou menos durante a vida.

Critérios de exclusão

- Gestação.
- Antecedente de colpocitologia oncótica com qualquer alteração.

Dados da população

Características	Vacina (N = 6.087)	Placebo (N = 6.080)
Idade mediana (anos)	20	19,9
Região (%) América Latina Europa	 26,3 64,7	 26,2 64,8
Histórico sexual Mediana – idade primeira relação sexual (anos) Mediana – número de parceiros (n) Passado de gestação (%) Uso de contracepção hormonal (%)	 16,6 2 20,4 59,4	 16,6 2 20 59,5
Alterações patológicas associadas ao HPV no baseline		
Teste HPV-16 positivo – por PCR (%)	9,1	9,1
Teste HPV-18 positivo – por PCR (%)	3,8	4
Citologia anormal no D1 (%) ■ Células atípicas ■ Lesão escamosa intraepitelial ■ Baixo grau ■ Alto grau	 5,1 5,9 0,7	 4,9 5,5 0,6

Resultados

Lesões associadas com HPV-16 e HPV-18				
Desfecho	**Vacina***	**Placebo***	**Eficácia**	**IC 95%**
Lesões associadas com HPV-16 e HPV-18				
Total (PP)	< 0,1	0,3	98	86-100
NIC G2	0	0,2	100	86-100
NIC G3	< 0,1	0,2	97	79-100
Adenocarcinoma *in situ*	0	< 0,1	100	< 0-100
Lesões por HPV-16	< 0,1	0,3	97	84-100
Lesões por HPV-18	0	0,1	100	61-100
Total (ITT)	0,5	0,8	44	26-58
Lesões associadas com qualquer subtipo de HPV				
Total (ITT)	1,3	1,5	17	1-31

* Representada a taxa de eventos (número de eventos por 100 pessoas-ano em risco).
PP: por protocolo; ITT: intenção de trata.

Perspectivas

Quando a vacinação é realizada em indivíduos que não foram expostos previamente ao HPV-16 ou HPV-18, a vacinação profilática foi muito efetiva (98%) na prevenção de lesões cervicais de alto grau (2 ou 3) ou adenocarcinoma *in situ*. A eficácia na população geral foi de somente 44%, porém incluindo mulheres que apresentavam infecções prévias pelos HPV-16 ou HPV-18 ou lesões relacionadas a eles.

Em 2015, foi realizado um estudo Fase 2b-3 para avaliar a vacina nonavalente quanto à eficácia e à imunogenicidade (6, 11, 16, 18 e incluía também 5 outros subtipos oncogênicos 31, 33, 45, 52 e 58), o braço controle foi utilizado com a vacina quadrivalente, demonstrando que a taxa de lesões de alto grau no colo uterino foi de 14/1.000 pessoas-ano em ambos os braços (36). A taxa de lesões de alto grau relacionadas aos subtipos HPV-31, 33, 45, 52 e 58 foi de 0,1/1.000 pessoas/anos para a nonavalente e de 1,6/1.000 pessoas/ano para a quadrivalente. A resposta com anticorpos contra HPV-6, 11, 16 e 18 foi não inferior entre as duas vacinas, assim como os eventos adversos foram similares entre os grupos. Os Resultados desses estudos demonstram que a vacina nonavalente também é eficaz em prevenir a infecção pelo HPV e as doenças associadas a esses subtipos do virais.

Em atualização do estudo após 6 anos, mantiveram-se os resultado de prevenção de lesões de alto grau e alterações citológicas relacionadas aos subtipos virais encontrados na vacina (37). Os autores sugerem, então, que a vacina nonavalente poderia fornecer cobertura mais ampla e prevenir 90% dos casos de câncer de colo de útero no mundo.

Conclusão:

A vacina quadrivalente foi associada a risco significativamente menor de neoplasia intraepitelial de alto grau relacionada ao HPV 16 ou 18 em comparação com placebo.

Financiamento:

Merck.

Referência:

The FUTURE II Study Group. *Quadrivalent vaccine against human papillomavirus to prevent high-grade cervical lesions.* N Engl J Med. 2007;356;1915-27.

Referências

1. Nomura H, Aoki D, Michimae H, Mizuno M, Nakai H, Arai M, et al. A randomized phase III trial of docetaxel plus cisplatin or paclitaxel plus carboplatin compared with doxorubicin plus cisplatin as adjuvant chemotherapy for endometrial cancer at high risk of recurrence: Japanese Gynecologic Oncology Group study (JGOG2043). Journal of Clinical Oncology2017.
2. Creutzberg CL, van Putten WL, Koper PC, Lybeert ML, Jobsen JJ, Wárlám-Rodenhuis CC, et al. Surgery and postoperative radiotherapy versus surgery alone for patients with stage-1 endometrial carcinoma: multicentre randomised trial. PORTEC Study Group. Post Operative Radiation Therapy in Endometrial Carcinoma. Lancet. 2000;355(9213):1404-11.
3. Keys HM, Roberts JA, Brunetto VL, Zaino RJ, Spirtos NM, Bloss JD, et al. A phase III trial of surgery with or without adjunctive external pelvic radiation therapy in intermediate risk endometrial adenocarcinoma: a Gynecologic Oncology Group study. Gynecol Oncol. 2004;92(3):744-51.
4. Blake P, Swart AM, Orton J, Kitchener H, Whelan T, Lukka H, et al. Adjuvant external beam radiotherapy in the treatment of endometrial cancer (MRC ASTEC and NCIC CTG EN.5 randomised trials): pooled trial results, systematic review, and meta-analysis. Lancet. 2009;373(9658):137-46.
5. Matei D, Filiaci V, Randall ME, Mutch D, Steinhoff MM, DiSilvestro PA, et al. Adjuvant Chemotherapy plus Radiation for Locally Advanced Endometrial Cancer. N Engl J Med. 2019;380(24):2317-26.
6. Maggi R, Lissoni A, Spina F, Melpignano M, Zola P, Favalli G, et al. Adjuvant chemotherapy vs radiotherapy in high-risk endometrial carcinoma: results of a randomised trial. Br J Cancer. 2006;95(3):266-71.
7. Susumu N, Sagae S, Udagawa Y, Niwa K, Kuramoto H, Satoh S, et al. Randomized phase III trial of pelvic radiotherapy versus cisplatin-based combined chemotherapy in patients with intermediate- and high-risk endometrial cancer: a Japanese Gynecologic Oncology Group study. Gynecol Oncol. 2008;108(1):226-33.
8. Hogberg T, Signorelli M, de Oliveira CF, Fossati R, Lissoni AA, Sorbe B, et al. Sequential adjuvant chemotherapy and radiotherapy in endometrial cancer--results from two randomised studies. Eur J Cancer. 2010;46(13):2422-31.
9. de Boer SM, Powell ME, Mileshkin L, Katsaros D, Bessette P, Haie-Meder C, et al. Adjuvant chemoradiotherapy versus radiotherapy alone in women with high-risk endometrial cancer (PORTEC-3): patterns of recurrence and post-hoc survival analysis of a randomised phase 3 trial. Lancet Oncol. 2019;20(9):1273-85.
10. Miller D, Filiaci V, Fleming G, al e. Randomized phase III noninferiority trial of first line chemotherapy for metastatic or recurrent endometrial carcinoma: A Gynecologic Oncology Group study. Gynecol Oncol2012. p. 771.
11. Trimbos JB, Parmar M, Vergote I, Guthrie D, Bolis G, Colombo N, et al. International Collaborative Ovarian Neoplasm trial 1 and Adjuvant ChemoTherapy In Ovarian Neoplasm trial: two parallel randomized phase III trials of adjuvant chemotherapy in patients with early-stage ovarian carcinoma. J Natl Cancer Inst. 2003;95(2):105-12.
12. Neijt JP, Engelholm SA, Tuxen MK, Sorensen PG, Hansen M, Sessa C, et al. Exploratory phase III study of paclitaxel and cisplatin versus paclitaxel and carboplatin in advanced ovarian cancer. J Clin Oncol. 2000;18(17):3084-92.
13. van Meurs HS, Tajik P, Hof MH, Vergote I, Kenter GG, Mol BW, et al. Which patients benefit most from primary surgery or neoadjuvant chemotherapy in stage IIIC or IV ovarian cancer? An exploratory analysis of the European Organisation for Research and Treatment of Cancer 55971 randomised trial. Eur J Cancer. 2013;49(15):3191-201.

14. Armstrong DK, Bundy B, Wenzel L, Huang HQ, Baergen R, Lele S, et al. Intraperitoneal cisplatin and paclitaxel in ovarian cancer. N Engl J Med. 2006;354(1):34-43.
15. van Driel WJ, Koole SN, Sikorska K, Schagen van Leeuwen JH, Schreuder HWR, Hermans RHM, et al. Hyperthermic Intraperitoneal Chemotherapy in Ovarian Cancer. N Engl J Med. 2018;378(3):230-40.
16. Walker JL, Brady MF, Wenzel L, Fleming GF, Huang HQ, DiSilvestro PA, et al. Randomized Trial of Intravenous Versus Intraperitoneal Chemotherapy Plus Bevacizumab in Advanced Ovarian Carcinoma: An NRG Oncology/Gynecologic Oncology Group Study. J Clin Oncol. 2019;37(16):1380-90.
17. Perren TJ, Swart AM, Pfisterer J, Ledermann JA, Pujade-Lauraine E, Kristensen G, et al. A phase 3 trial of bevacizumab in ovarian cancer. N Engl J Med. 2011;365(26):2484-96.
18. Aghajanian C, Blank SV, Goff BA, Judson PL, Teneriello MG, Husain A, et al. OCEANS: a randomized, double-blind, placebo-controlled phase III trial of chemotherapy with or without bevacizumab in patients with platinum-sensitive recurrent epithelial ovarian, primary peritoneal, or fallopian tube cancer. J Clin Oncol. 2012;30(17):2039-45.
19. Coleman RL, Brady MF, Herzog TJ, Sabbatini P, Armstrong DK, Walker JL, et al. Bevacizumab and paclitaxel-carboplatin chemotherapy and secondary cytoreduction in recurrent, platinum-sensitive ovarian cancer (NRG Oncology/Gynecologic Oncology Group study GOG-0213): a multicentre, open--label, randomised, phase 3 trial. Lancet Oncol. 2017;18(6):779-91.
20. Pujade-Lauraine E, Hilpert F, Weber B, Reuss A, Poveda A, Kristensen G, et al. Bevacizumab combined with chemotherapy for platinum-resistant recurrent ovarian cancer: The AURELIA open-label randomized phase III trial. J Clin Oncol. 2014;32(13):1302-8.
21. Poveda A, Floquet A, Ledermann J, al e. Final overall survival results from SOLO2/ENGOT-ov21: A phase III trial assessing maintenance olaparib in patients with platinum-sensitive, relapsed ovarian cancer and a BRCA mutation. J Clin Oncol; 2020;38:suppl; abstr 6002.
22. Ray-Coquard I, Pautier P, Pignata S. *LBA2_PR Phase III PAOLA-1/ENGOT-ov25 trial: Olaparib plus bevacizumab (bev) as maintenance therapy in patients (pts) with newly diagnosed, advanced ovarian cancer (OC) treated with platinum-based chemotherapy (PCh) plus bev.* Annals of Oncology; 2019. p. (Supplement_5):mdz394-053.
23. Moore K, Colombo N, Scambia G, Kim BG, Oaknin A, Friedlander M, et al. Maintenance Olaparib in Patients with Newly Diagnosed Advanced Ovarian Cancer. N Engl J Med. 2018;379(26):2495-505.
24. Coleman RL, Fleming GF, Brady MF, Swisher EM, Steffensen KD, Friedlander M, et al. Veliparib with First--Line Chemotherapy and as Maintenance Therapy in Ovarian Cancer. N Engl J Med. 2019;381:2403-15.
25. González-Martín A, Pothuri B, Vergote I, DePont Christensen R, Graybill W, Mirza MR, et al. Niraparib in Patients with Newly Diagnosed Advanced Ovarian Cancer. N Engl J Med. 2019;381:2391-492.
26. Mirza MR, Monk BJ, Herrstedt J, Oza AM, Mahner S, Redondo A, et al. Niraparib Maintenance Therapy in Platinum-Sensitive, Recurrent Ovarian Cancer. N Engl J Med. 2016;375(22):2154-64.
27. Pujade-Lauraine E, Ledermann JA, Selle F, Gebski V, Penson RT, Oza AM, et al. Olaparib tablets as maintenance therapy in patients with platinum-sensitive, relapsed ovarian cancer and a BRCA1/2 mutation (SOLO2/ENGOT-Ov21): a double-blind, randomised, placebo-controlled, phase 3 trial. Lancet Oncol. 2017;18(9):1274-84.
28. Coleman RL, Oza AM, Lorusso D, Aghajanian C, Oaknin A, Dean A, et al. Rucaparib maintenance treatment for recurrent ovarian carcinoma after response to platinum therapy (ARIEL3): a randomised, double-blind, placebo-controlled, phase 3 trial. Lancet. 2017;390(10106):1949-61.
29. Hreshchyshyn MM, Aron BS, Boronow RC, Franklin EW, Shingleton HM, Blessing JA. Hydroxyurea or placebo combined with radiation to treat stages IIIB and IV cervical cancer confined to the pelvis. Int J Radiat Oncol Biol Phys. 1979;5(3):317-22.

30. Rose PG, Bundy BN, Watkins EB, Thigpen JT, Deppe G, Maiman MA, et al. Concurrent cisplatin-based radiotherapy and chemotherapy for locally advanced cervical cancer. N Engl J Med. 1999;340(15):1144-53.

31. Dueñas-González A, Zarbá JJ, Patel F, Alcedo JC, Beslija S, Casanova L, et al. Phase III, open-label, randomized study comparing concurrent gemcitabine plus cisplatin and radiation followed by adjuvant gemcitabine and cisplatin versus concurrent cisplatin and radiation in patients with stage IIB to IVA carcinoma of the cervix. J Clin Oncol. 2011;29(13):1678-85.

32. Keys HM, Bundy BN, Stehman FB, Muderspach LI, Chafe WE, Suggs CL, et al. Cisplatin, radiation, and adjuvant hysterectomy compared with radiation and adjuvant hysterectomy for bulky stage IB cervical carcinoma. N Engl J Med. 1999;340(15):1154-61.

33. Monk BJ, Sill MW, McMeekin DS, Cohn DE, Ramondetta LM, Boardman CH, et al. Phase III trial of four cisplatin-containing doublet combinations in stage IVB, recurrent, or persistent cervical carcinoma: a Gynecologic Oncology Group study. J Clin Oncol. 2009;27(28):4649-55.

34. Kitagawa R, Katsumata N, Shibata T, Kamura T, Kasamatsu T, Nakanishi T, et al. Paclitaxel Plus Carboplatin Versus Paclitaxel Plus Cisplatin in Metastatic or Recurrent Cervical Cancer: The Open-Label Randomized Phase III Trial JCOG0505. J Clin Oncol. 2015;33(19):2129-35.

35. Chung HC, Ros W, Delord JP, Perets R, Italiano A, Shapira-Frommer R, et al. Efficacy and Safety of Pembrolizumab in Previously Treated Advanced Cervical Cancer: Results From the Phase II KEYNOTE-158 Study. J Clin Oncol. 2019;37(17):1470-8.

36. Joura EA, Giuliano AR, Iversen OE, Bouchard C, Mao C, Mehlsen J, et al. A 9-valent HPV vaccine against infection and intraepithelial neoplasia in women. N Engl J Med. 2015;372(8):711-23.

37. Huh WK, Joura EA, Giuliano AR, Iversen OE, de Andrade RP, Ault KA, et al. Final efficacy, immunogenicity, and safety analyses of a nine-valent human papillomavirus vaccine in women aged 16-26 years: a randomised, double-blind trial. Lancet. 2017;390(10108):2143-59.

Seção VII

As neoplasias do sistema nervoso central (SNC) são um grupo diverso de neoplasias derivadas de diferentes grupos celulares que compõem os órgãos desse sistema. Os tumores cerebrais primários incluem vários tipos histológicos com taxas de crescimento marcadamente diferentes, cujos sintomas podem ser decorrentes da invasão local do cérebro, compressão de estruturas adjacentes e aumento da pressão intracraniana. O tratamento das neoplasias de SNC foi profundamente impactado pelo reconhecimento de subgrupos moleculares que apresentam diferentes suscetibilidades a modalidades terapêuticas sistêmicas. Trata-se de um grupo de neoplasias cujo manejo deve incluir discussões multidisciplinares entre as diferentes especialidades envolvidas em seu tratamento, uma vez que frequentemente são necessárias abordagens locorregionais e sistêmicas seriadas. Embora relativamente incomuns, pacientes com suspeitas de neoplasias primárias do SNC devem ser adequadamente avaliados de forma a permitir que os tratamentos sejam prontamente executados, minimizando, assim, o risco de sequelas e déficits neurológicos.

SISTEMA NERVOSO CENTRAL

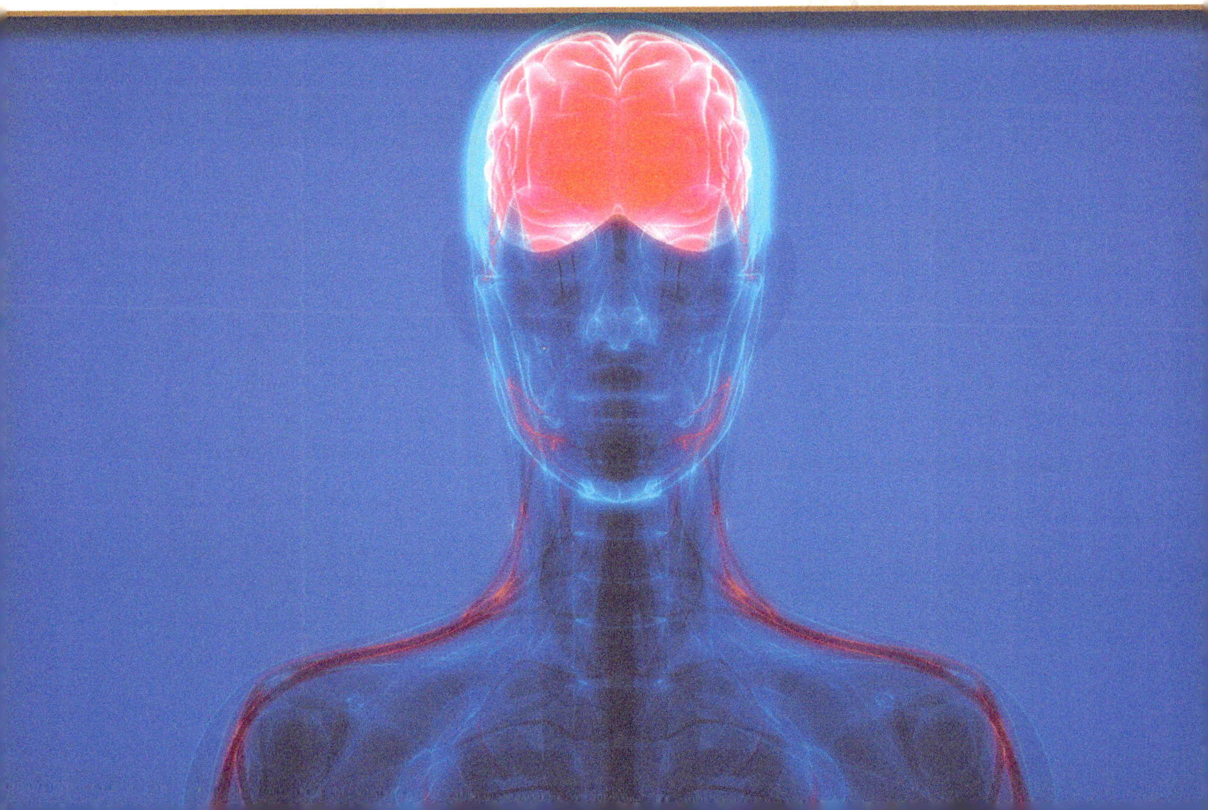

CRONOLOGIA DOS *TRIALS* EM CÂNCER NO SISTEMA NERVOSO CENTRAL

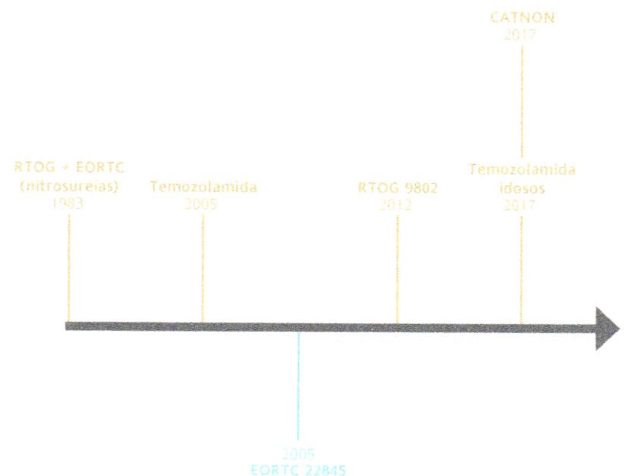

ANO	ESTUDO	TEMA
1983	RTOG + EORTC (nitrosureias)	Quimioterapia
2005	Temozolamida	Quimioterapia
2005	EORTC 22845	Radioterapia
2012	RTOG 9802	Quimioterapia
2017	Temozolamida idosos	Quimioterapia
2017	CATNON	Quimioterapia

Estudo

Temozolamida adjuvante

Título	Radioterapia acrescida de temozolamida concomitante e adjuvante para glioblastoma.

Revista: *The New England Journal of Medicine.*

Data da publicação: Março de 2005.

Objetivo: Avaliar o benefício da realização de temozolamida durante e após radioterapia no tratamento do glioblastoma.

Grupos de comparação

- RDT isolada.
- RDT concomitante a TMZ, seguida de 6 ciclos de TMZ.

Métodos

- **Período de recrutamento dos pacientes:** 2000-2002.
- **Desenho do estudo:** Ensaio clínico de fase III, prospectivo, randomizado e multicêntrico. As análises foram realizadas por intenção de tratamento. Foi calculada a necessidade de 382 eventos de morte para detectar um aumento de 33% na mediana de sobrevida e uma redução de 25% no risco de morte com poder de 80% e erro alfa de 0,05.
- **Desfecho primário:** Sobrevida global,
- **Desfechos secundários:** Sobrevida livre de progressão, segurança e qualidade de vida,
- **Seguimento mediano:**28 meses,
- **Pacientes recrutados:** N = 573,

Critérios de inclusão

- Glioblastoma histologicamente confirmado,
- Idade entre 18-70 anos.
- Performance status (OMS) 0-2.
- Dose de corticoide estável ou em redução nos últimos 14 dias antes da randomização.
- Ausência de disfunções orgânicas.

Dados da população

Características	Radioterapia (N = 226)	Radioterapia mais temozolamida (N = 287)
Idade (anos)	57	56
Performance status (OMS) (%)		
▪ 0	38	39
▪ 1	49	47
▪ 2	12	13
Cirurgia (%)		
▪ Biópsia	16	17
▪ Ressecção completa	40	39
▪ Ressecção parcial	45	44
Uso de corticoide (%)	75	67
Histologia na revisão central (%)		
▪ Glioblastoma	93	92
▪ Astrocitoma anaplásico	4	3

Resultados

Desfechos	Grupo RDT	Grupo RDT + TMZ	HR	IC 95%	P
SLP mediana (meses)	6,9	5,0	0,54	0,45-0,64	< 0,001
SG (meses)	14,6	12,1	0,63	0,52-0,75	< 0,001
Toxicidade hematológica G3-4 (%)	0	19 (7%)	–	–	–

Perspectivas

Até o momento dessa publicação, o tratamento do glioblastoma baseava-se na ressecção cirúrgica mais extensa possível seguida de radioterapia adjuvante. Alguns estudos prévios sugeriam um potencial benefício da quimioterapia adjuvante com nitrosoureias (1-3).

A partir desse estudo, o uso de temozolamida concomitante à radioterapia e na fase de manutenção passou a ser o padrão de tratamento nos pacientes com glioblastoma que apresentam performance status permissivo ao tratamento, com redução de 37% do risco de óbito em comparação com radioterapia isolada.

Outro dado relevante advindo desse estudo se baseou em uma análise retrospectiva com os 206 pacientes com status de metilação MGMT conhecido. O resultado mostrou que a metilação MGMT parece ser um fator importante de bom prognóstico, além de ter um valor preditivo positivo em relação ao benefício de quimioterapia adjuvante (4). Dentre os paciente com a metilação, observou-se uma diferença na mediana da sobrevida global daqueles que receberam RDT + TMZ (21,7 meses) em relação à RDT isolada (15,3 meses)

(HR 0,45, 95% CI 0,32-0,61). Já entre os pacientes sem a metilação, não houve diferença para a sobrevida global em relação à adição (12,7 meses) ou não (11,8 meses) da quimioterapia (HR 0,69, 95% CI 0,47-1,02). Estudos subsequentes confirmaram esses achados (5).

Para pacientes idosos, com frequência é utilizada radioterapia de curso curto (40 Gy em 15 frações). Outro importante estudo de fase III com 562 pacientes avaliou a adição de temozolamida (concomitante e adjuvante) à radioterapia nesse cenário. De forma semelhante, houve ganho de sobrevida global com adição da temozolamida (mediana 9,3 versus 7,6 meses, HR 0,67, IC 95% 0,56-0,80, P < 0,001), com benefício de maior magnitude entre os pacientes com metilação de MGMT (mediana 13,5 versus 7,7 meses, HR 0,53, IC 95% 0,38-0,73, P < 0,001). Entre aqueles sem metilação de MGMT, houve ainda uma tendência de benefício em sobrevida com a adição de temozolamida (mediana 10 versus 7,9 meses, HR 0,75, IC 95% 0,56-1,01, P = 0,055) (6).

Conclusão:

A adição de temozolamida à radioterapia no tratamento do glioblastoma prolonga a sobrevida livre de progressão e a sobrevida global.

Financiamento:

National Cancer Institute e *Schering-Plough.*

Referência:

Stupp R, et al. *Radiotherapy plus concomitant and adjuvant temozolomide for glioblastoma.* New England Journal of Medicine. 2005;352:987-96.

Estudo

RTOG 9802

Título	Estudo randomizado de radioterapia mais procarbazina, lomustina e vincristina para gliomas de baixo grau supratentoriais em adultos.

Revista: *Journal of Clinical Oncology.*

Data da publicação: Julho de 2012.

Objetivo: Avaliar o benefício da realização de quimioterapia após radioterapia ao diagnóstico de pacientes com glioma grau 2.

Grupos de comparação

- Radioterapia mais quimioterapia com esquema PCV (procarbazina, lomustina e vincristina) por 6 ciclos.
- Radioterapia apenas.

Métodos

- **Período de recrutamento dos pacientes:** 1998-2002.
- **Desenho do estudo:** Ensaio clínico de fase III, prospectivo, randomizado e multicêntrico. As análises foram realizadas por intenção de tratamento. Para detectar um aumento relativo de 21% na taxa de sobrevida global em 5 anos com poder de 90% e erro alfa de 0,05, foram programados 120 pacientes por grupo do estudo.
- **Desfecho primário:** Sobrevida global.
- **Desfechos secundários:** Sobrevida livre de progressão e toxicidades ≥ grau 3 pelo CTCAE 2.0.
- **Seguimento mediano:**5,9 anos.
- **Pacientes recrutados:** N = 251.

Critérios de inclusão

- Gliomas grau 2: oligodendroglioma, astrocitoma e oligoastrocitoma.
- Idade maior ou igual a 18 anos.
- Pacientes com 40 anos ou mais independentemente da extensão da ressecção prévia ou entre 18-39 anos que tenham sido submetidos a ressecção subtotal ou biópsia.
- KPS maior ou igual a 60.
- Escore de função neurológica (NFS) ≤ 3*.

- Ausência de disfunções orgânicas.
- Ressonância magnética de crânio pré e pós-operatórias.
- Até 12 semanas após a cirurgia.

Critérios de exclusão

- Outras histologias de glioma de baixo grau (pilocítico, ganglioglioma, DNET, subependimoma, xantoastrocitoma).
- Outras localizações não supratentoriais ou envolvimento do quiasma/nervo ópticos.
- Evidência de disseminação leptomeníngea ou Gliomatosis cerebri.
- Tratamento prévio com radioterapia ou quimioterapia.

Dados da população

Características	Radioterapia	Radioterapia + PCV
Idade (anos)	40	41
Tamanho mediano do tumor (cm)	5,0	4,7
KPS 90-100 (%)	74	75
Ressecção total (%)	9	11
Histologia (%)		
▪ Astrocitoma	23	29
▪ Oligodendroglioma	45	40
▪ Oligoastrocitoma	32	31

Resultados

Desfechos	RT	RT + PCV	HR	IC 95%	P
SLP mediana (anos)	4,4	NA	0,45	0,29-0,70	0,001
SG mediana (anos)	7,5	NA	0,52	0,30-0,91	0,02
Toxicidade hematológica G3 (%)	8	51	–	–	–
Toxicidade hematológica G4 (%)	3	15	–	–	–

NA: não alcançado até a data desta publicação.

Perspectivas

Até o momento dessa publicação, o que havia sido estabelecido para os pacientes com glioma de baixo grau era: a ausência de benefício em sobrevida global para a realização de radioterapia pós-operatória imediata versus apenas na progressão (1, 2); a similaridade em sobrevida global e em sobrevida livre de progressão com o uso de baixas doses versus altas doses de radioterapia; e a ausência de benefício em sobrevida global com o uso de lomustina acrescida **à** radioterapia (7, 8).

O estudo RTOG 9802 foi o primeiro ensaio randomizado a demonstrar o benefício em sobrevida livre de progressão com o tratamento quimioterápico baseado em PCV para os pacientes com glioma de baixo grau com critérios desfavoráveis.

A atualização de 2016 foi capaz de demonstrar também o benefício em sobrevida global, com medianas de 13,3 x 7,8 meses (HR 0,59; P = 0,003). Esse benefício foi aparentemente maior para os pacientes com oligodendroglioma ou oligoastrocitoma, e para os pacientes com a mutação R132H no gene *IDH1* (9).

A partir desses Resultados, a adição de PCV à radioterapia passou a ser o padrão de tratamento para uma grande parcela dos pacientes com glioma grau II.

Outro estudo que avalia o tratamento sistêmico de gliomas grau II é o RTOG 0424, fase II de braço único, no qual a temozolamida foi administrada concomitantemente à RDT e depois em esquema de manutenção de forma semelhante ao tratamento estabelecido no glioblastoma (10). Apesar dos Resultados considerados satisfatórios em termos de SLP (59%) e SG (73%) em três anos, não há estudo que compare os regimes de PCV e temozolamida.

Para gliomas anaplásicos sem codireção 1p/19q, o estudo CATNON de fase III demonstrou o benefício da temozolamida adjuvante. Com desenho fatorial 2x2, 745 pacientes foram randomizados para receber ou não temozolamida concomitante e receber ou não temozolamida adjuvante. O braço controle era a radioterapia isolada. Em análise interina, foram demonstrados os dados da temozolamida adjuvante com ganho de sobrevida global (5 anos: 55,9% versus 44,1%, HC 0,65, IC 99% 0,45-0,93) (11). Os Resultados da temozolamida concomitante ainda são aguardados.

Conclusão:

O tratamento dos gliomas de baixo grau com PCV em adição a radioterapia prolonga a sobrevida livre de progressão em comparação com radioterapia isolada.

Financiamento:

Radiation Therapy Oncology Group Grant e *National Cancer Institute.*

Referência:

Shaw EG, et al. *Randomized trial of radiation therapy plus procarbazine, lomustine, and vincristine chemotherapy for supratentorial adult low-grade glioma: initial results of RTOG 9802.* Journal of Clinical Oncology. 2012;30:3065-70.

Referências

1. Green SB, Byar DP, Walker MD, Pistenmaa DA, Alexander E, Batzdorf U, et al. Comparisons of carmustine, procarbazine, and high-dose methylprednisolone as additions to surgery and radiotherapy for the treatment of malignant glioma. Cancer Treat Rep. 1983;67(2):121-32.
2. Chang CH, Horton J, Schoenfeld D, Salazer O, Perez-Tamayo R, Kramer S, et al. Comparison of postoperative radiotherapy and combined postoperative radiotherapy and chemotherapy in the multidisciplinary management of malignant gliomas. A joint Radiation Therapy Oncology Group and Eastern Cooperative Oncology Group study. Cancer. 1983;52(6):997-1007.
3. Shapiro WR, Green SB, Burger PC, Mahaley MS, Selker RG, VanGilder JC, et al. Randomized trial of three chemotherapy regimens and two radiotherapy regimens and two radiotherapy regimens in postoperative treatment of malignant glioma. Brain Tumor Cooperative Group Trial 8001. J Neurosurg. 1989;71(1):1-9.
4. Hegi ME, Diserens AC, Gorlia T, Hamou MF, de Tribolet N, Weller M, et al. MGMT gene silencing and benefit from temozolomide in glioblastoma. N Engl J Med. 2005;352(10):997-1003.
5. Herrlinger U, Tzaridis T, Mack F, Steinbach JP, Schlegel U, Sabel M, et al. Lomustine-temozolomide combination therapy versus standard temozolomide therapy in patients with newly diagnosed glioblastoma with methylated MGMT promoter (CeTeG/NOA-09): a randomised, open-label, phase 3 trial. Lancet. 2019;393(10172):678-88.
6. Perry JR, Laperriere N, O'Callaghan CJ, Brandes AA, Menten J, Phillips C, et al. Short-course radiation plus temozolomide in elderly patients with glioblastoma. N Engl J Med. 2017;376(11):1027-37.
7. van den Bent MJ, Afra D, de Witte O, Ben Hassel M, Schraub S, Hoang-Xuan K, et al. Long-term efficacy of early versus delayed radiotherapy for low-grade astrocytoma and oligodendroglioma in adults: the EORTC 22845 randomised trial. Lancet. 2005;366(9490):985-90.
8. Ryken TC, Parney I, Buatti J, Kalkanis SN, Olson JJ. The role of radiotherapy in the management of patients with diffuse low grade glioma: a systematic review and evidence-based clinical practice guideline. J Neurooncol. 2015;125(3):551-83.
9. Buckner JC, Shaw EG, Pugh SL, Chakravarti A, Gilbert MR, Barger GR, et al. Radiation plus procarbazine, CCNU, and Vincristine in Low-Grade Glioma. N Engl J Med. 2016;374(14):1344-55.
10. Fisher BJ, Hu C, Macdonald DR, Lesser GJ, Coons SW, Brachman DG, et al. Phase 2 study of temozolomide-based chemoradiation therapy for high-risk low-grade gliomas: preliminary results of Radiation Therapy Oncology Group 0424. Int J Radiat Oncol Biol Phys. 2015;91(3):497-504.
11. van den Bent MJ, Baumert B, Erridge SC, Vogelbaum MA, Nowak AK, Sanson M, et al. Interim results from the CATNON trial (EORTC study 26053-22054) of treatment with concurrent and adjuvant temozolomide for 1p/19q non-co-deleted anaplastic glioma: a phase 3, randomised, open-label intergroup study. Lancet. 2017;390(10103):1645-53.

Seção VIII

Os sarcomas constituem um grupo de tumores raros com origem mesenquimal. Atualmente, a Organização Mundial de Saúde reconhece a existência de mais de 50 subtipos de sarcoma, afetando mais comumente os ossos e os tecidos moles. Osteossarcoma, leiomiossarcoma, sarcoma de Ewing, tumor estromal gastrointestinal (GIST), condrossarcoma, sarcoma sinovial e tumor ósseo neuroectodérmico primitivo (PNET) constituem apenas alguns desses subtipos. Tal heterogeneidade também se reflete no prognóstico dessas neoplasias e na eficácia das terapias disponíveis. Nesta seção apresentaremos alguns dos principais estudos e que trouxeram impactos relevantes no manejo dos pacientes com sarcoma.

SARCOMA

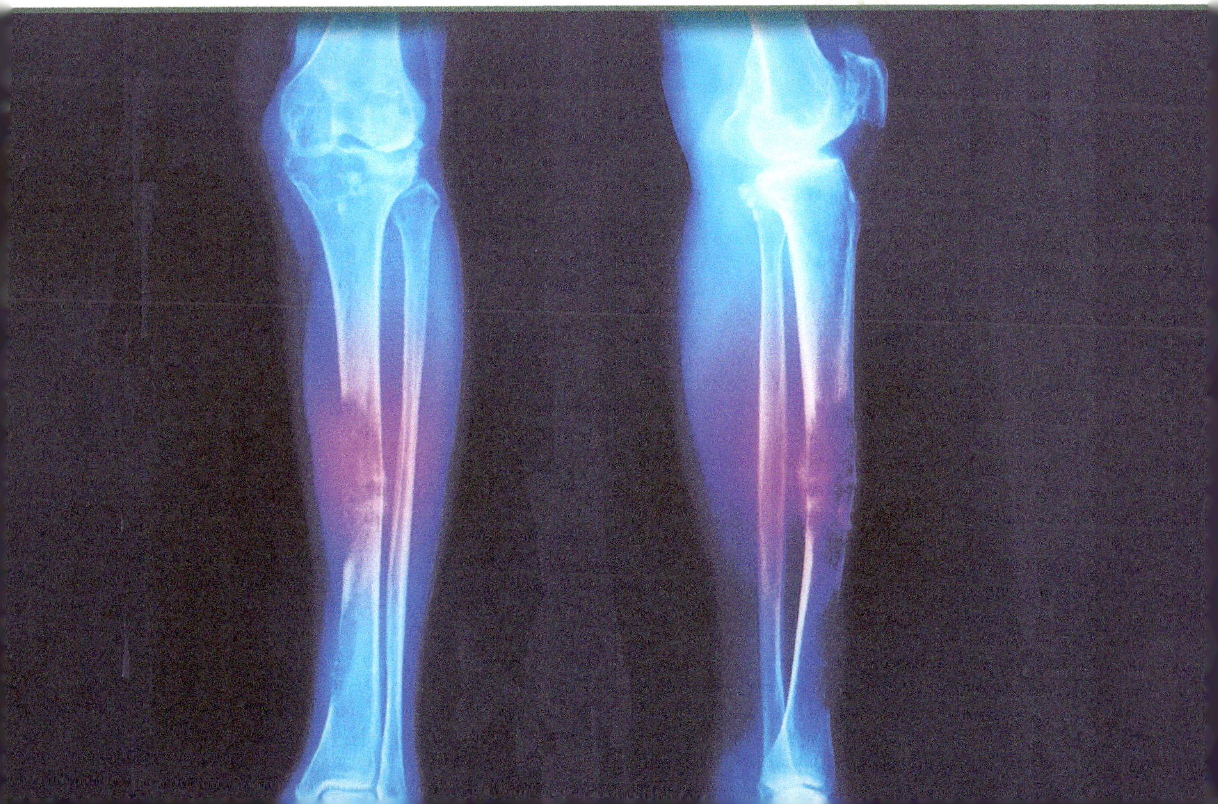

CRONOLOGIA DOS *TRIALS* EM CÂNCER DE PRÓSTATA

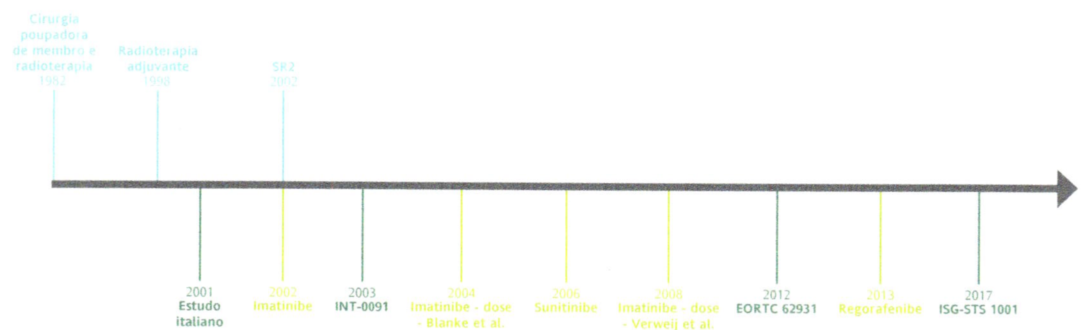

ANO	ESTUDO	TEMA
1982	Cirurgia poupadora de membro e radioterapia	Sarcoma - radioterapia
1998	Radioterapia adjuvante	Sarcoma - radioterapia
2001	Estudo italiano	Sarcoma - quimioterapia
2002	SR2	Sarcoma - radioterapia
2002	Imatinibe	GIST - tumor gastrointestinal estromal
2003	INT-0091	Sarcoma - quimioterapia
2004	Imatinibe - dose - Blanke et al.	GIST - tumor gastrointestinal estromal
2006	Sunitinibe	GIST - tumor gastrointestinal estromal
2008	Imatinibe - dose - Verweij et al.	GIST - tumor gastrointestinal estromal
2012	EORTC 62931	Sarcoma - quimioterapia
2013	Regorafenibe	GIST - tumor gastrointestinal estromal
2017	ISG-STS 1001	Sarcoma - quimioterapia

Estudo

Cirurgia poupadora de membro e radioterapia

Título	Tratamento para sarcoma de partes moles de extremidades: avaliações prospectivas randomizadas de (1) cirurgia poupadora de membro mais radioterapia comparada com amputação e (2) o papel da quimioterapia adjuvante.

Revista: *Annals of Surgery.*

Data de publicação: Setembro de 1982.

Objetivo: Avaliar a eficácia da cirurgia poupadora de membro mais radioterapia em comparação com amputação de membro para sarcoma de partes moles de extremidades.

Observação: Estudo simultâneo avaliou o papel da quimioterapia adjuvante em comparação com observação.

Grupos de comparação

- Cirurgia poupadora de membro mais radioterapia.
- Cirurgia de amputação de membro.

Métodos

- **Período de recrutamento:** 1975-1981.
- **Desenho do estudo:** Estudo prospectivo, randomizado, de centro único. O cálculo do tamanho amostral não foi descrito.
- **Desfechos:** Sobrevida livre de doença, sobrevida global.
- **Seguimento mediano:** 4 anos e 8 meses.
- **Pacientes recrutados:** N = 43.

Critérios de inclusão

- Lipossarcoma de células redondas ou pleomórfico, rabdomiossarcoma pleomórfico, sarcoma de células redondas, fibrossarcoma, neurofibrossarcoma, leiomiossarcoma, histiocitoma fibroso maligno ou sarcoma indiferenciado; com confirmação histológica.
- Lesão de extremidade, distal ao ombro ou ao quadril.

Critérios de exclusão

- Tratamento prévio com radioterapia ou quimioterapia.
- Outra malignidade, exceto carcinoma basocelular.
- Outras doenças ativas graves (infecções severas, coagulopatias ativas, cirrose, doença cardíaca isquêmica, disfunção renal severa).
- Pacientes com menos de 30 anos e rabdomiossarcoma embrionário ou alveolar.

Dados da população

Características	Cirurgia poupadora de membro + RT (N = 27)	Amputação (N = 16)
Sexo masculino (%)	85	63
Idade (%) ▪ ≤ 20 anos ▪ 21-40 anos ▪ 41-65 anos	 15 33 52	 13 56 31
Sítio primário (%) ▪ Braço ▪ Antebraço-mão ▪ Coxa ▪ Perna-pé	 11 7 63 19	 12 6 63 19
Histologia (%) ▪ Fibrossarcoma ▪ Histiocitoma fibroso maligno ▪ Lipossarcoma ▪ Leiomiossarcoma ▪ Rabdomiossarcoma ▪ Sarcoma sinovial ▪ Neurofibrossarcoma ▪ Indiferenciado	 4 11 15 15 11 25 11 19	 0 6 44 6 0 25 6 13
Alto grau (%)	89	70

Resultados

Desfechos	Cirurgia poupadora de membro + RT	Amputação	HR	IC 95%	P
Recidiva local (N)	4	0	–	–	0,06
SLP em 5 anos (%)	71	78	–	–	0,75
SG em 5 anos (%)	83	88	–	–	0,99

Pacientes com margem cirúrgica positiva tiveram maior risco de recidiva local que os com margem negativa ($P < 0,001$).

Perspectivas

Apesar de ter sido um estudo pequeno e não desenhado para não inferioridade, este estudo impactou de forma relevante o tratamento dos sarcomas de parte mole de extremidades. O estudo demonstrou que a cirurgia poupadora de membro seguida de radioterapia permitia desfechos semelhantes aos da cirurgia de amputação do membro. Assim, cirurgias menos mutiladoras e que permitiam maior funcionalidade aos pacientes se tornaram um padrão de tratamento.

Posteriormente, outro pequeno estudo com 91 pacientes mostrou que a adição de radioterapia adjuvante a cirurgia poupadora de membro, quando comparada com cirurgia poupadora de membro isolada, apresenta benefício em redução de recidiva local. Não foi demonstrada diferença de sobrevida (1).

Além disso, o estudo de fase III SR2 randomizou 190 pacientes para radioterapia neoadjuvante versus adjuvante. Apesar de ter sido demonstrada eficácia semelhante das duas estratégias de tratamento, as complicações associadas divergem. Enquanto a radioterapia neoadjuvante apresenta maiores taxas de complicações agudas de cicatrização, a radioterapia adjuvante foi associada a mais toxicidades tardias, especialmente fibrose subcutânea (2, 3).

Por fim, a segunda parte do estudo em questão sugeriu um benefício do uso de quimioterapia adjuvante, a qual foi posteriormente avaliada em estudos maiores de fase III (comentados adiante).

Conclusão:

Cirurgia poupadora de membro seguida de radioterapia é aparentemente capaz de tratar a maioria dos pacientes com sarcoma de partes moles de extremidades.

Financiamento:

Não reportado.

Referência:

Rosenberg SA, et al. *The treatment of soft-tissue sarcomas of the extremities: prospective randomized evaluations of (1) limb-sparing surgery plus radiation therapy compared with amputation and (2) the role of adjuvant chemotherapy.* Annals of Surgery. 1982;196:305-215.

Estudo

Imatinibe

Título	Eficácia e segurança do uso de imatinibe no tumor do estroma gastrointestinal avançado.

Revista: *The New England Journal of Medicine.*

Data da publicação: Agosto de 2002.

Objetivo: Testar a eficácia e segurança do uso do imatinibe em pacientes com tumores do estroma gastrointestinal (GIST) irressecáveis ou metastáticos.

Grupos de comparação

- Imatinibe 400 mg ao dia (aumento para 600 mg recomendado se progressão).
- Imatinibe 600 mg ao dia.

Métodos

- **Período de recrutamento:** 2000-2001.
- **Desenho do estudo:** Estudo de fase II, multicêntrico, desenhado para avaliar a atividade do imatinibe em induzir resposta objetiva no GIST. Inicialmente foi planejada amostra baseada em prova de conceito, de acordo com a resposta apresentada (pelo menos 3 entre 18 pacientes apresentando resposta). Após os Resultados iniciais promissores, o estudo continuou recrutamento até a amostra de 147 pacientes.
- **Desfecho primário:** Resposta objetiva.
- **Desfecho secundário:** Farmacocinética, segurança, tempo para falha tratamento e sobrevida.
- **Seguimento mediano:** 288 dias.
- **Pacientes recrutados:** N = 147.

Critérios de inclusão

- Adultos, histologia confirmada, expressão CD117.
- Tumores irressecáveis ou metastáticos.
- Ao menos uma lesão-alvo não tratada previamente com radioterapia ou embolização.
- Funções orgânicas preservadas (hepática, renal e cardíaca).
- ECOG 0-3.
- Sem limite de linha de quimioterapia prévia, porém com no mínimo 4 semanas antes do início do estudo.

Dados da população

Características	Imatinibe (N = 147)
Idade (anos)	54
Sexo masculino (%)	56,5
ECOG (%) 0 1 2	 42,2 38,8 18,4
Sítio primário (%) Intestino delgado Estômago Fígado Peritônio Omento	 49,0 34,0 17,0 12,9 11,6
Sítio da recorrência (%) Qualquer local Fígado Peritônio Retroperitônio	 89,8 78,2 38,1 14,3
Tratamento prévio (%) Cirurgia Quimioterapia Radioterapia	 98,0 51,0 15,0

Resultados

Resposta ao imatinibe			
Grupo	**400 mg**	**600 mg**	**Qualquer dose**
Número de pacientes	73	74	147
Melhor resposta (%)			
Resposta completa	0,0	0,0	0,0
Resposta parcial	49,3	58,1	53,7
Doença estável	31,5	24,3	27,9
Progressão da doença	16,4	10,8	13,6
Não avaliado	2,7	6,8	4,8
Taxa de sobrevida em 1 ano	88% (população geral). Mediana não atingida.		

Perspectivas

O imatinibe é uma pequena molécula desenvolvida para inibir a proteína BCR-ABL resultante da translocação cromossômica 9:22 em pacientes com leucemia mieloide crônica. Ressaltamos que o imatinibe foi o primeiro tratamento desenhado especificamente contra uma alteração oncogênica demonstrada previamente. O sucesso clínico dessa nova modalidade de tratamento modificou o paradigma do desenvolvimento das drogas antineoplásicas.

Posteriormente, estudos pré-clínicos evidenciaram que o imatinibe também poderia inibir o c-KIT, levando ao desenvolvimento do ensaio clínico aqui discutido (4, 5).

No estudo apresentado, o imatinibe apresentou taxa de resposta ao redor de 60%, muito superior às terapias citotóxicas utilizadas até o momento. Devido ao desenho do estudo, não foi possível traçar uma distinção entre as doses de 400 e 600 mg ao dia. Em estudos posteriores de fase II e III a dose de 400 mg foi tão eficaz quanto doses superiores, sendo então definida como dose padrão para a doença avançada. Após progressão à dose de 400 mg, recomenda-se aumentar para 800 mg caso tolerável (6, 7).

Em linhas subsequentes, outros inibidores de tirosina quinase tiveram seu benefício demonstrado.

A seguir, um resumo dos principais estudos que mostraram a eficácia de outros inibidores de tirosina quinase após progressão ao imatinibe.

Características	Sunitinibe	Regorafenibe
Período de recrutamento	2003-2005	2011-2011
Número de pacientes	312	199
Seguimento mediano	Não reportado	Não reportado
População	GIST com progressão ou intolerância a imatinibe	GIST metastático ou irressecável com falha a imatinibe e sunitinibe
Desfecho primário	Tempo para progressão	Sobrevida livre de progressão
Resultados	Sunitinibe superior a placebo	Regorafenibe superior a placebo
Referência	Lancet. 2006;368:1329-38 (8)	Lancet. 2013;381:295-302 (9)

Conclusão:

Uso de imatinibe no GIST induziu resposta objetiva em mais da metade dos pacientes com doença irressecável ou metastática.

Financiamento:

Novartis Oncology, Katz Foundation, Rubenstein Foundation, Quick Family e Veterans Affairs Merit Review Program and Northwest Health Foundation.

Referência:

Demetri GD, et al. *Efficacy and safety of imatinib mesylate in advanced gastrointestinal stromal tumors.* New England Journal of Medicine. 2002;347:472-80.

Estudo

INT-0091

Título Adição de ifosfamida e etoposídeo a quimioterapia padrão para sarcoma de Ewing e tumor ósseo neuroectodérmico primitivo.

Revista: *New England Journal of Medicine.*

Data da publicação: Fevereiro de 2003.

Objetivo: Avaliar se a adição de ifosfamida e etoposídeo ao regime padrão melhora a sobrevida de pacientes com sarcoma de Ewing ou tumor ósseo neuroectodérmico primitivo recém-diagnosticados.

Grupos de comparação

- Quimioterapia padrão, em cursos alternados com ifosfamida e etoposídeo.
- Quimioterapia padrão.
- Quimioterapia padrão: doxorrubicina, vincristina, ciclofosfamida, dactinomicina por 49 semanas.

Métodos

- **Período de recrutamento dos pacientes:** 1988-1992.
- **Desenho do estudo:** Ensaio clínico de fase III, prospectivo randomizado, multicêntrico. As análises foram realizadas por intenção de tratamento. Calculou-se que, com um erro alfa bicaudado de 0,05, para um poder de 80% de detectar uma redução pela metade da taxa de falha com 2 anos de seguimento, seriam necessários entre 380-400 pacientes.
- **Desfecho primário:** Sobrevida livre de evento (progressão, segunda malignidade ou óbito).
- **Desfechos secundários:** Eventos adversos, fatores prognósticos, sobrevida global.
- **Seguimento mediano:** 97-98 meses entre os pacientes sem doença metastática.
- **Pacientes recrutados:** N = 518 (398 sem metástase).

Critérios de inclusão

- ≤ 30 anos.
- Tumores ósseos primários: sarcoma de Ewing, tumor ósseo neuroectodérmico periférico ou sarcomas primitivos do osso.
- Doença localizada ou metastática.

Critérios de exclusão

- Terapia antineoplásica prévia (exceto cirurgia).

Dados da população

Características – população sem metástase	QT padrão + IE (N = 198)	QT padrão (N = 200)
Sexo masculino (%)	61	53
Idade (%)		
■ ≤ 9 anos	29	32
■ 10-17 anos	56	58
■ ≥ 18 anos	15	10
Sítio primário (%)		
■ Cabeça	5	7
■ Vértebra	6	7
■ Pelve	22	25
■ Costela	13	14
■ Escápula	4	3
■ Úmero	8	6
■ Fêmur	18	19
■ Tíbia	10	10
■ Fíbula	7	5

IE: ifosfamida e etoposídeo.

Resultados:

Entre pacientes com doença metastática, não houve diferença em sobrevida livre de evento (P = 0,81) ou sobrevida global (P = 0,43).

Na tabela a seguir são apresentados os Dados da população sem doença metastática.

Desfechos	QT padrão + IE	QT padrão	HR*	IC 95%	P
Sobrevida livre de eventos em 5 anos (%)	69	54	1,6	1,1-2,1	0,005
SG em 5 anos (%)	72	61	1,6	1,1-2,2	0,01
Progressão local (%)	5	15	–	–	< 0,001
Progressão sistêmica (%)	20	21	–	–	0,92
Tempo mediano de hospitalização (dias)	86	49			< 0,001

*Resultados da comparação do regime padrão versus o regime experimental.

Perspectivas

Este estudo mudou o tratamento adjuvante padrão para o sarcoma de Ewing e o tumor ósseo neuroectodérmico primitivo, ao demonstrar que a adição de ifosfamida e etoposídeo, alternado com o regime padrão prévio (doxorrubicina, vincristina, ciclofosfamida, dactinomicina) estava associado **à** redução do risco de eventos e do risco de óbito.

Por outro lado, para os sarcomas de partes moles do tipo adulto, o uso da quimioterapia adjuvante é mais controverso. Um estudo randomizado italiano de fase III foi interrompido em análise interina com 104 pacientes com sarcomas de alto grau profundos com pelo menos 5 cm. A análise interina demonstrou que a adjuvância com epirrubicina e ifosfamida associou-se a maiores sobrevida livre de progressão (mediana: 48 versus 16 meses, HR 0,59, IC 95% 0,36-0,99, P < 0,001) e sobrevida global (mediana: 75 versus 46 meses, HR 0,52, IC 95% 0,29-0,93, P = 0,03) em comparação com observação (10). Por outro lado, o estudo EORTC 62931 com 351 pacientes não demonstrou benefício da quimioterapia adjuvante baseada em doxorrubicina e ifosfamida em comparação com observação (11).

Por fim, outro tema discutido no cenário de tratamento sistêmico perioperativo para pacientes com sarcomas de partes moles é o uso de terapias direcionadas ao subtipo histológico. Estudo de fase III, que comparou a neoadjuvância padrão (doxorrubicina e ifosfamida) com terapia específica voltada para a histologia (gemcitabina e docetaxel para sarcoma pleomórfico indiferenciado, trabectedina para lipossarcoma mixoide de alto grau, ifosfamida infusional para sarcoma sinovial, etoposídeo e ifosfamida para tumor maligno de bainha neural periférica e gencitabina e dacarbazina para leiomiossarcoma), teve seu recrutamento suspenso precocemente devido à superioridade da combinação tradicional em termos de sobrevida livre de progressão (62% x 38%, HR 2,0, 95% IC 1,22-3,26, P = 0,006) e sobrevida global (89% x 64%, HR 2,0, 95% IC 1,1-6,9, P = 0,034) (12).

Conclusão:

A adição de ifosfamida e etoposídeo ao regime padrão não altera os desfechos de pacientes com doença metastática, mas melhora os desfechos dos pacientes com sarcoma de Ewing, tumor ósseo neuroectodérmico primitivo e sarcoma ósseo primitivo não metastáticos.

Financiamento:

Não reportado.

Referência:

Grier HE, et al. *Addition of ifosfamide and etoposide to standard chemotherapy for Ewing's sarcoma and primitive neuroectodermal tumor of Bone*. New England Journal of Medicine. 2003;348:694-701.

Referências

1. Yang JC, Chang AE, Baker AR, Sindelar WF, Danforth DN, Topalian SL, et al. Randomized prospective study of the benefit of adjuvant radiation therapy in the treatment of soft tissue sarcomas of the extremity. J Clin Oncol. 1998;16(1):197-203.
2. O'Sullivan B, Davis AM, Turcotte R, Bell R, Catton C, Chabot P, et al. Preoperative versus postoperative radiotherapy in soft-tissue sarcoma of the limbs: a randomised trial. Lancet. 2002;359(9325):2235-41.
3. Davis AM, O'Sullivan B, Turcotte R, Bell R, Catton C, Chabot P, et al. Late radiation morbidity following randomization to preoperative versus postoperative radiotherapy in extremity soft tissue sarcoma. Radiother Oncol. 2005;75(1):48-53.
4. Heinrich MC, Griffith DJ, Druker BJ, Wait CL, Ott KA, Zigler AJ. Inhibition of c-kit receptor tyrosine kinase activity by STI 571, a selective tyrosine kinase inhibitor. Blood. 2000;96(3):925-32.
5. Tuveson DA, Willis NA, Jacks T, Griffin JD, Singer S, Fletcher CD, et al. STI571 inactivation of the gastrointestinal stromal tumor c-KIT oncoprotein: biological and clinical implications. Oncogene. 2001;20(36):5054-8.
6. Verweij J, Casali PG, Zalcberg J, LeCesne A, Reichardt P, Blay JY, et al. Progression-free survival in gastrointestinal stromal tumours with high-dose imatinib: randomised trial. Lancet. 2004;364(9440):1127-34.
7. Blanke CD, Rankin C, Demetri GD, Ryan CW, von Mehren M, Benjamin RS, et al. Phase III randomized, intergroup trial assessing imatinib mesylate at two dose levels in patients with unresectable or metastatic gastrointestinal stromal tumors expressing the kit receptor tyrosine kinase: S0033. J Clin Oncol. 2008;26(4):626-32.
8. Demetri GD, van Oosterom AT, Garrett CR, Blackstein ME, Shah MH, Verweij J, et al. Efficacy and safety of sunitinib in patients with advanced gastrointestinal stromal tumour after failure of imatinib: a randomised controlled trial. Lancet. 2006;368(9544):1329-38.
9. Demetri GD, Reichardt P, Kang YK, Blay JY, Rutkowski P, Gelderblom H, et al. Efficacy and safety of regorafenib for advanced gastrointestinal stromal tumours after failure of imatinib and sunitinib (GRID): an international, multicentre, randomised, placebo-controlled, phase 3 trial. Lancet. 2013;381(9863):295-302.
10. Frustaci S, Gherlinzoni F, De Paoli A, Bonetti M, Azzarelli A, Comandone A, et al. Adjuvant chemotherapy for adult soft tissue sarcomas of the extremities and girdles: results of the Italian randomized cooperative trial. J Clin Oncol. 2001;19(5):1238-47.
11. Woll PJ, Reichardt P, Le Cesne A, Bonvalot S, Azzarelli A, Hoekstra HJ, et al. Adjuvant chemotherapy with doxorubicin, ifosfamide, and lenograstim for resected soft-tissue sarcoma (EORTC 62931): a multicentre randomised controlled trial. Lancet Oncol. 2012;13(10):1045-54.
12. Gronchi A, Ferrari S, Quagliuolo V, Broto JM, Pousa AL, Grignani G, et al. Histotype-tailored neoadjuvant chemotherapy versus standard chemotherapy in patients with high-risk soft-tissue sarcomas (ISG-STS 1001): an international, open-label, randomised, controlled, phase 3, multicentre trial. Lancet Oncol. 2017;18(6):812-22.

Seção IX

O melanoma é um dos tipos mais agressivos de câncer de pele, cuja incidência vem aumentando de forma significativa em diversas partes do mundo. Durante muitas décadas, as terapias sistêmicas falharam em contribuir para a cura de pacientes com doença localizada e se mostraram ineficazes em aumentar a sobrevida de pacientes com doença metastática. Nos últimos anos, contudo, o aprofundamento dos conhecimentos sobre a interação entre as células tumorais e o sistema imune, bem como das vias de sinalização molecular que levam ao desenvolvimento das neoplasias, levaram à incorporação da imunoterapia e das terapias alvo ao tratamento do melanoma. Essas novas terapias impactaram sobremaneira a história natural da doença, levando ao aumento das chances de cura de pacientes com doença localizada, aumentando a sobrevida de pacientes com doença metastática e abrindo a possibilidade de controle a longo prazo, ou até mesmo de cura, a pacientes com doença avançada.

MELANOMA

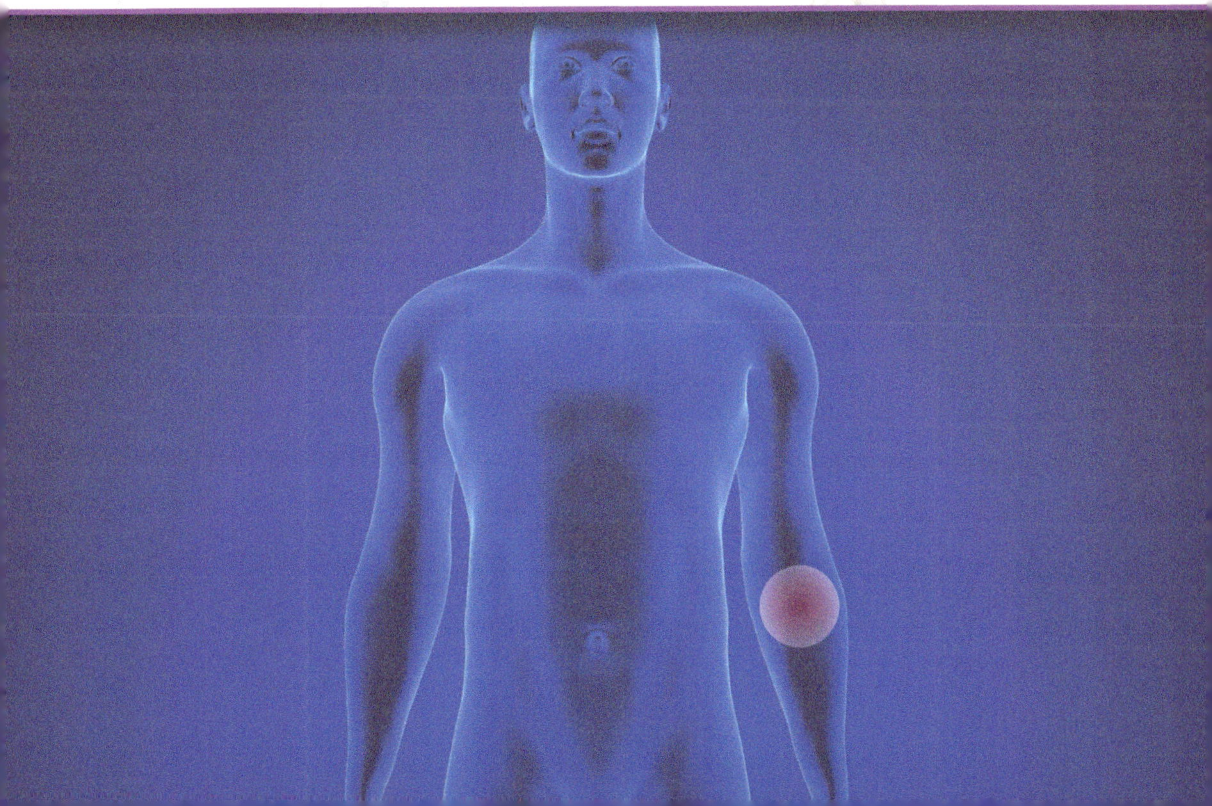

CRONOLOGIA DOS *TRIALS* EM MELANOMA

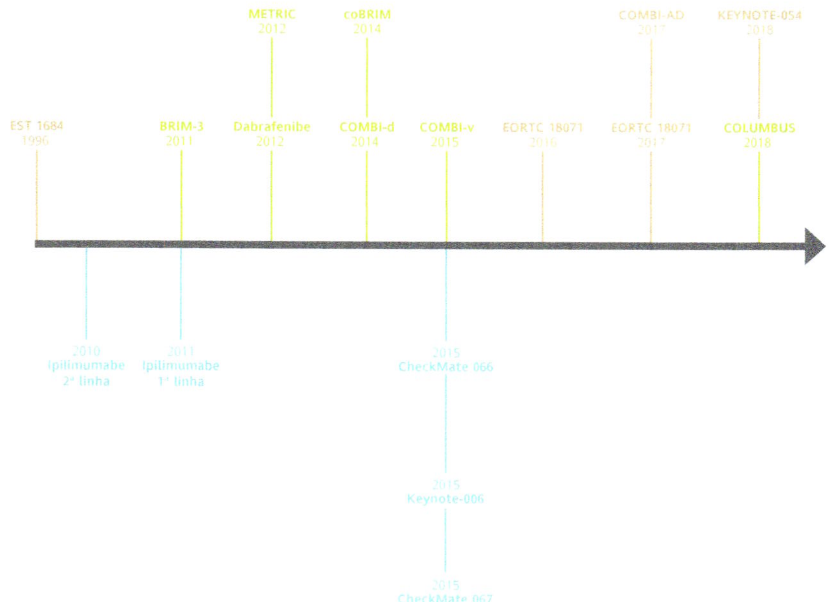

ANO	ESTUDO	TEMA
1996	EST 1684	Adjuvância
2010	Ipilimumabe 2ª linha	Imunoterapia
2011	Ipilimumabe 1ª linha	Imunoterapia
2011	BRIM-3	Terapia-alvo
2012	Dabrafenibe	Terapia-alvo
2012	METRIC	Terapia-alvo
2014	COMBI-d	Terapia-alvo
2014	coBRIM	Terapia-alvo
2015	CheckMate 066	Imunoterapia
2015	COMBI-v	Terapia-alvo
2015	Keynote-006	Imunoterapia
2015	CheckMate 067	Imunoterapia
2016	EORTC 18071	Adjuvância
2017	CheckMate 238	Adjuvância
2017	COMBI-AD	Adjuvância
2018	COLUMBUS	Terapia-alvo
2018	KEYNOTE-054	Adjuvância

Estudo

Ipilimumabe

Título	Aumento da sobrevida com ipilimumabe em pacientes com melanoma metastático.

Revista: *New England Journal of Medicine.*

Data da publicação: Agosto de 2010.

Objetivo: Avaliar a eficácia e a segurança do uso de ipilimumabe em pacientes com melanoma metastático.

Grupos de comparação (randomização 3:1:1)

- Ipilimumabe 3 mg/kg + vacina gp100.
- Ipilimumabe 3 mg/kg + placebo.
- Vacina gp100 + placebo.

Métodos

- **Período de recrutamento dos pacientes:** 2004-2008.
- **Desenho do estudo:** Ensaio clínico de fase III, prospectivo randomizado, controlado e multicêntrico. As análises foram realizadas por intenção de tratamento.

  Calculou-se que, com um erro alfa bicaudado de 0,05, seriam necessários 385 óbitos em um total de 500 pacientes nos grupos ipilimumabe mais gp100 e gp100 apenas para se obter um poder de 90% de detectar uma diferença em sobrevida global.
- **Desfecho primário:** Sobrevida global (inicialmente, determinou-se taxa de resposta, mas foi realizada uma emenda em 2009 com substituição do desfecho primário).
- **Desfechos secundários:** Taxa de resposta, duração da resposta e sobrevida livre de progressão.
- **Seguimento mediano:** 55 meses.
- **Pacientes recrutados:** N = 676.

Critérios de inclusão

- Melanoma EC III ou IV (doença irressecável).
- HLA-A*0201 positivo.
- Progressão a pelo menos uma linha de tratamento (dacarbazina, temozolomida, fotemustina, carboplatina ou interleucina-2).

- ECOG 0 ou 1.
- Ausência de disfunções orgânicas.

Critérios de exclusão

- Melanoma ocular.
- Uso prévio de antiCTLA4.
- Metástases em sistema nervoso central não tratadas.
- Doenças autoimunes.
- Uso crônico de corticoides.

Dados da população

Características	Ipilimumabe + gp100 (N = 403)	Ipilimumabe isolado (N = 137)	gp100 isolado (N = 136)
Sexo masculino (%)	61,3	59,1	53,7
Idade média (anos)	55,6	56,8	57,4
Uso prévio de interleucina-2 (%)	22.1	23,4	24.3
Estadiamento (%) ▪ M0 ▪ M1a ▪ M1b ▪ M1c	 1,2 9,2 18,9 70,7	 0,7 10,2 16,1 73,0	 2,9 8,1 16,9 72,1
Metástases no SNC (%)	11,4	10,9	15,4

Resultados

Desfechos	Ipilimumabe + gp100	Ipilimumabe isolado	gp100 isolado
Sobrevida global			
Mediana (meses)	10,0	10,1	6,4
HR (95% CI)	0,68 (0,55-0,85)	0,66 (0,51-0,87)	Referência
P	< 0,001	0,003	Referência
Resposta objetiva (%)			
Completa	0,2	1,5	0
Parcial	5,5	9,5	1,5
Doença estável	14,4	17,5	9,6
Diarreia (%)	30,3	27,5	13,6
Reação imunomediada (%)	58,2	61,1	31,8

Perspectivas

Esse estudo introduziu a imunoterapia como uma possibilidade terapêutica no tratamento do melanoma, ao demonstrar a atividade da droga em linhas subsequentes de tratamento.

O ipilimumabe é um anticorpo monoclonal que funciona como um inibidor do CTLA4 (antígeno 4 do linfócito T citotóxico), uma molécula de superfície presente no linfócito T cuja sinalização inibe a ativação da célula T durante sua apresentação a determinado antígeno, inibindo, dessa forma, a atividade imune. Portanto, o bloqueio desse receptor causa a liberação da ativação de linfócitos T CD4+ e CD8+ efetores, que podem então responder à detecção de um antígeno apresentado. Dessa forma, a maior parte dos eventos adversos é relacionada a toxicidades imunorrelacionadas, como dermatite, tireoidite, colite, hepatite, dentre outros.

Uma observação importante é o fato de que, nesse estudo, a positividade para HLA-A*0201 foi um critério de inclusão, considerando o mecanismo de ação da vacina gp100. No entanto, seus Resultados foram extrapolados para toda a população com melanoma metastático após a primeira linha, pois o bloqueio do CTLA-4 pelo ipilimumabe é independente do status do HLA, como indicado pelos Resultados de eficácia e segurança nos estudos iniciais que compararam subgrupos positivos e negativos para HLA-A*0201 (1).

No ano seguinte, foi publicado o estudo com ipilimumabe em primeira linha para pacientes com melanoma metastático, no qual a SG foi significativamente superior no grupo que recebeu ipilimumabe mais dacarbazina, quando comparado à dacarbazina mais placebo (11,2 meses x 9,1 meses), com maiores taxas de sobrevida com o ipilimumabe em 1 ano (47,3% x 36,3%), 2 anos (28,5% x 17,9%) e 3 anos (20,8% x 12,2%) (HR 0,72, p <0,001). Os eventos adversos graus 3 e 4 foram mais frequentes com ipilimumabe mais dacarbazina (56,3%), quando comparados à dacarbazina mais placebo (27,5%) (2). O benefício em sobrevida global com o ipilimumabe na primeira linha do tratamento do melanoma metastático se manteve na análise após 5 anos, mostrando um benefício prolongado da imunoterapia nesse contexto (3).

Dessa forma, a imunoterapia passou a ser considerada um tratamento padrão para os pacientes com melanoma metastático. O desenvolvimento da imunoterapia, assim como da terapia alvo antiBRAF e antiMEK, impactou expressivamente o tratamento do melanoma avançado. Anteriormente a essas terapias, o tratamento se baseava em quimioterapia com resultados desanimadores.

Conclusão:

Há benefício em sobrevida global com o uso de ipilimumabe em pacientes com melanoma metastático que apresentaram progressão a tratamentos prévios.

Financiamento:

Medarex e *Bristol-Myers Squibb.*

Referência:

Hodi FS, et al. *Improved survival with ipilimumab in patients with metastatic melanoma.* New England Journal of Medicine. 2010;363:711-23.

Estudo

BRIM-3

Título	Ganho de sobrevida com uso de vemurafenibe no melanoma com mutação do V600E.

Revista: *New England Journal of Medicine.*

Data Publicação: Maio de 2011.

Objetivo: Determinar se o vemurafenibe aumenta a taxa de sobrevida global e a sobrevida livre de progressão, em comparação à dacarbazina em pacientes com melanoma com mutação V600E do *BRAF*.

Grupos de comparação (randomização 1:1)

- Vemurafenibe 960 mg por via oral 2 vezes ao dia.
- Dacarbazina 1000 mg/m^2 por via intravenosa a cada 21 dias.

Métodos

- **Período de recrutamento:** 2010-2010.
- **Desenho do estudo:** Estudo clínico de fase III, randomizado, multicêntrico. Análise final foi planejada com 196 mortes e análise interina pré-planejada após 50% da projeção de óbitos ter ocorrido. Desenho para 680 pacientes randomizados, poder 80% detectar HR de 0,65 para sobrevida global com alfa bicaudado de 0,045.
- **Desfechos primários:** Sobrevida global e sobrevida livre de progressão.
- **Desfechos secundários:** Taxa resposta, duração resposta e tempo para progressão.
- **Seguimento mediano:** 3,8 meses no grupo vemurafenibe e 2,3 meses no grupo dacarbazina.
- **Pacientes recrutados:** N = 675.

Critérios de inclusão

- Melanoma irressecável, previamente não tratado, EC IIIC ou IV, com mutação BRAF V600E (determinado através do *Cobas 4800 BRAF V600 Mutation Test*).
- Maior que 18 anos.
- Expectativa de vida maior que 3 meses.
- ECOG 0-1.
- Funções orgânicas adequadas (hematológica, hepática e renal).

Critérios de exclusão

- Histórico de câncer nos últimos 5 anos, exceto carcinoma basocelular, CEC de pele ou de colo uterino.
- Metástase em SNC, exceto se tratadas há mais de 3 meses, sem progressão e sem necessidade de corticoide.
- Tratamento concomitante de qualquer outra terapia anticâncer não era permitido.

Dados da população

Características	Vemurafenibe (N = 337)	Dacarbazina (N = 338)
Idade (anos)	56	52
Sexo masculino (%)	59	54
ECOG 0-1 (%)	100	100
Estadiamento (%) M1c M1b M1a Irressecável IIIC	 66 18 10 6	 65 19 12 4

Resultados

Desfechos	Vemurafenibe	Dacarbazina	HR	IC 95%	P
SLP mediana (meses)	5,3	1,6	0,26	0,20-0,33	< 0,001
SG em 6 meses (%)	84	64	0,37	0,26-0,55	< 0,001
Resposta tumoral (%) Resposta objetiva Resposta Completa Resposta parcial	 48 1 47	 5 0 5	–	–	< 0,001
Taxa modificação de dose por evento adverso (%)	38	16	–		

Perspectivas

Em 2002, foi demonstrada a presença de mutações ativadoras de *BRAF* em aproximadamente 50% dos pacientes com melanoma metastático, o que despertou o desenvolvimento de estratégias direcionadas para o bloqueio dessa via de sinalização. A mutação mais comum é a V600E. Hoje se recomenda que todos os pacientes com diagnóstico de melanoma metastático sejam testados para a presença dessas mutações.

O BRIM-3 foi o primeiro estudo a avaliar o emprego da terapia-alvo com inibidor de BRAF no tratamento da doença avançada, encontrando uma redução de risco de morte de 63% e de risco de progressão de 74%, quando comparado com o dacarbazina. Os eventos adversos mais comum associados a essa classe de medicação são artralgias *rash*, náusea, prurido, fotossensibilidade e síndrome mão-pé. Além disso, há aumento de tumores de pele, tais como carcinoma escamoso de pele e queratoacantoma.

Em 2012, estudo com outra droga da mesma classe, o dabrafenibe, um potente inibidor de RAF kinases, incluindo BRAF, foi publicado. Avaliou-se o uso de dabrafenibe versus dacarbazina em primeira linha, sendo demonstrada mediana de sobrevida livre de progressão de 5,1 meses com o dabrafenibe versus 2,7 meses com a dacarbazina (4).

Uma estratégia alternativa para inibição da via MAPK é a inibição de MEK. O estudo METRIC avaliou trametinibe (inibidor MEK) versus dacarbazina ou paclitaxel, demonstrando uma sobrevida livre de progressão de 4,8 meses com o trametinibe versus 1,5 mês com a quimioterapia; aos 6 meses a sobrevida global foi de 81% versus 67% favorecendo o inibidor MEK (5).

Posteriormente, demonstrou-se que a eficácia do tratamento é otimizada através da combinação de inibidores de BRAF e de MEK (apresentado como artigo *à* parte, adiante).

A seguir um resumo dos principais estudos que avaliaram o uso de terapia-alvo em monoterapia inibidor de BRAF e MEK no cenário melanoma avançado irressecável ou metastático:

Características	Dabrafenibe	METRIC
Período de recrutamento	2010-2011	2010-2011
Número de pacientes	250	332
Seguimento	5 meses	Não reportado
População	Melanoma localmente avançado irressecável ou metastástico	Melanoma localmente avançado irressecável ou metastástico
Desfecho primário	SLP	SLP
Resultados	Dabrafenibe superior à quimioterapia (dacarbazina)	Trametinibe superior à quimioterapia (dacarbazina ou paclitaxel)
Referência	Lancet. 2012;380:358-65 (4)	N Engl J Med. 2012;367:107-14 (5)

Conclusão:

O uso de vemurafenibe determinou ganho em sobrevida global e sobrevida livre de progressão em pacientes com melanoma BRAF V600E mutados, sem tratamento prévio.

Financiamento:

Hoffmann–La Roche.

Referência:

Chapman PB, et al., for the BRIM-3 Study Group. *Improved survival with vemurafenib in melanoma with BRAF V600E mutation.* New England Journal of Medicine. 2011;364:2507-16.

Estudo

COMBI-d

Título	Combinação de inibidores de BRAF e MEK com inibidor de BRAF monodroga no melanoma.

Revista: *New England Journal of Medicine.*

Data da publicação: Setembro de 2014.

Objetivo: Avaliar a eficácia e a segurança da combinação de inibidores de BRAF e MEK no melanoma metastático.

Grupos de comparação (randomização 1:1)

- Dabrafenibe mais trametinibe.
- Dabrafenibe mais placebo.

Métodos

- **Período de recrutamento dos pacientes:** 2012-2013.
- **Desenho do estudo:** Ensaio clínico de fase III, prospectivo randomizado, controlado e multicêntrico. As análises foram realizadas por intenção de tratamento.

  Calculou-se que, para detectar uma redução de 41% no risco de progressão de doença ou morte com um erro alfa bicaudado de 0,025 e poder de 90%, seriam necessários 193 eventos.
- **Desfecho primário:** Sobrevida livre de progressão.
- **Desfechos secundários:** Sobrevida global, taxa de resposta, duração de resposta e segurança.
- **Seguimento mediano:** 9 meses.
- **Pacientes recrutados:** N = 423.

Critérios de inclusão

- Melanoma EC IIIC ou IV irressecáveis.
- Mutações BRAF V600E ou V600K.
- ECOG 0 ou 1.
- Ausência de disfunções orgânicas.

Critérios de exclusão

- Tratamento sistêmico prévio para melanoma.
- Metástases no SNC não controladas.
- Patologias retinianas relevantes.

Dados da população

Características (no pacientes)	iBRAF + iMEK (N = 211)	iBRAF (N = 212)
Idade (anos)	55	56
Sexo masculino (%)	53	54
Imunoterapia prévia (%)	27	29
Mutação BRAF (%) ▪ V600E ▪ V600K	 85 15	 85 14
Estadiamento (%) ▪ M0 ▪ M1a ▪ M1b ▪ M1c	 2 9 21 67	 5 15 15 65
Metástases viscerais (%)	78	68

Resultados

Desfechos	iBRAF + iMEK	iBRAF	HR	IC 95%	p
SLP mediana (meses)	9,3	8,8	0,75	0,57-0,99	0,03
SG mediana (meses)	NA	NA	0,63	0,42-0,94	0,02
Resposta ▪ Completa ▪ Parcial ▪ Estável ▪ Progressão	 22 118 54 13	 18 90 69 19	–	–	–
Pirexia (%)	51	28	–	–	–
Fadiga (%)	35	35	–	–	–
Rash (%)	23	22	–	–	–

Perspectivas

Em outubro de 2014, houve a primeira publicação da análise parcial dos Resultados da comparação de dabrafenibe e trametinibe versus dabrafenibe monodroga na primeira linha de tratamento de pacientes com melanoma metastático com mutação do BRAF. Nessa ocasião, os dados de SG ainda eram imaturos. Em relação à sobrevida livre de progressão, esses Resultados sugeriam uma redução do risco relativo de 25%, estatisticamente significante, apesar de medianas semelhantes de sobrevida livre de progressão. Esse foi o primeiro estudo de fase III a demonstrar que a combinação de dois inibidores de tirosina-quinase é superior ao uso de inibidor de BRAF isolado.

Em julho de 2017, foi publicada uma atualização dos Resultados desse estudo, na qual se demonstrou um benefício em sobrevida livre de progressão (HR 0,71, IC 95% 0,57-0,88) e sobrevida global (HR 0,75, IC 95% 0,58-0,96). Análises subsequentes demonstraram, ainda, que houve benefício em qualidade de vida com o uso da combinação. Além disso, o uso da combinação diminui a incidência de tumores de pele secundários ao tratamento (carcinoma espinocelular e quetaroacantoma) (6).

Outro estudo de fase III, COMBI-v, comparou a mesma combinação de dabrafenibe e trametinibe versus o vemurafenibe monodroga e também demonstrou benefício em sobrevida livre de progressão (mediana 11,4 x 7,3 meses, HR 0,56, 95% IC 0,46-0,69, P < 0,001) e sobrevida global (HR 0,69, 95% IC 0,53-0,89, P = 0,005) (7).

Uma revisão recente avaliou os dados desses dois estudos conjuntamente e mostrou um benefício a longo termo com o uso da combinação de inibidor de BRAF e inibidor de MEK na primeira linha do melanoma avançado BRAF mutado. Em 5 anos, a sobrevida global foi de 34%, ilustrando um benefício expressivo para uma doença que antes apresentava prognóstico reservado (8).

Outras combinações de inibidores de BRAF e MEK também já foram testadas e validadas por estudos de fase III e, atualmente, encontram-se disponíveis para o uso para pacientes com melanoma avançado e mutação de BRAF 4 (9, 10).

A seguir, um resumo de outros estudos que avaliaram a combinação de inibidores de BRAF e MEK para o melanoma avançado.

Características	coBRIM	COMBI-v	COLUMBUS
Período de recrutamento	2013-2014	2012-2013	2013-2015
Número de pacientes	495	704	577
Seguimento	7,3 meses	10 meses	16,6 meses
População	Melanoma localmente avançado irressecável ou metastático com mutação BRAF V600 sem tratamento prévio	Melanoma metastático com mutação BRAF V600 sem tratamento prévio	Melanoma irressecável ou metastático com mutação BRAF V600E ou V600K sem tratamento prévio ou pós-imunoterapia
Desfecho primário	SLP	SG	SLP
Resultados	Vemurafenibe + cobimetinibe superior a vemurafenibe isolado	Dabrafenibe + trametinibe superior a vemurafenibe isolado	Encorafenibe + binimetinibe superior a encorafenibe isolado
Referência	NEJM. 2014;371:1867-76 (9)	NEJM. 2015;372:30-9 (7)	Lancet Oncol. 2018;19:603-15 (10)

Conclusão:

A combinação de inibidor de BRAF (dabrafenibe) e de MEK (trametinibe) determinou aumento de sobrevida livre de progressão e sobrevida global, quando comparada ao inibidor de BRAF isolado.

Financiamento:

GlaxoSmithKline.

Referência:

Long GV, et al. *Combined BRAF and MEK inhibition versus BRAF inhibition alone in melanoma.* New England Journal of Medicine. 2014;371:1877-88.

Estudo

CheckMate 066

Título	Nivolumabe no melanoma sem tratamento prévio e sem a mutação de BRAF.

Revista: *New England Journal of Medicine.*

Data da publicação: Janeiro de 2015.

Objetivo: Avaliar a eficácia e a segurança do uso de nivolumabe em pacientes com melanoma metastático.

Grupos de comparação

- Nivolumabe 3 mg/kg a cada 2 semanas mais placebo a cada 3 semanas.
- Dacarbazina 1.000 mg/m^2 a cada 3 semanas mais placebo a cada 2 semanas.

Métodos

- **Período de recrutamento dos pacientes:** 2013-2014.
- **Desenho do estudo:** Ensaio clínico de fase III, prospectivo, randomizado, placebo-controlado, multicêntrico. As análises foram realizadas por intenção de tratamento. Foi planejado o recrutamento de cerca de 410 pacientes, e um p menor que 0,0021, correspondente a um intervalo de confiança de 99,79%, foi estimado para que o estudo fosse considerado positivo.
- **Desfecho primário:** Sobrevida global.
- **Desfechos secundários:** Sobrevida livre de progressão pelo investigador, taxa de resposta e a expressão de PDL1 como um preditor de sobrevida global.
- **Seguimento mediano:** 16,7 meses.
- **Pacientes recrutados:** N = 418 .

Critérios de inclusão

- Melanoma EC III ou IV irressecável.
- Sem linhas de tratamento prévias para a doença avançada (poderiam ter recebido adjuvância).
- Ausência de mutação BRAF.
- ECOG 0 ou 1.

Critérios de exclusão

- Doença ativa no SNC.
- Melanoma uveal.
- História de doença autoimune grave.

Dados da população

Características	Nivolumabe (N = 210)	Dacarbazina (N = 208)
Idade (anos)	64	66
Sexo masculino (%)	57,6	60,1
Tratamento neo/adjuvante prévio (%)	15,7	17,8
Estadiamento (%) ▪ M1c ▪ M0, M1a e M1b	 61,0 39,0	 61,1 38,9
História de metástase em SNC (%)	3,3	3,8
PD-L1 positivo (%)	35,2	35,6

Resultados

Desfechos	Nivolumabe	Dacarbazina	HR	IC	p
SG mediana (meses)	NA	10,8	0,42	0,25-0,73	< 0,001
SLP mediana (meses)	5,1	2,2	0,43	0,34-0,56	< 0,001
Resposta (%) ▪ Completa ▪ Parcial ▪ Estável ▪ Progressão	 7,6 32,4 16,7 32,9	 1,0 13 22,1 48,6	–		–
Fadiga (%)	41	30	–	–	–
Diarreia (%)	33	32	–	–	–
Rash (%)	31	6	–	–	–
Neutropenia (%)	0	23			

NA: não alcançada.

Perspectivas

O estudo CheckMate066 demonstrou uma redução do risco de óbito de 58% com o uso de nivolumabe comparado à dacarbazina em pacientes com melanoma avançado sem tratamento prévio. Esse benefício foi encontrado em todos os subgrupos analisados. A dacarbazina foi escolhida como o braço de comparação, pois, na ocasião em que se desenhou o estudo, o ipilimumabe ainda não havia sido estabelecido como novo padrão de tratamento.

O nivolumabe inibe o PD-1, uma molécula presente na superfície celular do linfócito T. Na interação do linfócito T com a célula tumoral, esta última pode apresentar o PDL-1, que se liga ao PD-1 presente no linfócito, impedindo a sua ativação.

Diante dos dados de eficácia do ipilimumabe e do nivolumabe (isoladamente) na primeira linha de tratamento de pacientes com melanoma metastático, o estudo CheckMate 067 avaliou a combinação das duas medicações. Esse estudo randomizou 945 pacientes para tratamento com ipilimumabe combinado ao nivolumabe versus nivolumabe monodroga versus ipilimumabe monodroga na primeira linha de tratamento dos pacientes com melanoma metastático. Os pacientes que receberam nivolumabe, com ou sem a associação de ipilimumabe obtiveram superioridade em sobrevida global, sobrevida livre de progressão e taxa de resposta, quando comparados àqueles que receberam apenas ipilimumabe. Esse benefício foi independente do status BRAF e dos níveis de DHL (11).

As toxicidades foram superiores nos braços em que houve a administração de ipilimumabe. Dessa forma, a partir desses Resultados, o padrão de tratamento para a primeira linha no melanoma metastático passou a abranger o nivolumabe, com ou sem a associação de ipilimumabe, a depender das condições clínicas e da necessidade de taxa de resposta do paciente.

Por fim, outro imunoterápico antiPD-1, o pembrolizumabe teve também seu benefício demonstrado, em comparação com ipilimumabe, no estudo Keynote-006 (12).

Conclusão:

Há benefício em sobrevida global com o uso de nivolumabe em pacientes com melanoma metastático sem tratamento prévio.

Financiamento:

Bristol-Myers Squibb and Dako.

Referência:

Robert C, et al. *Nivolumab in previously untreated melanoma without BRAF mutation.* New England Journal of Medicine. 2015;372:320-30.

Estudo

EORTC 18071

Título	Sobrevida prolongada no melanoma estádio clínico III com terapia adjuvante com ipilimumabe.

Revista: *New England Journal of Medicine.*

Data Publicação: Outubro de 2016.

Objetivo: Reportar a eficácia da terapia adjuvante com ipilimumabe em pacientes com melanoma estádio clínico III de alto risco, após a completa dissecção linfonodal.

Grupos de comparação

- Ipilimumabe 10 mg/kg a cada 3 semanas por 4 doses, depois a cada 3 meses por até 3 anos.
- Placebo.

Métodos

- **Período de recrutamento:** 2008-2011.
- **Desenho do estudo:** Estudo clínico de fase III, duplo cego, randomizado, multicêntrico. Randomização de acordo com estádio clínico, região demográfica. Calculada amostra de 950 pacientes, requerendo 491 óbitos para promover o poder 85% de detectar uma diferença em 4,5 anos na taxa de sobrevida global de 42,3% para o placebo versus 52% grupo ipilimumabe, com um hazard ratio de 0,766.
- **Desfecho primário:** Sobrevida livre de recorrência.
- **Desfechos secundários:** Sobrevida global, sobrevida livre de metástase a distância, segurança e qualidade de vida.
- **Seguimento mediano:** 5,3 anos.
- **Pacientes recrutados:** N = 951.

Critérios de inclusão

- Idade superior a 18 anos.
- Comprovação histológica melanoma cutâneo, metastático para linfonodos regionais.
- EC IIIA (N1a, com somente 1 linfonodo com micrometástase, deveria ter ao menos 1 metástase mensurável de ao menos 1 mm), IIIB ou IIIC sem metástase em trânsito.
- Linfadenectomia ao menos 12 semanas antes da randomização.

Critérios de exclusão

- ECOG maior que 1.
- Doença autoimune.
- Infecção não controlada.
- Doença cardiovascular NIHA III ou IV.
- DHL maior que 2 vezes o limite superior da normalidade (LSN).
- Uso de corticoide sistêmico.
- Tratamento sistêmico prévio para melanoma.

Dados da população

Características	Ipilimumabe (N = 475)	Placebo (N = 476)
Idade (anos)	51	52
Sexo masculino (%)	62,3	61,6
Estádio clínico (%) IIIA IIIB IIIC com 1-3 linfonodos positivos IIIC com ≥ 4 linfonodos positivos	 20,6 38,3 25,7 15,4	 20,6 38,2 25,4 15,8
Tipo de envolvimento linfonodal (%) Microscópico Macroscópico	 44,2 55,8	 40,5 59,5
Número de linfonodos positivos (%) 1 2 ou 3 ≥ 4	 45,7 34,3 20,0	 46,2 33,2 20,6
Ulceração (%)	41,5	42,6

Resultados

Desfechos	Ipilimumabe	Placebo	HR	IC 95%	P
Sobrevida livre de recorrência em 5 anos (%)	40,8	30,3	0,76	0,64-0,89	< 0,001
SG em 5 anos (%)	65,4	54,4	0,72	0,58-0,88	0,001
Sobrevida livre de metástase a distância em 5 anos (%)	48,3%	38,9%	0,76	0,64-0,92	0,002
Eventos adversos – qualquer grau (%) ▪ Imunomediados ▪ Rash ▪ Diarreia ▪ Hipofisite	 90,4 34,2 41,2 16,3	 39,7 11 16,9 0,2	–	–	–

Perspectivas

Em 1995, foi aprovada a primeira terapia adjuvante no melanoma após o estudo E1684 ter demonstrado um ganho de 9 meses em sobrevida livre de recorrência e de 1 ano em sobrevida global (3,8 versus 2,8 anos) com uso de interferon alpha-2b. Porém, o seguimento mais prolongado evidenciou uma perda da significância estatística para esses desfechos (13).

Em 2015, o ipilimumabe foi aprovado para o tratamento adjuvante após Resultados do EORTC 18071 ter demonstrado sobrevida global aos 5 anos de 65,4% versus 54,4%. Apesar das toxicidades apresentadas foi o primeiro estudo a demonstrar ganho em sobrevida global na adjuvância com uso de imunoterapia.

Em 2017, foi publicado o CheckMate 238. Já se sabia que o nivolumabe (antiPD-1) apresentava melhor perfil de segurança quando comparado ao ipilimumabe (em estudos no cenário da doença metastática), sendo então avaliado o uso de nivolumabe versus ipilimumabe na adjuvância. O estudo incluiu também pacientes com estádio IV com ressecção completa de doença. Demonstrou-se sobrevida livre de recidiva de 70,5% com nivolumabe e 60,8% com ipilimumabe, com eventos adversos graus 3-4 em 14,4% versus 45,9%, mostrando melhor perfil de segurança com nivolumabe (14).

Em seguida, os dados do estudo KEYNOTE-054, que avaliou o uso do pembrolizumabe adjuvante em comparação com placebo, demonstraram ganho importante de sobrevida livre de recorrência de 75,4% versus 61%, com 14,7% de eventos adversos graus 4-5 (15).

É importante mencionar que os inibidores de BRAF e MEK já tiveram também eficácia demonstrada no cenário adjuvante para pacientes com mutação de BRAF. No estudo COMBI-AD, houve redução de cerca de 50% do risco de recidiva com dabrafenibe mais trametinibe em comparação com placebo (sobrevida livre de recidiva em 3 anos: 58% versus 39%, HR 0,47, IC 95% 0,39-0,58) (16).

A seguir, um resumo de outros importantes estudos que avaliaram o tratamento sistêmico adjuvante no melanoma:

Características	CheckMate 238	COMBI-AD	KEYNOTE-054
Período de recrutamento	Março-novembro de 2015	2013-2014	2015-2016
Número de pacientes	906	870	1.019
Seguimento	18 meses	33,6 meses	15 meses
População	Melanoma estádio IIIB, IIIC ou IV com ressecção completa	Melanoma estádio III com ressecção completa	Melanoma estádio III com ressecção completa
Desfecho primário	Sobrevida livre de recidiva	Sobrevida livre de recidiva	Sobrevida livre de recidiva na população geral por intenção de tratar e no subgrupo PD-L1 positivo
Resultados	Nivolumabe superior a ipilimumabe	Dabrafenibe + trametinibe superior a placebo	Pembrolizumabe superior a placebo
Referência	NEJM. 2017;377:1824-35 (14)	NEJM. 2017;377:1813-23 (16)	NEJM. 2018;378:1789-801 (15)

Conclusão:

Tratamento adjuvante com ipilimumabe prolongou significativamente a sobrevida global, sobrevida livre de recidiva e sobrevida livre de metástase a distância, quando comparado com placebo, nos pacientes com melanoma estádio clínico III de alto risco. Eventos adversos imunomediados foram mais comuns com ipilimumabe.

Financiamento:

Bristol-Myers Squibb.

Referência:

Eggermont AMM, et al. *Prolonged survival in stage III melanoma with ipilimumab adjuvant therapy*. New England Journal of Medicine. 2016;375:1845-55.

Referências

1. Downey SG, Klapper JA, Smith FO, Yang JC, Sherry RM, Royal RE, et al. Prognostic factors related to clinical response in patients with metastatic melanoma treated by CTL-associated antigen-4 blockade. Clin Cancer Res. 2007;13(22 Pt 1):6681-8.
2. Robert C, Thomas L, Bondarenko I, O'Day S, Weber J, Garbe C, et al. Ipilimumab plus dacarbazine for previously untreated metastatic melanoma. N Engl J Med. 2011;364(26):2517-26.
3. Maio M, Grob JJ, Aamdal S, Bondarenko I, Robert C, Thomas L, et al. Five-year survival rates for treatment-naive patients with advanced melanoma who received ipilimumab plus dacarbazine in a phase III trial. J Clin Oncol. 2015;33(10):1191-6.
4. Hauschild A, Grob JJ, Demidov LV, Jouary T, Gutzmer R, Millward M, et al. Dabrafenib in BRAF-mutated metastatic melanoma: a multicentre, open-label, phase 3 randomised controlled trial. Lancet. 2012;380(9839):358-65.
5. Flaherty KT, Robert C, Hersey P, Nathan P, Garbe C, Milhem M, et al. Improved survival with MEK inhibition in BRAF-mutated melanoma. N Engl J Med. 2012;367(2):107-14.
6. Long GV, Flaherty KT, Stroyakovskiy D, Gogas H, Levchenko E, de Braud F, et al. Dabrafenib plus trametinib versus dabrafenib monotherapy in patients with metastatic BRAF V600E/K-mutant melanoma: long-term survival and safety analysis of a phase 3 study. Ann Oncol. 2017;28(7):1631-9.
7. Robert C, Karaszewska B, Schachter J, Rutkowski P, Mackiewicz A, Stroiakovski D, et al. Improved overall survival in melanoma with combined dabrafenib and trametinib. N Engl J Med. 2015;372(1):30-9.
8. Robert C, Grob JJ, Stroyakovskiy D, Karaszewska B, Hauschild A, Levchenko E, et al. Five-year outcomes with dabrafenib plus trametinib in metastatic melanoma. N Engl J Med. 2019;381(7):626-36.
9. Larkin J, Ascierto PA, Dréno B, Atkinson V, Liszkay G, Maio M, et al. Combined vemurafenib and cobimetinib in BRAF-mutated melanoma. N Engl J Med. 2014;371(20):1867-76.
10. Dummer R, Ascierto PA, Gogas HJ, Arance A, Mandala M, Liszkay G, et al. Encorafenib plus binimetinib versus vemurafenib or encorafenib in patients with BRAF-mutant melanoma (COLUMBUS): a multicentre, open-label, randomised phase 3 trial. Lancet Oncol. 2018;19(5):603-15.
11. Larkin J, Chiarion-Sileni V, Gonzalez R, Grob JJ, Cowey CL, Lao CD, et al. Combined nivolumab and ipilimumab or monotherapy in untreated melanoma. N Engl J Med. 2015;373(1):23-34.
12. Robert C, Schachter J, Long GV, Arance A, Grob JJ, Mortier L, et al. Pembrolizumab versus ipilimumab in advanced melanoma. N Engl J Med. 2015;372(26):2521-32.
13. Kirkwood JM, Strawderman MH, Ernstoff MS, Smith TJ, Borden EC, Blum RH. Interferon alfa-2b adjuvant therapy of high-risk resected cutaneous melanoma: the Eastern Cooperative Oncology Group Trial EST 1684. J Clin Oncol. 1996;14(1):7-17.
14. Weber J, Mandala M, Del Vecchio M, Gogas HJ, Arance AM, Cowey CL, et al. Adjuvant nivolumab versus ipilimumab in resected stage III or IV melanoma. N Engl J Med. 2017;377(19):1824-35.
15. Eggermont AMM, Blank CU, Mandala M, Long GV, Atkinson V, Dalle S, et al. Adjuvant pembrolizumab versus placebo in resected stage III melanoma. N Engl J Med. 2018;378(19):1789-801.
16. Long GV, Hauschild A, Santinami M, Atkinson V, Mandalà M, Chiarion-Sileni V, et al. Adjuvant dabrafenib plus trametinib in stage III BRAF-mutated melanoma. N Engl J Med. 2017;377(19):1813-23.

Seção X

A busca por tratamentos eficazes de forma independente do tecido de origem do tumor tem configurado um novo movimento na oncologia. Como vimos em seções anteriores, tradicionalmente os estudos clínicos têm avaliado tratamentos em pacientes com determinados tipos de câncer, de acordo com o sítio primário daquele tumor (por exemplo, câncer de sítio primário em pulmão). Entretanto, o aumento do conhecimento dos mecanismos moleculares do câncer e o desenvolvimento de biomarcadores confiáveis permitiram o desenho de terapias contra alvos específicos, perpassando os tecidos de origem das neoplasias. A terapia agnóstica permite, portanto, o tratamento voltado para determinadas alterações moleculares, mesmo sem o conhecimento de qual é a histologia específica da neoplasia (do grego, *a*: sem; *gnōsis*: conhecimento). Até o presente momento, dois tipos de terapias agnósticas já têm sido aplicados. O pembrolizumabe está indicado para pacientes com tumores com deficiência de enzimas de reparo de DNA e/ou instabilidade de microssatélites e tumores com carga mutacional elevada (≥ 10 mutações/megabase). Já os inibidores de TRK (receptor de tropomiosina quinase), larotrectinibe e entrectinibe, estão indicados para pacientes com tumores contendo fusões do gene NTRK. Em nossa perspectiva, as indicações agnósticas de novos e antigos tratamentos aumentarão, impulsionadas pelo maior conhecimento molecular, o desenvolvimento de biomarcadores e o aperfeiçoamento do desenho de moléculas contra alterações específicas presentes em determinados tumores.

AGNÓSTICOS

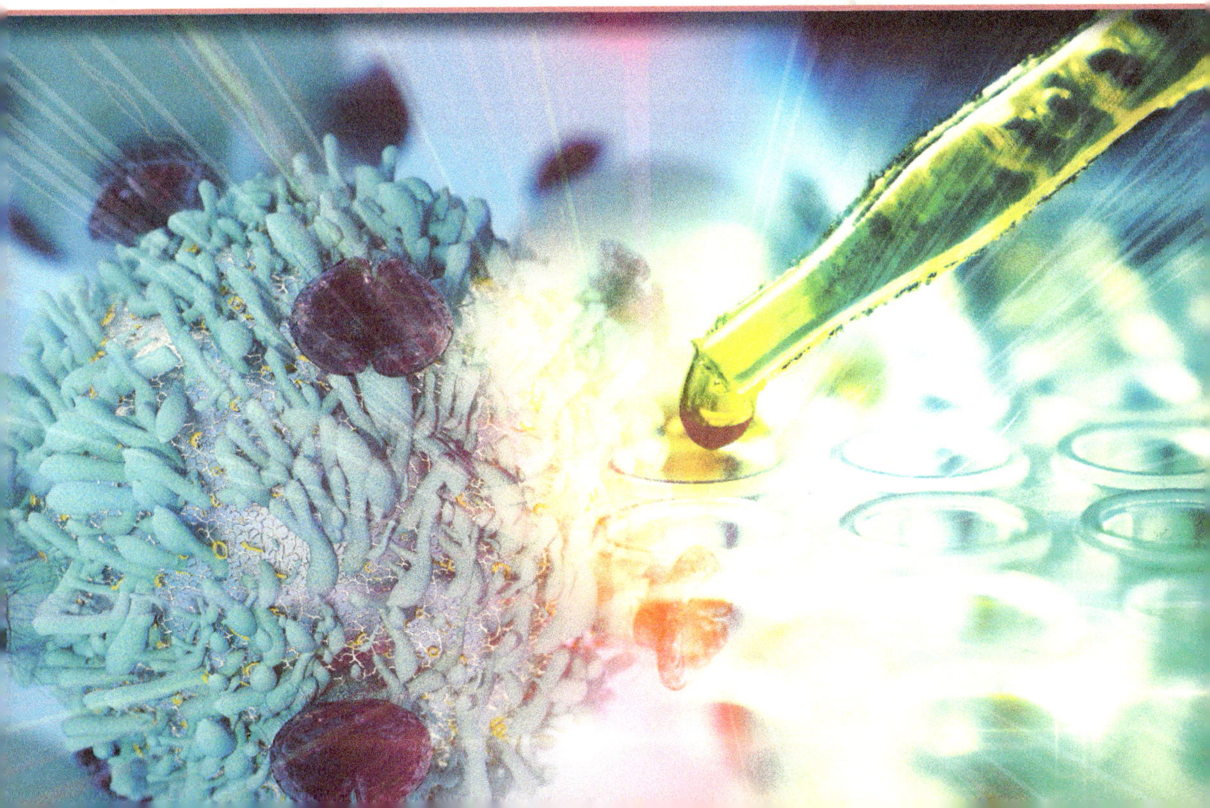

CRONOLOGIA DOS *TRIALS* EM AGNÓSTICOS

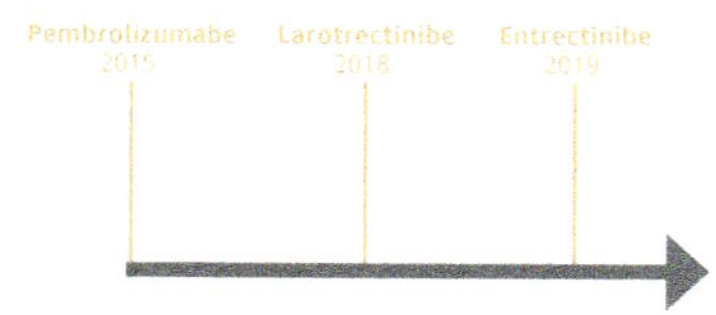

ANO	ESTUDO	TEMA
2015	Pembrolizumabe	Agnósticos
2018	Larotrectinibe	Agnósticos
2019	Entrectinibe	Agnósticos

Estudo

KEYNOTE-016

Título | Bloqueio de PD-1 em tumores com deficiência de reparo de DNA.

Revista: *New England Journal Medicine.*

Objetivo: Avaliar a atividade clínica do pembrolizumabe em pacientes com câncer metastático com ou sem instabilidade de microssatélites.

Grupos (coortes não randomizadas)*

- Coorte A: adenocarcinoma colorretal com deficiência de enzimas de reparo de DNA.
- Coorte B: adenocarcinoma colorretal com proficiência de enzimas de reparo de DNA.
- Coorte C: câncer não colorretal com deficiência de enzimas de reparo de DNA.

*O status de instabilidade de microssatélites foi determinado pelo sistema MSI Analysis System (Promega).

Métodos

- **Periodo de recrutamento:** 2013-2015.
- **Desenho do estudo:** Estudo de fase II em dois estágios (desenho de Green-Dahlberg) com duas coortes paralelas conforme proficiência ou não de enzimas de reparo de DNA. Respostas e progressões eram analisadas pelo critério de resposta imunorrelacionada (irRC). Os desfechos primários para as coortes A e B foram a taxa de resposta objetiva (irORR) e a taxa de sobrevida livre de progressão em 20 semanas (irPFS). O tamanho amostral de 25 pacientes foi calculado para detectar uma taxa de irPFS em 20 semanas de 25% com poder de 90% e poder de 80% para detectar uma taxa de irORR de 21% com erro alpha de 5% para cada um dos desfechos. O desfecho primário para a coorte C foi irPFS em 20 semanas. Cada coorte previa análises interinas para fechamento precoce por futilidade ou por eficácia.
- **Desfechos primários:** Taxa de resposta objetiva, sobrevida livre de progressão.
- **Desfechos secundários:** Sobrevida global, toxicidades.
- **Seguimento mediano**
  - Coorte A: 36 semanas.
  - Coorte B: 20 semanas.
  - Coorte C: 21 semanas.
- **Pacientes recrutados:** N = 41
  - Coorte A: N =11.
  - Coorte B: N = 21.
  - Coorte C: N = 9.

Critérios de inclusão

- Confirmação histológica de carcinoma.
- Câncer progressivo após pelo menos 1 linha de tratamento (pacientes com câncer colorretal precisavam ter recebido pelo menos 2 linhas de tratamento).
- Doença mensurável por RECIST 1.1.
- ECOG 0 ou 1.

Critérios de exclusão

- Presença de metástases cerebrais não tratadas.
- HIV.
- Hepatite B ou C.
- Ascite ou derrame pleural clinicamente significativo.
- Doença autoimune.

Dados da população

Característica	Coorte A	Coorte B	Coorte C
Idade (anos)	46	61	57
Tipo de câncer (%)			
Cólon	82	86	0
Reto	18	14	0
Ampular ou colangiocarcinoma	0	0	44
Endometrial	0	0	22
Intestino delgado	0	0	22
Gástrico	0	0	11
Terapias prévias (%)			
1	0	0	11
2	27	19	56
3	27	24	11
4 ou mais	45	57	22
Síndrome de Lynch conhecida ou mutação germinativa detectada (%)	82	0	44

Resultados

- **Desfechos primários:**

Desfecho	Coorte A	Coorte B	Coorte C
irORR			
N	4/10 (40%)	0/21 (0%)	5/7 (71%)
IC 95%	12-74	0-20	29-96
irPFS em 20 semanas			
N	7/9 (78%)	2/18 (11%)	4/6 (67%)
IC 95%	40-97	1-35	22-96

- **Desfechos secundários:** Análise post-hoc comparando coortes A + C versus coorte B.
  - **Sobrevida livre de progressão:** HR 0,10 (IC 95% 0,03-0,37, P < 0,001).
  - **Sobrevida global:** HR 0,22 (IC 95% 0,05-1,00, P = 0,05).

- **Segurança e toxicidades (coortes analisadas em conjunto)**

Desfecho	Todos os graus	Graus 3 e 4
Qualquer	98%	41%
Anemia	20%	17%
Linfopenia	20%	20%
Rash ou prurido	24%	0%
Tireoidite, hipofisite ou hipotireoidismo	10%	0%
Pancreatite	15%	0%

Perspectivas

Este foi um estudo de fase II seminal que demonstrou a eficácia clínica do pembrolizumabe, um inibidor de PD-1, em pacientes com câncer metastático com instabilidade de microssatélites. Cinco estudos posteriores (KN-016, 164, 012, 028 e 158) confirmaram o papel da imunoterapia com pembrolizumabe em pacientes com câncer metastático com instabilidade de microssatélites avaliada por PCR ou deficiência de enzimas de reparo determinada por imuno-histoquímica (MSH2, MSH6, PMS2 e/ou MLH1). A análise combinada desses 5 trials com 149 pacientes no total resultou posteriormente à aprovação agnóstica do pembrolizumabe para tratamento de qualquer câncer com deficiência de enzimas de reparo de DNA pelo *Food and Drug Administration (FDA)* em maio de 2017 (1).

O estudo impactou significativamente a forma de pensar o tratamento oncológico ao aprovar uma medicação independente do sítio primário do tumor, baseado em uma característica molecular que pode estar presente em diferentes neoplasias.

Conclusão:

A deficiência de enzimas de reparo de DNA é um fator preditivo positivo para eficácia do pembrolizumabe.

Financiamento:

National Institutes of Health, Fundação Banyan Gate, Fundação Lustgarten, Fundo Commonwealth, Fundo Ludwig para pesquisa do câncer e Swin Across America Laboratory. Pembrolizumabe foi doado pela *Merck Sharp & Dohme.*

Referência:

Le DT, et al. *PD-1 blockade in tumors with mismatch-repair deficiency.* New England Journal of Medicine. 2015;372:2509-20.

Estudo

NTRK

Título	Eficácia de larotrectinibe em cânceres com fusão de TRK em adultos e crianças.

Revista: *New England Journal of Medicine.*

Data da publicação: Fevereiro de 2018.

Objetivo: Avaliar a eficácia do larotrectinibe, um inibidor potente e altamente seletivo das três proteínas TRK, em pacientes de qualquer idade e com qualquer tipo de tumor (terapia "agnóstica") com fusão de TRK.

Grupos de comparação

- Estudo de fase 1 / 2 – braço único.

Métodos

- **Período de recrutamento:** 2015-2017.
- **Desenho do estudo:** Os dados apresentados se referem a três estudos clínicos que tinham por objetivo avaliar a eficácia e a segurança do larotrectinib em pacientes com neoplasias sólidas com fusão de TRK: um estudo de fase 1 envolvendo adultos, um estudo de fase 1/2 com crianças e um estudo "basket" fase 2 envolvendo adolescentes e adultos.

  As análises foram realizadas de acordo com o princípio da intenção de tratar. Considerando uma taxa de resposta esperada de 50% e admitindo que o estudo deveria ser capaz de, com 80% de poder, excluir uma taxa de resposta de 30% (limite inferior do intervalo de confiança), foi estabelecida uma amostra de 55 pacientes. A exclusão da taxa de resposta abaixo de 30% (limite inferior) foi considerada clinicamente significativa e consistente com outras terapias aprovadas para populações definidas por alterações genômicas que haviam apresentado falha às terapias prévias.
- **Desfecho primário:** Taxa de resposta (avaliada independentemente).
- **Desfechos secundários:** Taxa de resposta avaliada pelo investigador, duração de resposta, sobrevida livre de progressão e segurança.
- **Seguimento mediano:** 9,4 meses.
- **Pacientes recrutados:** N = 55.

Critérios de inclusão

- Tumor sólido localmente avançado ou metastático.
- Presença de fusão em TRK.
- Doença mensurável pelo critério RECIST 1.1.
- Tratamento prévio com terapia padrão anteriormente (se disponível).
- ECOG performance status 0-3.
- Funções orgânicas preservadas.

Critérios de exclusão

- Tratamento prévio com inibidores de quinase com atividade antiTRK.
- Neoplasia primária de sistema nervoso central.

Dados da população

Características	Larotrectinibe (N = 55)
Idade mediana (anos)	45,0
Distribuição da idade – N (%)	
< 2 anos	11
2-5 anos	9
6-14 anos	2
15-39 anos	22
≥ 40 anos	56
Número de linhas de tratamento prévio – N (%)	
0-1	49
2	16
≥ 3	35
Sítio primário – N (%)	
Glândulas salivares	22
Sarcoma de partes moles (outros)	20
Fibrossarcoma infantil	13
Tireoide	9
Cólon	7
Pulmão	7
Melanoma	7
GIST	5
Colangiocarcinoma	4
Apêndice	2
Mama	2
Pâncreas	2
Gene TRK – N (%)	
NTRK1	45
NTRK2	2
NTRK3	53

Resultados

Desfechos	Avaliação central
Taxa de resposta (IC 95%)	75 (61-85)
Melhor resposta (%) ■ Resposta parcial ■ Resposta completa ■ Doença estável ■ Progressão de doença ■ Não avaliável	 62 13 13 9 4
Duração de resposta mediana	Não alcançada
Sobrevida livre de progressão mediana	Não alcançada
Sobrevida livre de progressão em 1 ano (%)	55%
Eventos adversos (%) ■ Grau 1-2 ■ Grau 3-4	 93 7

Perspectivas

Os genes NTRK, que codificam para as proteínas TRK, podem se fundir a outros genes de maneira anormal, resultando em sinalização de crescimento para tumores. As fusões NTRK são raras, mas podem ocorrer em cânceres originados de diversos sítios primários. O larotrectinibe demonstrou uma taxa de resposta de 75% em diferentes tipos de tumores sólidos. Essas respostas foram duradouras, com 73% de respostas com duração de pelo menos seis meses e 39% com duração de um ano ou mais no momento em que os Resultados foram analisados. Embora limitado em termos do número de pacientes incluídos, os impressionantes Resultados obtidos no estudo levaram à aprovação pela agência regulatória norte-americana (*Food and Drug Administration – FDA*) do larotrectinibe, um tratamento para pacientes adultos e pediátricos cujos cânceres têm uma característica genética específica (biomarcador), nesse caso a presença de fusões no gene NTRK.

Foi a segunda vez que a agência aprovou uma terapia oncológica com base em um biomarcador comum a diferentes tipos de tumores, independentemente do sítio primário do tumor. Essas aprovações marcam um novo paradigma no desenvolvimento de medicamentos contra o câncer que são "agnósticos aos tecidos". Embora prevalências definitivas ainda não sejam conhecidas para diversas neoplasias, acredita-se que essas fusões do gene NTRK ocorram em 0,5% a 1% dos tipos de câncer mais comuns, como o câncer de pulmão, de cólon, de mama e de tireoide, bem como o melanoma.

Um segundo inibidor de NTRK, o entrectinibe foi avaliado em ensaios clínicos, incluindo 54 adultos com tumores com fusão NTRK. A taxa de resposta foi de 57%, com 7,4% dos pacientes apresentando resposta completa. Dentre os 31 pacientes que responderam, 61% tiveram uma resposta duradoura por 9 meses ou mais. Os sítios primários mais representados foram pulmão, glândula salivar, mama, tireoide e cólon/reto (2).

Os Resultados obtidos nesses estudos, em conjunto com aqueles obtidos com inibidores de checkpoints imunes em pacientes com instabilidade de microssatélites, inauguram uma nova era na oncologia, em que os tratamentos de alguns pacientes poderão ser determinados por alterações moleculares presentes no tumor, independentemente sítio primário.

Conclusão:

O larotrectinibe apresentou atividade antitumoral significativa e duradoura em pacientes com câncer positivo para a fusão TRK, independentemente da idade do paciente ou do tipo de tumor.

Financiamento:

Loxo Oncology, National Institutes of Health, the Cancer Prevention and Research Institute of Texas, the National Center for Advancing Translational Sciences (UL1 TR000371 and UL1 TR001881) e *Alex's Lemonade Stand Foundation Centers of Excellence Award.*

Referência:

Drilon A, et al. *Efficacy of larotrectinib in TRK fusion – positive cancers in adults and children.* New England Journal of Medicine. 2018;378:731-9.

Referências

1. Marcus L, Lemery SJ, Keegan P, Pazdur R. FDA Approval summary: pembrolizumab for the treatment of microsatellite instability-high solid tumors. Clin Cancer Res. 2019;25(13):3753-8.
2. Siena S, Doebele R, Shaw A, al e. Efficacy of entrectinib in patients (pts) with solid tumors and central nervous system (CNS) metastases: integrated analysis from three clinical trials. Journal of Clinical Oncology. 2019. p. 15_suppl.3017.

Seção XI

O chamado tratamento de suporte é parte essencial do cuidado ao paciente oncológico, incluindo abordagens voltadas para sintomas ou a prevenção/tratamento de efeitos adversos induzidos pelo tratamento do câncer. Sem dúvida, avanços cruciais ocorreram nessa área, com o desenvolvimento de antieméticos potentes, terapias analgésicas eficazes, fatores estimuladores de colônia, entre outros. Consequentemente, além de melhorar a qualidade de vida dos pacientes, o aperfeiçoamento do tratamento de suporte permite a melhoria do tratamento oncológico *per se*, maximizando as chances de um paciente tolerar o regime de tratamento previamente planejado. Além disso, os denominados cuidados paliativos têm possibilitado uma assistência humanizada, voltada para cada paciente, considerando seus diversos aspectos, particularidades e valores. Tamanha é a importância dos cuidados de suporte que, com frequência, eles acabam impactando também na sobrevida dos pacientes oncológicos. Nesta seção focaremos em estudos clínicos que impactaram as estratégias de suporte para pacientes com câncer.

SUPORTE

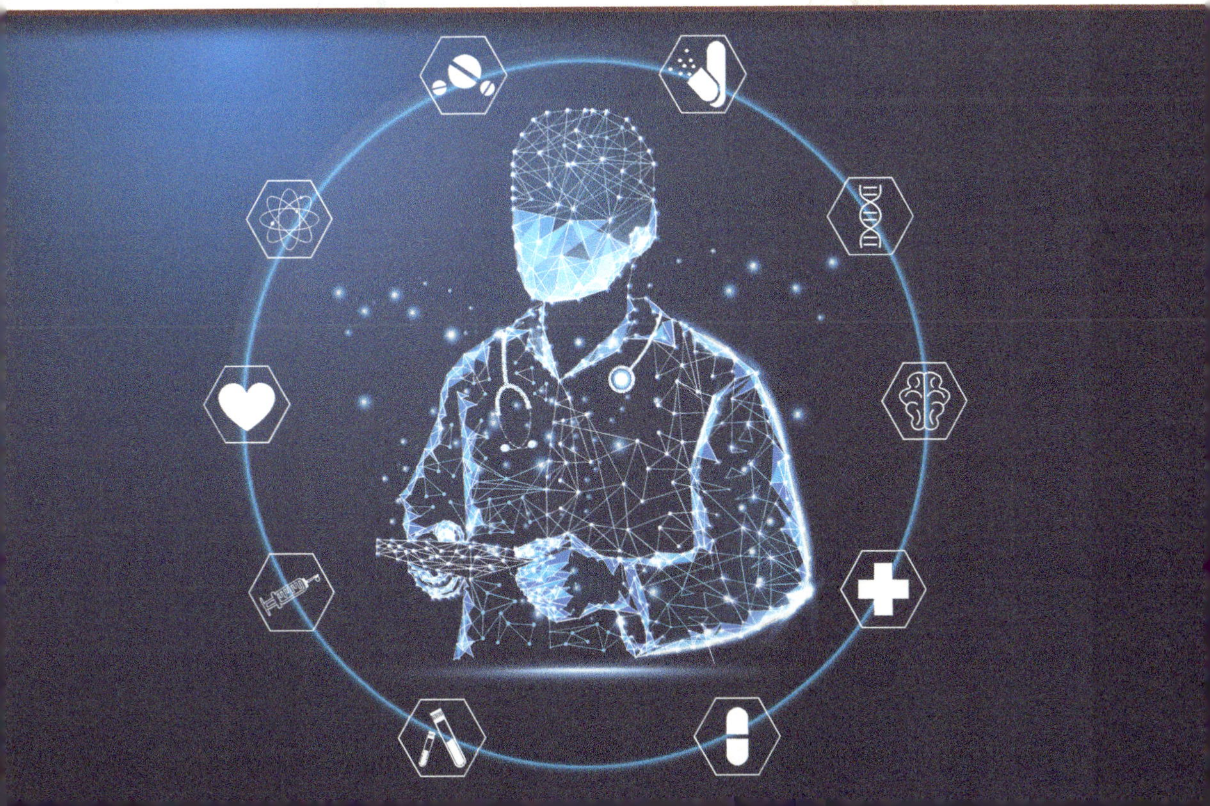

CRONOLOGIA DOS *TRIALS* EM SUPORTE

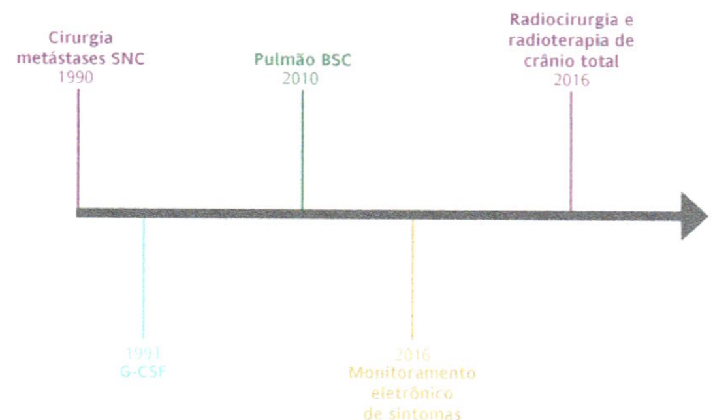

ANO	ESTUDO	TEMA
1990	Cirurgia metástases SNC	Cirurgia/radioterapia
1991	G-CSF	Fator estimulante de colônia de granulócitos
2010	Pulmão BSC	Cuidados paliativos
2016	Monitoramento eletrônico de sintomas	Monitoramento eletrônico de sintomas
2016	Radiocirurgia e radioterapia de crânio total	Cirurgia/radioterapia

Estudo

Cirurgia metástases SNC

Título	Estudo randomizado de cirurgia no tratamento de metástases cerebrais únicas.

Revista: *The New England Journal of Medicine.*

Data da publicação: Fevereiro de 1990.

Objetivo: Avaliar a eficácia da ressecção cirúrgica de metástases cerebrais únicas de neoplasias primárias extracranianas.

Grupos de comparação (randomização 1:1)

- Ressecção cirúrgica seguida de radioterapia.
- Radioterapia.

Métodos

- **Período de recrutamento dos pacientes:** 1985-1988.
- **Desenho do estudo:** Ensaio clínico prospectivo randomizado multicêntrico. Tomografia computadorizada e ressonância magnética de crânio foram realizadas em todos os pacientes antes da randomização para excluir múltiplas metástases.

  Pacientes randomizados para cirurgia foram submetidos à ressecção até 72 horas após a entrada no estudo, e o intuito da cirurgia era sempre a remoção completa das lesões metastáticas. Em até 14 dias após a cirurgia, os pacientes iniciavam radioterapia de crânio total (36 Gy). Os pacientes randomizados para radioterapia eram submetidos a biópsia estereotática da lesão (apenas para lesões supratentoriais) e, em 48 horas após a biópsia, iniciavam radioterapia de crânio total seguindo o mesmo protocolo dos pacientes submetidos à ressecção cirúrgica.

  Considerando uma sobrevida estimada de 19 meses em pacientes submetidos a ressecção e de 9 meses para pacientes submetidos a radioterapia, foi estimada uma amostra de 24 pacientes em cada grupo para demonstrar uma diferença significativa em sobrevida global com poder de 80% e um erro alfa de 0,05.
- **Desfecho primário:** Sobrevida global.
- **Desfecho secundário:** Independência funcional medida pelo escore de Karnofsky, recorrência em sistema nervoso central (SNC), tempo para recorrência em SNC.

- **Seguimento:** 40 semanas no grupo de cirurgia e 15 semanas no grupo de radioterapia isolada.
- **Pacientes recrutados:** N = 54.

Critérios de inclusão

- ≥ 18 anos
- Evidência radiológica de metástase única em SNC
- Diagnóstico histológico de câncer até 5 anos antes do diagnóstico de metástase em SNC
- KPC ≥ 70%

Critérios de exclusão

- Lesão em SNC irressecável.
- Presença de metástase leptomeníngea.
- Presença de múltiplas lesões em sistema nervoso central.
- História de radioterapia prévia em crânio.
- Necessidade de tratamento imediato para impedir deterioração neurológica aguda.
- Neoplasias com alta sensibilidade à radioterapia (câncer de pulmão de pequenas células, neoplasias germinativas, linfoma, leucemia e mieloma múltiplo).
- Neoplasia primária do SNC.

Dados da população

Características	Grupo cirurgia (N = 25)	Grupo radioterapia (N = 23)
Idade mediana (anos)	59	60
Sexo feminino (%)	28	39
KPS (mediana)	90	90
Sítio primário (N)		
▪ Pulmão	18	19
▪ Mama	2	1
▪ Gastrointestinal	2	1
▪ Geniturinário	1	1
▪ Melanoma	2	1
Extensão de doença extracraniana (N)		
▪ Nenhuma	6	4
▪ Apenas sítio primário	10	10
▪ Disseminada	9	9
Localização da metástase (N)		
▪ Supratentorial	18	17
▪ Infratentorial	7	6

*KPS: Karnofsky performance status.

Resultados

Desfechos	Grupo cirurgia	Grupo radio-terapia	RR	IC 95%	P
Taxa de recorrência em SNC (%)	20	52	–	–	< 0,020
Tempo mediano para recorrência em SNC (semanas)	> 59	21	7,1	2,4-21,5	< 0,001
SG mediana (semanas)	40	15	2,2	1,2-4,1	< 0,010
Tempo para morte por causa neurológica (semanas)	62	26	5,2	1,8-15,2	< 0,001
Tempo para deterioração de funcionalidade definida por KPS < 70% (semanas)	38	8	2,4	1,3-4,6	< 0,005

Perspectivas

Metástases cerebrais são frequentes em pacientes com neoplasias sólidas e estão associadas a pior prognóstico. Historicamente, a baixa penetração da maior parte das terapias sistêmicas através da barreira hematoencefálica fez com que as estratégias mais comumente empregadas para controle local craniano fossem a radioterapia e a cirurgia. Esse estudo demonstrou que pacientes com neoplasias sólidas com metástases únicas em SNC apresentam benefício em sobrevida global quando submetidos a ressecção cirúrgica completa seguida de radioterapia em comparação com o grupo submetido a radioterapia exclusiva. Esse benefício foi demonstrado não apenas em termos de prolongamento da sobrevida dos pacientes, mas também houve ganho significativo em preservação de funcionalidade. Com relação ao desenho do estudo, ressaltamos a amostra relativamente pequena (menos de 50 pacientes) necessária para demonstrar a diferença de desfechos entre os braços, salientando a relação inversa entre a magnitude de efeito esperado e o tamanho da amostra necessária a ser incluída. Cabe ressaltar, contudo, que a interpretação dos dados acima apresentados deve levar em consideração a progressiva melhora dos tratamentos sistêmicos, das técnicas de radioterapia e cirurgia. Em estudos controlados em pacientes com tumores de até 3 cm de diâmetro, a radiocirurgia associou-se a taxas de controle local de aproximadamente 70% em um ano após o tratamento, sendo uma opção aceitável em alguns cenários clínicos (1).

Conclusão:

Pacientes com câncer e metástases cerebrais únicas submetidos à ressecção cirúrgica e radioterapia apresentam maior sobrevida, menor taxa de recorrência em SNC e melhora da qualidade de vida do que pacientes tratados com radioterapia exclusiva.

Financiamento:

American Society of Clinical Oncology.

Referência:

Patchell RA, et al. *A randomized trial of surgery in the treatment of single metastases to the brain*. The New England Journal of Medicine. 1990;322:4.

Estudo

G-CSF – fator estimulador de colônia de granulócitos

Título	Redução de febre e neutropenia febril induzida por quimioterapia através do uso de fator estimulador de colônia de granulócitos em pacientes com câncer de pulmão de pequenas células.

Revista: *New England Journal of Medicine.*

Data da publicação: Julho de 1991.

Objetivo: Avaliar a eficácia do fator estimulador de colônia de granulócitos (G-CSF) em reduzir a neutropenia febril relacionada a quimioterapia.

Grupos de comparação (randomização 1:1)

- Quimioterapia* seguida de G-CSF.
- Quimioterapia seguida de placebo.

*Quimioterapia consistiu em doxorrubicina, ciclofosfamida e etoposídeo a cada 21 dias por até 6 ciclos. Tratamento com G-CSF/placebo foi iniciado aproximadamente 24 horas após o término da quimioterapia com dose de 230 µg/m²/dia até o dia 17, a menos que a contagem de neutrófilos excedesse 10.0x10⁹/L após o dia 12.

Métodos

- **Período de recrutamento dos pacientes:** 1982-1987.
- **Desenho do estudo:** Ensaio clínico de fase III, prospectivo randomizado, placebo-controlado, multicêntrico. Foi realizada análise por protocolo.

  Para cálculo da amostra, estimou-se uma diferença de 20% na incidência de neutropenia febril entre o braço G-CSF e o braço placebo (ao longo dos 6 ciclos de quimioterapia). O estudo não relata demais parâmetros do cálculo da amostra.
- **Desfecho primário:** Incidência de neutropenia febril.
- **Desfechos secundários:** Tempo até ocorrência de neutropenia febril, taxa de toxicidade hematopoiética induzida por quimioterapia, duração de neutropenia, severidade da neutropenia, incidência e duração de uso de antibiótico e hospitalização, toxicidades relacionadas ao G-CSF.
- **Seguimento:** Não reportado.
- **Pacientes recrutados:** N = 211 (199 incluídos na análise por protocolo).

Critérios de inclusão

- Câncer de pulmão pequenas células, com confirmação histológica ou citológica, recém-diagnosticado.
- Doença limitada ou extensa.
- ECOG-PS 0-2.
- Função renal, hepática e hematológica preservadas.

Critérios de exclusão

- Uso prévio de radioterapia.
- Outras doenças médicas graves.

Dados da população

Características	G-CSF (N = 95)	Placebo (N = 104)
Idade (anos)	65	63
Sexo masculino (%)	65	63
ECOG 1-2 (%)	83	75
Envolvimento de medula óssea (%)	16	18
Estádio de câncer de pulmão pequenas (%) ▪ Doença extensa	72	72

Resultados

Desfechos	G-CSF	Placebo	RR	IC 95%	p
Neutropenia febril (%)	40	77	1,9	1,5-2,5	< 0,001
Infecções confirmadas com culturas (%)	6,5	13,3	–	–	–
Neutropenia grau IV (%)	84	98	–	–	< 0,001
Duração mediana da neutropenia grau IV	3	6	–	–	< 0,001
Uso de antibiótico endovenoso	–	–	1,9	1,44-2,51	–
Hospitalização	–	–	1,55	1,26-1,91	–

Perspectivas

Neutropenia febril é uma complicação potencialmente grave do tratamento quimioterápico sistêmico, e a melhora das medidas de suporte ao longo dos anos tem sido essencial na redução das complicações do tratamento oncológico e na melhora dos desfechos.

O presente estudo confirmou a eficácia do G-CSF como profilaxia primária de neutropenia febril no uso de esquema quimioterápico associado a taxas elevadas dessa complicação. Em metanálise de estudos randomizados, com 17 estudos e 3.943 pacientes, demonstrou-se que a profilaxia primária com G-CSF reduz o risco de neutropenia febril em 46% (P < 0,001) e de mortalidade precoce (óbito por qualquer causa durante tratamento oncológico) em 40% (P = 0,002) (2).

Já nos pacientes que desenvolvem a neutropenia febril, a adoção de protocolos de atendimento, em especial com início precoce de antibioticoterapia empírica, também contribui de forma importante para a melhora da morbimortalidade (3).

Conclusão:

O uso de G-CSF após quimioterapia para câncer de pulmão pequenas células foi bem tolerado e levou à redução da incidência de neutropenia febril e infecção com cultura positiva, da incidência, duração e severidade da neutropenia grau IV e do número total de dias de antibiótico endovenoso e dias de hospitalização.

Financiamento:

Não reportado.

Referência:

Crawford J, et al. *Reduction by granulocyte colony-stimulating factor of fever and neutropenia induced by chemotherapy in patients with small-cell lung cancer.* New England Journal of Medicine. 1991;325:164-70.

Estudo

Cuidados paliativos em câncer de pulmão

Título	Cuidados paliativos precoces para pacientes com câncer de pulmão não pequenas células metastático.

Revista: *The New England Journal of Medicine.*

Data da publicação: Agosto de 2010.

Objetivo: Avaliar o efeito dos cuidados paliativos precoces (CPP) integrados com o tratamento oncológico padrão sobre desfechos relatados pelos pacientes, uso de serviços de saúde e qualidade do cuidado do fim de vida em pacientes com câncer de pulmão de células não pequenas metastático.

Grupos de comparação (randomização 1:1)

- Tratamento oncológico padrão.
- Tratamento oncológico padrão + cuidados paliativos precoces.*

*Visitas com um membro da equipe de cuidados paliativos (composta por médicos e enfermeiros especializados em cuidados paliativos), dentro de 3 semanas após a randomização e pelo menos uma vez ao mês até o óbito.

Métodos

- **Período de recrutamento dos pacientes:** 2006-2009.
- **Desenho do estudo:** Ensaio clínico de fase III, prospectivo randomizado, aberto, unicêntrico (*Massachusetts General Hospital*).

  Uma amostra de 120 pacientes foi estimada para detectar, com poder de 80%, uma diferença no escore de qualidade de vida TOI (*Trial Outcome Index*) entre o escore inicial e após 12 semanas, com um tamanho de efeito médio de 0,5 desvio-padrão.
- **Desfecho primário:** Variação na pontuação no questionário TOI após 12 semanas da inclusão.
- **Desfechos secundários:** Qualidade de vida (questionário *Functional Assessment of Cancer Therapy–Lung* – FACT-L, incluindo o Lung Cancer Subscale – LCS), humor (*Hospital Anxiety and Depression Scale – HADS*, e *Patient Health Questionnaire 9 - PHQ-* 9), uso de serviços de saúde
- **Seguimento:** 5,7 meses.
- **Pacientes recrutados:** N = 151.

Critérios de inclusão

- Câncer de pulmão de células não pequenas metastático com diagnóstico histologicamente confirmado.
- Até 8 semanas do diagnóstico.
- ECOG 0-2.
- Capacidade de ler e responder a questões em inglês.

Critérios de exclusão

- Pacientes já em acompanhamento por equipes de cuidados paliativos no momento da randomização.

Dados da população

Características	Tratamento padrão (N = 47)	Cuidados paliativos precoces (N = 60)
Idade (anos)	64,87	64,98
Sexo feminino (%)	49,0	55,0
ECOG (%) ▪ 0 ▪ 1 ▪ 2	 41,0 47,0 12,0	 34,0 60,0 6,0
Metástase cerebral (%)	26,0	31,0
Não tabagista ou tabagista leve (%)	22,0	24,0
Scores de qualidade de vida ▪ FACT-L ▪ Lun-cancer subscale (LCS) ▪ Trial Outcome Index (TOI)	 91,7 18,7 55,3	 93,6 20,1 56,2

Resultados

Desfechos	Tratamento padrão	Cuidados paliativos precoces	Variação (IC 95%)	P
FACT-L Score em 12 semanas	91,5	98,0	6,5 (0,5-12,4)	0,030
LCS Score em 12 semanas	19,3	21,0	1,7 (0,1-3,2)	0,040
TOI Score em 12 semanas	53,0	59,0	6,0 (1,5-10,4)	0,009
SG mediana (meses)	8,9	11,6	–	0,020
Terapias agressivas nos cuidados de fim de vida (%)	54,0	33,0	–	0,050
Sintomas depressivos (%)	38,0	16,0	–	0,010

Perspectivas

A alta complexidade relacionada ao tratamento do câncer faz com que discussões multidisciplinares sejam parte da rotina do processo de tomada de decisões terapêuticas para pacientes com câncer. O papel da integração de especialistas em cuidados paliativos de forma precoce foi objeto do estudo acima apresentado. Neste estudo, os pacientes com câncer de pulmão de células não pequenas metastático que foram designados para o braço de cuidados paliativos precoces, integrados aos cuidados oncológicos padrão, apresentaram melhora nos índices de qualidade de vida, menos sintomas depressivos e maior sobrevida mediana do que aqueles que foram designados apenas para atendimento oncológico.

Em uma análise subsequente, os pacientes que receberam cuidados paliativos precoces receberam o mesmo número de esquemas de quimioterapia que os do grupo controle, mas eram menos propensos a continuar a quimioterapia perto da morte ou a ser hospitalizados perto do final de vida e apresentaram maior probabilidade de permanência em *hospice* por períodos mais longos (4).

Esses achados apontam para uma necessidade de mudança de paradigma para o manejo de pacientes com doenças graves que ameaçam a vida, incluindo pacientes com câncer avançado. Os cuidados devem incluir avaliações pormenorizadas das preocupações, objetivos e preferências dos pacientes, e devem ser adotados durante a evolução da doença, incluindo o manejo de sintomas, suporte familiar e atenção às questões que impactem a qualidade de vida. A Sociedade Americana de Oncologia Clínica (ASCO) recomenda que os serviços de cuidados paliativos sejam integrados ao atendimento de pacientes internados e ambulatoriais com câncer avançado no início do curso da doença, de forma concomitante ao tratamento ativo (5).

Conclusão:

Entre pacientes com câncer de pulmão metastático de células não pequenas, os cuidados paliativos precoces levaram a melhorias significativas na qualidade de vida e no humor. Em comparação com os pacientes que recebem tratamento padrão, os pacientes que recebem cuidados paliativos precoces tiveram tratamento menos agressivo no final da vida, mas com sobrevida mais longa.

Financiamento:

American Society of Clinical Oncology Career Development Award and philanthropic gifts.

Referência:

Temel J, et al. *Early palliative care for patients with metastatic non-small-cell lung cancer.* New England Journal of Medicine. 2010;363:733-42.

Estudo

Monitoramento eletrônico de sintomas autorreportados

Título	Monitoramento de sintomas com desfechos reportados pelos pacientes durante o tratamento oncológico de rotina: um ensaio clínico randomizado.

Revista: *Journal of Clinical Oncology.*

Data da publicação: Fevereiro de 2016.

Objetivo: Avaliar se o monitoramento de sintomas reportados por pacientes de forma eletrônica sistemática durante tratamento quimioterápico melhora os desfechos dos pacientes.

Grupos de comparação (randomização 1:1 entre grupo com experiência com computadores e 2:1 entre grupo sem experiência com computadores)

- Monitoramento eletrônico de sintomas autorreportados (interface baseada na *web*) (STAR).
- Cuidados de rotina baseado em monitoramento de sintomas baseado na avaliação do médico.

Métodos

- **Período de recrutamento dos pacientes:** 2007-2011.
- **Desenho do estudo:** Ensaio clínico de fase III, prospectivo randomizado, aberto, unicêntrico (*Memorial Sloan Kettering Cancer Center*).

  Calculou-se que, com alfa bicaudado de 0,05 e poder de 80% para detectar um tamanho de efeito de 0,40 na mudança da média do índice EQ-5D (questionário com 5 itens relacionados à qualidade de vida) em relação ao basal, seriam necessários 225 pacientes no grupo sem experiência com computadores.
- **Desfecho primário:** Mudança na qualidade de vida 6 meses após o momento basal, medido através do índice EG-5D (questionário com 5 itens medindo mobilidade, autocuidado, atividades usuais, dor/desconforto e ansiedade/depressão).
- **Desfechos secundários:** Sobrevida global, visitas à emergência, hospitalização.
- **Seguimento:** 3,7 meses (mediana).
- **Pacientes recrutados:** N = 766.

Critérios de inclusão

- Câncer de pulmão, mama, geniturinário, ginecológico com programação de iniciar quimioterapia no *Memorial Sloan Kettering Cancer Center*.
- Capacidade de ler em inglês.

Critérios de exclusão

- Participação em estudo com agente investigacional.

Dados da população

Características	Experientes com computadores		Inexperientes com computadores	
	STAR	padrão	STAR	padrão
Idade (anos)	59	60	67	67
Sexo feminino (%)	64	60	47	49
Tipo de câncer (%)				
▪ Geniturinário	27	30	42	35
▪ Ginecológico	23	26	19	19
▪ Mama	25	19	11	10
▪ Pulmão	24	25	28	36
Qualidade de vida (média)	0,86	0,85	0,82	0,84
Dias desde início de QT (média)	44	41	51	39

Resultados

Desfechos	STAR	Padrão	P
Melhora de HRQL em 6 meses (%)	34	18	< 0,001
Piora de HRQL em 6 meses (%)	38	53	
Melhora clinicamente relevante de HRQL (≥ 6 pontos) (%)	21	11	0,001
Piora clinicamente relevante de HRQL (≥ 6 pontos) (%)	28	37	
Visita à emergência em 1 ano (%)	34	41	0,020
Hospitalização em 1 ano (%)	45	49	0,080
SG 1 ano (%)	69	75	0,050

HRQL: qualidade de vida relacionada a saúde.

Perspectivas

Este estudo evidenciou que o monitoramento eletrônico de sintomas, baseado na web, beneficia clinicamente os pacientes. Os autores destacam a importância da participação ativa do pacientes em seus cuidados, assim como da atenção aos sintomas apresentados e das medidas adotadas precocemente pela equipe de saúde para controlá-los.

Dados atualizados do estudo foram apresentados na sessão plenária da *2017 ASCO Annual Meeting* e mostraram o impacto em sobrevida do monitoramento eletrônico dos sintomas autorreportados. Com seguimento mediano de 7 anos, o braço de monitoramento eletrônico apresentou sobrevida global mediana de 31,2 meses em comparação com 26 meses no grupo controle (6). Assim, o monitoramento eletrônico dos sintomas reportados pelo paciente foi sugerido como uma estratégia de cuidado de alta qualidade.

Conclusão:

Sintomas autorreportados foram associados a benefício clínico durante tratamento oncológico.

Financiamento:

National Cancer Institute e *Society of Memorial Sloan Kettering.*

Referência:

Basch E, et al. *Symptom monitoring with patient-reported outcomes during routine cancer treatment: a randomized controlled trial.* Journal of Clinical Oncology. 2016;34:557-65.

Referências

1. Brown PD, Jaeckle K, Ballman KV, Farace E, Cerhan JH, Anderson SK, et al. Effect of radiosurgery alone vs radiosurgery with whole brain radiation therapy on cognitive function in patients with 1 to 3 brain metastases: a randomized clinical trial. JAMA. 2016;316(4):401-9.
2. Kuderer NM, Dale DC, Crawford J, Lyman GH. Impact of primary prophylaxis with granulocyte colony-stimulating factor on febrile neutropenia and mortality in adult cancer patients receiving chemotherapy: a systematic review. J Clin Oncol. 2007;25(21):3158-67.
3. Freifeld AG, Bow EJ, Sepkowitz KA, Boeckh MJ, Ito JI, Mullen CA, et al. Clinical practice guideline for the use of antimicrobial agents in neutropenic patients with cancer: 2010 Update by the Infectious Diseases Society of America. Clin Infect Dis. 2011;52(4):427-31.
4. Greer JA, Pirl WF, Jackson VA, Muzikansky A, Lennes IT, Heist RS, et al. Effect of early palliative care on chemotherapy use and end-of-life care in patients with metastatic non-small-cell lung cancer. J Clin Oncol. 2012;30(4):394-400.
5. Ferrell BR, Temel JS, Temin S, Alesi ER, Balboni TA, Basch EM, et al. Integration of palliative care into standard oncology care: American Society of Clinical Oncology Clinical Practice Guideline Update. J Clin Oncol. 2017;35(1):96-112.
6. Basch E, Deal AM, Dueck AC, Scher HI, Kris MG, Hudis C, et al. Overall survival results of a trial assessing patient-reported outcomes for symptom monitoring during routine cancer treatment. JAMA. 2017;318(2):197-8.

ÍNDICE REMISSIVO

Números em itálico indicam figuras e números em negrito indicam quadros e tabelas.

O

P

Q

V

CONHEÇA OS SELOS EDITORIAIS DA editora dos Editores

Conteúdo Original

Seleção de autores e conteúdos nacionais de excelência nas áreas científicas, técnicas e profissionais.

Conteúdo Internacional

Tradução de livros de editoras estrangeiras renomadas, cujos títulos são indicados pelas principais instituições de ensino do mundo.

Sou Editor

Projetos especiais em que o autor é o investidor de seu projeto editorial. A definição do percentual de investimento é definida após a análise dos originais de seus livros, podendo ser parcial ou integral.